中医医师规范化培训结业理论考核指导用书

中医专业 （下册）

国家中医药管理局中医师资格认证中心　组织编写

化学工业出版社

·北京·

目录

中医外科学

第一章　中医外科学学术流派 / 002

第二章　中医外科常用检查方法 / 003

第一节　中医外科辨脓法 / 003

第二节　皮肤性病科检查的基本技能 / 004

第三节　肛肠科常用的检查方法 / 004

第三章　中医外科操作方法与技术 / 006

第四章　外科常用技术与操作方法 / 011

第一节　消毒与无菌技术 / 011

第二节　术前准备和术后处理 / 012

第三节　外科换药 / 014

第四节　外科手术基本技术 / 015

第五节　外科常用诊疗操作技术 / 017

第六节　普通外科特殊诊断方法和技术 / 018

第五章　疮疡 / 020

第一节　疖 / 020

第二节　疔疮 / 023

第三节　痈 / 028

第四节　发 / 032

第五节　有头疽 / 036

第六节　丹毒 / 038

第七节　发颐 / 040

第八节　流注 / 041

第九节　流痰 / 043

第十节　走黄与内陷 / 045

第十一节　褥疮 / 047

第十二节　窦道 / 048

第六章　乳房疾病 / 050

第一节　乳痈 / 050

第二节　乳癖 / 052

第三节　乳核 / 053

第四节　乳岩 / 054

第七章　瘿 / 057

第一节　气瘿 / 057

第二节　肉瘿 / 058

第三节　石瘿 / 059

第八章　瘤、岩 / 061

第一节　血瘤 / 061

第二节　肉瘤 / 062

第三节　筋瘤 / 063

第四节　失荣 / 064

第九章　皮肤疾病 / 066

第一节　热疮 / 066

第二节　蛇串疮 / 067

第三节　疣 / 068

第四节　癣 / 071

第五节　湿疮 / 073

第六节　药毒 / 075

第七节　瘾疹 / 077

第八节　猫眼疮 / 079

第九节　瓜藤缠 / 080

第十节　白疕 / 081

第十一节　白驳风 / 084

第十二节　黧黑斑 / 085

第十三节　粉刺 / 087

第十四节　白屑风 / 088

第十五节　酒齄鼻 / 089

第十章　肛肠疾病 / 091
第一节　痔 / 091
第二节　肛痈 / 094
第三节　肛漏 / 096
第四节　锁肛痔 / 098

第十一章　男性生殖系疾病 / 100
第一节　水疝 / 100
第二节　男性不育症 / 101
第三节　精浊 / 103
第四节　精癃 / 104
第五节　前列腺癌 / 106

第十二章　周围血管疾病 / 108
第一节　臁疮 / 108
第二节　股肿 / 109
第三节　脱疽 / 111

第十三章　其他外科疾病 / 115
第一节　冻疮 / 115
第二节　烧伤 / 116
第三节　破伤风 / 119
第四节　肠痈 / 121
第五节　胆石 / 122

中医眼科学

第一章　胞睑疾病 / 126
第一节　针眼 / 126
第二节　眼丹 / 128
第三节　胞生痰核 / 129
第四节　睑弦赤烂 / 130
第五节　上胞下垂 / 132
第六节　椒疮 / 133
第七节　粟疮 / 135

第二章　两眦疾病 / 137
第一节　流泪症 / 137
第二节　漏睛 / 138
第三节　漏睛疮 / 139

第三章　白睛疾病 / 142
第一节　暴风客热 / 142
第二节　天行赤眼 / 143
第三节　天行赤眼暴翳 / 145
第四节　金疳 / 146
第五节　干眼症 / 147
第六节　胬肉攀睛 / 148
第七节　火疳 / 150
第八节　结膜下出血 / 152

第四章　黑睛疾病 / 153
第一节　聚星障 / 153
第二节　凝脂翳 / 155
第三节　湿翳 / 158
第四节　混睛障 / 160
第五节　宿翳 / 162
第六节　角膜软化症 / 163

第五章　瞳神疾病 / 164
第一节　瞳神紧小、瞳神干缺 / 164
第二节　绿风内障、青风内障 / 168
第三节　圆翳内障 / 172
第四节　云雾移睛 / 174
第五节　暴盲 / 176
第六节　视瞻有色 / 182
第七节　视瞻昏渺 / 184
第八节　高风内障 / 185
第九节　青盲 / 187

第六章　其他眼病 / 190
第一节　目偏视 / 190
第二节　近视 / 192
第三节　远视 / 193
第四节　弱视 / 195
第五节　甲状腺相关性眼病 / 195
第六节　眼眶炎性假瘤 / 196

第七章　外伤眼病 / 198
第一节　异物入目 / 198
第二节　撞击伤目 / 200
第三节　真睛破损 / 202
第四节　酸碱伤目 / 204
第五节　辐射伤目 / 206

第八章　基本技能 / 208
第一节　视功能检查 / 208
第二节　眼部检查 / 209
第三节　眼部影像学检查 / 211
第四节　泪道冲洗法 / 213

中医耳鼻咽喉科学

第一章　耳部常见疾病 / 216
第一节　旋耳疮 /216
第二节　耳疖 /217
第三节　耳疮 /219
第四节　耳胀 /220
第五节　脓耳 /223
第六节　耳鸣 /225
第七节　耳聋 /228
第八节　耳眩晕 /231

第二章　鼻部常见疾病 / 234
第一节　鼻疔 /234
第二节　鼻疳 /236
第三节　鼻窒 /237
第四节　鼻鼽 /240
第五节　鼻渊 /243
第六节　鼻槁 /245

第三章　咽喉部常见疾病 / 248
第一节　喉痹 /248
第二节　乳蛾 /250
第三节　喉喑 /253
第四节　喉痈 /255
第五节　喉风 /258
第六节　梅核气 /261
第七节　骨鲠 /263

第四章　耳鼻咽喉科常用检查法 / 266
第一节　耳部常用检查法 /266
第二节　鼻部常用检查法 /267
第三节　咽喉部常用检查法 /268

第五章　耳鼻咽喉科常用治疗操作 / 270
第一节　耳部常用治疗操作 /270
第二节　鼻部常用治疗操作 /272
第三节　咽喉部常用治疗操作 /274

中医骨伤科学

第一章　专科检体技能 / 278
第一节　问诊 /278
第二节　望诊 /280
第三节　触诊 /281
第四节　动诊 /283
第五节　量诊 /284
第六节　特殊检查 /285

第二章　影像学检查 / 290

第三章　中医诊疗技术 / 292
第一节　外用药物使用 /292
第二节　手法治疗 /293
第三节　夹板固定 /299
第四节　石膏固定 /301

第四章　常见技术操作 / 303
第一节　关节穿刺与注射 /303
第二节　封闭疗法 /304
第三节　牵引疗法 /305
第四节　开放伤口的清创 /306
第五节　复位内固定技术 /307

第五章　骨折 / 308
第一节　锁骨骨折 /308
第二节　肱骨外科颈骨折 /309
第三节　肱骨干骨折 /312
第四节　肱骨髁上骨折 /314
第五节　孟氏骨折 /315
第六节　尺桡骨干双骨折 /317
第七节　盖氏骨折 /318
第八节　桡骨远端骨折 /320
第九节　掌骨骨折 /323
第十节　指骨骨折 /325
第十一节　股骨颈骨折 /326
第十二节　股骨粗隆间骨折 /329
第十三节　股骨干骨折 /331
第十四节　髌骨骨折 /334
第十五节　胫骨平台骨折 /335
第十六节　胫腓骨干骨折 /336
第十七节　踝部骨折 /338
第十八节　跟骨骨折 /340
第十九节　肋骨骨折 /342

第二十节　脊柱骨折 / 344

第六章　脱位 / 351
第一节　肩关节脱位 / 351
第二节　肘关节脱位 / 353
第三节　掌指关节及指间关节脱位 / 354
第四节　小儿桡骨头半脱位 / 355
第五节　颞下颌关节脱位 / 355

第七章　颈椎疾患 / 357
第一节　落枕 / 357
第二节　颈椎病 / 358

第八章　腰部疾患 / 360
第一节　急性腰扭伤 / 360
第二节　慢性腰肌劳损 / 361
第三节　腰椎间盘突出症 / 362
第四节　腰椎椎管狭窄症 / 365

第九章　上肢疾患 / 367
第一节　肩关节周围炎 / 367
第二节　肩袖损伤 / 369

第三节　肱二头肌肌腱炎 / 370
第四节　肱骨外上髁炎 / 371
第五节　桡骨茎突狭窄性腱鞘炎 / 373
第六节　腕三角软骨损伤 / 374
第七节　屈指肌腱腱鞘炎 / 375

第十章　下肢疾患 / 377
第一节　股骨头缺血性坏死 / 377
第二节　髋关节暂时性滑膜炎 / 380
第三节　膝骨关节炎 / 381
第四节　膝关节侧副韧带损伤 / 383
第五节　膝关节半月板损伤 / 384
第六节　膝交叉韧带损伤 / 386
第七节　膝关节创伤性滑膜炎 / 387
第八节　踝关节扭伤 / 388
第九节　跟痛症 / 389

第十一章　其他骨病疾患 / 391
第一节　骨关节感染 / 391
第二节　骨质疏松症 / 393
第三节　骨肿瘤 / 395

针灸推拿康复学

第一章　经络总论 / 398
第一节　经络系统的组成和概况 / 398
第二节　经络的标本、根结与气街、四海 / 400
第三节　经络的作用 / 402

第二章　腧穴总论 / 403
第一节　腧穴的分类 / 403
第二节　腧穴的主治特点 / 403
第三节　特定穴 / 404
第四节　腧穴的定位方法 / 408

第三章　经络腧穴各论 / 411
第一节　手太阴肺经及其腧穴 / 411
第二节　手阳明大肠经及其腧穴 / 412
第三节　足阳明胃经及其腧穴 / 414
第四节　足太阴脾经及其腧穴 / 418
第五节　手少阴心经及其腧穴 / 419
第六节　手太阳小肠经及其腧穴 / 420
第七节　足太阳膀胱经及其腧穴 / 422
第八节　足少阴肾经及其腧穴 / 427
第九节　手厥阴心包经及其腧穴 / 428

第十节　手少阳三焦经及其腧穴 / 430
第十一节　足少阳胆经及其腧穴 / 431
第十二节　足厥阴肝经及其腧穴 / 434
第十三节　督脉及其腧穴 / 436
第十四节　任脉及其腧穴 / 438
第十五节　常用经外奇穴 / 440

第四章　推拿学基础知识 / 444
第一节　小儿推拿特定穴 / 445
第二节　推拿临床常用检查法 / 454

第五章　康复评定 / 466

第六章　刺灸法各论 / 476
第一节　毫针刺法 / 476
第二节　电针法 / 484
第三节　灸法 / 486
第四节　拔罐法 / 489
第五节　耳针法 / 491
第六节　头针法 / 500
第七节　穴位注射法 / 503
第八节　三棱针法 / 505

第九节　针刀疗法 / 506
第十节　穴位埋线法 / 507
第十一节　火针法 / 509

第七章　推拿手法 / 511
第一节　推拿流派 / 511
第二节　成人推拿手法 / 513
第三节　小儿推拿手法 / 539

第八章　康复治疗技术 / 551
第一节　物理治疗 / 551
第二节　作业治疗 / 555
第三节　言语治疗 / 555
第四节　吞咽障碍治疗技术 / 556
第五节　心理疗法 / 556
第六节　康复工程 / 557
第七节　中医康复治疗技术 / 558

第九章　内科病证 / 564
第一节　中风 / 564
第二节　痹证 / 567
第三节　痿证 / 569
第四节　头痛 / 570
第五节　眩晕 / 573
第六节　面瘫 / 576
第七节　面痛 / 578
第八节　震颤麻痹 / 580
第九节　不寐 / 583
第十节　胸痹 / 585
第十一节　感冒 / 586
第十二节　哮喘 / 588
第十三节　胃痛 / 590
第十四节　呃逆 / 592
第十五节　呕吐 / 594
第十六节　便秘 / 596
第十七节　泄泻 / 599
第十八节　癃闭 / 601

第十章　皮外伤科病证 / 604
第一节　落枕 / 604
第二节　颈椎病 / 605
第三节　腰椎间盘突出症 / 609
第四节　腰痛 / 612
第五节　漏肩风 / 614
第六节　扭伤 / 616

第七节　蛇串疮 / 618
第八节　湿疹 / 619
第九节　神经性皮炎 / 621
第十节　第三腰椎横突综合征 / 622
第十一节　肱骨外上髁炎 / 624
第十二节　膝骨关节炎 / 625
第十三节　踝关节扭伤 / 627
第十四节　颞下颌关节紊乱症 / 629
第十五节　桡骨小头半脱位 / 630
第十六节　项背肌筋膜炎 / 632
第十七节　胸椎后关节紊乱 / 633
第十八节　急性腰扭伤 / 635
第十九节　腰肌劳损 / 637
第二十节　退行性脊柱炎 / 638
第二十一节　腕管综合征 / 640
第二十二节　退行性腰椎滑脱症 / 641
第二十三节　梨状肌综合征 / 643
第二十四节　跟痛症 / 644
第二十五节　骨折术后 / 646
第二十六节　颅脑损伤 / 650
第二十七节　脊髓损伤 / 654

第十一章　妇科病证 / 659
第一节　月经不调 / 659
第二节　经闭 / 661
第三节　痛经 / 663
第四节　绝经前后诸证 / 665
第五节　不孕症 / 666

第十二章　儿科病证 / 668
第一节　遗尿 / 668
第二节　腹泻 / 669
第三节　小儿肌性斜颈 / 671
第四节　小儿脑瘫 / 673
第五节　感冒 / 674
第六节　便秘 / 676
第七节　夜啼 / 678
第八节　咳嗽 / 679
第九节　厌食 / 681
第十节　疳证 / 683

第十三章　五官科病证 / 685
第一节　近视 / 685
第二节　眼睑下垂 / 687
第三节　牙痛 / 688

第四节　麦粒肿 / 690

第五节　耳鸣、耳聋 / 691

第六节　鼻衄 / 693

中医（3500）住院医师规范化培训结业理论考核大纲（试行）/ 696

中医外科学

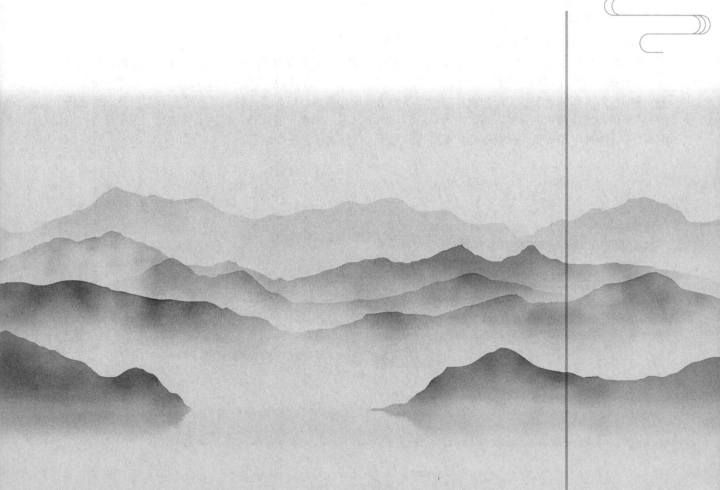

第一章　中医外科学学术流派

中医外科学是以中医药理论为指导，研究外科疾病发生、发展及其防治规律的一门临床学科。中医外科学历史悠久，几千年来经历了起源、形成、发展、逐渐成熟等不同阶段，取得了巨大成就。

明清时期，中医外科学术思想活跃，最具代表性的外科三大学术流派为正宗派、全生派和心得派。

（一）正宗派

以明代陈实功的《外科正宗》为代表。

该书细载病名，各附治法，内容丰富，条理清晰，体现了明以前外科学的主要成就，被后世医家评价为"列证最详，论治最精"，对中医外科学的发展影响深远。书中认为"痈疽虽属外科，用药即同内伤"，强调"治疮全赖脾土"，指出"盖脾胃盛者，则多食而易饥，其人多肥，气血亦壮；脾胃弱者，则少食而难化，其人多瘦，气血亦衰"。外治方面，其主张"使毒外出为第一"，常用刀针、扩创引流及腐蚀药清除坏死组织。外治法有熏、洗、熨、照、湿敷等，并记载了多种手术方法，如鼻息肉摘除术、气管或食管缝合术、下颌关节脱臼复位法等都很有实用价值。

（二）全生派

以清代王维德的《外科证治全生集》为代表。

其主要学术思想为"阴虚阳实论"，创立了外科证治中以阴阳为核心的辨证论治法则，指出"红痈乃阳实之证，气血热而毒滞；白疽乃阴虚之证，气血寒而毒凝"。对阴疽的治疗，提出"阳和通腠，温补气血"的法则，并主张"以消为贵，以托为畏"，反对滥用刀针；创立了阳和汤、阳和解凝膏、犀黄丸和小金丹等治疗阴疽名方，至今仍广为运用。

（三）心得派

以清代高秉钧的《疡科心得集》为代表。

高氏的学术思想为"外疡实从内出论"，对外科疾病病因病机的阐释，注重外证与内证的关系，指出"夫外疡之发也，不外乎阴阳、寒热、表里、虚实、气血、标本，与内证异流而同源者也"。其将温病学说引入外科疾病的诊治，在临证中善于应用治疗温病的犀角地黄汤、紫雪丹、至宝丹等治疗疔疮走黄。用分部辨证揭示了外科病因与发病部位的规律，指出"疡科之症，在上部者，俱属风温风热，风性上行故也；在下部者，俱属湿火湿热，水性下趋故也；在中部者，多属气郁火郁，以气火俱发于中也"。

第二章　中医外科常用检查方法

第一节　中医外科辨脓法

脓因皮肉之间热胜肉腐蒸酿而成，由气血所化生，是肿疡在不能消散的阶段所出现的主要症状。只有及时准确地辨别脓的有无、脓肿部位的深浅，方能选择适当的处理措施。脓液性质、色泽、气味等的变化，有助于准确地判断疾病的预后顺逆，这才是判断外科疮疡发展与转归的重要环节。

（一）成脓的特点

1.疼痛　阳证脓疡因为正邪交争剧烈，脓液积聚，脓腔张力不断增高，压迫周围组织而疼痛剧烈。局部按之灼热痛甚，拒按明显；老年体弱者应激力差，反应迟钝，痛感缓和。阴证脓疡则痛热不甚而酸胀感明显。

2.肿胀　皮肤肿胀、皮薄光亮为有脓。深部脓肿皮肤变化不明显，但胀感较甚。

3.温度　用手仔细触摸患部，与周围正常皮肤相比，若为阳证脓疡，则多局部温度增高。

4.硬度　《外科理例》云："按之牢硬未有脓，按之半软半硬已成脓，大软方是脓成。"《疡医大全》又谓："凡肿疡按之软陷者，随手而起者，为有脓；按之坚硬，虽按之有凹，不即随手起者，为脓尚未成。"肿块已软，则为脓已成。

（二）确认成脓的方法

1.按触法　用两手示指的指腹轻放于脓肿患部，相隔适当的距离，然后以一手指稍用力按一下，另一手指端即有一种波动的感觉，这种感觉称为应指。经反复多次及左右相互交替试验，若应指明显者，为有脓。

2.透光法　医生用左手遮住患指（趾），同时用右手把手电筒放在患指（趾）下面，对准患指（趾）照射，然后注意观察指（趾）部上面，如见深黑色的阴影，为有脓。不同部位的脓液积聚，其阴影可在相应部位显现。此法适用于指、趾部甲下的辨脓，因其局部组织纤薄且能透光。如蛇眼疗甲根后的脓液积聚，可在指甲根部见到轻度的遮暗；蛇头疗脓液在骨膜部，沿指骨的行程，有增强的阴影而周围清晰；在骨部的，沿着骨有黑色遮暗，并在感染区有明显的轮廓；在关节部的，则关节处有很少的遮暗；在腱鞘内的，有轻度遮暗，其行程沿整个手指的掌面；全手指尖部、整个手指的脓肿，则呈一片显著暗区。

3.点压法　在手指（趾）部，当病灶处脓液很少的情况下，可用点压法检查，该法简单易行。用大头针尾或火柴头等小的圆钝物，在患部轻轻点压，如测得有局限性的剧痛点，即为可疑脓肿。

4.穿刺法　若脓液不多且位于组织深部时，用按触法辨脓有困难，可直接采用注射器穿刺抽脓方法，不仅可以用来辨别脓的有无，确定脓肿深度，而且还可以采集脓液标本，进行培养和药物敏感实验。操作时，必须严格消毒，注意选择粗细适当的针头、进针角度及深度等。选定痛点明显处为穿刺点，局麻后负压进针，边进边吸，若见脓液吸出，即可确定脓肿部位。若一次穿刺无脓，可重复穿刺。

5.B超　B超的特点是操作简单、无损伤，可比较准确地确定脓肿部位，并协助判断脓肿大小，从而能引导穿刺或切开排脓。

（三）辨脓的部位深浅

确认脓疡的深浅，可作为切开引流提供进刀深度的依据。若深浅不辨，浅者深开，容易损伤正常组织，增加患者痛苦。

1.浅部脓疡　如阳证脓疡，其临床表现为高突坚硬，中有软陷，皮薄焮红灼热，轻按则痛且应指。

2.深部脓疡　肿块散漫坚硬，按之隐隐软陷，皮肤不热或微热，不红或微红，重按方痛。

（四）辨脓的形质、色泽和气味

1.脓的形质　如脓稠厚者，为元气充盛；淡薄者，为元气较弱。如先出黄白稠厚脓液，次出黄稠滋水，是将敛佳象；若脓由稠厚转为稀薄，体质渐衰，为一时难敛。

2.脓的色泽　如黄白质稠，色泽鲜明，为气血充足，最是佳象；如黄浊质稠，色泽不净，为气火有余，尚属顺证；如黄白质稀，色泽洁净，气血虽虚，未为败象；如脓色绿黑稀薄，为蓄毒日久，有损筋伤骨之可能；如脓中夹有瘀血者，为血络损伤。

3. 脓的气味 一般略带腥味者，其质必稠，大多是顺证现象；脓液腥秽恶臭者，其质必薄，大多是逆证现象，常为穿膜损骨之征。其他有如蟹沫者，为内膜已透，每多难治。总之，脓为气血所化，宜稠厚不宜稀薄；宜明净不宜污浊；宜排出不宜滞留。

第二节　皮肤性病科检查的基本技能

（一）伍德灯检查

伍德（Wood）灯检查，又称滤过紫外线检查，是指观察伍德灯照射皮肤损害部位所呈现的荧光，以诊断疾病的检查方法。其原理是用通过含氧化镍之滤玻片而获得的 320 ～ 400nm 长波紫外线，照射皮肤损害处，可呈现特殊颜色的荧光，如果黑素减少则折光强，显浅色，而黑素增加则折光弱，显暗色。适用于诊断细菌性皮肤病、真菌性皮肤病、色素性皮肤病、卟啉代谢异常性疾病及皮肤肿瘤等。

检查方法：将伍德灯放置在暗室条件的检查室内，以确保图像清晰和多次使用。将患处置于伍德灯下直接照射，即可观察荧光的类型。

临床意义：

1. 细菌性皮肤病 红癣呈珊瑚红色荧光，铜绿假单胞菌属的感染处呈黄绿色荧光，腋毛癣呈暗绿色荧光。

2. 真菌性皮肤病 白癣呈亮绿色荧光，黄癣呈暗绿色荧光，黑点癣无荧光，花斑癣呈棕黄色荧光。

3. 色素性皮肤病 白癜风边界清楚，呈纯白色荧光。

4. 肿瘤性皮肤病 基底细胞癌无荧光，鳞状细胞癌呈鲜红色荧光。

5. 卟啉类疾病 先天性卟啉病的牙齿、尿、骨髓呈红色荧光；皮肤迟发性卟啉病的尿液呈明亮的粉红 - 橙黄色荧光；红细胞生成性卟啉病的血液可见强红色荧光。

（二）玻片压诊法

玻片压诊法是选择透明洁净的载物玻片或透明特制的压舌板，按压于皮损处 10 ～ 20 秒，以观察皮疹的颜色改变，是皮肤病的一种辅助诊断方法。

炎性红斑、毛细血管扩张等，压之可褪色；紫癜、色素沉着等，压之不褪色；寻常性狼疮结节，压之呈苹果酱色。

（三）皮肤划痕试验

皮肤划痕试验是皮肤科常用的物理检查方法，用于检查过敏性皮肤病如荨麻疹、药疹、异位性皮炎等。

常使用骨针或牙签等钝器，缓慢而稍加用力地在被检查者的前臂屈侧划一道线，正常反应为被划之处的皮肤先呈白色，然后变成红色，最迟在 20 分钟内红色消失。红晕增宽、水肿、隆起，甚至有少量渗出，时间超过 20 分钟不消失者，为阳性。

第三节　肛肠科常用的检查方法

（一）体位

为了利于检查，暴露病变部位，临床上常采用以下几种体位，各种体位均有一定的优点，应根据检查和治疗的要求，选择不同的体位。

1. 侧卧位 患者向左侧或右侧卧于检查床上，上腿充分向前屈曲，靠近腹部，使臀部及肛门充分暴露。为常用的检查和治疗体位。

2. 膝胸位 患者跪伏在检查床上，胸部贴近床面，臀部抬高，使肛门充分暴露。适用于检查直肠下部、直肠前壁或身体肥胖的患者。

3. 截石位 患者仰卧于手术床上，两腿屈曲放在腿架上，将臀部移至台边缘，使肛门暴露良好。为肛门直肠手术时常用的体位。

4. 蹲位 患者蹲踞并用力增加腹压。为检查脱出性疾病的常用体位，可查到Ⅱ、Ⅲ期内痔，脱肛，息肉痔等。

5. 折刀位 患者俯伏于床上，髋关节屈曲，两腿随检查床下垂，臀部抬高，头部稍低。为肛门直肠手术时的常用体位。

6. 弯腰扶椅位 患者向前弯腰，双手扶椅，露出臀部。此种体位适用于团体检查。

（二）检查方法

1. 肛门视诊 患者取侧卧位或膝胸位，医生用双手将患者臀部分开，查看肛门周围有无外痔、内痔、息肉、脱垂、肛周脓肿、瘘管外口、肛周湿疹、肛门白斑、肛管裂口等。

2. 肛门指诊 又称肛诊或直肠指诊。患者取侧卧位，医生将戴有手套或指套的右手或左手示指涂上润滑剂，轻轻插入肛管及直肠，查看肛管及直肠下部有无异常改变，如狭窄、硬结、肿块等，若发现肿块，要注意肿块的大小、质地、活动度及指套有无染血等。

3. 窥肛器检查 俗称肛门镜检查。患者取侧卧位或膝胸位，嘱患者做深呼吸，放松肛门，将已插入塞芯的窥肛器慢慢地插入肛门内，取出塞芯后观察直肠黏膜有无充血、溃疡、息肉、肿瘤等病变；再将窥肛器缓缓退到齿线附近，查看有无内痔、肛漏内口、乳头肥大、肛隐窝炎等。

4. 探针检查 是寻找肛漏内口及管道的常用检查方法。操作时应耐心、轻柔，禁用暴力。将探针自外口沿硬索状管道慢慢探入，同时以左手示指插入肛内作引导。通过检查可以探知肛漏管道的走向、深度、长度，以及管道是否弯曲、有无分支、与肛管直肠是否相通等。

5. 亚甲蓝染色检查 是寻找肛漏内口常用的方法。肛管直肠内放置一纱布卷，从肛漏外口注入亚甲蓝稀释液，缓慢取出纱布卷，观察有无染色及染色的部位，以此判定有无内口及内口的位置。

（三）纤维/电子结肠镜检查

适用于直肠和结肠的各种病变，尤其是对直肠和结肠肿瘤的早期诊断有重要意义。对原因不明的血便、黏液便、脓血便、慢性腹泻、里急后重、肛门直肠疼痛、粪便变形等，均应做纤维/电子结肠镜检查，以便早期明确诊断。但肛管狭窄者、月经期妇女、精神病患者，以及严重的心、肺、肾病患者，高血压患者不宜做此项检查。

操作方法：检查前清洁灌肠，取膝胸位，将涂上润滑剂的结肠镜缓缓插入肛门、直肠与结肠，边退镜边观察黏膜颜色，以及有无瘢痕、炎症、出血点、分泌物、结节、息肉、溃疡、肿块等病理改变。对于肿块、息肉、溃疡可做活体组织检查，以进一步明确诊断。

术后应休息数小时，并观察患者有无腹痛、便血。必要时测血压及脉搏变化，有出血及肠穿孔时应及时处理。

第三章 中医外科操作方法与技术

（一）切开法

切开法是运用手术刀把脓肿切开，以使脓液排出，从而达到疮疡毒随脓泄、肿消痛止、逐渐痊愈的目的。这里所讲的切开法仅指脓疡的切开。

1. 适应证 一切外疡，不论阴证、阳证，确已成脓者，均可使用。

2. 用法 运用切开法之前，应当辨清脓成熟的程度、脓肿的深浅、患部的血脉经络位置等情况，然后决定切开与否，具体运用如下。

（1）切开时机 即辨清脓成熟的程度，准确把握切开的有利时机。当肿疡成脓之后，脓肿中央出现透脓点（脓腔中央最软的一点），即为脓已成熟，此时予以切开最为适宜。若肿疡脓未成熟，过早切开则徒伤气血，脓反难成，并可致脓毒走窜。

（2）切口选择 以便于引流为原则，选择脓腔最低点或最薄弱处进刀，一般疮疡宜循经直切，免伤血络；乳房部脓肿，应以乳头为中心放射状切开，免伤乳络；面部脓肿，应尽量沿皮肤的自然纹理切开；手指脓肿，应从侧方切开；关节区附近的脓肿切口，尽量避免越过关节，若为关节区脓肿，一般施行横切口、弧形切口或"S"形切口，因为纵切口在瘢痕形成后，易影响关节功能；肛旁低位脓肿，应以肛门为中心做放射状切开。切口大小，应根据脓肿范围大小及病变部位的肌肉厚薄而定，以脓流通畅为原则。

3. 注意点 在关节和筋脉的部位宜谨慎开刀，以免损伤筋脉，致使关节不利，或大出血；如患者过于体弱，切开时，应注意体位并做好充分准备，以防晕厥；凡颜面疔疮，尤其在鼻唇部位，忌早期切开，以免疔毒走散而并发走黄危证。切开后由脓自流，切忌用力挤压，以免感染扩散而导致毒邪内攻。

（二）火针烙法

古称"燔针焠刺"，是指将针具烧红后，烫烙病变部位，以达到消散、排脓、止血、去除赘生物等目的的一种治疗方法。常用的有平头、尖头、带刃等粗细不同的多种铁针。用于消散的多选用尖头铁针，用于引流可选用平头或带刃铁针。

1. 适应证 甲下瘀血，疖、痈、赘疣、息肉及创伤出血等。

2. 用法 外伤引起的指甲下瘀血，可施"开窗术"治疗，选用平头粗细适当的铁针，烧红后点穿指甲，迅速放出瘀血，患指疼痛即刻缓解，一般不会引起指甲与甲床分离；疖、痈脓疡表浅者，用平头粗针烙后，针具直出或斜出，让脓汁自流，亦可轻轻挤出脓汁，不必放入药线；赘疣、息肉患者，切除病灶后，用烙法可烫治病根；创伤出血患者，用平头粗细适中的铁针烧红后灼之，可即刻止血。

3. 注意点 治疗时，应避开患者的视线，以免引起患者精神紧张而发生晕厥；烙时火针应避开大血管及神经，不能盲目刺入，以免伤及正常组织；手、足筋骨关节处，用之恐焦筋灼骨，造成残废；胸肋、腰、腹等部位，不可深烙，否则易伤及内膜；头为诸阳之会，皮肉较薄，亦当禁用；血瘤、岩肿等病禁用烙法；年老体弱、大病之后、孕妇等不宜用火针。

（三）砭镰法

砭镰法俗称飞针。现多是用三棱针或刀锋，在疮疡患处的皮肤或黏膜上浅刺，放出少量血液，使内蕴热毒随血外泄的一种治疗方法，有疏通经络、活血化瘀、排毒泄热、扶正祛邪的作用。

1. 适应证 适用于急性阳证疮疡，如下肢丹毒、红丝疔、疖疮痈肿初起、外伤瘀血肿痛、痔疮肿痛等。

2. 用法 治疗时局部常规消毒，用三棱针或刀锋直刺患处或特选部位的皮肤、黏膜，令微微出血，刺毕用消毒棉球按压针孔。红丝疔患者用挑刺手法，于红丝尽头刺之，令微出血，继而沿红丝走向寸寸挑断；下肢丹毒及疖、痈初起，可用围刺手法，用三棱针围绕病灶周围点刺出血。

3. 注意点 注意无菌操作，以防感染。击刺时宜轻、准、浅、快，出血量不宜过多，应避开神经和大血管，刺后可再敷药包扎。头、面、颈部不宜施用砭镰法。阴证、虚证及有出血倾向者禁用。

（四）挂线法

挂线法是采用普通丝线，或药制丝线，或纸裹药线，或橡皮筋线等挂断瘘管或窦道的治疗方法。其机理是利用挂线的紧箍作用，促使气血阻绝，肌肉坏死，最终达到切开的目的。挂线又能起到引流作用，分泌物和坏死组织液随挂线引流排出，从而保证引流通畅，防止发生感染。

1.适应证 凡疮疡溃后，脓水不净，虽经内服、外敷等治疗无效而形成瘘管或窦道者；或疮口过深，或生于血络丛处而不宜采用切开手术者，均可使用。

2.用法 先用球头银丝自甲孔探入管道，使银丝从乙孔穿出（如没有乙孔的，可在局麻下用硬性探针顶穿，引出银丝），然后用丝线做成双套结，将橡皮筋线1根结扎在自乙孔穿出的银丝球头部，再由乙孔退回管道，从甲孔抽出。这样，橡皮筋线与丝线贯穿瘘管管道两口。此时将扎在球头上的丝线与橡皮筋线剪开（丝线暂时保留在管道内，以备橡皮筋线在结扎断开时用以另引橡皮筋线作更换之用），再在橡皮筋线下先垫2根丝线，然后收紧橡皮筋线，打1个单结，再将所垫的2根丝线各自分别在橡皮筋线打结处，予以结缚固定，最后抽出管道内保留的丝线。上面介绍的是橡皮筋线挂线法，如采用普通丝线或纸裹药线挂线法，则在挂线以后，须每隔2～3天解开线结，收紧1次。橡皮筋线因有弹性，一般一次扎紧后，即可自动收紧切开，所以目前多采用橡皮筋线挂线法。

3.注意点 如果瘘管管道较长，发现挂线松弛时，必须将线收紧；在探查管道时，要轻巧、细致，避免形成假道。

（五）拖线法

拖线法是以粗丝线贯穿于瘘管、窦道中，通过拖拉引流，排净脓腐，以治疗瘘管、窦道的方法。其具有组织损伤少、痛苦小、疗程短、愈合后外形改变少等优点。

1.适应证 适用于体表化脓性疾病或外科手术后残留的窦道或瘘管。

2.用法 以4～6股7号或10号医用丝线或纱带引置于管道中，丝线两端要迂折于管道外打结，以防脱落，但丝线或纱带圈不必拉紧，以便每日来回拖拉。每日换药时，用提脓祛腐药掺于丝线上，通过来回拖拉将药物置于管腔中，使管道中脓腐坏死组织得以排出。待脓腐排净后，拆除拖线，外用棉垫加压固定，促进管腔粘连愈合。拖线一般保留2～3周，肛门部瘘管在10～14天，乳房部瘘管拖线时间可稍长一些。

3.注意点 在具体操作时，所用拖线可视管壁的大小、厚薄及坏死组织的多少等，采用丝线或纱带；拖线切口，应注意低位引流，并使拖线穿过整个脓腔、窦道或瘘管；剪除拖线不宜过早或过晚，等到管壁化脱，坏死组织和分泌物引流干净通畅，新生肉芽开始显露，即可剪除拖线。此外，在每日换药时，须用生理盐水或呋喃西林溶液清洁创口及拖线周围的脓腐，防止脓腐干结而影响引流的通畅。提脓祛腐药应仔细均匀地掺于丝线上，然后将丝线轻轻地来回拖拉，使药粉均匀地置于管道内。拖线拆除后，必须配合垫棉压迫法，压迫整个管道空腔，并用阔绷带扎紧，可使管腔粘连愈合。窦道、瘘管收口后，仍应继续加压垫棉一段时间，以期巩固疗效。但是对于有多层较大脓腔的窦道、瘘管，仍需以切开扩创为主，拖线疗法则为辅助手段。

（六）结扎法

结扎法又名缠扎法，是将线缠扎于病变部位与正常皮肉分界处，通过结扎促使病变部位经络阻塞、气血不通，使远端结扎的病变组织失去营养而致逐渐坏死脱落，从而达到治疗目的的一种方法。对较大脉络断裂而引起活动性出血者，亦可利用本法结扎血管，以制止出血。

1.适应证 适用于瘤、赘疣、痔、息肉、脱疽等病，以及脉络断裂引起的出血之症。

2.用法 凡头大蒂小的赘疣、息肉、痔核等，可在根部以双套结扣住扎紧；凡头小蒂大的痔核，可以缝针穿线贯穿它的根部，再用"8"字式或"回"字式结扎法两线交叉扎紧。结扎所使用线的种类有普通丝线、药制丝线、纸裹药线等，目前多采用较粗的普通丝线或医用缝合线。

3.注意点 如内痔用缝针穿线，不可穿过患处的肌层，以免化脓；扎线应扎紧，否则不能达到完全脱落的目的；扎线未脱者，应待其自然脱落，不要硬拉，以防出血。肿瘤、岩肿忌用结扎法。

（七）引流法

引流法是在脓肿切开或自行溃破后，运用药线、导管或扩创等法使脓液畅流，腐脱新生，防止毒邪扩散，促使溃疡早日愈合的一种治法。包括药线引流、导管引流和扩创引流等。

1.药线引流 药线俗称纸捻或药捻，大多采用桑皮纸，也可应用丝绵纸或拷贝纸等。按临床实际需要，将纸裁成宽窄长短适度、搓成大小长短不同的线形药线备用。药线的类别有外粘药物及内裹药物两类，目前临床上大多应用外粘药物的药线。它是借着药物及物理作用，插入溃疡疮孔中，使脓水外流；同时利用药线之线形，使坏死组织附着于药线而使之外出；此外，尚能探查脓肿的深浅，以及有无死骨的存在。探查有无死骨是利用药线绞形之螺纹，如触及粗糙骨质者，则说明疮疡已损骨无疑。采用药线引流和探查具有方便、痛苦少、患者能自行更换等优点。目前将捻制成的药线经过高压蒸气消毒后应用，使之无菌而更臻完善。

（1）适应证　适用于溃疡疮口过小，脓水不易排出者；或已成瘘管、窦道者。

（2）用法　常用的有外粘药物法和内裹药物法。外粘药物法分为两种：一种是将搓成的纸线临用时放在油中或水中润湿，蘸药插入疮口；另一种是预先用白及汁与药和匀，黏附在纸线上，候干存贮，随时取用。目前大多采用前法。外粘药物多用含有升丹成分的方剂或黑虎丹等，因有提脓祛腐的作用，故适用于溃疡疮口过深过小、脓水不易排出者。内裹药物法是将药物预先放在纸内，裹好搓成线状备用。内裹药物多用白降丹、枯痔散等，因其具有腐蚀化管的作用，故适用于溃疡已成瘘管或窦道者。

（3）注意点　药线插入疮口中应留出一小部分在疮口之外，并将留出的药线末端向疮口侧方或下方折放，再以膏药或油膏盖贴固定。如脓水已尽，流出淡黄色黏稠液体时，即使脓腔尚深，也不可再插药线，否则影响收口的时间。

2. 导管引流　古代导管用铜制成，目前多采用塑胶管或橡皮管。导管引流较之药线引流更易使脓液流出，从而达到脓毒外泄的目的。

（1）适应证　适用于附骨疽、流痰、流注等脓腔较深、脓液多且引流不畅者。

（2）用法　将消毒的导管轻轻插入疮口，到达底部后再稍退出一些即可。当管腔中已有脓液排出时，即用橡皮膏固定导管，外盖厚层纱布，当脓液减少后改用药线引流。

（3）注意点　导管应放置在疮口较低的一端，以使脓液畅流。导管必须固定，以防滑脱或落入疮口内。管腔如被腐肉阻塞，可松动引流管或轻轻冲洗，以保持引流通畅。

3. 扩创引流　是用手术扩大引流疮口，使脓腔引流得以通畅的一种治法。

（1）适应证　适用于痈、有头疽溃后有袋脓者，瘰疬溃后形成空腔或脂瘤染毒化脓等。

（2）用法　在消毒局麻下，对脓腔范围较小者，只需用手术刀将疮口上下延伸即可；如脓腔范围较大者，可做"十"字形扩创。

（3）注意点　扩创后须用消毒棉花按疮口大小蘸八二丹或七三丹嵌塞疮口以祛腐，并加压固定，以防止出血，以后可按溃疡处理。

（八）垫棉法

垫棉法是用棉花或纱布折叠成块以衬垫疮部的一种辅助疗法。它是借着加压的力量，使溃疡的脓液不致发生潴留，或使过大的溃疡空腔皮肤与新肉得以黏合而达到愈合的目的。

1. 适应证　适用于溃疡脓出不畅有袋脓者；或疮孔窦道形成而脓水不易排尽者；或溃疡脓腐已尽，新肉已生，但皮肉一时不能黏合者。

2. 用法　对袋脓者，使用时将棉花或纱布垫衬在疮口下方空隙处，并用宽绷带加压固定；对窦道深而脓水不易排尽者，用棉垫压迫整个窦道空腔，并用绷带扎紧；溃疡空腔的皮肤与新肉一时不能黏合者，使用时可将棉垫按空腔的范围稍为放大，垫在疮口之上，再用阔绷带绷紧。腋部、腘窝部的疮疡最易形成袋脓或形成空腔，影响疮口愈合或虽愈合而易复溃，故应早日使用垫棉法。具体应用时要根据不同部位，在垫棉后采用不同的绷带予以加压固定，如项部用四头带，腹壁用多头带，会阴部用丁字带，腋部、腘窝部用三角巾包扎，小范围的用宽橡皮膏加压固定。

3. 注意点　在急性炎症红肿热痛尚未消退时不可应用，否则有促使炎症扩散之弊。所用棉垫必须比脓腔或窦道稍大。用于黏合皮肉一般5～7天更换一次，用于袋脓可2～3天更换一次。应用本法未能获得预期效果时，则宜采取扩创引流手术。应用本法期间若出现发热、局部疼痛加重者，则应立即终止使用，采取相应的措施。

（九）药筒拔法

药筒拔法是采用一定的药物，与竹筒若干个同煎，乘热迅速扣于疮上，借助药筒吸取脓液毒水，具有宣通气血、拔毒泄热的作用，从而达到脓毒自出、毒尽疮愈的目的。

1. 适应证　用于有头疽坚硬散漫不收，脓毒不得外出者；或脓疡已溃，疮口狭小，脓稠难出，有袋脓者；或毒蛇咬伤，肿势迅速蔓延，毒水不出者；或反复发作的流火等。

2. 用法　先用鲜菖蒲、羌活、蕲艾、白芷、甘草各15g，连须葱60g，用清水十碗，煎几十沸，待药浓熟为度，备用。其次，用鲜嫩竹数段，每段长23cm，口径约4.2cm，一头留节，刮去青皮留白，厚约0.3cm，靠节钻一小孔，用细杉木条塞紧，放前药水内煮数十沸（如药筒浮起，用物压住）。将药水盆放在病人床前，把药筒内热水倒去，乘热急对疮口合上，按紧，自然吸住，待片刻（5～10分钟）药筒已凉，拔去杉木塞，药筒自落。

3. 注意点

（1）刚煮过的药筒，其吸口处在使用前，一定要用湿毛巾迅速按几下，以免烫伤。

（2）拔出的脓血，若色红黄鲜明质稠，预后较好；若是败浆稀水，气秽黑绿者，预后较差。

（3）操作时应避开大血管，以免出血不止。

（十）熏法

熏法是把药物燃烧后，取其烟气上熏，借着药力与热力的作用，使腠理疏通、气血流畅而达到治疗作用的一种治法。包括神灯照法、桑柴火烘法、烟熏法等。

1. 适应证　肿疡、溃疡均可应用。

2. 用法　神灯照法可活血消肿、解毒止痛，适用于痈疽轻证，可使未成脓者自消，已成脓者自溃，不腐者即腐；桑柴火烘法可助阳通络、消肿散坚、化腐生肌、止痛，适用于疮疡坚而不溃、溃而不腐、新肉不生、疼痛不止之症；烟熏法可杀虫止痒，适用于干燥而无渗液的各种顽固性皮肤病。

3. 注意点　随时听取患者对治疗部位热感程度的反映，不得引起皮肤灼伤；室内烟雾弥漫时要适当流通空气。

（十一）熨法

熨法是把药物加酒、醋炒热，布包后熨摩患处，使腠理疏通而达到治疗作用的一种方法。目前常因药物炒煮不便而较少应用，但临床上单纯热敷还在普遍使用。

1. 适应证　适用于风寒湿痰凝滞筋骨肌肉者，以及乳痈的初起或需回乳者。

2. 用法　取赤皮葱连须240g，捣烂后与熨风散药末和匀，醋拌炒热，布包熨患处，稍冷即换，有温经祛寒、散风止痛之功，适用于附骨疽、流痰皮色不变、筋骨酸痛者；青盐适量，炒热布包熨患处，每日1次，每次20分钟，可治腰肌劳损；皮硝80g，置布袋中，覆于乳房部，再将热水袋置于布袋上，待其溶化吸收，有消肿回乳之功，适用于乳痈初起或哺乳期的回乳。

3. 注意点　同熏法，一般阳证肿疡慎用。

（十二）热烘疗法

热烘疗法是在病变部位涂药后再加热烘，通过热力的作用，使局部气血流畅，腠理开泄，药物渗入，从而达到活血祛风以减轻或消除痒感、活血化瘀以消除皮肤肥厚等治疗作用的方法。

1. 适应证　适用于鹅掌风、慢性湿疮、牛皮癣等皮肤干燥、瘙痒之症。

2. 用法　依据病情选择相应的药膏，如鹅掌风、牛皮癣用疯油膏，慢性湿疮用青黛膏等。操作时先将药膏涂于患部，须均匀极薄，然后用电吹风烘（或火烘）患部，每天1次，每次20分钟，烘后即可将所涂药膏擦去。

3. 注意点　同熏法，但一切急性皮肤病禁用。

（十三）溻渍法

溻是将饱含药液的纱布或棉絮湿敷患处，渍是将患处浸泡在药液中。溻渍法是通过湿敷、淋洗、浸泡对患处的物理作用，以及不同药物对患部的药效作用而达到治疗目的的一种方法。近年来，溻渍法除了治疗疾病外，在用途上有了新的发展，如药浴美容、浸足保健防病等。

1. 适应证　阳证疮疡初起、溃后；半阴半阳证及阴证疮疡；美容、保健等。

2. 用法　常用方法有溻法和浸渍法。

（1）溻法　用6～8层纱布浸透药液，轻拧至不滴水，湿敷患处。①冷溻：待药液凉后湿敷患处，30分钟更换一次。适用于阳证疮疡初起，溃后脓水较多者。②热溻：药液煎成后趁热湿敷患处，稍凉即换。适用于脓液较少的阳证溃疡，半阴半阳证和阴证疮疡。③罨敷：在冷或热溻的同时，外用油纸或塑料薄膜包扎，可减缓药液挥发，延长药效。

（2）浸渍法　包括淋洗、冲洗、浸泡等。①淋洗：多用于溃疡脓水较多，发生在躯干部者。②冲洗：适用于腔隙间感染，如窦道、瘘管等。③浸泡：适用于疮疡生于手、足部及会阴部患者，亦可用于皮肤病全身性沐浴，以及药浴美容、浸足保健防病等。

用 2%～10% 黄柏溶液或二黄煎冷湿有清热解毒的作用，适用于疮疡热毒炽盛，皮肤焮红或糜烂，或溃疡脓水较多、疮口难敛者；葱归湿肿汤热湿有疏导腠理、通调血脉的作用，适用于痈疽初肿之时；苦参汤可祛风除湿、杀虫止痒，用于洗涤尖锐湿疣、白疕等；五倍子汤有消肿止痛、收敛止血的作用，煎汤坐浴适用于内、外痔肿痛及脱肛等；鹅掌风浸泡方有疏通气血、杀虫止痒的作用，加醋同煎，待温，每日浸泡 1～2 次，连续7 天，适用于鹅掌风；香樟木有调和营卫、祛风止痒之功，可煎汤沐浴，适用于瘾疹；桑皮柏叶汤沐头能润泽头发，增添光泽，治发鬓枯黄；鲜芦荟汁、鲜柠檬汁敷面可润肌白面、美容除皱；热水浸浴全身或浸足可发汗排毒、疏通经络、行气活血、保健防病。若配合按摩穴位，效果更佳。

3. 注意点 用湿法时药液应新鲜，湿敷范围应稍大于疮面。热湿、罨敷的温度宜在 45～60℃。淋洗、冲洗时已经用过的药液不可再用。局部浸泡一般每日 1～2 次，每次 15～30 分钟；全身药浴可每日 1 次，每次30～60 分钟。

第四章　外科常用技术与操作方法

第一节　消毒与无菌技术

（一）无菌术、灭菌、消毒定义

无菌术是为了预防伤口的感染，针对感染来源所采取的一系列预防措施，由灭菌法、抗菌法和一定的操作规则及管理制度所组成。

灭菌是指杀灭一切活的微生物。

消毒是指杀灭病原微生物和其他有害微生物，并不要求清除或杀灭所有微生物（如芽孢等）。

（二）灭菌与消毒的方法

1. 机械的方法　包括手术区域的准备等。虽然达不到灭菌的目的，但为随后采用的具体措施提供必备的条件，如手术区域皮肤的准备。

2. 物理的方法　有高温、紫外线、红外线、电离辐射、真空及微波等。其中，医院常用的是高温灭菌法。

3. 化学的方法　利用化学药品杀灭微生物。用于消毒灭菌的化学药品称为消毒剂。消毒剂在低浓度下虽不能杀灭微生物，但可抑制微生物的生长繁殖，起到防腐作用，此时也称作防腐剂。由于两者吸收后对人体有害，所以一般仅用于环境消毒或外用。

（三）手术器械和物品的消毒和灭菌

1. 化学消毒剂

（1）药物浸泡消毒法

① 2% 中性戊二醛水溶液：常用于刀片、剪刀、缝针及显微器械的消毒，还须加入 0.5% 亚硝酸钠防锈。

② 70% ～ 75% 乙醇：用途与戊二醛水溶液相同，目前较多用于已消毒过的物品浸泡，以维持消毒状态。

③ 10% 甲醛溶液：适用于输尿管导管、塑料类、有机玻璃的消毒。

④ 0.1% 苯扎溴铵（新洁尔灭）溶液：消毒效果不及戊二醛水溶液，目前常用于已消毒过的持物钳的浸泡。

⑤ 0.1% 氯己定（洗必泰）溶液：抗菌作用较新洁尔灭强。

注意：浸泡时间均为 30 分钟。0.1% 新洁尔灭或洗必泰每 1000mL 中应加入亚硝酸钠 5g，可以防止金属生锈。

（2）甲醛气体熏蒸法　适用于不有浸泡且不耐高温的器械和物品的消毒。如丝线、纤维内窥镜、精密仪器、手术照明灯、电线等。熏蒸 1 小时以上才可达到消毒目的。灭菌时间为 6 ～ 12 小时。

（3）环氧乙烷（过氧乙酸）熏蒸法　适用于各种导管、仪器及器械的消毒。目前使用的环氧乙烷灭菌箱，维持 6 小时即可达灭菌效果。

2. 物理灭菌法

（1）高压蒸汽灭菌法　是目前应用最普遍且效果可靠的灭菌方法。一般当蒸气压力达到 102.97 ～ 137.2kPa（1.05 ～ 1.40kg/cm²）时，温度能提高到 121 ～ 126℃，持续 30 分钟，即可杀死包括细菌芽孢在内的一切细菌，达到灭菌目的。

本法适用于能耐受高温的物品，如金属器械、玻璃、搪瓷器皿、敷料、橡胶、药液等的灭菌。灭菌后的物品一般可保存 2 周，若过期须重新灭菌。

（2）煮沸灭菌法　是一种较简便、可靠的常用灭菌方法。采用煮沸灭菌器，或铝锅洗净去脂污后，可作煮沸灭菌用。适用于金属器械、玻璃、橡胶类等物品。在正常压力下，在水中煮沸至 100℃，持续 15 ～ 20 分钟能杀灭一般细菌，持续煮沸 1 ～ 2 小时以上，可杀灭带芽孢细菌。

（3）干热灭菌法　是利用酒精火焰或使用干热灭菌器的热力灭菌方法。可用于金属器械的灭菌，但有损于器械的质量，易使锐利器械变钝，不宜常用。

第二节　术前准备和术后处理

（一）手术人员的准备

1. 一般准备　进手术室前，在更衣室更换手术室准备的清洁鞋、衣、裤。戴好口罩，帽子要遮住全部头发，口罩遮盖口、鼻，剪短指甲。脱去袜子，穿无袖内衣。手臂皮肤有破损或化脓性感染者，不能参加手术。

2. 手臂消毒法　肥皂刷手法是经典的手臂消毒方法，但目前逐渐被应用新型灭菌剂的刷手法所代替，包括碘尔康刷手法、聚烯吡酮碘手臂消毒法、灭菌王刷手法、紧急手术简易洗手法。

3. 穿无菌手术衣和戴无菌手套的方法

穿无菌手术衣：取手术衣，双手抓住衣领两端内面，提起轻轻抖开，使有腰带的面朝外，将手术衣向上轻掷起，顺势将两手向前伸入衣袖内，让台下人员从身后协助拉好，使双手露出袖口，然后双臂交叉，稍弯腰使腰带悬空，提起腰带直身向后递带，仍由别人在身后将腰带及背部衣带系好。

戴无菌干手套：先穿无菌手术衣，用手套袋内无菌滑石粉包轻轻敷擦双手，使之光滑。用左手自手套袋内捏住两只手套的翻折部提出手套，使两只手套拇指相对向。先用右手插入右手手套内，再将戴好手套的右手2～5指插入左手套的翻折部内，让左手插入左手套中，然后将手套翻折部翻回套压住手术衣袖口。

（二）病人手术区域的准备

1. 手术前皮肤准备　目的是尽可能消灭或减少切口处及其周围皮肤上的细菌。择期手术于术前1日洗澡或床上擦澡，更换清洁的衣裤。手术区皮肤的毛发应剃除。皮肤上若有较多油脂或胶布粘贴的残迹，可先用汽油或松节油拭去。

2. 手术区皮肤消毒　用消毒液由手术区中心部向周围涂擦进行皮肤消毒2遍。目前常用的消毒液是0.5%碘伏溶液。对碘过敏者，可以改用0.1%新洁尔灭溶液。消毒范围应包括手术切口周围15cm的区域。消毒步骤应该自上而下，自切口中心向外周，涂擦时应稍用力，方向应一致，不可遗漏空白或自外周返回中心部位。对感染伤口或肛门等处手术，则应自手术区外周逐渐涂向感染伤口或会阴肛门处。

3. 手术区铺无菌巾　皮肤消毒后，为隔离其他部位，仅显露手术切口必需的皮肤区，减少切口污染机会，应铺置无菌巾单。小手术只覆盖一块中央部为两层的洞巾即可。对较大的手术，应根据手术部位及性质而异。原则上是除手术野外，至少要有2层无菌布单遮盖。如腹部手术，用4块无菌巾，每块在长方形巾的长边双折约1/4～1/3宽，铺时靠切口侧。通常应先铺操作者对侧，或先铺相对不洁区，如靠近会阴部的下侧，这两块铺巾顺序有时允许颠倒，然后铺切口上侧，最后铺靠近操作者的一侧，因操作者此时尚未穿无菌手术衣，应避免自身触碰所铺的无菌巾，再用巾钳夹住无菌巾的各交角处，以防止移动。无菌巾铺置时，操作者的手切勿触碰病人皮肤，且不得任意移动无菌巾，如位置不准确，只允许由手术区向外移，而不应向内移。然后根据手术需要，再铺中单、大孔单等。大孔单的头端应盖过麻醉架，两侧和足端部位下垂过手术床边缘30cm以上。第一助手消毒、铺单后，重新泡手，然后穿无菌手术衣和戴无菌手套参加手术。

（三）术后监护与处理

1. 病情监护

（1）心电监测　任何术前有心功能不全的病人，术后都应用床旁心电监测仪做连续24小时的监测。

（2）动、静脉压监测　如术中已做直接动脉插管行动脉压测定，术后可继续用以监测。病情稳定后改用间接测压法，其他病人可用间接测压法。有心肺疾患或有心肌梗死的病人应予无创或有创中心静脉压、肺动脉楔压检测。

（3）呼吸功能监测　包括呼吸监测、呼吸机使用与血气分析三项。

（4）肾功能监测　包括尿量、比重与pH值的测定以及血液肌酐和尿素氮的测定。

（5）体温监测　术后3～5天内体温高视为术后反应。体温正常后复升高，则提示有感染或其它不良反应存在。对此应抓紧查明原因，对症处理。

2. 常规处理

（1）卧位　手术后，应根据麻醉的方法及病人的全身情况、手术的方式和疾病的性质等来选择适宜的体位。

（2）导管及引流物的处理　术后要经常检查导管及引流物有无阻塞、扭曲和脱出等，及时换药并检查、记录引流量和颜色的变化。烟卷引流多在术后3日内拔除。乳胶片引流一般术后1～2日拔除。胃肠减压管一般待肠道功能恢复、肛门排气后，即可拔除。

（3）活动　手术后病人若无禁忌，原则上应鼓励及早活动，并力争在短时间内下床活动。

（4）饮食　一般在麻醉反应消失，或胃肠功能恢复后，方可进食。

（四）术后不适的处理

1. 切口疼痛　术后随着麻醉作用的消失，病人开始感觉切口疼痛，一般于24小时内最剧烈，2～3日后逐渐减轻。切口疼痛多可忍受，无须特别处理。为了促进病人早日康复，小手术后可使用一般止痛药，大手术后1～2日可注射哌替啶或吗啡（婴儿禁用），必要时4～6小时重复使用。目前多受用静脉镇痛泵，能够迅速而便捷地缓解术后疼痛。

2. 发热　病人因麻醉和手术的反应，一般体温升高的幅度在1℃左右，属正常范围，一般3日内自行消退。如体温大于38.5℃而持续时间较长者，或体温恢复正常或接近正常后再度发热，应寻找原因，明确诊断并做相应处理。

3. 恶心呕吐　是麻醉反应，麻醉作用消失后即可停止。但不能忽视其他原因。腹部手术后反复呕吐，有可能是急性胃扩张或肠梗阻。予以持续胃肠减压，并可辅以止吐药。

4. 腹胀　一般是胃肠功能受抑制，腹腔内积气积液过多所致。随着手术创伤反应的消失，胃肠道蠕动恢复，肛门排气后可自行缓解。如手术后数日仍未排气，并有腹胀，肠鸣音消失，则可能是腹膜炎或其它原因所致的肠麻痹、肠梗阻等，需及时处理。持续胃肠减压，放置肛管，高渗液低压灌肠等；有时尚需手术。

5. 呃逆　术后发生呃逆并不少见，多为暂时性，但少数可为顽固性。呃逆的原因可能是神经中枢或膈肌直接受刺激而引起。术后早期发生呃逆可采用压迫眶上缘，针刺内关、足三里、天突、鸠尾等穴位。上腹部手术后发生顽固性呃逆，应警惕吻合口或十二指肠残端瘘导致膈下感染所致，对顽固性呃逆可采用颈部膈神经封闭。

6. 尿潴留　尿潴留大多数是由于麻醉、术后应用镇痛药、术后疼痛、卧床后排尿姿势的改变以致无力排尿，以及原有的潜在的前列腺增生等所引起。对于尿潴留者，应留置导尿，或直接作耻骨上膀胱穿刺导尿。

（五）术后常见并发症的防治

1. 术后出血

（1）诊断

① 有引流者，引流出的血液每小时超过100mL，持续数小时。

② 腹胀或呼吸困难进行性加重，在手术部位严重肿胀的同时，出现不明原因的急性贫血。

③ 术后早期出现失血性休克的临床表现，每小时尿量少于25mL，经治疗后仍有休克或少尿的征象。

（2）治疗原则　以预防为主。改善病人凝血功能，术中严格止血，关闭切口前确保手术野无任何出血点。一旦确诊，应积极治疗，必要时可再次手术止血。

2. 肺不张和肺部感染

（1）诊断　术后早期发热、呼吸急促、心率加快、频繁咳嗽、痰液不易咳出。病侧叩诊呈实音或浊音，听诊有局限性湿啰音、呼吸音减弱或消失。继发感染时，体温明显升高，血细胞和中性粒细胞计数增加。胸部X线平片和血气分析有助于诊断。

（2）治疗原则　鼓励并协助患者咳嗽排痰，同时使用足量、有效的抗生素。严重痰液阻塞时，可采用支气管镜吸痰，必要时考虑行气管切开术。

3. 尿路感染

（1）诊断　尿路感染主要包括膀胱炎和肾盂肾炎，表现为尿频、尿急、尿痛、发热、肾区疼痛、血白细胞计数增高；尿常规检查可发现红、白细胞，以白细胞为主；尿培养可检出致病菌。

（2）治疗原则　预防和治疗泌尿系感染的关键在于防止和及时处理尿潴留，并选择有效的抗生素。此外，对术前有前列腺增生，排尿虽无障碍，但已有排尿不畅征兆者，可在术前、术后及时服用有关药物。对于不习惯卧床排尿者，应在术前加强排尿训练。

4. 切口感染

（1）诊断　手术后3～4日，切口疼痛加重，或减轻后又再度加重，伴有发热、脉速，体温或（和）白细胞计数升高。切口周围红、肿、热、压痛。

（2）治疗原则　切口感染早期，可使用抗生素和局部理疗，遏制脓肿形成。对于切口深部的感染，适时扩大切口，清除坏死组织及异物，敞开引流。

5. 切口裂开

（1）诊断　多发生在术后5～7天。往往在突然用力时，感觉切口疼痛和骤然松开，随即有淡红色液体自切口溢出或（和）脏器脱出。

（2）治疗原则　对部分裂开者可以采用敷料及绷带包扎、胶布固定等方法。对于全层裂开者要立即用无菌敷料包括无菌容器覆盖伤口，并即刻送手术室，在无菌条件下全层间断缝合。

（六）切口处理

1. 切口的分类

（1）清洁切口（Ⅰ类切口）　指缝合的无菌切口，如甲状腺次全切除术、疝修补术等。

（2）可能污染切口（Ⅱ类切口）　指手术时可能带有污染的缝合切口，如单纯性阑尾炎切除术、胃大部分切除术等；6～8小时以内创伤，经清创处理缝合的切口等。

（3）污染切口（Ⅲ类切口）　即在邻近感染区或直接露于感染区的切口，如胃溃疡穿孔、阑尾穿孔手术、肠梗阻坏死的手术等。

2. 缝线拆除
可根据切口部位、病人的年龄和局部血供情况、营养状况来决定。一般头、面、颈部切口术后4～5天拆线；下腹、会阴部手术6～7天拆线，胸部、上腹、背、臀部切口术后7～9天拆线，四肢术后10～12天拆线，近关节处可适当延长；减张缝线术后14日拆线。青少年患者可缩短拆线时间，年老、营养不良患者可延迟拆线时间，有时可采用间隔拆线。

3. 感染切口的处理
尚未形成脓肿时，可采用换药、局部热敷或理疗，同时使用有效抗生素。已经形成脓肿时，应拆除部分或全部缝线，敞开切口，清除坏死组织及异物，充分引流脓液，并加强换药直至愈合。

4. 切口愈合分级

（1）甲级：愈合优良，无不良反应，用"甲"字表示。

（2）乙级：愈合欠佳，切口愈合处有炎症反应，如红肿、血肿、硬结和积液等，但未化脓，用"乙"字表示。

（3）丙级：切口化脓，需要做切开引流等处理，用"丙"字表示。

按照上述切口的分类和分级方法，拆线时应判断切口愈合情况并做出记录，如单纯性疝修补术、甲状腺次全切除术、乳腺包块切除术等切口愈合良好，记录为Ⅰ/甲。胃次全切除切口发生积液，记录为Ⅱ/乙（积液）；甲状腺腺瘤切除术切口化脓记录为Ⅰ/丙（化脓）；胃穿孔修补术后愈合良好，记录为Ⅲ/甲，余类推。

第三节　外科换药

（一）疮面换药

1. 目的
（1）了解和观察疮面愈合情况，以便酌情给予相应的治疗和处理。

（2）清洁疮面，去除异物、渗液及坏死组织，减少细菌的繁殖和分泌物对局部组织的刺激。

（3）疮面局部外用药物，促使炎症局限，或加速疮面肉芽生长及上皮组织扩展，促进疮面尽早愈合。

（4）包扎固定患部，使局部得到充分休息，减少病人痛苦。

（5）保持局部温度适宜，促进局部血液循环，改善局部环境，为伤口愈合创造有利条件。

2. 操作方法
（1）取合理体位，暴露换药部位，垫治疗巾。

（2）揭去外层敷料，用镊子取下内层敷料。

（3）观察疮面，用75%酒精棉球自创面周围10cm处开始，进行圆圈状向心性擦拭，逐渐移向创面边缘，如此进行2遍或3遍，或直至创面周围皮肤擦拭清洁为止，注意消毒皮肤的棉球不得进入创面内。用生理盐水棉球擦净创口内脓液，注意保护新生肉芽组织与上皮组织。

（4）药粉均匀撒在疮面上，再将已摊涂好药膏的纱布覆盖疮面，胶布固定，酌情包扎。

3. 关键步骤
（1）药粉需均匀撒在疮面上。

（2）外敷药必须贴紧疮面，包扎固定时注意松紧适度，固定关节时注意保持功能位置。

（3）摊涂药膏宜薄，以免疮面肉芽生长过剩形成胬肉而影响疮口愈合。

4. 操作小结
（1）疮面换药法是对疮疡、烧伤、痔瘘等病证的疮面进行清洗、上药、包扎等，以达到清热解毒、提脓祛腐、生肌收口等目的的一种处理方法。

（2）进行疮面换药法操作时，疮面要清洁干净，勿损伤肉芽组织，并应根据疮面的情况选用合适的药物。

（3）对汞剂过敏者禁用丹药，眼部、唇部、大血管附近的溃疡均不用腐蚀性强的丹药。

（二）无菌伤口换药法

（1）按照伤口的部位，采取不同的体位，使伤口充分暴露，病人舒适，又便于工作人员操作。

（2）清洁洗手。

（3）戴无菌口罩和帽子。

（4）根据伤口情况，准备换药物品的种类和数量。准备换药物品时，应按一定次序夹取，即先用者后取，后用者先取；先取干的，后取湿的；先取无刺激性的，后取有刺激性的；以上物品夹取齐全后，再夹取镊子等操作时所用的器械。同时注意物品放置的位置，遵循干湿分离的原则。

（5）去除胶布或绷带，应由外向里，勿乱拉硬扯，以免牵动伤口引起疼痛，如胶布粘及毛发，可用剪刀将毛发及胶布一起剪除；如为绷带缠绕固定敷料时，可用剪刀一次性横断剪除。

（6）取下纱布敷料。应用镊子夹住内层敷料的一端，顺伤口方向反折拉向另一端，以近乎平行的方向逐渐揭除纱布敷料，不可向上拉，也不可从伤口的一侧拉向另一侧。敷料被血液浸透与伤口紧密黏着时，可用生理盐水浸湿后再揭去，以免引起伤口疼痛。

（7）伤口清洁消毒。用75%酒精棉球自伤口中心部开始擦拭，然后逐渐向外，消毒2次或3次，消毒范围一般应达伤口外10cm以上。

（8）覆盖干纱布敷料，然后用胶布或绷带妥善包扎固定。

（9）换药过程中注意敷料镊与接触伤口的镊子不能互换；一只弯盘摆放棉球、纱布、镊子等换药物品，另外一只为放置污染物品所用，不得混淆。

第四节　外科手术基本技术

（一）切开

切开是指用手术刀，通过机械作用使皮肤等组织分裂。切开还可用高频电流（电刀）和激光（光刀），通过热力作用使组织炭化、汽化，同时有凝固止血的效果，适用于较大的切口、较厚的肌层和微血管丰富组织的切开。

1.切口部位的选择　表浅部位的手术切口，一般选择病变部位之体表；深部手术的理想切口应符合的基本条件：①利于显露手术视野。②组织损伤小。③愈合牢固。④术后不影响切口部位的功能。⑤利于美观。顺皮纹切口、能被毛发或皮肤皱褶掩盖的切口，对原有外形影响小。

2.切口的基本原则　直视下由浅入深，逐层切开，层次清楚。切口方向多纵向，长度以有效地暴露手术野为准。

3.组织切开的注意事项

（1）切开皮肤时，术者与助手将切口部位皮肤固定好，小切口可由术者左手拇、示指固定局部皮肤，右手持手术刀，垂直切开，一次性切开皮肤、皮下组织，不要用力过猛，防止损伤深部组织。皮肤、皮下组织切开及彻底止血后，用纱布垫保护手术切口周围皮肤，减少切口感染机会。

（2）肌肉或腱膜应尽可能顺纤维方向分开，再进行分离，必要时也可切断肌肉或腱膜，但要注意止血。

（3）切开腹膜时，一定不要损伤腹腔内器官。可通过术者和助手各用一有齿镊，在切口中段处交替提夹腹膜2～3次，确保未夹住内脏器官后，再进行切开。

（二）显露

手术时充分显露手术野，能清楚显示病变的性质和范围，使局部解剖层次清晰和操作便利，防止手术副损伤，从而保证手术顺利进行。为了确保最佳的显露，以下各种因素必须注意。

1.手术途径。手术途径即切口，根据病变和术式而设计施行。理想的手术切口应符合下述要求：能达到充分显露手术野，便利手术操作。原则上，切口应尽量接近病变部位；同时，为能适应实际需要，切口的位置和方向应便于延长扩大。

2.在切开时尽量减少组织的损伤，一则可以减少出血，缩短切开和缝合的时间，二则可以减少术后的炎症反应和瘢痕形成。

3. 适应局部解剖和生理的特点，有利于伤口愈合，能最大限度地恢复功能。

（三）结扎

1. 结的种类　常用的有方结、三迭结和外科结三种。

（1）**方结（平结）**　由方向相反的两个单结组成，为手术中最常用的结扎方式。其特点是结扎线来回交错，着力均匀，打成后愈拉愈紧，不会松开或脱落，因而牢固可靠。是用于结扎小血管和各种组织缝合的打结。

（2）**三迭结（三重结、加强结）**　是在方结的基础上再加上一个单结，共三个结，第三个结和第一个结的方向相同。以加强结扎线间的摩擦力，防止线松散滑脱，因而牢固可靠，常用于有张力的缝合、大血管、瘤蒂的结扎或羊肠线、尼龙线等的打结。注意第一结必须保持缚紧状态。缺点是遗留在组织中的结扎线较多。

（3）**外科结**　第一个结的线圈绕两次，使接触面扩大，摩擦面增加，打第二个结时不易滑脱和松散，比较牢固可靠，可用于结扎大血管。因打结比较麻烦及费时，用得少。

以下为不宜于手术中采用的结。

（4）**假结（顺结、十字结）**　为两个方向相同（两道动作相同）的单结，其张力仅为方结的1/10，结扎后易自行松散、滑脱。

（5）**滑结**　二个单结的形式与方结相同，但由于在打结的过程中将其中一个线头拉紧，只用了另一个线头打结所造成。此结打后易滑脱。改变拉线力量分布及方向即可避免。

（6）**松结**　即第一个结或第二个结松弛，未扎紧而不牢固。

2. 打结的方法

（1）**单手打结法**　常用，简便迅速。左右手均可作结。术中应用最广泛，应重点掌握和练习。

（2）**双手打结法**　分别以左右手用相同的方法打成两个交叉结，对深部或组织张力较大的缝合结扎较为方便可靠。适于作外科结。但较烦琐浪费时间。

（3）**器械打结法（持钳打结法）**　一般左手捏住缝合针线一段，右手拿持针器或血管钳打结，用于连续缝合、深部操作、线头较短以及一些精细手术时。此种方法不影响视野、节省时间，缺点是缝合有张力时不易扎紧。

（4）**深洞打结**　盆腔深部常用，不论用手或止血钳，在第一道线结起后，将一线拉紧，用另一手将线结推下，同样以相反方向结扎第二个线结。

3. 注意事项

（1）结扎之前，需将束线在生理盐水中浸湿，然后再进行结扎，以增加线的重量，便于操作，并增加摩擦力，使线结牢固。

（2）打结时，每个方结的第一个单结与第二个单结方向不能相同，否则就成假结，容易滑脱。两手用力应均匀，否则亦可成为滑结，应避免。深部打结时用一个手指按压线结附近，逐渐拉紧，要求两手用力点与结扎点成一直线。即三点一线，不可成角或向上提起，否则易组织撕脱或线结松脱。

（3）打结时，每一个单结打完后线结不能有缠绕，否则，应交叉调整位置。如有缠绕，打结后稍用力丝线容易断裂。

（4）打结时，用力应缓慢均匀，两手的距离不宜离线结太远，否则均易将线扯断或未扎紧而滑脱。

（5）遇张力大的组织结扎时，往往打第二结时第一结扣已松开，此时可在收紧第一结扣以后，助手用一把无齿镊或血管钳夹住结扣（线不松动但不扣紧，以免伤线），待第二结扣收紧时再移除器械。

（6）正确的剪线方法是：术者结扎完毕后，将双线尾并拢提起，助手将线剪微张，顺线尾向下滑至线结上端，再把剪刀略倾斜，将线剪断，留存线头2～3mm。

（四）缝合

1. 缝合原则

（1）按层对合，逐层对称缝合，以消灭死腔。

（2）选择合适的缝线。一般用细丝线结扎小血管，缝合皮肤、浅筋膜等，用中号丝线缝合肌腱或其他结缔组织，粗丝线结扎大血管。针距、边距适度。

（3）缝合线结扎的松紧度要适当。

（4）尽量减少缝线用量。

2. 缝合方法

（1）单纯对合

① 间断缝合法：最常用，缝合皮肤，一般边距 0.5～1cm，针距 1～2cm。

② 连续缝合法：常用于缝合腹膜、胃肠道和血管等。

③ "8" 字缝合法：缝线交叉处可在组织深面或浅面，又有内 "8" 字和外 "8" 字之分。常用于缝合肌腱、腱膜及腹直肌鞘前层等张力较大的组织。

④ 毯边缝合法：锁边缝合，常用于胃肠吻合时后壁全层缝合或游离植皮时边缘的固定缝合等。

⑤ 减张缝合：用于一般情况较差，创缘相距较远或切口张力较大者。

（2）内翻缝合　目的：创缘内翻，让外表面光滑，减少手术并发症。下面介绍几种常用的方法。

① 全层连续水平内翻缝合法：又称康奈尔（Connell）氏缝合法，其缝线通过胃肠壁全层，使其内翻，浆膜面相对。本法用于胃肠吻合术中，缝合前壁全层。其边距 0.2～0.3cm，针距 0.3～0.5cm。

② 浆肌层间断缝合法：又称兰伯（Lembert）氏缝合法，缝线由浆膜面穿入，通过肌层折转向外，不进入胃肠腔。多用于胃肠吻合术中外层的缝合，起加固作用。其针距约0.5cm，边距约0.3cm，缝合后可使切口内翻。

③ 浆肌连续缝合法：又称库兴（Cushing）氏缝合法，操作方法与 Lembert 缝合类似。不同处在于，一是 Cushing 缝合方向与切口平行，二是其为连续缝合。多用于关闭肠道断端。

④ 荷包缝合法：本法缝线行程为环状，用以缝合关闭小的孔洞。如阑尾切除后的残端、胃肠道的穿孔及疝囊颈等。在胃肠、胆囊和膀胱等器官的造口术中，用以固定引流管。除疝囊颈荷包缝合，缝线通过疝囊壁全层外，其余胃肠、胆囊等荷包缝合，缝线都只在浆肌层，不进入其腔内。

（3）外翻缝合　目的：外翻创缘，让内面光滑。常用于血管吻合、腹膜缝合及减张缝合等，或缝合松弛的皮肤，基本缝合法为褥式缝合法，可分为水平褥式与垂直褥式两种，每种又各有间断与连续两种方法。

（五）止血

手术中迅速彻底止血，能减少失血量，保持手术野清晰，且可避免手术后出血，其重要性众所周知。

1. 一般的止血法

（1）压迫止血：是手术中最常用的止血法。其原理是以一定的压力使血管破口缩小或闭合，此时血小板、纤维蛋白、红细胞可迅速形成血栓，使出血停止。

（2）结扎止血：有单纯结扎和缝合结扎两种方法。

2. 选择的止血法

（1）血管阻断和修复：利用止血带的原理，在手术中临时制止大出血或预防出血，可用手指或血管阻断带（或无损伤血管钳）阻断主要的供血血管。

（2）局部药物止血：主要用于创面渗血，如明胶海绵、纤维蛋白泡沫体等，能起一定的促凝和封闭小血管的作用。

（3）电凝止血：主要用于创缘组织的小出血点，可先用止血钳钳夹或直接用电极灼凝。

（4）激光止血：可用于血友病、血小板减少症等病人的紧急手术时，光刀的基本原理是热作用，用作切割、气化、凝固等。

（5）氩气刀。

3. 止血注意事项

（1）对高血压病人，止血一定要认真、仔细、彻底，以防术后出血。

（2）对低血压病人止血，不能满足于当时状况的不出血，应设法将血压恢复到正常水平，检查无出血方为可靠。

（3）对胸腔手术的止血尤须认真，因为关闭胸腔后负压可能导致再出血。

第五节　外科常用诊疗操作技术

（一）静脉切开术

1. 适应证

（1）病情紧急如休克、大出血等，急需快速大量输血、输液而静脉穿刺有困难时。

（2）需较长时间维持静脉输液，而表浅静脉和深静脉穿刺有困难或已阻塞者。

（3）施行某些特殊检查如心导管检查、中心静脉压测定等。

2. 禁忌证 静脉周围皮肤有炎症或有静脉炎、已有血栓形成或有出血倾向者。

3. 手术步骤

（1）用品及准备 无菌静脉切开包，清洁盘及常规消毒用品，输液器材。

一般选择四肢表浅静脉切开，最常用的是内踝前或卵圆窝处大隐静脉。以内踝前大隐静脉切开为例。

（2）患者仰卧位，术侧下肢外旋，静脉切开部位皮肤常规消毒，铺无菌洞巾，用利多卡因作局部麻醉。

（3）在内踝前上方3cm处，横形切开皮肤，长2～2.5cm。

（4）用小弯止血钳分离皮下组织，将静脉挑出并在静脉下穿过细丝线2根，用1根先结扎静脉远侧端，暂不剪断丝线，留作安置导管时作牵引用。

（5）牵引远侧丝线将静脉提起，用小剪刀在静脉壁上剪一"V"形切口，以无齿镊夹起切口上唇静脉壁，将静脉切开导管快速插入静脉腔，深约5cm，结扎近侧丝线，并将导管缚牢。将备好之输液器接头与导管连接，观察液体输入是否畅通及有无外渗。

（6）剪去多余丝线，缝合皮肤切口。用1根皮肤缝线环绕导管结扎固定，以防滑脱。外用无菌敷料覆盖，胶布固定。

（7）不再使用时，消毒，剪断结扎线，拔出导管，局部加压，覆盖纱布包扎，胶布固定。术后7天拆除皮肤缝线。

4. 注意事项

（1）切口不可太深，以免损伤血管。

（2）分离皮下组织时应仔细，以免损伤静脉。

（3）剪开静脉壁时，剪刀口应斜向近心端，且不可太深，以免剪断静脉。

（4）静脉切开导管插入静脉前，应用无菌生理盐水冲洗干净，并充满液体，以防空气窜入。

（5）注意无菌技术，慎防感染。导管留置时间一般不超过3天，如系硅胶管，留置时间可稍长。如无禁忌，可每日定时用小剂量肝素溶液冲洗导管。若发生静脉炎，应立即拔管。

（二）活组织检查术

简称"活检"。活组织检查是从身体上有病变的可疑部位上，切下一部分病变组织，进行病理切片检查，以明确诊断。此种方法准确可靠，可以及时提供诊断意见，供治疗时参考，是临床上常用的诊断方法。

1. 活组织检查方法

（1）体表浅层活组织检查 小手术切取体表浅层的肿块或病变组织标本，如皮肤、浅表淋巴结、外露的肿瘤等。

（2）内窥镜活组织检查 在内窥镜内用活组织钳咬取标本，如用胃镜、乙状结肠镜、腹腔镜、支气管镜和膀胱镜等。

（3）穿刺或抽吸活组织检查 淋巴结、骨髓、肝脏、脾脏、肾脏等可用特殊的穿刺针穿刺，抽取组织标本。

（4）体腔穿刺液检查 在腹腔、胸腔等处穿刺抽取液体进行检查。

（5）手术切片检查 把手术切除的组织固定后染色、切片，做病理细胞检查。有条件的医院在手术中还可以冰冻切片，马上在手术台旁检查，20分钟就可以报告结果。根据报告结果，立即决定手术治疗方案。

医生可以将取下的病变组织制成病理切片、涂片、压片，也可以进行组织培养、组织化学染色、细胞培养等，以明确诊断。

2. 注意事项

（1）所取组织须有足够大小径5mm以上。

（2）表面有坏死溃疡的病灶，取材须达到足够深度以达到新鲜有活性的组织。

（3）有时需作多点活检。

（4）所取组织最好包含部分正常组织。

第六节　普通外科特殊诊断方法和技术

针吸活检术

穿刺技术是在严密消毒下，用不同的特制穿刺针，刺入血管、体腔或器官以抽取液体、组织或注入治疗用药的手术操作技术。以乳腺细针穿刺细胞学检查术为例。

1. 适应证

（1）因乳腺癌或怀疑乳腺癌的住院病人，针吸确定癌细胞后即行根治术，代替冰冻切片检查。

（2）门诊患者针吸诊断为癌细胞或可疑癌细胞，一部分良性细胞异型性较明显时建议手术治疗。

（3）各种囊肿病变，可作诊断性穿刺，如积乳囊肿、血囊肿等。

（4）应用于普查　经其它方法筛选后，认为仍有问题或怀疑癌情况下施行针吸确诊。

（5）凡可触及的乳腺肿物皆可用针吸术。肿物直径小于 1cm 者最好在超声引导下进行穿刺，以提高取材的准确性。

2. 禁忌证

（1）凝血机制不良的患者。

（2）乳腺肿块处于急性炎症期。

3. 操作方法　平卧位或坐位。

（1）于肿块表面皮肤常规消毒，戴无菌手套。

（2）术者用左手拇指、示指将肿块按压固定，右手持接 7 号针头（细针限定针头外径为 0.6 ～ 0.8mm，不应超过 0.9mm。此相当于国产 6 ～ 8 号肌内注射用针头）的注射器（以 5mL 或 10mL 最好）直刺肿块，注射器内可事先抽入少量液体推除，使针筒内湿润，使抽得的细胞不易被破坏；按事先估计的进针深度，使针尖穿入肿块深 2/3 后回抽注射器并保持负压，将针头在肿块内来回穿刺 3 ～ 4 次，并作一定旋转，也可适当变换穿刺角度，但应注意针头不要穿出肿块进入正常乳腺组织内。

（3）接着将注射器卸下以解除负压，然后连接并拔出针头；助手负责以干蒸消毒棉球压住针吸孔，胶布粘住。施术者速将针头内抽吸到的细胞喷在载玻片上涂匀，自然干燥；用无水酒精固定。

4. 意义　根据抽取物的性质及细胞学检查结果，综合判断。

第五章 疮 疡

第一节 疖

疖是指肌肤浅表部位感受火毒，致局部红肿热痛为主要表现的急性化脓性疾病。

疖具有色红、灼热、疼痛、突起根浅，肿势局限，范围多小于 3cm，易脓、易溃、易敛的临床特点。根据病因、证候的不同，又可分为有头疖、无头疖、蝼蛄疖、疖病等。

本病相当于西医学的疖、皮肤脓肿、头皮穿凿性脓肿及疖病。西医学认为，疖是单个毛囊及其所属皮脂腺或汗腺的急性化脓性炎症，常扩展到皮下组织，常见的致病菌为金黄色葡萄球菌或白色葡萄球菌。

暑 疖

一、概述

暑疖指发生于暑天的小疖肿。多为痱子搔抓后感染而成的化脓性疖肿，又称"痱毒"或"热毒"。

暑疖以小儿及新产妇为多见，好发生在头面部。多发于夏季。临床特点与疖相同。

本病相当于西医学的多发性汗腺脓肿。

二、病因病机

1. 外感暑毒 夏秋季节，气候酷热干燥或在强烈的日光下曝晒，感受暑毒而成；或天气闷热，汗出不畅，热不外泄，暑湿热毒蕴蒸肌肤，生痱搔抓，破伤染毒而生。

2. 热毒蕴结 饮食不节，恣食膏粱厚味、煎炒辛辣之品，以致脾胃运化失常，湿热火毒内生，复因外感风邪，以致风湿火之邪，凝聚肌表所致。

三、临床表现

1. 初起，患处皮肤潮红，继之红肿结块，灼热疼痛，根脚很浅，范围局限在 1 寸左右，有黄白色脓头，疼痛加剧。

2. 3～4 天后自行破溃，流出黄白色脓液后疼痛减轻，有的不治自愈，有的伴有轻度发热、全身不适、舌苔薄黄、脉浮数等症状。

3. 重者少则几个，多者数十个，有的簇生在一起，状如星布，破溃后脓水淋漓成片，并发浸淫疮（湿疹），局部潮红胀痛，伴全身不适、寒热头痛、口苦咽干、心烦胸闷、便秘溲赤、苔黄脉数等症状。

四、诊断

根据发于夏秋季，儿童及新产妇多见，以及色红、灼热、疼痛、突起根浅，肿势局限，范围多小于 3cm，易脓、易溃、易敛的临床特点可诊断。

五、鉴别诊断

1. 蝼蛄疖（头皮穿凿性脓肿） 疮形、肿势虽小，而根脚坚硬，溃破虽出脓水，而坚硬不退，疮口愈后，过一时期还会复发，往往一处未愈，他处又生；或疮大如梅李，相联三五枚，溃破脓出，其口不敛，日久头皮窜空。

2. 疖病 好发于项后、背部、臀部等处。可在一定部位有几个到数十个，反复发作，缠绵经年不愈；也有在身体各处散发，一处将愈，他处又起，或间隔 2 周、月余再发。

六、中医治疗

（一）辨证论治

1. 热毒蕴结证

证候：轻者疖肿只有 1～2 个，也可散发全身，或簇集一处，或此愈彼起，或伴发热，溲赤，便秘；舌红，苔黄，脉数。

治法：清热解毒。

方药：五味消毒饮加减。常用金银花、野菊花、蒲公英、紫花地丁、紫背天葵等。

2. 暑热浸淫证

证候：发于夏秋季节，以小儿及产妇多见。局部皮肤红肿结块，灼热疼痛，根脚很浅，范围局限；可伴发热、口干、便秘、溲赤等；舌苔薄腻，脉滑数。

治法：清暑化湿解毒。

方药：清暑汤加减。常用连翘、天花粉、赤芍、滑石、车前子、金银花、泽泻等。疖在头面部，加野菊花、防风；疖在身体下部，加黄柏、苍术；大便秘结者，加生大黄、枳实。

（二）外治疗法

1. 暑疖轻者初起可外贴拔毒膏。

2. 若破溃后可用纸捻蘸少许提毒生肌散插入疮口内，外贴拔毒膏。视脓液多少每日或隔日1换，一般2～3次即愈；或用二味拔毒散（雄黄、白矾各等量同研细粉）用米醋调成稀糊状后涂患处，随干随涂，不拘次数。

3. 亦可用六神丸适量研成细粉后加入适量米醋内涂患处，日不拘次数，随干随涂。

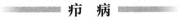

疖　病

一、概述

多发而反复发作的疖称疖病。

其临床特点是此愈彼起，经久不愈，好发于项后发际、背部、臀部。常伴消渴或习惯性便秘等慢性疾病。

二、病因病机

体虚毒恋　素体禀赋不足、体质虚弱者，由于皮毛不固，外邪易于侵袭肌肤而发病。若伴消渴、肾病、便秘等慢性病以致阴虚内热，或脾胃气虚者，亦容易染毒发病，病久反复，耗气伤阴，正气益虚，更难托毒，毒又聚结，如此恶性循环，日久不瘥。

西医学认为，疖病多由金黄色葡萄球菌感染所致，好发于青壮年，尤其是皮脂分泌旺盛、消渴病及体质虚弱之人。

三、临床表现

多见于20～40岁的青壮年男性。好发于项后发际、背部、臀部。临床常见两种类型：一种是在一定的部位，即在原发疖肿处或附近，继续延生，几个到几十个，反复发作，缠绵不休，经年不愈，状如星状罗布。一种是在身体各处，散发疖肿，几个到几十个，一处将愈，他处续发，或间隔周余、月余再发。患消渴、习惯性便秘、肾病、年老、体虚者易患病。可伴有大便干结，小便黄赤，舌苔薄黄腻，脉滑数或口干唇燥，舌质红，舌苔薄，脉细数之证。

四、诊断

根据疖的临床特点及此愈彼起、经久不愈的特点，并伴有消渴病或其他慢性疾病可诊断。

五、鉴别诊断

1. 痈（皮肤浅表脓肿）　常为单发，初起无头，局部顶高色赤，表皮紧张光亮，肿势范围较大，6～9cm，初起即伴有明显的全身症状。

2. 颜面疔疮（颜面部疖）　初起有粟粒状脓头，根脚较深，状如钉丁，肿势散漫，肿胀范围显著大于疖，出脓时间较晚且有脓栓，大多数患者初起即有明显的全身症状。

3. 囊肿型痤疮（痤疮）　好发于面颊部和背部，初为坚实丘疹，挤之有豆渣样物质，反复挤压形成大小不等的结节，常继发化脓感染，破溃流脓，形成窦道及瘢痕，病程较长，30岁以后发病减少。

六、中医治疗

（一）辨证论治

1.热毒蕴结证

证候：好发于项后发际、背部、臀部。轻者疖肿只有一两个，多则可散发全身，或簇集一处，或此愈彼起；伴发热、口渴、溲赤、便秘；舌苔黄，脉数。

治法：清热解毒。

方药：五味消毒饮加减。常用金银花、野菊花、紫背天葵、紫花地丁、蒲公英等。热毒盛者，加黄连、栀子；大便秘结者，加生大黄；疖肿难化，加僵蚕、浙贝母。

2.体虚毒恋，阴虚内热证

证候：疖肿常此愈彼起，不断发生。或散发全身各处，或固定一处，疖肿较大，易转变成有头疽；常伴口干唇燥；舌质红，苔薄，脉细数。

治法：养阴清热解毒。

方药：仙方活命饮合增液汤加减。常用白芷、贝母、赤芍、当归、皂角刺、天花粉、乳香、没药、金银花、麦冬、玄参、五味子等。口干唇燥者，加芦根。

3.体虚毒恋，脾胃虚弱证

证候：疖肿泛发全身各处，成脓、收口时间均较长，脓水稀薄；常伴面色萎黄，神疲乏力，纳少便溏；舌质淡或边有齿痕，苔薄，脉濡。

治法：健脾和胃，清化湿热。

方药：五神汤合参苓白术散加减。常用茯苓、车前子、金银花、紫花地丁、白扁豆、白术、茯苓、桔梗、人参、砂仁、山药、薏苡仁等。脓成溃迟，加皂角刺、川芎。

（二）外治疗法

1.初起 小者用千捶膏盖贴或三黄洗剂外搽；大者用金黄散或玉露散，以金银花露或菊花露调成糊状敷于患处，或紫金锭水调外敷；也可用鲜野菊花叶、蒲公英、芙蓉叶、龙葵、败酱草、丝瓜叶取其一种，洗净捣烂敷于患处，每天1～2次，或水煎每日外洗2次。

2.脓成 宜切开排脓，用九一丹、太乙膏盖贴；深者可用药线引流。脓尽用生肌散、白玉膏收口。

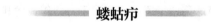

蝼蛄疖

一、概述

蝼蛄疖又名蛐蟮拱头、蝼蛄串穴，是指以肿势虽小，但常一处未愈，他处又发，相联如蝼蛄串穴之状为主要表现的疖。

西医学认为，穿凿脓肿性头部毛囊炎及毛囊周围炎，系多数聚集的毛囊炎及毛囊周围炎在深部融合，相互贯通，形成脓肿。

二、临床表现

多发于儿童头部。未破如蛐蟮拱头，已破如蝼蛄串穴。临床常见两种类型。一种是坚硬型：疮形肿势虽小，但根脚坚硬，溃破出脓而坚硬不退，疮口愈合后还会复发，常为一处未愈，他处又生。一种是多发型：疮大如梅李，相联三五枚，溃破脓出，不易愈合，日久头皮窜空，如蝼蛄串穴之状。不论何型，局部皮厚且硬者难治；皮薄成空壳者易治，但均以体虚者病情较重。若无适当治疗，则迁延日久，可损及颅骨，如以探针或药线探之，可触及粗糙的骨质，必待死骨脱出，方能收口。一般无全身症状，有的可伴有神疲形瘦、纳呆便溏等。

三、诊断

多发于小儿头皮，初起为毛囊性丘疹，逐渐增大如黄豆至梅李大小之疖肿，根底坚硬，继之形成脓肿，多自溃脓出；因脓泄不畅，则根底坚硬不易消退；疮内隔膜相裹，故愈而又发；亦有疮口经久不敛，使头皮串空者。

四、鉴别诊断

1.有头疽 好发于项背部，初起有多个粟米状脓头，红肿范围多超过9cm以上，溃后状如蜂窝，全身症状明显，病程较长。

2. 疖病 好发于项后、背部、臀部等处。可在一定部位有几个到数十个，反复发作，缠绵经年不愈；也有在身体各处散发，一处将愈，他处又起，或间隔2周、月余再发。

五、中医治疗

（一）辨证论治

1. 暑湿蕴结证

证候：疖肿如梅李，溃脓不畅，久不收口，脓窦串通，或脓出渐消，复日又肿，常伴精神不振，食少纳呆，烦躁不安，舌苔薄黄而腻，脉濡数。

治法：清暑化湿解毒。

方药：清暑汤加减。常用连翘、花粉、赤芍、银花、甘草、滑石、车前子、泽泻等。

2. 风热上攻证

证候：初起如豆，根脚坚硬，肿势局限，脓溃不消，或本处未罢，他处又生，疖肿相近，疮口不敛，宛如蝼蛄窜穴，可有面赤口渴，头痛烦躁，舌苔黄，脉数。

治法：疏风清热，消肿散结。

方药：祛风散热饮加减。常用黄连、连翘、黄连、山栀、羌活、薄荷、防风、牛蒡子、当归、川芎、赤芍、甘草等。

3. 正虚毒结证

证候：经年不愈，或作结块，迟不化脓，或已溃破，脓液稀薄，或疮口日久不敛，伴神疲乏力，面色无华，舌质淡，脉虚细。

治法：扶正托毒。

方药：托里消毒散加减。常用人参、川芎、白芍、黄芪、当归、白术、茯苓、金银花、白芷、甘草、皂角针、桔梗等。

（二）外治疗法

宜作十字形切开，如遇出血，可用棉垫加多头带缚扎以压迫止血。若有死骨，待松动时用镊子钳出。可配合垫棉法，使皮肉粘连而愈合。

第二节　疔　疮

疔是一种发病迅速，易于变化而危险性较大的急性化脓性疾病。多发于颜面和手足等处。

其临床特点是疮形虽小，但根脚坚硬，有如钉丁之状，病情变化迅速，容易造成毒邪走散。如果处理不当，发于颜面部的疔疮很容易走黄而有生命危险；发于手足部的疔疮则易损筋伤骨而影响功能。

本病分类颇多，相当于西医学的疖、痈、气性坏疽、皮肤炭疽及急性淋巴管炎等。

═══════ **颜面部疔疮** ═══════

一、概述

颜面部疔疮是感受火热之毒，或因昆虫咬伤，皮肤破损染毒，蕴蒸肌肤，气血凝滞而发生的病变迅速、危险性较大的急性化脓性疾病。

其临床特点是发于颜面部，病变迅速，疮形如粟，坚硬根深，状如钉丁，全身热毒症状明显，易成走黄之变。

本病相当于西医学的颜面部疖、痈。

二、病因病机

主要因火热蕴结为患。其毒或从内发，或由外感及染毒所得，蕴蒸肌肤，以致气血凝滞、火毒结聚而成。由于头面为诸阳之首，火毒蕴结于此，则反应剧烈，变化迅速，若治疗不当，碰撞挤压，毒邪易于扩散，往往有引起"走黄"的危险。

1. **饮食不节** 恣食膏粱厚味，醇酒辛辣炙煿，脏腑蕴热，火毒结聚。
2. **感受六淫之邪** 感受四时不正之气（火热之气），郁于肌肤。
3. **外伤染毒** 虫咬皮损，面部外伤，或因抓破染毒，复染毒邪，蕴蒸肌肤。

西医学认为，本病常见的致病菌为金黄色葡萄球菌或白色葡萄球菌，若发生在上唇周围和鼻部，如被挤压或挑破，感染容易经内眦静脉和眼静脉，进入颅内的海绵窦，引起化脓性海绵窦静脉炎。

三、临床表现

1. **初期** 在颜面部某处皮肤上忽起一粟米样脓头，或痒或麻，逐渐红肿热痛，肿势范围虽然只有 3～6cm，但根深坚硬，如钉丁之状，重者有恶寒发热等全身症状。

2. **中期** 第 5～7 日，肿势逐渐增大，四周浸润明显，疼痛加剧，脓头破溃，伴有发热口渴、便干溲赤等全身症状。

3. **后期** 第 7～10 日，肿势局限，顶高根软溃脓，脓栓（疔根）随脓外出，肿消痛止，身热减退。一般 10～14 天可痊愈。

若处理不当，或妄加挤压，或不慎碰伤，或过早切开等，可引起疔疮顶陷色黑无脓，四周皮肤暗红，肿势扩散，失去护场，以致头面、耳、项俱肿，并伴有壮热烦躁，神昏谵语，舌质红绛，苔黄糙，脉象洪数等，此乃疔毒走散，发为"走黄"之象。

四、诊断

多发于唇、鼻、眉、颧等处。局部开始为一个脓头，肿块坚硬根深，如钉丁之状，或麻或痒。继之红肿高突，可发展为数个脓头，焮热疼痛。有恶寒发热，头痛等症状。如有神昏谵语，皮肤瘀点应考虑"疔疮走黄"。颈颌部多有臀核肿大疼痛。血白细胞计数及中性粒细胞增高。症状严重者应进行血细菌培养。

五、鉴别诊断

1. **疖** 虽好发于颜面部，但红肿范围不超过 3cm，无明显根脚，一般无全身症状。

2. **有头疽（痈）** 多发于项背部肌肉丰厚处，初起皮肤即有一粟米样疮头，逐渐形成多头或蜂窝状；红肿范围往往超过 9cm，病程较长。

六、中医治疗

（一）辨证论治

1. 热毒蕴结证

证候：红肿高突，根脚收束；伴发热、头痛；舌红，苔黄，脉数。

治法：清热解毒。

方药：五味消毒饮、黄连解毒汤加减。常用金银花、野菊花、紫背天葵、紫花地丁、黄连、黄芩、黄柏、栀子等。毒盛肿甚者，加大青叶，重用黄连；壮热口渴者，加竹叶、石膏、知母。

2. 火毒炽盛证

证候：疮形平塌，肿势散漫，皮色紫暗，焮热疼痛；伴高热，头痛，烦渴，呕恶，溲赤，便秘；舌红，苔黄腻，脉洪数。

治法：凉血清热解毒。

方药：犀角地黄汤、黄连解毒汤、五味消毒饮加减。常用水牛角、牡丹皮、生地黄、黄连、黄芩、黄柏、栀子等。痛甚，加乳香、没药；不易出脓者，加皂角刺；便秘者，加生大黄。

（二）外治疗法

1. **初起** 宜箍毒消肿，用金黄散、玉露散以金银花露或水调成糊状围敷，或千捶膏盖贴，或六神丸、紫金锭研碎水调外敷。

2. **脓成** 宜提脓祛腐，用九一丹、八二丹撒于疮顶部，再用玉露膏或千捶膏敷贴。若脓出不畅，用药线引流；若脓已成熟，中央已软有波动感时，可切开排脓。

3. **溃后** 宜提脓祛腐，生肌收口。疮口掺九一丹，外敷金黄膏；脓尽改用生肌散、太乙膏或红油膏盖贴。

一、概述

手足部疔疮是因外伤后感染毒邪，火毒阻于皮肉，患处出现红肿，剧烈疼痛，容易损筋伤骨的急性化脓性疾病。

其临床特点是手部发病多于足部，发病较急，初起无头，红肿热痛明显，易损筋伤骨，影响手足功能。

本病相当于西医学的甲沟炎、化脓性指头炎、化脓性腱鞘炎、掌中间隙感染、足底皮下脓肿等病。

二、病因病机

总由火毒凝结而发。内因脏腑火毒炽盛，外因手足部外伤染毒，两邪相搏，以致毒邪阻于皮肉间，留于经络之中，血凝毒滞，经络阻塞，热胜肉腐而成。

1.外伤染毒 针尖、竹、木、鱼骨、修甲等刺伤，昆虫咬伤等，感染毒邪。

2.脏腑火毒炽盛 脏腑蕴热蓄积，凝于肌肤。

3.托盘疔 由手少阴心经、手厥阴心包经火毒炽盛，气血凝滞，郁而化热所致。

4.足底疔 多由湿热下注，毒邪蕴结，气血凝滞而生。

本病多为局部外伤后感染所致或附近软组织、筋膜间隙等处感染而引起。致病菌多为金黄色葡萄球菌。

三、临床表现

1.蛇眼疔 初起时多局限于指甲一侧边缘的近端，有轻微的红肿疼痛，2～3天成脓，可在指甲背面透现一点黄色或灰白色，或整个甲身内有脓液。待出脓后即肿退痛除，迅速愈合；严重者脓出不畅，甲下溃空或有胬肉突出，甚至指（趾）甲脱落。

2.蛇头疔 初起指端麻痒而痛，继而刺痛，灼热肿胀，色红不明显，肿势逐渐扩大。中期肿势更大，手指末节呈蛇头状肿胀。酿脓时有剧烈的跳痛，患肢下垂时疼痛更甚，局部触痛明显。10天左右成脓，此时多伴阵发性啄痛，常影响食欲和睡眠。伴有恶寒发热、头痛、全身不适等症状。后期一般脓出肿退痛止，趋向痊愈。若未及时处理，任其自溃，溃后脓水臭秽，经久不愈，余肿不消，或胬肉突出者，多是损筋伤骨的征象。

3.蛇腹疔 发于指腹部，整个患指红肿疼痛，呈圆柱状，形似小胡萝卜，关节轻度屈曲，不能伸展，若强行扳直，即觉剧痛。诸症逐渐加重，7～10天成脓。因指腹皮肤厚韧，不易测出波动感，也难自溃。溃后脓出黄稠，逐渐肿退痛止，2周左右痊愈；若损伤筋脉，则愈合缓慢，常影响手指的屈伸。

4.托盘疔 初起整个手掌肿胀高突，失去正常的掌心凹陷或稍凸出，手背肿势通常更为明显，甚则延及手臂，疼痛剧烈，或伴发红丝疔。伴有恶寒发热、头痛、纳呆等全身症状。2周左右成脓，因手掌皮肤坚韧，虽内已化脓，但不易向外透出，可向周围蔓延，损伤筋骨，影响屈伸功能，或并发疔疮走黄。若溃后脓出，肿退痛减，全身症状亦随之消失，再过7～10天愈合。

5.足底疔 初起足底部疼痛，不能着地，按之坚硬。3～5日后有啄痛，修去老皮后可见到白色脓点。重者肿势蔓延到足背，痛连小腿，不能行走，伴有恶寒发热、头痛、纳呆等。溃后流出黄稠脓液，肿消痛止，全身症状也随之消失。

可采用透光法辨别有脓无脓。可用药线或探针深入疮孔辨别有无死骨，如触及粗糙的骨质，是为损骨。辨别有无伤筋，可观察手指屈伸功能。

四、诊断

根据手足部因外伤后感染毒邪，火毒阻于皮肉，患处出现红肿，剧烈疼痛，发病较急，初起无头，红肿热痛明显，容易损筋伤骨的特点可以诊断。不同发病部位局部症状不同。

五、鉴别诊断

1.手发背（手背部蜂窝织炎） 病变部位在手背部，表现为全手背漫肿，红热疼痛，手心不肿，出脓稠黄，或漫肿坚硬，不红不热，溃迟敛难，久则损筋伤骨。需与托盘疔鉴别。

2.足发背（足背部蜂窝织炎） 病变部位在足背部，表现为足背红肿灼热疼痛，肿势弥漫，边界不清，影响活动。一般5～7天迅速增大化脓。溃破后脓出稀薄，夹有血水，皮肤湿烂。需与足底疔鉴别。

六、中医治疗

（一）辨证论治

1. 火毒凝结证

证候：局部红肿热痛，麻痒相兼；伴畏寒发热；舌质红，苔黄，脉数。

治法：清热解毒。

方药：五味消毒饮、黄连解毒汤加减。常用金银花、野菊花、紫背天葵、紫花地丁、黄连、黄芩、黄柏、栀子等。

2. 热胜肉腐证

证候：红肿明显，疼痛剧烈，痛如鸡啄，溃后脓出肿痛消退；若溃后脓泄不畅，则肿痛不退，胬肉外突，甚者损筋蚀骨；舌质红，苔黄，脉数。

治法：清热透脓托毒。

方药：五味消毒饮合透脓散加减。常用金银花、野菊花、紫背天葵、紫花地丁、黄连、黄芩、栀子、赤芍、皂角刺、白芷等。

3. 湿热下注证

证候：足底部红肿热痛；伴恶寒，发热，头痛，纳呆；舌质红，苔黄腻，脉滑数。

治法：清热解毒利湿。

方药：五神汤合萆薢渗湿汤加减。常用金银花、野菊花、紫背天葵、紫花地丁、牛膝、萆薢、土茯苓、薏苡仁等。

（二）外治疗法

1. **初期** 金黄膏或玉露膏外敷。蛇眼疔也可用 10% 黄柏溶液湿敷。

2. **溃脓期** 脓成应及早切开排脓，一般应尽可能循经直开。蛇眼疔宜沿甲旁 0.2cm 挑开引流。蛇头疔宜在指掌面一侧做纵行切口，务必引流通畅，必要时可对口引流，不可在指掌面正中切开；蛇腹疔宜在手指侧面做纵行切口，切口长度不得超过上下指关节面。托盘疔应依掌横纹切开，切口应够大，保持引流通畅，手掌处显有白点者，应先剪去厚皮，再挑破脓头。注意不要因手背肿胀较手掌为甚而误认为脓腔在手背部而妄行切开。甲下溃空者须拔甲，拔甲后敷以红油膏纱布包扎。

3. **收口期** 脓尽用生肌散、白玉膏外敷。若胬肉高突，修剪胬肉后，用平胬丹或枯矾粉外敷；若已损骨，久不收口者，可用 2%～10% 黄柏溶液浸泡患指，每天 1～2 次，每次 10～20 分钟。有死骨存在可用七三丹提脓祛腐，待死骨松动时用血管钳或镊子钳出死骨。筋脉受损导致手指屈伸障碍者，待伤口愈合后，用桂枝、桑枝、红花、丝瓜络、伸筋草等煎汤熏洗，并加强患指屈伸功能锻炼。

━━━━ **红丝疔** ━━━━

一、概述

红丝疔是多因手足皮肤损伤，感染邪热火毒，走注经络，呈红丝显露，迅速上攻手膊或小腿的急性感染性疾病。

其临床特点是发于四肢，皮肤呈红丝显露，迅速向上走窜。可伴恶寒发热等全身症状，邪毒重者可内攻脏腑，发生走黄。

本病相当于西医学的急性淋巴管炎。

二、临床表现

手足部多有生疔或皮肤破损等病史，好发于手臂前侧及小腿内侧。

（1）局部症状 本病多先在手足生疔部位或皮肤破损处，红肿热痛，继则在前臂或小腿内侧皮肤上起红丝一条，迅速向躯干方向走窜，上肢可停于肘部或腋部，下肢可停于腘窝或胯间，或更向上蔓延。肘、腋或腘窝、胯部常有臖核作痛。

（2）全身症状 轻者，红丝较细，可无全身症状；重者红丝较粗，并伴有恶寒发热，头痛，饮食不振，周身乏力，舌苔黄，脉数等全身症状。

红丝较细的，1～2 日可愈；若红丝较粗，病情较重，有的还可出现结块，一处未愈，他处又起，有的

2～3处相互串连。病变在浅部的，结块多而皮色按红；病变在深部的，皮色暗红，或不见"红丝"，但患肢出现条索状肿块和压痛。如结块不消而合并化脓者，则肿胀疼痛更剧，化脓在发病后7～10天左右，溃后一般容易收口，若二三处串连贯通，则收口较慢。若伴有高热，神昏谵语，胸痛，咳血等证，是为"走黄"之征象。

三、诊断

红丝显露先从手、前臂或足、小腿部开始，可延伸至肘、腋或膝、股缝处，同时有臀核肿痛，肿胀疼痛。病变深者，皮肤微红或不见红丝，但可触及条索状肿胀和压痛。一般有恶寒，发热，头痛，脉数等症状。四肢远端有化脓性病灶或创伤史。血白细胞计数及中性粒细胞增高。

四、鉴别诊断

1.青蛇毒（血栓性浅静脉炎） 常有下肢筋瘤史，下肢有条索状红肿，压痛，发展较慢，全身症状较轻，局部病变消退较慢，消退后常在病变局部出现条索状硬结，周围皮肤颜色暗紫。

2.股肿（血栓性深静脉炎） 常有久卧、久坐，或外伤、手术、分娩史，局部疼痛，肿胀，压痛，将患侧足背向背侧急剧弯曲时，可引起小腿肌肉疼痛。

五、中医治疗

（一）辨证论治

1.火毒入络证

证候：患肢红丝较细，红肿疼痛；全身症状较轻；苔薄黄，脉濡数。

治法：清热解毒。

方药：五味消毒饮加减。常用金银花、紫背天葵、野菊花、蒲公英、紫花地丁等。热毒盛者，加生地黄、黄连、栀子；发于下肢者，加黄柏、牛膝。

2.火毒入营证

证候：患肢红丝粗肿明显，迅速向近端蔓延；并伴臀核肿大作痛，寒战高热，头痛，口渴；苔黄腻，脉洪数。

治法：凉血清营，解毒散结。

方药：犀角地黄汤、黄连解毒汤、五味消毒饮加减。用水牛角、生地黄、牡丹皮、黄连、黄芩、栀子、苍术、金银花、紫背天葵、野菊花、蒲公英、紫花地丁等。成脓者，加皂角刺、芙蓉花。

（二）外治疗法

1.若红丝细者宜用砭镰法，局部皮肤消毒后，以刀针沿红丝行走途径寸寸挑断，并用拇指和示指轻捏针孔周围皮肤，微令出血，或在红丝尽头挑断，挑破处均盖贴太乙膏掺红灵丹。

2.初期可外敷金黄膏、玉露散；若结块成脓则宜切开排脓，外敷红油膏；脓尽改用生肌散、白玉膏收口。

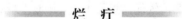

烂 疗

一、概述

烂疗是多由皮肉破损，接触污泥、脏物，感染毒邪，以致毒聚肌肤，皮肉迅速腐烂，流出臭秽污血的危急重症。

其临床特点是来势急骤凶险，焮热肿胀，疼痛彻骨，肿胀迅速蔓延，极易化腐，患处皮肉很快大片腐烂脱落，范围甚大，疮形凹如匙面，流出脓液稀薄如水、臭秽，易并发走黄，危及生命。

本病相当于西医学的气性坏疽。

二、临床表现

患者多为农民和战士。发病前多有手足创伤和接触泥土、脏物史。潜伏期一般为6～8小时至1～4天不等。好发于足部及小腿，臂、臑、手背等也偶或有之。

（1）初起 患肢有沉重和包扎过紧感觉，伤口局部明显肿胀，疼痛剧烈，有胀裂感，疮口周围皮肤高度水肿，紧张光亮，按之陷下不能即起，迅速蔓延成片，状如丹毒，但皮肤颜色暗红。

（2）坏死期 1～2天后，肿胀疼痛剧烈，皮肤上出现许多含暗红色液体的小水疱，很快积聚融合成数个大水疱，破后流出淡棕色浆水，气味臭秽。疮口周围呈紫黑色，中央有浅黄色死肌，无弹性，切割时不出血，无收缩反应，疮面略带凹形，轻按患处有捻发音，重按则有污脓溢出，稀薄如水，恶臭，并可见气泡逸出。此后，腐肉大片脱落，腐肉大片脱落，疮口虽大但多能渐渐收口而愈。

（3）全身症状　突发高热（大于40℃）寒战，呼吸急促，头痛，烦躁，呕吐，面色苍白，或神昏谵语；一昼夜后，虽身热略降，但神志仍时昏时清，伴有烦渴引饮，食欲不振，小便短赤，舌质红绛，舌苔黄焦糙，脉洪滑数（100～120次／分）等症状。

三、诊断

1. 多发于足及小腿，偶见于手背、臂部。

2. 初起皮肤破伤部位感觉胀痛，创口周围皮肤红、热不明显。数日后，肿胀、疼痛剧烈，皮肤出现水疱，破后流出淡棕色浆水，气味臭秽，疮口周围呈紫黑色，轻按患处可有捻发音，重按可有污脓溢出，混以气泡。

3. 伴有寒战，高热，头痛，神志时昏时清，烦渴引饮，小便短赤。

4. 若肿热蔓延，腐烂不止，持续高热，神志昏迷，为合并"走黄"。

5. 发病前多有肢体创伤和泥土污物接触史。

6. 局部脓液涂片检查和细菌培养，可发现革兰氏阳性梭状芽孢杆菌和大量红、白细胞。血白细胞计数增高，红细胞总数显著下降，血红蛋白下降。X线检查见有气泡阴影。

四、鉴别诊断

1. **流火（急性淋巴管炎）**　常有反复发作史，局部皮色鲜红，边缘清楚，高出周围皮肤，压之能退色。一般无水疱，即使有水疱亦较小，刺破后流出黄水，肉色鲜红，无坏死现象。

2. **发（蜂窝织炎）**　发病相对较慢，疼痛渐渐加重，其红肿以中心最明显，四周较淡。溃烂后患处无捻发音，全身症状相对较轻。

五、中医治疗

（一）辨证论治

1. 湿火炽盛证

证候：初起患肢有沉重和紧束感，以后逐渐出现胀裂样疼痛，创口周围皮肤呈红色、肿胀发亮，按之陷下，迅速蔓延成片；1～2天后肿胀剧烈，可出现水疱，皮肉腐烂，持续高热；舌红，苔薄白或黄，脉弦数。

治法：清热泻火，解毒利湿。

方药：黄连解毒汤合萆薢化毒汤加减。常用黄连、黄芩、黄柏、栀子、苍术、萆薢、当归、牡丹皮、牛膝、防己、木瓜、薏苡仁、秦艽等。高热不退者，加牡丹皮、生石膏。

2. 毒入营血证

证候：局部胀痛，疮周高度水肿发亮，迅速呈暗紫色，间有血疱，肌肉腐烂，溃流血水，脓液稀薄，混有气泡，气味恶臭；伴壮热头痛，神昏谵语，气促，烦躁不安，呃逆呕吐；舌红绛，苔薄黄，脉洪滑数。

治法：凉血解毒，清热利湿。

方药：犀角地黄汤、黄连解毒汤合三妙丸加减。常用水牛角、生地黄、牡丹皮、赤芍、黄连、黄芩、黄柏、栀子、苍术等。神昏谵语者加安宫牛黄丸2粒，分2次化服，或紫雪散4.5g，分3次吞服；便秘者加生大黄。

（二）外治疗法

初起用玉露膏外敷。腐肉与正常皮肉分界明显时，改掺5%～10%蟾酥合剂或五五丹。腐肉脱落，肉色鲜润红活者，用生肌散、红油膏盖贴。

第三节　痈

痈者，壅也，是指气血被邪毒壅聚而发生的化脓性疾病。在中医文献中痈有"内痈""外痈"之分。内痈是指生于脏腑间的化脓性疾患，其在内科学中有专门论述，本节只论述外痈。

外痈是指发生于体表皮肉之间的急性化脓性疾病。

其临床特点是局部光软无头，红肿疼痛（少数初起皮色不变），结块范围多在6～9cm，发病迅速，易肿、易脓、易溃、易敛，或伴有恶寒、发热、口渴等全身症状，一般不会损伤筋骨，也不易造成内陷。

一般的痈发无定处，随处可生。因发病部位不同而名称繁多，包括：生于颈部的颈痈，生于腋下的腋痈，生于肘部的肘痈，生于胯腹部的胯腹痈，生于委中穴的委中毒，生于脐部的脐痈。

本病相当于西医学的皮肤浅表脓肿、急性化脓性淋巴结炎等。

═══ 颈 痈 ═══

一、概述

颈痈是发生在颈部两侧的急性化脓性疾病。俗名痰毒，又称时毒。

其临床特点是多见于儿童，冬春易发，初起时局部肿胀、灼热、疼痛而皮色不变，结块边界清楚，具有明显的风温外感症状。

本病相当于西医学的颈部急性化脓性淋巴结炎。

二、病因病机

1. 外感风温、风热 风温、风热之邪外受，蕴而化火，挟痰壅结于少阳阳明之络。

2. 肝胃火毒上攻 内伤情志，七情郁结，气郁化火，结于少阳脉络；或喜食辛辣等，引动胃火循经上蒸，结于阳明而成。

3. 内挟痰热 过食膏粱厚味，脾胃传化失司，生痰生浊，化热化火，邪气留阻肌肤。

4. 毒邪流窜 因乳蛾、口疳、龋齿或头面疮疖等感染毒邪而诱发。

西医学认为，本病多由其他化脓性病灶经淋巴管至所属区域淋巴结的炎性病变，常见致病菌为金黄色葡萄球菌和溶血性链球菌。

三、临床表现

多发于儿童，多在春季发生，发病前多有乳蛾、口疳、龋齿或头面疮疖等，或附近有皮肤黏膜破伤病史。发病部位虽多生于颈旁两侧的颔下，但耳后、项后、颏下也可发生。

1. 初起 除具有一般痈症状外，初起结块形如鸡卵，皮色不变，肿胀，灼热，疼痛，活动度不大，逐渐漫肿坚实，焮热疼痛。

2. 成脓 经 7～10 日，结块处皮色渐红，肿势高突，疼痛加剧，痛如鸡啄，按之中软而有波动感者。

3. 溃后 脓出黄白稠厚，肿退痛减，10～14 日左右可以愈合。

4. 全身症状 多伴有轻重不同的恶寒发热，头痛，项强，口干，便秘溲赤，苔多黄腻，脉多滑数等症状；化脓时则全身症状加剧，溃脓后大多消失。

部分病例形成慢性迁延性炎症者，肿块较坚硬，消散较慢，可 1～2 个月后才能消失，如不能控制而欲化脓，则化脓日期一般在 3 周左右。

四、诊断

初起结块形如鸡卵，皮色不变，肿胀，灼热，疼痛，活动度不大，逐渐漫肿坚实，焮热疼痛。伴有寒热、头痛、项强等症状。

若 4～5 日后发热不退，皮色渐红，肿势高突，疼痛加剧如鸡啄，伴口干、便秘、溲赤等症状，是欲成脓。至 7～10 日按之中软而有波动感者，为脓已成。溃后脓出黄白稠厚，肿退痛减，10～14 日可以愈合。

五、鉴别诊断

1. 痄腮 发于腮部，常双侧发病，色白漫肿，酸胀少痛，颊黏膜腮腺导管开口处可有红肿，进食时局部疼痛，一般不化脓，1～2 周消退，具有传染性。

2. 臖核 本病为颈部慢性淋巴结炎。虽多由头面疮疖、口腔感染等疾病引起，但结块肿形较小，推之活动，轻压痛。一般不会化脓，无全身症状。

六、中医治疗

（一）辨证论治

风热痰毒证

证候：颈旁结块，初起色白漫肿，形如鸡卵，灼热疼痛，逐渐红肿化脓；伴有恶寒发热，头痛，项强，咽痛，口干，溲赤，便秘。苔薄腻，脉滑数。

治法：散风清热，化痰消肿。

方药：牛蒡解肌汤或银翘散加减。常用牛蒡子、薄荷、连翘、夏枯草、栀子、金银花、桔梗、柴胡、黄芩、川贝母等。成脓时加皂角刺等。

（二）外治疗法

1. **初起** 金黄膏外敷，或太乙膏掺红灵丹外敷。

2. **成脓** 切开排脓。

3. **溃后** 用药线蘸八二丹或九一丹引流，外盖金黄膏或红油膏；脓腐已尽，外用生肌散、生肌白玉膏。

===== **腋 痈** =====

一、概述

腋痈是发生于腋窝的急性化脓性疾病，又名夹肢痈。

其临床特点是腋下暴肿、灼热、疼痛而皮色不变，发热恶寒，上肢活动不利，约2周成脓，溃后容易形成袋脓。本病相当于西医学的腋部急性化脓性淋巴结炎。

二、病因病机

1. 上肢皮肤破损染毒，或疮疡等感染病灶，毒邪循经流窜所致。

2. 肝脾郁积，气滞血壅或兼忿怒气郁而成。

西医认为，本病是淋巴管炎累及相应淋巴结或其他化脓性病灶经淋巴管至所属区域淋巴结的炎性病变，常见致病菌为金黄色葡萄球菌和溶血性链球菌。

三、临床表现

发病前多有手部或臂部皮肤皲裂、破损或疮疡等病史。

1. **初起** 初起多腋下暴肿，皮色不变，灼热疼痛，同时上肢活动不利。

2. **成脓** 若疼痛日增，寒热不退，势在酿脓，消散的很少。经10～14天肿块中间变软，皮色转红，按之波动明显时，此为内脓已成。

3. **溃后** 一般脓出稠厚，肿消痛止，容易收敛；若溃后脓流不尽，肿势不退，多因切口太小，或因任其自溃，疮口不大，或因疮口位置偏高，引起袋脓，以致引流不畅，影响愈合。此时需及时扩创，否则迁延时日，难以收口。

4. **全身症状** 多伴有轻重不同的恶寒发热，纳呆，舌苔薄，脉滑数等症状；化脓时则全身症状加剧，溃脓后大多消失。

四、诊断

1. 发病前多有手部或臂部皮肤皲裂、破损或疮疡等病史。

2. 初起多见腋部肿胀，皮色不变，灼热疼痛，同时上肢活动不利，伴有恶寒发热、纳呆等症状。若疼痛日增，寒热不退，势在酿脓。

3. 经10～14天肿块中间变软，皮色转红，按之波动感明显，为脓已成，应切开排脓，切开或溃后脓流不尽，肿势不退，多因切口太小，或因任其自溃而疮口过小，或因疮口位置偏高，导致袋脓。此时需及时扩创，否则可迁延日久，难以收口。

五、鉴别诊断

腋疽 腋部肿块初起推之可动，疼痛不甚，约需3个月化脓，溃后脓水稀薄，并夹有败絮样物质，收口缓慢；可伴有午后潮热等症状。

六、中医治疗

（一）辨证论治

肝郁痰火证

证候：腋部肿胀热痛；伴有发热，头痛，胸胁牵痛；舌质红，苔黄，脉弦数。

治法：清肝解郁，消肿化毒。

方药：柴胡清肝汤加减。常用生地黄、当归、白芍、柴胡、黄芩、栀子、天花粉、金银花、连翘、甘草、牛蒡子等。脓成者加皂角刺等。

（二）外治疗法

1. **初起** 同"颈痈"。

2. **脓成** 切开手术时，刀法宜取循经直开，低位引流。若有袋脓则及时扩创，或行垫棉压迫疗法。

脐 痈

一、概述

脐痈是生于脐部的急性化脓性疾病。

其临床特点是初起脐部微肿，渐大如瓜，溃后脓稠无臭则易敛，脓水臭秽则成漏。

本病相当于西医学的脐炎，或卵黄管残留、脐尿管异常继发感染。

二、病因病机

1. **湿热火毒** 饮食不节、内伤情志、房劳过度等均可致使心经火毒，脾胃湿热，移热于小肠，结于脐中气血不通，血凝毒滞而成，因小肠分清泌浊，故其又多兼湿邪。

2. **外伤染毒** 脐部湿疮出水，复因搔抓染毒而引起者。

3. **先天不足** 脐部发育不全，易于感受邪毒而发病。

三、临床表现

发病前往往有脐孔湿疮病史，或脐孔有排出尿液史。

1. **初起** 脐部微痛微肿，皮色或红或白，渐渐肿大如瓜，或高突如铃，根盘大，触痛明显，或绕脐而生，可伴高热。

2. **成脓** 在酿脓时可伴有恶寒发热等全身症状。

3. **溃后** 脓水稠厚无臭味者易敛，溃后脓出臭秽，或夹有粪块物质，脐孔部胬肉高突，脐孔正中下方有条状硬结，形成脐漏，而致久不收口。

4. **全身症状** 初起无全身症状，化脓时可有恶寒发热等症状，溃后大多消失。

四、诊断

1. 发病前往往有脐孔湿疮病史，或脐孔曾有排出尿液或粪便史。

2. 初起脐部微痛微肿，皮色或红或白，渐渐肿大如瓜，或高突如铃，根盘较大，触痛明显，或绕脐而生。

3. 酿脓时可伴有恶寒发热等全身症状。溃后若脓水稠厚无臭味者易敛；若脓出臭秽，或夹有粪块物质，脐孔正中下方触及条状硬结者，往往形成脐漏，日久不易收口。

五、鉴别诊断

脐风 脐部不痛不肿，潮红湿润，或湿烂流滋，瘙痒不适。可反复发作。

六、中医治疗

（一）辨证论治

1. 湿热火毒证

证候：脐部红肿高突，灼热疼痛；伴恶寒发热，纳呆口苦；舌苔薄黄，脉滑数。

治法：清火利湿解毒。

方药：黄连解毒汤合四苓散加减。常用黄连、黄柏、栀子、茯苓、泽泻、生地黄、赤芍、甘草等。脓成或溃脓不畅者，加皂角刺、生黄芪；热毒炽盛者，加败酱草、红藤；脐周肿痒者，加苦参、白鲜皮。

2. 脾气虚弱证

证候：溃后脓出臭秽，或夹有粪汁，或排出尿液，或脐部胬肉外翻，久不收敛；伴面色萎黄，肢软乏力，纳呆，便溏；舌苔薄，脉濡。

治法：健脾益气托毒。

方药：四君子汤合托里透脓汤加减。常用人参、茯苓、白术、甘草、黄芪、当归、皂角刺等。

（二）外治疗法

1. **初起** 金黄膏外敷。
2. **溃后** 用八二丹或九一丹药线引流，外盖红油膏或青黛膏；脓腐已尽，用生肌散、白玉膏。
3. **成漏者** 疮口中可插入七三丹药线，或七仙条化管提脓，待脓腐脱尽后，加用垫棉法。
4. **如久不收口，溃膜成漏者** 可行手术治疗。

第四节 发

发是病变范围较痈大的急性化脓性疾病，在中医文献中常和痈、有头疽共同命名。有些虽名为发，其实属有头疽范围，如《外科启玄》中的"体疽发""对心发""莲子发"等虽有发的病名，实质均是有头疽。此外，有些痈之大者属发的范围，应命名为发，但文献中亦有称作痈的，如锁喉痈、臀痈等。

其临床特点是初起无头，红肿蔓延成片，中央明显，四周较淡，边界不清，灼热疼痛，有的3～5日后中央色褐腐溃，周围湿烂，或中软而不溃，全身症状明显。

因发病部位不同而名称繁多，包括发生于结喉处的锁喉痈、生于臀部的臀痈、生于手背部的手发背、生于足背部的足发背等。

本病相当于西医学的蜂窝织炎，常发生于皮下、筋膜下、肌间隙或者深部蜂窝组织等部位。锁喉痈、臀痈、手发背、足发背，虽均属发的范围，但因证治不同，故分别叙述。

═══════ **锁喉痈** ═══════

一、概述

锁喉痈是发于颈前正中结喉处的急性化脓性疾病，因其红肿绕喉故名，又称猛疽、结喉痈，俗称盘颈痰毒。

其临床特点是来势暴急，初起结喉处红肿绕喉，根脚散漫，坚硬灼热疼痛，范围较大，肿势蔓延至颈部两侧、腮颊及胸前，可连及咽喉、舌下，并发喉风、重舌甚至痉厥等险症，伴壮热口渴、头痛项强等全身症状。

本病相当于西医学的口底部蜂窝织炎。

二、临床表现

儿童多见，发病前有口唇、咽糜烂喉糜烂及痧痘史。

1. **初起** 结喉部红肿绕喉，根脚散漫，坚硬灼热疼痛，来势凶猛。经2～3天后，肿势可延及两颈，甚至上延腮颊，下至胸前。可因肿连咽喉、舌下，并发喉风、重舌以致汤水难下。伴有壮热口渴，头痛项强，大便秘结，小便短赤，甚至气喘痰壅，发生痉厥。舌质红绛，舌苔黄腻，脉象弦滑数或洪数。
2. **成脓** 若肿势渐趋限局，按之中软者，为成脓之象；中软应指者，为脓已成熟。
3. **溃后** 脓出黄稠，热退肿消者轻；溃后脓出稀薄，疮口有空壳，或内溃脓从咽喉部穿出，全身虚弱者重，收口亦慢。
4. **全身症状** 全身伴有壮热口渴，头痛项强，大便秘结，小便短赤，甚至气喘痰壅，发生痉厥，舌质红绛，舌苔黄腻，脉象弦滑数或洪数。

三、诊断

1. 多发生于儿童，发病前有口唇、咽喉糜烂及痧痘史。
2. 结喉部红肿绕喉，根脚散漫，坚硬灼热疼痛，来势凶猛。2～3天后，肿势可延及两颈，甚至上延腮颊，下至胸前。可因肿连咽喉、舌下而并发喉风、重舌，以致汤水难下。
3. 伴有壮热口渴，头痛项强，大便秘结，小便短赤，甚至气喘痰壅而发生痉厥。
4. 若肿势渐趋限局，按之中软应指者，为脓已成熟。溃后脓出黄稠、热退肿消者轻；溃后脓出稀薄、疮口有空壳，或脓从咽喉部溃出，全身虚弱者重，收口亦慢。

四、鉴别诊断

1. **颈痈** 初起块形如鸡卵，皮色不变，肿胀范围相对较小，灼热疼痛，经7～10日成脓，10～14日可以愈合，伴有明显外感风温症状。

2.**瘿痈** 发病前多有风温、风热症状，颈前结喉两侧结块，皮色不变，微有灼热，疼痛牵引至耳后枕部，较少化脓。

五、中医治疗

（一）辨证论治

1. 痰热蕴结证

证候：红肿绕喉，坚硬疼痛，肿势散漫；壮热口渴，头痛项强，大便燥结，小便短赤；舌红绛，苔黄腻，脉弦滑数或洪数。

治法：散风清热，化痰解毒。

方药：普济消毒饮加减。常用黄芩、黄连、甘草、玄参、连翘、板蓝根、牛蒡子、薄荷、僵蚕、升麻等。壮热口渴者，加生地黄、天花粉、生石膏；便秘者，加枳实、生大黄、芒硝；气喘痰壅者，加鲜竹沥、天竺黄、莱菔子；痉厥者，加安宫牛黄丸化服，或紫雪散吞服。

2. 热胜肉腐证

证候：肿势限局，按之中软应指，脓出黄稠，热退肿减；舌红，苔黄，脉数。

治法：清热化痰，和营托毒。

方药：仙方活命饮加减。常用金银花、连翘、贝母、天花粉、当归尾、赤芍、甘草、皂角刺等。

3. 热伤胃阴证

证候：溃后脓出稀薄，疮口有空壳，或脓从咽喉溃出，收口缓慢；胃纳不香，口干少津；舌光红，脉细。

治法：清养胃阴。

方药：益胃汤加减。常用沙参、麦冬、生地黄、玉竹、黄芪、金银花等。

（二）外治疗法

初起用玉露散、金黄散或双柏散以金银花露或菊花露调敷。成脓后应及早切开减压，用九一丹药线引流，外盖金黄膏或红油膏。脓尽改用生肌散、白玉膏。

（三）手术疗法

一旦脓肿形成，应该及时切开，并保持创面引流通畅。由于锁喉痈病变部位在口底、颌下、颈部，有时虽未形成脓肿，但为了减轻组织水肿，气管压迫，防止喉头水肿或窒息，应早期切开减压引流。

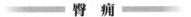

臀 痈

一、概述

臀痈是发生于臀部肌肉丰厚处范围较大的急性化脓性疾病。由肌内注射引起者俗称针毒。

其临床特点是发病来势急，病位深，范围大，难于起发，成脓较快，但腐溃较难，收口亦慢。

本病相当于西医学的臀部蜂窝织炎。

二、病因病机

1.**湿火蕴结** 情志内伤，七情郁结，气郁化火，或横逆脾土，脾失健运，生湿为患；饮食不节，脾胃乃伤，湿热火毒内生，相互搏结，营气不从，逆于肉里，结毒而成。

2.**直中不洁之毒** 注射时感染毒邪，邪毒直中分肉之间，化热肉腐而成；亦可从局部疮疖发展而来。

3.**湿痰凝滞** 慢性者多由湿痰凝结，营气不从，逆于肉理所致；或注射药液吸收不良所引起。

三、临床表现

局部常有注射或疮疖或臀部周围有糜烂破碎史。

1.**急性者** 多由于肌内注射染毒引起。臀部一侧初起疼痛，肿胀焮红，皮肤灼热，患肢步行困难，红肿以中心最为明显，而四周较淡，边缘不清，红肿逐渐扩大而有硬结，2～3天后皮肤湿烂，随即变成黑色腐溃，或中软不溃；溃后一般脓稠，但有的伴有大块腐肉脱落，以致疮口深大而形成空腔，收口甚慢，1个月左右可以痊愈。伴有恶寒，发热，头痛，骨节酸痛，胃纳不佳等全身症状，待脓出腐脱后逐渐减轻。

2.**慢性者** 初起多漫肿，皮色不变，红热不显，而硬块坚巨，有疼痛或压痛，患肢步行不便，进展较为缓慢，一般经过治疗后，多半能自行消退。

3. 全身症状 急性者，伴有恶寒，发热，头痛，骨节酸痛，胃纳不佳等全身症状，待脓出腐脱后逐渐减轻；慢性者，全身症状不明显。

四、诊断

1.局部常有注射史，或患疮疖，或臀部周围有皮肤破损病灶。

2.急性者臀部一侧初起疼痛，肿胀焮红，患肢步行困难，皮肤红肿以中心最为明显而四周较淡，边缘不清，红肿逐渐扩大而有硬结。

3.慢性者臀部初起多漫肿，皮色不变，红热不显而结块坚硬，有疼痛或压痛，患肢步行不便，进展较为缓慢，全身症状也不明显。

五、鉴别诊断

1. 有头疽 患处初起有粟粒样脓头，痒痛并作，溃烂时状如蜂窝。

2. 流注 患处漫肿疼痛，皮色如常，不局限于臀部一处，有此处未愈他处又起的特点。

六、中医治疗

（一）辨证论治

1. 湿火蕴结证

证候：臀部先痛后肿，焮红灼热，或湿烂溃脓；伴恶寒发热，头痛骨楚，食欲不振；舌质红，苔黄或黄腻，脉数。

治法：清热解毒，和营化湿。

方药：黄连解毒汤合仙方活命饮加减。常用金银花、贝母、天花粉、当归尾、赤芍、甘草、皂角刺、黄连、黄柏、栀子等。局部红热不显者，加重活血祛瘀之品，如桃仁、红花、泽兰，适当减少清热解毒之品。

2. 湿痰凝滞证

证候：漫肿不红，结块坚硬，病情进展缓慢；多无全身症状；舌苔薄白或白腻，脉缓。

治法：和营活血，利湿化痰。

方药：桃红四物汤合仙方活命饮加减。常用金银花、连翘、贝母、天花粉、川芎、当归尾、赤芍、甘草、乳香、没药、桃仁、红花等。

3. 气血两虚证

证候：溃后腐肉大片脱落，疮口较深，形成空腔，收口缓慢；面色萎黄，神疲乏力，纳谷不香；舌质淡，苔薄白，脉细。

治法：调补气血。

方药：八珍汤加减。常用人参、白术、甘草、当归、黄芪、白芍、川芎等。

（二）外治疗法

1.未溃时，红热明显者，用玉露膏；红热不显者，用金黄膏或冲和膏外敷。

2.成脓后，宜切开排脓。切口应注意低位、够大够深，并清除腐肉，以排脓顺畅为目的。

3.溃后，用八二丹、红油膏盖贴，脓腔深者，用药线引流；脓尽用生肌散、白玉膏收口；疮口有空腔不易愈合者，用垫棉法加压促进愈合。

━━━━━ **手发背** ━━━━━

一、概述

手发背是发于手背部的急性化脓性疾病，又名手背毒、手背发、蜘蛛背。

其临床特点是全手背漫肿，红热疼痛，手心不肿，若溃迟敛难，久则损筋伤骨。

本病相当于西医学的手背部蜂窝织炎。

二、病因病机

1. 风火相乘 三焦为风木之脏，相火易动，若情志抑郁，三焦气滞，风火内动，复感风热之邪，相乘凝结于手背，气血壅滞，血热肉败而痛作。

2. 湿热壅阻 四肢为诸阳之本，为脾所主，饮食不节，情志内伤，湿火内生，风热之邪所乘，互为搏结，毒结手背，气血壅结，血热肉败所致。

3. 外伤染毒 皮肉破损，感染毒气。

三、临床表现

1. 初起 患部漫肿，边界不清，胀痛不舒。

2. 成脓 化脓时间为 7～10 天左右，中间肿胀高突，色紫红，灼热疼痛如鸡啄，若按之有波动感者，为内脓已成。

3. 溃后 溃破时皮肤湿烂，脓水色白或黄，或夹有血水，逐渐脓少而愈合。

4. 全身症状 初起有怕冷，发热，舌苔黄，脉数等全身症状，成脓时加重，溃破后减轻。

5. 如 2～3 周肿势不趋限局，溃出脓稀薄而臭，是为损骨之征。

四、诊断

1. 常有手部外伤感染病史。

2. 初起手背漫肿，边界不清，胀痛不舒，或有怕冷、发热等全身症状。在 7～10 天时化脓，患部中间肿胀高突，皮色紫红，灼热疼痛如鸡啄，全身症状加重。若按之有波动感者，为脓已成。

3. 溃破时皮肤湿烂，脓水色白或黄，或夹有血水，逐渐脓少而愈合。如 2～3 周肿势不趋限局，溃出脓稀薄而臭，是为损骨之征。

五、鉴别诊断

1. 托盘疔 病在手掌部，手掌部肿胀高突，失去正常的掌心凹陷或稍突出，并伴手背部肿胀。

2. 毒虫咬伤 被毒虫咬伤后，手背迅速肿起，或红热疼痛，或伴风团，咬伤处可见瘀点。严重者疼痛剧烈，可伴皮肤坏死；若毒邪走散，循经走窜可引发红丝疔；若毒邪走散入营，也可危及生命。

六、中医治疗

（一）辨证论治

1. 湿热壅阻证

证候：手背漫肿，红热疼痛，化脓溃破，伴皮肤湿烂，易损筋伤骨，疮口难愈；或伴壮热恶寒，头痛骨楚；舌苔黄腻，脉数。

治法：清热解毒，和营化湿。

方药：五味消毒饮合仙方活命饮加减。常用金银花、贝母、天花粉、蒲公英、野菊花、紫花地丁、当归尾、赤芍、甘草、皂角刺、乳香、没药等。

2. 气血不足证

证候：日久肿势不趋限局，溃后脓液稀薄；伴神疲乏力；舌质淡，苔薄，脉细。

治法：调补气血。

方药：托里消毒散加减。常用人参、川芎、当归、白术、金银花、皂角刺、甘草、桔梗、黄芪等。

（二）外治疗法

1. 初起用金黄膏或玉露膏外敷。

2. 脓成切开排脓，八二丹药线引流，红油膏盖贴。

3. 脓尽改用生肌散、白玉膏。

═══ **足发背** ═══

一、概述

足发背是发于足背部的急性化脓性疾病。

其临床特点是全足背高肿焮红疼痛，足心不肿。

本病相当于西医学的足背部蜂窝织炎。

二、病因病机

1. **湿热下注** 湿热下注，气血凝结，热盛肉腐而成。
2. **外伤染毒** 外伤感染毒邪，气血凝滞，瘀热互结而成。

三、临床表现

1. **初起** 足背红肿灼热疼痛，肿势弥漫，边界不清，影响活动。
2. **脓成** 一般5～7天迅速增大化脓。
3. **溃后** 溃破后脓出稀薄，夹有血水，皮肤湿烂。
4. **全身症状** 初起可有轻度全身不适，脓成伴有寒战高热，纳呆，甚至泛恶，舌质红，舌苔黄腻，脉象滑数等症状，溃后随之减轻。

四、诊断

1. 局部常有足背部外伤感染病史。
2. 初起足背红肿灼热疼痛，肿势弥漫，边界不清，影响活动。患病5～7天迅速增大化脓，伴有寒战高热、纳呆、泛恶等全身症状。溃破后脓出稀薄，夹有血水，皮肤湿烂，全身症状多随之减轻。

五、鉴别诊断

丹毒 患部皮色鲜红，边缘清楚，一般不化脓腐溃，常有反复发作史。

六、中医治疗

（一）辨证论治

湿热下注证
证候：足背红肿弥漫，灼热疼痛，化脓溃破；伴寒战高热，纳呆，或泛恶；舌质红，苔黄腻，脉滑数。
治法：清热解毒，和营利湿。
方药：五神汤加减。常用牛膝、车前子、紫花地丁、金银花、茯苓、甘草等。成脓者加皂角刺。

（二）外治疗法

1. 初起用金黄膏或玉露膏外敷。
2. 脓成切开排脓，八二丹药线引流，红油膏盖贴。
3. 脓尽改用生肌散、白玉膏。

第五节 有头疽

一、概述

有头疽是因外感风热、湿热、火毒之邪，气血瘀滞，结聚于肌肤间的急性化脓性疾病。

其临床特点是初起皮肤上即有粟粒样脓头，焮热红肿胀痛，迅速向深部及周围扩散，脓头相继增多，溃烂后状如莲蓬、蜂窝，范围常超过9cm，大者可在30cm以上。好发于项后、背部等皮肤厚韧之处，多见于中老年人及消渴病患者，并容易发生内陷。

本病相当于西医学的痈。

二、病因病机

1. 外感风温、湿热，邪毒凝聚肌表，以致气血运行失常而成。
2. 情志内伤，恼怒伤肝，思虑伤脾，肝脾郁结，气郁化火；或劳伤虚损，恣欲伤肾，劳伤精气，肾水亏损，相火炽盛；或恣食膏粱厚味，脾胃运化失常，湿热火毒内生，均能导致脏腑蕴毒而发。

本病总由外感风温、湿热，内有脏腑蕴毒，内外邪毒互相搏结，凝聚肌肤，以致营卫不和，气血凝滞，经络阻隔而成。

素体虚弱时更易发生，如消渴病患者常易并发本病。若阴虚之体，水亏火炽，则热毒蕴结更甚；若气血虚弱之体，正虚毒滞难化，不能透毒外出，均可使病情加剧，甚至发生疽毒内陷。

西医学认为，本病是由金黄色葡萄球菌感染引起的多个相邻的毛囊及其所属皮脂腺或汗腺的急性化脓性疾病。

三、临床表现

凡皮肤坚韧、肌肉丰厚之处都可发生，以项、背部为多见，多发于成年人，以中老年居多。

（1）初起　局部红肿结块，肿块上有粟粒状脓头，作痒作痛，向周围扩散，脓头增多，色红，灼热疼痛，时历近1周。

（2）脓成　肿块增大，疮面渐渐腐烂，形似蜂窝，其常超过10cm。

（3）收口期　脓腐渐尽，新肉生长，肉色红活，以后逐渐收口而愈。

（4）全身症状　初起有恶寒，发热，头痛，食欲不振，口渴，舌苔多白腻或黄腻，脉多滑数或洪数等明显的全身症状，化脓时症状明显，伴高热口渴，便秘溲赤；溃后逐渐减轻或消失。

（5）并发症　若兼见神昏谵语，气息急促，恶心呕吐，腰痛尿少，尿赤，发斑等严重全身症状者，为合并内陷；若在收口期疮口四周皮肤突然焮红色赤，状如涂丹，系并发丹毒。

整个病程，以实证、顺证计，约1个月。病变初起在第1周，溃脓期在第2～3周，收口期在第4周。《疡科心得集》云"对疽、发背必以候数为期，七日成形，二候成脓，三候脱腐，四候生肌"。每候7～10天。

四、诊断

1.初起局部红肿，中央有白头，逐渐增多，溃后脓出黄稠。

2.有恶寒，发热，头痛，口渴，脉数等。一、二候时症状明显，三、四候逐渐减轻或消失。

3.局部症状分为四候，每候7天左右。一候成形：在红肿热痛的肿块上有多个脓头。二候化脓：肿块增大，从中心开始化脓溃烂，状如蜂窝。三候脱腐：坏死皮肉逐渐脱落，红肿热痛逐渐减轻。四候生新：腐肉脱落，脓液减少，新肉生长，逐渐愈合，本病以中老年为多见，好发于颈后或背部。

4.血白细胞计数及中性粒细胞明显增高。常规检查血糖、尿糖有助于明确诊断。

五、鉴别诊断

1.发际疮　生于项后、发际附近，病小而位浅，范围局限，多小于3cm，或多个簇生在一起，2～3天化脓，溃脓后3～4天即能愈合，无明显全身症状，易脓、易溃、易敛，但易反复发作，缠绵难愈。

2.脂瘤染毒　患处素有结块，表面与皮肤粘连，其中心皮肤常可见粗大黑色毛孔，挤之有粉刺样物溢出，且有臭味。染毒后红肿较局限，范围明显小于有头疽，10天左右化脓，脓出夹有粉渣样物，愈合较为缓慢，全身症状较轻。

六、中医治疗

（一）辨证论治

1.火毒凝结证

证候：多见于壮年正实邪盛者。局部红肿高突，灼热疼痛，根脚收束，迅速化脓脱腐，脓出黄稠；伴发热，口渴，尿赤；舌苔黄，脉数有力。

治法：清热泻火，和营托毒。

方药：黄连解毒汤合仙方活命饮加减。常用黄连、黄芩、黄柏、栀子、白芷、贝母、防风、赤芍、当归尾、甘草、皂角刺、天花粉、乳香、没药、金银花、陈皮。恶寒发热者，加荆芥、防风；便秘者，加生大黄、枳实；溲赤者，加萆薢、车前子。

2.湿热壅滞证

证候：局部症状与火毒凝结证相同；伴全身壮热，朝轻暮重，胸闷呕恶；舌苔白腻或黄腻，脉濡数。

治法：清热化湿，和营托毒。

方药：仙方活命饮加减。常用白芷、贝母、防风、赤芍、当归尾、甘草、皂角刺、天花粉、乳香、没药、金银花、陈皮。胸闷呕恶者，加藿香、佩兰、厚朴。

3.阴虚火炽证

证候：多见于消渴病患者。肿势平塌，根脚散漫，皮色紫滞，脓腐难化，脓水稀少或带血水，疼痛明显；伴发热烦躁，口干唇燥，饮食少思，大便燥结，小便短赤；舌质红，苔黄燥，脉细弦数。

治法：滋阴生津，清热托毒。

方药：竹叶黄芪汤加减。常用淡竹叶、生地黄、黄芪、麦冬、当归、川芎、黄芩、甘草、芍药、人参、半夏、生石膏。初起加天花粉、金银花、连翘；中期加皂角刺；溃后加西洋参。

4. 气虚毒滞证

证候：多见于年迈体虚、气血不足患者。肿势平塌，根脚散漫，皮色灰暗不泽，化脓迟缓，腐肉难脱，脓液稀少，色带灰绿，闷肿胀痛，容易形成空腔；伴高热，或身热不扬，小便频数，口渴喜热饮，精神萎靡，面色少华；舌质淡红，苔白或微黄，脉数无力。

治法：扶正托毒。

方药：八珍汤合仙方活命饮加减。常用人参、白术、茯苓、当归、川芎、白芍、熟地黄、甘草、白芷、贝母、防风、赤芍、皂角刺、天花粉、乳香、没药、金银花、陈皮。

（二）外治疗法

1. 初起未溃 患部红肿，脓头尚未溃破，属火毒凝结证或湿热壅滞证，用金黄膏或千捶膏外敷；阴虚火炽证或气虚毒滞证用冲和膏外敷。

2. 酿脓期 以八二丹掺疮口；如脓水稀薄而带灰绿色者，改用七三丹，外敷金黄膏。待脓腐大部脱落，疮面渐洁，改掺九一丹，外敷红油膏。若脓腐阻塞疮口，脓液蓄积，引流不畅者，可用五五丹药线或八二丹药线多枚分别插入疮口，蚀脓引流；或用棉球蘸五五丹或八二丹，松填于脓腔以祛腐。若疮肿有明显波动感，可采用手术扩创排毒，行"十"字或双"十"字切开，务求脓泄畅达。如大块坏死组织一时难脱，可分次去除，以不出血为度。切开时应注意尽量保留皮肤，以减少愈合后瘢痕形成。

3. 收口期 疮面脓腐已净，新肉渐生，以生肌散掺疮口，外敷白玉膏。若疮口有空腔，皮肤与新肉一时不能黏合者，可用垫棉法加压包扎。

4. 后期 腐肉已脱，但脓水较多，可用垫棉法加压，一则可防止袋脓的发生；二则可使皮肉黏合，促进疮口愈合。但需要注意的是，初起脓栓未松动时，不可强行剥出，以防止毒邪扩散；后期毒邪未尽应慎用垫棉法，勿使毒邪不得外泄反陷入里。

第六节 丹 毒

一、概述

丹毒是多有皮肤黏膜破损，外受火毒与血热搏结，蕴阻肌肤，不得外泄，致患部鲜红灼热，有如涂丹为特征的急性感染性疾病。

其临床特点是患部皮肤突然发红成片、色如涂丹。

本病发无定处，根据其发病部位的不同又有不同的病名。如生于躯干部者，称内发丹毒；发于头面部者，称抱头火丹；发于小腿足部者，称流火；新生儿多生于臀部，称赤游丹毒。

本病相当于西医学的急性淋巴管炎。

二、病因病机

本病总由血热火毒为患。但因所发部位、经络不同，其火热和所兼挟之邪稍有差异。凡发于头面部者，多挟有风热；发于胸腹腰胯部者，多挟有肝脾湿火；发于下肢者，多挟有湿热；发于新生儿者，多由胎热火毒所致。

1. 血分热毒 素体血分有热，外受火毒，热毒蕴结，郁阻肌肤而发。

2. 破损染毒 肌肤破损（如鼻腔黏膜、耳道皮肤或头皮破伤，皮肤擦伤，脚湿气糜烂，毒虫咬伤，臁疮等），毒邪乘隙侵入而成。

西医学认为，本病是由溶血性链球菌经由皮肤或黏膜细小创口，引起皮肤及其网状淋巴管的急性炎症。

三、临床表现

多发于小腿、颜面部。新生儿丹毒，常为游走性。发病前可有皮肤或黏膜破损、足癣等病史。

1. 发病急骤，初起往往先有恶寒发热、头痛骨楚、胃纳不香、便秘溲赤，舌苔薄白或薄黄，舌质红，脉洪数或滑数等全身症状。继则局部皮肤见小片红斑，迅速蔓延成大片鲜红斑，略高出皮肤表面，边界清楚，压之皮肤红色稍退，放手后立即恢复，若热重出现紫斑时，则压之不退色。患部表面紧张光亮，摸之灼手，肿胀、触痛明显。一般预后良好，经 5～6 天后消退，皮色由鲜红转暗红或棕黄色，脱屑而愈。病情严重者，红斑处可伴发紫癜、瘀点、瘀斑、水疱，偶有化脓或皮肤坏死。亦有一面消退，一面发展，连续不断，缠绵数周者。患处附近臖核可发生肿痛。

2. 发生在头面部者，如由于鼻部破损引起者，先发于鼻额，次肿于目，而使两眼睑肿胀不能开视；如由于耳部破损引起者，先肿于耳之上下前后，次肿及头角；如由于头皮破损引起者，先肿于头额，次肿及脑后。

3. 发于腿胫部者，多由趾间皮肤破损引起，先肿于小腿，亦可延及大腿，愈合容易复发，常因反复发作，皮肤粗糙增厚，下肢肿胀而形成大脚风。

4. 新生儿丹毒，常游走不定，多有皮肤坏死，全身症状严重。

四、诊断

1. 多数发生于下肢，其次为头面部，新生儿丹毒常为游走性。
2. 局部红赤灼热，如涂丹之状，肿胀疼痛，红斑边缘微翘起，与正常皮肤有明显分界，红斑上有时可出现水疱紫斑，偶有化脓或皮肤坏死病变附近有臖核肿痛。
3. 开始即有恶寒、发热、头痛、周身不适等症状。
4. 可有皮肤黏膜破损或脚癣等病史。
5. 血白细胞计数及中性粒细胞明显增高。

五、鉴别诊断

1. **发** 局部红肿，但中间明显隆起而色深，四周肿势较轻而色较淡，边界不清，胀痛呈持续性，化脓时跳痛，大多发生坏死、化脓溃烂，一般不会反复发作。

2. **接触性皮炎** 有明显的刺激物及过敏性物质接触史，皮损发生在接触部位，境界清楚；皮损以红肿、水疱、丘疹为主，伴焮热、瘙痒，多无疼痛；一般无明显全身症状。

3. **类丹毒** 多发于手部，有猪骨或鱼虾之刺划破皮肤史，红斑范围小，症状轻，无明显全身症状。

六、中医治疗

（一）辨证论治

1. 风热毒蕴证

证候：发于头面部，皮肤焮红灼热，肿胀疼痛，甚则发生水疱，眼胞肿胀难睁；伴恶寒，发热，头痛；舌质红，苔薄黄，脉浮数。

治法：疏风清热解毒。

方药：普济消毒饮加减。常用黄芩、黄连、陈皮、甘草、玄参、柴胡、桔梗、连翘、板蓝根、马勃、牛蒡子、薄荷、僵蚕、升麻。大便干结者，加生大黄、芒硝；咽痛者，加生地黄。

2. 肝脾湿火证

证候：发于胸腹腰胯部，皮肤红肿蔓延，摸之灼手，肿胀疼痛；伴口干且苦；舌红，苔黄腻，脉弦滑数。

治法：清肝泻火利湿。

方药：柴胡清肝汤、龙胆泻肝汤或化斑解毒汤加减。常用川芎、当归、白芍、生地黄、柴胡、黄芩、栀子、天花粉、防风、牛蒡子、连翘、甘草、龙胆草、泽泻、木通、车前子、玄参、知母、石膏、黄连、升麻。

3. 湿热毒蕴证

证候：发于下肢，局部红赤肿胀、灼热疼痛，或见水疱、紫斑，甚至结毒化脓或皮肤坏死，或反复发作，可形成大脚风；伴发热，胃纳不香；舌红，苔黄腻，脉滑数。

治法：利湿清热解毒。

方药：五神汤合萆薢渗湿汤加减。常用茯苓、车前子、金银花、牛膝、紫花地丁、萆薢、薏苡仁、土茯苓、滑石、鱼腥草、牡丹皮、泽泻、通草、防风、黄柏、蝉蜕。肿胀甚者，或形成大脚风者，加防己、赤小豆、丝瓜络、鸡血藤等。

4. 胎火蕴毒证

证候：发生于新生儿，多见于臀部，局部红肿灼热，常呈游走性；或伴壮热烦躁，甚则神昏谵语、呕吐。

治法：凉血清热解毒。

方药：犀角地黄汤合黄连解毒汤加减。常用水牛角、生地黄、芍药、牡丹皮、黄连、黄柏、黄芩、栀子。

壮热烦躁，甚则神昏谵语者，加服安宫牛黄丸或紫雪丹；舌绛苔光者，加玄参、麦冬、石斛等。

（二）外治疗法

1. 外敷法 用玉露散或金黄散，以冷开水或鲜丝瓜叶捣汁或金银花露调敷，或用鲜荷花叶、鲜蒲公英、鲜地丁全草、鲜马齿苋、鲜冬青树叶等捣烂湿敷。干后调换，或以冷开水时时湿润。

2. 砭镰法 患处消毒后，用七星针或三棱针叩刺患部皮肤，放血泄毒。此法只适用于下肢复发性丹毒，禁用于赤游丹毒、抱头火丹患者。

此外，若流火结毒成脓者，可在坏死部位做小切口引流，掺九一丹，外敷红油膏。

第七节　发　颐

一、概述

发颐是热病后余邪热毒结聚于颐颌间引起的急性化脓性疾病。亦名汗毒。以常发生于热病后期，颐颌部肿胀疼痛，张口受限，伴高热为特征。

本病相当于西医学的急、慢性化脓性腮腺炎。

二、临床表现

多发于成年人，尤多见于伤寒、温病等热性病后，大手术后，或体质虚弱者，多数是单侧发病，亦可双侧同时发病。

1. 初起 颐颌之间发生疼痛及紧张感，轻微肿胀，形如结核，张口稍感困难。继则肿胀逐渐显著，并延及耳之前后，以耳垂下部最著，如压迫局部，在上颌第2白齿相对的颊黏膜腮腺管开口处有黏稠的分泌物溢出，张口困难，唾液分泌大为减少，并可出现暂时性口眼歪斜之症。

2. 脓成 发病7～10天左右，腮腺部疼痛加剧，呈跳痛性，皮色发红，肿胀更甚，肿势可波及同侧眼睑、颊部、颈部等处，压痛明显，按压局部有波动感，同时腮腺管开口处能挤出混浊黄稠脓性分泌物。

3. 溃后 若不及时切开，脓肿可在颐颌部或口腔黏膜或向外耳道溃破，脓出臭秽。

4. 全身症状 初起有轻度发热，发展严重时体温可高达40℃左右，口渴纳呆，大便秘结，舌苔黄腻，脉弦数。如患者极度衰弱，或失于调治，或因过投寒凉攻伐之品，常可使肿势漫及咽喉，而见痰涌气塞，汤水难下，神志昏糊等毒邪内陷之证；或可发生暂时性面瘫，病愈后即可恢复正常。

三、诊断

1. 初起颐颌部肿胀疼痛，逐渐增大延及耳之前后，口颊内第2白齿相对的腮腺管口红肿，压迫局部，可有黏稠的分泌物溢出。化脓时肿痛加剧，腮腺管口溢脓。

2. 伴有高热、口渴、便秘等症。如体质极度虚弱，可出现神昏谵语等。

3. 发病前多有某些急性热病史，或胸腹部手术史。一般单侧多见，也有双侧同时发病者。

4. 血白细胞计数及中性粒细胞明显增高。

四、鉴别诊断

1. 痄腮 多发生于5～15岁的儿童，常有本病接触史。发于颐颌之间，多为双侧性，色白漫肿，酸多痛少，不化脓。

2. 颈痈 多发生于颈部、颌下的一侧，虽可化脓，但无口内颊部导管开口处红肿。

3. 骨槽风 多发于20～40岁青壮年，有拔牙史，腮颊部漫肿疼痛，色红或白，牙关拘紧，不能咀嚼，脓成溃后疮口日久不收，且有死骨排出。

五、中医治疗

（一）辨证论治

1. 热毒蕴结证

证候：颐颌间结块疼痛，张口不利，继则肿痛渐增，检查口内颊部导管开口处常现红肿，压迫局部有黏稠的分泌物溢出；伴身热恶寒，口渴，小便短赤，大便秘结；舌苔薄腻，脉弦数。

治法：清热解毒。

方药：普济消毒饮加减。常用黄芩、黄连、陈皮、甘草、玄参、柴胡、桔梗、连翘、板蓝根、马勃、牛蒡子、薄荷、僵蚕、升麻。热甚者，加栀子、生石膏（打碎）；便秘者，加瓜蒌仁（打碎）、生大黄（后下）、枳实。

2. 毒盛酿脓证

证候：颐颌间结肿疼痛渐增，甚至肿势延及面颊和颈项，焮红灼热，张口困难，继之酿脓应指，口内颊部导管开口处能挤出脓性分泌物；伴高热口渴；舌苔黄腻，脉弦数。

治法：清热解毒透脓。

方药：普济消毒饮加皂角刺、白芷等。常用黄芩、黄连、陈皮、甘草、玄参、柴胡、桔梗、连翘、板蓝根、马勃、牛蒡子、薄荷、僵蚕、升麻。

3. 热毒内陷证

证候：颐颌间肿胀平塌散漫，肿势延及面颊和颈项，焮红灼热，疼痛剧烈，汤水难咽；壮热口渴，痰涌气粗，烦躁不安，甚至神昏谵语；舌质红绛，苔少而干，脉弦数。

治法：清营解毒，化痰泄热，养阴生津。

方药：清营汤合安宫牛黄丸加减。常用水牛角、生地黄、金银花、连翘、玄参、黄连、竹叶心、丹参、麦冬。

4. 余毒未清证

证候：患者多有数月以至数年的反复发作病史，发作时颐颌部肿痛，触之似有条索状物，进食时更为明显。在两次发作的间歇期，患者口内常有臭味，晨起后挤压腮腺部可见口内颊部导管开口处有黏稠的涎液或脓液溢出；舌苔薄黄或黄腻，脉滑。

治法：清脾泄热，化瘀散结。

方药：化坚二陈丸酌加夏枯草、连翘、黄芩、玄参、莪术等。常用陈皮、半夏、茯苓、僵蚕、黄连、甘草。

（二）外治疗法

1. 初起 金黄膏或玉露膏外敷。

2. 脓成 及早切开排脓。

3. 溃后 先用八二丹药线引流，外敷金黄膏；口腔黏膜出脓处，用青吹口散外搽，每天 4～5 次。脓尽改用生肌散、红油膏外敷。

第八节　流　注

一、概述

流注是因感染邪毒，流窜血络，阻于膜理肌肉之间，出现一处或数处漫肿、微热疼痛的脓肿。有暑湿流注、湿痰流注、余毒流注、瘀血流注、髂窝流注之分。

其临床特点是好发于四肢躯干肌肉丰厚处的深部或髂窝部，发病急骤，局部漫肿疼痛，皮色如常，容易走窜，常见此处未愈，他处又起。本病总因正气不足，邪毒流窜，使经络阻隔、气血凝滞而成。

相当于西医学的脓血症、肌肉深部脓肿和髂窝脓肿。

二、临床表现

除头面、前后二阴、腕、踝等远侧比较少见外，其余任何部位均可发生，尤多见于腰部、臀部、大腿后部、髂窝部等处。发病前有疮疖等化脓性病灶，或跌仆损伤，感受暑湿等病史。

1. 初起 先在四肢近端或躯干部有一处或数处肌肉疼痛，漫肿，微热而皮色不变。2～3 天后，肿胀焮热疼痛日趋明显，并可触及肿块。

2. 脓成 肿块增大，疼痛加剧，约 2 周肿块中央微红而热，按之有波动感。

3. 溃后 脓出黄稠或白黏脓水，瘀血流注则挟有瘀血块。随之肿硬疼痛渐消，经 2 周左右，脓尽疮口愈合。

4. 全身症状 初起伴有寒战高热，头痛头胀，周身关节疼痛，食欲不振等全身症状，暑湿流注伴有胸闷纳呆，渴不多饮，舌苔白腻，脉滑数等，余毒流注伴有口渴引饮，舌苔黄腻，脉洪数等，瘀血流注伴有舌苔薄腻或舌上伴有瘀点瘀斑，脉濡涩等；化脓时兼见高热不退，时时汗出，口渴欲饮，舌苔黄腻，脉洪数；溃后身热渐退，食欲增加。

5. 髂窝流注　发于髂窝部肌肉深处，多见于儿童。初起患侧大腿突然拘挛不适，步履呈跛行，伴恶寒发热，头痛，无汗或微汗，纳呆倦怠。2～3日后局部疼痛，大腿即向上收缩，略向内收，不能伸直，妨碍行走，但膝关节仍能伸屈，倘用手将患肢拉直，则可引起剧烈疼痛，痛牵腰部，腹部前突，脊柱似弓状，故又有缩脚流注之称。7～10天，在髂窝部可触到一长圆形肿块，质较硬，有压痛。约1月可以成脓。但皮色如常，按之波动亦不甚明显，但觉中软，便为脓熟。可在髂窝部或腰部破溃，溃后约20天可以收口，愈后患侧大腿仍然屈曲，不能伸直行动，往往要经过1～2个月才能恢复正常。有的可因气血虚弱，溃后脓水清稀，淋漓不净，日久不敛。

三、诊断

多发于躯干或四肢。一处或相继数处肌肉深处出现脓肿。初起患处酸痛漫肿，皮色不变；成脓时患处肿痛显著，皮色转红，按之应指；溃后脓出稠厚，肿不规则，痛渐消，疮口愈合。发于髂窝者，患肢屈曲难伸。发病前有疮疖等化脓性病灶，或跌仆损伤、感受暑湿等病史。有恶寒发热、汗出而热不退。以夏秋季节发病为多。血白细胞计数及中性粒细胞增高，血培养可有致病菌生长。

四、鉴别诊断

1. 环跳疽　疼痛在髋关节部，可致臀部外突，大腿略向外旋，患肢不能伸直和弯曲（髂窝流注是屈而难伸）。患侧漫肿上延腰胯，下及大腿。必要时可做髋关节穿刺以助鉴别。

2. 髋关节流痰　起病缓慢，可有虚痨病史，患肢伸而难屈，局部及全身症状均不明显，化脓在患病后6～12个月。大腿及臀部肌肉萎缩，站立时臀纹不对称。

五、中医治疗

（一）辨证论治

1. 余毒攻窜证
证候：发病前有疔疮、痈、疖等病史，局部漫肿疼痛；伴有壮热、口渴，甚则神昏谵语；舌苔黄，脉洪数。
治法：清热解毒，凉血通络。
方药：黄连解毒汤合犀角地黄汤加减。常用黄连、黄芩、黄柏、栀子、水牛角、生地黄、芍药、牡丹皮。脓成者，加当归、皂角刺，去生地黄；神昏谵语者，加安宫牛黄丸化服，或紫雪散吞服；胸胁疼痛、咳喘痰血者，加象贝母、天花粉、鲜竹沥、鲜茅根、鲜芦根等。

2. 暑湿交阻证
证候：多发于夏秋之间，局部漫肿疼痛；初起伴恶寒发热，头胀，胸闷，呕恶，周身骨节酸痛；舌苔白腻，脉滑数。
治法：解毒清暑化湿。
方药：清暑汤加减。常用连翘、天花粉、赤芍、金银花、甘草、滑石、车前草、泽泻。结块质硬者，加当归、丹参；热重者，加连翘、紫花地丁；脓成者，加皂角刺。

3. 瘀血凝滞证
证候：劳伤筋脉诱发者，多发于四肢内侧；跌打损伤诱发者，多发于伤处，局部漫肿疼痛，皮色微红，或呈青紫，溃后脓液中夹有瘀血块；妇女产后恶露停滞而成者，多发于小腹及大腿等处；发病较缓，初起一般无全身症状或全身症状较轻，化脓时出现高热；舌苔薄白或黄腻，脉涩或数。
治法：和营活血，祛瘀通络。
方药：活血散瘀汤加减。常用川芎、当归尾、赤芍、苏木、牡丹皮、枳壳、瓜蒌仁、桃仁、槟榔、大黄。劳伤筋脉者，加忍冬藤、黄柏、薏苡仁、萆薢等；跌打损伤者，加参三七；产后瘀阻者，加制香附、益母草、红花等；脓成者，加皂角刺。

（二）外治疗法

1. 初期　肿而无块者，用金黄膏或玉露膏外敷；肿而有块者，用太乙膏掺红灵丹贴之。
2. 脓成　宜切开引流。
3. 溃后　先用八二丹药线引流，脓净改用生肌散，均以红油膏或太乙膏盖贴。见结块二三处相互串连贯通者，可予以彻底切开后换药，以加速疮口愈合，并加用垫棉法。

第九节　流　痰

一、概述

流痰是一种发于骨与关节部位的感染性疾病。因其脓液可流窜于病变附近或较远的组织部位形成脓肿，脓液稀薄如痰，故名流痰；后期出现虚痨症状，故又有"骨痨"之称。由于先天肾气不足，骨骼柔嫩脆弱；后天失调，肾亏骼空；或饮食不节，脾失健运，痰浊凝聚；或有所损伤，复感风寒邪气，留滞筋骨关节，气血凝聚，经络阻隔，脏腑功能障碍，日久而成本病。正虚是本病发病的根本原因，外邪和损伤是常见诱因。

由于发病部位和形态不同，流痰名称各异。如发于胸背者，称龟背痰；发于腰背者，痰流于肾俞穴附近，称肾俞虚痰；生于胸壁和肋骨者称为胁疽、肋疽、渊疽；发于髋关节者，称环跳痰、缩脚隐痰；生于膝部，病膝状如鹤膝者，称为鹤膝痰；发生于踝部，疮孔内外相通者，称为穿拐痰；发生于指节，形似蝉肚者，称蜣螂蛀等。

本病相当于西医学的骨与关节结核。

二、临床表现

好发于儿童和青少年，80%～90%患者的年龄未超过14岁，其中50%在5岁以内。常有肺痨病史或接触史、卡介苗接种史。病变部位以脊椎最多见，其次为下肢髋、膝、踝关节，再次为上肢肩、肘、腕、指等骨关节间。一般多单发，但脓肿形成时，依据原发部位，亦可走留至颈、胸、胁、腰、腹、腿等处。

1. 初起　起病缓慢，骨内虽有病变，而患处外形无明显变化，不红不热，亦无肿胀，仅觉患处隐隐酸痛，继则关节活动障碍，动则疼痛加剧，休息后减轻，儿童患者常在睡眠时痛醒哭叫，俗称"夜哭"。

2. 脓成　起病后半年至一年内，病变周旁肌肉萎缩，关节渐渐明显肿胀，在病变附近或较远处形成脓肿，不红不热，脓熟时患处出现透红一点，按之应指，局部或有疼痛。

3. 溃后　疮内时流稀脓，或夹有败絮样物质，久则疮口凹陷.周围皮色紫暗，形成漏管，不易收口。如病变在四肢者，则肌肉日渐萎缩；病变在颈椎、胸椎、腰椎者，则四肢强直不遂，或瘫痪不用，甚至二便失禁。

4. 全身症状　初起全身反应尚不明显，或仅时有轻微寒，化脓时发热朝轻暮重，病久元气不支，身体日渐消瘦，精神萎顿，或伴有面色无华，形体畏寒，心悸，失眠，自汗，舌质淡红，舌苔薄白，脉细或虚大者，或伴午后潮热，夜间盗汗，口燥咽干，食欲减退，或咳嗽痰血，舌质红，舌苔少，脉细数。

5. 病变在不同部位，可出现特殊的症状。

（1）病变在颈椎部　患者头前倾，颈短缩，喜用双手托住下颌部，颈部旋转活动受限，其脓肿多发生在颈部，甚则可引起呼吸或吞咽困难。

（2）病变在胸椎部　胸前凸出，脊骨后突，而显鸡胸龟背之象，重者可有下肢瘫痪，大小便潴留或失禁，站立或行路时常以两手撑腰部或胁部，其脓肿多发生在肾俞穴附近。

（3）病变在腰椎部　腰部挺直如板状，其痛似折，行动不便。小儿若患此病，腰部僵直，失去正常生理前凸曲线。其脓肿大多出现于少腹、胯间或大腿内侧。

（4）病变在髋关节部　患肢先长后短，大腿、臀部肌肉萎缩，站立时两臀肌不对称，脓肿可出现在髋关节附近或大腿外侧较远之处。

（5）病变在膝关节部　大小腿肌肉萎缩，尤以大腿为甚。关节肿胀明显，状如鹤膝，病腿渐渐不能屈伸。脓肿发生在膝关节周围，日久形成半脱位或膝内翻、外翻畸形，患肢较正常为短。

（6）病变在踝关节部　踝部关节前外侧先肿胀，继而流窜至内侧，小腿肌肉萎缩，足常呈下垂，内翻畸形。脓肿出现在踝骨附近。

（7）病变在肩、肘、腕关节部　多发于成年人，受累肿大如梭形，上臂和前臂肌肉萎缩，关节畸形，屈伸不利，脓肿出现在原发病灶附近。

（8）病变在指关节部　患者常为10岁以下儿童，以中指指掌关节较多，常呈多发性，关节肿大如蝉腹，脓肿穿破在原发病灶附近。

三、诊断

本病以脓肿旁流和溃后脓液中伴败絮状痰样物为特征。

1.起病缓慢，初起仅感病变关节略有酸痛，皮色不变，活动不利，动则疼痛加剧，数月或经年以后，可有寒性脓肿出现。脓肿溃后，脓水稀薄，夹有败絮状物，不易收口。

2. 早期全身症状不明显，中、后期出现低热，颧红，纳呆，盗汗，消瘦，精神疲乏，脉细数等虚弱症状。

3. 发病部位以脊椎为多，其次为髋、膝关节。常见病变关节特征如：胸椎可见脊骨外突，行走时常以两手支持腰胁。脓肿多出现于肾俞穴附近。

4. 好发于儿童及青少年。病者及家属可有肺痨病史。

5. 活动期血沉明显增快，结核菌素试验呈强阳性。

6. X线摄片早期显示骨质疏松、脱钙，甚至部分破坏模糊，稍晚可见死骨游离，死骨吸收后可见骨空洞，晚期关节间隙狭窄或消失，呈畸形。

7. 脓液培养可有结核杆菌生长。

四、鉴别诊断

1. **历节风**　关节肿痛，呈多发性、对称性、反复性，日久肌肉萎缩，关节变形，但不化脓。类风湿因子检查阳性有助于诊断。

2. **骨肉瘤**　多见于10～25岁青少年，病变多在肩关节下方或膝关节上方，局部疼痛呈持续性，进行性加剧。2～3个月后可触及肿块，坚硬如石，高低不平，推之不移，紧贴于骨，皮肤渐变紫黑，终不化脓。

五、中医治疗

（一）辨证论治

1. 寒痰凝聚证

证候：病变部位隐隐酸痛，动则疼痛加剧，休息时减轻，疼痛逐渐加剧，关节活动障碍；无明显全身症状；舌淡，苔薄，脉濡细。

治法：补肾温经，散寒化痰。

方药：阳和汤加减。常用熟地黄、肉桂、白芥子、姜炭、生甘草、麻黄、鹿角胶。

2. 阴虚内热证

证候：脓肿形成，皮色微红，中有软陷，重按应指；伴午后潮热，颧红，夜间盗汗，口燥咽干，食欲减退，或咳嗽痰血；舌红少苔，脉细数。

治法：养阴清热托毒。

方药：六味地黄丸合清骨散加减。常用熟地黄、山茱萸、牡丹皮、山药、茯苓、泽泻、银柴胡、胡黄连、秦艽、鳖甲、地骨皮、青蒿、知母、甘草。

3. 肝肾亏虚证

证候：疮口流脓稀薄，或夹有败絮样物，形成窦道；患肢肌肉萎缩、关节畸形；病在脊椎可导致身体强直，甚至瘫痪；伴腰脊酸痛，盗汗；舌红苔薄，脉细数或虚数。

治法：补益肝肾。

方药：左归丸合香贝养荣汤加减。常用熟地黄、山药、枸杞子、山茱萸、川牛膝、菟丝子、鹿角胶、龟甲胶、白术、人参、茯苓、陈皮、川芎、当归、贝母、香附、白芍、桔梗、甘草。盗汗者，加黄芪、浮小麦、牡蛎（先煎）、龙骨（先煎）；咳嗽痰血者，加南沙参、麦冬、百合、牡丹皮等；腰脊酸痛者，加川断、杜仲、狗脊、巴戟肉。

4. 气血两虚证

证候：疮口流脓稀薄，日久不愈；伴面色无华，形体畏寒，心悸，失眠，自汗；舌淡红，苔薄白，脉濡细或虚大。

治法：补气养血。

方药：人参养荣汤或十全大补汤加减。常用党参、白术、茯苓、炙黄芪、当归、白芍、熟地黄、川芎、肉桂、五味子、远志、大枣、生姜、炙甘草、陈皮。

（二）外治疗法

1. **初期**　回阳玉龙膏外敷，或阳和解凝膏掺桂麝散或黑退消敷贴。

2. **成脓期**　脓成则应及时切开排脓，引流通畅。

3. **溃后**　窦道形成用五五丹药线，或白降丹或千金散黏附在药线上引流，提脓祛腐生肌；将要收口之时宜改掺生肌散。袋脓者宜进行扩创。

第十节　走黄与内陷

走黄与内陷为疮疡阳证疾病过程中，因火毒炽盛，或正气不足，导致毒邪走散，内攻脏腑的危险证候。疗疮毒邪走散称为走黄，其他疮疡引起毒邪内传者大多称为内陷。

本病相当于西医学的全身性感染、毒血症、败血症、脓毒败血症。

走　黄

一、概述

走黄是因疗疮火毒炽盛，早期失治，毒势未能及时控制，或因挤压等，使毒邪走散入血，内攻脏腑而引起的一种全身性危急疾病。

其临床特点是疮顶忽然凹陷，色黑无脓，肿势迅速扩散，伴见寒战高热，烦躁，神昏谵语等七恶证。

二、临床表现

多有疗疮病史，但以颜面部疗疮、烂疗、疫疗合并走黄者多见。症状变化多端，多与火毒走窜的途径及侵害部位有关，或内传于脏腑或外达于肌肤。

（1）局部症状　在原发病灶处忽然疮顶陷黑无脓，肿势软漫，迅速向周围扩散，边界不清，失去护场，皮色转为暗红。

（2）全身症状　寒战、高热（多数在39℃以上），头痛，烦躁，胸闷，四肢酸软无力，舌质红绛，舌苔多黄燥，脉洪数或弦滑数。或伴恶心呕吐，口渴喜饮，便秘腹胀或腹泻；或伴肢体拘急，骨节肌肉疼痛，或并发附骨疽、流注等；或伴身发瘀斑，风疹块，黄疸等；甚至伴神志昏迷，呓语谵妄，行走飘浮，咳嗽气喘，咳吐痰血，胁肋疼痛，发痉发厥等。以上各症每每相兼出现。

三、诊断

1. 有原发疗疮病灶。

2. 原发病灶突然疮顶陷黑无脓，肿势散漫，迅速向附近扩散，皮色暗红。呈现寒战高热、头痛、烦躁不安；或伴恶心呕吐、口渴喜饮、便秘腹胀或腹泻；或伴肢体拘急、骨节肌肉痛楚；或伴发附骨疽、流注等；或伴身发瘀斑、风疹块、黄疸等；乃至伴神昏谵语、呓语谵妄、咳嗽气喘、胁痛痰红、发痉发厥等。

3. 血白细胞计数可达 $25 \times 10^9/L$ 以上，中性粒细胞80% ~ 90%。尿中可呈现蛋白。脓液和血液细菌培养多为阳性。可以伴有肝肾功能损伤和电解质紊乱等。

四、中医治疗

（一）辨证论治

毒盛入血证

证候：原发病灶处忽然疮顶陷黑无脓，肿势软漫，迅速向周围扩散，边界不清，失去护场，皮色转为暗红；全身症状出现寒战、高热（体温多在39℃以上），头痛，烦躁，胸闷，四肢酸软无力；舌质红绛，舌苔多黄燥，脉洪数或滑数。

治法：凉血清热解毒。

方药：犀角地黄汤、黄连解毒汤、五味消毒饮三方合并加减。常用水牛角、生地黄、芍药、牡丹皮、黄连、黄芩、黄柏、栀子、金银花、野菊花、蒲公英、紫花地丁、紫背天葵子。神志昏糊者，加紫雪丹，或安宫牛黄丸；咳吐痰血者，加贝母、天花粉、藕节炭；大便秘结，苔黄腻，脉滑数有力者，加生大黄（后下）、元明粉（分冲）；呕吐口渴者，加竹叶、生石膏（打碎）；阴液损伤者，加鲜石斛、玄参、麦冬；惊厥者，加钩藤（后下）、龙齿（先煎）；并发黄疸者，加生大黄（后下）、茵陈。

（二）外治疗法

根据不同疗疮的原发病灶，选择相应的外治法。颜面疗疮早期应药物外敷以箍肿消毒，避免毒邪走散；中期脓肿应及时切开，后期应引流通畅；烂疗应及时清除坏死组织，清除异物，引流通畅。

内 陷

一、概述

内陷是指凡生除疗疮以外的其他疮疡，因正气内虚，火毒炽盛，导致正不胜邪，毒不外泄，反陷入里，客于营血，内传脏腑的一种危急疾病。又称"三陷变局"。因多由有头疽并发，又名疽毒内陷。

其临床特点是疮顶忽然凹陷，或溃疡脓腐未净而忽然干枯无脓，或红活疮面忽而光白板亮，同时伴邪盛热极或正虚邪盛或阴阳两竭的全身证候。

根据病变不同阶段的临床表现分为三种，发生于有头疽的一～二候毒盛期的称火陷；二～三候溃脓期的称干陷；四候收口期的称虚陷。

二、临床表现

多见于老年人，或以往有消渴证的患者。常并发于脑疽或背疽患者，尤以脑疽更为多见。

1. 局部症状 疮顶不高或陷下，肿势平塌，散漫不聚，疮色紫滞或晦暗，疮面脓少或干枯无脓，脓水灰薄或偶带绿色，腐肉虽脱而新肉难生，局部灼热剧痛或闷胀疼痛或不痛。

2. 全身症状 高热寒战，或体温不升，头痛烦躁，或精神不振，甚至神昏谵语，气粗喘急；或气息低微，胸闷胸痛，咳嗽痰血，胁肋疼痛，恶心呕吐，腹胀腹痛，便秘或泄泻，汗多肢冷，或痉厥，或黄疸等。

三、诊断

1. 多见于老年人，或既往有消渴病。尤易并发于脑疽、背疽患者。

2. 火焰型多见于疽证一、二候（七日为一候）。局部疮顶不高，根盘散漫，疮色紫滞，疮口干涸无脓，灼热剧痛。伴壮热口渴，便秘溲赤，浮躁不安，神昏谵语，或胸胁隐痛。

干陷型多见于疽证二～三候。局部脓腐不透，疮口中间侵蚀，脓少而薄，疮色惨淡，肿势平塌，散漫不聚，闷胀痛楚或微痛，伴发热或恶寒，神疲少食，自汗胁痛，神昏谵语，气息粗促，或体温不高，四肢厥冷，大便溏薄，小便频数。

虚陷型多见于疽证四候。局部肿势已退，疮口腐肉已尽，而脓水灰薄，或偶带绿色，新肉不生，状如镜面，光白极亮，不知痛楚。满身呈现虚热不退，形神委顿。饮食日减，可能腹痛腹泻，自汗肢冷，气息低促，随即陷入晕厥、厥脱等脾肾阳虚之证，或见舌光如镜、口舌生糜等阴伤胃败证。

3. 血白细胞计数可达 20×10^9/L 以上，中性粒细胞 80% ～ 90%；血及脓液细菌培养多为阳性；血糖、尿糖可增高。

四、中医治疗

（一）辨证论治

1. 邪盛热极证

证候：多发生于疽证一～二候的毒盛期。疮顶不高，根盘散漫，疮色紫滞，疮面干枯无脓，灼热剧痛；壮热口渴，便干溲赤，烦躁不安，神昏谵语，或胁肋偶有隐痛；苔黄腻或黄燥，舌质红绛，脉洪数、滑数或弦数。

治法：凉血清热解毒，养阴清心开窍。

方药：清营汤合黄连解毒汤、安宫牛黄丸、紫雪丹，加皂角刺。常用水牛角、生地黄、玄参、竹叶心、麦冬、金银花、连翘、丹参、黄连、黄芩、黄柏、栀子。若寒战、高热、厥冷，此为热极生寒，热深厥深，宜清泄里热，宣通郁阳，用桂枝合白虎汤加减。

2. 正虚邪盛证

证候：多发生于疽证二～三候溃脓期。疮面腐烂，脓少而薄，疮色灰暗，肿势平塌，散漫不聚，闷胀疼痛，或微痛；发热或恶寒，神疲，食少，自汗胁痛，气息急促；舌苔黄腻或灰腻，脉象虚数；或体温反而不高，肢冷，大便溏薄，小便频数，舌质淡，脉沉细等。

治法：补养气血，托毒透邪，佐以清心安神。

方药：托里消毒散、安宫牛黄丸加减。常用人参、川芎、当归、白芍、白术、金银花、茯苓、白芷、皂角刺、甘草、桔梗、黄芪。

3. 脾肾阳衰证

证候：多发生于疽证四候收口期。肿势已退，疮口腐肉已尽，而脓水稀薄色灰，或偶带绿色，新肉不生，状如镜面，光白板亮，不知疼痛；虚热不退，形神委顿，纳食日减，或有腹痛便泄，自汗肢冷，气息低促；舌质淡红，苔薄白或无苔，脉沉细或虚大无力；甚至昏迷厥脱。

治法：温补脾肾。

方药：附子理中汤加减。常用人参、白术、干姜、附子、炙甘草。自汗肢冷者，加肉桂。

4. 阴伤胃败证

证候：局部症状同脾肾阳衰证；伴口舌生糜，纳少口干；舌质红绛，舌光如镜，脉象细数。

治法：生津养胃。

方药：益胃汤加减。常用沙参、麦冬、冰糖、生地黄、玉竹。

（二）外治疗法

根据原发病灶的不同，选择相应的外治法。

第十一节　褥　疮

一、概述

褥疮是一种多因长期卧床，躯体重压或长期摩擦，导致皮肤破损而形成的溃疡。

其临床特点是好发于尾骶、足跟、肘踝、髂、肩胛等易受压和摩擦的部位，皮肤破损，疮口经久不愈。

本病西医学称压疮或褥疮。

二、病因病机

本病多因久病、大病之后，气血耗伤，加之长期卧床不起，久卧伤气，气虚而血行不畅，复因受压的部位气血失于流通，不能营养肌肤，引起肌肤失养而坏死肉腐，形成疮疡而成。若再因挨擦磨破，皮肤破损染毒，则会加重病情的发展。

西医学认为，本病是由于长期卧床，骨突部位受压形成的神经营养性溃疡。

三、临床表现

多见于长时间昏迷、瘫痪、半身不遂、骨折、大面积烧伤等久病卧床患者，好发于尾骶、足跟、肘踝、髂、肩胛等易受压和摩擦的部位。

1. 初期（红斑期） 局部持续受压部位皮肤出现红斑，暗红色，渐趋暗紫。

2. 中期（水疱期） 出现水疱或皮损，皮下组织肿胀，暗红皮肤随着继续受压范围而增大，局部出现硬结块。

3. 后期（溃疡期） 迅速变成黑色坏死皮肤，疼痛或不痛，坏死皮肤与周围形成明显分界、周围肿势平塌散漫，少有滋水，坏死皮肤与正常皮肤分界处渐液化溃烂，形成环状溃烂区，滋水、腐烂自环周向坏死皮肤下方扩大，使死皮脱落，形成巨大溃疡面。溃疡初呈腐烂状，有脓液，有坏死脓臭味，可深及筋膜、肌层、骨膜、关节，出现广泛的皮下组织潜行腔隙和窦道，后腐烂组织渐渐脱落，出现红色肉芽，疮面深至骨的部位，肉芽组织出现缓慢。若染毒成脓，则组织坏死迅速，脓水淋漓，相应部位并发臖核疼痛，诱发内陷而危及生命。

4. 全身症状 常伴精神萎靡，神疲体倦，饮食不思等。

5. 可根据病情作疮面分泌物细菌培养和药物敏感试验、腔隙或窦道造影等检查。

四、诊断

1. 好发于尾骶、背脊、肘踝等骨突易受压迫及摩擦部位。

2. 初起皮肤上出现褐色红斑，微肿，继而紫暗水肿，坏死溃烂。

3. 继发染毒时组织坏死迅速，脓水淋漓，相应部位并发臖核疼痛。

4. 多见于昏迷、瘫痪、骨折、大面积烧伤等久病卧床的患者。

五、中医治疗

（一）辨证论治

1. 气滞血瘀证

证候：局部皮肤出现红斑，继而紫暗红肿或有破溃；舌边有瘀斑，苔薄，脉弦。

治法：理气活血。

方药：血府逐瘀汤加减。常用当归、生地黄、桃仁、红花、枳壳、赤芍、柴胡、甘草、桔梗、川芎、牛膝。

2.蕴毒腐溃证

证候：褥疮溃烂，腐肉及脓水较多，或有恶臭，重者溃烂可深及筋骨，四周漫肿；伴有发热或低热，精神萎靡，不思饮食；舌红苔少，脉细数。

治法：益气养阴，理气托毒。

方药：生脉散、透脓散加减。常用麦冬、五味子、人参、当归、生黄芪、川芎、皂角刺。

3.气血两虚证

证候：疮面腐肉难脱，或腐肉虽脱但疮色淡，愈合缓慢；伴有面色无华，神疲乏力，纳差食少；舌淡苔少，脉沉细无力。

治法：补气养血，托毒生肌。

方药：托里消毒散加减。常用人参、川芎、当归、白芍、白术、金银花、茯苓、白芷、皂角刺、甘草、桔梗、黄芪。

（二）外治疗法

1.初起局部按摩，外擦红灵酒或红花酊或外撒滑石粉；或用红外线、频谱仪照射，每日2次。

2.溃烂后清除坏死组织，腐烂处用九一丹或红油膏纱条外敷；脓水较多时，可用蒲公英、地丁、马齿苋各30g水煎溶液湿敷或淋洗。

3.疮口脓腐脱净，改用生肌散、生肌玉红膏，必要时加用垫棉法。

第十二节　窦　道

一、概述

窦道是指一种管道由深部组织通向体表，只有外口而无内口相通的病理性盲管。

其临床特点是深部组织通向体表的管道，有一个或多个外口，管道或长或短，或直或弯。局部疮口，脓水淋漓不尽，病程经过缓慢，较难愈合，或愈合后又易复溃。

西医学认为，本病是由于手术外伤或异物存在导致的局部感染。

二、病因病机

本病的发生以气血不足为本，而疮面引流不畅，或医治不当或手术中异物留滞为其诱发原因。

1.气血不足　先天禀赋不足，或年老气血虚弱，或痈疽溃后，脓水淋漓，耗伤气血，气血两虚，不能托毒外出或无力生肌敛口，久则成漏。

2.余毒未尽　痈肿切口过小，脓毒引流、排泄不畅；或外来的异物长期刺激；或手术中残留异物等，使毒邪留滞局部，气血运行受阻，脓腐不脱，新肉不生，溃口久不愈合，致使气血亏耗，无力托毒生肌，日久成漏。

三、临床表现

本病可发生于任何年龄，患病前有手术史或感染史。

1.局部症状　局部有一小疮口，色淡，肉芽不鲜，或胬肉高突，常有脓性分泌物溢出，疮周皮肤可呈潮红、丘疹、糜烂等表现，瘙痒不适。一般无全身症状。有时外口闭合，脓液引流不畅，可引起局部红肿热痛，或伴有轻度发热等症。有时疮口中可有手术丝线、死骨片等异物流出。窦道深浅不一，可有数厘米到数十厘米长。

2.全身症状　可伴面色失华，食少懒言，神疲乏力，头晕心烦等。

四、诊断

1.患处有局部手术或感染病史。

2.局部有疮口，时有脓性分泌物，久经不愈，或反复愈合溃破。

3.沿疮口向内探查可了解窦道深浅、结构。

4.X线或CT窦道造影可见潜行管道，且所有管道均不与空腔脏器相通。

五、鉴别诊断

漏管 发生于空腔内脏器官与体表的异常管道，如消化道、泌尿系等，至少有 2 个口，即内口与外口，外口流出物多为空腔脏器内容物。

六、中医治疗

（一）辨证论治

1. 余毒未清证

证候：疮口脓水淋漓，疮周红肿热痛，或瘙痒不适；可伴有轻度发热；舌苔薄黄或黄腻，脉数。

治法：清热和营托毒。

方药：仙方活命饮加减。常用白芷、贝母、防风、赤芍、当归尾、甘草、皂角刺、天花粉、乳香、没药、金银花、陈皮。红肿热痛者，加半枝莲、七叶一枝花等。

2. 气血两虚证

证候：疮口脓水稀薄，肉芽色淡不泽；伴面色萎黄，神疲倦怠，纳差寐少；舌淡苔薄，脉细。

治法：益气养血，和营托毒。

方药：托里消毒散加减。常用人参、川芎、当归、白芍、白术、金银花、茯苓、白芷、皂角刺、甘草、桔梗、黄芪。

（二）外治疗法

1. **腐蚀法** 先用五五丹或千金散药线蚀管引流，红油膏或太乙膏盖贴。如有丝线、死骨等异物应及时取出。待脓液由多而稀薄转为稠厚时，改用八二丹药线引流 1～2 周。脓净后用生肌散。

2. **垫棉法** 生肌收口时窦道部位盖以棉垫数层，阔绷带加压缠缚，以促进窦道愈合，尤其是腋部、腘窝部、乳房部等。项部加用四头带，腹部加用腹带，会阴部用丁字带。疮口愈合后继续加压 2 周，以巩固疗效，防止复发。

3. **扩创法** 适用于脓液引流不畅，用其他方法无效，窦道部位允许做扩创手术者。采用手术方法扩大创口并清除异物、坏死组织和窦道壁的纤维组织，使之引流通畅。

4. **冲洗法** 适用于手术后形成的窦道，管道狭长，药线无法引流到位，又不宜扩创者。用输液针头胶管插入窦道，接注射器缓慢注入清热解毒药液冲洗，每日 1 次。

5. **切除法** 在对窦道彻底冲洗后，采用手术方法完整切除窦道壁的纤维组织，由里向外缝合，加压包扎。

第六章 乳房疾病

第一节 乳 痈

一、概述

乳痈是发生在乳房的最常见的急性化脓性疾病。

其临床特点是乳房结块，红肿热痛，溃后脓出稠厚，伴恶寒发热等全身症状。好发于产后 1 个月以内的哺乳妇女，尤以初产妇为多见。

发生于哺乳期的称"外吹乳痈"，占到全部病例的 90% 以上；发生于妊娠期的称"内吹乳痈"，临床上较为少见；不论男女老少，在非哺乳期和非妊娠期发生的称为"不乳儿乳痈"，则更少见。

相当于西医的急性化脓性乳腺炎。

二、病因病机

1. 外吹乳痈 总因内有肝郁胃热，复染风热毒邪，引起乳汁淤积，乳络闭阻，气血瘀滞，从而腐肉酿脓而成。

（1）肝胃蕴热 产后伤血，肝失所养，若忿怒郁闷，肝气不舒，则肝之疏泄失畅，乳汁分泌或排出失调；或饮食不节，胃中积热，或肝气犯胃，肝胃失和，郁热阻滞乳络，均可导致乳汁淤积，气血瘀滞，热盛肉腐，终成乳痈。

（2）乳汁淤积 因乳头破碎，怕痛拒哺，或乳头内陷等先天畸形，影响乳汁排出，或乳汁多而少饮，或初产妇乳络不畅，或断乳不当，均可引起乳汁淤滞，宿乳蓄积，化热酿脓，而成乳痈。

（3）外邪侵袭 新产体虚，汗出腠理疏松，授乳露胸，容易感受风邪；或外邪从乳头等皮肤破碎处乘隙而入；或乳儿口气焮热，含乳而睡，热气从乳孔吹入，均可使邪热蕴结于肝胃之经，闭阻乳络，变生乳痈。

2. 内吹乳痈 多由妊娠期胎气上冲，肝失疏泄，与邪热互结蕴蒸阳明之络而成。

3. 不乳儿乳痈 可因非哺乳期儿女假吸而诱发。男子乳痈可由胃火炽盛，壅乳房而生。新生儿患乳痈多因胎热余毒，或挤伤染毒而成。

西医认为本病多因产后乳汁淤积，或乳头破损，细菌沿淋巴管、乳管侵入乳房，继发感染而成。其致病菌多为金黄色葡萄球菌，其次为白色葡萄球菌和大肠杆菌。

三、临床表现

1. 外吹乳痈 多见于产后未满月的哺乳期妇女，尤其是初产妇。

（1）初起 常先有乳头皲裂，哺乳时乳头刺痛；或有乳管阻塞，乳汁排出不畅，导致乳汁郁积，发生乳房局部肿胀疼痛，结块或有或无，皮色微红或不红，皮肤微热或不热。常伴有恶寒发热，头痛骨楚，或胸闷不舒，纳少呕吐，大便干结等。此时若治疗适当，2～3 日内乳汁排出通畅，热退肿消痛减，可获消散。

（2）成脓 乳房结块逐渐增大，局部疼痛加重，或有鸡啄样疼痛，焮红灼热，伴同侧腋窝淋巴结肿大压痛。伴壮热不退，口渴喜饮，大便秘结，小便短赤，舌质红，舌苔黄腻，脉洪数，势在酿脓。约至第 10 天，结块中央变软，按之应指；若病位深在，常需穿刺确诊；若脓蚀乳管，乳窍可有脓液流出。

（3）溃后 脓出通畅，多能肿消痛减，身热渐退，疮口逐渐愈合。若治疗不当可能形成袋脓，或传囊乳痈。亦有溃后乳汁从疮口溢出，形成乳漏。

2. 内吹乳痈 多见于妊娠后期。初起乳房结块肿痛，皮色不变，病情较外吹乳痈轻。但不易消散，化脓亦慢，约需 1 个月。病程较长，有时须待分娩后才能收口。

3. 不乳儿乳痈 大多与外吹乳痈临床表现相似，但发生于非哺乳期、非妊娠期，相对而言病情最轻，易消、易脓、易敛。

四、诊断

初起乳房内有疼痛性肿块，皮肤不红或微红，排乳不畅，可有乳头破裂糜烂。化脓时乳房肿痛加重，肿块变软，有应指感，溃破或切开引流后，肿痛减轻。如脓液流出不畅，肿痛不消，可有"传囊"之变。溃后不收口，渗流乳汁或脓液，可形成乳漏。多有恶寒发热、头痛、周身不适等症。患侧腋下可有臖核肿大疼痛。

患者多数为哺乳妇女，尤以未满月的初产妇为多见。

血白细胞计数及中性粒细胞增高。

五、鉴别诊断

1. 粉刺性乳痈 多发生于非哺乳非妊娠期，可伴有先天性乳头凹陷畸形，乳头常有白色粉渣样物溢出。初起肿块多位于乳晕部，局部红肿热痛程度和全身症状通常比乳痈轻。溃后脓液中夹有粉渣样物质，不易收口，可反复发作，形成乳漏。

2. 炎性乳腺癌 多见于青年妇女，尤其是在妊娠期或哺乳期。患乳迅速肿胀变硬，常累及整个乳房的 1/3以上。病变部位皮肤颜色暗红或紫红色，皮肤肿胀，毛孔深陷呈橘皮样改变，局部不痛或轻压痛。同侧腋窝淋巴结明显肿大，质硬固定。一般无恶寒发热等全身症状，不化脓，抗炎治疗无效。疾病进展较快，预后不良。

六、中医治疗

（一）辨证论治

1. 肝胃郁热证

证候：乳房肿胀疼痛，结块或有或无，皮色不变或微红，排乳不畅；伴恶寒发热，头痛骨楚，胸闷呕恶，纳谷不馨，大便干结等；舌质红，苔薄白或薄黄，脉浮数或弦数。

治法：疏肝清胃，通乳消肿。

方药：瓜蒌牛蒡汤加减。常用瓜蒌仁、牛蒡子、天花粉、黄芩、陈皮、栀子、连翘、皂角刺、金银花、青皮、柴胡、生甘草等。乳汁壅滞者，加鹿角霜、漏芦、王不留行、路路通等通络下乳；恶露未净者，加当归、益母草等养血活血。

2. 热毒炽盛证

证候：乳房肿痛加重，结块增大，皮肤焮红灼热，继之结块中软应指，或脓出不畅，红肿热痛不消；伴壮热不退，口渴喜饮，便秘溲赤；舌质红，苔黄腻，脉洪数。

治法：清热解毒，托里透脓。

方药：五味消毒饮合透脓散加减。常用金银花、野菊花、紫花地丁、蒲公英、当归、生黄芪、皂角刺、连翘、白芷、天花粉、陈皮。热甚者，加生石膏、知母清热除烦。

3. 正虚邪滞证

证候：溃后乳房肿痛减轻，脓液清稀，淋漓不尽，日久不愈，或乳汁从疮口溢出；伴面色少华，神疲乏力，或低热不退，纳谷不馨；舌质淡，苔薄，脉细。

治法：益气和营，托毒生肌。

方药：托里消毒散加减。常用党参、川芎、当归、白芍、白术、金银花、茯苓、白芷、皂角刺、甘草、桔梗、黄芪。漏乳者，加山楂、麦芽回乳。

4. 气血凝滞证

证候：乳房结块质硬，微痛不热，皮色不变或暗红，日久不消；舌质正常或瘀暗，苔薄白，脉弦涩。

治法：疏肝活血，温阳散结。

方药：四逆散加鹿角片、桃仁、丹参等。常用柴胡、赤芍、鹿角片、桃仁、制香附、丹参、益母草、路路通、甘草等。

（二）外治疗法

1. 初起 皮肤红热明显者，可用金黄散或玉露散或双柏散，加冷开水或金银花露调敷；或鲜菊花叶、鲜蒲公英、仙人掌单味适量捣烂外敷；或金黄膏或玉露膏外敷。皮色微红或不红者，用冲和膏外敷。

2. 成脓 宜切开排脓。在乳房部做放射状切口或循皮纹切开。乳晕部脓肿宜在乳晕旁做弧形切口；乳房后位脓肿宜在乳房下方皱襞部做弧形切口。

3. 溃后 用药线蘸八二丹或九一丹引流，外敷金黄膏；脓腔较大者可用红油膏纱布蘸八二丹或九一丹填塞；

待脓净流出黄稠滋水，改用生肌散、红油膏或白玉膏盖贴。可配合垫棉法加快愈合。

4.**袋脓或乳汁从疮口溢出** 可加用垫棉法。若失败则做扩创引流。

5.**传囊** 若红肿疼痛明显则按初起处理；若局部已成脓，宜再做一辅助切口引流或用拖线法。

第二节 乳 癖

一、概述

乳癖是乳腺组织的既非炎症也非肿瘤的良性增生性疾病。

其临床特点是单侧或双侧乳房疼痛并出现肿块，乳痛和肿块与月经周期及情志变化密切相关。乳房肿块大小不等，形态不一，边界不清，质地不硬，推之活动。本病好发于 25 ～ 45 岁的中青年妇女，其发病率占乳房疾病的 75%，是临床上最常见的乳房疾病。

本病相当于西医学的乳腺增生病。

二、病因病机

1.由于情志不遂，久郁伤肝，或受到精神刺激，急躁恼怒，导致肝气郁结，气机阻滞于乳房胃络，经脉阻塞不通，不通则痛，而引起乳房疼痛；肝气郁久化热，热灼津液为痰，气滞痰凝血瘀，即可形成乳房肿块。

2.因肝肾不足，冲任失调，致使气血瘀滞，或脾肾阳虚痰湿内结，经脉阻塞，而致乳房结块、疼痛，常伴月经不调。

三、临床表现

多发生于 25 ～ 45 岁妇女，城市妇女的发病率高于农村。社会经济地位高或受教育程度高、月经初潮年龄早、低经产状况、初次怀孕年龄大、未授乳和绝经迟的妇女为本病的高发人群。

乳房疼痛以胀痛为主，或为刺痛或牵拉痛。疼痛常在月经前加剧，月经后减轻，或随情绪波动而变化，痛甚者不可触碰，行走或活动时也有乳痛。乳痛主要以乳房肿块处为甚，常涉及胸胁部或肩背部。可伴有乳头疼痛或瘙痒。

乳房肿块可发生于单侧或双侧，大多位于乳房的外上象限，也可见于其他象限。肿块的质地中等或质硬不坚，表面光滑或颗粒状，推之活动，大多伴有压痛。肿块的大小不一，一般直径在 1 ～ 2cm，大者可超过 3cm。根据肿块的形态和分布常可分为以下数种类型。

（1）片块型 肿块呈厚薄不等的片块状，圆盘状或长圆形，数目不一，质地中等或有韧性，边界清楚，推之活动。

（2）结节型 肿块呈扁平或串珠状结节，形态不规则，边界欠清，质地中等或偏硬，推之活动。亦可见肿块呈米粒或砂粒样结节。

（3）混合型 有结节、条索、片块样等多种形态肿块混合存在者。

（4）弥漫型 肿块分布超过乳房三个象限以上者。

乳房肿块可于经前期增大变硬，经后稍见缩小变软。个别患者挤压乳头可有多孔溢出浆液样或乳汁样或清水样的液体。

乳房疼痛和乳房肿块可同时出现，也可先后出现，或以乳痛为主，或以乳房肿块为主。常可伴有月经失调，心烦易怒等。

四、诊断

多数在乳房外上象限有一扁平肿块，扪之有豆粒大小韧硬结节，可有触痛。肿块边界欠清，与周围组织不粘连。乳房可有胀痛，每随喜怒而消长，常在月经前加重，月经后缓解。本病多见于 25 ～ 45 岁妇女。钼钯 X 线乳房摄片、冷光源强光照射、液晶热图像等检查有助诊断。必要时进行组织病理学检查。

五、鉴别诊断

乳岩 乳房肿块，多无疼痛，逐渐长大，肿块质地坚硬，表面高低不平，边界不整齐，常与皮肤粘连，活动度差，患侧淋巴结可肿大，后期溃破呈菜花样。

六、中医治疗

（一）辨证论治

1.肝郁痰凝证

证候：多见于青壮年妇女，乳房肿块，质韧不坚，胀痛或刺痛，症状随喜怒消长；伴有胸闷胁胀，善郁易怒，失眠多梦，心烦口苦；苔薄黄，脉弦滑。

治法：疏肝解郁，化痰散结。

方药：逍遥蒌贝散加减。常用柴胡、郁金、当归、白芍、茯苓、瓜蒌、半夏、贝母等。乳房胀痛明显者，加延胡索、川楝子、八月札；心烦易怒者，加栀子、牡丹皮、黄芩等。

2.冲任失调证

证候：多见于中年妇女，乳房肿块月经前加重，经后减缓，乳房疼痛较轻或无疼痛；伴有腰酸乏力，神疲倦怠，月经失调，量少色淡，或闭经；舌淡，苔白，脉沉细。

治法：调摄冲任，和营散结。

方药：二仙汤合四物汤加减。常用淫羊藿、仙茅、当归、知母、丹参、象贝、半夏、夏枯草、香附、郁金等。肿块较硬者，加生牡蛎、海藻、莪术等；伴有乳头溢液者，加白花蛇舌草、黄芩、蒲公英等；月经不调、腰膝酸软者，加菟丝子、女贞子、益母草等。

（二）外治疗法

阳和解凝膏掺黑退消或桂麝散盖贴，或用大黄粉以醋调敷。过敏者忌用。

阳和解凝膏：性偏温热，功能温经和阳，祛风散寒，调气活血，化痰通络。

黑退消：具有温经散寒、化痰软坚之功，适用于一切阴证。

第三节　乳　核

一、概述

乳核是发生在乳房部最常见的良性肿瘤。

其临床特点是好发于 20～25 岁青年妇女，乳中结核，形如丸卵，边界清楚，表面光滑，推之活动。

本病相当于西医学的乳腺纤维腺瘤。

二、病因病机

1.情志内伤，肝气郁结，或忧思伤脾，运化失司，痰湿内生，气滞痰凝而成。

2.冲任失调，气滞血瘀痰凝，积聚乳房胃络而成。

三、临床表现

多发于 20～25 岁女性，其次是 15～20 岁和 25～30 岁者。一般无乳房疼痛，少数可有轻微胀痛，但与月经无关。肿块常为单发，也可见多个肿块在单侧或双侧乳房内同时或先后出现。形状呈圆形或椭圆形，直径大多在 0.5～5cm 之间，边界清楚，质地中等或偏硬，表面光滑，按之有硬橡皮球之弹性，活动度大，触诊常有滑脱感。肿块通常生长缓慢，妊娠期可迅速增大，应排除恶变可能。

四、诊断

1.多数发生在一侧乳房，肿块多为单发，以乳房外上象限为多见。

2.肿块呈卵圆形，大小不一，质地坚硬，表面光滑，境界清楚，活动度大，不与周围组织粘连，无疼痛和触痛，生长缓慢，不会化脓溃烂，与月经周期无关。

3.好发于青少年女性。

4.钼钯 X 线摄片、红外线热图像等检查，可帮助诊断，必要时行病理检查。

五、鉴别诊断

1.乳岩（乳房恶性肿瘤）　多发于 40～60 岁妇女，乳房肿块质地坚硬如石，表面高低不平，边界不清，活动度差，常与皮肤及周围组织粘连，皮肤可呈橘皮样改变，患侧淋巴结可肿大。必要时行活组织检查进行鉴别。

2. 乳癖（乳腺增生病） 常为双侧乳房多发肿块，肿块大小不等，可为片块状、条索状、结节状或颗粒状，边界欠清，质地软或硬韧，多伴有胀痛感或触痛，且在月经期前加重、经后减轻。

六、中医治疗

（一）辨证论治

1. 肝气郁结证

证候：肿块较小，发展缓慢，不红不热，不觉疼痛，推之可移；伴胸闷、喜叹息；苔薄白，脉弦。

治法：疏肝解郁，化痰散结。

方药：逍遥散加减。常用柴胡、当归、白芍、郁金、瓜蒌、半夏、贝母等。肿块坚韧者，加三棱、莪术、生牡蛎、石见穿等。

2. 血瘀痰凝证

证候：肿块较大，坚硬木实，重坠不适；伴胸胁牵痛，烦闷急躁，或月经不调、痛经等症；舌质暗红，苔薄腻，脉弦滑或弦细。

治法：疏肝活血，化痰散结。

方药：逍遥散合桃红四物汤加山慈菇、海藻。常用柴胡、白芍、半夏、郁金、香附、当归、桃仁、丹参、川芎、山慈菇、海藻等。月经不调者，加仙茅、淫羊藿等。

（二）外治疗法

阳和解凝膏掺黑退消外贴，每周换药1次。

第四节　乳　岩

一、概述

乳岩是发生在乳房部的恶性肿瘤。

其临床特点为乳房肿块质地坚硬，凹凸不平，边界不清，推之不移，按之不痛，或乳头溢血，晚期可见溃烂凸如泛莲或菜花，是女性最常见的恶性肿瘤之一，大多数发生在40～60岁的女性，尤以未婚或婚后未曾生育者多见。

本病包括西医学的乳腺癌、乳腺肉瘤、恶性叶状肿瘤等（本节主要讲述乳腺癌）。

二、病因病机

乳岩的发生总不外乎六淫内侵，肝脾气郁，冲任不和，脏腑功能失调，以致气滞血瘀、痰凝、邪毒结于乳络而成。

1. 忧思郁怒，七情内伤，则肝脾气逆。肝郁则气血瘀滞，脾伤则痰浊内生，痰瘀互结，经络阻塞，结滞于乳房而成。

2. 肝肾不足，冲任失调，脏腑及乳房的气血失和，气滞、痰凝、血瘀互结而发为乳岩。

3. 六淫邪毒乘虚入侵，与痰、瘀互结，蕴阻于乳络而成。

4. 肝肾阴虚，阴虚则火旺，火旺则灼津炼痰，痰毒瘀血互结乳房成岩。

三、临床表现

发病年龄一般在40～60岁，绝经期前后妇女发病率相对较高。常分为一般类型及特殊类型。

1. 一般类型乳腺癌 常表现为乳房内触及无痛性肿块，边界不清，质地坚硬，表面不光滑，不易推动，常与皮肤粘连而呈现酒窝征，个别可伴乳头血性或水样溢液。后期随着肿块逐渐增大，可产生不同程度疼痛，皮肤可呈橘皮样肿胀；病变周围可出现散在的小肿块，状如堆栗；乳头内缩或抬高，偶可见到皮肤溃疡。晚期，乳房肿块溃烂，疮口边缘不整齐，中央凹陷似岩穴，有时外翻似菜花，时渗紫红血水，恶臭难闻。若转移至腋下及锁骨上时，可触及散在、质硬无痛的肿物，以后逐渐增大，互相粘连，融合成团，继而出现形体消瘦，面色苍白，神疲憔悴等恶病质貌。

2. 特殊类型乳腺癌

（1）炎性癌 临床少见，多发于青年妇女，半数发生在妊娠或哺乳期。起病急骤，乳房迅速增大，皮肤肿胀，色红或紫红色；但无明显的肿块。转移甚广，对侧乳房往往不久即被侵及。早期即可出现腋窝部、锁骨上淋巴结肿大。本病恶性程度极高，病程短，常于一年内死亡。

（2）湿疹样癌　临床较少见。皮肤表现类似慢性湿疮，乳头和乳晕的皮肤发红，轻度糜烂，有浆液渗出因而潮湿，有时覆盖着黄褐色的鳞屑状痂皮。病变皮肤质硬，与周围分界清楚。多数患者感到奇痒，或有轻微灼痛。数年后病变蔓延到乳晕以外皮肤，色紫而硬，乳头凹陷。破溃后易于出血，逐渐乳头蚀落，疮口凹陷，边缘坚硬，乳房内也可出现坚硬的肿块。

四、诊断

乳房肿块质地坚硬，凹凸不平，边界不清，推之不移，按之不痛，或乳头溢血，晚期可见溃烂凸如泛莲或菜花，大多数发生在 40 ～ 60 岁的女性，尤以未婚或婚后未曾生育者多见。

五、鉴别诊断

1. 乳癖（乳腺增生病）　好发于 30 ～ 45 岁女性。月经期前乳房胀痛明显，经后疼痛减轻。有大小不等的结节状或片块状肿块，边界不清，质地柔韧，常为双侧性。肿块和皮肤不粘连。

2. 乳核（乳腺纤维腺瘤）　多见于 20 ～ 30 岁女性。乳房肿块形如丸卵，表面坚实光滑，边界清楚，活动度好，可推移。病程进展缓慢。

3. 乳痨（乳房结核）　好发于 20 ～ 40 岁女性。肿块可一个或数个，质坚实，边界不清，多与皮肤粘连，肿块成脓时变软，溃破后形成瘘管，经久不愈。

六、中医治疗

（一）辨证论治

1. 肝郁痰凝证

证候：乳房部肿块皮色不变，质硬而边界不清；情志抑郁，或性情急躁，胸闷胁胀，或伴经前乳房作胀或少腹作胀；苔薄，脉弦。

治法：疏肝解郁，化痰散结。

方药：神效瓜蒌散合开郁散加减。常用瓜蒌、当归、白芍、柴胡、白术、茯苓、郁金、香附等。疼痛明显者，加乳香、没药。

2. 冲任失调证

证候：乳房结块坚硬；经期紊乱，素有经前期乳房胀痛，或婚后从未生育，或有多次流产史；舌淡，苔薄，脉弦细。

治法：调摄冲任，理气散结。

方药：二仙汤合开郁散加减。常用仙茅、淫羊藿、知母、黄柏、白术、茯苓、柴胡等。月经紊乱者，加当归、丹参、香附、郁金等；肿块坚硬者，加莪术、石见穿、蜂房、半枝莲等。

3. 正虚毒盛证

证候：乳房肿块扩大，溃后愈坚，渗流血水，不痛或剧痛；精神萎靡，面色晦暗或苍白，饮食少进，心悸失眠；舌紫或有瘀斑，苔黄，脉弱无力。

治法：调补气血，清热解毒。

方药：八珍汤加减。常用黄芪、白术、茯苓、当归、熟地黄、白芍、甘草等，酌加半枝莲、白花蛇舌草、石见穿等清热解毒之品。肿块溃破出血者，加茜草、仙鹤草等；心悸失眠者，加五味子、川芎、麦冬、灵芝等。

4. 气血两亏证

证候：多见于癌肿晚期或手术、放化疗后，病人形体消瘦，面色萎黄或㿠白，头晕目眩，神倦乏力，少气懒言；术后切口皮瓣坏死糜烂，时流渗液，皮肤灰白，腐肉色暗不鲜；舌质淡，苔薄白，脉沉细。

治法：补益气血，宁心安神。

方药：人参养荣汤加味。常用人参、黄芪、白术、白芍、当归、熟地黄、远志、五味子等，酌加半枝莲、龙葵、白花蛇舌草等清热解毒之品。

5. 脾虚胃弱证

证候：手术或放化疗后食欲不振，神疲肢软，恶心欲呕，肢肿倦怠；舌淡，苔薄，脉细弱。

治法：健脾和胃。

方药：参苓白术散或理中汤加减。常用黄芪、党参、白术、茯苓、干姜、甘草等。恶心呕吐者，加半夏、竹茹；胃脘胀满者，加八月札、莱菔子；便溏者，加薏苡仁、怀山药等。

除以上几种常见类型外，还可见到放化疗后胃阴虚，出现口腔糜烂、牙龈出血等症者，治宜清养胃阴，方用益胃汤加减。

（二）外治疗法

适用于有手术禁忌证，或已远处广泛转移，不适宜手术者。初起用阿魏消痞膏外贴；溃后用海浮散或红油膏外敷；坏死组织脱落后改用生肌玉红膏、生肌散外敷。

第七章 瘿

第一节 气 瘿

一、概述

气瘿是指颈前结喉部漫肿伴结块，按之柔软，是最常见的瘿病。因其肿块可随喜怒而消长，故称为气瘿，俗称"大脖子病"。

其临床特点是女性多见，好发于高原、山区等缺碘地区；颈前结喉两侧弥漫性肿大，伴有结节，质地不硬，皮色如常，生长缓慢。

本病相当于西医学的单纯性甲状腺肿。

二、临床表现

女性发病数较男性略高。单纯性甲状腺肿常发生在青春发育期、妊娠期或哺乳期。地方性甲状腺肿在流行地区幼儿期即有发病，至青春期后甲状腺肿大更明显。

（1）初起，一般全身症状不明显，颈部呈弥漫性肿大，肿势逐渐增加，边缘不清，皮色如常，质软不痛，吞咽时肿块随喉和气管上下移动。弥漫性肿大者仍显示正常甲状腺形状，两侧对称。结节性肿大者一侧较显著；囊肿样变结节如并发囊内出血，结节可在短期内增大。

（2）肿块肿胀过大，可呈下垂状，自觉沉重感，随喜怒而消长，进一步发展成巨大甲状腺肿，可压迫气管、食管、血管、神经，而产生一些相应的症状。如压迫一侧气管，可使气管向他侧移位或变弯曲；压迫两侧气管，气管变扁平。由于气管受压，可使呼吸发生困难。如压迫食管，会引起吞咽不适感，但不会引起食管梗阻症状。如压迫颈深部大静脉，可引起头颈部的血液回流受阻，患者面部呈青紫色浮肿，同时出现颈部和胸前表浅静脉的曲张。如压迫喉返神经，可引起声带麻痹，患者发音嘶哑。

（3）非青春期单纯性甲状腺肿及非地区性缺碘所引起的气瘿患者，多并发甲状腺功能亢进症。

三、诊断

1. 女性多见。

2. 颈前结喉处漫肿，一侧或两侧可及多个结节，光滑，质软不痛，随吞咽动作而上下移动。

3. 如甲状腺肿块较大时，可压迫气管、食管和喉返神经等而引起各种症状，如呼吸困难、吞咽不利、声音嘶哑等。

4. B超检查甲状腺增大，甲状腺内多发囊性、实性或囊实性结节。颈部X线检查可以帮助判断有无气管受压、偏移。

四、鉴别诊断

1. **肉瘿（甲状腺腺瘤）** 甲状腺肿块多为单个，呈球状，边界清楚，质地柔韧。

2. **瘿痈（亚急性甲状腺炎）** 有急性发病史；甲状腺肿痛，质地较硬，伴发热、吞咽疼痛等全身症状。

3. **石瘿（甲状腺恶性肿瘤）** 气瘿增长迅速、质地变硬时需警惕癌变，通过B超和甲状腺细针穿刺相鉴别。

五、中医治疗

辨证论治

1.肝郁痰凝证

证候：颈前结喉处漫肿、结块，边缘不清，随喜怒消长，皮色如常，质软无压痛；伴急躁易怒，善太息；舌质淡红，苔薄，脉沉弦。

治法：疏肝解郁，化痰软坚。

方药：四海舒郁丸加减。常用海带、海藻、昆布、海螵蛸、海蛤壳、木香、陈皮、郁金、夏枯草、半夏、白芥子、土贝母等。气短、便溏者，加黄芪、党参、白术、茯苓等益气健脾；有结节者，加赤芍、三棱、莪术、山慈菇、黄药子等活血散结。

2.肝郁肾虚证

证候：颈前结喉处漫肿、结块；伴有腰酸头晕，神疲乏力，月经不调；舌质淡，脉沉细。

治法：疏肝补肾，调摄冲任。

方药：四海舒郁丸合右归饮加减。常用海藻、昆布、木香、陈皮、夏枯草、土贝母、菟丝子、山茱萸、当归、鹿角胶等。

第二节　肉　瘿

一、概述

肉瘿是指瘿病中结喉肿块较局限而柔韧者。

其临床特点是颈前喉结一侧或两侧结块，柔韧而圆，如肉之团，随吞咽动作而上下移动，发展缓慢。好发于中青年女性。

本病相当于西医学的甲状腺腺瘤。

二、病因病机

肉瘿多因肝经郁火留伏，激动肝火，或情志内伤，肝气郁结而引发。本病初期多实，病久则由实转虚，或虚实夹杂。

1.气滞痰凝　肝为刚脏，性喜条达，情志抑郁，则肝失疏泄，气滞血瘀；或忧思郁怒，肝旺侮土，横逆犯胃，脾失健运，运化失司，湿滞、食滞化成痰浊内蕴。

2.气阴两虚　忧思郁怒，日久耗气伤阴，阴虚火旺，灼津炼痰。气、痰、瘀三者合而交结，凝滞为患。气郁、湿痰、瘀血随经络而行，留注于任脉、督脉汇集的结喉，聚而成形，即成肉瘿。

西医学对本病的病因认识尚不清楚，可能与碘代谢变化、女性激素、地理环境及家族遗传有关。

三、临床表现

好发于甲状腺功能活动较旺盛的时期，多见于成年人，20～40岁女性尤其多见。

主要症状是颈部出现肿物，偶尔发现或被他人发现颈部肿大。肿物生长缓慢，大部分病人无明显不适，在肿物逐渐增大后可感到憋气或有压迫感，尤其是低头或仰头时更甚。甲状腺腺瘤为单发或多发，呈圆形或椭圆形，局限在腺体内，质地较周围组织稍韧；囊肿质地较软。肿物表面光滑，边界清楚，无压痛，能随吞咽动作上下活动，与伸舌动作无关。

部分患者可发生肿物突然增大，并出现局部疼痛，是因腺瘤囊内出血所造成。巨大的肉瘿可以压迫气管移位，但很少发生呼吸困难和声带麻痹。

部分患者可伴性情急躁，容易出汗，胸闷心悸，脉数，月经不调，双手震颤，或能食善饥，体重减轻，形体消瘦，神疲乏力，脱发，便溏等甲状腺功能亢进的症状。

少数实质性腺瘤有癌变的危险性，囊性不易恶变。

四、诊断

1.瘿囊内肿块，呈圆形，表面光滑，随吞咽上下移动，无疼痛和压痛，并发出血时，肿块可迅速增大，伴有胀痛。

2.肿块增大时，可有呼吸困难、吞咽困难、声音嘶哑等压迫症状。

3.本病多见于青中年妇女。

4.超声检查及同位素扫描有助诊断。

5.血清三碘甲状腺原胺酸（T_3）、血清四碘甲状腺原胺酸（T_4）及促甲状腺素（TSH）的检查可了解甲状腺功能。

五、鉴别诊断

甲状舌骨囊肿　肿块位于颈部正中，位置较低，常在胸锁关节上方；一般不随吞咽动作上下移动，但随伸舌动作上下移动。

六、中医治疗

（一）辨证论治

1.气滞痰凝证

证候：颈部肿块，不红，不热，不痛，随吞咽上下移动，可有呼吸不畅或吞咽不利，一般无明显全身症状，苔薄腻，脉弦滑。

治法：理气解郁，化痰软坚。

方药：逍遥散合海藻玉壶汤加减。常用海藻、陈皮、贝母、连翘、昆布、半夏、青皮、川芎、当归、海带、夏枯草、黄药子、三棱、莪术等。

2.气阴两虚证

证候：颈部结喉处肿块，质地柔韧；伴有急躁易怒、汗出心悸、失眠多梦、消谷善饥、形体消瘦、月经不调、手部震颤等；舌红，苔薄，脉弦。

治法：益气养阴，软坚散结。

方药：生脉散合消瘰丸加减。常用党参、麦冬、五味子、玄参、贝母、牡蛎、白芍、当归、陈皮、龟甲、鳖甲、莪术、夏枯草。失眠者，加茯神、珍珠母等镇心安神；急躁、手抖者，加生石决明、钩藤等平肝息风。

（二）外治疗法

阳和解凝膏掺黑退消或桂麝散外敷。

第三节　石　瘿

一、概述

石瘿是指瘿病肿块坚硬如石者，属于恶性病变。

其临床特点是结喉处结块，坚硬如石，高低不平，推之不移。

本病相当于西医学的甲状腺癌。

二、临床表现

多见于30～45岁青壮年，女性发病较多，男女之比例为1∶（2～3）。或既往有肉瘿病史。

偶然发现颈部肿块坚硬不平，或颈前多年存在的肿块迅速增大，变硬，表面高低不平，推之不移，吞咽时活动受限。可出现波及耳、枕和肩部的疼痛；肿块可发生压迫症状，引起呼吸和吞咽困难，声音嘶哑；晚期可发生骨、肺、颅内转移，出现骨痛、胸痛、咳嗽、咯血、头痛、复视等症状。

石瘿的转移较为常见，早期即可转移至淋巴结，或经血行转移至内脏。远处转移以扁骨和肺为主。

三、诊断

多见于30～40岁女性，多为颈前结喉处单个肿块，质地坚硬如石，表面凹凸不平，推之不移。若肿块压迫，可引起呼吸或吞咽困难、声音嘶哑等症。容易出现颈淋巴结转移。少数患者原有其他瘿病。甲状腺同位素扫描显示甲状腺肿物为冷结节。超声和CT检查显示甲状腺肿物质地不均，内有沙粒样钙化，边缘不清。穿刺细胞学或活组织病理检查可确诊。

四、鉴别诊断

肉瘿　甲状腺肿物呈圆形或卵圆形，边界清楚，表面光滑，随吞咽动作而上下移动。甲状腺同位素扫描显示甲状腺肿物多为温结节或凉结节。超声和CT检查显示甲状腺肿物质地均匀、边缘光整，或为囊性。

五、中医治疗

（一）辨证论治

1.痰瘀内结证

证候：颈部结喉处肿块坚硬如石，高低不平，推之不移；颈部憋闷或疼痛，全身症状可不明显；舌暗红，苔薄黄，脉弦。

治法：解郁化痰，活血消坚。

方药：海藻玉壶汤合桃红四物汤加减。常用海藻、当归、木香、青皮、白花蛇舌草、三棱、莪术、山慈菇、夏枯草、石见穿、黄药子等。

2. 瘀热伤阴证

证候：结喉处肿块坚硬，或伴有颈部他处发现转移性结块；口干咽燥，声音嘶哑，咳嗽少痰，形倦体瘦；舌紫暗，或见瘀斑，脉沉涩。

治法：化瘀散结，和营养阴。

方药：通窍活血汤合养阴清肺汤加减。常用川芎、桃仁、红花、生地黄、麦冬、玄参、象贝母、牡丹皮、白芍、莪术、山慈菇、露蜂房等。

3. 气阴两虚证

证候：颈前结节有或无；神疲气短，心慌心悸，口干咽燥；舌红，少苔，脉细弱。

治法：益气养阴，扶正固本。

方药：生脉散加味。常用党参、麦冬、五味子、沙参、黄芪、黄精、当归、白芍、丹参、夏枯草、半夏、白花蛇舌草等。

（二）外治疗法

1. 可用阳和解凝膏掺阿魏粉敷贴。
2. 肿块处疼痛灼热者，可用生商陆根捣烂外敷。

第八章 瘤、岩

第一节 血 瘤

一、概述

血瘤是因体表血络扩张、纵横丛集而形成的一种良性体表肿瘤。

其临床特点是可发生于身体任何部位，大多数为先天性，以女性多见；病变局部色泽鲜红或紫，可呈局限性柔软肿块状，边界清或尚清，触之或如海绵。

本病相当于西医学的血管瘤，包括毛细血管瘤及海绵状血管瘤。

二、临床表现

1.**毛细血管瘤** 多在出生后1～2个月内出现，部分在5岁左右自行消失。多发生在颜面、颈部，可单发，也可多发。多数表现为皮肤红色丘疹或小的红斑，逐渐长大，界限清楚，大小不等，质软可被压缩，色泽鲜红或紫红，压之可退，抬手复原。

2.**海绵状血管瘤** 质地柔软似海绵，常呈局限性半球形或扁平高出皮面的隆起物，有很大的伸缩性，可因体位下垂而充盈，或随患肢抬高而缩小；瘤内可扪及颗粒状的静脉石硬结，外伤出血、继发感染后可形成慢性出血性溃疡。

三、诊断

本病好发于婴儿和儿童。

1.**毛细血管瘤** 多在出生后不久即发现，局部皮肤稍突出，呈葡萄酒斑或草莓状，色泽由鲜红至暗紫色不等，随着婴儿生长而增大，与周围皮肤界限清楚，好发于面颈部。

2.**海绵状血管瘤** 常呈局限性半球形隆起，质地柔软，犹似海绵，用手压迫肿瘤能压缩变小，去压后复原，好发于头颈部，也可发于其他部位。海绵状血管瘤表皮溃破可引起出血和继发感染。

四、鉴别诊断

1.**丹毒** 以患部皮肤突然鲜红成片，色如涂丹，灼热肿胀，迅速蔓延为主要表现的急性疮疡类疾病，全身有恶寒发热等症。

2.**疬疡风** 多见于中老年人，好发于乳房、臀沟和腋窝皱襞等处，色素沉着，状如网眼，皮肤枯萎，兼有局部瘙痒。

3.**紫癜风** 好发于腕部、前臂、阴股及口内黏膜；局部为扁平丘疹，呈多角形，色紫而有光泽，伴有局部瘙痒。

五、中医治疗

（一）辨证论治

1.心火妄动证

证候：瘤体色泽鲜红，按之灼热；伴烦躁不安，口舌生疮，面赤口渴，小便短赤，大便秘结；舌红，少苔，脉细数。

治法：清心泻火，凉血散瘀。

方药：芩连二母丸合泻心汤加减。常用黄芩、黄连、知母、贝母、当归、生地黄、熟地黄、蒲黄、川芎、大黄、白芍、生甘草等。口舌生疮者，加玄参、淡竹叶清泻心火。

2.肾伏郁火证

证候：血瘤生来即有，多见于颜面、颈肩部，瘤体表面灼热；五心烦热，潮热盗汗，发育迟缓，小便黄，大便干；舌红，少苔，脉细数。

治法：滋阴降火，凉血化瘀。

方药：凉血地黄汤合六味地黄丸加减。常用生地黄、当归尾、地榆、槐花、黄连、天花粉、熟地黄、枣皮、怀山药、泽泻、牡丹皮、甘草等。

3. 肝经火旺证

证候：血瘤呈痣状，或由扩张、迂曲的血管构成瘤体，挤压后膨胀性较好，瘤体常因情志不遂或恼怒而发生胀痛；胸胁胀闷，口苦咽干，小便短赤，大便秘结；舌红，苔黄干，脉弦数。

治法：清肝凉血祛瘀。

方药：凉血地黄汤合丹栀逍遥散加减。常用生地黄、当归尾、地榆、槐花、黄连、天花粉、牡丹皮、栀子、柴胡、郁金、枳实、白芍、茯苓、白术、甘草等。

（二）外治疗法

1. 对小面积毛细血管瘤及海绵状血管瘤可用五妙水仙膏外搽。

2. 清凉膏合藤黄膏外敷，包扎固定，每日换药1次，以促其消散。

第二节　肉　瘤

一、概述

肉瘤是发于皮里膜外，由脂肪组织过度增生而形成的良性肿瘤。

其临床特点是瘤体质地柔软似棉，外观肿形似馒，生长缓慢，用力可以压扁，推之可以移动，与皮肤无粘连，瘤体表面皮肤如常，亦无疼痛。

本病可发于身体各个部位，数目不定，任何年龄、性别均可发病，但多见于成年人。

本病相当于西医学的脂肪瘤，而不同于西医学所称的肉瘤。西医学所称的肉瘤是指发生于软组织的恶性肿瘤，如纤维肉瘤、脂肪肉瘤等。要注意区别。

二、病因病机

本病多因郁滞伤脾，痰气凝结所致。

1. 脾虚痰湿　脾主肌肉，主运化，思虑过度或饮食劳倦，郁结伤脾，脾失健运，肌肉失养，脾气不行，津液聚而为痰，痰气郁结发为肉瘤。

2. 肝郁痰凝　郁怒伤肝，肝失疏泄，气机不畅，瘀血阻滞，经脉不利，津液聚而为痰，气郁痰凝而为肉瘤。

三、临床表现

多见于成年女性，可发于身体各部，好发于肩、背、腹、臀及前臂皮下。

大小不一，边界清楚，皮色不变，生长缓慢，触之柔软，呈扁平团块状或分叶状，推之可移动，基底较广阔，一般无疼痛。

多发者常见于四肢、胸或腹部，呈多个较小的圆形或卵圆形结节，质地较一般肉瘤略硬，压之轻度疼痛。

四、诊断

本病可以发生在全身任何有脂肪组织的地方，大多位于皮下组织内，好发于肩、背、腹、臀及前臂皮下。

肿块呈圆形或椭圆形，质地柔软，富有弹性，边界清楚，与皮肤无粘连，有时呈分叶状。生长缓慢，一般无疼痛。

五、鉴别诊断

1. 气瘤　瘤体为多发性，数目可从数个至千余个不等，以躯干为多；浮浅在皮肤，瘤体柔软，按之凹陷，放手凸起，状若有气。

2. 脂瘤　为皮肤内小肿块，小者如豆粒，大者如柑橘，边界清楚，质地柔软，肿块呈半圆形，肿块表面有一蓝黑小点，与皮肤粘连，但不与深部组织粘连，推之可移，生长缓慢；肿块染毒红肿破溃后可溢出豆腐渣样物质。

3.**胶瘤** 多发于青壮年的腕关节或踝关节附近；肿块由豆粒大逐渐长大至指头或核桃大，部分深陷，呈圆形，绷紧，质地韧硬，但有囊性感，表面光滑，皮色正常，有压痛，或本身即有酸肿麻木感。

六、中医治疗

（一）辨证论治

1.肝郁痰凝证

证候：瘤体小，常为多发性，质地稍硬，轻度触痛；常伴精神抑郁，心烦易怒，胸闷，善太息；舌红，苔薄黄，脉弦。

治法：疏肝解郁，理气化痰。

方药：十全流气饮加减。常用陈皮、茯苓、乌药、川芎、当归、白芍、香附、青皮、木香、生姜、大枣、甘草。心烦易怒，口干口苦者，加生地黄、赤芍、牡丹皮以清泄肝火。

2.脾虚痰湿证

证候：瘤体较大，软如绵，基底宽大，无触痛，甚至喜温喜按；常伴面色萎黄，精神疲倦，气短懒言；舌淡，苔薄白，脉缓弱。

治法：健脾理气，燥湿化痰。

方药：参苓白术散合二陈汤加减。常用党参、茯苓、白术、山药、扁豆、薏苡仁、砂仁、陈皮、法半夏、甘草。

（二）外治疗法

1.消瘤二反膏（甘遂、芫花、大戟、白芥子各等份，共研细末），用醋或姜汁调敷患处。

2.阳和解凝膏掺黑退消外敷。

3.二白散（生南星、贝母各等份，共研细末），用鸡子清和米醋调敷患处。

第三节　筋　瘤

一、概述

筋瘤是体表静脉曲张交错而形成团块状的病变。

其临床特点为筋脉色紫，盘曲突起，状如蚯蚓状团块。好发于下肢。

本病相当于西医学的下肢静脉曲张。

二、病因病机

本病多因长期站立等使下肢气滞血瘀，或郁怒伤肝，血燥筋挛所致。

1.**火旺血燥** 因肝肾不足，血旺火燥，筋脉失养而薄弱，扩张充盈，屈曲交错成瘤。

2.**气虚血瘀** 长期站立负重，劳倦伤气，气滞血瘀，筋脉纵横，血壅于下，结成筋瘤。

3.**寒湿凝筋** 因劳累或涉水淋雨，寒湿侵袭，凝结筋脉，筋挛血瘀，结块成瘤。

西医学认为，本病是由于静脉壁薄弱，或静脉瓣缺陷，加之重力的作用，致使下肢浅静脉系统处于伸长、蜿蜒而曲张的状态，浅静脉内压力持续升高所引起。

三、临床表现

多发于下肢，好发于经常从事站立工作者或重体力劳动者。

早期感觉患肢坠胀不适和疼痛，站立时明显，行走或平卧时消失。患肢浅静脉逐渐怒张，小腿静脉盘曲如条索状，色带青紫，甚则状如蚯蚓，瘤体质地柔软，抬高患肢或向远心方向挤压可缩小，但患肢下垂放手顷刻充盈回复。大隐静脉瓣膜功能试验和深静脉通畅试验有助于判断疾病的性质，并能指导治疗。出现条索状红肿、灼热、压痛等症多为伴发青蛇毒，经治疗后则条索状肿胀较为坚韧。瘤体如被碰破，流出大量瘀血，经压迫或缝扎后方能止血。病程久者皮肤萎缩，颜色褐黑，易伴发湿疮和臁疮。

四、诊断

早期轻度静脉曲张，可无明显不适感。以后可逐渐加重，站立较久时出现患肢痠胀、麻木、困重等症状。

患肢浅静脉盘曲成团，如蚯蚓集结，表面呈青蓝色，质地柔软。病久则出现患肢轻度肿胀，局部皮肤萎缩、脱屑、瘙痒和色素沉着，并可触及硬结。严重者可伴发湿疮、臁疮。

五、鉴别诊断

血瘤　常在出生后即被发现，随年龄增长而长大；瘤体小如豆粒，大如拳头，正常皮色或呈暗红或紫蓝色，形成瘤体的血管一般为丛状的血管或毛细血管。

六、中医治疗

（一）辨证论治

1.劳倦伤气证

证候：久站久行或劳累时瘤体增大，下坠不适感加重；常伴气短乏力，脘腹坠胀，腰酸；舌淡，苔薄白，脉细缓无力。

治法：补中益气，活血舒筋。

方药：补中益气汤加减。常用白术、陈皮、升麻、柴胡、党参、当归、台乌药、忍冬藤、丹参、黄柏、车前子等。

2.寒湿凝筋证

证候：瘤色紫暗，喜暖，下肢轻度肿胀；伴形寒肢冷，口淡不渴，小便清长；舌淡暗，苔白腻，脉弦细。

治法：暖肝散寒，益气通脉。

方药：暖肝煎合当归四逆汤加减。常用当归、小茴香、乌药、沉香、茯苓、桂枝、白芍、细辛、川芎、黄芪等。

3.外伤瘀滞证

证候：青筋盘曲，状如蚯蚓，表面色青紫，患肢肿胀疼痛；舌有瘀点，脉细涩。

治法：活血化瘀，和营消肿。

方药：活血散瘀汤加减。常用当归、赤芍、地龙、川芎、桃仁、怀牛膝、枳壳、丹参等。

4.火旺血燥证

证候：下肢青筋盘曲，瘤体灼热；伴五心烦热，口干；舌红，苔黄，脉细数。

治法：清肝泻火，养血生津。

方药：清肝芦荟丸加减。常用当归、生地黄、芍药、川芎、丹参、芦荟、黄连、枳壳、牛膝、忍冬藤等。出现局部红肿灼热硬结者，加蒲公英、黄柏、金银花等清热解毒；肢体肿胀者，可加泽兰、防己等利湿消肿。

（二）外治疗法

1.选中药红花、桃仁、苏木、牛膝等煎水浸泡患肢。

2.局部条索较硬者，可用紫草消肿膏外敷；局部红肿者，选玉露膏或如意金黄散调麻油外敷；合并出血者，用桃花散敷创面；合并患部湿疮者，宜用青黛膏外涂患处。

第四节　失　荣

一、概述

失荣是发于颈部的岩肿，因其晚期伴面容憔悴，形体消瘦，状如失去活力的树木，枝枯皮焦，失去荣华，故名失荣。

其临床特点是颈部肿块坚硬如石，推之不移，皮色不变，身体逐渐消瘦。

本病相当于西医学的颈部原发性恶性肿瘤和颈部淋巴结转移癌。

二、临床表现

1.原发性颈部恶性肿瘤　肿块生长快，质地坚硬，早期为圆形或椭圆形，可活动；后期体积增大，数量增多，融合成团块状或连结成串，表面不平，活动度差。常见的原发性恶性肿瘤有恶性腮腺混合瘤、甲状腺癌、恶性淋巴瘤。

2.转移性颈部恶性肿瘤　大多可找到原发病灶，颈部肿块初为一个或数个肿大的淋巴结，增大较原发性颈部肿瘤慢，且多数先有原发肿瘤的相应临床表现。临床上以鼻咽、口腔部，以及消化、呼吸系统癌肿转移至颈部者为多见。

三、诊断

发于颈部及耳前后。颈部肿块初为一个或数个，皮色不变，不热不痛。肿块逐渐增多、增大，融合成团或连结成串，隐隐作痛。溃后无脓，但流血水，其味臭秽，疼痛剧烈。伴形体消瘦，面色无华，胸闷烦躁，夜不安寐，终至气血衰竭而不治。继发者可伴鼻出血，或视物模糊，或耳窍失聪，或声音嘶哑，或吞咽困难等。

四、鉴别诊断

1.瘰疬（颈淋巴结结核） 肿块常三五成群，融合成串，质地韧，可化脓溃破；常伴咳嗽、低热等。必要时做活检进行鉴别。

2.肉瘿 肿块位于结喉正中或左右，呈半球形，可随吞咽动作上下移动，生长慢，质韧，无溃烂。

五、中医治疗

（一）辨证论治

1.肝郁痰结证

证候：颈项部结块坚硬如石，皮色如常，推之不移，不痛不痒；伴有情绪急躁，胸闷不舒，两胁发胀，体弱乏力；舌苔白滑或瘀点，脉弦或弦滑。

治法：舒肝解郁，化痰散结。

方药：开郁散加减。常用柴胡、当归、白芍、白芥子、白术、全蝎、郁金、茯苓、香附、天葵草、炙甘草、穿山甲、僵蚕等。

2.痰毒凝结证

证候：初起颈项肿核如栗，坚硬如石，推之不移，皮色不变，不痛不痒；面色少华，形寒神倦；舌苔白腻，脉沉细。

治法：祛寒温阳，化痰散结。

方药：阳和汤加减。常用麻黄、熟地黄、白芥子、炮姜炭、甘草、肉桂、鹿角胶、天南星、夏枯草、皂角刺等。

3.正虚邪实证

证候：结块渐大，微微作痛，皮色紫暗；逐渐形体消瘦；舌苔或白或黄，脉弦缓或数。

治法：益气养荣，化痰散结。

方药：和荣散坚丸加减。常用川芎、白芍、当归、茯苓、熟地黄、陈皮、桔梗、香附、白术、人参、甘草、海粉、昆布、贝母、升麻、红花、夏枯草等。

4.气血亏损证

证候：溃后腐烂无脓，坚硬不消，相反越溃越坚，疮口平塌渐大，凹凸不平，形如菜花，味臭难闻，疼痛较剧，时渗血水，或疮出血如喷射状；日夜烦躁不安，形体消瘦，纳食不佳；舌苔黄腻或白滑，脉弦数或沉细无力。

治法：调补气血。

方药：香贝养荣汤加减。常用香附、贝母、人参、茯苓、陈皮、熟地黄、川芎、当归、白芍、白术、桔梗、甘草、生姜、大枣等。

（二）外治疗法

1.初起 宜化痰散结、活血消肿，阿魏化痞膏外贴，每周换药1次。

2.溃后

（1）20%蟾酥软膏　蟾酥20g，凡士林100g，调成膏，外敷盖纱布。数日后岩组织脱落，改用生肌玉红膏外敷。

（2）皮癌净　将药粉直接撒在疮面，纱布覆盖，每日或隔日1次，每次用量不超过0.5～1g，待疮面焦痂四周翘起时，即可停药。再过数日待焦痂自行脱落，改用生肌药物。病变疮口大于5cm者，可分批分期敷药，以免发生中毒。

（3）洗药　龙葵30g，败酱草15g，蒲公英15g。煎汤待温，浸洗患处，每日1次。

第九章　皮肤疾病

第一节　热　疮

一、概述

热疮是在发热后或高热过程中在皮肤黏膜交界处所发生的急性疱疹性皮肤病。

其临床特点是皮损为成群的水疱，有的互相融合，多在1周后痊愈，易于复发。

本病多见于高热患者的发病过程中，如感冒、猩红热、疟疾等。好发于口唇、鼻孔周围、面颊、外阴等皮肤黏膜交界处。

本病相当于西医学的单纯疱疹。

二、临床表现

本病好发于皮肤黏膜交界处，常见于口角、唇缘、鼻孔周围、面颊及外阴等部位。

皮损初起为红斑，灼热而痒，继而形成针头大小簇集成群的水疱，内含透明浆液，破裂后露出糜烂面，逐渐干燥，结痂脱落而愈，留有轻微色素沉着。病程1～2周，易反复发作。

一般无全身不适感。发病前患处皮肤有发紧、烧灼、痒痛感。发于眼部者，常有刺痒、疼痛、怕冷、发热等风热毒盛的症状；发于口角唇缘或口腔黏膜者，可引起颌下或颈部臖核肿痛；发于外阴者，水疱易糜烂染毒，可伴有发热、便干、溲赤、尿频、尿痛、苔黄、脉数等湿热下注的症状；反复发作多年不愈者，常有咽干、口渴、舌红、脉数等阴虚内热的症状。

三、诊断

1. 本病好发于皮肤黏膜交界处，常见于口角、唇缘、鼻孔周围、面颊及外阴等部位。

2. 皮损初起为红斑，灼热而痒，继而形成针头大小簇集成群的水疱，内含透明浆液，破裂后露出糜烂面，逐渐干燥，结痂脱落而愈，留有轻微色素沉着。

四、鉴别诊断

1. **蛇串疮**　皮损为多个成群的水疱，多沿神经走向排列成带状，疱群间有正常皮肤间隔，刺痛明显，愈后多不再发。

2. **黄水疮**　好发于面部等暴露部位；初起为水疱，继而形成脓疱，疱破结痂较厚，呈灰黄色。

五、中医治疗

（一）辨证论治

1. 肺胃热盛证

证候：疱疹多见于颜面部或口唇鼻侧，群集小水疱，灼热刺痒；可伴轻度周身不适，心烦郁闷，大便干，小便黄；舌红，苔黄，脉弦数。

治法：疏风清热。

方药：辛夷清肺饮加减。常用辛夷、黄芩、栀子、麦冬、百合、石膏、知母、甘草、枇杷叶、升麻等。热盛者，加淡竹叶清热养胃。

2. 湿热下注证

证候：疱疹发于外阴，灼热痛痒，水疱易破糜烂；可伴有发热，尿赤、尿频、尿痛；舌红，苔黄，脉数。

治法：清热利湿。

方药：龙胆泻肝汤加减。常用龙胆草、栀子、黄芩、柴胡、生地黄、泽泻、当归、车前子、延胡索、甘草等。大便干者，加生大黄以泻下通腑；热毒重者，加板蓝根、紫草清热解毒。

3.阴虚内热证

证候：间歇发作，反复不愈；伴口干唇燥，午后微热；舌红，苔薄，脉细数。

治法：养阴清热。

方药：增液汤加减。常用玄参、麦冬、生地黄、板蓝根、紫草、生薏苡仁等。

（二）外治疗法

1. 初起者局部酒精消毒，用三棱针或一次性 5 号注射针头浅刺放出疱液。

2. 局部外用药以清热、解毒、燥湿、收敛为主。可用紫金锭磨水外搽，或金黄散蜂蜜调敷，或青吹口散或油膏、黄连膏外涂，每天 2～3 次。

第二节　蛇串疮

一、概述

蛇串疮是一种皮肤上出现成簇水疱，多呈带状分布，痛如火燎的急性疱疹性皮肤病。

其临床特点是皮肤上出现红斑、水疱或丘疱疹，累累如串珠，排列成带状，沿一侧周围神经分布区出现，局部刺痛或伴臖核肿大。多数患者愈后很少复发，极少数病人可多次发病。

好发于春秋季节，四季皆有。好发于成年人，老年人患病病情尤重。由于本病多发于胸胁部，故中医又名缠腰火丹，亦称为火带疮、蛇丹、蜘蛛疮等。

本病相当于西医学的带状疱疹。

二、病因病机

1.肝经郁热　由于情志内伤，肝气郁结，久而化火，肝经火毒蕴积，夹风邪上窜头面而发；或夹湿邪下注，发于阴部及下肢；火毒炽盛者多发于躯干。

2.脾虚湿蕴　饮食不节，脾失健运，蕴湿化热，湿热搏结肌肤。

3.气滞血瘀　年老体弱者，常因血虚肝旺，湿热毒蕴，导致气血凝滞，经络阻塞不通，以致疼痛剧烈，病程迁延。

总之，本病初期以湿热火毒为主，后期是正虚血瘀兼夹湿邪为患。

西医学认为，病原体为水痘 - 带状疱疹病毒，经呼吸道黏膜初次感染本病毒，发生水痘或呈隐性感染而成为病毒携带者，病毒潜伏于脊髓后根神经节或颅神经节内，一旦某些诱因造成机体免疫力下降时，潜伏于神经节内的病毒被激活，相应神经节支配区域的皮肤出现疱疹，并伴有神经痛。

三、临床表现

好发于春秋季节，以成年患者居多。

发病初期，其皮损为带状的红色斑丘疹，继而出现粟米至黄豆大小簇集成群的水疱，累累如串珠，聚集一处或数处，排列成带状，疱群之间间隔正常皮肤，疱液初澄明，数日后疱液混浊化脓，或部分破裂，重者有出血点、血疱或坏死。轻者无皮损，仅有刺痛感，或稍潮红，无典型的水疱。皮损好发于腰胁部、胸部或头面部，多发于身体一侧，常单侧性沿皮神经分布，一般不超过正中线。发于头面部者中，尤以发于眼部和耳部者病情较重，疼痛剧烈，伴有附近臖核肿痛，甚至影响视力和听觉。

发病前患部皮肤常有感觉过敏，皮肤灼热刺痛，伴全身不适、疲乏无力、轻度发热等前驱症状，疼痛有的伴随皮疹同时出现，有的疼痛发生 1～3 天后或更长时间才出现皮疹。皮肤刺痛轻重不等，儿童疼痛轻微，年老体弱者疼痛剧烈，常扩大到皮损范围之外，部分中、老年患者皮损消退后可遗留顽固性神经痛，常持续数月，甚至更长时间。

病程 2 周左右，老年人为 3～4 周。

四、诊断

1. 好发于春秋季节，以成年患者居多。

2. 发病初期，其皮损为带状的红色斑丘疹，继而出现粟米至黄豆大小簇集成群的水疱，累累如串珠，聚集一处或数处，排列成带状，疱群之间间隔正常皮肤，疱液初澄明，数日后疱液混浊化脓，或部分破裂，重者有出血点、血疱或坏死。

五、鉴别诊断

1. **热疮** 多发生于皮肤黏膜交界处；皮疹为针头大小到绿豆大小的水疱，常为一群；1周左右痊愈，但易复发。

2. **接触性皮炎** 皮疹潮红、肿胀，有水疱，边界清楚，局限于接触部位，有明确接触史。

六、中医治疗

（一）辨证论治

1. 肝经郁热证

证候：皮损鲜红，灼热刺痛，疱壁紧张；口苦咽干，心烦易怒，大便干燥，小便黄；舌质红，苔薄黄或黄厚，脉弦滑数。

治法：清泄肝火，解毒止痛。

方药：龙胆泻肝汤加减。常用龙胆草、栀子、黄芩、柴胡、生地黄、泽泻、当归、车前子、川木通、甘草等。发于头面者，加牛蒡子、野菊花；有血疱者，加水牛角粉、牡丹皮；疼痛明显者，加制乳香、制没药；大便干结者，加生大黄。

2. 脾虚湿蕴证

证候：皮损色淡，疼痛不显，疱壁松弛；口不渴，食少腹胀，大便时溏；舌淡或正常，苔白或白腻，脉沉缓或滑。

治法：健脾利湿，解毒止痛。

方药：除湿胃苓汤加减。常用苍术、厚朴、陈皮、猪苓、泽泻、赤茯苓、白术、滑石、防风、栀子、川木通等。发于下肢者，加牛膝、黄柏；水疱大而多者，加土茯苓、萆薢、车前草。

3. 气滞血瘀证

证候：皮疹减轻或消退后局部疼痛不止，放射到附近部位，痛不可忍，坐卧不安，重者可持续数月或更长时间；舌暗，苔白，脉弦细。

治法：理气活血，通络止痛。

方药：桃红四物汤加减。常用熟地黄、当归、芍药、川芎、桃仁、红花、制香附、延胡索、莪术、珍珠母、生牡蛎、磁石等。心烦眠差者，加栀子、酸枣仁；疼痛剧烈者，加制乳香、制没药、蜈蚣；年老体虚者，加黄芪、党参等。

（二）外治疗法

1. 初起用二味拔毒散调浓茶水外涂；或外敷玉露膏；或外搽双柏散、三黄洗剂、清凉乳剂（麻油加饱和石灰水上清液充分搅拌成乳状），每天3次；或鲜马齿苋、野菊花叶、玉簪花叶捣烂外敷。

2. 水疱破后，用黄连膏、四黄膏或青黛膏外涂；有坏死者，用九一丹或海浮散换药。

3. 若水疱不破或水疱较大者，可用三棱针或消毒空针刺破，吸尽疱液或使疱液流出，以减轻胀痛不适感。

第三节　疣

一、概述

疣是发生于皮肤浅表的良性赘生物，是一种常见的病毒性皮肤病。

因其皮损形态及发病部位不同而名称各异，如：发于手背、手指、头皮等处者，称千日疮、疣目、枯筋箭或瘊子；发于颜面、手背、前臂等处者，称扁瘊；发于胸背部有脐窝的赘疣，称鼠乳；发于足跖部者，称跖疣；发于颈周围及眼睑部位，呈细软丝状突起者，称丝状疣或线瘊。

本病西医学亦称疣，一般分为寻常疣、扁平疣、传染性软疣、掌跖疣和丝状疣等。

二、病因病机

1. 本病初期多由风热毒邪搏于肌肤而生。

2. 由于怒动肝火，肝旺血燥，筋气不荣，肌肤不润所致。

此外，跖疣多由局部气血凝滞而成，外伤、摩擦常为其诱因。

西医认为寻常疣、扁平疣、掌跖疣和丝状疣等是由人乳头瘤病毒（HPV）所致，而传染性软疣是由痘病毒所致。各种疣均可通过直接接触传染。人为其唯一的宿主，近年来发现本病可能与细胞免疫功能有关。

三、临床表现

1.疣目 相当于西医的寻常疣。

（1）多见于儿童及青少年。

（2）好发于手足背、手指、足缘或甲廓等处。

（3）皮损初为粟粒至绿豆大小半球状角化性丘疹，逐渐增大至豌豆或更大，灰褐色或黄褐色，或正常皮色，表面呈乳头瘤状增生，质硬，表面粗糙，数目不定。

（4）大多无自觉症状，触碰时有疼痛或出血。

2.扁瘊 相当于西医的扁平疣。

（1）多见于青年男女，故又称为青年扁平疣。

（2）好发于颜面、手背，亦可见于腕和膝部。

（3）皮损为针头至粟粒大或稍大的扁平丘疹，呈圆形或椭圆形，表面光滑，淡褐色或正常肤色，数目不定。散在或密集，可互相融合，亦可因搔抓呈线状排列。

（4）一般无自觉症状，偶有瘙痒，慢性经过。

3.跖疣 相当于西医学的掌跖疣。

（1）好发于足跖前后受压处及趾部。

（2）初起为小的发亮丘疹，逐渐增大，表面粗糙角化，灰黄或污灰色，圆形，周围绕以增厚的角质环。除去角质后可见疏松的角质软芯，里面可见散在的黑色出血点，此为跖疣的特征性损害。

（3）局部压痛明显。

4.鼠乳 相当于西医学的传染性软疣。

（1）多见于儿童。

（2）好发于面部及躯干。

（3）皮损为半球形丘疹，米粒至黄豆大小；中央有脐凹，表面有蜡样光泽，挑破顶端可挤出白色乳酪样物质；数目不等，散在或簇集性分布，但不相互融合。

（4）有轻度传染性，愈后不留瘢痕，可自行消退。

5.丝状疣

（1）多见于中老年人。

（2）好发于颈部及眼睑。

（3）皮损为单个细软的丝状突起，褐色或正常肤色，可自行脱落，不久又有新的皮损生长。

四、诊断

根据病史及典型皮损即可进行诊断，必要时可行皮肤病理活检。

五、鉴别诊断

1.扁平苔藓 与扁瘊相鉴别。该病多发于四肢伸侧、背部、臀部；皮疹为多角形扁平丘疹，表面有蜡样光泽，多数丘疹可融合成斑片，呈暗红色；一般瘙痒较重。

2.鸡眼 与跖疣相鉴别。鸡眼多生于足底和趾间；损害为圆锥形的角质增生，表面为褐黄色鸡眼样的硬结嵌入皮肉；压痛明显，步履疼痛。

3.胼胝 与跖疣相鉴别。胼胝也发于跖部受压迫处；为不整形角化斑片，中厚边薄，范围较大，表面光滑，皮纹清晰；疼痛不甚。

六、中医治疗

（一）辨证论治

1.疣目

（1）风热血燥证

证候：疣目结节如豆，坚硬粗糙，大小不一，高出皮肤，色黄或红；舌红，苔薄，脉弦数。

治法：养血活血，清热解毒。

方药：治瘊方加减。常用板蓝根、夏枯草、牛蒡子、金银花、连翘、熟地黄、何首乌、杜仲、赤芍、桃仁、红花、牡丹皮、赤小豆、白术等。

（2）湿热血瘀证

证候：疣目结节疏松，色灰或褐，大小不一，高出皮肤；舌暗红，苔薄，脉细。

治法：清化湿热，活血化瘀。

方药：马齿苋合剂加减。常用马齿苋、败酱草、紫草、大青叶、夏枯草、龙骨、牡蛎、桑叶、薏苡仁、冬瓜仁等。

2. 扁瘊

（1）风热蕴结证

证候：皮疹淡红，数目较多，或微痒，或不痒，病程短；伴口干不欲饮；舌红，苔薄白或薄黄，脉浮数或弦。

治法：疏风清热，解毒散结。

方药：马齿苋合剂加木贼草、郁金、浙贝母、板蓝根等。

（2）热瘀互结证

证候：病程较长，皮疹较硬，大小不一，其色黄褐或暗红，不痒不痛；舌红或暗红，苔薄白，脉沉弦。

治法：活血化瘀，清热散结。

方药：桃红四物汤加减。常用桃仁、红花、生地黄、赤芍、当归、川芎、紫草、夏枯草、郁金等。

疣目、扁瘊皮损少者，以及鼠乳、掌跖疣、丝状疣一般不需内服治疗。

（二）外治疗法

各种疣均可选用木贼草、板蓝根、紫草、马齿苋、香附、苦参、白鲜皮、薏苡仁等中药，煎汤趁热洗涤患处，每天 2～3 次，可使部分疣体脱落。

1. 疣目

（1）推疣法　用于治疗头大蒂小，明显高出皮面的疣。在疣的根部用棉花棒与皮肤平行或呈 30°，向前推进，用力不宜猛。有的疣体仅用此法即可推除，推除后创面压迫止血；或掺上桃花散少许，并用纱布盖贴，胶布固定。

（2）鸦胆子散敷贴法　先用热水浸洗患部，用刀刮去表面的角质层，然后将鸦胆子仁 5 粒捣烂敷贴，用玻璃纸及胶布固定，3 天换药 1 次。

（3）荸荠或菱蒂摩擦法　荸荠削去皮，用白色果肉摩擦疣体，每天 3～4 次，每次摩擦至疣体角质层软化、脱掉、有微痛感及点状出血为止，一般数天可愈。或取菱蒂长约 3cm，洗去污垢，在患部不断涂擦，每次 2～3 分钟，每天 6～8 次。

2. 扁瘊

（1）洗涤法　用内服方的第二煎汁外洗，以海螵蛸蘸药汁轻轻擦洗疣体使之微红为度。每天 2～3 次。

（2）鸦胆子涂法　用鸦胆子仁油外涂患处，每天 1 次。用于治疗散在扁瘊，防止正常皮肤受损。

3. 鼠乳　用消毒针头挑破患处，挤尽白色乳酪样物，再用碘酒或浓石炭酸溶液点患处。若损害较多，应分批治疗，注意保护周围皮肤。

4. 跖疣

（1）外敷法　用千金散局部外敷；亦可用乌梅肉（将乌梅用盐水浸泡 1 天，混为泥状）每次少许敷贴患处。

（2）电灼法　在局部消毒麻醉下进行电灼，但不宜过深，以免影响愈后，或形成过大的瘢痕。

（3）手术　常规消毒，局麻下先以刀尖在疣与正常组织交界处修割，然后用止血钳钳住疣体中央，向外拉出，可以见到一个疏松的软蕊，但软蕊周围不易挖尽而易复发，故术后可敷腐蚀药，如千金散或鸡眼膏。敷药时间不宜过长，一般 5～7 天即可；否则，腐蚀过深会影响愈合。

5. 丝状疣　除采用推疣法外，亦可用细丝线或头发结扎疣的根底部，数日后即可自行脱落。数目少者，可用激光烧灼。

第四节　癣

一、概述

癣是发生在表皮、毛发、指（趾）甲的浅部真菌性皮肤病。

癣都具有传染性、长期性和广泛性的特征，一直是皮肤病防治工作的重点。

本病发生部位不同，名称各异。病发于头皮、毛发，则发为白秃疮、肥疮；病发于趾丫，则发为脚湿气；发于手掌部，则为鹅掌风；发于指趾甲，则为灰指甲；发于体表、股阴间，则为圆癣、阴癣、紫白癜风等。

本节讨论浅在的常见皮肤真菌病，如头癣、手足癣、甲癣、体癣、股癣、花斑癣等。

二、病因病机

总由生活、起居不慎，感染真菌，复因风、湿、热邪外袭，郁于腠理，淫于皮肤所致。

1. 若风热盛所致，则表现为发落起疹，瘙痒脱屑。

2. 若湿热盛引起，则见渗流滋水，瘙痒结痂。

3. 若郁热化燥，气血不和，肤失营养所致，则见皮肤肥厚、燥裂、瘙痒。

西医认为癣为皮肤浅部真菌所引起，如头癣主要为黄癣菌、铁锈色小孢子菌、犬小孢子菌等引起；手脚癣、甲癣、体癣、股癣主要由红色毛癣菌、石膏样毛癣菌、絮状表皮癣菌、白色念珠菌等引起；花斑癣是由花斑癣菌引起。可通过直接和间接接触而传染。

三、临床表现

1. 白秃疮　相当于西医学的白癣。

本病是头癣的一种，多见于学龄儿童，男性多于女性。

皮损特征是在头皮有圆形或不规则的覆盖灰白鳞屑的斑片。病损区毛发干枯无泽，常在距头皮 0.3～0.8cm 处折断而呈参差不齐。头发易于拔落且不疼痛，病发根部包绕有白色鳞屑形成的菌鞘。自觉瘙痒。发病部位以头顶、枕部居多，但发缘处一般不被累及。青春期可自愈，秃发也能再生，不遗留瘢痕。

2. 肥疮　相当于西医学的黄癣。

本病为头癣中最常见的一种，俗称"黄癞"，多见于农村，好发于儿童。皮损多从头顶部开始，渐及四周，可累及全头部。初起红色丘疹，或有脓疱，干后结痂蜡黄色。其特征是：有黄癣痂堆积，癣痂呈蜡黄色，肥厚，富黏性，边缘翘起，中心微凹，上有毛发贯穿，质脆易粉碎，有特殊的鼠尿臭。除去黄癣痂，其下为鲜红湿润的糜烂面，病变部位可相互融合，形成大片痂。病变区头发干燥，失去光泽。久之毛囊被破坏而成永久性脱发。当病变痊愈后，则在头皮留下广泛、光滑的萎缩性瘢痕。病变四周约 1cm 头皮不易受损。

本病多由儿童期染病，延至成年始趋向愈，甚至终生不愈。少数糜烂化脓，常致附近出现臀核肿痛。

3. 鹅掌风　相当于西医学的手癣。

本病以成年人多见，男女老幼均可染病。多数为单侧发病，也可波及双手。夏天起水疱病情加重，冬天则枯裂疼痛明显。

皮疹特点是初起为掌心或指缝水疱或掌部皮肤角化脱屑、水疱，水疱多透明如晶，散在或簇集，瘙痒难忍。水疱破后干涸，叠起白屑，中心向愈，四周继发疱疹，并可延及手背、腕部。若反复发作后，致手掌皮肤肥厚，枯槁干裂，疼痛，屈伸不利，宛如鹅掌。损害若侵及指甲，可使甲板被蛀蚀变形，甲板增厚或萎缩翘起，色灰白而成灰指甲（甲癣）。鹅掌风病程为慢性，反复发作。

4. 脚湿气　相当于西医学的脚癣。

本病以脚丫糜烂瘙痒而有特殊臭味而得名。若皮损处感染邪毒，足趾焮红肿痛，起疱糜烂渗液而臭者称"臭田螺""田螺疮"。我国南方地区气温高，潮湿，发病率高。多发于成年人，儿童少见。夏秋病重，多起水疱、糜烂；冬春病减，多干燥裂口。

脚湿气主要发生在趾缝，也见于足底。以皮下水疱、趾间浸渍糜烂、渗流滋水、角化过度、脱屑、瘙痒等为特征。分为水疱型、糜烂型、脱屑型，但常以 1～2 种皮肤损害为主。

（1）水疱型　多发在足弓及趾的两侧，为成群或分散的深在性皮下水疱，瘙痒，疱壁厚，内容物清澈，不易破裂。数天后干燥脱屑或融合成多房性水疱，撕去疱壁可显示蜂窝状基底及鲜红色糜烂面。

（2）糜烂型　发生于趾缝间，尤以 3、4 趾间多见。表现为趾间潮湿，皮肤浸渍发白。如将白皮除去后，基底呈鲜红色。剧烈瘙痒，往往搓至皮烂疼痛、渗流血水方止。此型易并发感染。

（3）脱屑型　多发生于趾间、足跟两侧及足底。表现为角化过度，干燥，粗糙，脱屑，皲裂。常由水疱型发展而来，且老年患者居多。

水疱型和糜烂型常因抓破而继发感染，致小腿丹毒、红丝疔或足丫化脓，局部红肿，趾间糜烂，渗流腥臭滋水，胯下臖核肿痛，并可出现形寒发热、头痛骨楚等全身症状。

5.圆癣　相当于西医学的体癣。

本病因皮损多呈钱币状、圆形，故名圆癣，亦称铜钱癣。发于股胯、外阴等处者，称阴癣（股癣）。以青壮年男性多见，多发于夏季，好发于面部、颈部、躯干及四肢近端。圆癣初起为丘疹或水疱，逐渐形成边界清楚的钱币形红斑，其上覆盖细薄鳞屑。病灶中央皮疹消退，呈自愈倾向，但向四周蔓延，有丘疹、水疱、脓疱、结痂等损害。圆癣的皮损特征为环形或多环形、边界清楚、中心消退、外围扩张的斑块。斑块一般为钱币大或更大，多发时可相互融合形成连环形。若发于腰间，常沿扎裤带处皮肤多汗潮湿而传播，形成带形损害。

阴癣发于胯间与阴部相连的皱裙处，向下可蔓延到阴囊，向后至臀间沟，向上可蔓延至下腹部。由于患部多汗潮湿，易受摩擦，故瘙痒明显，发展较快，皮肤损害基本同圆癣。自觉瘙痒，搔抓日久皮肤可呈苔藓样变，病情多在夏季发作或扩大，入冬痊愈或减轻。

6.紫白癜风　相当于西医的花斑癣，俗称汗斑。

本病常发于多汗体质青年，可在家庭中互相传染。

皮损好发于颈项、躯干，尤其是多汗部位以及四肢近心端，为大小不一、边界清楚的圆形或不规则的无炎症性斑块，色淡褐、灰褐至深褐色，或轻度色素减退，或附少许糠秕状细鳞屑，常融合成片。有轻微痒感，常夏发冬愈，复发率高。

四、诊断

根据发病部位、临床表现及真菌学实验室检查即可明确诊断。

五、鉴别诊断

1.白屑风　须与白秃疮相鉴别。白屑风多见于青年人，症见病变部位白色鳞屑堆叠，梳抓时纷纷脱落，脱发而不断发；无传染性。

2.白疕　须与白秃疮相鉴别。白疕皮损为较厚的银白色鳞屑性斑片，头发呈束状，刮去鳞屑可见渗血点；无断发现象。

3.头部湿疮　须与肥疮相鉴别。头部湿疮有丘疱疹、糜烂、流滋、结痂等多形性损害；瘙痒；一般不脱发。

4.手部湿疮　须与鹅掌风相鉴别。手部湿疮常对称发生；皮损多形性，边界不明显；痒剧；可反复发作。

5.掌跖角化病　须与鹅掌风、脚湿气脱屑型相鉴别。本病多自幼年即发病；手掌、足底有对称性的角化和皲裂，无水疱等炎症反应。

6.白癜风　须与紫白癜风相鉴别。白癜风皮损为纯白的色素脱失斑，白斑中毛发也白，边界明显；无痛痒；不传染。

7.风热疮　须与紫白癜风相鉴别。风热疮有母斑存在，然后继发子斑，皮疹淡红色，皮损长轴沿肋骨方向排列；瘙痒剧烈；有自限性。

六、中医治疗

（一）辨证论治

1.风湿毒聚证

证候：多见于肥疮、鹅掌风、脚湿气，症见皮损泛发，蔓延浸淫，或大部分头皮毛发受累，黄痂堆积，毛发脱而头秃；或手如鹅掌，皮肤粗糙，或皮下水疱；或趾丫糜烂、浸渍剧痒；苔薄白，脉濡。

治法：祛风除湿，杀虫止痒。

方药：消风散或苦参汤。瘙痒加地肤子、白鲜皮、威灵仙。

2.湿热下注证

证候：多见于脚湿气伴抓破染毒，症见足部糜烂，渗流臭水或化脓，肿连足背，或见红丝上窜，胯下臖核肿痛；甚或形寒高热；舌红，苔黄腻，脉滑数。

治法：清热化湿，解毒消肿。

方药：湿重于热者用萆薢渗湿汤；湿热兼瘀者用五神汤；湿热并重者用龙胆泻肝汤。

（二）外治疗法

1. 白秃疮、肥疮　采用拔发疗法。其方法为剪发后每天以 0.5% 明矾水或热肥皂水洗头，然后在病灶处敷药（敷药宜厚），可用 5% 硫黄软膏或雄黄膏，用薄膜盖上，包扎或戴帽固定。每天如上法换药 1 次。敷药 1 周病发比较松动时，即用镊子将病发连根拔除（争取在 3 天内拔完）。拔发后继续薄涂原用药膏，每天 1 次，连续 2 ～ 3 周。

2. 鹅掌风、脚湿气

（1）水疱型　可选用 1 号癣药水、2 号癣药水、复方土槿皮酊外搽；二矾汤熏洗；鹅掌风浸泡方或藿黄浸剂（藿香 30g，黄精、大黄、皂矾各 12g，醋 1kg）浸泡。

（2）糜烂型　可选 1∶1500 高锰酸钾溶液、3% 硼酸溶液、二矾汤或半边莲 60g 煎汤待温，浸泡 15 分钟，次以皮脂膏或雄黄膏外搽。

（3）脱屑型　可选用以上软膏外搽，浸泡剂浸泡。如角化增厚较剧，可选以 10% 水杨酸软膏厚涂，外用油纸包扎，每晚 1 次，使其角质剥脱，然后再用抗真菌药物，也可用市售治癣中成药。

3. 灰指甲　每日以小刀刮除病甲变脆部分，然后用棉花蘸 2 号癣药水或 3% 冰醋酸浸涂，或用鹅掌风浸泡方浸泡，白凤仙花捣烂敷病甲上，或采用拔甲方法。

4. 圆癣　可选用 1 号癣药水、2 号癣药水、复方土槿皮酊等外搽。但注意阴癣由于患部皮肤薄嫩，不宜选用刺激性强的外用药物，若皮损有糜烂痒痛者，宜选用青黛膏外涂。

5. 紫白癜风　用密陀僧散，用茄子片蘸药涂搽患处，或用 2 号癣药水，或 1% 土槿皮酊外搽，每天 2 ～ 3 次。治愈后，继续用药 1 ～ 2 周，以防复发。

第五节　湿　疮

一、概述

湿疮是一种过敏性炎症性皮肤病。

其临床特点是皮损对称分布，多形损害，剧烈瘙痒，有湿润倾向，反复发作，易成慢性等。根据病程可分为急性、亚急性、慢性三类。急性湿疮以丘疱疹为主，有渗出倾向；慢性湿疮以苔藓样变为主，易反复发作。

本病男女老幼皆可发病，但以先天禀赋不耐者为多，无明显季节性，但冬季常复发。

本病相当于西医学的湿疹。

二、病因病机

由于禀赋不耐，饮食失节，或过食辛辣刺激荤腥动风之物，脾胃受损，失其健运，湿热内生，又兼外受风邪，内外两邪相搏，风湿热邪浸淫肌肤所致。

本病的发生与心、肺、肝、脾四经的病变有密切的关系。

1. 急性者以湿热为主。

2. 亚急性者多与脾虚湿恋有关。

3. 慢性者则多病久耗伤阴血，血虚风燥，乃致肌肤甲错。

4. 发于小腿者则常由经脉弛缓、青筋暴露，气血运行不畅，湿热蕴阻，肤失濡养所致。

西医学认为，本病的病因复杂，其发生与过敏体质，外来的各种物理、机械、化学、药物及羊毛羽绒等刺激，以及精神紧张、过度劳累、感染病灶、内分泌失调、代谢障碍、饮食鱼虾海鲜、牛羊肉发物等，均可引起本病。

三、临床表现

1. 急性湿疮　相当于西医学的急性湿疹。

本病起病较快，皮损常为对称性、原发性和多形性（常有红斑、潮红、丘疹、丘疱疹、水疱、脓疱、流滋、结痂并存）。可发于身体的任何部位，亦可泛发全身，但常发于头面、耳后、手足、阴囊、外阴、肛门等，多呈对称分布。病变常为片状或弥漫性，无明显边界。皮损为多数密集的粟粒大小的丘疹、丘疱疹，基底潮红，由于搔抓，丘疹、丘疱疹或水疱顶端抓破后流滋、糜烂及结痂，皮损中心较重，外周有散在丘疹、红斑、丘疱疹，故边界不清。如不转化为慢性，1～2个月脱去痂皮而愈。自觉瘙痒剧烈，搔抓、肥皂热水烫洗、饮酒、食辛辣发物均可使皮损加重，瘙痒加剧，重者影响睡眠。搔抓染毒多致糜烂、渗液、化脓，并可发疖、臀核肿大等。

2. 亚急性湿疮　相当于西医学的亚急性湿疹。

常由急性湿疮未能及时治疗，或处理失当，病程迁延所致。亦可初发即呈亚急性湿疮。皮损较急性湿疮轻，以丘疹、结痂、鳞屑为主，仅有少量水疱及轻度糜烂。自觉剧烈瘙痒，夜间尤甚。

3. 慢性湿疮　相当于西医学的慢性湿疹。

常由急性和亚急性湿疮处理不当，长期不愈，或反复发作而成。部分病人一开始即表现为慢性湿疮的症状。

皮损局限于某一部位，如小腿、手足、肘窝、膝窝、外阴、肛门等处。表现为皮肤肥厚粗糙，触之较硬，色暗红或紫褐，皮纹显著或呈苔藓样变。皮损表面常附有鳞屑，伴抓痕、血痂、色素沉着，部分皮损可出现新的丘疹或水疱，抓破后有少量流滋。发生于手足及关节部位者，常易出现皲裂，自觉疼痛，影响活动。患者自觉瘙痒，呈阵发性，夜间或精神紧张、饮酒、食辛辣发物时瘙痒加剧。病程较长，反复发作，时轻时重。

4. 特殊部位湿疮　湿疮由于病因和性质有所不同，好发于某些特定部位，临床表现可有一定的特异性。常见特定部位的湿疮有以下几种。

（1）耳部湿疮　又称旋耳疮。多发生在耳后皱襞处，也可见于耳轮上部及外耳道，皮损表现为红斑、流滋结痂及皲裂，有时带脂溢性，常两侧对称。

（2）头部湿疮　多由染发剂、生发剂、洗发剂等刺激所引起。呈弥漫性，甚至累及整个头皮，可有脓性流滋，覆以或多或少的黄痂，痂多时可将头发黏结成团，或化脓染毒，发生臭味，甚至可使头发脱落。

（3）面部湿疮　常见于额部、眉部、耳前等处。皮损为淡色或微红的斑，其上有或多或少的鳞屑，常对称分布，自觉瘙痒。由于面部经常洗擦或应用化妆品刺激，病情易反复发作。

（4）乳房湿疮　主要见于女性。损害局限于乳头，表现为潮湿、糜烂、流滋，上覆以鳞屑，或结黄色痂皮，反复发作可出现皲裂，疼痛，自觉瘙痒，一般不化脓。

（5）脐部湿疮　皮损为位于脐窝的鲜红或暗红色斑片，或有糜烂、流感、结痂，皮损边界清楚，不累及外周正常皮肤，常有臭味，自觉瘙痒，病程较长。

（6）手部湿疮　由于手是暴露部位，接触致病因素机会较多，故手部湿疮极为常见。好发于手背及指端掌面，可蔓延至手背和手腕部，皮损形态多样，边界不清，表现为潮红、糜烂、流滋、结痂。至慢性时，皮肤肥厚粗糙。因手指经常活动而皲裂，病程较长，顽固难愈。

（7）阴囊湿疮　为湿疮中常见的一种。局限于阴囊皮肤，有时可延至肛周，甚至阴茎部。有潮湿型和干燥型两种，前者表现为整个阴囊肿胀、潮红、轻度糜烂、流滋、结痂，日久皮肤肥厚，皮色发亮，色素加深；后者潮红、肿胀不如前者，皮肤浸润变厚，呈灰色，上覆鳞屑，且有裂隙，因经常搔抓而有不规则小片色素消失，瘙痒剧烈，夜间更甚，常影响睡眠和工作。

（8）小腿湿疮　好发于小腿下内 1/3 侧，常伴有青筋暴露，皮损呈局限性暗红色，弥漫密集丘疹、丘疱疹、糜烂、流滋，日久皮肤变厚，色素沉着。常伴发小腿溃疡。部分患者皮损中心色素减退可形成继发性白癜风。

（9）钱币状湿疮　是湿疮的一种特殊类型，因其皮损似钱币状而得名。常发于冬季，与皮肤干燥同时发生。皮损好发于手足背、四肢伸侧、肩、臀、乳房等处。皮损为红色小丘疹或丘疱疹，密集而呈钱币状，滋水较多。慢性者皮肤肥厚，表面有结痂及鳞屑，皮损的周围散发丘疹、水疱，常呈"卫星状"。自觉瘙痒剧烈，反复发作，不易治愈。

四、诊断

根据皮疹多形，有渗出倾向，对称分布，瘙痒剧烈，反复发作的临床特点可诊断。
根据病程可分为急性、亚急性、慢性湿疮，不同分期临床特点不同。

五、鉴别诊断

1. 膏药风（接触性皮炎）　与急性湿疮鉴别。膏药风无一定好发部位，可发于任何年龄，发病前接触史，皮疹发生一般局限于接触部位，皮疹多单一，表现为红斑、水疱、大疱等，境界清楚，伴随瘙痒或灼热疼痛。预后良好，去除病因后，多易治愈。

2. 牛皮癣（神经性皮炎）　与慢性湿疮相鉴别。牛皮癣好发于颈项、肘部、尾骶部等摩擦部位，多见于中青年，皮损分布常不对称，有典型的苔藓样变，皮损倾向干燥，无多形性损害，阵发性剧烈瘙痒。慢性病程，反复发作，与精神紧张、胃肠功能障碍有一定关系。

3. 鹅掌风、脚湿气（手足癣） 与手足部的湿疮鉴别。鹅掌风、脚湿气多从单侧发病，好发于掌跖或指趾间，有小水疱、脱屑等，向对侧传染蔓延；多伴有甲损害。真菌镜检阳性。有不同程度皮疹，可不痒。预后良好，可治愈。

六、中医治疗

（一）辨证论治

1. 湿热蕴肤证

证候：发病快，病程短，皮损潮红，有丘疱疹，灼热瘙痒无休，抓破渗液流脂水；伴心烦口渴，身热不扬，大便干，小便短赤；舌红，苔薄白或黄，脉滑或数。

治法：清热利湿止痒。

方药：龙胆泻肝汤合萆薢渗湿汤加减。常用龙胆草、黄芩、萆薢、生薏苡仁、茵陈、白鲜皮、六一散等。水疱多，破后流滋多者，加土茯苓、鱼腥草、地肤子等；热盛者，加黄连解毒汤；瘙痒重者，常兼夹风邪，可加荆芥、防风、金银花、连翘、钩藤等。

2. 脾虚湿蕴证

证候：发病较缓，皮损潮红，有丘疹，瘙痒，抓后糜烂渗出，可见鳞屑；伴纳少，腹胀便溏，易疲乏；舌淡胖，苔白腻，脉濡缓。

治法：健脾利湿止痒。

方药：除湿胃苓汤或参苓白术散加减。常用苍术、白术、茯苓、薏苡仁、陈皮、白鲜皮、泽泻、大腹皮、白花蛇舌草、炒麦芽、紫荆皮、六一散等。

3. 血虚风燥证

证候：病程久，反复发作，皮损色暗或色素沉着，或皮损粗糙肥厚，剧痒难忍，遇热或肥皂水洗后瘙痒加重；伴有口干不欲饮，纳差，腹胀；舌淡，苔白，脉弦细。

治法：养血润肤，祛风止痒。

方药：当归饮子或四物消风饮加减。常用当归、生地黄、丹参、鸡血藤、荆芥、防风、乌梢蛇、徐长卿等。瘙痒不能入眠者，加珍珠母（先煎）、夜交藤、酸枣仁。

（二）外治疗法

1. 急性湿疮 初起仅有潮红、丘疹，或少数水疱而无渗液时，外治宜清热安抚，可选用清热止痒的中药苦参、黄柏、地肤子、荆芥等煎汤湿敷，或用三黄洗剂外搽。若水疱糜烂、渗出明显时，外治宜清热利湿，可选用黄柏、生地榆、马齿苋、野菊花等煎汤，或10%黄柏溶液冷敷，用青黛散麻油调搽。

2. 亚急性湿疮 外治原则为消炎、止痒、燥湿，选用青黛膏、黄连膏软膏外搽。

3. 慢性湿疮 可选用各种软膏剂、乳剂，一般可外搽5%～10%硫黄软膏、10%～20%黑豆馏油软膏。

第六节 药 毒

一、概述

药毒是指通过口服、注射或皮肤黏膜直接用药等途径，进入人体内所引起的皮肤黏膜的急性炎症反应。

其临床特点是发病前有用药史，并有一定的潜伏期，皮损形态多样，可泛发或仅局限于局部。中医文献把药物引起的内脏或皮肤的反应统称"中药毒"。该病的发生与患者的过敏体质有关。

本病相当于西医学中的药物性皮炎，亦称药疹。

二、临床表现

常见以下类型。

1. 荨麻疹样型 呈大小不等，形态不规则或融合成片的风团，瘙痒剧烈，重者出现眼睑、口唇、包皮及喉头等皮肤黏膜疏松部位的血管神经性水肿。这种风团性皮疹较一般荨麻疹色泽鲜艳，持续的时间长。引起此型的常见药有青霉素、呋喃唑酮（痢特灵）、血清制品。

2. 麻疹样或猩红热样型 皮疹为针头至米粒大小的丘疹或斑丘疹，散在或密集成片。有自上而下的发疹顺序，以躯干为多，也可扩展到四肢。皮损嫩红灼热，伴有不同程度的瘙痒。病情于停药 1～2 周好转，继以糠状或片状脱屑。整个病程较短。引起此型的常见药物有青霉素（尤其氨苄青霉素）、链霉素、巴比妥类及解热镇痛药等。

3. 多形红斑样型　皮疹为水肿性红斑或丘疹，黄豆或蚕豆大小，中央色稍深，略显紫红，有时红斑中心为水疱。皮疹多对称发生在四肢远端，也可散在分布在四肢及躯干，并伴有发热、关节痛、腹痛等全身症状。皮疹常有不同程度的瘙痒，重者，口、眼、肛门、外阴等处黏膜也常累及，发生水疱、糜烂，疼痛难忍，肝肾可受损。引起此型的常见药物有磺胺类、解热止痛药、青霉素等。

4. 固定红斑型　此型为药毒中较特殊的一型。皮疹为局限性水肿性红斑，圆形或椭圆形，色由鲜红变紫红，中央可有水疱，愈后留有色素沉着，持续数月始退。再次服用同种药物数小时后则在同一部位发生同样皮疹，为该型之特征。发作愈频则局部色素沉着愈深。也可同时增加新的损害，数目单个或多个，皮疹可发生全身任何部位，但以皮肤黏膜交界处，如口唇及口周、龟头、外阴最常见，其次为四肢、躯干。消退时间一般为 1～10 天，但发生于阴部者常有糜烂、溃疡、灼痛，愈合缓慢。引起此型的常见药物有解热止痛药、磺胺类、四环素或巴比妥类。

5. 湿疹皮炎样型　此为一特殊型。常先由致敏的外用药引起局部接触性皮炎，以后由于机体的敏感性增高，再内服、注射或外用同一或成分类似的药物，即可发生此型药疹。皮疹多泛发性或对称性发生在躯干或四肢，自觉瘙痒，或伴有发热等全身症状。与一般湿疹相似，但停用致敏药后消退较快。引起此型的药物有磺胺类、青霉素类。

6. 剥脱性皮炎型　此型较为严重，其特点为潜伏期长，初次发病潜伏期多在 20 天以上。皮疹开始为麻疹样或猩红热样皮疹，多见于胸腹及四肢，伴有瘙痒。很快扩大融合成片，致全身弥漫性潮红、肿胀、渗液、结痂。黏膜可充血、水肿、糜烂。皮疹于 2 周左右开始消退，继以全身片状脱屑，有干脱和湿脱两种，前者手足可呈大片手套或袜套式剥脱，可反复发生，持续 1 个月或更长，重者毛发及指甲脱落；后者可出现水疱及广泛性糜烂，尤其是皱褶部位更易出现。在发病前先有皮肤瘙痒，全身不适，寒战高热，头痛等前驱症状，发病后高热可达 39～40℃以上，畏寒战栗，口渴思饮，烦躁不安，严重者有浅表淋巴结肿大，肝肾损害，并可出现昏迷。引起此型的常见药物有链霉素、苯巴比妥、保太松、抗癫痫药物等。

7. 大疱性表皮松解型　此型是本病中最严重的一种。皮疹为弥漫性紫红色斑，自觉灼痛，迅速增多扩大波及全身，并在斑片的基础上出现大小不等的松弛性水疱，且可互相融合，形成皱纹纸样外观，疱液为淡黄色或血性，疱壁极薄，尼科利斯基征阳性，大疱极易破裂，破裂后形成深红糜烂面，呈Ⅱ度烧伤样外观，口腔、支气管、食管、眼结膜等黏膜以及肝、肾、心等内脏均同时受累。其特点是起病急剧，全身症状明显，严重者出现神志恍惚，甚至昏迷。引起此型的药物有磺胺类、解热止痛药等。

三、诊断

本病症状多样，表现复杂，但基本上都有以下特征。

1. 发病前有用药史。

2. 有一定的潜伏期，第 1 次发病多在用药后 5～20 天内，重复用药在 24 小时内发生，短者甚至在用药后瞬间或数分钟之内发生。

3. 发病突然，自觉灼热瘙痒，重者伴有发热、倦怠、全身不适、纳差、大便干、小便黄赤等全身症状。

4. 皮损分布为全身性，对称性，可泛发或仅局限于局部，皮损形态多样。

四、鉴别诊断

与各种亚型药疹相似的疾病鉴别。

1. 发疹性皮肤病　如麻疹、猩红热等。

麻疹：与麻疹样或猩红热样型药疹鉴别。发病前先有上呼吸道卡他症状，如鼻流清涕，眼结膜充血，怕光，发热，在病程 2～3 天出现 Koplik 斑，即在双侧近第一白齿颊黏膜上出现 0.5～1mm 针尖大白色小点，周围有红晕，逐渐增多融合。

猩红热：与麻疹样或猩红热样型药疹鉴别。皮疹出现前全身症状明显。高热、头痛、咽痛等，典型者有杨梅舌，口周苍白圈。

2. 常见皮肤病　如荨麻疹、多形红斑等。这些常见皮肤病发病前无服药史及潜伏期，有原发皮肤病特有的病程，皮疹的分布不如药疹广泛、对称，颜色不如药疹鲜艳。

荨麻疹：与荨麻疹样型药疹鉴别。荨麻疹患者无用药史，风团发无定处，骤起骤消，消退后不留任何痕迹。

多形红斑：与多形红斑样型药疹鉴别。多形红斑患者无用药史，皮损多在手足、颜面、耳郭等处，轻度瘙痒，一般无明显全身症状。

五、中医治疗

（一）辨证论治

1.湿毒蕴肤证

证候：皮疹为红斑、丘疹、风团、水疱，甚则糜烂渗液，表皮剥脱；伴灼热剧痒，口干，大便燥结，小便黄赤，或有发热；舌红，苔薄白或黄，脉滑或数。

治法：清热利湿，解毒止痒。

方药：萆薢渗湿汤或龙胆泻肝汤加减。常用萆薢、苍术、薏苡仁、茵陈、知母、六一散等。伴发热者，加生石膏；肿胀糜烂者，加白茅根；剧烈瘙痒者，加白鲜皮；大便燥结者，加生大黄。

2.热毒入营证

证候：皮疹鲜红或紫红，甚则为紫斑、血疱，灼热痒痛；伴高热，神志不清，口唇焦燥，口渴不欲饮，大便干结，小便短赤；舌红绛，苔少或镜面舌，脉洪数。

治法：清热凉血，解毒护阴。

方药：清营汤加减。常用生地黄、牡丹皮、赤芍、水牛角片、紫草、生石膏、黄芩、栀子、玄参、麦冬、甘草等。神昏谵语者，加紫雪丹或安宫牛黄丸；尿血者，加大小蓟、侧柏叶；高热者，加羚羊角粉。

3.气阴两虚证

证候：严重药毒后期大片脱屑；伴低热，神疲乏力，气短，口干欲饮；舌红，少苔，脉细数。

治法：益气养阴，清解余热。

方药：增液汤合益胃汤加减。常用沙参、麦冬、玄参、生地黄、石斛、茯苓、白术、山药等。脾胃虚弱者，加白术、黄芪；神疲乏力、气短者，加太子参、五味子；低热者，加青蒿、鳖甲等。

（二）外治疗法

1.中药湿渍 对于皮疹鲜红者可用马齿苋等清热解毒中药，后期皮疹色暗者可用当归等活血化瘀中药，煮水局部湿渍，每日2～3次，每次30分钟。

2.中药熏洗 消退期皮疹暗红，选用鸡血藤、丹参等活血化瘀中药煎剂外洗治疗，每日1次，每次30分钟。

3.中药涂擦 皮疹消退，皮肤粗糙，局部皮肤瘙痒，可选用黄连膏局部涂擦，每日2～3次。

第七节　瘾　疹

一、概述

瘾疹是一种以皮肤出现红色或苍白色风团，时隐时现为特征的瘙痒性、过敏性皮肤病。俗称"风疹块"。

其临床特点是风团突然发生，发无定处，瘙痒剧烈，迅速消退，不留任何痕迹。如发生在眼睑、口唇等组织疏松部位，水肿特别明显，则称"游风"。

本病相当于西医学的荨麻疹。

二、病因病机

总由禀赋不耐，人体对某些物质敏感所致。可因腥膻辛辣食物、药物、生物制品、病灶感染、肠寄生虫而发作，或因精神刺激、外界温度变换刺激等因素诱发。

1.风寒外侵，客于肌表，致营卫不和而成。

2.风热之邪，郁于腠理，引起营卫失调所致。

3.饮食不节，过食辛辣肥厚，或有肠道寄生虫，使肠胃积热，湿热内生，复感风邪，内不得疏泄，外不得透达，郁于皮毛腠理之间而发。

4.平素体弱，气血不足，或久病气血耗伤，因血虚生风，气虚卫外不固，风邪乘虚侵袭所致。

5.情志内伤，冲任不调，肝肾不足，肌肤失养，生风生燥而发。

西医认为其发病机理尚不清楚，大体可分变态反应和非变态反应两种。某些亦与先天遗传素质有关。

三、临床表现

本病可发生在任何年龄和季节。

发病突然，皮损可发生任何部位，为大小不等的红色或白色的风团，形态不一，可为圆形，类圆形或不规则形，皮损可随搔抓而增多、增大，亦可相互融合成地图状或环行，境界清楚，一般迅速消退，不留任何痕迹，以后成批出现，时隐时现。发生在眼睑、口唇、阴部的游风，其局部不痒或有轻微的痒感，或麻木胀感，水肿经 2～3 天消退，也有持续更长时间者，消退后亦不留痕迹。

自觉灼热、剧烈瘙痒。部分患者可有怕冷、发热等症状；如侵犯消化道黏膜者，可伴有恶心、呕吐、腹痛、腹泻等症状；发生咽喉和支气管黏膜时可导致喉头水肿及呼吸困难，有明显气闷窒息感，甚至发生晕厥。

根据病程长短，可分为急性和慢性两种。急性者发作数天至 1～2 周；慢性者反复发作，迁延数月，经年不断。

皮肤划痕试验阳性。

四、诊断

根据典型皮疹，表现为突然发作，大小不等、形状不一的水肿性红斑风团，24 小时内可自然消退的特点，本病不难诊断。

1. 皮疹时起时落，剧烈瘙痒，发无定处，退后不留痕迹。
2. 部分病例可有腹痛腹泻，或有发热、关节痛等。严重者可有呼吸困难，甚至引起窒息。
3. 皮肤划痕试验阳性。
4. 皮疹经过 3 个月以上不愈或反复间断发作者为慢性瘾疹。

五、鉴别诊断

1. 丘疹性荨麻疹　为散在性、质稍坚硬、顶端有小疱的丘疹，周围有纺锤形红晕，自觉瘙痒。本病瘙痒剧烈，多数认为与跳蚤、螨虫等昆虫叮咬或消化障碍、食物过敏等有关。儿童多见。

2. 荨麻疹样型药疹　发病前有注射疫苗、服用抗生素等明确的用药史，潜伏期一般 4～14 天，皮疹为水肿性红斑，颜色鲜红，一般 24 小时不能消退，皮疹泛发，瘙痒剧烈，可伴有发热、关节疼痛等全身症状。

3. 荨麻疹性血管炎　风团持续 4～6 小时以上无消退，风团消退后遗留色素沉着或鳞屑，伴有关节痛、腹痛、血沉增快，病理为坏死性血管炎，对抗组胺药物无效。

六、中医治疗

（一）辨证论治

1. 风寒束表证

证候：风团色白，遇寒加重，得暖则减；恶寒，口不渴；舌淡红，苔薄白，脉浮紧。

治法：疏风散寒，解表止痒。

方药：桂枝麻黄各半汤加减。常用麻黄、桂枝、白芍、防风、黄芪、白术、生姜、大枣、生甘草等。畏寒怕冷者，加玉屏风散；恶心欲呕者，加法半夏、陈皮等。

2. 风热犯表证

证候：风团鲜红，灼热剧痒，遇热加重，得冷则减；伴有发热，恶寒，咽喉肿痛；舌质红，苔薄白或薄黄，脉浮数。

治法：疏风清热，解表止痒。

方药：消风散加减。常用金银花、连翘、黄芩、苦参、荆芥、防风、赤芍、天花粉、刺蒺藜、蝉蜕、甘草等。风团颜色鲜红者，加牡丹皮、生地黄等；口渴者，加玄参；瘙痒剧烈者，加白鲜皮、徐长卿等。

3. 胃肠湿热证

证候：风团片大色红，瘙痒剧烈；发疹的同时伴脘腹疼痛，恶心呕吐，神疲纳呆，大便秘结或泄泻；舌质红，苔黄腻，脉弦滑数。

治法：疏风解表，通腑泄热。

方药：防风通圣散加减。常用苍术、泽泻、茯苓、薏苡仁、茵陈、防风、大黄、枳实、半夏、竹茹。有肠道寄生虫者，加乌梅、使君子、槟榔等；大便稀溏者，加四君子汤；恶心呕吐者，加藿香等。

4.血虚风燥证

证候：反复发作，迁延日久，午后或夜间加剧；伴心烦易怒，口干，手足心热；舌红少津，脉沉细。

治法：养血祛风，润燥止痒。

方药：当归饮子加减。常用当归、生地黄、熟地黄、黄芪、党参、白术、茯苓、白芍、首乌藤、刺蒺藜、炙甘草等。心烦失眠者，加酸枣仁、柏子仁等；手足心热者，加白薇、青蒿等；瘙痒剧烈者，加磁石、钩藤等。

（二）外治疗法

1.中药熏洗　瘙痒明显，无胸闷憋气者适用。风团红、瘙痒明显者，选用马齿苋、白鲜皮等解毒止痒中药熏洗；风团色淡白，皮肤干燥者，选用当归、茯苓、白术等健脾养血中药熏洗，每日1次。

2.中药保留灌肠　对于因饮食不慎而诱发者，采取苦参、黄柏等中药保留灌肠以泻浊解毒，每日1次。

第八节　猫眼疮

一、概述

猫眼疮是皮肤上以红斑为主，兼有丘疹、水疱等多形性损害的急性炎症性皮肤病。

其临床特点是发病急骤，皮损为红斑、丘疹、水疱等多形性损害，典型者出现虹膜样特征性红斑，常累及口腔、二阴，重者伴严重的内脏损害。

本病相当于西医学的多形性红斑。

二、临床表现

多见于青壮年男女，女性多与男性，以10～30岁年龄组发病率最高。常见于冬春两季。

发病前可有一定的前驱症状：头痛、低热、四肢倦怠、食欲不振和关节肌肉疼痛。皮损多形性，为红斑、水疱、大疱、紫癜、风团互见。临床依据病情特点，分为轻型和重型。

（1）轻症　此型最为多见，以青年女性为多。皮损以红斑、丘疹为主，也可见水疱、大疱、紫癜或风团。初起为水肿性圆形红斑或淡红色的扁平丘疹，皮疹呈远心性扩展，1～2天内直径可达1～2cm。特征性皮损为红斑中央略凹陷，其颜色较深，有时为一水疱、紫癜或坏死区，边缘为一轻度的水肿环，周围绕以鲜红色晕，称为靶形或虹膜状红斑。皮损有时可融合呈环状、图纹状。多对称发于手足背、前臂、踝部、颜面、颈部。口腔、二阴黏膜损害较轻或不累及。伴有轻度的瘙痒，无明显的全身症状。

（2）重症　多见于儿童，男性多于女性。起病急骤，前驱症状明显：畏寒、高热、头痛、咽痛、关节疼痛、全身不适等全身中毒症状。皮损常广泛分布全身各处，为水肿性红斑、水疱、大疱、血疱和瘀斑等。自觉疼痛。黏膜损害发生早且严重，口腔、鼻咽、眼、尿道、肛门和呼吸道黏膜广泛累及，发生大片糜烂和坏死，并出现相应的症状，如影响进食、排尿排便困难、角膜炎或溃疡、巩膜炎、虹膜炎，并可导致视力下降或失明。常伴有支气管炎、肺炎、消化道溃疡、心肌炎及肝肾损害等。

三、诊断

皮损初起为红斑，略高出皮面，以后中心出现水疱，约为扁豆或指盖大小。初起为鲜红色，逐渐变暗红或暗紫红色，可相互融合，红斑可中心消退，形成环状或出现重叠水疱如彩虹状。水疱若呈血性时称出血性猫眼疮。自觉疼痛，略有痒感。

1.发病骤急，发疹前可有全身不适等前驱症状，常可伴发咽峡炎、扁桃体炎、关节炎等。

2.好发于指缘、手掌及前臂、足背、小腿、颜面、颈项等部位，常呈对称性。重者可累及黏膜。

3.青年女性发病较多，春秋为发病季节。

4.组织病理检查。表皮细胞水肿，渗出明显者可见表皮下水疱形成；真皮水肿，小血管扩张，周围有炎性细胞浸润。早期为嗜中性及嗜酸性细胞，晚期为淋巴细胞、组织细胞，胶原纤维明显肿胀。

四、鉴别诊断

1.冻疮　多见于冬季；好发于肢体末端显露部位，皮损多为暗红或青紫斑块，红斑浸润显著，黏膜无损害，中心无虹膜样改变；自觉瘙痒，遇热尤甚。

2.药毒（多形红斑样型）　有明确服药史，发病无季节性，也无一定好发部位。

3. 中毒性表皮坏死松解症（TEN） 与猫眼疮相比，皮损损害更严重，呈烫伤样外观，表皮坏死脱落，皮损面积超过体表面积的 30%，多伴随内脏损害。临床上可见到 Stevens-Johnson 综合征发展为中毒性表皮坏死松解症，两者在过渡期可出现症状重叠，皮损面积达到体表面积的 10% ～ 30%。

五、中医治疗

（一）辨证论治

1. 风寒阻络证

证候：每于冬季发病，红斑水肿，色暗红或紫红，发于颜面及手足时形如冻疮，水肿明显，遇冷加重，得热则减；伴畏寒，小便清长；舌质淡，苔白，脉沉紧。

治法：温经散寒，活血通络。

方药：当归四逆汤加减。常用当归、桂枝、干姜、木通、细辛、鸡血藤、赤芍、川芎、炙甘草等。畏寒肢冷明显者，加伸筋草；关节疼痛者，加羌活、独活、威灵仙；水肿明显者，加防己、车前子、泽泻；斑色紫暗者，加丹参、泽兰。

2. 风热蕴肤证

证候：以红斑、丘疹、小风团样损害为主，颜色鲜红，自觉瘙痒；可伴发热，咽干咽痛，关节酸痛，便干溲黄；舌质红，苔薄黄，脉浮数。

治法：疏风清热，凉血解毒。

方药：消风散加减。常用荆芥、防风、蝉衣、牛蒡子、苦参、黄芩、生地黄、生石膏、知母、当归、白鲜皮、甘草等。红斑鲜红伴灼热者，加牡丹皮、紫草、茜草；水肿、水疱明显者，加车前草、白茅根；关节疼痛甚者，加秦艽、桑枝、鸡血藤；咽干咽痛者，加板蓝根、玄参、山豆根。

3. 湿热蕴结证

证候：红斑水肿，色泽鲜红，兼见水疱，或口腔糜烂，外阴湿烂，自感痒痛；或见发热头重，身倦乏力，纳呆呕恶，溲赤，便秘或黏滞不爽；舌质红，苔黄腻，脉弦滑。

治法：清热利湿，解毒止痒。

方药：龙胆泻肝汤加减。常用龙胆草、生地黄、金银花、黄连、栀子、赤茯苓、牛蒡子、车前草、生石膏、竹叶、知母、苍术等。伴恶心泛呕者，加半夏、竹茹；发热头重者，加藿香、佩兰；瘙痒甚者，加白鲜皮、刺蒺藜。

4. 火毒炽盛证

证候：起病急骤，全身泛发红斑、大疱、糜烂、瘀斑，口腔、二阴破溃糜烂；伴高热恶寒，头痛无力，恶心呕吐，关节疼痛，大便秘结，小便黄赤；舌质红，苔黄，脉滑数。

治法：清热凉血，解毒利湿。

方药：清瘟败毒饮合导赤散加减。常用水牛角、生地黄、牡丹皮、赤芍、生石膏、知母、金银花、连翘、生薏苡仁、柴胡、栀子、黄芩等。高热、口干唇燥者，加玄参、天花粉；壮热不退者，加羚羊角粉 0.3g 冲服，或用紫雪散 1 ～ 2g 冲服；大便秘结者，加生大黄；恶心呕吐者，加半夏、竹茹。

（二）外治疗法

1. 皮损以红斑、丘疹、水疱、糜烂为主者，以清热、收敛、止痒为主。用三黄洗剂外搽患处，每日 3 ～ 4 次，并外搽黄连膏。

2. 皮损呈水疱、大疱，渗出明显者，以清热、燥湿、消肿为主。用马齿苋 30g、黄柏 30g、地榆 30g 水煎冷敷患处，每次 20 分钟，每日 3 ～ 5 次。

3. 黏膜糜烂者可用生肌散或锡类散外吹患处，每日 2 ～ 4 次；若口腔黏膜糜烂，可用蒲黄含漱，并用青吹口散外吹。

第九节　瓜藤缠

一、概述

瓜藤缠是一种发生于下肢的结节红斑性皮肤血管炎性皮肤病。因数枚结节，犹如藤系瓜果绕腿胫生而得名。其临床特点是散在性皮下结节，鲜红至紫红色，大小不等，疼痛或压痛，好发于小腿伸侧。

本病相当于西医学的结节性红斑。

二、临床表现

本病多见女性，年龄在 20～40 岁。春、秋季节多发。

发病前有一定的全身症状，如低热（少数可高热）、倦怠、咽痛、食欲不振、肌痛或关节痛等。皮损突然发生，好发于两小腿伸侧，为对称性、鲜红色、略高出皮面的结节。蚕豆至杏核大或桃核大，若数个结节融合在一起，则大如鸡蛋，皮损周围水肿，但境界清楚，皮肤紧张，颜色由鲜红渐变为暗红。自觉疼痛，压之更甚。约经几天或数星期，颜色及结节逐渐消退。在缓解期，常残存数个小结节，新的结节可再次出现。皮损发生部位除小腿外，少数病人可发于上肢及面颈部。

三、诊断

根据皮损为鲜红的灼痛性结节表现，发病部位，以及发病前驱症状等临床特点，结合血沉加快，抗链"O"滴度增高及血清丙种球蛋白增高，结核菌素试验（PPD 试验）皮试呈强阳性可诊断。必要时可结合组织病理检查。

四、鉴别诊断

1.腓肠发（硬结性红斑） 秋冬季节发病；好发于小腿屈侧；结节较大而深在，疼痛轻微，易溃破而发生溃疡，愈合后留有瘢痕；起病缓慢，病程较长；常有结核病史。

2.梅核丹（皮肤变应性血管炎） 皮损为多形性，可有红斑、丘疹、斑丘疹、瘀斑、结节、溃疡、瘢痕等，疼痛较轻；反复发作，病程较长。

五、中医治疗

（一）辨证论治

1.湿热瘀阻证

证候：发病急骤，皮下结节，略高出皮面，灼热红肿。伴头痛，咽痛，关节痛，体温增高，口渴，大便干，小便黄。舌质微红，苔白或腻，脉滑微数。

治法：清热利湿，祛瘀通络。

方药：萆薢渗湿汤合桃红四物汤加减。常用萆薢、黄柏、忍冬藤、木瓜、伸筋草、赤芍、红花等。咽喉疼痛、畏寒发热者，加荆芥、牛蒡子、桔梗；关节疼痛明显者，加豨莶草、海风藤；大便干者，加生大黄。

2.寒湿入络证

证候：皮损暗红，反复缠绵不愈。伴有关节痛，遇寒加重，肢冷，口不渴，大便不干。舌质淡，苔白或白腻，脉沉缓或迟。

治法：散寒祛湿，化瘀通络。

方药：阳和汤加减。常用黄芪、桂枝、红花、赤芍、鸡血藤、炒白术、秦艽、当归尾、莪术、干姜、细辛等。关节疼痛，遇寒加重，肢冷明显者，加制附子。

（二）外治疗法

以消炎、散结、止痛为原则。

1.中药贴敷疗法 皮下结节较大，红肿疼痛者，外敷金黄膏、四黄膏或玉露膏。皮下结节色暗红，红肿不明显者，外敷冲和膏。

2.中药熏洗疗法 蒲公英、丹参、紫草各 30g，荆芥、牡丹皮、当归各 20g，煎水外洗。

第十节　白　疕

一、概述

白疕是一种以红斑、丘疹、鳞屑损害为主要表现的慢性易反复发作的皮肤病。因抓去鳞屑，可见点状出血点，如匕首刺伤皮肤之状，故而称之。

其临床特点是红斑基础上覆盖多层银白色鳞屑，刮去鳞屑有点状出血点，病程长，易于复发。

患病男性多于女性，城市高于农村，北方高于南方，大多呈冬重夏轻趋势，约有 30% 的患者有家族史。

本病相当于西医学的银屑病。

二、病因病机

总由营血亏损，化燥生风，肌肤失于濡养而成。

1. 初起，多为风寒或风热之邪侵袭肌肤，以致营卫失和，气血不畅，蕴结不散而生；或机体内有蕴热，心火内生，热蕴营血，阻于肌肤；或兼湿热蕴阻，流窜关节不得宣泄而发。

2. 病久，气血耗伤，营血不足，生风化燥，肌肤失养；或气血运行不畅，经脉受阻，气血凝结，肌肤失养而反复不愈；或加之先天禀赋不足，肝肾亏虚，营血亏损，致冲任失调而发；或由调治不当，毒邪乘虚而入里，热毒炽盛，气血两燔，内侵脏腑而致。

西医认为本病与遗传因素、感染因素、代谢障碍、内分泌因素等有关。

三、临床表现

本病好发于青壮年，大多冬季加重，夏季减轻，数年后与季节变化关系不明显。皮损以红斑、鳞屑、露滴样出血为特点。

根据白疕的临床特征，可分为寻常型、特殊型（包括关节型、红皮病型、脓疱型三种）。

1. 寻常型 为临床上最多见的一型。大多急性发作。初起一般为炎性红色丘疹，约粟米至绿豆大小，以后可逐渐扩大或融合成棕红色的斑块，边界清楚，周围有红晕，基底浸润明显，表面覆盖多层干燥的鳞屑。轻轻刮去表面鳞屑，则渐露出一层淡红发亮的半透明薄膜，为薄膜现象。再刮去薄膜则有小出血点，为点状出血现象。红斑、白色鳞屑、发亮薄膜、点状出血为本病临床特征。

皮损形态多样，可为点滴状，多见儿童，特别是扁桃体炎后发病者；也可为钱币状、地图状、环状、蛎壳状以及扁平苔藓样、慢性肥厚性等。

病变可发生全身各处，但以头皮和四肢伸侧为多见。常对称分布，亦可局限某一部位。发生头皮部的，为边界清楚，覆有厚的鳞屑的红斑，可融合满布头皮，把头发簇集成束状，但不脱发；在甲板上的损害为点状凹陷，状似顶针箍，或凸凹不平，变黄增厚，甲床与甲板分离，其游离缘可翘起或破碎；在面部的皮损可呈小片红斑；在口腔黏膜上的损害呈灰白色环形斑片；在龟头上呈光滑、干燥性红斑，上有细薄的白色鳞屑；在小腿前反复发作的皮损可有苔藓样变。

病程缓慢，反复发作。根据病程可分三期。

（1）进行期 新皮疹不断出现、扩大，颜色鲜红、鳞屑增多，正常皮肤在摩擦、外伤、虫咬、注射或针刺处均可引起皮疹的发生，这种现象称同形反应。一般在受伤的 3～18 天发生皮损。

（2）静止期 病情保持静止阶段，基本无新皮疹出现，旧疹也不见消退。

（3）消退期 皮损缩小、逐渐消失，也有从中心开始消退，遗留暂时性的色素减退或色素沉着斑。

2. 特殊型

（1）关节型 西医又叫银屑病性关节炎。约占银屑病发病病人的 1%。常有典型的皮损，同时伴有明显的关节症状。大小关节均可受累。轻者只侵犯指（趾）关节，亦可见脊柱。出现关节红肿、疼痛，可出现骨质的破坏，皮疹往往为急性进行状态，多为广泛分布的蛎壳状。少数病人可有发热等全身症状。本型多和脓疱型并存，脓疱和指甲的损害常和关节症状相平行，同时加重，同时减轻。

（2）红皮病型 西医又叫银屑病性剥脱性皮炎。多由外用刺激性强的或不适当的药物等引起。少数可由寻常型自行演变而来。表现为皮肤弥漫性潮红或紫红，甚至肿胀浸润，大量脱屑，仅有少数片状皮肤正常。伴有掌跖角化。

（3）脓疱型 临床上较少见，约占发病人数的 0.77%，一般可分为泛发性和掌跖性两种。

① 泛发性脓疱型：表现为皮疹初发多为炎性红斑，或在寻常型银屑病的皮损上出现密集的、针尖到粟粒大、黄白色浅在的小脓疱，表面覆盖少量鳞屑，约 2 周消退，再发新脓疱。严重者可急性发病，全身出现密集脓疱，并融合成脓湖，可伴有发热，关节肿痛，全身不适。

② 掌跖性脓疱型：表现为皮损仅限于手、足部，掌跖出现对称性红斑，其上密集针尖至粟粒大小的脓疱，不易破溃，约 2 周干枯结痂、脱皮，脓疱常反复发生，顽固难愈。

以上各型可合并发生或互相转化。

四、诊断

白疕皮损初为针尖至扁豆大的炎性红色丘疹，常呈点滴状分布，迅速增大，表面覆盖银白色多层性鳞屑，状如云母。鳞屑剥离后，可见薄膜现象及筛状出血，基底浸润，可有同形反应。陈旧皮疹可呈钱币状、地图状等。好发于头皮、四肢伸侧，以肘关节面多见，常泛发全身。部分病人可见指甲病变，轻者呈点状凹陷，重者甲板增厚，光泽消失，或可见于口腔、阴部黏膜。发于头皮者可见束状毛发。本病有明显季节性，一般冬重夏轻。部分患者可有家族史。根据病程变化可分为进行期、静止期、消退期。男女老幼皆可发病。

五、鉴别诊断

1. 风热疮（玫瑰糠疹） 好发于躯干、四肢近端；特征性皮疹为椭圆形红斑，上覆糠秕状鳞屑，长轴与皮纹走向一致，无薄膜及筛状出血现象。

2. 湿疮（湿疹） 与湿疹里的慢性湿疹相鉴别。慢性湿疹的皮疹好发于四肢屈侧；皮损肥厚粗糙，边界欠清，有色素沉着，鳞屑较少；瘙痒剧烈。

3. 白屑风（头皮糠疹） 皮疹多发于头面；红斑边界不清，鳞屑多呈油腻性，无筛状出血；头发不呈束状，病久有脱发现象。

4. 牛皮癣（神经性皮炎） 牛皮癣皮损多是圆形或多角形的扁平丘疹融合成片，剧烈瘙痒，搔抓后皮损肥厚，皮沟加深，皮嵴隆起，极易形成苔藓样变。皮损表面无多层银白色鳞屑附着，刮后无筛状出血。

六、中医治疗

（一）辨证论治

1. 血热内蕴证
证候：皮疹多呈点滴状，发展迅速，颜色鲜红，层层鳞屑，瘙痒剧烈，刮去鳞屑有点状出血；伴口干舌燥，咽喉疼痛，心烦易怒，便干溲赤；舌质红，苔薄黄，脉弦滑或数。

治法：清热凉血，解毒消斑。

方药：犀角地黄汤加减。常用水牛角、牡丹皮、生地黄、赤芍等。咽喉肿痛者，加板蓝根、射干、玄参；因感冒诱发者，加金银花、连翘；大便秘结者，加生大黄。

2. 气血瘀滞证
证候：皮损反复不愈，皮疹多呈斑块状，鳞屑较厚，颜色暗红；舌质紫暗有瘀点、瘀斑，脉涩或细缓。

治法：活血化瘀，解毒通络。

方药：桃红四物汤加减。常用当归、赤芍、生地黄、川芎、桃仁、红花等。病程日久，反复不愈者，加土茯苓、白花蛇舌草、蜈蚣；皮损肥厚色暗者，加三棱、莪术；月经色暗，经前加重者，加益母草、泽兰。

3. 血虚风燥证
证候：病程较久，皮疹多呈斑片状，颜色淡红，鳞屑减少，干燥皲裂，自觉瘙痒；伴口咽干燥；舌质淡红，苔少，脉沉细。

治法：养血滋阴，润肤息风。

方药：当归饮子加减。常用当归、白芍、川芎、生地黄、白蒺藜、防风、荆芥、何首乌、黄芪、甘草等。脾虚者，加白术、茯苓；风盛瘙痒明显者，加白鲜皮、乌梢蛇。

4. 湿毒蕴积证
证候：皮损多发生在腋窝、腹股沟等皱褶部位，红斑糜烂有渗出，痂屑黏厚，瘙痒剧烈，或表现为掌跖红斑、脓疱、脱皮；或伴关节酸痛、肿胀，下肢沉重；舌质红，苔黄腻，脉滑。

治法：清利湿热，解毒通络。

方药：萆薢渗湿汤加减。常用萆薢、薏苡仁、黄柏、茯苓、牡丹皮、泽泻、滑石、通草。脓疱泛发者，加蒲公英、紫花地丁、半枝莲；关节肿痛明显者，加羌活、独活、秦艽、忍冬藤；瘙痒剧烈者，加白鲜皮、地肤子。

5. 风寒湿痹证
证候：皮疹红斑不鲜，鳞屑色白而厚，抓之易脱，关节肿痛，活动受限，甚至僵硬畸形；伴形寒肢冷；舌质淡，苔白腻，脉濡滑。

治法：祛风除湿，散寒通络。

方药：独活寄生汤合桂枝芍药知母汤加减。常用独活、桑寄生、杜仲、牛膝、细辛、秦艽、肉桂、防风、川芎、人参、当归、桂枝、芍药、知母、附子等。关节肿痛剧烈者加豨莶草、全虫、蜈蚣。

6. 火毒炽盛证
证候：全身皮肤潮红、肿胀，大量脱皮，或有密集小脓疱，伴局部灼热痒痛；壮热畏寒，头身疼痛，口渴欲饮，便干溲赤；舌质红绛，苔黄腻，脉弦滑数。

治法：清热泻火，凉血解毒。

方药：清瘟败毒饮加减。常用生石膏、生地黄、水牛角粉、黄连、栀子、桔梗、黄芩、知母、赤芍、玄参、连翘、淡竹叶、甘草、牡丹皮等。寒战高热者，加生玳瑁；大量脱皮、口干唇燥者，加天花粉、石斛；大便秘结者，加生大黄。

（二）外治疗法

1. 中药蒸气浴疗法 适用于皮损泛发的静止期和消退期的银屑病患者。将鸡血藤、当归、丹参、三棱、莪术、威灵仙、白鲜皮等活血化瘀类中药煎煮后注入沐浴桶，加水稀释后嘱患者坐浴其中治疗，水温 30 ～ 35℃，每日 1 次，每次 20 ～ 30 分钟。

2. 中药头浴疗法 适用于头部银屑病患者。用当归、丹参、侧柏叶、白鲜皮等具有清热解毒、活血化瘀类中药煎剂淋洗头部皮损，每日 1 次，每次 10 ～ 20 分钟。

3. 中药封包疗法 适用于皮损肥厚者。局部皮损涂擦中药膏后，采用保鲜薄膜将皮损处封包 40 分钟，每日 1 ～ 2 次。

4. 中药热熨疗法 适用于关节型银屑病。将附子、红花、桂枝、透骨草、川乌、艾叶等具有温经通络、活血化瘀功效的中药装入布包，浸泡 30 分钟后置于蒸笼热蒸，先用干净毛巾包裹敷于受累关节处，待温度下降，可直接将药包贴于治疗部位。每日 1 次，每次 40 分钟。

第十一节　白驳风

一、概述

白驳风是指以皮肤上出现大小不同、形态各异的白色斑片为主要临床表现的局限性色素脱失性皮肤病。

其临床特点是白斑边界清楚，可发生任何部位、任何年龄，可局限亦可全身；慢性过程，无自觉症状，诊断容易，治愈困难，影响面容。根据临床特点又名为"斑白""斑驳"等。

本病相当于西医学的白癜风。

二、病因病机

总由气血失和、脉络瘀阻所致。

1. 情志内伤，肝气郁结，气机不畅，复感风邪，搏于肌肤而发。

2. 素体肝肾虚弱，或亡精失血，伤及肝肾，致肝肾不足，外邪侵入，郁于肌肤而致。

3. 跌打损伤，化学灼伤，络脉瘀阻，毛窍闭塞，肌肤腠理失养而生。

西医认为本病发病原因不明。近年来一些学者认为，具有遗传因素的人，在多种因素如精神、神经因素刺激下，免疫、代谢功能紊乱，使自身黑素细胞破坏，从而导致皮肤色素局限性脱失。

三、临床表现

皮损呈白色或乳白色斑点或斑片，逐渐扩大，边境清楚，周边色素反见增加，患处毛发也可变白。大小不等，形态各异，往往融合成片。可对称或单侧分布，甚至沿神经走行呈带状分布。泛发全身者，仅存少许正常皮肤。患处皮肤光滑，无脱屑、萎缩等变化，有的皮损中心可出现色素岛状褐色斑点，称谓"晕痣"。自觉症状不明显。男女均可发病。

四、诊断

皮肤白斑可发生于任何部位、任何年龄，单侧或对称，大小不等，形态各异，与周围正常皮肤的交界处有色素沉淀圈，边界清楚；亦可泛发全身。必要时可结合 Wood 灯、皮肤镜检查及皮肤病理检查。

五、鉴别诊断

1. 桃花癣（单纯糠疹） 皮损淡白或灰白，为局限性色素减退斑，上覆少量灰白色糠状鳞屑，边界不清；多发于面部，其他部位很少累及；儿童多见。

2. 紫白癜风（花斑癣） 皮损淡白或紫白色，呈边界清楚的圆形或卵圆形，上覆细碎鳞屑，病变处毛发不变白色；皮损处真菌镜检可呈阳性；多发于颈、躯干、双上肢；男性青壮年或多汗者多见。

3. 贫血痣　皮损淡白，为先天性局部血管功能缺陷，一般单侧分布，以手摩擦局部则周围皮肤发红而白斑不红；多发于躯干；女性出生时或幼年多见。

六、中医治疗

（一）辨证论治

1. 肝郁气滞证

证候：白斑散在渐起，数目不定；伴有心烦易怒，胸胁胀痛，夜寐不安，女子月经不调；舌质正常或淡红，苔薄，脉弦。

治法：疏肝理气，活血祛风。

方药：逍遥散加减。常用柴胡、香附、郁金、当归、丹参、红花、白芍、白术、白蒺藜、补骨脂、荆芥、防风、枳壳、蝉衣、甘草等。心烦易怒者，加牡丹皮、栀子；月经不调者，加益母草；发于头面者，加蔓荆子、菊花；发于下肢者，加木瓜、牛膝。

2. 肝肾不足证

证候：多见于体虚或有家族史的患者。病史较长，白斑局限或泛发；伴头晕耳鸣，失眠健忘，腰膝酸软；舌质红，少苔，脉细弱。

治法：滋补肝肾，养血祛风。

方药：六味地黄丸加减。常用熟地黄、当归、川芎、赤芍、白芍、沙苑子、女贞子、枸杞子、羌活、白蒺藜、补骨脂等。神疲乏力者，加党参、白术；真阴亏损者，加阿胶。

3. 气血瘀滞证

证候：多有外伤，病史缠绵。白斑局限或泛发，边界清楚，局部可有刺痛；舌质紫暗或有瘀斑、瘀点，苔薄白，脉涩。

治法：活血化瘀，通经活络。

方药：通窍活血汤加减。常用当归、川芎、红花、桃仁、鸡血藤、紫草、丹参、首乌藤、浮萍、白薇、白蒺藜、陈皮、木香、甘草等。跌打损伤后而发者，加乳香、没药；局部有刺痛者，加制鬼箭羽、白芷；发于下肢者，加牛膝、木瓜；病久者，加苏木、补骨脂。

（二）外治疗法

1. 30% 补骨脂酊皮损区涂擦，同时可配合日光照射 5～10 分钟，或紫外线照射，每日或隔日 1 次。

2. 将远志肉 12g、蜜糖 30g 放瓷碗内，并用皮纸密封，放在蒸锅内蒸后外用，日搽 2～3 次。

第十二节　黧黑斑

一、概述

黧黑斑是指由于皮肤色素沉着而在面部呈现局限性褐色斑的皮肤病。

其临床特点是色斑对称分布，大小不定，形状不规则，边界清楚，无自觉症状，日晒后加重。

本病好发于青中年女性，尤以孕妇或经血不调的妇女为多，男性亦可发病，部分患者可伴有其他慢性病史。

本病属于中医"面尘"范畴，其中因肝病引起者称为"肝斑"，妊娠后发病者称为"妊娠斑"。一般夏季加重，冬季减轻。

本病相当于西医学的黄褐斑。

二、病因病机

本病多与肝、脾、肾三脏关系密切，以气血不能上荣于面为主要病机。

1. 情志不畅，肝郁气滞，气郁化热，熏蒸于面，灼伤阴血而生。

2. 冲任失调，肝肾不足，水火不济，虚火上炎所致。

3. 饮食不节，忧思过度，损伤脾胃，脾失健运，湿热内生，熏蒸而致。

4. 慢性疾病，营卫失和，气血运行不畅，气滞血瘀，面失所养而成。

西医认为本病的发病原因不十分明确，多与内分泌失调有关，体内雌激素和孕激素增多，刺激黑素细胞分泌黑素和促进黑色素的沉着是主要原因。

三、临床表现

男女均可发生，以女性多见。如发生于孕妇，多开始于孕后 2～5 个月，分娩后逐渐消失，但也有不消退者。

对称发生于颜面，尤以两颊、额部、鼻、唇及颏等处为多见；皮损为淡褐色至深褐色、淡黑色斑片，大小不等，形状各异，孤立散在或融合成片，边缘较明显，一般多呈蝴蝶状。无自觉症状，慢性经过。

四、诊断

根据临床表现可进行诊断。必要时可行皮肤病理检查。

五、鉴别诊断

1. **雀斑** 皮疹分散而不融合，斑点较小；夏重冬轻或消失；有家族史。
2. **阿狄森病** 色素沉着除发生于皮肤外，黏膜上也有褐黑色斑片；常伴有神疲乏力、怕冷、舌胖、脉细等症状。
3. **瑞尔黑变病** 有长期接触煤焦油史；皮损主要在面颈部等暴露部位，呈弥漫性色素沉着；往往伴有痤疮样炎性反应。

六、中医治疗

（一）辨证论治

1. 肝郁气滞证

证候：多见于女性，斑色深褐，弥漫分布；伴有烦躁不安，胸胁胀满，经前乳房胀痛，月经不调，口苦咽干；舌质红，苔薄，脉弦细。

治法：疏肝理气，活血消斑。

方药：逍遥散加减。常用柴胡、白芍、当归、白术、茯苓、丹参、川芎、甘草。伴口苦咽干、大便秘结者，加生大黄、牡丹皮、栀子；月经不调者，加女贞子、香附；斑色深褐而面色晦暗者，加桃仁、红花、益母草。

2. 肝肾不足证

证候：斑色褐黑，面色晦暗；伴有头晕耳鸣，腰膝酸软，失眠健忘，五心烦热；舌质红，少苔，脉细。

治法：补益肝肾，滋阴降火。

方药：六味地黄丸加减。常用熟地黄、山茱萸、怀山药、牡丹皮、白茯苓、泽泻、女贞子、墨旱莲。阴虚火旺明显者，加知母、黄柏；失眠多梦者，加龙骨、牡蛎、珍珠母；褐斑日久色深者，加丹参、僵蚕。

3. 脾虚湿蕴证

证候：斑色灰褐，状如尘土附着；伴有疲乏无力，纳呆困倦，月经色淡，白带量多；舌质淡胖边有齿痕，苔白腻，脉濡或细。

治法：健脾益气，祛湿消斑。

方药：参苓白术散加减。常用党参、黄芪、白术、茯苓、炙甘草、当归身、橘皮、升麻、柴胡。伴月经量少而色淡者，加红花、阿胶、益母草。

4. 气滞血瘀证

证候：斑色灰褐或黑褐；多伴有慢性肝病病史，或月经色暗有血块，或痛经；舌质暗红有瘀斑，苔薄，脉涩。

治法：理气活血，化瘀消斑。

方药：桃红四物汤加减。常用当归、生地黄、桃仁、红花、枳壳、赤芍、甘草、桔梗、川芎、牛膝。胸胁胀痛者，加柴胡、郁金；痛经者，加香附、乌药、益母草；病程长者，加僵蚕、白芷。

（二）外治疗法

1. 中药涂擦疗法 用玉容散粉末搽面，早、晚各 1 次；或白附子、白芷、滑石各 250g，共研细末，每日早晚蘸末搽面。

2. 中药面膜倒模疗法 赤芍、丹参、桃仁、红花、白及、僵蚕、白丁香、白附子等各等份，研成粉末，加适当基质配制成中药面膜，每次敷于面部 30 分钟，每日 1 次。

第十三节　粉　刺

一、概述

粉刺是一种颜面、胸背等处毛囊与皮脂腺的慢性炎症性皮肤病。

其临床特点是皮损丘疹如刺，可挤出白色碎米粉汁。

本病相当于西医学的痤疮。

二、临床表现

好发于颜面、颈、胸背部或臀部。多发于青春发育期，皮疹易反复发生，常在饮食不节、月经前后加重。

皮损初起为针头大小的毛囊性丘疹，或为白头粉刺、黑头粉刺，可挤出白色或淡黄色脂栓，因感染而成红色小丘疹，顶端可出现小脓疱。愈后可留有暂时性色素沉着或轻度凹陷性瘢痕。自觉轻度瘙痒或无自觉症状，炎症明显时自感疼痛。

严重者西医称聚合型痤疮，病程长，不易治愈，男子多见，多感染部位较深，出现紫红色丘疹、结节、脓肿、囊肿，甚至破溃形成窦道和瘢痕，或呈橘皮样改变，常伴皮质溢出。穿通性脓肿和不规则瘢痕同时存在是此型的特征。

三、诊断

1. 皮损好发部位为面颊、额部和鼻颊沟，其次是胸部、背部、肩部。青春期多见。

2. 皮损表现为白头与黑头粉刺、丘疹、脓疱、脓肿、结节与囊肿，少数患者形成萎缩性或增生性瘢痕。

3. 一般无自觉症状，也可伴有疼痛、瘙痒、灼热。青春期过后多数可自然减轻。

四、鉴别诊断

1. **酒齇鼻**　多见于壮年人；皮疹分布以鼻端、鼻翼为主，两颊、前额也可发生，不累及其他部位；无黑头粉刺，早期患部潮红、充血、肿胀、毛细血管扩张，中后期伴有明显结节增生。常有家族史。

2. **职业性痤疮**　常发生于与沥青、机器油、煤焦油及石油制品、石蜡等密切接触的工人，同工种的人往往发生同样损害；皮损发生在接触部位如面部、手背、前臂、肘部，亦有发生密集毛囊性角化丘疹。

3. **颜面播散性粟粒狼疮**　多见于成年人；损害为粟粒大小淡红色、紫红色结节，表面光滑，对称分布于颊部、眼睑、鼻唇沟等处；用玻片压之可呈苹果酱色。

五、中医治疗

（一）辨证论治

1. 肺经风热证

证候：丘疹色红，或有痒痛，或有脓疱；伴口渴喜饮，大便秘结，小便短赤；舌质红，苔薄黄，脉弦滑。

治法：疏风清肺。

方药：枇杷清肺饮加减。常用枇杷叶、人参、桑白皮、黄连、黄芩、生地黄、赤芍、牡丹皮、地骨皮、栀子、生甘草等。伴口渴喜饮者，加生石膏、天花粉；大便秘结者，加生大黄；脓疱多者，加紫花地丁、白花蛇舌草；经前加重者，加香附、益母草、当归。

2. 肠胃湿热证

证候：颜面、胸背部皮肤油腻，皮疹红肿疼痛，或有脓疱；伴口臭、便秘、溲黄；舌质红，苔黄腻，脉滑数。

治法：清热除湿解毒。

方药：茵陈蒿汤、泻黄散加减。常用茵陈蒿、焦栀子、黄芩、金银花、连翘、赤芍、薏苡仁、苍术、茯苓、陈皮等；或茵陈蒿、栀子、黄芩、黄柏、生大黄（后下）、蒲公英、生薏苡仁、车前草、生甘草等。伴腹胀，舌苔厚腻者，加生山楂、鸡内金、枳实；脓疱较多者，加白花蛇舌草、野菊花、金银花。

3. 痰湿瘀滞证

证候：皮疹颜色暗红，以结节、脓肿、囊肿、瘢痕为主，或见窦道，经久难愈；伴纳差、腹胀；舌质暗红，苔黄腻，脉弦滑。

治法：除湿化痰，活血散结。

方药：二陈汤合桃红四物汤加减。常用当归、桃仁、红花、茯苓、白术、怀山药、姜半夏、陈皮、白芥子、丹参、车前子、白花蛇舌草等。女性伴痛经者，加益母草、泽兰；伴囊肿成脓者，加贝母、皂角刺、穿山甲、白芷、夏枯草；伴结节、囊肿难消者，加三棱、莪术、海藻、昆布。瘢痕明显者，重用丹参以加强活血化瘀之功效。

（二）外治疗法

1. 皮疹较多者，可用颠倒散茶调涂患处，每日 2 次，或每晚涂 1 次，次日晨洗去。
2. 脓肿、囊肿、结节较甚者，可外敷金黄膏，每日 1 ～ 2 次。

第十四节　白屑风

一、概述

白屑风是由皮脂分泌过多而引起皮肤上出现红斑、上覆鳞屑的慢性炎症性皮肤病。常发生在头皮，因白屑层层飞扬而定名为白屑风。

其临床特点是皮肤、头发多脂发亮，油腻，瘙痒，迭起白屑，脱去又生。

患者以青壮年为多，男性多于女性，乳儿期也有发生。

相当于西医的脂溢性皮炎。

二、临床表现

多发于皮脂丰富部位，如头皮、前额、眉弓、鼻唇沟、胡须部，常自头皮开始，向下蔓延至颈后、腋窝、胸部、肩胛部、脐窝、腹股沟等部位，重者泛发全身。皮损形态多样。

1. **干性**　皮损为大小不一的斑片，基底微红，上有片状白色糠秕状鳞屑，在头皮部可堆叠很厚，头皮瘙痒剧烈，梳头或搔抓时头屑易于脱落而呈白屑纷飞状，毛发干枯，伴有脱发。

2. **湿性**　多为皮脂分泌旺盛，皮损红斑、糜烂、流滋，有油腻性痂屑，常有臭味。在耳后和鼻部可有皲裂，眉毛因搔抓折断而稀疏，头部损害早期出油，或头屑多，瘙痒，继而头发细软、脱落、秃顶。严重者泛发全身，成为湿疹样皮损。

病程缓慢，常有急性发作。

三、诊断

好发于婴儿和青壮年，皮疹分布在油脂分泌旺盛的部位，皮疹表现可分为干性和湿性。

湿性表现为油腻、黏腻油痂，头发油光发亮；干性表现为细薄小片糠秕状鳞屑；毛发细软、脱落，伴有不同程度瘙痒。

四、鉴别诊断

1. **头部白疕**　皮损多在肘、膝关节的伸侧面，头发也可发生，但损害为边界清楚的红斑，其上堆集很厚的银白色鳞屑，搔抓后可见到露水珠样出血点；身体其他部位有典型白疕皮损。

2. **白秃疮**　多见于儿童，头部有灰白色鳞屑斑片，其上有长短不齐的断发，发根有白色菌鞘；真菌检查呈阳性，Wood 灯下呈亮绿色荧光。

五、中医治疗

（一）辨证论治

1. 湿热蕴结证

证候：皮损为潮红斑片，有油腻性痂屑，甚至糜烂、渗出；伴口苦口黏，脘腹痞满，小便短赤，大便臭秽；舌质红，苔黄腻，脉滑数。

治法：清热利湿，健脾和胃。

方药：龙胆泻肝汤加减。常用龙胆草、生栀子、黄芩、茵陈、茯苓、柴胡、生山楂、生地黄、薏苡仁、薄荷、甘草。热盛者，加桑白皮、蒲公英。

2. 风热血燥证

证候：多发于头面部，为淡红色斑片，干燥、脱屑、瘙痒，受风加重，或头皮瘙痒，头屑多，毛发干枯脱落；伴口干口渴，大便干燥；舌质偏红，苔薄白或黄，脉细数。

治法：祛风清热，养血润燥。

方药：消风散合当归饮子加减。常用苦参、威灵仙、当归、生地黄、川芎、荆芥、防风、大胡麻、石菖蒲、苍术、白花蛇舌草、生山楂。皮损颜色较红者，加牡丹皮、金银花、青蒿；瘙痒较重者，加白鲜皮、刺蒺藜；皮损干燥明显者，加玄参、麦冬、天花粉。

（二）外治疗法

1. 干性皮损在头皮者，用白屑风酊外搽，每天 3 次。

2. 干性皮损在面部者，用紫草油外搽，每天 2 次。

3. 湿性皮损有少量渗出者，可用马齿苋、黄柏、大青叶、龙葵各 30g，或单味 30g，煎汤，放凉后外洗或湿敷患处，每次 30 分钟，每日 2～3 次，湿敷后外搽青黛膏；或用脂溢洗方（苍耳子 30g，苦参 15g，王不留行 30g，明矾 9g）煎水洗头。有渗液者用三黄散外洗，再扑三石散或青黛粉；或鲜山楂及侧柏叶捣碎，取汁外涂。

第十五节　酒齄鼻

一、概述

酒齄鼻是发生于鼻及面部中央，以红斑和毛细血管扩张为特点的慢性皮肤病。

其临床特点是鼻及颜面中央部持续性红斑和毛细血管扩张，伴丘疹、脓疱、鼻赘。

多发生于中年人，男女均可发病，以女性为多见。

本病相当于西医学的酒齄鼻、玫瑰痤疮。

二、临床表现

多发于中年人，男女均可发病，尤以女性多见。

皮损以红斑为主，好发于鼻尖、鼻翼、两颊、前额等部位，少数鼻部正常而只发于两颊和额部。依据临床症状可分为三型。

1. 红斑型　颜面中部特别是鼻尖部出现红斑，开始为暂时性，时起时消，寒冷、饮酒、进食辛辣刺激性食物及精神兴奋时红斑更为明显，以后红斑持久不退，并伴有毛细血管扩张，呈细丝状，分布如树枝。

2. 丘疹脓疱型　病情继续发展时，在红斑基础上出现痤疮样丘疹或小脓疱，但无明显的黑头粉刺形成。毛细血管扩张更为明显，如红丝缠绕，纵横交错，皮色由鲜红变为紫褐，自觉轻度瘙痒。病程迁延数年不愈，极少数最终发展成鼻赘型。

3. 鼻赘型　临床较少见，多为病程长久者。鼻部结缔组织增生，皮脂腺异常增大，致鼻尖部肥大，形成大小不等的结节状隆起，称为鼻赘。且皮肤增厚，表面凹凸不平，毛细血管扩张更明显。

三、诊断

本病有特定的发病部位，不同分期有典型的临床表现，如鼻部和面中央部发生的充血性红斑、毛细血管扩张、复发性丘疹和脓疱，甚至鼻赘等，一般无自觉不适症状，中年发病，慢性经过，慢性病程。组织病理因病期不同而异。

四、鉴别诊断

1. 粉刺　多发于青春期男女；常见于颜面、前胸、背部，鼻部常不侵犯；皮损为散在性红色丘疹，可伴有黑头粉刺。

2. 面游风　分布部位较为广泛，不只局限于面部；有油腻性鳞屑，不发生毛细血管扩张；常有不同程度的瘙痒。

五、中医治疗

（一）辨证论治

1. 肺胃热盛证

证候：多见于红斑型。红斑多发于鼻尖或两翼，压之退色；常嗜酒，伴口干、便秘；舌质红，苔薄黄，脉弦滑。

治法：清泄肺胃积热。

方药：枇杷清肺饮加减。常用枇杷叶、桑白皮、黄连、黄柏、丹参、川芎、白花蛇舌草、甘草等。嗜酒者，加葛花；便秘者，加生大黄、厚朴。

2. 热毒蕴肤证

证候：多见于丘疹脓疱型。在红斑上出现痤疮样丘疹、脓疱，毛细血管扩张明显，局部灼热；伴口干，便秘；舌质红，苔黄，脉数。

治法：清热解毒凉血。

方药：黄连解毒汤合凉血四物汤加减。常用黄芩、黄连、黄柏、栀子、当归、生地黄、赤芍、茯苓、陈皮、红花等。局部灼热者，加牡丹皮；便秘者，加大黄。

3. 气滞血瘀证

证候：多见于鼻赘型。鼻部组织增生，呈结节状，毛孔扩大；舌质略红，脉沉缓。

治法：活血化瘀散结。

方药：通窍活血汤加减。常用当归尾、赤芍、红花、香附、青皮、陈皮、茜草、泽兰、牛膝等。鼻部组织增生呈结节状者，加海藻、生山楂、王不留行、莪术。

（二）外治疗法

1. 鼻部红斑、丘疹为主，可选用一扫光或颠倒散洗剂外搽，每天3次。

2. 鼻部有脓疱者，可选用四黄膏外搽，每天2～3次。

3. 鼻赘形成者，可先用三棱针刺破放血，再用颠倒散外敷或脱色拔膏棍贴敷。

4. 取白蔹、白石脂、杏仁、雷丸、鹤虱、川椒、蛇床子、甘松、白牵牛、狼毒、硫黄，煎水外洗或浸泡患处，适用于各期酒齄鼻。

5. 针刺疗法。取穴印堂、迎香、地仓、承浆、颧髎、大迎、合谷、曲池，取坐位，轻度捻转，留针20～30分钟，每日1次。鼻赘形成者可选用三棱针刺破放血或火针点刺，颠倒散外敷。

第十章　肛肠疾病

第一节　痔

痔是直肠末端黏膜下和肛管皮下的静脉丛发生扩大、曲张所形成的柔软静脉团，或肛管下端皮下血栓形成或增生的结缔组织，俗称痔疮。

其临床表现是便血、脱出、肿痛。

本病好发于20岁以上的成年人，儿童很少发生。

根据发病部位的不同，分为内痔、外痔和混合痔。

内　痔

一、概述

内痔是指肛门齿线以上，直肠末端黏膜下的痔内静脉丛扩大曲张和充血所形成的柔软静脉团，是肛门直肠病中最常见的疾病。

好发于截石位的3、7、11点处，又称为母痔区，其余部位发生的内痔，均称为子痔。

其临床特点是便血，痔核脱出，肛门不适感。

二、病因病机

本病的发生多与风、湿、瘀及气虚有关，加之脏腑本虚，风燥湿热下迫，瘀阻魄门，瘀血浊气结滞不散，筋脉横解，导致脏腑功能失调而成痔。

1. **风伤肠络**　风善行而数变，又多夹热，血不循经而下溢出血，所下之血，其色泽鲜红，下血暴急呈喷射状。

2. **湿热下注**　多因饮食不节，恣食生冷、肥甘，伤及脾胃而滋生内湿。湿与热结，致肛门部气血纵横，经络交错而生内痔。热盛则迫血妄行，血不循经，则血下溢而便血。湿热下注大肠，肠道气机不畅，经络阻滞，则肛门内有块物脱出。

3. **气滞血瘀**　热结肠燥，气机阻滞而运行不畅，气滞则血瘀阻于肛门，故肛门内块物脱出，坠胀疼痛。气机不畅，统摄不力，则血不循经，血栓形成。

4. **脾虚气陷**　老人、妇人生育过多及小儿久泻久痢脾胃功能失常，脾虚气陷，中气不足，无力摄纳，而致痔核脱出不得回纳。脾虚气血生化乏源，无力摄血，导致气血两虚，故下血量多而色淡。

西医学对痔病因病机的认识尚无定论，目前较为认同的是"静脉曲张""血管增生""肛垫下移"三种学说。

三、临床表现

1. **便血**　是内痔最常见的早期症状。初起多为无痛性便血，血色鲜红，不与粪便相混。可表现为手纸带血、滴血、喷射状出血，便后出血停止。出血呈间歇性，饮酒、疲劳、过食辛辣食物、便秘等诱因常使症状加重。出血严重者可出现继发性贫血。

2. **脱出**　随着痔核增大，排便时可脱出肛门外。若不及时回纳，可致内痔嵌顿。

3. **肛周潮湿、瘙痒**　痔核反复脱出，肛门括约肌松弛，常有分泌物溢于肛门外，故感肛门潮湿；分泌物长期刺激肛周皮肤，易发湿疹，瘙痒不适。

4. **疼痛**　脱出的内痔发生嵌顿，引起水肿、血栓形成，糜烂坏死，可有剧烈疼痛。

5. **便秘**　患者常因出血而人为地控制排便，造成习惯性便秘，干燥粪便又极易擦伤痔核表面黏膜而出血，形成恶性循环。

四、诊断

根据病程的长短及病情轻重的不同，可分为四期。

Ⅰ期内痔：便血，色鲜红，或无症状。肛门镜检查示齿线上方黏膜隆起，表面色淡红。

Ⅱ期内痔：便血，色鲜红，伴有肿物脱出肛外，便后可自行复位。肛门镜检查示齿线上方黏膜隆起，表面色暗红。

Ⅲ期内痔：排便或增加腹压时，肛内肿物脱出，不能自行复位，需休息后或手法复位，甚者可发生嵌顿，伴有剧烈疼痛，便血少见或无。肛门镜检查示齿线上方有黏膜隆起，表面多有纤维化。

Ⅳ期内痔：痔核脱出，不能及时回纳，嵌顿于外，因充血、水肿和血栓形成，以致肿痛、糜烂和坏死，即嵌顿性内痔。

五、鉴别诊断

1.直肠息肉 痔与本病的共同点是肿物脱出及便血；但本病多见于儿童，脱出物为肉红色，一般为单个，有长蒂，头圆，表面光滑，质地较痔核硬，可活动，容易出血，以便血、滴血为主，多无射血现象。

2.肛乳头肥大 痔与本病的共同点是肿物脱出；但本病脱出物呈锥形或鼓槌状，灰白色，表面为上皮，质地较硬，一般无便血，常有疼痛或肛门坠胀，过度肥大者便后可脱出肛门外。

3.肛裂 痔与本病的共同点是便血。但本病是排便时肛门疼痛伴出血，且疼痛呈周期性，便秘时尤甚；局部检查可见肛管部位有明显裂口，多在6点或12点处。

4.直肠脱垂 与本病的共同点是肛内有物脱出，质地柔软。但本病的脱出呈花瓣状，色暗红；直肠黏膜的脱出呈环层状，色淡红，可伴有肛门松弛。

5.直肠癌 痔与本病的共同点是便血。但本病是粪便中混有脓血，多为暗红或暗紫色，常伴有黏液或腐臭的分泌物，大便变扁或变细，便次增多，里急后重；指检可触及菜花状物，或凹凸不平的溃疡，易出血，质地坚硬，不能推动；细胞学检查或病理切片可以确诊。

六、中医治疗

（一）辨证论治

1.风伤肠络证

证候：大便带血、滴血或喷射状出血，血色鲜红，或有肛门瘙痒等；舌质红，苔薄白或薄黄，脉浮数。

治法：清热凉血祛风。

方药：凉血地黄汤加减。常用生地黄、当归尾、槐角、地榆、黄芩、黄连、升麻、荆芥、赤芍、枳壳、天花粉、生甘草。大便秘结者加槟榔、大黄等。

2.湿热下注证

证候：便血色鲜，量较多，肛内肿物外脱，可自行回缩，肛门灼热；舌质红，苔黄腻，脉弦数。

治法：清热利湿止血。

方药：脏连丸加减。常用黄连、猪大肠。出血量多者，加地榆炭、仙鹤草等；灼热较甚者，加白头翁、秦艽等。

3.气滞血瘀证

证候：肛内肿物脱出，甚或嵌顿，肛管紧缩，坠胀疼痛，甚则肛缘水肿、血栓形成，触痛明显；舌质红或暗红，苔白或黄，脉弦细涩。

治法：清热利湿，祛风活血。

方药：止痛如神汤加减。常用秦艽、桃仁、皂角子、苍术、防风、黄柏、当归尾、泽泻、槟榔、熟大黄。肿物紫暗明显者，加红花、牡丹皮；肿物淡红光亮者，加龙胆草、木通等。

4.脾虚气陷证

证候：肛门松弛，痔核脱出须手法复位，便血色鲜或淡；面白少华，神疲乏力，少气懒言，纳少便溏；舌质淡，边有齿痕，苔薄白，脉弱。

治法：补中益气。

方药：补中益气汤加减。常用黄芪、人参、白术、当归、炙甘草、升麻、柴胡、陈皮。大便稍干者加肉苁蓉、火麻仁；贫血较甚时合四物汤。常用中成药有槐角丸、地榆丸、脏连丸、补中益气丸等，临床上根据辨证选择应用。

（二）外治疗法

适用于各期内痔及术后。

1. 熏洗法　以药物加水煮沸，先熏后洗，或用毛巾蘸药液趁热湿敷患处，冷则更换。具有活血止痛、收敛消肿等作用。常用五倍子汤、苦参汤等。

2. 外敷法　将药物敷于患处。具有消肿止痛、收敛止血、祛腐生肌等作用。根据不同病情可选用油膏或散剂，如九华膏、黄连膏、消痔膏（散）、五倍子散等。

3. 塞药法　将药物制成栓剂，塞入肛内。具有消肿、止痛、止血作用。如痔疮栓等。

4. 挑治法　适用于内痔出血。其机理是疏通经络，调理气血，促使肿消痛减。常用穴位有肾俞、大肠俞、长强、上髎、中髎、次髎、下髎等，一般挑治1次即可见效，必要时可隔10日再挑治1次。

5. 枯痔法　即以药物，如枯痔散、灰皂散敷于Ⅱ、Ⅲ期脱出肛外的内痔痔核的表面，具有强腐蚀作用，能使痔核干枯坏死，达到痔核脱落痊愈的目的。此法目前已少采用。

外 痔

一、概述

外痔是指发生于肛管齿线之下，由痔外静脉丛扩大曲张或痔外静脉破裂或反复炎症纤维增生而成的疾病。其临床特点是自觉肛门坠胀、疼痛、有异物感。

由于临床症状、病理特点及其过程不同，可分为结缔组织性外痔、静脉曲张性外痔和血栓性外痔等。

二、病因病机

本病多与湿、热、瘀有关，使得局部气血运行不畅，筋脉阻滞，日久瘀结不散所致。

1. 气滞血瘀　局部气血瘀滞，肠道气机不畅，不通则痛。

2. 湿热下注　湿性重着，常犯于下，湿热蕴阻肛门，经络阻滞，瘀结不散而发本病。

3. 脾虚气陷　年高、体弱多病者，脾胃功能失常，中气不足，脾虚气陷，无力摄纳，而致肛门坠胀，肿物难以消退。

三、临床表现

1. 炎性外痔　多见肛缘皮肤破损或感染，呈红肿或破溃成脓，疼痛明显。

2. 血栓性外痔　好发于肛缘外截石位3点、9点，以中年男性居多。肛缘皮下突发青紫色肿块，局部皮肤水肿，肿块初起尚软，疼痛剧烈，逐渐变硬，活动性好，可移动，分界清晰，触痛明显。

3. 静脉曲张性外痔　排便时或久蹲后，肛缘皮下有柔软青紫色团块隆起，可伴有坠胀感，团块物按压后可消失。

4. 结缔组织性外痔　肛门边缘处赘生皮瓣，逐渐增大，质地柔软，一般无疼痛，不出血，仅觉肛门有异物感，偶有染毒而肿胀时，才觉疼痛，肿胀消失后，赘皮依然存在。

四、诊断

1. 肛缘皮肤损伤或感染，呈红肿或破溃成脓，疼痛明显。多见于炎性外痔。

2. 肛缘皮下突发青紫色肿块，局部皮肤水肿，肿块初起尚软，疼痛剧烈，渐变硬，可活动，触痛明显。多见于血栓性外痔。

3. 排便时或久蹲，肛缘皮有柔软青紫色团块隆起（静脉曲张团），可伴有坠胀感，团块按压后可消失。多见于静脉曲张性外痔。

五、鉴别诊断

1. 内痔嵌顿　齿线上内痔脱出、嵌顿，疼痛时间较长，皮瓣水肿，消退缓慢，痔核表面糜烂伴有感染时有分泌物和臭味。

2. 肛裂　肛门疼痛呈周期性，便鲜血，局部检查可见6点或12点处有纵形裂口。

六、中医治疗

（一）辨证论治

1. 气滞血瘀证

证候：肛缘肿物突起，排便时可增大，有异物感，可有胀痛或坠痛，局部可触及硬性结节；舌紫暗，苔薄黄，脉弦涩。

治法：理气化瘀。

方药：活血散瘀汤加减。

2. 湿热下注证

证候：肛缘肿物隆起，灼热疼痛或局部有分泌物，便干或溏；舌红，苔黄腻，脉滑数。

治法：清热利湿。

方药：萆薢渗湿汤加减。

3. 脾虚气陷证

证候：肛缘肿物隆起，肛门坠胀，似有便意；神疲乏力，纳少便溏；舌淡胖，苔薄白，脉细无力。

治法：益气健脾，补气升提。

方药：补中益气汤加减。

（二）外治疗法

1. 熏洗法　肿胀疼痛者，可用苦参汤加减趁热先熏后洗。每日 2～3 次。

2. 外敷法　用黄柏膏或消痔膏敷于患处，可与熏洗法配合运用，每日 2～3 次。

═══ **混合痔** ═══

一、概述

混合痔是指内、外痔静脉丛曲张，相互沟通吻合，使内痔部分和外痔部分形成一整体者。

多发生于肛门截石位 3、7、11 点位处，以 11 点处更为多见。兼有内痔、外痔的双重表现。

二、病因病机

多因重度内痔反复脱出，或经产、负重努责、腹压增加，致筋脉横解、瘀结不散而成。参阅内痔、外痔有关内容。

三、临床表现

在肛管内齿线上下同一方位出现肿物，无明显分界，参见内痔、外痔的有关内容。

四、诊断

1. 便血及肛门部肿物，可有肛门坠胀、异物感或疼痛。

2. 可伴有局部分泌物或瘙痒。

3. 肛管内齿线上下同一方位出现肿物（齿线下亦可为赘皮）。

五、中医治疗

（一）辨证论治

参见内痔辨证论治。

（二）外治疗法

参见内、外痔外治法。

第二节　肛　痈

一、概述

肛痈是肛管直肠周围软组织间隙急性感染所形成的化脓性病变。

其临床特点是多发病急骤，疼痛剧烈，伴寒战高热，破溃后大多形成肛漏。

本病可发生于任何年龄，但以 20～40 岁的青壮年居多，婴幼儿也时有发生，男性多于女性。

本病相当于西医学的肛门直肠周围脓肿，简称肛周脓肿。由于其发生的部位不同而有不同的名称，如肛门旁皮下脓肿、坐骨直肠间隙脓肿、骨盆直肠间隙脓肿、直肠后间隙脓肿等。

二、病因病机

多因过食肥甘、辛辣、醇酒等物，湿浊不化，热邪蕴结，下注大肠，毒阻经络，瘀血凝滞，热胜肉腐成脓而为痈疽；亦有因肺、脾、肾亏损，湿热乘虚下注而成。

1.**火毒蕴结** 湿热下注肛门部，造成局部气机不畅，气血壅滞，火毒蕴结则肛门肿痛。

2.**热毒炽盛** 气血壅滞不通，湿热蕴阻肛门，热盛肉腐而肛门部酿脓。

3.**阴虚毒恋** 病久正气虚衰，肺、脾、肾阴液亏损，湿热乘虚下注，日久化热而成。

西医学认为本病主要由于肛腺感染所致。临床上大多数肛管直肠脓肿的发生与肛腺感染化脓有密切关系，少数由于异物外伤或会阴手术处理不当，肛门旁手术感染，皮脂腺囊肿失治、误治，骶尾骨结核或骨髓炎等化脓可继发肛周间隙脓肿。

三、临床表现

发病男性多于女性，尤以青壮年为多，主要表现为肛门周围疼痛、肿胀、有结块，伴有不同程度的发热、倦怠等全身症状。

由于脓肿的部位和深浅不同，症状也有差异，如肛提肌以上的间隙脓肿，位置深隐，全身症状重而局部症状轻；肛提肌以下的间隙脓肿，部位浅，局部红、肿、热、痛明显而全身症状较轻。

1.**肛门旁皮下脓肿** 发生于肛门周围的皮下组织内，局部红、肿、热、痛明显，脓成按之有波动感，全身症状轻微。

2.**坐骨直肠间隙脓肿** 发于肛门与坐骨结节之间，感染区域比肛门皮下脓肿广泛而深。初起仅感肛门部不适或微痛，逐渐出现发热、畏寒、头痛、食欲不振等症状，继而局部症状加剧，肛门有灼痛或跳痛，在排便、咳嗽、行走时疼痛加剧，甚则坐卧不安。肛门指诊患侧饱满，有明显的压痛和波动感。

3.**骨盆直肠间隙脓肿** 位于肛提肌以上，腹膜以下，位置深隐，局部症状不明显，有时仅有直肠下坠感，但全身症状明显。肛门指诊可触及患侧直肠壁处隆起、压痛及波动感。

4.**直肠后间隙脓肿** 症状与骨盆直肠间隙脓肿相同，但直肠内有明显的坠胀感，骶尾部可产生钝痛，并可放射至下肢，在尾骨与肛门之间有明显的深部压痛。肛门指诊直肠后方肠壁处有触痛、隆起和波动感。

本病5～7天成脓，若成脓期逾月，溃后脓出色灰稀薄，不臭或微臭，无发热或低热，应考虑结核性脓肿。

四、诊断

局部红肿疼痛，有波动感，一般无明显全身症状者，多位于肛提肌以下间隙，属低位肛痈，包括坐骨直肠间隙脓肿、肛门旁皮下脓肿、括约肌间隙脓肿。

出现寒战、高热、乏力、脉数等全身症状，血白细胞计数及中性粒细胞增高，局部穿刺可抽出脓液者，多位于肛提肌以上间隙，属高位肛痈，包括骨盆直肠间隙脓肿、直肠后间隙脓肿、直肠黏膜下脓肿。

五、鉴别诊断

1.**肛周毛囊炎、疖肿** 病灶仅在皮肤或皮下，因发病与肛窦无病理性联系，破溃后不会形成肛漏。

2.**骶骨前畸胎瘤** 继发感染有时与直肠后部脓肿相似。肛门指诊直肠后有肿块，光滑，无明显压痛，有囊性感。X线检查可见骶骨与直肠之间的组织增厚和肿物，或见骶前肿物将直肠推向前方，肿物内有散在钙化阴影、骨质、牙齿。

3.**骶髂关节结核性脓肿** 病程长，有结核病史，病灶与肛门和直肠无病理联系。X线检查可见骨质改变。

六、中医治疗

（一）辨证论治

1.热毒蕴结证

证候：肛门周围突然肿痛，持续加剧，肛周红肿，触痛明显，质硬，皮肤焮热；伴有恶寒、发热、便秘、溲赤；舌红，苔薄黄，脉数。

治法：清热解毒。

方药：仙方活命饮、黄连解毒汤加减。常用皂角刺、金银花、防风、白芷、当归尾、陈皮、甘草、赤芍、乳香、没药、天花粉、贝母、黄芩、黄连、黄柏、栀子。若有湿热之象，如舌苔黄腻、脉滑数等，可合用萆薢渗湿汤。

2. 火毒炽盛证

证候：肛周肿痛剧烈，持续数日，痛如鸡啄，难以入寐；肛周红肿，按之有波动感或穿刺有脓；伴恶寒发热，口干便秘，小便困难；舌红，苔黄，脉弦滑。

治法：清热解毒透脓。

方药：透脓散加减。常用炒山甲、皂角刺、当归、生黄芪、川芎。

3. 阴虚毒恋证

证候：肛周肿痛，皮色暗红，成脓时间长，溃后脓出稀薄，疮口难敛；伴有午后潮热，心烦口干，盗汗；舌红，苔少，脉细数。

治法：养阴清热，祛湿解毒。

方药：青蒿鳖甲汤合三妙丸加减。常用青蒿、鳖甲、知母、生地黄、牡丹皮、苍术、黄柏、牛膝。肺虚者加沙参、麦冬；脾虚者加白术、山药、扁豆；肾虚者加龟甲、玄参，生地黄改熟地黄。

（二）外治疗法

1. **初起**　实证用金黄膏、黄连膏外敷，位置深隐者可用金黄散调糊灌肠；虚证用冲和膏或阳和解凝膏外敷。
2. **成脓**　宜早期切开引流，并根据脓肿部位深浅和病情缓急选择手术方法。
3. **溃后**　用九一丹纱条引流，脓尽改用生肌散纱条。日久成漏者按肛漏处理。

第三节　肛　漏

一、概述

肛漏是指直肠或肛管与肛门周围皮肤相通所形成的异常通道，也称肛瘘。一般由原发性内口、瘘管和继发性外口三部分组成，也有仅具内口或外口者。内口为原发性，绝大多数在肛管齿线处的肛窦内；外口是继发的，在肛门周围皮肤上，常不止一个。肛漏多是肛痈的后遗症。临床上分为化脓性或结核性两类。

其临床特点是以局部反复流脓、疼痛、瘙痒为主要症状，并可触及或探及瘘管通到直肠。

发病高峰年龄在 20～40 岁，婴幼儿发病亦不少见。男性多于女性。

本病相当于西医学的肛瘘。

二、病因病机

本病为肛痈溃后久不收口，湿热余毒未尽；或痨虫内侵，肺、脾、肾三脏亏损而成。

1. **湿热下注**　湿热未清，瘀久不散，热胜肉腐成脓，则肛门经常流脓，气血壅阻则肛门胀痛不适。本证多见于肛漏早期。
2. **正虚邪恋**　由于病久，正气已虚，湿热留恋，故溃口时溃时愈，时有脓水流出。本证多见于肛漏晚期。
3. **阴液亏虚**　由于痨虫内侵，肺、脾、肾阴液亏损，邪乘下位，郁久肉腐成脓，溃后成漏。本证常见于结核性肛漏。

西医学认为，肛漏与肛周脓肿分别属于肛周间隙化脓性感染的两个病理阶段，急性期为肛周脓肿，慢性期为肛漏。

三、临床表现

1. **症状**

（1）分泌物　肛门部有间歇性或持续性流脓，久不收口。初期流脓较多，有粪臭味，色黄而稠；时间较久，则脓水渐少，稀淡如水，或时有时无，呈间歇性流脓；若过于疲劳，则脓水增多，有时可有粪便流出；若脓液已少而突然又增多，兼有肛门部疼痛者，常表示有急性感染或有新的支管形成。

（2）疼痛　当瘘管通畅时，一般无疼痛感，仅觉肛门口坠胀。若外口暂时闭合，脓液积聚，可出现局部疼痛，并可伴发热、畏寒等全身症状；外口破溃脓水流出后，症状可迅速减轻或消失。有时可因内口较大，粪便流入管道而引起疼痛，尤其是在排便时疼痛加剧。

（3）瘙痒　由于脓液不断浸渍肛门周围皮肤而引起瘙痒，有时可伴发肛周湿疮。

（4）全身症状　一般无全身症状。并发肛周脓肿时可有恶寒、发热等症状。复杂性肛漏反复发作，长期流脓血，可出现形体消瘦、精神萎靡。结核性肛漏常伴有结核活动病灶，则有两颧潮红、低热等症状。

2.体征

（1）视诊　可见外口，外口凸起较小者多为化脓性；外口较大，凹陷，周围皮肤暗紫，皮下有潜行性空腔者，应考虑复杂性或结核性肛漏。有时按压漏管，可有脓性分泌物从外口处溢出。查看脓液的多少、稠厚或稀薄、颜色、气味和通畅程度，对肛漏的性质及程度等有一定的鉴别诊断意义。

（2）触诊　通过触摸可了解肛漏管道的深浅，走向和确定内口的位置。低位肛漏可在肛周皮下触及硬索，高位或结核性者一般不易触及。指诊在齿线附近触及硬结或凹陷，多为内口所在。

3.肛漏的发展规律　将肛门两侧的坐骨结节画一条横线，当瘘管外口在横线之前距离肛缘4cm以内，内口在齿线处与外口位置相对，其管道多为直行；如外口在距离肛缘4cm以外，或外口在横线之后，内口多在后正中齿线处，其瘘管多为弯曲或马蹄形。

四、诊断

1.根据肛痈病史，病灶有外口、管道、内口，即可诊断。

2.分类

（1）低位单纯性肛漏　只有1个瘘管，并通过外括约肌深层以下，内口在肛窦附近。

（2）低位复杂性肛漏　瘘管在外括约肌深层以下，有2个以上外口，或2条以上管道，内口在肛窦部位。

（3）高位单纯性肛漏　仅有1条管道，瘘管穿过外括约肌深层以上，内口位于肛窦部位。

（4）高位复杂性肛漏　有2个以上外口及管道有分支窦道，其主管道通过外括约肌深层以上，有1个或2个以上内口。

五、鉴别诊断

1.肛门部化脓性汗腺炎　是皮肤及皮下组织的慢性炎症性疾病，常可在肛周皮下形成瘘管及外口，流脓，并不断向四周蔓延。检查时可见肛周皮下多处瘘管及外口，皮色暗褐而硬，肛管内无内口。

2.骶前畸胎瘤溃破　骶前畸胎瘤是胚胎发育异常的先天性疾病。多在青壮年时期发病，初期无明显症状，如肿瘤增大压迫直肠可发生排便困难。若继发感染，可从肛门后溃破而在肛门后尾骨前有外口，但肛门指诊常可触及骶前有囊性肿物感而无内口。手术可见腔内有毛发、牙齿、骨质等。

六、中医治疗

（一）辨证论治

1.湿热下注证

证候：肛周经常流脓液，脓质稠厚，肛门胀痛，局部灼热；肛周有溃口，按之有索状物通向肛内；舌红，苔黄腻，脉弦或滑。

治法：清热利湿。

方药：二妙丸合萆薢渗湿汤加减。常用萆薢、苍术、黄柏、茯苓、薏苡仁、牡丹皮、泽泻、滑石、通草。

2.正虚邪恋证

证候：肛周流脓液，质地稀薄，肛门隐隐作痛，外口皮色暗淡，漏口时溃时愈；肛周有溃口，按之质较硬，或有脓液从溃口流出，且多有索状物通向肛内；伴神疲乏力；舌淡，苔薄，脉濡。

治法：托里透毒。

方药：托里消毒散加减。常用人参、当归、川芎、白芍、白术、金银花、茯苓、白芷、皂角刺、甘草、桔梗、黄芪。

3.阴液亏损证

证候：肛周溃口，外口凹陷，瘘管潜行，局部常无硬索状物可扪及，脓出稀薄；可伴有潮热盗汗，心烦口干；舌红，少苔，脉细数。

治法：养阴清热。

方药：青蒿鳖甲汤加减。常用青蒿、鳖甲、知母、生地黄、牡丹皮。肺虚者加沙参、麦冬；脾虚者加白术、山药。

（二）外治疗法

1.熏洗法　由于肛漏患者局部肿痛明显，伴有较多分泌物，可经常做肛门局部的熏洗治疗，以洗为主。常用的有高锰酸钾（1：5000）溶液、苦参汤、祛毒汤等。

2. 外敷法 实证患者宜采用金黄膏、黄连膏等；虚症患者可用冲和膏等。

第四节　锁肛痔

一、概述

锁肛痔是发生在肛管直肠部位的恶性肿瘤，病至后期，因肛门狭窄，排便困难，犹如锁住肛门一样，故称为锁肛痔。

其临床特点是大便习惯改变，大便变形，便血，腹痛等。

其发病年龄多在 40 岁以上，偶见于青年人。

本病相当于西医学的肛管直肠癌。

二、临床表现

初期表现为直肠黏膜或肛门皮肤一突起小硬结，无明显症状，病情进一步发展可出现一系列改变。

1. 便血 是直肠癌最常见的早期症状。大便带血，血为鲜红或暗红，量不多，常同时伴有黏液，呈持续性，此时常被误认为"痔疮"。病情进一步发展，可出现大便次数增多，有里急后重、排便不尽感，粪便中有血、脓、黏液，并有特殊的臭味。

2. 排便习惯改变 也是直肠癌常见的早期症状。表现为排便次数增多，便意频繁，有排便不尽感等。有时为便秘，同时肛门内有不适或下坠感。

3. 大便变形 病程后期因肠腔狭窄，粪便少，大便形状变细、变扁，并出现腹胀、腹痛、肠鸣音亢进等肠梗阻征象。

4. 转移征象 首先是直接蔓延，后期穿过肠壁，侵入膀胱、阴道壁、前列腺等邻近组织，若侵及膀胱、尿道时有排尿不畅及尿痛、尿频。侵及骶前神经丛时，在直肠内或骶骨部可有剧烈持续性疼痛，并向下腹部、腰部或下肢放射。另外，可经淋巴向上转移至沿直肠上静脉走行的淋巴结。有 10%～15% 的患者在确诊时癌症已经过门静脉血行转移至肝脏，出现肝大、腹水和黄疸等。晚期患者可出现食欲不振、全身衰弱无力、贫血、极度消瘦等恶病质表现。

5. 查体 肛管癌较少见，早期肿块较小，可活动，呈现疣状。进一步发展，在肛门部可看到突起包块或溃疡，基底不平，质硬，并可能有卫星转移结节和腹股沟淋巴结转移。

6. 直肠指检 是诊断直肠癌的最重要的方法。80% 的直肠癌位于手指可触及的部位，肿瘤较大时指检可以清楚地扪到肠壁上的硬块、巨大溃疡或肠腔狭窄。退指后可见指套上染有血、脓和黏液。指检发现癌肿时要扪清大小、范围、部位和固定程度，以便决定治疗方法。

三、诊断

1. 早期排便习惯改变，便次增多或减少，可伴有肛门坠胀。
2. 继而发生便血，色鲜红或暗红，伴有黏液，且便次增多。有里急后重感，或有脓血便。
3. 晚期排便困难，粪便变细变扁，甚至出现肠梗阻征象。
4. 可转移至肝、肺等部位。侵及骶丛时，可有剧烈疼痛，全身出现恶病质。
5. 肛门指诊可触及肿块及溃疡，指套染血。
6. 肠镜检查可见肿块或溃疡。活组织病理检查可明确诊断。

四、鉴别诊断

1. 直肠息肉 无痛性便血，量时多时少，少夹黏液，肛门镜或直肠镜检查可见有蒂或无蒂肿物，病理检查可协助诊断。

2. 溃疡性结肠炎 黏液血便，或里急后重，结肠镜检查可见直肠或结肠黏膜充血、水肿或糜烂、溃疡，无明显肿物及肠腔狭窄，大便培养无致病菌生长。

3. 痢疾 黏液血便，里急后重，大便培养有痢疾杆菌，抗痢疾治疗效果显著。

五、中医治疗

（一）辨证论治

1. 湿热蕴结证

证候：肛门坠胀，便次增多，大便带血，色泽暗红，或夹黏液，或下痢赤白，里急后重；舌红，苔黄腻，脉滑数。

治法：清热利湿。

方药：槐角地榆丸加减。常用槐角（炒）、白芍（酒炒）、枳壳（炒）、荆芥、地榆炭、椿皮（炒）、栀子（炒）、黄芩、生地黄等。

2. 气滞血瘀证

证候：肛周肿物隆起，触之坚硬如石，疼痛拒按，或大便带血，色紫暗，里急后重，排便困难；舌紫暗，脉涩。

治法：行气活血。

方药：桃红四物汤合失笑散加减。常用赤芍、生地黄、川芎、桃仁、红花、五灵脂、蒲黄等。

3. 气阴两虚证

证候：面色无华，消瘦乏力，便溏或排便困难，便中带血，色泽紫暗，肛门坠胀；或伴心烦口干，夜间盗汗；舌红或绛，苔少，脉细弱或细数。

治法：益气养阴，清热解毒。

方药：四君子汤合增液汤加减。常用人参、茯苓、白术、甘草、玄参、莲心、麦冬、生地黄等。

（二）外治疗法

1. 灌肠疗法

（1）苦参 20g，青黛 10g，血竭 9g，全蝎 9g，枯矾 6g，儿茶 12g，鸦胆子 5g（打碎）。将上方药物加水 600mL，煎至 200mL 左右。从肛门插入导尿管 20～30cm 深，注药后保留 2～3 小时。每日 1～2 次，30 天为 1 个疗程。

（2）生大黄 20g，黄柏 15g，栀子 15g，蒲公英 30g，金银花 20g，红花 15g，苦参 20g。方法同上。

（3）败酱草、白花蛇舌草等浓煎保留灌肠，每日 2 次，每次 40mL。

2. 敷药法 肛管癌溃烂者外敷九华膏或黄连膏等。

第十一章 男性生殖系疾病

第一节 水 疝

一、概述

水疝是睾丸或精索鞘膜积液引起阴囊或精索部囊形肿物的一种疾病。

临床特点是阴囊无痛无热、皮色正常、内有囊性感的卵圆形肿物。

水疝可分为先天性水疝与继发性水疝两种，前者多见于婴儿，也称偏坠；后者多见于成人。

本病相当于西医学的睾丸鞘膜积液或精索鞘膜积液。

二、临床表现

水疝多数为单侧性。表现为阴囊肿大，偏坠一侧，触之阴囊内有光滑的肿物，多数为卵圆形，肿胀严重时，阴囊光亮如水晶，坠胀不适。

先天性水疝，在平卧时挤压积液，可使之逐渐缩小，甚至完全消失。原发性水疝的阴囊皮肤正常，积液张力较大。继发性水疝积液张力不大，比较柔软。外伤引起者，有明显的外伤史，伴有睾丸肿痛。

睾丸鞘膜积液因积水围绕睾丸，在患侧不能触及睾丸或附睾，只能摸到一个肿物；精索鞘膜积液时，可触及睾丸，在睾丸之上只有肿物。阴囊或精索部发现有无痛无热的囊性肿物，透光试验阳性，穿刺可抽到液体。

三、诊断

1. 多为单侧性阴囊肿大，逐渐增大，伴阴囊下坠感。

2. 睾丸鞘膜积液者阴囊肿大如卵圆形，表面光滑有波动感，与阴囊皮肤不粘连。睾丸及附睾不易摸到。

3. 精索囊肿在精索上扪及囊性肿块。

4. 先天性水疝，多为交通性鞘膜积液，卧位或推压阴囊，肿块可逐渐缩小或完全消失，站立后又可出现。以婴幼儿为多见。

5. 继发性水疝，常有外伤、感染、血丝虫等病史，一般发病较急，肿块不因体位变动而有所改变。

6. 透光试验阳性，如有血性液体、乳糜及反复感染时可为阴性。穿刺可抽到液体。

四、鉴别诊断

1. **狐疝（腹股沟斜疝）** 多见阴囊一侧肿物，卧则入腹，立则出囊，用手轻压可纳回腹内，嘱患者咳嗽时有冲击感，透光试验阴性。交通性鞘膜积液时透光试验阳性。

2. **精液囊肿** 常位于附睾头部，一般体积较小，睾丸可清楚扪及。穿刺囊肿液呈乳白色，镜检内含有精子。

3. **睾丸肿瘤** 睾丸肿瘤无疼痛，肿物增长较快，质地硬且具有沉重感，透光试验阴性。

五、中医治疗

（一）辨证论治

1. 肾气亏虚证

证候：多见于先天性水疝之婴幼儿。阴囊肿大，甚则亮如水晶，不红不热，不痛，睡卧时缩小，站立、哭叫时增大；舌淡，苔薄白，脉细弱。

治法：温肾通阳，化气行水。

方药：济生肾气丸、真武汤加减。常用熟地黄、山茱萸、牡丹皮、山药、茯苓、泽泻、肉桂、制附子、牛膝、车前子、白芍、生姜、白术、胡芦巴、巴戟天、淫羊藿。少腹胀痛者加乌药、木香、小茴香。

2. 寒湿凝聚证

证候：发病缓慢，阴囊肿胀逐渐加重，久则皮肤顽厚，肿胀严重时阴茎内缩，影响排尿和性交，伴阴囊发凉潮湿、坠胀不适；腰酸乏力；舌淡，苔白腻，脉沉弦。

治法：疏肝理气，祛寒化湿。

方药：天台乌药散、加减导气汤、水疝汤等加减。常用半夏、陈皮、茯苓、白术、猪苓、泽泻、肉桂、川楝子、小茴香、橘核、牛膝、薏苡仁、甘草等。

3. 湿热下注证

证候：发病较快，阴囊肿大，皮肤潮湿而红热；伴小便短赤，或有睾丸肿痛及全身发热；舌红，苔黄，脉滑数或弦数。

治法：清热化湿。

方药：大分清饮、龙胆泻肝汤加减。常用茯苓、泽泻、木通、猪苓、栀子、枳壳、车前子、薄荷叶、蝉蜕、生石膏、甘草等。

4. 瘀血阻络证

证候：多有睾丸损伤或睾丸肿瘤病史。阴囊肿大坠痛，睾丸胀痛，积液可呈红色，透光试验多为阴性；舌紫暗或有瘀点，脉沉涩。

治法：活血化瘀，行气利水。

方药：活血散瘀汤或桃红四物汤加减。常用川芎、当归尾、赤芍、生地黄、苏木、牡丹皮、枳壳、瓜蒌仁、桃仁、红花、槟榔、大黄、牛膝、泽泻、薏苡仁、车前子。痛甚者加延胡索、没药。

（二）外治疗法

1. 敷药法 湿热型用金黄散，以水调敷患处。寒湿型用回阳玉龙膏，以酒蜜调敷患处。

2. 热熨法 用小茴香、橘核各100g，研粗末炒热，装布袋内热熨患处，每次20～30分钟，每日2～3次。用于婴儿水疝或继发性水疝属寒证者。

第二节　男性不育症

一、概述

男性不育症是指育龄夫妇同居一年以上，性生活正常，未采取任何避孕措施，女方有受孕能力，由于男方原因而致女方不能怀孕的一类疾病。男性不育症病因复杂，通常是由某一种或多种疾病和／或因素引起，按照病因又分为原发性不育和继发性不育。本病属于中医学"男子绝子""无子""无嗣"等范畴。

二、病因病机

中医学认为不育症与肾、心、肝、脾等脏有关，而其中与肾脏关系最为密切。大多由于精少、精弱、死精、无精、精稠、阳痿及不射精等所引起。

1. 肾气虚弱 若禀赋不足，肾气虚弱，命门火衰，可致阳痿不举，甚至阳气内虚，无力射出精液；病久伤阴，精血耗散，则精少精弱；元阴不足，阴虚火旺，相火偏亢，精热黏稠不化，均可导致不育。

2. 肝郁气滞 情志不舒，郁怒伤肝，肝气郁结，疏泄无权，可致宗筋痿而不举，或气郁化火，肝火亢盛，灼伤肾水，肝木失养，宗筋拘急，精窍之道被阻，亦可影响生育。

3. 湿热下注 素嗜肥甘滋腻、辛辣炙煿之品，损伤脾胃，脾失健运，痰湿内生，郁久化热，阻遏命门之火，可致阳痿、死精等而造成不育。

4. 气血两虚 思虑过度、劳倦伤心而致心气不足，心血亏耗；大病久病之后，元气大伤，气血两虚，血虚不能化生精液而精少精弱，甚或无精，亦可引起不育。

三、临床表现

对不育症的诊断，应从以下几方面进行。

1. 了解病史 详细了解患者的职业、既往史、个人生活史、婚姻史、性生活情况，过去精液检查结果及配偶健康状况等。还应了解有无与放射线、有毒物品接触及高温作业史，有无腮腺炎并发睾丸炎病史，有无其他慢性病及长期服药情况，是否经常食用棉籽油，有无酗酒、嗜烟习惯等。

2. 体格检查 检查的重点是全身情况和外生殖器。如体型，发育营养状况，胡须、腋毛、阴毛分布，乳房发育等情况，阴茎的发育，睾丸位置及其大小、质地、有无肿物或压痛，附睾、输精管有无结节、压痛或缺如，精索静脉有无曲张等。

3. 实验室及其他辅助检查　检查内容主要包括精液常规分析、精液生化测定、精子穿透宫颈黏液试验、精子凝集试验、睾丸活组织检查、输精管道的 X 线检查、生殖内分泌测定、遗传学检查等。精液常规分析 WHO 规定标准为：$1.5mL \leqslant$ 精液量，液化时间 $<60min$，黏液丝长度 $<2cm$。pH 值 $\geqslant 7.2$，精子密度 $\geqslant 15 \times 10^6/mL$，精子总计数 $\geqslant 39 \times 10^6/$ 一次射精，成活率 $\geqslant 58\%$，A 级精子（快速直线前进）$\geqslant 32\%$，或 A 级精子 +B 级精子（缓慢直线前进）$\geqslant 40\%$，正常形态精子 $\geqslant 4\%$，白细胞 $<1.0 \times 10^6/mL$。

四、诊断

多数不育症患者无明显临床症状，表现为不育症或为中医证候表现。需要根据病史、体格检查和实验室检查结果并结合临床经验指导患者行进一步检查，以明确不育症的诊断。

五、鉴别诊断

应判断不育的原因在男方而不在女方，或男女双方都存在不育的因素，进一步检查并找出病因。

六、中医治疗

辨证论治

1. 肾阳虚衰证

证候：性欲减退，阳痿早泄，精子数少、成活率低、活动力弱，或射精无力；伴腰酸腿软，疲乏无力，小便清长；舌质淡，苔薄白，脉沉细。

治法：温补肾阳，益肾填精。

方药：金匮肾气丸合五子衍宗丸加减。常用熟地黄、山药、山茱萸、茯苓、泽泻、桂枝、附子、怀牛膝、车前子、菟丝子、覆盆子等；阳虚症状较甚者，可加肉桂、鹿茸；疲乏无力甚者，加黄芪、西洋参。

2. 肾阴不足证

证候：遗精滑泄，精液量少，精子数少，精子活动力弱或精液黏稠不化，畸形精子较多；头晕耳鸣，手足心热，甚则潮热盗汗；舌质红，少苔，脉沉细。

治法：滋补肾阴，益精养血。

方药：左归丸合五子衍宗丸加减。常用山药、熟地黄、山茱萸、枸杞子、怀牛膝、菟丝子、鹿角胶、龟甲、覆盆子、五味子等；潮热盗汗甚者，加鳖甲、银柴胡。

3. 肝郁气滞证

证候：性欲低下，阳痿不举，或性交时不能射精，精子稀少、活力下降；精神抑郁，两胁胀痛，嗳气泛酸；舌质暗，苔薄，脉弦细。

治法：疏肝解郁。

方药：柴胡疏肝散加减。常用陈皮、柴胡、川芎、枳壳、白芍、甘草、香附等；胁痛明显者，加川楝子；有气郁化火征象者，加生地黄、牡丹皮。

4. 湿热下注证

证候：阳事不兴或勃起不坚，精子数少或死精子较多；小腹急满，小便短赤；舌苔薄黄，脉弦滑。

治法：清热利湿。

方药：程氏萆薢分清饮加减。常用萆薢、苍术、白术、黄柏、石菖蒲、莲子心、丹参、怀牛膝、车前子、茯苓等；精子较少者，可加西洋参；小腹胀满甚者，可加郁金、川楝子。

5. 气血两虚证

证候：性欲减退，阳事不兴，或精子数少、成活率低、活动力弱；神疲倦怠，面色无华；舌质淡，苔薄白，脉沉细无力。

治法：补益气血。

方药：十全大补汤加减。常用熟地黄、当归、菟丝子、山药、枸杞子、巴戟天、鹿角胶、杜仲、山茱萸、人参、白术、茯苓、炙甘草等。

除辨证论治外，还可根据精液检查情况"辨精用药"，如精子成活率低、活动力差者，加淫羊藿、巴戟天、菟丝子、生黄芪等；死精、畸形精子多者，加土茯苓、重楼等；精液中有脓细胞者，加蒲公英、红藤、黄柏等；精液不液化而呈团块状者，加泽泻、牡丹皮、麦冬、当归、生地黄等。

第三节　精　浊

一、概述

精浊是精室在邪毒或其他致病因素下产生的一种疾病。

其临床特点是尿频、尿急、尿痛，偶见尿道溢出少量乳白色液体，并伴有会阴、腰骶、小腹、腹股沟等部隐痛不适等。好发于中青年男性。

本病相当于西医学的前列腺炎。临床上分为急性细菌性前列腺炎、慢性细菌性前列腺炎、非细菌性前列腺炎及无症状性前列腺炎，其中以慢性非细菌性前列腺炎最为多见，其特点是发病缓慢、病情顽固、缠绵难愈。

二、病因病机

急性者多由饮食不节，嗜食醇酒肥甘，酿生湿热，注于下焦；或因外感湿热之邪，壅聚于下焦而成。

慢性者多由相火妄动，所愿不遂，或强忍不泄，或被阻中断，肾火郁而不散，离位之精，化成白浊；或房劳过度，以竭其精，精室空虚，湿热从精道内侵，湿热壅滞，气血瘀滞而成。病久，相火伤及肾阴，肾阴暗耗，可出现阴虚火旺证候；亦有体质偏阳虚者，久则火势衰微，易见肾阳不足之象。

三、临床表现

多见于青壮年。

急性者，发病急骤，寒战高热，腰骶部及会阴部疼痛，常有尿频、尿痛及直肠刺激症状。形成脓肿时常发生尿潴留。直肠指检：前列腺饱满肿胀，压痛明显，局部温度增高。

慢性者，包括慢性细菌性前列腺炎、非细菌性前列腺炎、前列腺痛。二者中除慢性细菌性前列腺炎可能有尿路感染症状外，其余临床症状几乎没有差异。主要症状为尿频，排尿后尿道口有白色分泌物溢出。

此外，部分患者因病程过长而忧虑，常出现头昏目眩、神疲乏力、腰膝酸软、性功能障碍、早泄、阳痿等症状。

四、诊断

1.小腹、会阴、睾丸部有胀痛不适感，轻度尿频，排尿或大便时尿道可有白色分泌物溢出。
2.可伴有神疲乏力、头晕、腰酸痛、性欲减退、遗精、早泄、阳痿、不育等。
3.以男性中青年为多见，常呈慢性经过，多反复发作。
4.**直肠指检**　精室肿大有压痛，慢性者亦可缩小。
5.**前列腺液镜检**　每高倍镜视野白细胞在 10 个以上或成堆，卵磷脂小体显著减少或消失。

五、鉴别诊断

1.**慢性子痈（附睾炎）**　阴囊、腹股沟部隐痛不适，类似慢性前列腺炎，但慢性子痈附睾部可触及结节，并伴轻度压痛。

2.**精癃（前列腺增生症）**　大多在老年人群中发病。尿频且伴排尿困难，尿线变细，残余尿增多。泌尿系彩超、直肠指检可进行鉴别。

3.**精囊炎**　精囊炎和慢性前列腺炎多同时发生，除有类似前列腺炎症状外，还有血精及射精疼痛的特点。

六、中医治疗

（一）辨证论治

1.湿热蕴结证

证候：尿频、尿急、尿痛，尿道灼热感，排尿末或大便时尿道偶有白浊，会阴、腰骶、睾丸、小腹坠胀疼痛；苔黄腻，脉滑数。

治法：清热利湿。

方药：八正散或龙胆泻肝汤加减。常用车前子、瞿麦、萹蓄、滑石、栀子、木通、大黄、龙胆草、黄芩、泽泻、柴胡、当归、生地黄、甘草等。

2.气滞血瘀证

证候：病程较长，少腹、会阴、睾丸、腰骶部坠胀疼痛，尿不尽；舌暗或有瘀斑，苔白或薄黄，脉沉涩。

治法：活血祛瘀，行气止痛。

方药：复元活血汤或少腹逐瘀汤加减。常用当归、桃仁、红花、川芎、赤芍、乳香、没药、肉桂、延胡索、干姜等。

3.阴虚火旺证

证候：尿末或大便时尿道口有白色分泌物溢出，尿道不适，阳事易举，遗精或血精；腰膝酸软，头晕耳鸣，失眠多梦；舌红少苔，脉细数。

治法：滋阴降火。

方药：知柏地黄汤加减。常用知母、熟地黄、黄柏、山茱萸、山药、牡丹皮、茯苓、泽泻、白芷、蒲公英等。

4.肾阳虚损证

证候：排尿淋沥，稍劳后尿道即有白色分泌物溢出；腰膝酸冷，阳痿，早泄，形寒肢冷；舌淡胖边有齿痕，苔白，脉沉细。

治法：补肾助阳。

方药：右归丸或济生肾气丸加减。常用熟地黄、炮附片、肉桂、山药、山茱萸、菟丝子、鹿角胶、枸杞子、当归、杜仲、牡丹皮、茯苓、泽泻、牛膝、车前子。如伴有脾虚症状，可酌加黄芪、炒白术等。

（二）外治疗法

1.坐浴 取朴硝30g、野菊花15g、黄柏20g、血竭9g、苏木10g煎汤坐浴，温度不宜超过45℃，每晚1次，每次15分钟左右，亦可温水坐浴。未婚或虽已婚但未生育者不宜坐浴。

2.肛门内用药 野菊花栓、前列安栓或解毒活血栓塞入肛门内3～4cm，每次1枚，每日1～2次。

3.保留灌肠 应用解毒活血、行气止痛、消肿散结中药浓煎150mL左右，微冷后（约42℃）保留灌肠，每日1次。适用于湿热蕴结证或气滞血瘀证。

4.针灸疗法 选肾俞、关元、膀胱俞、三阴交等穴，毫针平补平泻，每次15～30分钟，每日或隔日1次。

第四节 精 癃

一、概述

精癃是指精室肥大所引起的一种常见的老年男性泌尿生殖系统疾病。

其临床特点是尿频、夜尿次数增多，严重者排尿困难，可发生尿潴留。

本病相当于西医学的良性前列腺增生症。

二、病因病机

本病的病理基础是年老肾气虚衰，气化不利，血行不畅，与肾和膀胱的功能失调有关。

1.脾肾两虚 年老脾肾气虚，推动乏力，不能运化水湿，终致痰湿凝聚，阻于尿道而生本病。

2.气滞血瘀 前列腺的部位是肝经循行之处，肝气郁结，疏泄失常，可致气血瘀滞，阻塞尿道；或年老之人，气虚阳衰，不能运气行血，久之气血不畅，聚而为痰，痰血凝聚于水道；或憋尿过久，败精瘀浊停聚不散，凝滞于溺窍，致膀胱气化失司而发为本病。

3.湿热蕴结 若水湿内停，郁而化热，或饮食不节酿生湿热，或外感湿热，或恣饮醇酒聚湿生热等，均可致湿热下注，蕴结不散，瘀阻于下焦，诱发本病。

西医学关于前列腺增生症发病机理的学说较多，如雌 - 雄激素协同致病学说、前列腺生长因子学说、胚胎再唤醒学说等，但这些学说均尚未得到定论。不过，正常功能睾丸的存在和高龄，是前列腺增生的两个必备条件。

三、临床表现

本病发病年龄大多在50～70岁。

轻者并不引起尿路梗阻而发生小便障碍；重者，开始小便次数增多，以夜间为明显，随着小便排出困难，有尿意不尽之感，严重时要用力努挣才能排出。由于尿液长期不能排尽，而发生慢性尿潴留，以致尿液自行溢出或夜间遗尿。在病变过程中，常因受寒、劳累、房事过度、过食辛辣刺激等，而突然发生排尿困难，甚至尿闭，膀胱胀痛，辗转不安。

四、诊断

1. 本病多见于老年男性。
2. 逐渐出现进行性尿频，以夜间为明显，并伴排尿困难，尿线变细，严重时可有尿闭或小便失禁。
3. **直肠指诊** 精室肥大，表面光滑而无结节，边缘清楚，中等硬度而富弹性，中央沟变浅或消失。
4. **超声检查** 前列腺大小测定较正常增大，膀胱残留尿大于60mL。

五、鉴别诊断

1. **前列腺癌** 两者发病年龄相似，且可同时存在。但前列腺癌有早期发生骨骼与肺转移的特点。直肠指诊前列腺多不对称，表面不光滑，可触及不规则、无弹性的硬结。前列腺特异抗原（PSA）增高。泌尿系超声、盆腔CT和MRI可进行鉴别。前列腺穿刺活体组织检查可确诊。
2. **神经源性膀胱功能障碍** 部分中枢、周围神经系统疾病患者可发生排尿困难、尿潴留或尿失禁等，且多见于老年人，须注意与前列腺增生症鉴别。该病神经系统检查常有会阴部感觉异常或肛门括约肌松弛等。此外，尿流动力学、膀胱镜检查可协助鉴别。

六、中医治疗

（一）辨证论治

1. 湿热下注证

证候：小便频数黄赤，尿道灼热或涩痛，排尿不畅，甚或点滴不通，小腹胀满；或大便干燥，口苦口黏；舌暗红，苔黄腻，脉滑数或弦数。

治法：清热利湿，消癃通闭。

方药：八正散加减。常用车前子、瞿麦、萹蓄、滑石、栀子、甘草、木通、大黄等。

2. 脾肾气虚证

证候：尿频，滴沥不畅，尿线细，甚或夜间遗尿或尿闭不通；神疲乏力，纳谷不香，面色无华，便溏脱肛；舌淡，苔白，脉细无力。

治法：补脾益气，温肾利尿。

方药：补中益气汤加减。常用黄芪、白术、陈皮、升麻、柴胡、人参、甘草、当归、菟丝子、肉苁蓉、补骨脂、车前子等。

3. 气滞血瘀证

证候：小便不畅，尿线变细或点滴而下，或尿道涩痛，闭塞不通，或小腹胀满隐痛，偶有血尿；舌质暗或有瘀点瘀斑，苔白或薄黄，脉弦或涩。

治法：行气活血，通窍利尿。

方药：沉香散加减。常用沉香、石韦、滑石、王不留行、当归、冬葵子、白芍、甘草、陈皮等。伴血尿者，酌加大蓟、小蓟、三七；瘀甚者，可加蛀螂虫。

4. 肾阴亏虚证

证候：小便频数不爽，尿少热赤，或闭塞不通；头晕耳鸣，腰膝酸软，五心烦热，大便秘结；舌红少津，苔少或黄，脉细数。

治法：滋补肾阴，通窍利尿。

方药：知柏地黄丸加减。常用知母、熟地黄、黄柏、山茱萸、山药、牡丹皮、茯苓、泽泻、丹参、琥珀、王不留行、地龙等。

5. 肾阳不足证

证候：小便频数，夜间尤甚，尿线变细，余沥不尽，尿程缩短，或点滴不爽，甚则尿闭不通；精神萎靡，面色无华，畏寒肢冷；舌质淡润，苔薄白，脉沉细。

治法：温补肾阳，通窍利尿。

方药：济生肾气丸加减。常用熟地黄、山茱萸、牡丹皮、山药、茯苓、泽泻、肉桂、制附片、牛膝、车前子等。

另外，排尿困难如伴有咳嗽、气喘、胸闷等肺热失宣症状，可用黄芩清肺饮加减。

（二）外治疗法

多为急则治标之法，必要时可行导尿术。

1.针灸疗法　主要用于尿潴留患者，可针刺中极、归来、三阴交、膀胱俞、足三里等穴，强刺激，反复捻转提插；体虚者灸气海、关元、水道等穴。

2.脐疗法　取独头蒜 1 个、生栀子 3 枚、盐少许，捣烂如泥敷脐部；或以葱白适量捣烂如泥，加少许麝香和匀敷脐部，外用胶布固定；或以食盐 250g 炒热，布包熨脐腹部，冷后再炒再熨。

3.灌肠法　大黄 15g，泽兰、白芷各 10g，肉桂 6g，煎汤 150mL，每日保留灌肠 1 次。

第五节　前列腺癌

一、概述

前列腺癌是指发生在前列腺部的恶性肿瘤。常见于老年男性，其发病率因地域和人种的不同而差异较大。我国前列腺癌的发病率远远低于欧美国家，但近年来呈上升趋势，且增长比欧美国家更为迅速。本病早期常难以发现，晚期多有淋巴道转移及骨和肺转移。属中医学"癥瘕"的范畴。

西医学认为，年龄、种族、遗传性为前列腺癌的危险因素。有前列腺癌家族史的发病率较高且发病年龄更早。其他的外源性因素，如高动物脂肪饮食、维生素 E 摄入不足等，会影响从潜伏型前列腺癌到临床型前列腺癌的进程。

二、临床表现

早期前列腺癌症状常不明显，随着肿瘤的发展，可引起两大类症状。

1.压迫症状　逐渐增大的前列腺腺体压迫尿道可引起进行性排尿困难，表现为尿线细、射程短、尿流缓慢、尿流中断、尿后滴沥、排尿不尽、排尿费力，此外，还有尿频、尿急、夜尿增多，甚至尿失禁。肿瘤压迫直肠可引起大便困难或肠梗阻，也可压迫输精管引起射精缺乏，压迫神经引起会阴部疼痛，并可向坐骨神经放射。

2.转移症状　前列腺癌可侵及膀胱、精囊、血管神经束，引起血尿、血精、阳痿。盆腔淋巴结转移可引起双下肢水肿。前列腺癌常易发生骨转移，引起骨痛或病理性骨折、截瘫。前列腺癌也可侵及骨髓引起贫血或全血象减少。

三、诊断

根据临床表现、体格检查和辅助检查结果可诊断。

早期前列腺癌症状常不明显，当癌肿侵犯膀胱颈或阻塞尿道时，可见尿频、尿急、尿流缓慢、排尿不尽等下尿路症状，严重者可能出现急性尿潴留、血尿、尿失禁等。前列腺癌骨转移时常见骨骼疼痛、病理性骨折、贫血等症。

直肠指检对前列腺癌的早期诊断有重要价值。前列腺癌的确诊需前列腺穿刺活检取得组织病理诊断。此外，经直肠前列腺超声、腹部 CT、前列腺 MRI 等检查可协助诊断及进行肿瘤分期。

四、鉴别诊断

前列腺增生症　两者发病年龄相似。前列腺增生是引起中老年男性排尿障碍最常见的疾病。直肠指检前列腺增大，表面光滑，中等硬度而富有弹性，中央沟变浅或消失。前列腺特异性抗原（PSA）多处于正常范围。此外，经直肠前列腺超声检查、腹部 CT、前列腺 MRI 等检查可协助鉴别。

五、中医治疗

辨证论治

1.湿热蕴结证

证候：小便频数、色黄，尿道灼热或刺痛，排尿不畅；或大便干燥，口苦口黏；舌质暗红，苔黄腻，脉滑数或弦数。

治法：清热利湿，解毒通淋。

方药：八正散加减。常用车前子、瞿麦、萹蓄、滑石、栀子仁、甘草、木通、大黄、半枝莲、白花蛇舌草等。

2. 脾肾亏虚证

证候：尿频，排尿无力，尿线变细，小便淋漓不畅，严重者尿闭不通；精神疲乏无力，面色无华，胃纳差，大便溏泄；舌淡，苔白，脉细无力。

治法：补益脾肾，解毒化瘀。

方药：补中益气汤加减。常用黄芪、白术、陈皮、升麻、柴胡、人参、甘草、当归、菟丝子、肉苁蓉、补骨脂、半枝莲、白花蛇舌草等。

3. 痰瘀闭阻证

证候：小便点滴不出，甚或尿血；面色晦暗，纳差，大便黏滞不爽；舌紫暗，苔白腻，脉涩。

治法：软坚散结，祛瘀化痰。

方药：膈下逐瘀汤加减。常用五灵脂、当归、川芎、桃仁、牡丹皮、赤芍、乌药、延胡索、甘草、香附、红花、枳壳等。

4. 气血两虚证

证候：多见于疾病晚期，消瘦，神疲乏力，面色白；舌淡，苔白，脉细弱。

治法：补益气血，培补肾元。

方药：十全大补汤加减。常用人参、肉桂、川芎、地黄、茯苓、白术、甘草、黄芪、当归、白芍等。

第十二章　周围血管疾病

第一节　臁　疮

一、概述

臁疮是指发生于小腿臁骨部位的慢性皮肤溃疡。

其临床特点是经久难以收口，或虽经收口，每易因损伤而复发，与季节无关。多见于久立久行者，常为筋瘤的后期并发症，主要发于双小腿内、外侧的下 1/3 处。

本病相当于西医学的下肢慢性溃疡。

二、病因病机

本病多由久站或过度负重而致小腿筋脉横解，青筋显露，瘀停脉络，久而化热，或小腿皮肤破损染毒，湿热下注而成，疮口经久不愈。

西医学认为下肢深、浅静脉及交通支静脉的结构异常、静脉压力增高是小腿皮肤营养性改变和溃疡发生的解剖病理基础，长期深静脉瓣膜功能不全或深静脉血栓形成后遗症造成的下肢深静脉血液回流不畅是溃疡形成的主要原因。而长期站立、腹压过高和局部皮肤损伤是溃疡发生的诱发因素。

三、临床表现

患者有长期站立工作史，并患有筋瘤（下肢静脉曲张），以中老年多见。依据发病过程的临床表现，可分为三期。

（1）溃疡前期　患者小腿下段肿胀，部分病人可在曲张静脉处反复发生血栓性静脉炎，内踝上方或外踝上方皮肤出现褐色或青紫色瘀斑，皮色渐趋淡青色。皮肤出现脱屑、粗糙、色素沉着，局部有瘙痒感。

（2）溃疡期　病变的皮肤逐渐出现裂隙，可有渗出及结痂，患部如遇损伤易发生溃破、糜烂，甚至化脓，周围皮肤红肿，可伴有湿疮。以后溃疡局限，周围皮肤红肿可消退，遗留色素沉着。溃疡初期脓水不断增多，有恶臭味，伴有疼痛，待脓腐脱落，脓水减少，出现浆液性分泌物，溃疡面可呈现灰白色、淡红色、鲜红色不等。溃疡深度可在皮下组织层或深至胫骨骨膜外层。溃疡可经久不愈，边缘如缸口，溃疡面灰白、淡红，如溃疡面肉芽呈菜花样者应警惕其癌变。溃疡多发生在小腿下 1/3，内侧多于外侧。

（3）溃疡愈合期　若溃疡周围皮肤粗糙、色素沉着逐步改善，溃疡面干净，出现鲜红色，溃疡可逐渐愈合形成瘢痕。但周围皮肤仍干燥、粗糙、脱屑、色素沉着等，如遇损伤会再次发生溃疡。

四、诊断

1. 以小腿内臁（内侧）较为多见。

2. 局部初起常先痒后痛，色红，糜烂，迅速转为溃疡。溃疡大小不等，呈灰白或暗红色，表面或附有黄色脓苔，脓水秽臭难闻。病久溃疡边缘变厚高起，四周皮色暗黑，漫肿或伴有湿疹，收口后易反复发作。

3. 多见于下肢患有筋脉横解（静脉曲张）的患者。

五、鉴别诊断

临床上臁疮比较容易确诊，不需鉴别，主要应明确发生臁疮的原因、性质、病情等。

1. 结核性臁疮　常有其他部位结核病史；皮损初起为红褐色丘疹，中央有坏死，溃疡较深，呈潜行性，边缘呈锯齿状，有败絮样脓水，疮周色紫，溃疡顽固，长期难愈；病程较长者可见新旧重叠的瘢痕，愈合后可留凹陷性色素瘢痕。

2. 臁疮恶变　可为原发性皮肤癌，也可由臁疮经久不愈，恶变而来；溃疡状如火山，边缘卷起，不规则，触之觉硬，呈浅灰白色，基底表面易出血。

3.放射性臁疮　往往有明显的放射线灼伤史；病变局限于放射部位；常由多个小溃疡融合成一片，周围皮肤有色素沉着，或夹杂有小白点，损伤的皮肤或肌层明显僵硬，感觉减弱。

六、中医治疗

（一）辨证论治

1.湿热下注证

证候：疮面色暗，或上附脓苔，脓水浸淫，臭秽难闻，四周漫肿灼热，伴有湿疮，痛痒时作，甚者恶寒发热；苔黄腻，脉数。

治法：清热利湿，和营消肿。

方药：三妙散合萆薢渗湿汤加减。常用黄柏、苍术、茯苓、车前子、金银花、牛膝、紫花地丁等。水肿明显者，加茯苓皮、冬瓜皮利湿；胀痛明显者，加木瓜、丝瓜络通络止痛。

2.脾虚湿盛证

证候：病程日久，疮面色暗，黄水浸淫，患肢浮肿，纳少，腹胀，便溏，面色萎黄；舌淡，苔白腻，脉沉无力。

治法：健脾利湿。

方药：参苓白术散合三妙散加减。常用白扁豆、茯苓、党参、白术、甘草、莲子、山药、黄柏、苍术、薏苡仁、牛膝等。胀痛明显者，加木瓜、丝瓜络通络止痛。

3.气虚血瘀证

证候：溃烂经年，腐肉已脱，起白色厚边，疮面肉色苍白，四周肤色暗黑，板滞木硬；舌淡紫，苔白腻，脉细涩。

治法：益气活血祛瘀。

方药：补阳还五汤合桃红四物汤加减。常用黄芪、赤芍、当归、川芎、桃仁、红花、地龙、苍术、黄柏、牛膝、薏苡仁。瘀阻甚者，加乳香、没药、延胡索通络。

（二）外治疗法

1.初期　局部红肿，溃破渗液较多者，宜用马齿苋60g、黄柏20g、大青叶30g，煎汤温湿敷，3～4次/日。局部红肿，渗液较少者，宜用金黄膏薄敷，1次/日，亦可用少量九一丹撒布于疮面上，再敷金黄膏。

2.后期　久不收口，皮肤乌黑，疮口凹陷，疮面腐肉不脱，时流污水，用麻油调八二丹，摊贴于创面，用绷带缠缚，每周换药2次，夏季换药次数可以适当增加。腐肉已脱，新肉渐生者，用生肌散外盖生肌玉红膏或生肌白玉膏，隔日换药或每周2次。周围有湿疮者，用麻油调青黛散外敷。

药物治疗后宜用弹力绷带，并抬高患肢，以利静脉回流，减轻水肿，促使溃疡愈合。

第二节　股　肿

一、概述

股肿是指血液在深静脉血管内发生异常凝固，从而引起静脉阻塞、血液回流障碍的疾病。

其临床特点是肢体肿胀、疼痛、局部皮温升高和浅静脉怒张四大症状，好发于小腿肌肉静脉丛及髂股静脉。血栓易脱落，可并发肺栓塞和肺梗死而危及生命。

本病相当于西医学的下肢深静脉血栓形成（DVT）。下肢深静脉血栓形成和肺栓塞统称为静脉血栓栓塞症（VTE）。

二、病因病机

本病的病因主要是因为创伤或产后长期卧床，以致肢体气血运行不畅，气滞血瘀，瘀血阻于脉络，脉络滞塞不通，营血回流受阻，水津外溢，聚而为湿，而发本病。

1.血脉损伤　跌仆损伤、手术等可直接伤害人体，使局部气血凝滞，瘀血流注于下肢而发生本病。

2.久卧伤气　产后或因长期卧床，肢体气机不利，气滞血瘀于经脉之中，营血回流不畅而发本病。

3.气虚血瘀　多因年老、肥胖、瘤岩等，致使患者气虚，气为血帅，气虚则无力推动营血运行，下肢又为血脉之末，故易发生血脉阻塞。

西医学认为血流滞缓、静脉管壁结构改变和血液高凝状态是静脉血栓形成的三大因素。而外伤、手术、分娩、肿瘤等可直接诱发本病。

三、临床表现

本病绝大多数发生在下肢。多见于肢体外伤、长期卧床、产后、肿瘤和其他血管疾病及手术（尤其是盆腔手术）、血管内导管术后。发病较急，主要表现为单侧下肢突发性、广泛性肿胀，疼痛，行走不利，可伴低热。后期出现浅静脉扩张、曲张、肢体轻度水肿、小腿色素沉着以及皮炎、臁疮等。由于血栓阻塞的静脉部位不同，临床表现不一。

1. 小腿肌肉静脉丛血栓形成　小腿肌肉静脉丛是手术后深静脉血栓形成的好发部位。小腿轻度肿胀，小腿部疼痛、压痛，直腿伸踝试验和压迫腓肠肌试验阴性。

2. 髂股静脉血栓形成　起病急剧，以左侧多见。表现为广泛性的单侧下肢粗肿，一般患肢的周径可较健侧增粗数厘米。患肢持续性肿痛，伴有压痛。疼痛甚至可连及同侧腰背部或会阴部。平卧时减轻，站立时加重。在股三角区，常可扪到股静脉充满机化血栓形成的条索状物。局部浅静脉曲张全身反应较轻，体温升高多不超过 38.5℃。

3. 继发性髂股静脉血栓形成　血栓起源于小腿肌肉静脉丛，通过顺行扩展，累及下肢整个髂股静脉系统，或由原发性髂股静脉血栓形成逆行扩展到整个下肢静脉。其有以下临床特点。

（1）发病隐匿。

（2）症状初起轻微，直到髂股静脉受累，出现典型症状才被发现，因而症状常和病期不符。

（3）足靴区营养性变化。

4. 急性股动脉痉挛　为临床最严重的类型，并不多见。髂股静脉血栓形成，血栓继续发展，使患肢整个静脉系统，几乎全部处于阻塞状态，同时引起动脉强烈痉挛，就形成股青肿，也称股蓝肿。其主要临床表现是起病急剧，剧烈疼痛，下肢广泛性明显肿胀，皮肤紧张、发亮而呈紫绀色、起疱，皮温明显降低。足背、胫后动脉搏动消失。全身症状严重，体温多超过 39℃，常常出现休克、静脉性坏疽。

四、诊断

1. 小腿血栓性深静脉血栓。腓肠肌疼痛肿胀，有挤压痛，足背屈时疼痛加重，胫足踝水肿。

2. 髂股静脉血栓性静脉血栓。起病急，发热，自臀部以下整个下肢水肿疼痛，大腿内侧股三角处有明显触痛，皮肤发白，重侧发绀，皮温增高。慢性期，肿胀减轻，浅静脉扩张充盈，皮肤增厚，小腿可出现色素沉着。

3. 个别病例可因血栓脱落引起肺栓塞，则有胸痛、呼吸困难、咳嗽、咯血、面色发绀、血压下降，甚至厥脱。

4. 有长期卧床、久坐不动、外伤、产褥、盆腹腔手术、肿瘤或其他血管病病史。

5. 血管彩超等辅助手段，有助于 DVT 早期诊断。

五、鉴别诊断

1. 原发性下肢深静脉瓣膜功能不全　本病多发于成年人，多为从事较长期的站立性工作和重体力劳动者；发病隐匿，进展较缓慢，以双下肢同时发病为特征；患者双小腿水肿、沉重感，站立位肿胀明显，抬高患肢后则肿胀明显减轻或消失；后期可见较明显的浅静脉曲张及其并发症，如色素沉着、血栓性浅静脉炎、小腿溃疡等；应用肢体多普勒超声血流检测和深静脉血管造影可明确诊断。

2. 淋巴水肿　下肢肿胀常见的另一个原因是淋巴水肿。但淋巴性肿胀并非指陷性，状似橡胶海绵，肿胀分布范围多自足背开始，逐渐向近心侧蔓延；皮肤和皮下组织增生变厚；慢性淋巴功能不全发展至后期形成典型的象皮肿，皮肤增厚、粗糙而呈苔藓状，色素沉着和溃疡形成者罕见。

六、中医治疗

（一）辨证论治

1. 湿热瘀滞证

证候：发病较急，下肢粗肿，局部发热、疼痛，活动受限；舌质红，舌苔黄腻，脉弦滑。

治法：清热利湿，活血通络。

方药：萆薢渗湿汤加减。热毒偏盛者，加金银花、地丁、公英；全身发热明显者，加生石膏、知母；便秘者，加大黄、芒硝；患肢肿痛严重者，加丹参、鸡血藤、水蛭、地龙、穿山甲等。

2. 血脉瘀阻证

证候：下肢肿胀，皮色紫暗，痛处固定，肢体青筋怒张；舌质暗或有瘀斑，舌苔白，脉弦。

治法：活血化瘀，通络止痛。

方药：活血通脉汤加减。疼痛严重者，加王不留行、桃仁、红花；局部压痛拒按者，加三棱、莪术、水蛭、全蝎、蜈蚣等；下肢肿胀较重者，加车前子、泽泻、土茯苓等。

3. 气虚湿阻证

证候：下肢肿胀日久，朝轻暮重，活动后加重，休息或抬高下肢后减轻，皮色略暗，青筋迂曲，倦怠乏力；舌质淡边有齿痕，舌苔薄白，脉沉。

治法：益气健脾，祛湿通络。

方药：参苓白术散加减。腰酸腿软者，加菟丝子、川断；肢冷麻木者，加川桂枝。

（二）外治疗法

1. 急性期　可用芒硝加冰片外敷。方法是芒硝500g、冰片5g共研成粉状，混合后装入纱布袋中，敷于患肢小腿肚及小腿内侧，待芒硝结块干结时重新更换，发病后连用数日，可减轻患肢疼痛等症状。

2. 慢性期　可选用活血止痛散煎汤趁热外洗患肢，每日1次，每次30～60分钟。

第三节　脱　疽

一、概述

脱疽是指发于四肢末端，严重时趾（指）节坏疽脱落的一种慢性周围血管疾病，又称脱骨疽。好发于青壮年男子、老年人或糖尿病病人。

其临床特点是好发于四肢末端，以下肢为多见，初起患肢末端发凉、怕冷、苍白、麻木，可伴间歇性跛行，继则疼痛剧烈，日久患趾（指）坏死变黑，甚至趾（指）节脱落。

本病相当于西医学的血栓闭塞性脉管炎、动脉硬化闭塞症、糖尿病足及急性动脉栓塞等疾病。随着生活习惯的改变，临床上动脉硬化闭塞症和糖尿病足的发病率明显升高，而血栓闭塞性脉管炎的发病率则相对下降。

二、病因病机

本病的发生与长期吸烟、饮食不节、环境、遗传及外伤等因素有关。

由于脾气不健，肾阳不足，又加外受寒冻，寒湿之邪入侵而发病。脾气不健，化生不足，气血亏虚，气阴两伤，内不能荣养脏腑，外不能充养四肢。脾肾阳气不足，不能温养四肢，复受寒湿之邪，则气血凝滞，经络阻塞，不通则痛。四肢气血不充，失于气血濡养，故出现患肢皮肤色淡、干燥、肌肉萎缩、趾（指）甲变厚变形、趾部汗毛脱落等营养障碍征象。甚则皮肉枯槁，坏死脱落。若寒邪久蕴，则郁久化热，湿热浸淫，则患趾（指）红肿溃脓。热邪伤阴，阴虚火旺。病久正气虚不能抗邪，坏疽、高热、剧痛持续日久，可出现形体消瘦、乏力倦怠，精神疲惫，不思饮食，高热神昏等危重证候。

总之，本病的发生以脾肾亏虚为本，寒湿外伤为标，气血凝滞、经脉阻塞为其主要病机。

三、临床表现

1. 血栓闭塞性脉管炎　好发于青壮年，以20～40岁男性多见。多发于寒冷季节或常在寒冷季节加重，常先一侧下肢发病，继而累及对侧，少数患者可累及上肢。患者多有受冷、受潮湿、嗜烟、外伤等病史。本病病程较长，易复发。

根据疾病的发展过程，临床一般可分为三期。

① 一期（局部缺血期）：患肢末端发凉、怕冷、麻木、酸痛。间歇性跛行，病人行走一定距离后，足底或小腿肌肉酸胀，甚而会因疼痛而被迫停步，休息片刻后症状缓解或消失，再行走同样或较短距离时，患肢酸胀疼痛再次出现。随着病情的加重，行走的距离越来越短。患足可出现轻度肌肉萎缩，皮肤干燥，皮色变灰，皮温稍低于健侧，足背动脉搏动减弱，部分患者小腿可出现游走性血栓性浅静脉炎。

② 二期（营养障碍期）：患肢发凉、怕冷、麻木、坠胀疼痛，间歇性跛行加重，并出现静息痛，夜间痛甚，难以入寐，患者常抱膝而坐。患足肌肉明显萎缩，皮肤干燥，汗毛脱落，趾（指）甲增厚且生长缓慢，皮肤苍

白或潮红或紫红，患侧足背动脉搏动消失。

③ 三期（组织坏疽期）：二期表现加重。坏疽常从足趾开始，跖底、足背或踝关节附近者较少。小面积坏疽如无感染多为干性坏疽；大面积的深层坏疽和有感染的坏疽，多呈湿性坏疽。经积极治疗，患足红肿可消退，坏疽局限，溃疡愈合。严重者会引起全身发热。病人剧痛难忍，常抱足呼叫，夜不能寐，食欲下降，形体消瘦，精神恍惚，甚则壮热神昏。

根据肢体坏死的范围，将坏疽分为3级：一级指局限于足趾或手指部位的坏疽；二级指掌跖部位以下的坏疽；三级指坏疽发展至踝（腕）关节及其上方。

2. 下肢动脉硬化闭塞症　本病多发于40岁以上人群，患者多有高血脂、高血压、糖尿病等，早期大多无间歇性跛行等典型症状，仅表现为轻度下肢麻木不适。中期的主要症状有间歇性跛行、静息痛、肢冷。主要体征有皮肤温度降低、发绀、干燥、脱屑、光薄或皲裂、趾甲增厚、变形、生长缓慢，汗毛稀少或脱落，趾腹弹性下降。趺阳脉、太溪脉等大中动脉搏动减弱或消失。趾端溃疡、坏疽等。

3. 糖尿病足　除糖尿病本病的临床表现外，糖尿病足还表现为以下临床特点。

（1）缺血　早期皮肤瘙痒，干燥，蜡样改变，胖肿，弹性差，汗毛脱落，皮温降低。皮色苍白或紫红或色素沉着。趾甲生长缓慢、变形、肥厚、脆裂，失去光泽。小腿和足部肌肉萎缩，肌张力差。患足发凉、怕冷、麻木、疼痛，在寒冷季节或夜间加重，趺阳脉明显减弱或不可触及，肢体抬高试验为阳性。可首先出现间歇性跛行，缺血加重出现静息痛，严重者出现干性坏疽。

（2）感染　足部或肢体远端局部软组织皮肤糜烂，初为水疱或浅溃疡，继之溃烂深入肌腱和肌层，破坏骨质，组织坏死腐烂，形成脓腔和窦道，排出秽臭分泌物，周围呈增生性炎性肿胀，以湿性坏疽为主。根据局部表现，坏疽可分为干性坏疽、湿性坏疽和混合性坏疽。

① 干性坏疽：足部皮肤苍白、发凉，足趾部位有大小与形状不等的黑色区足趾疼痛，常发生于足及趾的背侧，有时整个足趾或足变黑、变干。此型在糖尿病足中最少见。

② 湿性坏疽：多以皮肤外伤、烫伤、穿不合适鞋袜、感染等为诱因，早期病位多在足底胼胝区、跖骨头、足跟、足背等足部压力支撑点和易摩擦处。病变程度不一，由浅表溃疡至严重坏疽。局部皮肤充血、肿胀。严重时伴有体温升高、食欲不振、恶心、腹胀、心悸、尿少等菌血症或毒血症的表现，此型为糖尿病足的主要类型。

③ 混合性坏疽：同一肢端的不同部位同时呈现干性坏疽和湿性坏疽。此型病情较重，临床上也不多见。

（3）周围神经病变　主要包括运动障碍足、无痛足和灼热足综合征。运动障碍足表现为某一神经支配区域感觉障碍和运动减弱或消失。无痛足是指袜套型感觉迟钝和麻木，震颤感觉和精密触觉减弱。灼热足综合征表现为痛觉敏感，患处针刺样、刀割样、烧灼样疼痛，夜间或遇热时加重。

（4）骨损　主要为夏科关节和骨质疏松。夏科关节好发于足和踝关节，表现为软组织肿胀、轻微疼痛、跖骨头下陷、跖趾关节弯曲、关节半脱位畸形，形成弓形足、槌状趾、鸡爪趾。

四、诊断

1. 多发于下肢一侧或两侧。患者可有受冷冻、潮湿、长期多量吸烟、外伤等病史。

2. 初起趾、指冷痛，小腿酸麻胀痛，行走多时加重，休息时减轻，呈间歇性跛行，趺阳脉减弱，小腿可有游走性青蛇毒（静脉炎）。继之疼痛呈持续性，肢端皮肤发凉，下垂时则皮肤暗红、青紫，皮肤干燥，毫毛脱落，趾甲变形增厚，肌肉萎缩，趺阳脉消失。进而发生干性坏疽，疼痛剧烈，彻夜不眠，抱膝而坐。溃烂染毒时，出现湿性坏疽，肢端红肿热痛，全身发热。

3. 患者大多为20～40岁男性。下肢动脉硬化闭塞症多发于老年人。

4. 多普勒超声、血流图、甲皱微循环、动脉造影、X线胸部摄片、血脂血糖等检查，除帮助诊断外，尚可了解血管闭塞部位及程度。

五、鉴别诊断

1. 脱疽相关疾病临床鉴别　见表5-12-1。

2. 神经源性跛行　椎管狭窄等神经系统病变可表现为间歇性跛行症状，易与下肢动脉硬化闭塞症早、中期症状相混淆，但神经系统疾病症状的无力感大于疼痛感，症状与体位明显相关，改变体位可使症状减轻或缓解，同时肢体动脉搏动正常。

3. 动脉栓塞　跛行病史是动脉血栓形成和动脉栓塞鉴别的主要依据。表现为"6P"征，即突发疼痛、苍白、麻木、无脉、感觉异常和运动障碍，并常伴有房颤、瓣膜病等易致动脉栓塞的病史。

表 5-12-1　脱疽相关疾病临床鉴别

鉴别点	血栓闭塞性脉管炎	下肢动脉硬化闭塞症	糖尿病足
吸烟史	几乎都有	不一定	不一定
发病年龄	20～40 岁	45 岁以上	45 岁以上
游走性浅静脉炎	有	无	无
高血压	极少	大部分有	大部分有
冠心病	无	有	可有可无
血脂	基本正常	升高	多数升高
血糖、尿糖	正常	正常	血糖高、尿糖阳性
受累血管	中、小动脉	大、中动脉	大动脉、微血管

4. 雷诺综合征（肢端动脉痉挛症） 雷诺综合征因寒冷和精神刺激双手出现发凉苍白，继而发绀、潮红，最后恢复正常的三色变化。多与免疫功能缺陷有关。多有寒冷、情绪波动及其他诱发因素。多见于青年女性，上肢较下肢多见，好发于双手，患肢动脉搏动正常，一般不出现肢体坏疽。

六、中医治疗

（一）辨证论治

1. 寒湿阻络证

证候：患趾（指）喜暖怕冷，麻木，酸胀疼痛，多走则疼痛加剧，稍歇痛减，皮肤苍白，触之发凉，趺阳脉搏动减弱；舌淡，苔白腻，脉沉细。

治法：温阳散寒，活血通络。

方药：阳和汤加减。常用药物有熟地黄、麻黄、鹿角胶、白芥子、肉桂、生甘草、炮姜炭等。阳虚甚者，可加制附子、肉桂。

2. 血脉瘀阻证

证候：患趾（指）酸胀疼痛加重，夜难入寐，步履艰难，患趾（指）皮色暗红或紫暗，下垂更甚，皮肤发凉干燥，肌肉萎缩，趺阳脉搏动消失；舌暗红或有瘀斑，苔薄白，脉弦涩。

治法：活血化瘀，通络止痛。

方药：桃红四物汤加减。可加活血破瘀、通络止痛效果较强的虫类药。常用药物有当归、川芎、赤芍、延胡索、牛膝、制乳没、蜈蚣、全蝎、土鳖虫等。

3. 湿热毒盛证

证候：患肢剧痛，日轻夜重，局部肿胀，皮肤紫暗，浸淫蔓延，溃破腐烂，肉色不鲜；身热口干，便秘溲赤；舌红，苔黄腻，脉弦数。

治法：清热利湿，解毒活血。

方药：四妙勇安汤加减。常用药有金银花、玄参、当归、甘草。水肿明显者，加冬瓜皮、猪苓、防己；痛剧者，加全蝎、蜈蚣、土鳖虫止痛。本病清热，宜用甘寒解毒清热之品，慎用苦寒清热解毒之品。

4. 热毒伤阴证

证候：皮肤干燥，毫毛脱落，趾（指）甲增厚变形，肌肉萎缩，趾（指）呈干性坏疽；口干欲饮，便秘溲赤；舌红，苔黄，脉弦细数。

治法：清热解毒，养阴活血。

方药：顾步汤加减。常用药有黄芪、石斛、当归、牛膝、紫花地丁、太子参、金银花、蒲公英、野菊花。

5. 气阴两虚证

证候：病程日久，坏死组织脱落后疮面久不愈合，肉芽暗红或淡而不鲜；倦怠乏力，口渴不欲饮，面色无华，形体消瘦，五心烦热；舌淡尖红，少苔，脉细无力。

治法：益气养阴。

方药：黄芪鳖甲汤加减。常用药物有人参、生地黄、赤芍、黄芪、炙甘草、桑白皮、鳖甲、秦艽、茯苓、地骨皮、柴胡等。

（二）外治疗法

外治原则：减压，清除坏死组织，保持创面畅通引流，控制局部感染，改善局部微循环，促进组织再生修复。

1. 未溃 切开减压。急性湿性坏疽，脓液潴留，组织炎性肿胀，加之足部的腔隙结构，局部压力高且无法向外传导，压迫本已病变的血管，导致缺血性坏死加重，此时切开减压并通畅引流是首务。

2. 已溃

（1）清创 如为干性坏疽，坏死界限清楚，可采用鲸吞清创术，在麻醉下尽可能彻底清除坏死组织。术后创面以祛腐生肌的油纱（如湿润烧伤膏）换药。如为湿性坏疽，切开减压后采用药刀结合蚕食。

清创方法：其原则是先清除远端坏死组织，再清除近端坏死组织；液化的坏死组织应先清除，未液化的坏死组织后清除；坏死皮肤、肌腱等软组织先清除，死骨后清除；炎症完全消退或控制，坏死组织与健康组织分界明显后再做彻底清除，但应注意局部的血液供应状况。如为混合性坏疽，则鲸吞清创方法和药刀结合蚕食清创方法同用。

（2）通畅引流 糖尿病足坏疽期形成的Ⅲ度、Ⅳ度溃疡创面，因创面深达皮下组织或骨骼，往往有大小不等、形态各异的潜腔或窦道，宜用祛腐生肌的油纱条（如湿润烧伤膏）引流换药，换药时油纱条一定要放置到创面潜腔或窦道的基底部，不要留死腔，引流要充分，必要时可多处对穿引流。另外，创腔基底部引流条不要压力过大而留有肉芽生长的余地，且外口要压紧，防止形成死腔，每8～12小时换药1次。

（3）收敛解毒 创面渗出物和分泌物多、臭秽时，应收敛解毒，以三黄熏洗剂（黄连、黄柏、黄芩、十大功劳、虎杖、地榆）煎汤浸渍或湿敷。

（4）生肌收口 创面坏死组织清除干净，创面新生肉芽组织形成后，要保护新鲜创面，促进创面快速再生复原或愈合。可继续采用祛腐生肌药膏换药，也选用药液（如康复新液等）湿敷，每日换药2次，直至愈合。

3. 截肢术 二级坏疽及三级坏疽，评估缺血程度及动脉闭塞平面后，决定截肢平面截肢。

第十三章　其他外科疾病

第一节　冻　疮

一、概述

冻疮是人体遭受寒邪侵袭所引起的局部性或全身性损伤。临床上以暴露部位的局部性冻疮为最常见。

其临床特点是局部性冻疮以局部肿胀发凉、瘙痒、疼痛、皮肤紫斑，或起水疱、溃烂为主要表现，气候转暖后自愈，易复发。全身性冻伤以体温下降，四肢僵硬，甚则阳气厥脱为主要表现，若不及时救治，可危及生命。

本病相当于西医学的冻伤。

二、临床表现

以儿童、妇女多见。有在低温环境下长时间停留史。

1.局部性冻疮　主要发生在手足、耳郭、面颊等暴露部位，多呈对称性。轻者受冻部位先有寒冷感和针刺样疼痛，皮肤呈苍白、发凉，继而出现红肿硬结或斑块，自觉灼痛、麻木、瘙痒；重者受冻部位皮肤呈灰白、暗红或紫色，并有大小不等的水疱或肿块，疼痛剧烈，或局部感觉消失。如果出现紫血疱，势将腐烂，溃后渗液、流脓，甚至形成溃疡。严重的可导致肌肉、筋骨损伤。

根据冻疮复温解冻后的损伤程度，将其分为4度。

Ⅰ度（红斑性冻疮）：损伤在表皮层。局部皮肤红斑、水肿、自觉发热、瘙痒或灼痛。

Ⅱ度（水疱性冻疮）：损伤达真皮层。皮肤红肿更加显著，有水疱或大疱形成，疱液呈黄色或为血性。疼痛较重，对冷、热、针刺感觉不敏感。

Ⅲ度（腐蚀性冻疮）：损伤达全皮层或深及皮下组织，创面由苍白变为黑褐色，皮肤温度极低，触之冰冷，痛觉迟钝或消失。一般呈干性坏疽，坏死皮肤周围红肿、疼痛，可出现血性水疱。若无感染，坏死组织干燥成痂，脱落后形成肉芽创面，愈合后遗留瘢痕。

Ⅳ度（坏死性冻疮）：损伤深达肌肉、骨骼。表现类似Ⅲ度冻疮。局部组织坏死，分为干性坏疽和湿性坏疽。干性坏疽表现为坏死组织周围有炎症反应，肢端坏死脱落后可致残；并发感染后成湿性坏疽，可有发热、寒战等全身症状，甚至发生内陷而危及生命。

2.全身性冻伤　开始时全身血管收缩，产生寒战，随着体温下降，患者出现疼痛性发冷、发绀、知觉迟钝、头晕、四肢无力、昏昏欲睡等表现。继而出现肢体麻木、僵硬、幻觉、视力或听力减退、意识模糊、呼吸浅快、脉搏细弱、知觉消失甚至昏迷。

三、诊断

有低温环境下停留较长时间的病史，皮肤红肿、疼痛、瘙痒等，或颜色逐渐加深等。根据皮损程度可分为4度，不同程度临床特点不同。

四、鉴别诊断

1.雷诺综合征（肢端动脉痉挛症）　雷诺综合征因寒冷和精神刺激双手出现发凉苍白，继而发绀、潮红，最后恢复正常的三色变化。多与免疫功能缺陷性有关。多见于青年女性，好发于双手，诱发因素解除后，症状可即时改善。

2.类丹毒　多发生于接触鱼类或猪肉的手部，手指和手背出现边界清楚的紫红色斑状肿块，边缘部分稍高起，不化脓，也不破溃，可有水疱。自觉瘙痒或刺痛。一般2周内自愈，不会溃烂。

五、中医治疗

（一）辨证论治

1. 寒凝血瘀证

证候：局部麻木冷痛，肤色青紫或暗红，肿胀结块，或有水疱，发痒，手足清冷；舌淡苔白，脉沉或沉细。

治法：温经散寒，养血通脉。

方药：当归四逆汤或桂枝加当归汤加减。常用当归、桂枝、芍药、细辛、通草、大枣、炙甘草。可加黄芪、丹参、红花。

2. 寒盛阳衰证

证候：时时寒战，四肢厥冷，感觉麻木，幻听幻视，意识模糊，蜷卧嗜睡，呼吸微弱，甚则神志不清；舌淡紫苔白，脉微欲绝。

治法：回阳救脱，散寒通脉。

方药：四逆加人参汤或参附汤加味。常用制附子、干姜、人参、炙甘草等。

3. 寒凝化热证

证候：冻伤后局部坏死，疮面溃烂流脓，四周红肿色暗，疼痛加重；伴发热口干；舌红苔黄，脉数。

治法：清热解毒，活血止痛。

方药：四妙勇安汤加味。常用金银花、玄参、当归、甘草。热盛者，加蒲公英、紫花地丁；气虚者，加黄芪；疼痛甚者，加延胡索、炙乳香、炙没药等。

4. 气虚血瘀证

证候：神疲体倦，气短懒言，面色少华，疮面不敛，疮周暗红漫肿，麻木；舌淡，苔白，脉细弱或虚大无力。

治法：益气养血，祛瘀通脉。

方药：人参养荣汤或八珍汤合桂枝汤加减。常用人参、白术、茯苓、甘草、陈皮、黄芪、当归、白芍、熟地黄、五味子、桂心、远志、桂枝、大枣。

（二）外治疗法

1. Ⅰ度、Ⅱ度冻疮　用云香精液或以红灵酒或生姜辣椒酊外擦，每日数次，轻揉按摩患处，每天2～3次，用于红肿痛痒未溃者；或用冻疮膏或阳和解凝膏外涂。有水疱的Ⅱ度冻疮应在局部消毒后，用无菌注射器抽出疱液，或用无菌剪刀在水疱低位剪小口放出疱液，外涂冻疮膏、红油膏或生肌白玉膏等。

2. Ⅲ度、Ⅳ度冻疮　患处及周围皮肤消毒后，有水疱或血疱者用注射器抽液后用红油膏纱布包扎保暖；有溃烂时，用湿润烧伤膏外涂或制成油纱条外敷以液化清除坏死组织，根据创面液化情况及时换药，或红油膏掺八二丹外敷腐脱坏死组织。腐脱新生时，选用生肌药物如湿润烧伤膏、红油膏、康复新液等换药，促进溃疡愈合。局部坏死严重，骨脱筋连者，可配合手术清除坏死组织。肢端全部坏死者，待界限清楚后或湿性坏疽威胁生命时，可行截肢（趾、指）术。

第二节　烧　伤

一、概述

烧伤是由于热力（火焰、灼热的气体、液体或固体）、电能、化学物质、放射线等作用于人体而引起的一种局部或全身急性损伤性疾病。

其临床特点是创面局部以红斑、肿胀、疼痛、水疱、渗出、焦痂为主要表现，严重者伴有高热、烦躁不安、口渴喜饮、少尿或无尿，甚则面色苍白、呼吸浅快、神昏谵语，若不及时救治或治疗不当可危及生命。

本病西医学也称烧伤。

二、病因病机

由于热力侵害人体，以致皮肉腐烂而成。轻者仅使皮肉损伤，不影响内脏；严重者则不仅皮肉损伤，而且火毒炽盛，伤及体内阴液，或热毒内攻脏腑，以致脏腑不和，阴阳平衡失调，甚则可至死亡。

西医学认为热能或辐射可直接造成局部组织损害，使之发生变性、坏死、炎症，甚至组织成分化学结构变化，直接导致人体组织破坏、功能丧失。大面积严重烧伤的早期可因大量体液丢失和剧烈疼痛引起休克。在体液回吸收期和焦痂脱落期细菌感染可引起脓毒败血症。深度烧伤创面修复愈合可形成大量瘢痕，或出现部分创面经久不愈而形成难愈性溃疡。

三、临床表现

有明确的烧伤史，诊断时应了解受伤原因及烧伤环境，根据烧伤面积、深度、部位、年龄、原因、有无复合伤及基础疾病等综合判断伤情。

1. 轻度烧伤 轻度烧伤的面积较小，一般无全身表现，仅有局部皮肤潮红、肿胀，剧烈灼痛，或有水疱。

2. 重度烧伤 重度烧伤面积大，烧伤深，多因火毒炽盛，入于营血，甚至内攻脏腑而出现严重的全身症状。病程一般分为三期。

（1）早期（休克期） 往往发生在烧伤后48小时之内，主要为体液大量渗出和剧烈疼痛引起。表现为全身或局部出现反应性水肿，创面出现水疱、焦痂和大量体液渗出；患者烦躁不安，口渴喜饮，呼吸短促，尿少或恶心呕吐。严重者出现面色苍白，身疲肢冷，淡漠嗜睡，呼吸气微，体温不升，血压下降，脉微欲绝或微细而数等津伤气脱、亡阴亡阳的危候。

（2）中期（感染期） 烧伤后热毒炽盛，体表大面积创面存在，全身抵抗力下降，火毒内陷（细菌入侵感染），内攻脏腑。症见壮热烦渴，寒战，躁动不安，口干唇燥，呼吸浅快，甚则神昏谵语，皮肤发斑，吐血衄血，四肢抽搐，纳呆，腹胀便秘，小便短赤；舌红或红绛而干，苔黄或黄糙，或黑苔，或舌光无苔，脉洪数或弦数等。此时创面出现坏死斑或出血点，脓腐增多，脓液黄稠腥臭或淡黄稀薄，或呈绿色。有焦痂者，焦痂软化潮湿，或痂下积脓。

（3）后期（修复期） 邪退正虚，患者形体消瘦，神疲乏力，面白无华，纳谷不香，腹胀便溏，口渴心烦，低热，盗汗，口干少津；舌红或淡红，或舌光无苔，脉细或细弱无力。此期创面基本愈合，深Ⅱ度烧伤愈合后留有轻度瘢痕。Ⅲ度烧伤愈合后产生大量瘢痕或畸形愈合；若创面较大时，如不经植皮，多难愈合，有时可形成顽固性溃疡。

3. 烧伤面积的计算

（1）中国新九分法 按全身体表面积划分为11个9%的等份，另加1%，构成100%的体表面积。即成人头、面、颈部为9%，双上肢为2×9%，躯干前后包括会阴部为3×9%，双下肢包括臀部为5×9%+1%=46%。

（2）手掌法 不论性别、年龄，病人并指的掌面约占体表面积的1%，如医者的手掌大小与病人相近，可用医者手掌估算。此法可辅助九分法，用于小面积或散在烧伤面积的计算。

（3）儿童烧伤面积计算法 小儿的躯干和双上肢的体表面积所占百分比与成人相似，特点是头大下肢小，随着年龄的增长，其比例也不同。12岁以下儿童，年纪越小，头越大，下肢越小。可按下法计算。

头面颈部面积百分比：[9＋（12−年龄）]%。

双下肢及臀部面积百分比：[46−（12−年龄）]%。

4. 烧伤深度的判断 目前临床上有多种分法，最常用的是三度四分法，即Ⅰ度、Ⅱ度（又分为浅Ⅱ度和深Ⅱ度）、Ⅲ度。其中Ⅰ度、浅Ⅱ度烧伤一般称为浅度烧伤，深Ⅱ度和Ⅲ度烧伤则属深度烧伤。

Ⅰ度烧伤（红斑性烧伤）：仅伤及表皮（角质层），生发层健在，再生能力强。表面呈红斑状，干燥无渗出，有烧灼感，3～7天痊愈，短期内可有色素沉着。

浅Ⅱ度烧伤（水疱性烧伤）：伤及表皮的生发层、真皮乳头层。局部红肿明显，有薄壁大水疱形成，内含淡黄色澄清液体，水疱皮如被剥脱，可见创面红润、潮湿，疼痛明显。如不发生感染，1～2周内愈合，一般不留瘢痕，多数有色素沉着。

深Ⅱ度烧伤（水疱性烧伤）：伤及皮肤的真皮深层，深浅不尽一致，尚残留皮肤附件，也可有水疱，但去疱皮后创面微湿，红白相间，痛觉较迟钝。如不发生感染，3～4周可愈合，常有瘢痕形成。

Ⅲ度烧伤（焦痂性烧伤）：为全层皮肤烧伤，甚至达到皮下、肌肉或骨骼。创面无水疱，呈蜡白或焦黄色，甚至炭化，痛觉消失，局部温度低，皮层凝固性坏死后形成焦痂，触之如皮革，痂下可见树枝状栓塞的血管。一般均需植皮才能愈合，愈合后有瘢痕，常形成畸形，甚则难以自愈。

5. 烧伤伤情的判断 应根据面积、深度、部位、年龄、原因及有无复合伤和基础疾病等综合判断，最基本的两个方面是烧伤面积和深度。烧伤面积越大、越深就越严重，反之则轻。

四、诊断

有明确的沸水、火焰等损伤史可查。按三度四分法，记录烧伤深度及百分比。

五、鉴别诊断

1. 冻伤 有明显的受寒史。轻者，初起在受冻部位皮肤苍白，继则红肿，自觉灼痛或瘙痒，或有麻木之感；重者，受冻部位皮肤灰白或暗红或紫色，并有大小不等的水疱或紫血疱，疼痛剧烈，可出现腐烂坏死，收口较慢。

2. 接触性皮炎 一般均有明显的接触史，皮损大多为红斑、水肿、丘疹、水疱或大疱、糜烂、渗出等，皮损部位局限，边界清晰，形状与所接触的物质外形大致相同。大多数病人先痒后痛，局部有灼热感。

六、中医治疗

（一）辨证论治

1. 火毒伤津证

证候：烧伤后出现壮热烦躁，口干喜饮，便秘尿赤；舌红绛而干，苔黄或黄糙，或舌光无苔，脉洪数或弦细数。

治法：清热解毒，益气养阴。

方药：白虎加人参汤加减。常用知母、石膏、人参、甘草、粳米。口干甚者，加鲜石斛、天花粉；便秘加生大黄；尿赤加白茅根、淡竹叶等。

2. 阴伤阳脱证

证候：烧伤后出现神疲倦卧，面色苍白，呼吸气微，表情淡漠，嗜睡，自汗肢冷，体温不高反低，尿少；全身或局部水肿，创面大量液体渗出；舌淡暗苔灰黑，或舌淡嫩无苔，脉微欲绝或虚大无力。

治法：回阳救逆，益气护阴。

方药：四逆汤、参附汤合生脉散加味。常用制附子、干姜、炙甘草、人参、麦冬、五味子。冷汗淋漓者，加煅龙骨、煅牡蛎、黄芪、白芍、炙甘草。

3. 火毒内陷证

证候：烧伤后壮热不退，口干唇燥，躁动不安，大便秘结，小便短赤；舌红绛而干，苔黄或黄糙，或焦干起刺，脉弦数。若火毒传心，可见烦躁不安，神昏谵语；若火毒传肺，可见呼吸气粗，鼻翼扇动，咳嗽痰鸣，痰中带血；若火毒传肝，可见黄疸，双目上视，痉挛抽搐；若火毒传脾，可见腹胀便结，便溏黏臭，恶心呕吐，不思饮食，或有呕血、便血；若火毒传肾，可见浮肿，尿血或尿闭。

治法：清营凉血，清热解毒。

方药：清营汤或犀角地黄汤加减。常用水牛角、生地黄、金银花、连翘、玄参、黄连、竹叶心、丹参、麦冬、赤芍、牡丹皮。神昏谵语者，加服安宫牛黄丸或紫雪丹；气粗咳喘加生石膏、知母、贝母、桔梗、鱼腥草、桑白皮、鲜芦根；抽搐加羚羊角粉（冲）、钩藤、石决明；腹胀便秘、恶心呕吐加大黄、玄明粉、枳实、厚朴、大腹皮、木香；呕血、便血加地榆炭、侧柏炭、槐花炭、白及、三七、藕节炭；尿少或尿闭加白茅根、车前子、泽泻；血尿加大蓟、小蓟、黄柏炭、琥珀等。

4. 气血两虚证

证候：疾病后期，火毒渐退，低热或不发热，精神疲倦，气短懒言，形体消瘦，面色无华，食欲不振，自汗盗汗；创面肉芽色淡，愈合迟缓；舌淡，苔薄白或薄黄，脉细弱。

治法：补气养血，兼清余毒。

方药：托里消毒散加减。常用人参、黄芪、当归、川芎、芍药、白术、茯苓、金银花、白芷、甘草。食欲不振者，加神曲、麦芽、鸡内金、薏苡仁、砂仁。

5. 脾虚阴伤证

证候：疾病后期，火毒已退，脾胃虚弱，阴津耗损，面色萎黄，纳呆食少，腹胀便溏，口干少津，或口舌生糜；舌暗红而干，苔花剥或光滑无苔，脉细数。

治法：补气健脾，益胃养阴。

方药：益胃汤合参苓白术散加减。常用沙参、麦冬、生地黄、玉竹、白扁豆、白术、茯苓、甘草、桔梗、莲子、人参、山药、薏苡仁。

（二）外治疗法

烧伤后先进行现场急救、清创，然后根据创面深浅、大小、部位等，选用包扎、暴露等疗法。烧伤发生于四肢或面积较小者，一般采用包扎疗法；发生于头面、会阴，或面积较大，或伴有明显感染者，多采用暴露疗法。烧伤外治的中药较多，如紫草油膏、京万红油膏、石榴皮煎液等，适用于轻度表浅烧伤的处理，可根据临床实际选用。

1.浅度烧伤 重点在防止感染。小面积创面可外涂湿润烧伤膏、紫草油膏等，暴露或包扎。较大面积的Ⅱ度烧伤，如水疱完整，则抽出疱内液体；如皮肤破损或水疱已破者，则剪去破损外皮，外用湿润烧伤膏，每日数次。

2.深度烧伤 小面积创面可外涂湿润烧伤膏、紫草油膏等；渗出较多或感染时用三黄洗剂外洗或湿敷；残留创面直径小于5cm可以用生肌白玉膏等换药封闭创面。大面积深度创面应早期切痂、削痂植皮，或培植肉芽后植皮。

3.烧伤湿性医疗技术 是以湿润烧伤膏为治疗药物，以湿润暴露疗法为治则，以启动自身潜能再生细胞、原位干细胞培植皮肤为核心的一项技术。将烧伤组织置于生理湿润环境下，以液化方式排除创面坏死组织，通过烧伤湿性医疗技术激活皮肤自身潜能再生细胞，实现原位培植皮肤组织；通过原位干细胞培植或组织培植的方式使皮肤等组织再生，以达到使烧伤创面愈合的目的。

第三节　破伤风

一、概述

破伤风是指皮肉破伤，风毒之邪乘虚侵入而引起发痉的一种急性疾病。外伤所致者，又称金创痉；产后发生者，称产后痉；新生儿断脐所致者，称小儿脐风或脐风撮口。临床上以外伤所致者最常见。

其临床特点是有皮肉破伤史，有一定的潜伏期，以发作时呈现全身或局部肌肉的强直性痉挛和阵发性抽搐为主要特征。间歇期全身肌肉仍持续性紧张收缩，可伴有发热，但神志始终清楚，多因并发症而死亡。

西医学亦称本病为破伤风，属特异性感染。

二、临床表现

潜伏期一般为4～14天，短者24小时之内，长者数月或数年不等。潜伏期越短，病情越严重，预后也越差，死亡率也越高。前驱期一般为1～2天，患者常出现头痛、头晕、乏力、多汗、烦躁不安、打呵欠，下颌微感紧张酸胀，咀嚼无力，张口略感不便；伤口往往干陷无脓，周围皮肤暗红，创口疼痛并有紧张牵制感。

1.典型症状

（1）肌肉强直性痉挛　首先从头面部开始，进而延展至躯干四肢，其顺序为咀嚼肌、面肌、颈项肌、背腹肌、四肢肌群、膈肌和肋间肌。病人开始感到咀嚼不便，咀嚼肌紧张酸痛，然后出现张口困难，牙关紧闭。面部表情肌痉挛呈"苦笑"面容；颈项肌痉挛时颈项强直，头略向后仰，不能做点头动作；咽喉部肌肉痉挛可引起吞咽困难；背腹肌痉挛时腰部前凸，头和足后屈，呈角弓反张状；膈肌和肋间肌痉挛可出现呼吸困难，甚至窒息；膀胱括约肌痉挛可引起排尿困难，甚至尿潴留。

（2）阵发性抽搐　是在肌肉持续性痉挛的基础上发生的，轻微刺激，如声音、光亮、震动、饮水、注射等均可诱发强烈的阵发性抽搐。每次发作可持续数秒、数分钟或数十分钟不等，发作时患者面色苍白，口唇发绀，呼吸急促，口吐白沫，流涎，磨牙，头频频后仰，四肢抽搐不止，全身大汗淋漓，十分痛苦，但神志始终清醒。强烈的肌肉痉挛和抽搐有时可使肌肉断裂、出血，甚至发生骨折、脱位和舌咬伤等。发作间歇期长短不一，病情严重者发作接踵而来，在两次发作期间紧张性收缩始终存在。最后可因全身肌肉长期强直、痉挛和并发感染产生高热、酸中毒、营养不良、水及电解质紊乱，导致衰竭而危及生命，有时可因窒息、心肌麻痹或吸入性肺炎等并发症而死亡。

2.非典型发作症状 仅出现破伤部位局部的肌肉强直，不延及全身。

3.常见并发症

（1）肺部并发症　肺炎和肺不张最为常见，多由于喉头痉挛、呼吸不畅、支气管内分泌物坠积、长期卧床所致。

（2）窒息　呼吸肌突然完全痉挛和喉头痉挛所致。

（3）酸中毒　开始是呼吸性酸中毒，由于长期喉头痉挛，呼吸不畅所引起。而后患者陷入严重的缺氧状态，糖类、脂肪发生缺氧性代谢分解不全，大量乳酸和丙酮聚集，从而造成代谢性酸中毒。

此外，突然和强烈的肌痉挛可以引起肌肉撕裂、出血、骨折、脱位、便秘和尿潴留。

4.破伤风的分度及其预后

（1）轻度　仅有紧张性收缩，如"苦笑"面容、牙关紧闭、角弓反张等，而无阵发性肌痉挛。

（2）中度　既有紧张性收缩，又有阵发性痉挛。

（3）重度　痉挛延及呼吸肌，有严重的支气管肌和膈肌痉挛而有窒息的危险。

三、诊断

多有外伤接触泥土或污物史。一般破伤感邪后 2～15 天发病，但亦可短至 24 小时或长达数月者。始有形寒、头痛、乏力、多汗，烦躁不安。创口疼痛并有紧张牵引感，伤口干陷无脓，周围肤色暗红。发病时张口困难，咀嚼肌酸胀，牙关紧闭，面呈苦笑表情，项背强直，甚至角弓反张；或腹部强硬如板，大便秘结，小便不通。拘急抽搐的发作，可因声、光、风等刺激而诱发和加剧，每次持续数秒至数分钟，而后发作频繁，时间延长。剧烈抽搐可造成肌肉撕裂或骨折。患者神志始终清醒，一般无发热，但亦有高热者。后期大汗淋漓，呼吸、说话、吞咽俱感困难，面色青紫，最后多因窒息或全身衰竭死亡。脓液培养可有破伤风杆菌生长。

四、鉴别诊断

1.化脓性脑膜炎　可出现与破伤风类似的颈项强直、角弓反张等症状，但一般无咀嚼肌痉挛，无阵发性抽搐。患者常有高热、剧烈头痛、喷射性呕吐、嗜睡等。脑脊液检查有压力增高、白细胞计数增多等。

2.狂犬病　有被疯狗、猫咬伤史，潜伏期较长，以吞咽肌肉抽搐为主，病人呈兴奋、恐惧状，听到水声或看到水便发生咽肌痉挛，称之为"恐水症"。可因膈肌收缩产生大声呃逆，如犬吠声。很少出现牙关紧闭。脑脊液中淋巴细胞增高。

3.癫痫　可出现与破伤风类似的面色发绀、抽搐等表现。但癫痫主要表现为意识丧失、感觉障碍、自主神经紊乱及神经异常。有多次反复发作史。

五、中医治疗

（一）辨证论治

1.风毒在表证

证候：轻度吞咽困难和牙关紧闭，全身肌肉痉挛，或只限于破伤部位局部肌肉痉挛，抽搐较轻，间歇期较长；舌苔薄白，脉弦数。

治法：祛风镇痉。

方药：玉真散合五虎追风散加减。常用白附子、天南星、天麻、白芷、防风、羌活、蝉蜕、全虫、僵蚕等。

2.风毒入里证

证候：发作频繁而间歇期短，全身肌肉痉挛，抽搐，牙关紧闭，角弓反张，高热，大汗淋漓，面色青紫，呼吸急促，痰涎壅盛；或伴胸闷腹胀，大便秘结，小便短赤或尿闭；舌红或红绛，苔黄或黄糙，脉弦数。

治法：祛风止痉，清热解毒。

方药：木萸散加减。常用吴茱萸、木瓜、防风、蝉蜕、全虫、僵蚕等。

3.阴虚邪留证

证候：疾病后期，抽搐停止，倦怠乏力，头晕，心悸，口渴，面色苍白或萎黄，时而汗出，牙关不适，偶有痉挛或屈伸不利，或肌肤有蚁行感；舌淡红，脉细弱无力。

治法：益胃养津，疏通经络。

方药：沙参麦冬汤加减。常用沙参、玉竹、生甘草、冬桑叶、麦冬、生扁豆、天花粉等。

（二）外治疗法

在控制痉挛和应用破伤风抗毒素（或清创前在伤口周围注射破伤风抗毒素 5000～10000U）后进行彻底清创术，以消除毒素来源，清除坏死组织和异物，开放创口，用过氧化氢溶液冲洗伤口和湿敷；亦可外敷玉真散，隔日换药 1 次；创面有残余坏死组织时，可外用七三丹、红油膏；创面干净，脓尽新生，用生肌散、生肌白玉膏。

第四节 肠 痈

一、概述

肠痈是指发生在肠道的痈肿，属内痈范畴。

其临床特点是腹痛起始于胃脘或脐周，数小时后转移至右下腹，伴发热、恶心、呕吐，右下腹持续性疼痛并拒按。

本病相当于西医学的急、慢性阑尾炎。

二、病因病机

总由气机不畅，气滞血瘀，瘀久化热，积热腐肉而成。

1.饮食不节，暴饮暴食或嗜食油腻、生冷，损伤脾胃，致运化失常，糟粕积滞，壅于肠道，肠道传导不利，湿热内生，气机不畅，郁而成痈。

2.饱食后急剧奔走或跌扑损伤，致气血运行逆乱，气滞血凝，大肠传导不利，败血浊气壅遏成痈。

3.情志不遂，忧思郁怒，气机不畅，肝脾失和，气血乖违，日久化热成痈。

4.寒温不适，外邪侵入肠中，经络受阻，邪化为热，积热腐肉成痈。

西医认为本病的发生，与其解剖特点和生理因素密切相关。阑尾是细长而游离的管腔结构，血供为终末动脉，易发生扭曲。异物梗阻而致血运障碍，造成黏膜坏死，细菌入侵而形成炎症。其致病菌多为肠道内革兰氏阴性杆菌和厌氧菌。根据阑尾炎症后的病理改变，又分为急性单纯性阑尾炎、化脓性阑尾炎、坏疽性阑尾炎、阑尾穿孔性腹膜炎和阑尾周围脓肿。

三、临床表现

1.**初期** 有70%～80%的患者有转移性腹痛。腹痛始起于胃脘或脐周，经过数小时或一日后，转移至右少腹，痛处固定并阵发性加重，拒按，腹肌挛急。经大多数患者压痛部位在右少腹（脐与右髂前上棘连线的中、外1/3交界处）附近。亦有少数患者腹痛初起即在右少腹。伴微热、恶心、呕吐、纳差。经穴触诊在双侧足三里、上巨虚穴附近可有压痛点。

2.**酿脓期** 腹痛，腹肌挛急加重，右少腹明显按痛、反跳痛，或右少腹痞块，伴壮热不退、恶心、呕吐、纳呆、便秘或腹泻。

3.**溃脓期** 腹痛弥漫至全腹，全腹肌挛急，压痛、反跳痛。高热不退，自汗口渴、恶心、呕吐、便秘或似痢不爽。

4.**变证**

（1）慢性肠痈 本病初期腹痛较轻，身无寒热或微热，病情发展缓慢，苔白腻，脉迟紧，或有反复发作病史者，多数为阑尾腔内粪石阻塞所致。

（2）腹部包块 在发病4～5天后，身热不退，腹痛不减，右下腹出现压痛性包块（阑尾周围脓肿），或在腹部其他部位出现压痛性包块（肠间隙、膈下或盆腔脓肿），是为湿热瘀结、热毒结聚而成。

（3）湿热黄疸 本病发病过程中，可出现寒战高热、肝肿大和压痛、黄疸（门静脉炎）；延误治疗可发展为肝痈。

（4）内、外瘘形成 腹腔脓肿形成后若治疗不当，少数病例脓肿可向小肠或大肠内穿溃，亦可向膀胱、阴道或腹壁穿破，形成各种内瘘或外瘘，脓液从瘘管排出。

四、诊断

转移性右下腹痛，持续性胀痛，阵发性加剧。可伴发热，恶心呕吐，便秘或腹泻。右下腹固定压痛。重者可有反跳痛，腹肌紧张。腰大肌试验阳性，结肠充气试验阳性。肛门指检，直肠前壁右上方有触痛。血白细胞计数及中性粒细胞增高。

五、鉴别诊断

1.**胃、十二指肠溃疡穿孔** 穿孔后溢液可沿升结肠旁沟流至右下腹部，似急性阑尾炎的转移性腹痛。病人多有溃疡病史，突发上腹剧痛，迅速蔓延至全腹，除右下腹压痛外，上腹仍具疼痛和压痛，腹肌板状强直，肠鸣音消失，可出现休克。多有肝浊音界消失，站立位X线透视或摄片可有腹腔游离气体。如诊断有困难，可行腹腔 CT 或诊断性腹腔穿刺。

2. 右侧输尿管结石 腹痛多在右下腹，为突发性绞痛，并向外生殖器部位放射，腹痛剧烈，但体征不明显。肾区叩痛，尿液检查有较多红细胞。B 型超声检查表现为特殊结石声影和肾积水等。X 线摄片约 90% 在输尿管走行部位可显示结石影。

3. 妇产科疾病

（1）异位妊娠　常有急性失血症状和下腹疼痛症状，有停经史及阴道不规则出血史，妇科检查阴道内有血液，阴道后穹隆穿刺有血等。

（2）卵巢滤泡或黄体囊肿破裂　临床表现与宫外孕相似，多在月经中、后期发病。

（3）卵巢囊肿扭转　腹痛突然而剧烈，盆腔检查可发现右侧囊性肿物。

（4）急性输卵管炎　腹部检查时压痛部位较阑尾炎为低，且左右两侧均有压痛，白带增多或有脓性分泌物，分泌物涂片检查可见革兰氏阴性双球菌。

此外，有时还须与急性胃肠炎、右侧肺炎和胸膜炎、急性胆囊炎、急性肠系膜淋巴结炎等疾病进行鉴别。

六、中医治疗

（一）辨证论治

1. 瘀滞证

证候：转移性右下腹痛，呈持续性、进行性加剧，右下腹局限性压痛或拒按；伴恶心、纳差，可有轻度发热；苔白腻，脉弦滑或弦紧。

治法：行气活血，通腑泄热。

方药：大黄牡丹汤合红藤煎剂加减。常用大黄、芒硝、桃仁、牡丹皮、冬瓜仁、红藤、金银花、紫花地丁、连翘、乳香、没药、延胡索、甘草等。

2. 湿热证

证候：腹痛加剧，右下腹或全腹压痛、反跳痛，腹皮挛急；右下腹可摸及包块；壮热，纳呆，恶心呕吐，便秘或腹泻；舌红苔黄腻，脉弦数或滑数。

治法：通腑泄热，利湿解毒。

方药：复方大柴胡汤加减。常用柴胡、黄芩、川楝子、延胡索、白芍、生大黄（后下）、枳壳、木香、生甘草、蒲公英等。

3. 热毒证

证候：腹痛剧烈，全腹压痛、反跳痛，腹皮挛急；高热不退或恶寒发热，时时汗出，烦渴，恶心呕吐，腹胀，便秘或下痢不爽；舌红绛而干，苔黄厚干燥或黄糙，脉洪数或细数。

治法：通腑排脓，养阴清热。

方药：大黄牡丹汤合透脓散加减。常用大黄、芒硝、桃仁、牡丹皮、冬瓜仁、黄芪、穿山甲（炒末）、川芎、当归、皂角刺等。

（二）外治疗法

无论脓已成或未成，均可选用金黄散、玉露散或双柏散，用水或蜜调成糊状，外敷右下腹；或用消炎散加黄酒或醋调敷；还可采用通里攻下、清热解毒等中药肛滴，如大黄牡丹汤、复方大柴胡汤等煎剂 150~200mL，直肠内缓慢滴入（滴入管插入肛门内 15cm 以上，药液 30 分钟左右滴完），使药液直达下段肠腔，加速吸收，以达到通腑泄热排毒的目的。

第五节　胆　石

一、概述

胆石是指湿热浊毒与胆汁互结成石，停留于胆道而引起的疾病，是外科的常见病、多发病。我国胆结石患病率为 0.9%～10.1%，平均 5.6%。女性患病率高于男性，并随年龄增长而增加。其临床特点是右脘腹绞痛、黄疸和发热三大主症。

本病相当于西医学的胆囊结石及肝内外胆管结石。

二、临床表现

胆石的临床表现与胆石的部位、大小、有无胆管梗阻和梗阻程度以及有无并发症等因素有关。

1. 无症状 约半数以上的单纯性胆囊结石患者可无症状。某些病例是在体检或尸检时被发现。

2. 消化不良症候群 表现为腹胀、嗳气、厌油腻食物、口苦、反酸等。

3. 上腹痛 胆石在胆道移行，或发生嵌顿梗阻，引起胆道痉挛而出现急性发作性胆绞痛。疼痛多位于右胁下、胃脘或膻中。大多餐后发生，尤其是在进油腻食物或腹部受震动后诱发，可痛引肩背。多为阵发性疼痛，或持续性疼痛阵发性加重，可为钝痛、绞痛、剧痛。常伴恶心、呕吐、自汗。若胆石移行损伤胆道内壁，引起胆道出血，可有呕血或黑便。

4. 黄疸 为结石引起胆道梗阻的表现。胆绞痛发作后经过一定时间出现的梗阻性黄疸，一般较轻或呈波动性，当结石急性梗阻并染毒时，则可出现目黄、身黄、尿黄、恶寒、壮热不退甚至热厥等。重症胆道感染累及肝脏，引起肝痈。长期胆道梗阻未除，可发生积聚、臌胀等。

5. 发热和寒战 是胆道结石染毒的表现。

三、诊断

根据腹痛、发热、寒战、黄疸和消化道反应可诊断。可结合血常规、B超等。

四、鉴别诊断

1. 胰腺炎 疼痛及压痛部位多在中上腹或稍偏左，胆囊区无明显触痛，血、尿淀粉酶显著增高；B超、CT扫描等检查可资鉴别。

2. 胃穿孔 突发腹部剧痛，为持续性刀割样剧痛，板状腹，肝浊音界消失，X线透视见膈下有游离气体。

3. 蛔厥 好发于青少年，呈钻顶样绞痛，可吐出蛔虫，缓解时如常人，腹部体征不明显。

4. 肝痈 右胁腹疼痛，呕恶，尤以发热、寒战明显，B超可鉴别。

5. 其他急腹症 胆石症还须与急性肠梗阻、急性肠扭转、肠穿孔、急性阑尾炎并发穿孔、肠系膜血管栓塞或血栓形成、女性右侧异位妊娠及卵巢囊肿蒂扭转等疼痛性疾病相鉴别。B超检查、腹部平片、尿常规等有助于鉴别。

五、中医治疗

（一）辨证论治

1. 肝郁气滞证

证候：右上腹间歇性绞痛或闷痛，有时可向右肩背部放射，右上腹有局限性压痛；伴低热、口苦，食欲减退；舌质淡红，苔薄白或微黄，脉弦紧。

治法：疏肝利胆，理气开郁。

方药：金铃子散合大柴胡汤加减。常用金铃子、延胡索、黄芩、大黄、枳实、半夏、白芍、大枣、生姜等。右上腹胀痛甚者，加木香、郁金、陈皮行气止痛；若出现口渴、小便黄，加金钱草、蒲公英。

2. 肝胆湿热证

证候：右上腹有持续性胀痛，多向右肩背部放射，右上腹肌紧张，有压痛，有时可摸到肿大之胆囊；伴高热、恶寒、口苦咽干、恶心呕吐、不思饮食，部分病人出现身目发黄；舌质红，苔黄腻，脉弦滑或弦数。

治法：疏肝利胆，清热利湿。

方药：茵陈蒿汤合大柴胡汤加减。常用茵陈、栀子、黄芩、大黄、枳实、半夏、芍药等。热毒症状较重者，加金钱草、蒲公英、黄连清热解毒。

3. 肝胆脓毒证

证候：右上腹硬满灼痛，痛而拒按，或可触及肿大的胆囊；黄疸日深，壮热不止；舌质红绛，苔黄燥，脉弦数。严重者四肢厥冷，脉微细而数。

治法：泻火解毒，养阴利胆。

方药：茵陈蒿汤合黄连解毒汤加减。常用茵陈、栀子、黄芩、大黄、黄柏等。若热毒症状重者，加板蓝根、生地黄、金银花、蒲公英泻火解毒；热极伤阴而口干舌绛者，加玄参、麦冬、石斛；恶心呕吐明显者，加姜半夏、竹茹、陈皮和胃止呕；四肢厥冷，脉微欲绝者，加人参、附子等。

4. 肝阴不足证

证候：胁肋隐痛，绵绵不已，可向右肩背部放射，遇劳加重；口干咽燥，心中烦热，两目干涩，头晕目眩；舌红少苔，脉弦细。

治法：滋阴柔肝，养血通络。

方药：一贯煎加减。常用北沙参、麦冬、当归、生地黄、枸杞子、川楝子等。若两目干涩、视物昏花，可加草决明、女贞子；头晕目眩甚者可加黄精、钩藤、天麻、菊花；心中烦热、口苦甚者，可加栀子、牡丹皮、首乌藤、远志。

（二）外治疗法

1. 敷贴疗法

（1）可选用芒硝 30g、生大黄 60g，均研细末，大蒜头 1 个，米醋适量，共捣成糊状，布包外敷于胆囊区。

（2）白芷 10g，花椒 15g，苦楝子 50g，葱白、韭菜兜各 20g，白醋 50mL。先将白芷、花椒研细末，再将韭菜兜、葱白、苦楝子捣烂如泥，用白醋把上药拌匀调成糊状，贴敷于中脘周围。24 小时更换 1 次。可连贴 2～4 次，有解痉止痛作用，用于脘腹绞痛者。

2. 肛滴疗法　用大承气汤加莱菔子、延胡索、郁金、金银花、蒲公英、茵陈、金钱草、柴胡。浓煎，取 200mL，将药物趁温经纱布过滤，装入输液器，输液管乳头上接导尿管。按普通灌肠方法将导尿管插入肛门内约 10cm，以每分钟 20～30 滴速度缓慢滴入。用于胆石患者，有促进肠蠕动，清除肠道毒物，预防和治疗败血症、内毒素血症及肝肾功能衰竭的作用。

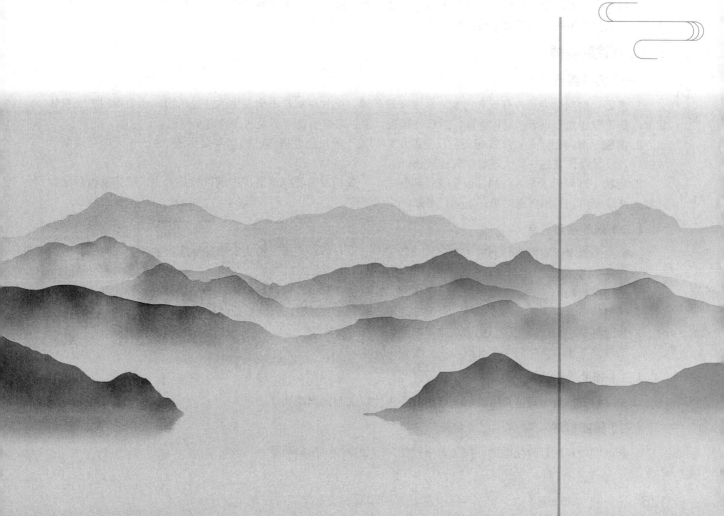

中医眼科学

第一章　胞睑疾病

胞睑，又名眼胞、睥、约束等，古又称上胞下睑，相当于西医学之眼睑。胞睑覆盖于眼珠前部，司眼之开合，具有卫护眼珠的功能。胞睑在五轮中属肉轮，内应于脾。

胞睑疾病为临床常见病、多发病，属于外障眼病范畴，外因常为六淫侵袭，及受物理或化学性损伤所致，内因多由脾胃功能失调引起，内外合邪则更易发病。其临床表现以胞睑不同部位的红、肿、痒、痛或运动障碍为主要特征。

治疗上一则注意祛除外邪，二则注意调理脾胃。风热外袭者，治宜祛风清热；脾胃热毒者，治宜清脾泻火解毒；脾胃湿热者，治宜祛湿清热；风湿热邪合而为病者，治宜疏风清热除湿；脾胃虚弱者，治宜补中益气。临证时多配合外治，必要时还需配合手术治疗。另外，某些胞睑疾病具有传染性，如椒疮等，应注重预防，防止传染。

胞睑疾病若能早期治疗，大多预后良好，若失治误治，亦可有危重之症。

第一节　针　眼

一、概述

针眼是指胞睑边缘生疖，形如麦粒，红肿痒痛，易成脓溃破的眼病。又名土疳、土疡、偷针。

本病为常见多发病，发病与季节、气候等无关，可单眼或双眼发病，以胞睑局部红赤、肿胀、疼痛为主要特征。

本病相当于西医学的睑腺炎，又称麦粒肿。睫毛毛囊或附属的皮脂腺感染称外麦粒肿，睑板腺感染称内麦粒肿，主要由金黄色葡萄球菌感染所致。

二、临床诊断要领

（一）问诊要点

1. **诱因**　询问患者是否有饮食因素，喜食辛辣炙煿、肥甘厚腻是本病发生的常见诱因。还要询问患者身体状况，是否有屈光不正等，素体虚弱，近视、远视，卫生习惯不良和消渴病患者常易罹患。

2. **病程**　询问患者是初次发病还是反复发作，初发一般呈急性病程，病情发展迅速，3～5天即可逐渐形成脓肿，反复发作者往往经久难愈，病程较长。

3. **症状**　询问患者是否有局部或全身伴随症状，一般初发多肿痒明显，中期以肿痛为主，脓成溃破后诸症减轻，红肿渐消。病情严重时可伴发热、恶寒、头痛等症。

（二）眼部检查要点

本病除严重者伴有发热、恶寒、头痛，一般无明显全身特殊表现，检查时需注意病灶的位置和形态、触诊的特点，并参考舌脉，有助于辨证。

1. 初起胞睑局部肿胀、微红、微痒，有压痛，或可扪及形似麦粒的硬结；随着病情进展，硬结渐大，红肿加重，疼痛拒按，继而逐渐形成脓肿，触诊时硬结变软，疼痛减轻，破溃后症状随之缓解。

2. 检查时禁忌挤压排脓，以免造成脓毒扩散。

3. 需注意严重者常伴随耳前肿核。

（三）辅助检查选择

实验室检查：血常规检查可见白细胞总数及中性粒细胞比例增高。

（四）诊断标准

1. 初起胞睑痒痛，睑弦微肿，按之有小硬结，形如麦粒，压痛明显。

2.局部红肿疼痛加剧，逐渐成脓，起于睑弦者在睫毛根部出现脓点，发于睑内者，睑内面出现脓点，破溃或切开排脓后，症状随之缓解。

3.严重针眼，胞睑漫肿，皮色暗红，可伴有恶寒发热，耳前常有肿核，发于外眦部，每易累及白睛，可致白睛浮肿、状如鱼鳔。

4.本病有反复发作和多发倾向。

三、辨证论治

（一）治则治法

未成脓者，宜疏风清热，消肿散结，促其消散；已成脓者，宜清热解毒，消肿止痛，可切开排脓；反复发作者宜健脾益气，散结消滞，防其复发。

（二）分证论治

1.风热客睑证

证候：初起胞睑局限性肿胀，痒甚，微红，可扪及硬结，疼痛拒按；可伴头痛、发热、周身不适等症；舌苔薄黄，脉浮数。

治法：疏风清热，消肿散结。

方药：银翘散加减。若痒甚者，加桑叶、菊花以助祛风止痒；若红肿较甚，加赤芍、牡丹皮、当归以凉血活血，消肿散结。中成药可选用银翘解毒片。

2.热毒壅盛证

证候：胞睑局部红肿灼热，硬结渐大，疼痛拒按，或白睛肿胀，耳前肿核；或伴口渴喜饮、便秘溲赤；舌红苔黄，脉数。

治法：清热解毒，消肿止痛。

方药：仙方活命饮加减。可去方中攻破药物穿山甲（用代用品）、皂角刺，与五味消毒饮合用以消散硬结，增强清热解毒之功；大便秘结者，加大黄以泻火通腑；若发热、恶寒、头痛者，为热重毒深或热入营血，可与犀角地黄汤配合应用，以助清热解毒，并凉血散瘀。中成药可选用黄连上清丸、清热解毒口服液等。

3.脾虚夹邪证

证候：针眼屡发，或针眼红肿不甚，经久难消；或见面色无华，神倦乏力，小儿偏食，纳呆便结；舌淡，苔薄白，脉细数。

治法：健脾益气，散结消滞。

方药：托里消毒散加减。若纳呆便结，加麦芽、山楂、莱菔子等以健脾消食行滞；若硬结小且将溃者，加薏苡仁、桔梗、漏芦、紫花地丁以清热排脓。在针眼未发之间歇期，可选用六君子汤或参苓白术散以调理脾胃，防止复发。中成药可选用补中益气丸、六君子丸等。

（三）其他治法

1.滴用滴眼液 患眼滴清热解毒滴眼液，如鱼腥草滴眼液。

2.湿热敷 早期局部湿热敷，有助于通行气血，往往可促其消散。

3.药物敷 如意金黄散醋调或植物油调和后外敷，或用新鲜芙蓉花叶、鲜蒲公英、野菊花捣烂外敷。

4.针灸

（1）针刺治疗 针刺用泻法为主。选取太阳、风池、合谷、丝竹空以疏风清热，消肿止痛。脾虚者可加足三里、脾俞、胃俞。每日1次。

（2）放血疗法 耳尖或合谷、太阳穴三棱针点刺放血，有较好的泄热、止痛、消肿效果。每日1次。

（3）针挑疗法 适用于针眼反复发作者。在背部肺俞、膏肓及肩胛区附近寻找皮肤上的红点或粟粒样小点1个或数个，皮肤常规消毒后以三棱针挑破，挤出少许血水或黏液。隔日1次，10次为1个疗程。

5.西医治疗 早期滴抗生素滴眼液，如妥布霉素滴眼液，晚上睡前可涂抗生素眼膏，如氧氟沙星眼膏，症状严重时可给予广谱抗生素口服。

6.手术治疗 麦粒肿切开引流排脓术。

适应证：病灶局限，已经出现黄白色脓点。

手术方法：外麦粒肿可不用麻醉，内麦粒肿需表面麻醉，用手指固定病灶两侧，刀尖垂直于脓点，迅速切开，排出脓液，如脓液不易排出，可用小镊子夹取脓头排出脓液，切口应够大，使排脓通畅。

注意事项：外麦粒肿在眼睑皮肤面切开，切口与睑缘平行，必要时可放置引流条，每日换药至愈；内麦粒肿则在睑结膜面切开，切口与睑缘垂直。

四、调护

1. 注意眼睑局部卫生，不用脏手或不洁手帕揉眼。
2. 注意调节饮食，不要偏嗜辛辣、焦躁、肥甘之品。
3. 切忌挤压排脓，否则可造成脓毒扩散而出现危重症。

第二节 眼 丹

一、概述

眼丹为风热毒邪客于胞睑，或素体热盛，复感风热毒邪引起的胞睑红肿高起，鲜红如涂丹砂的眼病。

本病多为面部或其他部位的丹毒蔓延而来，常同时累及上下胞睑，大多数患者经适当治疗，病变可于数日内消退。若治疗不及时病变可延续数周，甚至毒入营血而变生他症，危及生命。

本病相当于西医学之眼睑蜂窝织炎或眼睑丹毒，多由细菌感染所致。

二、临床诊断要领

（一）问诊要点

1. **诱因** 询问患者是否有眼邻近组织感染情况，或发烧等症状；询问是否饮食辛辣炙煿之品。
2. **病程** 询问患者病情发生的缓急情况，本病多为急性发作，常迅速出现胞睑肿胀疼痛红赤等。
3. **症状** 询问患者局部或全身伴随症状，胞睑常高度红赤肿胀而难以睁开，自觉剧痛难忍，全身可有畏寒、头痛发热和不适等症状。若病变向深部发展，可致海绵窦血栓形成，甚至发生脑膜炎而危及生命。

（二）眼部检查要点

患眼胞睑皮肤鲜红如涂丹砂，整个胞睑漫肿，质硬，疼痛拒按；耳前或颌下淋巴结压痛明显。后期胞睑红肿逐渐局限酿脓，皮肤变薄亮而色转黄白，触之有波动感，溃后流脓血。

（三）辅助检查选择

血常规检查可见白细胞总数及中性粒细胞比例增高。分泌物细菌培养可检出致病菌。

（四）诊断标准

1. 胞睑突发红赤肿痛，色如涂丹，漫肿质硬，睁眼困难。
2. 血常规检查有助于诊断。

三、鉴别诊断

本病应与针眼相鉴别：针眼多在胞睑边缘，病变局限，形如麦粒，早期有压痛点，数日后成脓，脓溃即愈。一般不伴有全身恶寒发热症状。

四、辨证论治

（一）治则治法

热毒外袭为本病主要原因，故清热解毒为本病之基本治法，若毒入营血，神昏谵语，则又以清营凉血、开窍护神为要。

（二）分证论治

1. 热毒壅盛证

证候：病初起，胞睑赤肿疼痛，畏寒发热，头痛；苔薄白或黄，脉数。

治法：清热解毒。

方药：普济消毒饮加减。若大便秘结，加大黄、枳壳以通便泻火；颌下淋巴结肿痛，加夏枯草以增强清热之功。

2. 毒入营血证

证候：胞睑皮肤热暗黑，疼痛难忍，漫肿难开，壮热烦渴，神昏谵语，舌红绛，苔黄糙，脉数。

治法：清营凉血解毒。

方药：犀角地黄汤合黄连解毒汤加减。若口渴引饮，加生石膏、知母以清胃降火；若大便燥结，加大黄、芒硝通腑泄热；若神昏谵语，为热陷心包，送服安宫牛黄丸，以清心解毒醒神，小儿患者合并高热神昏，抽搐谵语，则送服紫雪丹以清热镇静安神。

（三）其他治法

1. 湿热敷　早期用内服药渣再煎水作湿热敷，每日 2 次，每次 15 分钟。

2. 药物外涂　局部肿硬者外涂如意金黄散，局部使用抗生素滴眼液或眼膏外涂患部。

五、调护

1. 注意卧床休息，避免过度劳累。

2. 多饮开水，忌食辛辣炙煿及发物。

3. 避免寒冷刺激或创伤，以防复发。

第三节　胞生痰核

一、概述

胞生痰核是指胞睑内生硬核，触之不痛，皮色如常的眼病。又名疣病、睥生痰核。

本病为常见病，上胞、下胞均可发生，其病程较长、发展缓慢，儿童与成人均可患病，但以青少年较为多见。

本病相当于西医学的睑板腺囊肿，也称霰粒肿，为睑板腺特发性无菌性慢性肉芽肿性炎症。

二、临床诊断要领

（一）问诊要点

1. 诱因　询问患者是否有饮食偏好，恣食炙煿厚味是本病发生的常见诱因。

2. 病程　询问发病情况、持续时间等。本病多缓慢发病，突然发现，病程较长。

3. 症状　硬核小者自觉症状不明显；硬核较大者胞睑可有重坠感；如硬核从睑内面溃破，睑内生肉芽，可有摩擦感。

（二）眼部检查要点

本病全身一般无明显特殊表现，检查时需注意胞睑病灶的位置和形态、触诊的特点等，参考舌脉，不难辨证。

眼部检查可见胞睑肤色正常，硬核凸起，触之有如米粒或豆粒样的硬核，与皮肤无粘连，按之不痛。睑内面呈局限性紫红或黄白色隆起；若硬核自行溃破，可见睑内肉芽；若硬核化脓，多系感受外邪所致。

（三）诊断标准

1. 胞睑皮下可触及圆形大小不等的核状硬结，按之不痛，皮肤推之能移，核大者皮肤面稍隆起，睑内呈紫红色。

2. 若自行破溃，在睑内可排出胶样物，并可在睑内形成肉芽。

3. 核小者无不适，核大者有重坠感，若复感外邪，可出现红、肿、痛；若自睑内穿破者，可引起磨痛。

三、鉴别诊断

本病应与针眼相鉴别，详见表 6-1-1。

四、辨证论治

（一）治则治法

硬核小者，宜化痰散结，经治疗可消散；核较大或有溃破趋势者，宜手术治疗；如已溃破生肉芽肿，则应及时手术切除。

表 6-1-1　针眼与胞生痰核鉴别表

鉴别点	针眼	胞生痰核
发病部位	在睑弦	远离睑弦
主症	胞睑红肿焮痛，拒按，与睑皮肤粘连，或化脓，溃后可自愈	睑皮肤正常，硬核突起，压之不痛，不与睑皮肤粘连，睑内局限性黄白色或紫红色隆起，或见肉芽
病势	急	缓
病程	短，一般 3～5 日	长，数周或数月
对白睛的影响	或可见白睛赤肿	一般无影响

（二）分证论治

痰湿阻结证

证候：胞睑内生硬核，皮色如常，按之不痛，与胞睑皮肤无粘连，若大者硬核凸起，胞睑有重坠感，睑内呈黄白色隆起；舌苔薄白，脉缓。

治法：化痰散结。

方药：化坚二陈丸加味。酌加炒白术、焦山楂、鸡内金以助健脾消食，化痰散结。

（三）其他治法

1. 滴用滴眼液　可以滴清热解毒类滴眼液或抗生素类滴眼液，如鱼腥草滴眼液或妥布霉素滴眼液，每日 4～6 次。

2. 局部按摩或湿热敷　适用于本病初起，可促其消散。

3. 手术治疗　霰粒肿切开刮除术。

适应证：痰核较大或已溃破形成肉芽肿者。

手术方法：局部浸润麻醉后用霰粒肿夹夹住硬核部位，翻转眼睑，在睑内面做与睑缘相垂直的切口，切开睑结膜及囊肿内壁，刮出囊肿内容物，并向两侧分离囊肿壁，将囊壁摘出。若已在睑内面自溃生肉芽者，先剪除肉芽肿后再摘出囊壁。

注意事项：囊肿较大易穿破皮肤，应在穿孔之前手术，避免皮肤留有不规则瘢痕；在睑结膜面做切口时，术中应避免穿破皮肤。

五、调护

饮食宜清淡，宜多食蔬菜水果，勿食辛辣煎炸及肥甘厚腻之品。

六、预后评估

1. 痰核较小者可自行或经治疗后消散，较大者可手术刮除，预后良好。

2. 部分痰核复感外邪，则局部红痛肿胀，可转为针眼，治疗当按照针眼处理。

3. 若系老年人，术后复发且迅速增大者，须做病理检查以排除肿瘤。

第四节　睑弦赤烂

一、概述

睑弦赤烂是以睑弦红赤、溃烂、刺痒为临床特征的眼病。又名风弦赤烂、沿眶赤烂、风沿烂眼、迎风赤烂等。病变发生在眦部者，称眦睢赤烂，又名眦赤烂；婴幼儿患此病者，称胎风赤烂。

本病农村多见，常为双眼发病，病程冗长，缠绵难愈。素有屈光不正、营养不良、睡眠不足以及卫生习惯不良者，易患本病。

睑弦赤烂相当于西医学的睑缘炎，包括鳞屑性睑缘炎、溃疡性睑缘炎和眦部睑缘炎。鳞屑性睑缘炎是由于睑缘的皮脂溢出所造成的慢性炎症；溃疡性睑缘炎是睫毛毛囊及其附属腺体的慢性或亚急性化脓性炎症；眦部睑缘炎主要是感染莫-阿（Morax-Axenfeld）双杆菌引起，还与机体抵抗力低下及 B 族维生素缺乏有关。

二、临床诊断要领

（一）问诊要点

1.诱因 询问患者的工作性质，卫生习惯，是否有屈光不正，是否喜食肥甘厚味或营养不良等。近视、远视、营养不良、睡眠不足以及不良卫生习惯等，可诱发本病。

2.病程 询问是新病还是久病，持续时间等。病情顽固，时轻时重，经久难愈是本病的特征。

3.症状 询问发病的具体位置，是否有红热痒痛等症状。睑弦或眦部灼热疼痛，刺痒难忍是其特征，可伴干涩畏光等症状。

（二）眼部检查要点

重点检查病变的部位、性质以及严重程度，结合全身望、闻、问、切整体辨证资料的采集，有助于诊断和辨证。

眼部检查或见睑缘潮红，睫毛根部及睫毛间附有细小糠皮样鳞屑，除去鳞屑后可见睑缘红赤，睫毛易脱落，但可再生；或见睑缘红赤糜烂、结痂，除去痂皮可见睫毛根部出脓、出血，睫毛胶黏成束、乱生或脱落，睫毛脱落后不能再生，日久则睫毛稀疏或成秃睫；或仅见两眦部红赤糜烂等。

（三）诊断标准

1.睑弦红赤，肿胀，睫毛根部有脓疱，结痂皮，清除后可见溃疡、出血、溢脓，睫毛脱落稀疏，日久形成睫毛乱生，秃睫，睑弦肥厚、变形。或睑弦、睫毛根部有鳞屑，无溃疡无脓点，睫毛脱落可复生。亦有红赤糜烂仅限于两眦者。

2.患眼刺痒灼痛，伴有干涩、羞明。

三、鉴别诊断

本病应与风赤疮痍相鉴别。二者皆有红赤湿烂等症状，但病位不同：睑弦赤烂病变部位仅限于睑缘或眦部睑缘，一般不波及眼睑皮肤；风赤疮痍病变部位则以眼睑及前额部皮肤为主，多不累及睑弦，并可出现黑睛生翳。

四、辨证论治

（一）治则治法

多因风、湿、热邪合而致本病，其病势缠绵，往往须坚持治疗数月才能痊愈，宜内、外合治。风、湿、热三邪可有偏盛之不同，风盛则宜祛风为主，热盛则清热为先，湿盛当利湿化浊，心火上炎者治宜清心泻火。

（二）分证论治

1.风热偏盛证

证候：睑弦赤痒，灼热疼痛，睫毛根部有糠皮样鳞屑；舌红苔薄，脉浮数。

治法：祛风止痒，清热凉血。

方药：银翘散加味。可加赤芍以增清热凉血之功；加蝉蜕、乌梢蛇以祛风止痒；加天花粉以生津润燥。中成药可选用明目蒺藜丸、明目上清丸、银翘解毒丸、双黄连合剂、上清片等。

2.湿热偏盛证

证候：患眼痒痛并作，睑弦红赤溃烂，出脓出血，秽浊结痂，眵泪胶黏，睫毛稀疏，或倒睫，或秃睫；舌质红，苔黄腻，脉濡数。

治法：清热除湿，祛风止痒。

方药：除湿汤加味。加金银花、蒲公英、黄柏、栀子以助清热除湿之力。中成药可选用龙胆泻肝丸、熊胆丸、三仁合剂等。

3.心火上炎证

证候：眦部睑弦红赤，灼热刺痒，甚或睑弦赤烂、出脓出血；舌尖红，苔薄，脉数。

治法：清心泻火。

方药：导赤散合黄连解毒汤加味。若患处红赤较甚者，可加赤芍、牡丹皮以凉血退赤；痒极难忍者，酌加地肤子、白鲜皮、菊花、防风、川芎以祛风止痒。中成药可选用开光复明丸、黄连上清丸等。

（三）其他治法

1. 滴用滴眼液　选用清热解毒类滴眼液或抗生素滴眼液点眼，如 0.5% 熊胆滴眼液、0.5% 硫酸锌滴眼液、0.5% 新霉素滴眼液、10% 磺胺醋酰钠滴眼液等。

2. 涂眼药膏　涂清热解毒类眼膏或抗生素眼膏，如马应龙八宝眼膏、红霉素眼膏等。

3. 中药熏洗　熏洗前应清洗患处，拭去鳞屑、脓痂、已松脱的睫毛，清除毛囊中的脓液，充分暴露病损处，才能药达病所。

（1）可用内服药渣煎液，或选用千里光、白鲜皮、苦参、野菊花、蒲公英、蛇床子等药煎水熏洗，每日 2 ~ 3 次。

（2）用 0.9% 氯化钠注射液或 3% 硼酸溶液清洗睑缘，每日 2 ~ 3 次。

五、调护

1. 保持眼部清洁，避免风沙烟尘刺激。
2. 注意饮食调节，勿过食辛辣炙煿之品。
3. 凡屈光不正、视疲劳者应及时矫治，注意用眼卫生及劳逸结合。

第五节　上胞下垂

一、概述

上胞下垂是指上胞乏力不能升举，以致睑裂变窄，掩盖部分或全部瞳神的眼病。又称睢目、侵风、眼睑垂缓、胞垂，严重者称睑废。

本病有先天与后天之分，发病可为单侧，亦可为双侧；可突然发生，亦可缓慢起病。

上胞下垂相当于西医学的上睑下垂，常因提上睑肌或支配提上睑肌的动眼神经分支病变、重症肌无力、先天异常、机械性开睑障碍等所致。

二、临床诊断要领

（一）问诊要点

1. 诱因　询问是先天还是后天，属后天者需询问是否受外伤或有手术史，是否活动后加重等。

2. 病程　询问单眼还是双眼发病，是急性起病还是慢性发病。本病的发生有的是与生俱来的，有的发病缓慢，有的骤然发生。

3. 症状　患眼症状多见上胞垂下，影响视瞻。属先天者自幼罹患，视瞻时需昂首皱额，甚至以手提起上胞方能视物；属后天者晨起或休息后减轻，午后或劳累后加重，或视一为二、目偏视等。或伴有神疲乏力、吞咽困难或头晕、恶心、呕吐等。

（二）眼部检查要点

需要对患者进行一般情况的整体评估，中医望、闻、问、切的整体辨证资料采集，关键是眼部的专科检查，掌握上胞下垂的局部表现，有助诊断和进行辨证。

1. 上胞下垂，两眼自然睁开向前平视时，上胞遮盖黑睛上缘超过 2mm，有不同程度的睑裂变窄，或上胞遮盖部分瞳神。

2. 可见扬眉张口，日久则形成额皮皱起。

3. 用拇指紧压眉弓部，让患眼向上注视，上胞抬举困难。

（三）辅助检查选择

用甲基硫酸新斯的明 0.5mg 皮下或肌内注射，15 ~ 30 分钟后见上胞下垂减轻或消失者，多为重症肌无力眼睑型。

（四）诊断标准

1. 两眼自然睁开向前平视时，上胞遮盖黑睛上缘超过 2mm，甚至遮盖瞳神，紧压眉弓部，上胞抬举困难。

2. 单侧上胞下垂者，可伴有其他眼外肌麻痹，目偏视，视一为二，瞳神散大。

3. 两侧上胞下垂，朝轻暮重，神疲乏力，劳累后加重，做新斯的明试验阳性者，可能为重症肌无力。

三、辨证论治

（一）治则治法

先天所致，宜培补肾阳为主，可予右归饮加减，应用药物治疗效果不佳者，宜行手术矫治；后天性者当辨其虚实，脾气虚者治宜健脾升提；实者多风痰阻络，治宜祛风化痰；在内服中药的基础上配合针灸治疗则效果更佳。

（二）分证论治

1. 脾虚气弱证

证候：上胞提举乏力，掩及瞳神，晨起或休息后减轻，午后或劳累后加重；严重者眼珠转动不灵，视一为二；常伴有神疲乏力、食欲不振，甚至吞咽困难等；舌淡苔薄，脉弱。

治法：补中健脾，升阳益气。

方药：补中益气汤加减。重用方中黄芪以增补气升阳之功；若神疲乏力、食欲不振者，加山药、白扁豆、莲子、砂仁以益气温中健脾。中成药可选补中益气丸等。

2. 风痰阻络证

证候：上胞垂下骤然发生，眼珠转动不灵，目偏视，视一为二；头晕，恶心，泛吐痰涎；舌苔厚腻，脉弦滑。

治法：祛风化痰，疏经通络。

方药：正容汤加减。若眼珠转动不灵，目偏视者，宜加川芎、当归、丹参、海风藤，以增强养血通络之功；若头晕、泛吐痰涎者，加全蝎、竹沥以助祛风化痰。

（三）其他治法

1. 针灸治疗
主穴可选百会、阳白、上星、攒竹、鱼腰、丝竹空、风池。先天不足、命门火衰者加关元、肝俞、三阴交、神阙（灸）；脾虚气弱者加足三里、脾俞、胃俞、气海；风痰阻络者加丰隆、太冲、申脉。根据虚实施以补泻。每日1～2次，10日为1个疗程。

2. 先天性上睑下垂者
表现为自幼双眼上胞垂下，无力抬举，明显睑裂变窄，可服右归饮加减以温肾健脾，对重症应考虑手术治疗，如选用提上睑肌缩短术或额肌悬吊术。

四、调护

1. 避免过劳，注意休息。

2. 注意饮食调养，忌食肥甘厚腻。

第六节　椒　疮

一、概述

椒疮是指胞睑内面颗粒累累，色红而坚，状若花椒的眼病。

本病的发生与环境卫生、个人卫生、生活条件等有关。多双眼发病，病程较长，可迁延数年，具有传染性。椒疮在我国曾流行甚广，为致盲的主要疾病之一。由于对该病开展了长期广泛的防治工作，其发病率现已大为降低，并发症与后遗症减少，但少数卫生医疗条件差的边远山区发病率并不低。

椒疮相当于西医学的沙眼，由感染沙眼衣原体引起。

二、临床诊断要领

（一）问诊要点

1. **诱因**　询问患者的生活和工作环境、卫生习惯等，本病的发生与环境卫生较差和个人卫生习惯不好、医疗条件差有关。

2. **病程**　询问是新病还是久病，一般多是慢性病程，双眼发病，后期常由于并发症和后遗症而严重影响视力，甚至失明。

3. **症状**　重点在于询问有无痒涩羞明、眵泪特点以及视力变化等，病情轻者睑内微痒，稍有干涩及少量眵泪，或无明显异常感觉；病情重者睑内赤痒灼热，羞明流泪，眼眵黏稠，胞睑肿硬，沙涩难睁，视物模糊。

（二）眼部检查要点

本病全身一般无特殊表现，重点在于裂隙灯局部检查，需要注意眼睑位置与形态，睑缘、两眦和睫毛，结膜、角膜病变的特点等。

1. 主症 初起可见上睑内面近两眦处红赤，脉络模糊，有少量细小色红而坚的颗粒，或间有色黄而软如粟米样颗粒；重者上睑内红赤尤甚，颗粒满布，白睛红赤，赤脉下垂，黑睛星点翳膜，日久颗粒破溃，在睑内面形成灰白色条状、网状瘢痕，或睑内面完全形成灰白瘢痕。

2. 并发症与后遗症 ①睑弦内翻及倒睫拳毛：胞睑内颗粒破溃后在睑内结瘢，瘢痕收缩致皮松肉紧，内急外弛，睑弦内翻，睫毛触刺睛珠。相当于西医学的睑内翻、倒睫。②赤膜下垂：椒疮较轻者白睛赤脉从上方下垂于黑睛，呈垂帘状；严重者白睛赤脉从黑睛四周侵入，包裹黑睛，称为血翳包睛。相当于西医学的沙眼角膜血管翳。③黑睛星翳：多在上方赤脉尽头出现星点云翳。④睥肉粘轮：胞睑内面与白睛表层黏着，重者眼珠转动不灵。相当于西医学的睑球粘连。⑤流泪症与漏睛：可见不时泪下，迎风尤甚；或见内眦头常有黏液或脓汁自泪窍外溢。⑥眼珠干燥：目珠干涩不适。相当于西医学的角结膜干燥症。⑦上胞下垂：胞睑肿硬变厚而致上胞重坠下垂。

（三）辅助检查选择

1. 分泌物涂片或结膜刮片染色检查有沙眼包涵体。
2. 荧光抗体染色、酶联免疫测定等方法检测到沙眼衣原体抗原。

（四）诊断标准

1. 本病始发于上睑内面，尤以两眦为先，椒疮、粟疮相杂布生。表面粗糙，血管模糊，继之睑内面漫布，波及风轮，赤膜下垂，赤膜前端星翳迭起。后期上睑内面出现白色条状瘢痕。
2. 起病缓慢，双眼罹患，初起睑内微痒，稍有干涩及少量黏眵。病情重者，羞明流泪，沙涩难睁，视物模糊，白睛红赤，眼眵黏稠等。

三、鉴别诊断

本病应与粟疮相鉴别。二者症状相似，均有睑内颗粒；但粟疮常见于儿童及青少年，多无症状或微感痒涩，下睑内面见大小均匀、排列整齐、色黄而软、半透明的颗粒，睑内红赤，无赤脉下垂，愈后不留瘢痕。详见表 6-1-2。

表 6-1-2 椒疮与粟疮鉴别表

鉴别点	椒疮（沙眼）	粟疮	
		结膜滤泡症	滤泡性结膜炎
自觉症状	痒涩羞明，异物感	无症状或微感痒涩	眼痒羞明，有异物感，多伴白睛红赤
眵泪	生眵流泪	无	眵泪黏稠
睑内血脉	睑内血脉模糊，条缕不清	睑内血脉条缕清楚	睑内血脉模糊，条缕不清
睑内颗粒	分布以上睑、上穹隆部为主，色红而坚，状若花椒之实体颗粒，大小不等，排列不整齐	分布以下睑为主，颗粒色黄、半透明，大小均匀，排列整齐	分布以下睑为主，颗粒色黄、半透明，大小均匀，排列整齐
睑内瘢痕	愈后有白色瘢痕	愈后不留瘢痕	愈后不留瘢痕
白睛红赤	可有可无	无	有
赤脉下垂	有	无	无

四、辨证论治

（一）治则治法

本病当内外兼治。轻症可以局部点药为主；重症则宜配合内治，以疏风清热和凉血散瘀为主，必要时还须辅以手术。并发症和后遗症应对症治疗。

（二）分证论治

1. 风热客睑证

证候：眼微痒不适，干涩有眵，胞睑内面脉络模糊，眦部红赤，有少量颗粒，色红而坚，状如花椒，或有赤脉下垂；舌尖红，苔薄黄，脉浮数。

治法：疏风清热，退赤散结。

方药：银翘散加减。可于方中加生地黄、赤芍、当归以清热凉血退赤。也可予中成药银翘解毒丸口服。

2. 血热瘀滞证

证候：眼内刺痛灼热，沙涩羞明，流泪眵多，胞睑厚硬，重坠难开，睑内红赤，颗粒累累成片或有白色条纹，赤膜下垂或血翳包睛，视物不清；舌质暗红，苔黄，脉数。

治法：清热凉血，活血化瘀。

方药：归芍红花散加减。若胞睑厚硬，红赤颗粒累累成片者，加生地黄、牡丹皮、桃仁等，以助凉血化瘀退赤之功；若眵泪多、沙涩羞明较重者，常加金银花、霜桑叶、菊花等以清热解毒；若赤膜下垂、黑睛生星翳者，酌加石决明、密蒙花、谷精草等，以增清热明目退翳之功。

（三）其他治法

1. 滴用滴眼液 可选用清热解毒类滴眼液，如 0.5% 熊胆滴眼液，或使用 0.1% 利福平滴眼液、磺胺醋酰钠滴眼液等。

2. 涂眼药膏 晚上睡前涂抗生素眼膏，如 0.5% 金霉素眼膏、磺胺类眼膏等。

3. 手术治疗

（1）海螵蛸棒摩擦术

适应证：较重的滤泡性沙眼。

手术方法：将去除坚硬外壳之海螵蛸（即乌贼骨）切成小条，一端削成鸭舌状，高压灭菌后晾干备用，操作时需表面麻醉，翻转眼睑使滤泡簇集处充分暴露，以特制之海螵蛸棒鸭舌端紧贴病变处来回摩擦，至轻度出血，滤泡消失，用生理盐水冲洗，点抗生素眼膏。

注意事项：勿使海螵蛸残粒留置于结膜囊内，术后坚持滴眼液滴眼治疗。

（2）滤泡压榨术

适应证：较重的滤泡性沙眼。

手术方法：表面麻醉，以镊子挤破滤泡，排出其内容物，生理盐水冲洗，点抗生素眼膏。

注意事项：挤压滤泡时避免伤及角膜，术后坚持滴眼液滴眼治疗。

4. 并发症的治疗 ①眼珠干燥者，可滴人工泪液等滴眼液。②睑弦内翻及倒睫拳毛严重者，可行睑内翻倒睫矫正术。其他并发症可参考相关章节内容治疗。

五、调护

1. 大力开展卫生宣传教育，把本病的危害性、传染途径、诊断与治疗方法向群众宣传，进行群众性的普查和防治。

2. 改善环境卫生和个人卫生，提倡一人一巾，水源充足的地方提倡流水洗脸。患者的洗脸用具要与健康人分开使用，尤其是服务行业的洗脸用具，必须严格消毒后使用，以免引起交叉感染。重症椒疮患者不宜去游泳场馆游泳及公共浴池洗浴。

3. 饮食宜清淡，忌辛辣刺激，戒除烟酒嗜好。

4. 由于本病顽固，治疗周期长，要有耐心，宜坚持治疗。

第七节　粟　疮

一、概述

粟疮是指胞睑内面颗粒累累，色黄而软，状若粟米的眼病。

本病常见于儿童或青少年，与营养不良、代谢障碍、起居环境卫生不良、贫血等有关。常双眼发病，病变主要位于下睑，病程缓慢，数月后滤泡变小，1～2 年后结膜恢复正常，不留瘢痕。

本病类似于西医学的慢性滤泡性结膜炎，其中无分泌物和结膜充血等症状者称为结膜滤泡症。

二、临床诊断要领

（一）问诊要点

1.诱因 询问患者饮食习惯，平素喜食辛辣炙煿之品，易致脾胃湿热，诱发本病。

2.病程 本病可急性发作也可慢性起病，病程较长，可持续数月之久。

3.症状 询问患者是单眼发病还是双眼发病，是否伴随痒涩、流泪等症。本病多双眼发病，如急性发作，可见痒涩疼痛、羞明流泪、胞睑水肿、白睛红赤多眵等症状，如无明显红赤者，往往自觉症状也不明显。

（二）眼部检查要点

需通过中医望、闻、问、切采集患者整体辨证资料，眼部要重点观察胞睑内面颗粒形态特点，有助于诊断和辨证。

眼部检查下睑内颗粒累累，形如粟米、色黄而软、半透明状，排列整齐、大小均匀、边界清楚，或伴睑内红赤。

（三）诊断标准

1. 常见于学龄儿童及青少年，双眼患病。
2. 眼部无明显不适，或感痒涩不适，刺痛流泪。
3. 下睑内有形如粟米、色黄而软、排列整齐、大小均匀、边界清楚、半透明状颗粒，或伴睑内红赤。
4. 愈后睑内无瘢痕形成。

三、辨证论治

（一）治则治法

本病以脾胃湿热为主，兼夹风邪，故内治以清热除湿为主，兼以祛风，同时注意调理脾胃，配合外点眼药。若无症状，则无须治疗。

（二）分证论治

1.湿热阻滞证

证候：睑内红赤，颗粒累累，色黄而软，大小均匀，排列整齐，羞明流泪，沙涩不适；或伴口黏纳呆，腹满便溏；舌质红，苔黄腻，脉濡数。

治法：清热利湿。

方药：甘露消毒丹加减。睑内红赤颗粒多者，加赤芍、牡丹皮、桃仁、红花以凉血化瘀消滞；腹胀纳差，便溏不爽者加厚朴、苍术、薏苡仁以助健脾燥湿。也可口服三仁合剂等中成药。

2.湿热兼风证

证候：白睛及睑内红赤较甚，睑内黄白色颗粒累累，胞睑轻度肿胀，眵泪胶黏，痒痛难开；舌质红，苔薄黄，脉数。

治法：清脾泄热，祛风燥湿。

方药：除风清脾饮加减。痒涩难睁为甚者，加蝉蜕、地肤子等以祛风燥湿止痒；白睛红赤甚者，加桑白皮以助清肺泄热。也可口服金莲花软胶囊、明目蒺藜丸等中成药。

（三）其他治法

1.滴用滴眼液 可选用清热解毒类中药滴眼液，如0.2%鱼腥草滴眼液，每次1～2滴，每日5～6次。

2.冲洗结膜囊 分泌物多者，可用0.9%氯化钠注射液冲洗结膜囊。

四、调护

1. 饮食有节，避免过食辛辣食品。
2. 养成良好卫生习惯，勿用脏手揉眼。

第二章　两眦疾病

两眦，即内眦、外眦，为上、下胞睑在内、外侧的联合处。两眦属五轮中的血轮，内应于心。

两眦疾病是常见、多发的外障眼病，但一般不影响视力。常因心火内炽，或外邪引动心火，内外合邪而发病；因泪为肝之液，肾主水液，肝肾在泪液的生成及约束方面有一定的作用，所以两眦疾病亦常与肝肾相关，如肝肾亏虚等。其临床症状多表现为流泪，泪窍沁脓，或眦部红肿、痒痛、溃脓等。

治疗上，遵循"实则泻之，虚则补之"的原则。如为心火炽盛，当以苦寒泻心，使内火自消；如为外邪引动心火，内外合邪，当以辛凉疏散、泻火解毒，则邪毒自平；如肝肾亏虚，应滋养肝肾，精血充足则约束有力。此外，两眦疾病还要结合点眼、冲洗泪窍、手术等外治疗法，内外合治，更易奏效。

第一节　流泪症

一、概述

流泪症是指泪液不循常道而溢出睑弦的眼病。分为冷泪和热泪。临床中热泪多为暴风客热等外障眼病的症状，不属本节所述范围，本节仅讨论冷泪症。冷泪症是因肝虚泪窍约束无力，或风邪引起泪液频频外溢，但无热感，目无赤痛的眼病，又分"无时冷泪""迎风冷泪"。

流泪症常见于病后体弱的妇女、老年人，多见于冬春之季，可单眼或双眼患病。

流泪症相当于西医学的溢泪，多因泪小点位置异常、泪道狭窄或阻塞，以及泪道排泄功能不全等引起。

二、临床诊断要领

（一）问诊要点

1. 诱因　询问流泪有无季节性，何时加重，本病常在冬季、初春寒风刺激时加重。询问患者发病前饮食情况，睡眠情况，本病患者常可见体质较弱，神疲乏力。

2. 病程　询问起病急缓。急性起病者多与环境刺激有关，慢性者多数时轻时重，病程较长。

3. 症状　询问患眼流泪情况，分泌物是否黏稠，是否伴随疼痛及红肿。常见眼无红痛，或平时不流泪，冬春季节遇风则泪出，或时常流泪不止，不分春夏秋冬。

（二）眼部检查要点

需对患者一般情况进行整体评估，通过中医望、闻、问、切进行整体辨证资料采集。眼部重点检查泪窍的形态位置以及进行泪道冲洗，有助于诊断和辨证。

眼部检查泪窍及胞睑位置，有无泪窍外翻，注意观察泪窍形态，有无闭锁及狭窄，白睛有无红赤，内眦下方皮肤有无红赤糜烂，按压睛明穴下方是否有黏液溢出等。泪道冲洗阻力明显，或见上、下泪窍有水液反流，无黏液外溢。

（三）诊断标准

1. 泪液清稀，重者时时频流，轻者时作时止，入冬或遇风增剧。

2. 泪窍无异常，按压睛明穴，无黏液溢出。

3. 冲洗泪道时泪道通畅，或通而不畅，或不通，但无黏液外溢。

三、辨证论治

（一）治则治法

流泪，但泪道通畅，或通而不畅者，可药物配合针灸等治疗；若泪道不通者，可行手术治疗。

（二）分证论治

1. 血虚夹风证

证候：流泪，迎风更甚，隐涩不适，患眼无红赤肿痛；伴头晕目眩，面色少华；舌淡，苔薄白，脉细。

治法：补养肝血，祛风散邪。

方药：止泪补肝散加减。若流泪迎风更甚者，可加防风、白芷等以祛风止泪。也可口服逍遥丸等中成药。

2. 气血不足证

证候：无时泪下，泪液清冷稀薄，不耐久视；伴面色无华，神疲乏力，心悸健忘；舌淡，苔薄白，脉细弱。

治法：益气养血，收摄止泪。

方药：八珍汤加减。如迎风泪多者，加防风、白芷、菊花以祛风止泪；若遇寒泪多，畏寒肢冷者，酌加细辛、桂枝、巴戟天以温阳散寒摄泪。也可口服补中益气丸、四物颗粒等中成药。

3. 肝肾两虚证

证候：眼泪常流，拭之又生，或泪液清冷稀薄；伴头昏耳鸣，腰膝酸软；脉细弱。

治法：补益肝肾，固摄止泪。

方药：左归饮加减。若流泪较甚者，加五味子、防风以收敛祛风止泪；若泪液清冷者，加巴戟天、肉苁蓉、桑螵蛸，以加强温补肾阳之力而助固摄止泪之功。也可口服杞菊地黄丸、明目地黄胶囊等中成药。

（三）其他治法

1. 泪道冲洗　泪道狭窄者可行泪道冲洗。

2. 针灸治疗　可选用睛明、肝俞、肾俞、太冲、风池等穴针刺，每次取局部 1～2 穴，远端 1～2 穴，每日 1 次，选用补法。气血不足者可灸脾俞、足三里等穴；肝肾不足者可灸肝俞、肾俞。

3. 手术治疗　泪道阻塞可行泪道探通术、泪道激光治疗或（和）泪道置管术。

四、调护

1. 户外工作者可戴防护眼镜，减少风沙对眼部的刺激。

2. 增强体质，饮食有节，或经常进行睛明穴按摩，有助于改善流泪症状。

第二节　漏　睛

一、概述

漏睛是以内眦部常有黏液或脓液自泪窍沁出为临床特征的眼病。又名目脓漏、漏睛脓出外障、热积必溃之病、窍漏等。

漏睛好发于中老年女性，农村和边远地区多见，多为单眼发病。此外，亦有新生儿罹患本病者。由于常有黏液或脓液反流入胞睑内，邪毒长期滞留，成为潜在危险，若发生眼外伤或施行内眼手术，极易导致脓毒上攻，发生凝脂翳或者目珠灌脓，而摧毁视力。

漏睛相当于西医学的慢性泪囊炎。多继发于鼻泪管狭窄或阻塞后，因泪液滞留于泪囊内，伴发细菌感染所致。其发病与沙眼、泪道外伤、鼻炎、鼻中隔偏曲、下鼻甲肥大等因素有关。常见致病菌为肺炎链球菌和白念珠菌。

二、临床诊断要领

（一）问诊要点

1. 诱因　询问既往有无流泪病史，有无眼红、眼痒等病史；饮食有无偏好，生活环境是否清洁等。此类患者常与卫生习惯不良有关，既往可患有流泪症或椒疮等病，喜食辛辣炙煿，肥甘厚味。

2. 病程　询问患病急缓，本病一般病程绵长，可持续数月至数十年。

3. 症状　患眼隐涩不舒，不时泪下，拭之又生，眦头常湿渍且常有黏液或脓液自泪窍沁出。

（二）眼部检查要点

需对患者一般情况进行整体评估，通过中医望、闻、问、切进行整体辨证资料采集。眼部重点检查内眦、泪窍的形态以及按压时有无脓液反流，结合泪道冲洗有助于诊断和辨证。

眼部检查内眦头皮色如常，或微显红赤，内眦部白睛微赤，或见睛明穴下方微有隆起，按之有黏液或脓液自泪窍沁出，泪道冲洗不通畅，有黏液或脓液自泪窍反流。

（三）辅助检查选择

泪囊碘油造影：了解泪囊大小及阻塞部位。

（四）诊断标准

1. 流泪或常有黏液或脓液附于内眦部。
2. 按压睛明穴下方有黏液或脓液自泪窍沁出。
3. 冲洗泪道时多有阻塞现象，并有黏液或脓液自泪窍反流。

三、鉴别诊断

本病应与流泪症相鉴别。二者均有流泪，但流泪症按压内眦部或冲洗泪道时，无黏液或脓液流出；而漏睛按压内眦部或冲洗泪道时，有黏液或脓液自泪窍溢出。

四、辨证论治

（一）治则治法

该病病程较长，邪毒蕴伏，内眦脓液不尽，药物治疗效果不佳时应行手术治疗。

（二）分证论治

心脾积热证

证候：内眦头微红潮湿，可见脓液浸渍，拭之又生，脓多且稠；按压睛明穴下方时，有脓液从泪窍沁出；小便黄赤；或可见舌红苔黄腻，脉濡数。

治法：清热利湿。

方药：竹叶泻经汤加减。脓液多且黄稠者，可去羌活，加天花粉、漏芦、乳香、没药，以加强清热排脓、祛瘀消滞的作用。也可口服黄连上清丸、熊胆丸等中成药。

（三）其他治法

1. **滴用滴眼液**　可滴清热解毒滴眼液，如复方熊胆滴眼液或鱼腥草滴眼液，每日3次；局部滴用抗生素滴眼液，如左氧氟沙星滴眼液，每日4～6次。滴药前按压泪囊挤出分泌物。
2. **泪道冲洗**　可用1%双黄连溶液冲洗泪道，每日或隔日1次；也可用抗生素药液冲洗。但疗效不确切。
3. **泪道探通术**　若为婴儿患者，一般先行睛明穴下方皮肤按摩；日久无效者，可于6个月后行泪道探通术，术后用抗生素滴眼液滴眼。
4. **手术治疗**　经药物或泪道探通术治疗不愈者，应行泪囊鼻腔吻合术、泪囊摘除术，或泪道激光成形术等相关手术治疗。

五、调护

1. 及时治疗椒疮、鼻部疾病，可减少和防止本病发生。
2. 嘱患者用滴眼液前先将黏液或脓液挤净，以便药达病所。
3. 勿食辛辣炙煿等刺激性食物，以免加重病情。
4. 内眼手术前必须冲洗泪道，如有漏睛，必须先予以治疗，以免内眼术后引起黄液上冲、眼珠灌脓等严重病证。

第三节　漏睛疮

一、概述

漏睛疮是因热毒蕴结内眦部近睛明穴下方，突发红肿高起，继而破溃出脓的一种急性外障眼病，又名大眦漏。

本病多为单眼发病。可由漏睛演变而来，亦可突然发生。

漏睛疮相当于西医学的急性泪囊炎。大多在慢性泪囊炎的基础上发生，也有一部分在泪道通畅时突然发生，还有部分是由于鼻泪管和泪小管同时阻塞，脓性分泌物不能排出所致。常见的致病菌为金黄色葡萄球菌或溶血性链球菌，儿童患者常为流行性感冒嗜血杆菌感染。

二、临床诊断要领

（一）问诊要点

1. **诱因**　询问患者发病前是否有感冒、发热、鼻塞等，本病常在感冒、发热，或在劳累后发病。询问饮食习惯，嗜食肥甘厚腻、煎炒五辛也是本病发生的常见诱因。

2. **病程**　询问红肿及流泪时间，起病急缓。本病一般发病急，既往常有漏睛病史。

3. **症状**　询问自觉症状，局部是否疼痛，是否流泪流脓，询问寒热及二便症状。本病内眦睛明穴下方突发皮肤红肿、灼热、疼痛，热泪频流。甚至伴恶寒、发热、头痛等症。

（二）眼部检查要点

需对患者一般情况整体评估，通过中医望、闻、问、切进行整体辨证资料采集。眼部重点检查泪囊区及周围皮肤是否有肿痛溃破，有助于诊断和辨证。

眼部检查内眦睛明穴下方皮肤红肿灼热，肿核隆起渐大，疼痛拒按；重者红肿连及患侧鼻梁及颜面，甚至胞睑红肿难开，白睛红赤肿胀。如脓成，疮已局限，以指扪之有波动感；若红肿消退，疮口未敛，脓液常从漏口流出。部分患者耳前及颌下可触及肿核，并有压痛。

（三）辅助检查选择

1. **血常规**　可见白细胞总数及中性粒细胞比例增高。

2. **眼眶及副鼻窦 CT 检查**　排除泪囊肿瘤。

3. **分泌物涂片和培养**　可以明确致病菌。

（四）诊断标准

1. 多有漏睛病史，突然发病，眼红、溢泪、脓性分泌物。

2. 内眦睛明穴下方红、肿、热、痛。

3. 伴发热等全身表现。

三、鉴别诊断

本病应与针眼相鉴别：二者均可见局部红肿热痛，漏睛疮也可波及眼睑，但其发病部位在泪囊区，轻压泪囊区，同侧泪窍有黏液溢出。

四、危急状态辨识

若局部红肿范围扩大，波及眼睑及面颊，眼球突出，眼球运动受限，伴高热甚至谵妄等症，为脓毒扩散之危重症。

五、辨证论治

（一）治则治法

未成脓时以消散为主，已成脓者切开排脓。

（二）分证论治

1. 风热上攻证

证候：患部红肿疼痛，初起泪热生眵；或见恶寒发热；舌红，苔薄黄，脉浮数。

治法：疏风清热，消肿散结。

方药：银翘散加减。常于方中加白芷、浙贝母、天花粉，以加强消肿散结之功。也可服用银翘解毒丸等中成药。

2. 热毒炽盛证

证候：患处红肿高起，疼痛拒按，红肿可蔓延至面颊及胞睑，耳前或颌下有肿核及压痛；可伴有身热口渴，大便秘结，小便赤涩；舌质红，苔黄厚，脉数有力。

治法：清热解毒，消瘀散结。

方药：黄连解毒汤合五味消毒饮加减。若大便燥结者，可加大黄以通腑泄热；患处红肿热痛甚者，加郁金、乳香、没药以助活血散瘀，消肿止痛；欲成脓而未溃者，可加皂角刺、穿山甲（用代用品）、白芷以促使脓成溃破。也可服用黄连上清丸、清宁丸、防风通圣丸等中成药。

3. 正虚邪留证

证候：患处时发微红微肿，微有压痛，但不溃破；或溃后漏口难敛，脓汁常流不绝；面色苍白，神疲食少；舌淡，苔薄，脉细弱。

治法：补气养血，托里排毒。

方药：托里消毒散加减。若红痛有肿核者，可加野菊花、蒲公英、郁金以助清热消肿，活血止痛；溃后漏口不敛已久，面色苍白者，宜加玄参、天花粉、白蔹以养阴清热，生肌排脓。也可服用补中益气丸、参苓白术散等中成药。

（三）其他治法

1. **滴用滴眼液**　可用清热解毒类滴眼液，如复方熊胆滴眼液，每日4次；局部滴用抗生素滴眼液，如左氧氟沙星滴眼液，每日3次。

2. **敷法**　早期局部宜用湿热敷，每日2～3次。未成脓者可用如意金黄散调和外敷，或用新鲜芙蓉叶、野菊花、马齿苋、紫花地丁等量，洗净捣烂外敷，以清热解毒，促其消散。

3. **全身使用抗生素**　病情严重者，可口服或者静脉滴注青霉素类或头孢类抗生素。

4. **手术治疗**　若已成脓者，切开排脓，放置引流条，每日换药，待脓尽伤口愈合；若已成漏者，可行泪囊摘除术并切除瘘管。

六、调护

1. 忌食辛辣炙煿等刺激性食物，以防止漏睛变生本病。

2. 急性发作时不可挤压患处，切勿采用泪道冲洗及泪道探通术，以免脓毒扩散。

3. 素有漏睛者，应彻底治疗。

第三章 白睛疾病

白睛又称白仁、白眼，与黑睛共同组成眼珠的外壳，有维护眼珠内部组织的作用。在五轮学说中，白睛部位称为气轮，内应于肺，依据其解剖部位及特点，白睛疾病包括西医学的部分结膜病和巩膜病。

白睛疾病是常见的外障眼病，因白睛暴露于外，故易受风热外邪及疫疠之气侵袭而发病。病证有虚实之分，实证多因风热疠气等外邪侵袭，虚证多由肺阴虚、肺气不足，目失温煦濡养而致。主要临床表现为自觉目痒、目痛、碜涩、生眵、流泪，检查可见白睛红赤或浮肿，溢血，结节高隆，胬肉赘生，其中白睛红赤是最基本的表现。

治疗白睛疾病，实证多用疏风清热、清热解毒、泻火通腑、除湿止痒、凉血退赤等法，虚证则多用养阴润燥、益气生津等法。同时，外治法亦相当重要，常配合使用。

第一节 暴风客热

一、概述

暴风客热是指外感风热而猝然发病，以白睛红赤、眵多黏稠、痒痛交作为主要特征的眼病。

本病多发于春、夏、秋季，常以手帕、毛巾、水、手为传染媒介，易在公共场所蔓延，散发于学校等集体生活场所。本病可发于任何人群，多为双眼患病，潜伏期短，发病急，属接触性强传染病，可呈暴发流行趋势。若失于调治，可演变成慢性。

该病类似于西医学的急性卡他性结膜炎，属急性细菌性结膜炎。常见的致病菌为肺炎双球菌、Koch-Weeks杆菌、流感嗜血杆菌、金黄色葡萄球菌等。

二、临床诊断要领

（一）问诊要点

1.诱因 骤感风热之邪，风热相搏，客留肺经，上犯白睛；或素有肺经蕴热，复感外邪，内外合邪，风热相搏，上攻于目。本病大多有传染源接触史。

2.病程 本病多为双眼患病，突然发生，一般在发病后3～4天症状达到高峰，以后逐渐减轻，1～2周痊愈，预后良好。若失于调治，则病情迁延，可演变成慢性。

3.症状 患眼自觉碜涩痒痛，灼热流泪，眵多黏稠；可见恶寒发热，鼻塞头痛，溲赤便秘等症。患者视力一般不受影响，分泌物过多时可有暂时性视物模糊或虹视。

（二）眼部检查要点

重在掌握暴风客热白睛的局部表现特点，并结合舌脉及全身兼症，有助诊断和进行辨证。

眼部检查见白睛红赤浮肿，胞睑内面红赤，眵多黏稠。严重者可见附有灰白色伪膜，易于擦去，但又复生。

（三）辅助检查选择

实验室及特殊检查：发病早期和高峰期结膜刮片可见多形核白细胞增多。

（四）诊断标准

1.起病急，双眼同时或先后发病。或有与本病患者的接触史。

2.患眼碜涩痒痛，灼热流泪，眵多黏稠，白睛及睑内面红赤。

3.结膜刮片见多形核白细胞增多。

三、鉴别诊断

本病须与天行赤眼相鉴别。二者在病因、临床表现上均有不同。暴风客热多因外感风热之邪而发，白睛红赤浮肿是其主要临床表现。而天行赤眼为猝感疫疠之气而得，白睛可见红赤浮肿及点片状溢血，部分患者可有黑睛生翳。

四、辨证论治

（一）治则治法

本病治疗当辨明病因，辨别病邪偏重，对证治疗。外感风热之邪，或肺经蕴热，素有伏火，风重于热者，当以疏风为主，辅以清热；若热重于风，当以清热为主，佐以疏风；若风热并重者，当疏风清热并重，表里双解。本病还可配合外治法，如滴用清热解毒滴眼液或抗生素滴眼液。

（二）分证论治

1.风重于热证

证候：痒涩刺痛，羞明流泪，眵多黏稠，白睛红赤，胞睑微肿；可兼见头痛，鼻塞，恶风；舌质红，苔薄白或微黄，脉浮数。

治法：疏风清热。

方药：银翘散加减。若白睛红赤明显，可加野菊花、蒲公英、紫草、牡丹皮以清热解毒，凉血退赤。也可服用金莲花软胶囊、黄连上清丸、明目蒺藜丸。

2.热重于风证

证候：目痛较甚，怕热畏光，眵多黄稠，热泪如汤，胞睑红肿，白睛红赤浮肿；可兼见口渴，尿黄，便秘；舌红，苔黄，脉数。

治法：清热疏风。

方药：泻肺饮加减。白睛赤肿浮壅者，重用桑白皮，酌加桔梗、葶苈子以泻肺利水消肿；可加生地黄、牡丹皮以清热解毒，凉血退赤；便秘者可加生大黄以通腑泄热。也可服用明目上清丸（片）、清宁丸、熊胆丸、牛黄上清丸（胶囊）。

3.风热并重证

证候：患眼焮热疼痛，刺痒交作，怕热畏光，泪热眵结，白睛赤肿；兼见头痛鼻塞，恶寒发热，口渴思饮，便秘溲赤；舌红，苔黄，脉数。

治法：疏风清热，表里双解。

方药：防风通圣散加减。若热毒偏盛，去麻黄、川芎、当归辛温之品，宜加蒲公英、金银花、野菊花以清热解毒；若刺痒较重者，加蔓荆子、蝉蜕以祛风止痒。也可服用防风通圣丸。

（三）其他治法

1.滴用滴眼液　①清热解毒类中药滴眼液：0.2%鱼腥草滴眼液，每次1～2滴，每日6次。②抗生素滴眼液，如0.3%妥布霉素滴眼液、0.3%氧氟沙星滴眼液等，每次1～2滴，每日4～6次。

2.洗眼法　可选用蒲公英、野菊花、黄连、玄明粉等清热解毒之品，煎水洗患眼，每日2～3次。

3.针灸治疗　①针刺：以泻法为主，可取合谷、曲池、攒竹、丝竹空、睛明、瞳子髎、风池、太阳、外关、少商，每次选3～4穴，每日针1次。②放血疗法：点刺眉弓、眉尖、太阳穴、耳尖，放血2～3滴以泄热消肿，每日1次。③耳针：选眼、肝、目2、肺穴，留针20～30分钟，可间歇捻转，每日1次。

五、调护

1.注意个人卫生，不用脏手、脏毛巾揉擦眼部。

2.急性期患者所用的手帕、毛巾、脸盆及其他生活用品应注意消毒，防止传染。如一眼患病，另一眼更须防护，以防患眼分泌物及滴眼液流入健眼。

3.禁止包扎患眼。

第二节　天行赤眼

一、概述

天行赤眼是指外感疫疠之气，白睛暴发红赤、点片状溢血，常累及双眼，能迅速传染并引起广泛流行的眼病。

本病多发于夏秋季，常见于成年人，婴幼儿较少见；传染性极强，潜伏期短，多于 24 小时内双眼同时或先后而发，起病急剧，刺激症状重，常呈暴发流行，但预后良好。

本病类似于西医学的流行性出血性结膜炎，属病毒性结膜炎。常见的病原体为微小型核糖核酸病毒中的 70 型肠道病毒，偶有柯萨奇病毒引起。

二、临床诊断要领

（一）问诊要点

1. **诱因** 询问患者是否有感冒、发热等病史；是否有传染源接触史。本病多因猝感疫疠之气，疫热伤络。

2. **病程** 询问患者起病时间，单眼发病还是双眼同时发病，是否有其他的伴随症状。本病潜伏期短，起病急，常双眼同时或先后发病，潜伏期最短 2 ～ 3 小时，一般为 12 ～ 24 小时。轻症者可于 1 周后自愈，重症者可波及角膜，变生他症。极个别患者可发生神经性并发症，如贝尔面瘫、脊神经根炎等。

3. **症状** 自觉目痛羞明，碜涩灼热，泪多眵稀；可有头痛发热、四肢酸痛等症。患者视力一般不受影响，若迁延难愈，影响角膜，则会影响视力。

（二）眼部检查要点

重点观察白睛病变的特点，以及是否累及黑睛，结合望、闻、问、切等四诊资料，有助诊断和进行辨证。

眼部检查：病初起胞睑红肿，白睛红赤，甚至红赤壅肿，睑内粟粒丛生，或有伪膜形成；继之白睛溢血呈点片状或弥漫状，黑睛生星翳，耳前或颌下可扪及肿核。

（三）辅助检查选择

实验室及特殊检查：眼分泌物涂片或结膜刮片镜检见单核细胞增多。

（四）诊断标准

1. 白睛红赤，或见白睛溢血呈点片状，耳前或颌下可扪及肿核。
2. 正处流行季节，或有接触史，起病急，多双眼同时或先后发病。

三、辨证论治

（一）治则治法

本病当分清病因，辨别内外，分证论治。外感疫疠之气，侵犯肝目者，治当疏风清热，解毒明目；肺胃积热，内外合邪者，当泻火解毒明目；白睛溢血，酌加凉血止血之品。

（二）分证论治

1. 疠气犯目证

证候：患眼碜涩灼热，羞明流泪，眼眵稀薄，胞睑微红，白睛红赤、点片状溢血；发热头痛，鼻塞，流清涕，耳前、颌下可扪及肿核；舌质红，苔薄黄，脉浮数。

治法：疏风清热，兼以解毒。

方药：驱风散热饮子加减。宜去方中之羌活、当归尾、川芎，酌加金银花、黄芩、蒲公英、大青叶等，以增强清热解毒之力；若无便秘，可去方中大黄；若白睛红赤甚、溢血广泛者，加牡丹皮、紫草以清热凉血退赤。也可选用银翘解毒丸等中成药。

2. 热毒炽盛证

证候：患眼灼热疼痛，热泪如汤，胞睑红肿，白睛红赤壅肿、弥漫溢血，黑睛星翳；口渴心烦，便秘溲赤；舌红，苔黄，脉数。

治法：泻火解毒。

方药：泻肺饮加减。若白睛溢血广泛者，酌加紫草、牡丹皮、生地黄以凉血止血；黑睛生星翳者，酌加石决明、木贼、蝉蜕以散邪退翳；若便秘溲赤明显者，酌加生大黄、淡竹叶以清热通腑，利水渗湿。也可选用防风通圣丸等中成药。

（三）其他治法

1. **滴用滴眼液** 0.2% 鱼腥草滴眼液，每日 4 ～ 6 次，每次 1 ～ 2 滴；亦可选抗病毒滴眼液，配合抗生素滴眼液滴眼。

2. **洗眼法**　选用大青叶、金银花、蒲公英、菊花等清热解毒之品，煎汤洗患眼，每日 2～3 次。

3. **针灸治疗**　①针刺：以泻法为主，可取合谷、曲池、攒竹、丝竹空、睛明、瞳子髎、风池、太阳、外关、少商，每次选 3～4 穴，每日针 1 次。②放血疗法：点刺眉弓、眉尖、太阳穴、耳尖，放血 2～3 滴以泄热消肿，每日 1 次。③耳针：选眼、肝、目 2、肺穴，留针 20～30 分钟，可间歇捻转，每日 1 次。

四、调护

1. 注意个人卫生，不用脏手、脏毛巾揉擦眼部。

2. 急性期患者所用的手帕、毛巾、脸盆及其他生活用品应注意消毒，防止传染。如一眼患病，另一眼更须防护，以防患眼分泌物及滴眼液流入健眼。

3. 宜食清淡易消化食物。

4. 流行期间应注意防护。

第三节　天行赤眼暴翳

一、概述

天行赤眼暴翳是指因感受疫疠之气，急发白睛红赤，继之黑睛生翳的眼病。

本病可单眼或双眼同时患病，易传染流行，无明显季节性，各年龄段均可发生，病程较长，严重者可迁延数月以上。愈后常遗留不同程度的角膜云翳，影响视力。

本病类似于西医学的流行性角结膜炎，属病毒性角结膜炎。本病由腺病毒 8、19、29 和 37 型引起，以腺病毒 8 型感染最常见。

二、临床诊断要领

（一）问诊要点

1. **诱因**　询问是否有感冒、发热等病史；是否有传染源接触史。本病多因外感疠气，内兼肺火亢盛，内外合邪，侵犯肝经，上攻于目而发病。

2. **病程**　询问患者是单眼发病还是双眼发病，是急性发作还是逐渐发生。本病多急性发病，大多双眼或先后发病。

3. **症状**　关注患者是否有眼部症状和全身症状。常见患眼灼热目痛，碜涩羞明，泪多眵稀，视物模糊，视力下降。发病之初一般伴有疲劳、头痛、低热等全身症状。

（二）眼部检查要点

重在掌握白睛病变和黑睛病变的特点，并结合望、闻、问、切等四诊资料，分清表里脏腑虚实，有助诊断和进行辨证。

眼部检查见病变初起胞睑微肿，泪多眵稀，白睛红赤壅肿，耳前及颌下扪及肿核并有压痛；发病 1～2 周后，白睛红赤壅肿逐渐消退，但出现抱轮红赤或白睛混赤，黑睛星点翳障，散在而不联缀，呈圆形，边界模糊，多位于黑睛中央，在裂隙灯显微镜下清晰可见荧光素染色后的黑睛星点翳障；2～3 周后，荧光素染色虽转为阴性，但黑睛点状混浊可持续数月或更长时间，以后逐渐消退。

（三）辅助检查选择

实验室及特殊检查：眼分泌物涂片见单核细胞增多。有伪膜形成时，中性粒细胞数量增加。

（四）诊断标准

1. 发病迅速，双眼先后发病，常有相关接触史。

2. 自觉碜涩疼痛，畏光流泪，泪多眵稀，耳前多有肿核，按之疼痛。

3. 白睛红赤浮肿，黑睛出现星点翳障，多位于黑睛中部。

三、鉴别诊断

本病应与天行赤眼相鉴别。二者皆因感受疫疠之气而发，都有泪多眵稀的表现。不同之处在于：天行赤眼之黑睛生翳，少见而且易清退；天行赤眼暴翳之黑睛生翳多见，日久难消，易留下翳障。

四、辨证论治

（一）治则治法

本病治疗当辨别外感内伤，病程久暂，病变脏腑。若外感疠气，上犯于目，当治以疏风清热，退翳明目；若素有肺经伏火，引动肝火，治以清肝泻肺，退翳明目；病至后期，阴液亏损，目珠干涩，治以养阴祛邪，退翳明目。此外，肺肝同病为本病的特点，故治疗时不能因白睛红赤肿痛消退就放松黑睛星翳的治疗，否则会造成黑睛星翳迁延难愈。

（二）分证论治

1. 疠气犯目证

证候：目痒碜痛，羞明流泪，眼眵清稀，胞睑微肿，白睛红赤浮肿，黑睛星翳；兼见头痛发热，鼻塞流涕；舌红，苔薄白，脉浮数。

治法：疏风清热，退翳明目。

方药：菊花决明散加减。宜去方中之羌活，常加蝉蜕、蒺藜以祛风退翳；若白睛红赤浮肿明显者，加桑白皮、金银花以清热泻肺。也可服用银翘解毒丸、双黄连合剂等中成药。

2. 肺肝火炽证

证候：患眼碜涩刺痛，畏光流泪，视物模糊，黑睛星翳簇生，白睛混赤；兼见口苦咽干，便秘溲赤；舌红，苔黄，脉弦数。

治法：清肝泻肺，退翳明目。

方药：修肝散或洗肝散加减。常于方中加密蒙花、谷精草，以增强疏风清热退翳之功；白睛混赤甚者，宜去方中川芎、红花，加牡丹皮以增强凉血退赤之功。也可服用龙胆泻肝丸、黄连上清丸等中成药。

3. 阴虚邪留证

证候：目珠干涩，白睛红赤渐退，但黑睛星翳未尽；舌红少津，脉细数。

治法：养阴祛邪，退翳明目。

方药：滋阴退翳汤加减。常于方中加北沙参、天冬以助养阴生津；黑睛有翳、羞明者，宜加石决明、谷精草、海螵蛸以清肝明目退翳。也可服用养阴清肺丸等中成药。

（三）其他治法

1. **滴用滴眼液** 0.2% 鱼腥草滴眼液、复方熊胆滴眼液等，每日 4～6 次，每次 1～2 滴；亦可选抗病毒滴眼液，配合抗生素滴眼液滴眼；若黑睛星翳簇生，可配用促进黑睛表层愈合的眼药。

2. **涂眼药膏** 马应龙八宝眼膏，每次适量，每日 2～3 次。

3. **洗眼法** 选用大青叶、金银花、蒲公英、决明子、野菊花等清热解毒之品，煎汤洗患眼，每日 2～3 次。

4. **针灸治疗** 同天行赤眼。

五、调护

同天行赤眼。

第四节 金 疳

一、概述

金疳是指白睛表层生玉粒样小疱，周围绕以赤脉的眼病，又名金疡。

本病以单眼发病为多，亦有双眼发病者。本病患者眼部的小疱数日后可自行溃破而愈，不易留痕迹。

本病类似于西医学之泡性结膜炎，属免疫性结膜炎。

二、临床诊断要领

（一）问诊要点

1. **诱因** 询问患者有无感冒、结核病史。本病常因肺经有火，或是肺经气机不利所致。

2. **病程** 本病数日后可自愈，或经药物治疗后可愈。但本病容易反复发作。

3. 症状 是否有眼部碜涩不适的症状。患眼白睛表面发现玉粒样小泡，自觉隐涩不适，或微痛畏光，眵泪不多。

（二）眼部检查要点

重在掌握金疳白睛病变的特点，并结合舌脉等四诊资料以分清虚实，有助诊断和进行辨证。

眼部检查：白睛浅层可见灰白色或玉粒状小泡，多为一个，大小不一，压之不痛，小泡周围有赤脉环绕，小泡破溃后可以自愈，愈后不留痕迹。

（三）辅助检查选择

实验室及特殊检查：部分患者结核菌素试验阳性。

（四）诊断标准

1. 白睛浅层见灰白色小泡，周围有赤脉环绕。
2. 眼部碜涩不适。

三、辨证论治

（一）治则治法

本病治疗当分清虚实，病程长短，阴液亏耗等情况。若肺经火热炽盛，灼伤阴液，上攻于目，当治以泻肺散结；若肺阴不足，虚火上炎，当治以滋阴润肺为主；若久病或体弱，肺脾亏虚，气阴不足，当治以益气健脾。

（二）分证论治

1. 肺经燥热证

证候：目涩疼痛，泪热眵结；白睛浅层生小泡，其周围赤脉粗大；或有口渴鼻干，便秘溲赤；舌质红，苔薄黄，脉数。

治法：泻肺散结。

方药：泻肺汤加减。常于方中加赤芍、牡丹皮以凉血活血退赤，加连翘以增清热散结之功；若小泡位于黑睛边缘者，加夏枯草、决明子以清肝泻火；大便秘结者，可加大黄以泻腑清热。

2. 肺阴不足证

证候：隐涩微疼，眼眵干结，白睛生小泡，周围赤脉淡红，反复发作；可有干咳咽干；舌质红，少苔或无苔，脉细数。

治法：滋阴润肺。

方药：养阴清肺汤加减。常于方中加夏枯草、连翘以增清热散邪之功。

3. 肺脾亏虚证

证候：白睛小泡周围赤脉轻微，日久难愈，或反复发作；疲乏无力，食欲不振，腹胀不舒；舌质淡，苔薄白，脉细无力。

治法：益气健脾。

方药：参苓白术散加减。可加桑白皮、赤芍以缓目赤，止目痛。也可服用补中益气丸等中成药。

（三）其他治法

滴用滴眼液：可选用0.5%熊胆滴眼液滴眼，每日3～6次，每次1～2滴；亦可选用0.5%氟米龙滴眼液、双氯芬酸钠滴眼液，每日3次，每次1～2滴。

四、调护

1. 宜少食辛辣炙煿之品，以防助热伤阴。适当补充多种维生素。
2. 加强锻炼，增强体质。

第五节　干眼症

一、概述

干眼症是由于泪液的量或质或流体动力学异常引起的泪膜不稳定，从而导致眼部不适症状及视功能障碍的一类疾病，为常见的眼表疾病。

本病多为双眼发病，任何季节均可发生，视力受不同程度的影响。病程较长，时轻时重，药物治疗难速取效。

本病可归属于中医学"白涩症"的范畴，又名"干涩昏花症"，严重者为"神水将枯症"。

二、病因病理

1. 泪液分泌不足型 病因包括先天性泪腺发育不良及三叉神经发育不良；与全身疾病有关的获得性泪腺功能低下、感染、外伤、口服减少泪液产生的药物、面神经麻痹、久戴接触镜等。

2. 蒸发过强型 包括睑板腺功能障碍、睑缘炎、视屏终端综合征、眼睑缺损及异常等。

3. 泪液动力学异常型 球结膜松弛、眼睑皮肤松弛或瘢痕，以及翼状胬肉使泪液的动力学异常引起泪液排出延缓致眼表炎症或泪液敷布异常等。

4. 混合型 上述 2 型及以上同时存在则为混合型。

三、临床表现

1. 症状 眼干涩、异物感、烧灼感，时有眼痒、眼红，喜眨眼、畏光，视物模糊，疲劳感、不适感等。

2. 体征 睑缘充血、增厚、不规整、变钝、外翻，睑板腺功能障碍者睑缘后层出现自后向前的永久性血管扩张，睑板腺开口堵塞，伴有脂栓、牙膏样物溢出；结膜充血、无光泽，角膜上皮点状或簇集样剥脱，荧光素钠染色阳性；泪河线宽度小于 0.2mm；泪膜破裂时间小于 10 秒；泪液分泌实验低于 10mm/5min。

四、诊断与鉴别诊断

1. 诊断要点 目前干眼的诊断尚无统一标准。一般来说，诊断包括症状、体征、泪膜稳定性改变及泪液渗透压改变等四个方面。在临床上综合此四个方面内容，基本可以对大多数患者做出诊断，其中症状、体征在诊断中具有重要的价值。

2. 鉴别诊断

（1）视疲劳 由多种原因引起的一组疲劳综合征，常见的有近距离工作不能持久，出现眼及眼眶周围疼痛、视物模糊、眼睛干涩、流泪等，严重者头痛、恶心、眩晕，但泪膜稳定性及泪液渗透压无异常。单眼或双眼患病，验光配镜常使症状减轻或消失。

（2）过敏性结膜炎 眼部奇痒，出现结膜充血、乳头、滤泡增生等体征。泪膜稳定性及泪液渗透压多无异常，糖皮质激素、抗组胺药常能缓解症状。

（3）睑缘炎 睑缘皮肤、睫毛毛囊及其腺体的亚急性、慢性炎症导致睑板腺开口堵塞，脂质分泌障碍等引发干眼，其还具有睑缘充血、睫毛根部附着鳞屑、痂皮等症状。

（4）蠕形螨睑缘炎 蠕形螨感染睑缘所致的慢性炎性反应性疾病，常导致睑板腺开口堵塞，脂栓引起干眼，但还表现为脱睫、睫毛乱生、根部红肿、鳞屑黏附等，睫毛镜检或共焦显微镜见螨虫。

五、治疗原则

治疗目标是尽可能重建完整的泪膜，重建眼表功能，缓解症状。需从多种途径着手，首先要去除病因，此为治疗的关键及最佳方法；其次针对不同类型干眼症患者给予相应治疗方案，选择泪液补充、保存、刺激分泌、抗炎等方法，或联合使用多种方法结合中医辨证论治，以滋阴润燥、补益肝肾调整机体内环境，必要时戴硅胶眼罩、湿房镜等；对重症干眼症患者，除上述治疗外，需配合手术治疗。

第六节 胬肉攀睛

一、概述

胬肉攀睛是指眼眦部长赤膜如肉，其状如昆虫之翼，横贯白睛，攀侵黑睛，甚至遮盖瞳神的眼病。

胬肉多起于大眦，也有起于小眦或两眦同时发生者。常见于中老年人及户外工作者，男性多于女性。若遮盖瞳神则影响视力。按病变进展情况可分为进行期和静止期。

本病相当于西医学之翼状胬肉，属结膜变性疾病，是一种向角膜表面生长的与结膜相连的纤维血管样组织，常发生于鼻侧的睑裂区。紫外线照射可能是其发生的主要原因。

二、临床诊断要领

（一）问诊要点

1. **诱因**　询问患者是否经常户外作业照射紫外线，是否长期接触煤烟、油烟及刺激气体，是否经常眼部化妆、焗油染发等；是否经常熬夜；是否偏好辛辣油腻饮食，是否长期情志不畅。

2. **病程**　病程长，起病时常不自知，发现时已历经数年。

3. **症状**　初起无明显的不适之症，或眼感痒涩；进展期痒涩加重，流泪生眵；静止期痒涩不显。可有视力下降，若胬肉过大可致眼珠转动受限。

（二）眼部检查要点

需对患者一般情况整体评估，通过中医望、闻、问、切进行整体辨证资料采集。关键是眼部的专科检查，掌握胬肉攀睛的局部表现，并进行眼部的详细检查，有助诊断和进行辨证。

1. 眦部白睛上起膜，渐渐变厚，赤丝相伴，红赤高起，胬起如肉，一般自眦角开始，呈三角形长向黑睛。胬肉横贯白睛的宽大部分称为体部；横跨黑睛边缘的部分称为颈部，攀向黑睛的尖端称为头部。

2. 若胬肉头尖高起而体厚，赤瘀如肉，发展迅速，每可侵及黑睛中央，障漫瞳神，则属进展期；若胬肉头钝圆而薄，体亦菲薄如蝇翅，色白或淡红，多发展缓慢，或始终停止在黑睛边缘部，则属静止期。

（三）诊断标准

1. 经常户外作业照射紫外线；或偏好辛辣油腻饮食，经常熬夜。

2. 眦部白睛上生赤膜如肉，略呈三角形，其尖端渐向黑睛攀侵。

3. 胬肉上有丝脉相伴，或粗或细。

三、辨证论治

（一）治则治法

若胬肉淡红菲薄，头平体小者，以点眼药为主；胬肉头尖高起，体厚而宽大，红赤明显者，为心肺风热所致，应内服祛风清热汤剂，外点清热明目眼液；如药物治疗无效，发展较速者，宜手术治疗。

（二）分证论治

1. 心肺风热证

证候：患眼眵泪较多，眦痒羞明，胬肉初生，渐渐长出，攀向黑睛，赤脉密布；舌质红，苔薄黄，脉浮数。

治法：祛风清热。

方药：栀子胜奇散加减。若赤脉密布，可加赤芍、牡丹皮、郁金以散瘀退赤；便秘者去方中羌活、荆芥穗，酌加大黄以通腑泄热。也可服用黄连上清丸、穿王消炎片或清热散结胶囊等中成药。

2. 阴虚火旺证

证候：患眼涩痒间作，胬肉淡红菲薄，时轻时重；心中烦热，口舌干燥；舌红少苔，脉细。

治法：滋阴降火。

方药：知柏地黄丸加减。若涩痒明显者可加荆芥穗、密蒙花止痒明目；心烦失眠显著者，可加麦冬、五味子、酸枣仁以养心安神。服用汤剂不便者，可服用知柏地黄丸等中成药。

（三）其他治法

1. 滴用滴眼液　可用清热解毒之滴眼液或抗生素滴眼液，并同时选用非甾体类或糖皮质激素类滴眼液，每日各 3～4 次。

2. 手术　胬肉发展迅速，侵入黑睛，有掩及瞳神趋势者，须行手术治疗。手术方式有单纯胬肉切除或结膜下转移术，胬肉切除联合球结膜瓣转移或羊膜移植术，联合角膜缘干细胞移植、自体结膜移植、局部使用丝裂霉素等。

四、调护

1. 注意眼部卫生，避免紫外线、风沙、煤烟及油烟等刺激，户外工作者应佩戴护目镜。

2. 减少眼部化妆及焗油染发。

3. 戒烟酒，忌辛辣刺激饮食，勿过劳、熬夜。

4.对胬肉手术后复发的患者,不宜立即再行手术,应在其静止 6 个月后再考虑手术。

第七节 火 疳

一、概述

火疳是指邪毒上攻白睛,导致白睛里层呈紫红色局限性隆起且疼痛拒按的眼病。又名火疡。

本病好发于成年女性,多为单眼发病,也可双眼先后发病,病程长,易反复发作。

火疳之轻症可无后患,视力无损,其病位在白睛里层之表浅处;火疳之重症则危害较大,愈后常遗留白睛青蓝、白膜侵睛,也可波及黑睛和黄仁,变生他证,甚至可造成失明,其病位在白睛里层之深部。

本病类似于西医学之表层巩膜炎及前巩膜炎。根据临床表现不同,表层巩膜炎可分为结节性表层巩膜炎和单纯性表层巩膜炎;前巩膜炎可分为弥漫性前巩膜炎、结节性前巩膜炎和坏死性前巩膜炎。其病因除少数感染外,大部分与系统性结缔组织病变有关。

二、临床诊断要领

(一)问诊要点

1.**诱因** 详细询问患者既往史,是否有关节痛、风湿、类风湿、结核等病史;有无带状疱疹及其他炎症病史;眼睛有无外伤史,有无风热赤眼、聚星障、瞳神紧小或突起睛高等眼疾史。

2.**病程** 本病易反复发作,女性多好发于月经期,轻症者多数不治自愈;重症者发病可持续数周,病程迁延可达数月和数年。

3.**症状** 患眼是否有视力变化、疼痛及其他自觉症状。发病后多有眼部自觉症状,轻者患眼疼痛不显或轻微,眼内轻度沙涩,视力无明显变化;重者患眼疼痛明显,痛连目眶四周,或眼珠转动时疼痛加剧,甚至伴同侧头部疼痛,畏光流泪,视力可轻度下降。

(二)眼部检查要点

需对患者一般情况整体评估,通过中医望、闻、问、切进行整体辨证资料采集。关键是眼部的专科检查,掌握火疳的局部表现,并进行眼部的详细检查,有助诊断和进行辨证。

1.**轻证者(表层巩膜炎)** 病位表浅,白睛局限性红赤,隆起结节多为单发,呈暗红色,圆形或椭圆形,推之不移,压之痛轻,黑睛多无受累。

2.**重证者(前巩膜炎)** 病位比轻证者深,白睛混赤浮肿,隆起结节单个或数个,呈紫红色,推之不移,疼痛拒按;病变侵及黑睛致黑睛翳障,反复发作者少数可伴见瞳神紧小、瞳神干缺、青风内障等,愈后病变区白睛呈蓝色。

(三)辅助检查选择

1.实验室检查如血象、红细胞沉降率、结核菌素试验、C 反应蛋白、血清尿酸、类风湿因子、免疫复合物等有助于查找病因。

2.胸部影像检查对诊断亦有帮助。

(四)诊断标准

1.白睛里层起结节,呈小圆形隆起,或融合成环,色紫红,推之不动,压痛拒按。

2.患眼疼痛、畏光流泪。

3.病程长,易反复发作,常致白睛青蓝或并发瞳神紧小、瞳神干缺。

4.多发于成年女性。

三、鉴别诊断

本病应与金疳相鉴别,其内容详见表 6-3-1。

四、危急状态辨识

1.伴有瞳神紧小者需尽快散瞳,避免瞳神粘连。

2.伴有青风内障,应积极控制眼压,避免目系受损。

表 6-3-1　火疳与金疳的鉴别

鉴别点	火疳	金疳
病位	结节位于白睛里层	小泡位于白睛表层
症状	结节较大，呈圆形或椭圆形隆起，界限不清，很少溃破；推之不移，按之痛甚	小泡呈灰白色，界限明显，可以溃破；推之可疑，按之不痛
赤脉	结节四周的赤脉多紫红	小泡四周的赤脉多鲜红
病程	较长	较短
预后	较差，常波及瞳神，愈后多留痕迹	较好，一般不波及瞳神，愈后多不留痕迹

3. 继发白睛青蓝者，需注意避免不当用力以及眼部遭受撞击。

五、辨证论治

（一）治则治法

本病因火邪郁结所致，治疗需辨明病证之虚实，判断疾病之轻重，以清热泻火散结为主，肺热之邪日久伤阴者，养阴清肺为主兼以散结。病情日久，迁延不愈，或反复发作者应预防变证发生。

（二）分证论治

1. 火毒蕴结证

证候：发病较急，患眼疼痛难睁，羞明流泪，目痛拒按，视物不清；白睛结节大而隆起，或联缀成环，周围血脉紫赤怒张；伴见口苦咽干，气粗烦躁，便秘溲赤；舌红，苔黄，脉数有力。

治法：泻火解毒，凉血散结。

方药：还阴救苦汤加减。方中温燥之药应酌情减少，并加生石膏以增强清热泻火之功。也可服用清热散结胶囊等中成药。

2. 风湿热攻证

证候：发病较急，目珠胀闷而疼，且有压痛感，羞明流泪，视物不清；白睛有紫红色结节样隆起，周围有赤丝牵绊；常伴有骨节酸痛，肢节肿胀，身重酸楚，胸闷纳减，病势缠绵难愈；舌苔白腻，脉滑或濡。

治法：祛风化湿，清热散结。

方药：散风除湿活血汤加减。火疳红赤甚者，可去方中部分辛温祛风之品，选加牡丹皮、丹参以凉血活血消瘀，加桑白皮、黄芩、蔓荆子以清泄肺肝热邪；若骨节酸痛、肢节肿胀者，可加豨莶草、秦艽、络石藤、海桐皮等以祛风湿，通经络。

3. 肺阴不足证

证候：病情反复发作，病至后期眼感酸痛，干涩流泪，视物欠清，白睛结节不甚高隆，色紫暗，压痛不明显；口咽干燥，或潮热颧红，便秘不爽；舌红少津，脉细数。

治法：养阴清肺，兼以散结。

方药：养阴清肺汤加减。若阴虚火旺甚者，加知母、地骨皮以增滋阴降火之力；若白睛结节日久，难以消退者，以赤芍易方中白芍，酌加丹参、夏枯草、瓦楞子、白芷以清热消瘀，散结止痛。也可服用养阴清肺丸（膏）或百合固金丸等中成药。

（三）其他治法

1. 滴用滴眼液　复方熊胆滴眼液配合双氯芬酸钠滴眼液或妥布霉素地塞米松滴眼液，各每日 4 次。并发瞳神紧小者，须及时滴 1% 硫酸阿托品滴眼液或眼膏散瞳。并发青风内障者，滴噻吗洛尔滴眼液，每日 2 次，或滴布林佐胺滴眼液，每日 3 次。

2. 内服药渣再煎湿热敷　对减轻眼部症状、促进气血流畅、缩短病程有辅助作用。

3. 针刺治疗　取攒竹、睛明、丝竹空、承泣、四白、太阳、合谷、曲池、百会等，每次选 3～5 穴，交替轮取，泻法为主，每日 1 次，每次留针 30 分钟，10 日为 1 个疗程；实热证明显者，可于合谷、太阳穴点刺放血。

4. 口服西药　可口服吲哚美辛、保泰松等非糖皮质激素消炎药；病情严重者应加服糖皮质激素制剂。

5. 病因治疗　可根据实验室检查以寻找病因，并针对病因进行治疗。

第八节　结膜下出血

一、概述

结膜下出血是指由于球结膜下血管破裂，或血管壁渗透性增加所引起的结膜下片状出血。

本病可发于任何年龄组，一般单眼发病，大多数日自行消退，多预后良好。

本病相当于中医学"白睛溢血"，又称"色似胭脂症"。

二、病因病理

常无明确病因，为自发性出血。与出血有关的原因常有外伤、结膜炎症、剧烈咳嗽、酗酒、大便干结临厕努挣，以及高血压、糖尿病、动脉硬化、血液病等全身病史。

三、临床表现

结膜下出血多无明显不适感，少数患眼轻微涩痛。由于球结膜下组织疏松，出血常常积聚成片状，局部或弥漫整个结膜下，出血初期为鲜红色，逐渐变成棕黄色，一般在 7～10 天吸收消退。有全身病史者可反复多次发病。

四、诊断

根据球结膜下出血即可诊断，球结膜下出现点、片状出血斑，边界清楚，甚者遍及整个睑裂部。

五、治疗原则

1. 主要针对病因治疗，由外伤引起有结膜撕裂，必要时需缝合；如为病毒性结膜炎所引起，抗病毒治疗；高血压、糖尿病、动脉硬化引起结膜下血，给予降血压、降血糖、抗动脉硬化治疗；若为凝血机制障碍，如血液病等引起结膜下出血，用止血药加支持疗法。

2. 出血量较大者，可服用云南白药、三七粉等止血活血药，同时可服用维生素 C、迈之灵等。

3. 早期出血可局部冷敷以止血，48 小时后出血范围无扩散，则改为热敷，以促进血液吸收。

第四章　黑睛疾病

黑睛位于眼珠前部正中央，周边与白睛相连，共同构成眼珠的外层。其质地清澈晶莹，是保证神光发越的重要组织之一，具有卫护瞳神及眼内组织的作用。黑睛即西医学的角膜。

黑睛位于目珠前端，直接与外界相通，易遭受外伤，也易感受邪毒侵袭，还可由白睛等他轮疾病传变而来，故黑睛疾病为眼科临床的常见病、多发病。由于黑睛自身无血络，抗邪能力较低，一旦发生病变，往往病程缠绵，且易发生变证。

黑睛疾病的主要临床表现是发生星膜翳障。新翳常伴有碜涩疼痛、畏光流泪、视物模糊和抱轮红赤或白睛混赤等，常见的病变有聚星障、凝脂翳、湿翳、混睛障等。若病情向纵深发展，则发生黑睛溃烂，严重者可波及黄仁而出现黄液上冲、瞳神紧小、瞳神干缺等变证；若失治误治，可致黑睛溃破，黄仁脱出，变生蟹睛等恶候，甚者黑睛全溃穿破，目珠塌陷而失明。黑睛生翳愈后遗留厚薄不一、程度不同的瘢痕翳障，影响视力，黑睛疾病是重要的致盲眼病之一。

黑睛在五轮中属风轮，内应于肝，肝与胆相表里，故黑睛疾病病因除外感邪气外，多为肝胆功能失调所致。辨证多从肝胆着手，如翳障浮嫩，病情轻者，多为肝经风热；翳障色黄，溃陷深大者，多为肝胆实火或肝胆湿热；翳障时隐时现，反复发作者，多为肝阴不足等。

黑睛疾病的治疗原则为祛除病邪，消退翳障，控制发展，防止传变，促其早愈。该病内治之法早期多以祛风清热为主；中期常用清肝泻火、通腑泄热、清热利湿等法；后期常用扶正祛邪、退翳明目法。同时，应配合滴用滴眼液、涂眼药膏、眼部熏洗及手术等外治法以提高疗效。累及黄仁者，还需重视散瞳治疗。

第一节　聚星障

一、概述

聚星障是指黑睛生多个星翳，其形或联缀，或团聚，伴有羞明流泪、沙涩疼痛的常见眼病。

本病多在感冒或发热后发病，多单眼为患，亦有双眼先后或同时发病者。其易反复发作，病程缠绵，失治误治病变不断扩大加深，甚或变生凝脂翳等重症，严重影响视力，是黑睛疾病中较为常见的致盲性眼病。

本病相当于西医学之单纯疱疹病毒性角膜炎。依据其病变形态的不同，又分别被命名为树枝状角膜炎、地图状角膜炎、盘状角膜炎，主要由单纯疱疹病毒感染所导致。

二、临床诊断要领

（一）问诊要点

1.诱因　询问患者发病前是否有感冒、发热、劳累或精神刺激等情况，本病常在感冒、发热愈后2～3天，或在劳累及情志不畅后发病。询问是否有饮食因素，嗜食肥甘厚腻、煎炒五辛也是本病发生的常见诱因。

2.病程　关注患者是单眼发病还是双眼发病，是急性发作还是逐渐发生，是否是复发等。反复发作，缠绵难愈是本病的主要特点。

3.症状　患眼是否有视力变化及自觉症状。发病后多有眼部自觉症状，轻者多表现为眼内沙涩，微痛不适，畏光流泪；重者碜涩疼痛，灼热羞明，热泪频流。一般多有不同程度的视力下降。

（二）眼部检查要点

需对患者一般情况整体评估，通过中医望、闻、问、切进行整体辨证资料采集。关键是眼部的专科检查，掌握聚星障的局部表现，并进行眼部的详细检查，有助诊断和进行辨证。

1. 患者胞睑可有不同程度的红肿，可见抱轮红赤甚或白睛混赤，可有黑睛知觉减退。

2. 黑睛上的病变形态，有树枝状、地图状、圆盘状混浊，其中以树枝状病变最为常见。

（1）树枝状　初起时黑睛表面出现点状混浊，如针尖似秤星，色灰白，数量多少不一，或同时而起，或先后渐次而生；继而相互联缀，荧光素钠染色后，出现典型的树枝状着色，边界模糊。此时若能及时治疗，愈后留下薄翳或可恢复透明。

（2）地图状　若治疗不当，或反复发作，病情继续发展，病灶扩大加深，由树枝状变为边缘不齐、表面凹凸的灰白色混浊，呈地图状，荧光素钠染色阳性。此时红痛较重，视力严重下降。此期治愈后，留下瘢痕翳障，视力损害明显。

（3）圆盘状　若病情反复难愈，多次发病后，翳障向深层发展，也有一开始即表现为深层混浊者。多于黑睛中央呈现边界清楚的圆盘状混浊，以深层病变为主。

地图状、圆盘状黑睛病变治愈后留下瘢痕，日后又可在已有瘢痕基础上发生新的混浊，反复多次发作后，瘢痕不断增厚，终至失明。

（三）辅助检查选择

1. 病毒分离　角膜组织刮片做病毒分离。

2. 荧光抗体染色　角膜上皮刮片荧光抗体染色及房水细胞荧光抗体染色，在被感染的细胞质或核内可找到特殊的荧光色区，证明有单纯疱疹病毒存在。

（四）诊断标准

1. 常有感冒或发热病史，或在劳累后发作。常有反复发作史。

2. 眼部沙涩疼痛，畏光流泪，视物模糊。

3. 黑睛上星点状或树枝状、地图状、圆盘状混浊；病变区荧光素染色阳性；角膜病变区知觉减退。

三、鉴别诊断

本病需与棘阿米巴角膜炎假树枝状着色相鉴别，后者有软性接触镜佩戴史，剧烈眼痛与角膜炎症程度不相称，为一种慢性、进行性、溃疡性角膜炎，晚期角膜基质浸润呈环状，抗病毒药物治疗无效。

四、辨证论治

（一）治则治法

本病的治疗需辨明病因，审清脏腑，分辨患病之新久。新起者，病邪表浅，治当疏散外邪；病至中期重在清热，若为肝火者，治当清肝泻火，若为湿热者，治当清化湿热；病情日久，迁延不愈，或反复发作者，应扶正祛邪。外治以清热解毒、退翳明目为主。若病灶扩大加深者，应配合散瞳药物滴眼治疗。

（二）分证论治

1. 风热客目证

证候：患眼涩痛，羞明流泪，视物模糊，抱轮微红，黑睛浅层点状星翳，或多或少，或疏散或密聚；伴恶风发热，头痛鼻塞，口干咽痛；舌质红，苔薄黄，脉浮数。

治法：疏风清热，退翳明目。

方药：银翘散加减。常于方中加柴胡、黄芩以增祛肝经风热之功；抱轮红赤，热邪较重者，可加赤芍、牡丹皮、板蓝根、大青叶、菊花，以助清热散邪退赤之力；胞睑难睁、羞明多泪者，加蔓荆子、防风、桑叶以清肝明目。也可服用抗病毒冲剂或银翘解毒丸等中成药。

2. 肝胆火炽证

证候：患眼胞睑难睁，碜涩疼痛，灼热畏光，热泪频流，视物模糊，白睛混赤，黑睛生翳，扩大加深，形如树枝，或状若地图；或兼头疼胁痛，口苦咽干，烦躁溺赤；舌质红，苔黄，脉弦数。

治法：清肝泻火，退翳明目。

方药：龙胆泻肝汤加减。方中常加蝉蜕、木贼以退翳明目；小便黄赤者可加瞿麦、萹蓄以清利小便。也可服用龙胆泻肝丸或黄连上清丸等中成药。

3. 湿热犯目证

证候：患眼泪热胶黏，视物模糊，抱轮红赤，黑睛生翳，状若地图，或黑睛深层翳如圆盘，肿胀色白；或病情缠绵，反复发作；伴头重胸闷，口黏纳呆，腹满便溏；舌质红，苔黄腻，脉濡数。

治法：清热除湿，退翳明目。

方药：三仁汤加减。抱轮红赤显著者，可加黄连、赤芍以清热退赤；黑睛肿胀甚者，可加金银花、秦皮、海螵蛸以解毒退翳。也可服用清瘟解毒丸、牛黄清胃丸等中成药。

4.阴虚夹风证

证候：眼内干涩不适，羞明较轻，视物模糊，抱轮微红，黑睛生翳日久，迁延不愈，或时愈时发；常伴口干咽燥；舌红少津，脉细或细数。

治法：滋阴祛风，退翳明目。

方药：加减地黄丸加减。可加菊花、蝉蜕以增退翳明目之功；兼气短乏力、眼内干涩者，可加党参、麦冬以益气生津；抱轮红赤较明显者，可加知母、黄柏以滋阴降火。也可服用养阴清肺丸或加味地黄丸等中成药。

（三）其他治法

1.滴用滴眼液 ①清热解毒类中药滴眼液，如0.2%鱼腥草滴眼液，每次1～2滴，每日5～6次。②抗病毒类滴眼液，可选用两种抗病毒药，交替滴眼，如0.1%阿昔洛韦滴眼液，或0.05%环胞苷滴眼液，每次1～2滴，每日4～6次，急性阶段每1～2小时1次。并可配合使用干扰素滴眼液，每次1～2滴，每日6次。③散瞳：病情较重或有虹膜炎者选用1%阿托品滴眼液散瞳，每日2～3次；或托吡卡胺滴眼液，每日2～3次。

2.涂眼药膏 如涂3%更昔洛韦眼用凝胶，或0.05%环胞苷眼膏，每日1次。

3.熏洗或湿热敷 可用金银花、连翘、蒲公英、大青叶、薄荷、紫草、柴胡、秦皮、黄芩等水煎熏眼；或过滤药汁，待微温时冲洗眼部；或以毛巾浸泡后湿热敷眼部，每日2～3次。

4.结膜下注射 用鱼腥草注射液0.5mL，球结膜下注射，每日或隔日1次。

5.针刺治疗 可选用睛明、四白、丝竹空、攒竹、合谷、足三里、光明、肝俞等穴，每次取局部1～2穴，远端1～2穴，每日1次，视病情选用补泻手法。

6.手术治疗 如愈后黑睛遗留瘢痕翳障，严重影响视力者，可进行角膜移植术。

五、调护

1.注意锻炼身体，增强体质，积极预防感冒，避免过度劳累，以预防本病的发生与复发。

2.保持七情和畅，避免情志刺激。

3.饮食宜清淡而富有营养，忌辛辣炙煿等刺激性食物。

4.感冒或发热后，须注意眼部病情，做到早期发现，早期治疗。

5.已病后要注意眼部清洁，不可乱加揉擦，在强光下可戴防护眼镜。

第二节　凝脂翳

一、概述

凝脂翳是指黑睛生翳，状如凝脂，多伴有黄液上冲的急重眼病。

本病可发生于任何季节，但以夏秋收割季节多见，素有漏睛者易患，多为单眼发病。本病以起病急骤，变化迅速，病势凶险为特点，是眼科急重眼病之一，愈后视力多受影响。如失治误治，易迅速损毁黑睛，甚至黑睛溃破，黄仁绽出，变生蟹睛恶候，严重危害视力，甚至失明。

本病相当于西医学之细菌性角膜炎，以匐行性角膜溃疡和铜绿假单胞菌性角膜溃疡为多见。常在角膜外伤后发病，前者多因葡萄球菌、肺炎链球菌、链球菌、肠道杆菌等感染所致，后者多由角膜外伤后铜绿假单胞菌感染引起。

二、临床诊断要领

（一）问诊要点

1.诱因 询问患者发病前是否有黑睛外伤或异物剔除术史，或佩戴角膜接触镜史，还需询问患者是否伴有漏睛，若有漏睛者，则邪毒更易乘伤侵袭黑睛而发病。此外，应询问患者是否有白涩症或长期使用皮质类固醇激素类药物点眼，年老体弱者或消渴病患者亦罹患本病。

2.病程 详细询问患者发病时间及发病时情况。本病发病急骤，常在黑睛外伤后24～48小时发病，多为单眼发病。若为黑睛异物剔除术或戴角膜接触镜后患病，多为铜绿假单胞菌感染，起病更为急骤。

3.症状 询问患者是否有明显的眼部自觉症状，本病初起可有眼内涩痛，或灼热刺痛，畏光流泪，眵多黄稠，视力下降；若病情进展，可出现眼痛加剧，羞明难睁，热泪如汤，视力剧降。

（二）眼部检查要点

对患者一般情况做出整体评估，包括中医望、闻、问、切的整体辨证资料采集。本病检查要点是在问诊采集资料指导下进行眼部望诊，需在掌握凝脂翳眼部表现的基础上，进行详细的专科检查，以帮助诊断和指导辨证论治。

1. 疾病初起时，患者胞睑轻微肿胀，抱轮红赤或白睛混赤。裂隙灯检查可见黑睛生翳，上覆薄脂，边缘不清，表面混浊，中间凹陷。

2. 病情严重者，胞睑红肿，白睛混赤浮肿，黑睛腐溃，如覆一片凝脂，肥浮脆嫩，凹陷扩大加深，甚至可延及整个黑睛；常兼黑睛后壁沉着物、神水混浊或黄液上冲。

3. 若病情继续发展，变症丛生，可引起黑睛溃烂，甚或穿孔，致黄仁绽出而成蟹睛症。

4. 若初起眵泪及凝脂即为黄绿色者，则其病势更为凶险，白睛赤肿，黑睛凝脂大片，黄液灌满瞳神，可于数日内致黑睛全部毁坏而溃破，或脓攻全珠，眼珠塌陷而失明。

（三）辅助检查选择

角膜病变组织刮片、涂片检查和病原体培养，可发现金黄色葡萄球菌、肺炎链球菌、链球菌、肠道杆菌或铜绿假单胞菌生长。

（四）诊断标准

1. 近期有黑睛外伤史，或长期佩戴角膜接触镜，或伴有漏睛病史。

2. 起病急，眼痛、畏光、流泪，视力下降明显。

3. 黑睛生翳如米粒样，表面浮嫩，边缘不清，继则溃陷扩大，表面如覆凝脂；抱轮红赤或白睛混赤，常伴黄液上冲。

4. 角膜刮片、涂片及细菌培养有助于诊断。

三、鉴别诊断

本病早期须与聚星障相鉴别，详见表 6-4-1。

表 6-4-1　凝脂翳早期与聚星障的鉴别

鉴别点	凝脂翳早期	聚星障
诱因	黑睛外伤后	感冒、发热或劳累后
知觉	变化不明显	病变区知觉减退
眵泪	眵泪呈脓性	泪多眵少或无眵
翳形	初起为单个米粒样混浊，色灰白，边缘不清，表面污浊，如覆薄脂	初起为多个针尖样细小星点混浊，继则融合成树枝状或地图状
复发	无复发	可反复发作
化脓	常化脓，易穿孔，伴黄液上冲	一般不化脓，不穿孔，多无黄液上冲

四、危急状态辨识

若患者眼痛加剧，白睛混赤加重，眵泪增多，黑睛生翳凹陷扩大加深，应密切观察，防止黑睛溃破。若眵泪、凝脂呈黄绿色，并伴有黄液上冲者，为铜绿假单胞菌感染所致，病情更为凶险，极易迅速造成黑睛溃破，眼珠塌陷而失明。

五、辨证论治

（一）治则治法

本病起病急，来势猛，发展快，变化多，故治疗宜中、西医并重，内治外治相结合。本病临床表现以实证、火证为主，根据"实则泻之""热则寒之"的治疗原则，治以清热泻火解毒为主。初期风热壅盛，治以祛风清热解毒；中期邪毒深入，里热炽盛，治以泻火解毒；后期正虚邪留，虚实兼夹，治以补虚泻实，扶正祛邪，佐以退翳明目。外治早期清热解毒为主，后期宜退翳明目。若病灶扩大加深，应配合散瞳和抗感染药物滴眼治疗。

（二）分证论治

1. 风热壅盛证

证候：疾病初起，头目疼痛，羞明流泪；黑睛生翳，如覆薄脂，表面污浊，边缘不清，中间凹陷，抱轮红赤；舌质红，苔黄，脉浮数。

治法：祛风清热，退翳明目。

方药：新制柴连汤加减。若见白睛混赤者，可加金银花、蒲公英等以清热解毒，红花以活血散瘀。亦可口服银翘解毒丸或明目蒺藜丸等中成药治疗。

2. 热毒攻目证

证候：患者胞睑红肿，眼痛剧烈，羞明难睁，热泪如汤，眵多，白睛混赤浮肿，黑睛生翳迅速扩大加深，凝脂色黄或黄绿，神水混浊，黄液上冲；甚者瞳神紧小；可兼见发热口渴，溲赤便秘；舌红，苔黄厚，脉弦数或脉数有力。

治法：泻火解毒，退翳明目。

方药：四顺清凉饮子加减。常加金银花、野菊花、紫花地丁、败酱草、蒲公英以清热解毒；眼赤热肿痛较重者，可加牡丹皮、玄参、乳香、没药以凉血化瘀；口渴便秘明显者，可加天花粉、生石膏、芒硝，以增清热生津、泻火通腑之功；黄液上冲者，可用眼珠灌脓方加减。亦可口服清宁丸或新清宁片等中成药治疗。

3. 气阴两虚证

证候：黑睛翳陷日久未平，眼痛羞明较轻，目珠干涩，抱轮微红；常伴口燥咽干，或便溏、体倦；舌红，少苔，脉细数，或舌淡脉弱。

治法：偏阴虚者，滋阴退翳；偏气虚者，益气退翳。

方药：偏于阴虚者，用滋阴退翳汤或海藏地黄散加减；偏于气虚者，用托里消毒散去陈皮，加蝉蜕、木贼以祛风退翳。亦可口服拨云退翳丸或加味地黄丸等中成药治疗。

（三）其他治法

1. 滴用滴眼液

（1）清热解毒类中药滴眼液　如0.2%鱼腥草滴眼液或复方熊胆滴眼液或双黄连滴眼液，每日4～6次。

（2）抗生素类滴眼液　开始可用0.5%左氧氟沙星滴眼液或0.3%妥布霉素滴眼液，每日4～6次，急性期频繁滴眼（每15～30分钟滴眼一次），待细菌培养结果明确后选用敏感抗生素滴眼液滴眼。

（3）散瞳类滴眼液或眼用凝胶　如1%硫酸阿托品滴眼液或眼用凝胶，每日3次，以防瞳神干缺。

2. 涂眼药膏　氧氟沙星眼膏或0.5%红霉素眼膏或马应龙八宝眼膏，睡前涂眼。

3. 熏洗法与敷法　用金银花、板蓝根、野菊花、大青叶、千里光、黄连、荆芥、防风等煎水熏眼；眵多者可过滤药汁，待微温时淋洗眼部，或以毛巾浸泡药汁后湿热敷眼部，每日1～3次。

4. 球结膜下注射　选用敏感抗生素做球结膜下注射，每日或隔日1次，若为铜绿假单胞菌所致者，首选多黏菌素B治疗。

5. 针灸治疗

（1）取睛明、承泣、丝竹空、攒竹、阳白、太阳、翳明、合谷、肝俞等腧穴，每次选3～5穴，交替轮取，泻法为主，每日1次。

（2）选太阳、少商穴，行放血疗法。

6. 西医全身用药　病情严重者，配合全身应用抗生素。

7. 手术治疗　病情加重，使用药物不能控制病情者，可用病灶清创联合结膜瓣遮盖术，或板层角膜移植术，或穿透性角膜移植术。

六、调护

1. 加强劳动保护，防止黑睛外伤，一旦损伤，应及时诊治。佩戴隐形眼镜者，须注意卫生。

2. 剔除黑睛异物时，严格执行无菌操作，术后预防感染，防止发生凝脂翳，并嘱患者次日复诊。一旦眼部红赤疼痛加剧，眵泪增多，立即诊治。

3. 漏睛患者应及时诊治，根除病灶，消除潜在威胁；凝脂翳合并漏睛者可每日冲洗泪道或做泪点封闭。

4. 凝脂翳要早诊断，早治疗，规范使用眼药，操作时动作要轻巧，切勿挤压眼球，防止发生黑睛溃穿，有溃穿危险时要加压包扎。

5. 若为铜绿假单胞菌感染所致患者，应实行隔离，严格消毒，以免传染他人。护理人员密切监护，如病情变化，及时报告医生。

6. 饮食宜清淡，勿食辛辣，保持二便通畅，避免便秘和剧烈咳嗽，以防黑睛溃穿。

7. 避免强光刺激。

第三节　湿翳

一、概述

湿翳是指黑睛生翳，表面微隆，色白粗糙，状如豆腐渣的眼病。

本病多发于温热潮湿气候环境，尤其在我国南方夏、秋收割季节更为常见，患眼多有植物或农作物外伤史。近年来，由于抗生素和糖皮质激素的广泛使用，以及对本病的认识和诊断水平的不断提高，其发病率明显增高。本病多单眼发病，病程较长，可反复发作，严重者可引起黑睛毁坏而失明。

本病类似于西医学的真菌性角膜炎，主要由曲霉菌、镰刀菌、念珠菌、弯孢菌等真菌感染所致，角膜植物性外伤或角膜接触镜戴取不慎损伤角膜，以及抗生素、糖皮质激素、免疫抑制剂的长期使用是本病发生的重要原因。

二、临床诊断要领

（一）问诊要点

1. **诱因**　详细询问患者黑睛是否有植物或农作物外伤史，尤其是夏秋农忙季节，黑睛被麦芒、稻谷，或其他植物枝叶擦伤，或角膜接触镜戴取不慎损伤黑睛，或黑睛异物剔除术致黑睛损伤，以及是否有长期使用激素或抗生素治疗史。

2. **病程**　详细询问患者发病时间及发病时情况。本病常于黑睛农作物或植物外伤后发生，起病缓慢，病程较长，可达 2～3 个月，具有缠绵难愈的特点。

3. **症状**　本病早期的特点是患者眼部病变严重，但自觉症状较轻，患者仅自觉眼内碜涩，继而眼痛，羞明流泪，眵泪黏稠，视物模糊，随病情进展，诸症加重。

（二）眼部检查要点

对患者一般情况做出整体评估，包括中医望、闻、问、切的整体辨证资料采集。

本病检查要点是在问诊采集资料指导下进行详细的眼部望诊。需在掌握湿翳眼部表现的基础上，进行详细的专科检查，以帮助诊断和指导辨证论治。

1. 疾病初起，患眼抱轮红赤或白睛混赤。检查可见黑睛生翳，呈圆形或椭圆形或不规则形，与正常组织分界较清，色灰白，表面微隆，如豆腐渣样，外观粗糙不平，易刮除。

2. 如病情进展，黑睛生翳逐渐向四周及深层发展，溃腐周围可见星状及丝状混浊，黑睛后壁出现斑块状沉着物，常伴有黄液上冲，质地黏稠，量多，可遮盖大部分瞳神。

3. 若病情恶化，溃陷持续加重，可致黑睛溃破，黄仁绽出，形成蟹睛。

（三）辅助检查选择

1. **组织刮片**　角膜病变组织刮片染色可查见真菌菌丝。

2. **病原体培养**　血琼脂培养基、巧克力培养基等培养可见真菌生长。

3. **角膜共焦显微镜检查**　可在病变早期直接发现病灶内的真菌病原体。

4. **角膜组织活检**　角膜刮片及培养均为阴性，而临床又高度怀疑者，可考虑做角膜组织活检。

（四）诊断标准

1. 黑睛多有植物或农作物外伤史。

2. 起病缓慢，病程较长。

3. 黑睛生翳，表面微隆，色白粗糙，似豆腐渣样。

4. 眼部体征严重而自觉症状较轻。

5. 病变部位刮片涂片和真菌培养、活检、共焦显微镜检查可见真菌病原体或菌丝。

三、鉴别诊断

湿翳的诊断比较困难，本病与凝脂翳均有黑睛外伤史，均可伴有黄液上冲，应注意鉴别，具体见表 6-4-2。

表 6-4-2　湿翳与凝脂翳的鉴别

鉴别点	湿翳	凝脂翳
诱因	植物性黑睛外伤史	一般性黑睛外伤，常有漏睛史
病势	起病缓，发展慢	起病急，发展快
症状	翳障重，自觉症状轻	翳障与自觉症状一致
眼眵	黏液性	脓性
翳障形态	状如豆腐渣，色白、粗糙，易刮除	状如凝脂，表面湿润，不易刮下
病原检查	刮片有菌丝，培养有真菌	刮片或培养，常可找到致病菌

四、危急状态辨识

久病或反复发作患者，病变常向黑睛纵深发展，导致溃腐处逐渐变薄，并伴有严重的黄液上冲，此时黑睛极易溃破，情况危急。

五、辨证论治

（一）治则治法

本病以湿热为主，治疗宜清热祛湿，须分辨湿重热重。湿重于热者，以祛湿为主，清热为辅；热重于湿者，以清热为主，化湿为辅。外治宜中西医结合，以祛湿清热、退翳明目为主，同时配合抗真菌治疗。若病灶扩大加深，应配合散瞳药滴眼。

（二）分证论治

1. 湿重于热证

证候：患眼羞明流泪，疼痛较轻，抱轮微红，黑睛生翳，表面微隆，形圆色灰白，表面如豆腐渣；多伴脘腹胀满，口淡纳呆，大便溏薄；舌质淡，苔白厚腻，脉缓。

治法：化湿清热。

方药：三仁汤加减。泪液黏稠者，可加黄芩、茵陈以清热利湿；口淡纳呆较重者，常加茯苓、苍术以健脾燥湿。

2. 热重于湿证

证候：患眼羞明疼痛，碜涩不适，眵泪黏稠，白睛混赤严重，黑睛生翳，表面隆起，干燥而粗糙，状如牙膏或豆腐渣，缠绵不愈，常伴黄液上冲；便秘溲黄；舌质红，苔黄腻，脉濡数。

治法：清热化湿。

方药：甘露消毒丹加减。黄液上冲较甚者，可加薏苡仁、桔梗、玄参以清热解毒排脓；大便秘结者可加芒硝、生石膏以通腑泄热。亦可口服甘露消毒丸、龙胆泻肝丸或清瘟解毒丸等中成药。

（三）其他治法

1. 滴用滴眼液

（1）抗真菌类滴眼液　首选 5% 那他霉素滴眼液，或 0.15% 两性霉素 B 滴眼，开始时每 0.5～1 小时一次，频繁滴眼；可联合 0.5% 氟康唑滴眼液，好转后适当减少用药频率。

（2）散瞳类滴眼液或眼用凝胶　并发瞳神紧小者，用 1% 硫酸阿托品滴眼液或眼用凝胶，每日 3 次滴眼，防止瞳神干缺。

2. 熏洗法

可用苦参、白鲜皮、车前草、金银花、龙胆草、秦皮等煎水过滤澄清，待温度适宜时洗眼或先熏后洗，每日 2～3 次。

3. 西医全身用药

严重真菌感染者可联合全身使用抗真菌药物，口服氟康唑、酮康唑，或静脉滴注咪康唑、氟康唑等药物。

4. 手术治疗

药物治疗无法控制病情者，应考虑手术治疗，包括角膜清创术、结膜瓣遮盖术。黑睛溃破或即将溃破者，可行角膜移植术。

六、调护

1. 注意劳动保护，避免黑睛外伤，尤其是植物或农作物外伤，一旦损伤，应及时诊治。已有黑睛损伤和长期使用激素或抗生素的患者，须提高警惕，防止本病发生。
2. 积极控制病情发展，及时散瞳，预防并发症的发生。
3. 黑睛生翳患者不可滥用抗生素、糖皮质激素及免疫抑制剂，以防加重病情。
4. 如身体其他部位真菌感染，应注意卫生，防止眼部真菌感染。
5. 饮食宜清淡，少食辛辣之物，保持二便通畅，避免便秘和剧烈咳嗽，防止黑睛溃破。

第四节　混睛障

一、概述

混睛障是指黑睛深层起灰白色翳障，状若圆盘，混浊不清，漫掩黑睛，障碍视力的眼病。本病多为单眼先后或同时发病，病程缓慢，往往需经数月治疗方能逐渐痊愈，常遗留瘢痕翳障，影响视力。

本病相当于西医学的角膜基质炎，是机体对感染源发生的免疫反应，常见的病因有先天性梅毒、结核、疱疹病毒感染、麻风等。

二、临床诊断要领

（一）问诊要点

1. **诱因**　询问患者既往是否患有先天性梅毒、结核、疱疹病毒感染、麻风等疾病，是否有感冒、发热等诱因。不同的病因，罹患本病时在临床表现上有较大差别。先天性梅毒患者，多在青年时期（5～20岁）发病，且为双眼同时或先后发病；结核引起者多单眼发病；病毒感染者，感冒、发热为常见诱因。
2. **病程**　详细询问患者发病时情况。患者单眼或双眼先后发病，病程较长，需经数月治疗方能逐渐痊愈。如果是病毒感染引起者，则反复发作是其主要特点。
3. **症状**　患者目珠疼痛，羞明流泪，视物模糊，严重者视力明显下降。可伴有其他原发疾病的症状。

（二）眼部检查要点

通过望、闻、问、切对患者一般情况做出整体评估，包括中医整体辨证资料的采集。本病检查要点是在问诊采集信息指导下进行详细的眼部望诊，即在掌握混睛障眼部表现的基础上，进行详细的专科检查，以帮助诊断和指导辨证论治。

1. 疾病初起，可见抱轮红赤，或白睛混赤，黑睛深层呈圆盘状混浊，其色灰白，逐渐扩展至整个黑睛，似磨砂玻璃样，但不溃陷。
2. 发病日久，可见有赤脉从黑睛边缘逐渐侵入黑睛深层中央，呈毛刷状，可迁延整个黑睛，形成赤白混杂的翳障，严重损害视力。
3. 发病过程中常合并瞳神紧小或瞳神干缺。
4. 若因先天性梅毒引起者，多双眼同时或先后发病，有时伴有黑睛后壁沉着物，还可见马鞍鼻、哈钦森（Hutchinson）齿、口角皲裂等表现；结核引起者较少见，多单眼发病，症状较轻，黑睛生翳多局限于下侧，不蔓延整个黑睛；病毒感染者常见黑睛深层圆盘状混浊，易反复发作，临床较常见（参见聚星障一节）。

（三）辅助检查选择

1. **梅毒血清学检查**　康-华氏反应、荧光法密螺旋体抗体吸附试验（FTA-ABS）或微量血清梅毒螺旋体血凝试验（TPHA）多呈阳性。
2. **结核菌素（OT）试验**　可呈阳性。
3. **胸部X线拍片**　可发现肺部结核病灶。

（四）诊断标准

1. 眼痛，畏光，流泪，视力下降。
2. 黑睛深层呈灰白色圆盘状混浊，表面晦暗，逐渐侵及整个黑睛，2%荧光素钠溶液染色呈阴性。
3. 黑睛深层有赤脉从周边向中央延伸，呈毛刷状，愈后留有瘢痕翳障。

4. 梅毒血清学检查、OT 试验、胸部 X 线拍片等检查有助于诊断。

三、鉴别诊断

本病与凝脂翳、湿翳早期均可出现黑睛混浊，需进行鉴别。本病病位在黑睛深层，表面光滑，2% 荧光素钠溶液染色阴性；凝脂翳或湿翳早期可见黑睛表面混浊，2% 荧光素钠溶液染色阳性。

四、辨证论治

（一）治则治法

本病初期多由肝经风热引起，治宜疏风清热；病变发展，肝胆热毒较重，治宜泻肝解毒；湿热内蕴者，治宜清热化湿；病久不愈，阴虚火旺者，治宜滋阴降火。若因梅毒、结核等疾病引起者，须综合治疗。外治以消退翳障和散瞳为要。

（二）分证论治

1. 肝经风热证

证候：眼部疼痛，畏光流泪，抱轮红赤，黑睛深层呈灰白色圆盘状混浊；兼见头痛鼻塞；舌质红，苔薄黄，脉浮数。

治法：祛风清热。

方药：羌活胜风汤加减。白睛混赤明显者，可加金银花、菊花、蒲公英、栀子以清热解毒；若系先天性梅毒引起者，可加土茯苓以驱梅解毒。也可服用银翘解毒丸、明目蒺藜丸或上清丸（片）等中成药。

2. 肝胆热毒证

证候：眼部刺痛，羞明较甚，泪热难睁，抱轮暗红，或白睛混赤，黑睛深层呈圆盘状灰白色混浊，肿胀，如磨砂玻璃，赤脉贯布；常伴口苦咽干，溲黄便秘；舌质红，苔黄，脉弦数。

治法：泻肝解毒。

方药：银花解毒汤加减。黑睛灰白混浊肿胀增厚者，可加车前子、茺蔚子以利水消肿；黑睛赤脉瘀滞甚者，可选加当归尾、赤芍、桃仁、红花以活血化瘀；热毒盛者，重用金银花、蒲公英，再加野菊花、土茯苓以清热解毒；口渴欲饮者，可加生石膏、知母以助清热；便秘者，可加玄明粉以助大黄通腑泻下。亦可服用清宁丸、新清宁片或牛黄解毒丸等中成药。

3. 湿热内蕴证

证候：患眼胀痛，羞明流泪，抱轮红赤，或白睛混赤，黑睛深层呈灰白色圆盘状混浊，肿胀增厚，病程缠绵，视物逐渐昏蒙；可兼见头重胸闷，食少纳呆，便溏；舌质红，苔黄腻，脉濡数。

治法：清热化湿。

方药：甘露消毒丹加减。黑睛肿胀明显者，可加车前子、薏苡仁以利水渗湿；食少纳呆者，可加陈皮、枳壳以理气调中；若湿热日久，阴津受伤，出现既有湿热，又有阴虚之证者，去木通、滑石，加生地黄、麦冬、石斛以养阴。亦可服用清瘟解毒丸（片）、甘露消毒丸或牛黄清胃丸等中成药。

4. 阴虚火炎证

证候：黑睛深层混浊迁延不愈，反复发作，患眼干涩隐痛，抱轮微红；可兼见口干咽燥；舌质红，少津，脉细数。

治法：滋阴降火。

方药：滋阴降火汤加减。常加木贼、蝉蜕以退翳明目；腰膝酸软者可加牛膝、枸杞子、菟丝子以增滋补肝肾之功；若肝肾阴亏，相火妄动，兼见头晕耳鸣者，可用知柏地黄丸加减。本证亦可口服加味地黄丸等中成药。

（三）其他治法

1. 滴用滴眼液

（1）清热解毒类中药滴眼液（同凝脂翳）。

（2）激素类滴眼液　如 0.02% ～ 1% 氟米龙滴眼液或 0.5% 醋酸可的松滴眼液，每日 3 ～ 4 次。

（3）散瞳类滴眼液或眼用凝胶　如 1% 硫酸阿托品滴眼液或眼用凝胶，每日 3 次，以防瞳神干缺。

（4）抗生素类或抗病毒类滴眼液。

2. 湿热敷　可用内服中药药渣再煎水过滤，用毛巾或纱布浸湿后湿热敷，每日 3 ～ 4 次。

3. 球结膜下注射　病变较重者可用糖皮质激素做球结膜下注射，每日或隔日 1 次，或视病情而定。

4. 西医全身用药　针对病因治疗，全身予抗梅毒、抗结核或抗病毒治疗。

5. 针刺治疗　局部取攒竹、太阳、睛明、瞳子髎、光明，远端取肺俞、尺泽、太冲、曲池、合谷、足三里、翳风等穴，每日取2～4个，针刺治疗，10天为一疗程。

五、调护

1. 本病病程较长，应坚持治疗，医患配合，定期复诊，防止复发。
2. 饮食宜清淡、富有营养，少食辛辣煎炸之物，以免助火生热。
3. 积极防治梅毒、结核等疾病。
4. 锻炼身体，增强体质，提高机体抗病力。

第五节　宿翳

一、概述

宿翳是指黑睛疾患痊愈后遗留下的瘢痕翳障，其临床特征为翳障表面光滑，边缘清晰，无红赤疼痛。

历代眼科文献根据翳障的位置、形状、范围、厚薄及颜色等情况命名繁多，但主要有冰瑕翳、云翳、厚翳和斑脂翳四种。对视力可有不同程度的影响。宿翳治疗困难，一般翳薄而早治，可望减轻或消退；若年久翳老，则用药多难奏效。

本病相当于西医学的角膜瘢痕。其中的冰瑕翳、云翳、厚翳和斑脂翳分别相当于西医学的角膜云翳、角膜斑翳、角膜白斑和粘连性角膜白斑。

二、临床诊断要领

（一）问诊要点

1. 诱因　询问宿翳发生的原因，本病多为聚星障、花翳白陷、凝脂翳、湿翳等新翳后遗而来，瘢痕翳障的形成往往与阴津不足、气血瘀滞有关。

2. 病程　询问发病情况及形成宿翳的时间，本病多病程较长。

3. 症状　可有视力下降，无红赤疼痛、羞明流泪等症状。

（二）眼部检查要点

黑睛上有翳障，部位不定，形状不一，厚薄不等，或为冰瑕翳、云翳、厚翳、斑脂翳等不同，表面光滑，边缘清楚，2%荧光素钠溶液染色阴性。位于黑睛周边者多不影响视力或影响较小；位于黑睛中部且翳厚而遮掩瞳神者，则可严重影响视力。

（三）诊断标准

1. 有黑睛疾患史。
2. 眼无红赤疼痛。
3. 黑睛遗留瘢痕翳障，表面光滑，边缘清楚，2%荧光素钠溶液染色阴性。

三、鉴别诊断

本病应与新翳相鉴别。新翳黑睛混浊，表面粗糙，轻浮脆嫩，基底不净，边缘模糊，具有向周围与纵深发展的趋势，并伴有不同程度的目赤、碜涩疼痛、畏光流泪等症。

四、辨证论治

（一）治则治法

本病之辨证首应分清翳之新久。新患而浅薄者如坚持用药，可望减轻；日久而陈旧者则病情顽固，药物难以奏效，宜选择手术治疗。

（二）分证论治

阴虚津伤证

证候：黑睛疾患将愈或初愈，红消痛止，眼内干涩，视物昏蒙，黑睛遗留瘢痕翳障，形状不一，厚薄不等；舌红，脉细。

治法：滋阴退翳。

方药：滋阴退翳汤加减。可加石决明、海螵蛸、蝉蜕、谷精草以增退翳明目之功；眼仍有轻微红赤者，可加黄芩、夏枯草以清余邪退翳；翳中赤脉牵绊者，可加秦皮、红花以活血退翳；伴有舌淡脉弱者，可加太子参以益气退翳。

（三）其他治法

1. 点眼 可用障翳散滴眼液，每日 2～3 次；或用障翳散粉剂，每次以消毒玻璃棒蘸粉适量点眼，每日 3 次。

2. 手术 若黑睛翳厚且遮挡瞳神，可行光学虹膜切除术或角膜移植术。

3. 针刺治疗 可取睛明、承泣、瞳子髎、健明等为主穴，翳明、攒竹、太阳、合谷等为配穴，每次主、配穴各选 2～3 个，交替轮取，平补平泻，每日 1 次，每次留针 30 分钟，30 日为 1 个疗程。

五、调护

慎饮食，避风寒，防止聚星障等黑睛疾病复发。

第六节　角膜软化症

一、概述

角膜软化症也称维生素 A 缺乏症，是由于维生素 A 全身缺乏导致的角膜病变。我国儿童中维生素 A 缺乏症的发生率已经明显下降，但在边远农村地区仍有群体流行。

二、病因病理

维生素 A 具有促进生长，维持上皮组织代谢的功能，所以对结膜和角膜上皮功能的维持至关重要，维生素 A 参与视网膜上感光物质视紫红质的合成，增强视细胞的感光能力；参与体内多种物质的氧化过程。维生素 A 缺乏，则生长停滞，生殖功能减退，骨骼发育及生长受阻，引起皮肤黏膜的改变。眼部主要表现为角膜上皮组织干燥和夜盲症。

维生素 A 缺乏的原因：摄入量不足，包括挑食、偏食、贫血或长期腹泻等；消耗过多，包括营养不良、生长过快、长期发热、各种慢性感染性疾病等；慢性肝脏疾病导致维生素 A 代谢异常。

三、临床表现

1. 症状 多见于营养不良的婴儿，早期可有夜盲症，干涩畏光，或频频眨眼，或闭目不睁；继而眼痛，羞明流泪，视力下降。患儿常有易动、睡眠差、易烦躁的症状，严重者出现精神萎靡，声音嘶哑。

2. 体征

（1）夜盲期　夜间尤为傍晚时视物不见，婴儿表现为夜间哭闹加剧。

（2）角结膜干燥期　睑裂部位角膜缘出现泡沫状干燥斑，称为比托斑，还可见结膜在眼球转动时出现同心圆形干燥皱褶，角膜表面失去光泽，为毛玻璃样外观。

（3）角膜软化期　角膜上皮持续缺损，出现角膜溃疡、坏死。合并感染时易出现前房积脓，严重者可发生角膜穿孔。

四、诊断与鉴别诊断

1. 详细询问病史。

2. 角结膜有干燥的表现。

3. 应与结膜干燥症如 Sjögren 综合征和感染性角膜溃疡鉴别。

五、治疗原则

纠正全身营养失衡，积极去除引起维生素 A 缺乏的原因，重视原发病的治疗。补充维生素 A，可全身用药和眼局部外用，促进角膜上皮的修复。局部滴用抗菌药物预防感染，早期明确诊断和正确治疗，角膜一般不会遗留瘢痕，如合并细菌感染，角膜很快自溶穿孔，即使治愈也会遗留粘连性角膜白斑。

第五章　瞳神疾病

瞳神又名瞳子、瞳仁，简称瞳，有狭义和广义之分。狭义的瞳神指位于黑睛后方、黄仁中央可以展缩之圆孔，即西医学之瞳孔；而广义者乃指瞳神、黄仁，以及其后的神水、晶珠、神膏、视衣及目系等组织。本章所述为广义瞳神的疾病。

按五轮学说，瞳神为水轮，内应于肾和膀胱。因乙癸同源，故发病常责之于肝肾。不过瞳神疾病的病因病机十分复杂，除与肝肾有关外，和其他脏腑以及气血津液的关系也很密切。故需进一步结合眼内病变辨证。

瞳神病变在内常由脏腑失调所致，外则多因感受邪气而起。其证有虚有实，或虚实夹杂。虚证主要由肝肾阴亏，或久病真元耗伤，精气不能上荣于目所致；实证多因风热、痰湿内聚，气郁血瘀，目窍不利而起。至于临床常见之由阴虚火旺、肝阳化风、脾虚湿停、气虚血滞等引起的眼病，属虚实夹杂证。此外，黑睛病变，邪气深入，及头眼部外伤，以致气血失和等，也常引起瞳神疾病。

广义瞳神疾病包括西医学的葡萄膜疾病、青光眼、晶状体疾病、玻璃体疾病、视网膜疾病、视神经及视路疾病等。本章所述瞳神疾病统归内障眼病范畴，病后影响视力较一般外障眼疾严重。由于瞳神的结构复杂、精细，为眼产生视觉的重要部分，临证时，需配合必要的仪器检查，以进一步明确眼内病变的具体部位和性质。

根据发病的特点，瞳神疾病大体可以分为两类：一类在外可见到瞳神散大、缩小或变形、变色等改变；一类则眼外观无明显异常，患者仅感到视觉变化，如自觉视物模糊、变形、变色，或自觉眼前似有蚊蝇飞舞、云雾飘移，或出现视野改变等。严重者可失明。

治疗方面，内治虚证一般多从补肝肾、养阴血、益精气方面着手；实证常用祛风清热、利湿祛痰、疏理肝气、凉血止血、活血化瘀等法；虚实兼杂之证则需补虚泻实，以滋阴降火、柔肝息风、健脾利湿、益气活血等法运用较多。此外，不少瞳神疾病，尚需根据病情选用局部用药、针灸、激光、手术等中西医综合治疗方法。

第一节　瞳神紧小、瞳神干缺

一、概述

瞳神紧小是黄仁受邪，以瞳神持续缩小、展缩不灵，伴有目赤疼痛、畏光流泪、黑睛内壁沉着物、神水混浊、视力下降为主要临床症状的眼病。又名瞳神焦小、瞳神缩小、瞳神细小及肝决等。

该病常见于青壮年人，病情迁延易反复，缠绵难愈。本病失治、误治，或因病情迁延，可致黄仁与其后晶珠黏着，瞳神边缘参差不齐，失去正圆，黄仁干枯不荣，则称为瞳神干缺，又名瞳神缺陷。本病易发生并发症，较为常见的有晶珠混浊，视力下降，甚至失明。

瞳神紧小相当于西医学的急性前葡萄膜炎，瞳神干缺相当于慢性前葡萄膜炎；也包括部分特殊类型葡萄膜炎。西医学认为其发病机制主要为自身免疫反应。

瞳神紧小及瞳神干缺两病见症虽然有别，实则均为黄仁病变，且在病因病机和临床表现等方面大致相似，故一并阐述。

二、临床诊断要领

（一）问诊要点

1. **诱因**　询问患者是否有风湿、类风湿、强直性脊柱炎、结核等病史，询问患者是否有眼部外伤史。

2. **发病情况**　询问患者是否为首次发病或既往有无葡萄膜炎病史，以及是否存在反复发作情况；注意患者有无糖皮质激素用药史，以及具体的激素使用情况；询问患者起病缓急以及关注患者病程长短，一般瞳神紧小（急性前葡萄膜炎）的自然病程小于3个月，瞳神干缺（慢性前葡萄膜炎）的自然病程大于3个月。

3. **症状**　患者是否自觉视物模糊、视力下降等；是否存在眼珠疼痛，伴畏光、流泪等症状。

（二）眼部检查要点

除了患者一般情况的整体评估，中医望、闻、问、切的整体辨证资料采集外，还当进行常规眼部筛查，同时还需要考虑到患者可能患有系统性疾病以采取相应辅助检查。因此，对本病患者的诊断需要根据病情选择个性化的检查方案。掌握瞳神紧小、瞳神干缺病的局部表现，并进行眼部的详细检查，有助诊断和进行辨证。

裂隙灯检查：可见胞睑红肿或重或轻，抱轮红赤或白睛混赤，黑睛后壁可见粉尘或小点状、羊脂状沉着物，多呈三角形排列，神水混浊（丁达尔现象阳性）。严重者可见黄液上冲或血灌瞳神，黄仁肿胀，纹理不清，瞳神缩小，展缩不灵；黄仁一处或多处与晶珠黏着，瞳神失却正圆，呈梅花状、锯齿状或梨状等；晶珠上可有黄仁色素附着，或有灰白膜样物覆盖瞳神，出现晶珠混浊或神膏混浊等。

（三）辅助检查选择

1. 据病情可行超声生物显微镜（UBM）、光学相干断层成像术（OCT）、荧光素眼底血管造影（FFA）等检查

2. 血沉检查 部分患者血沉速度加快。

3. 类风湿因子检查 部分患者呈阳性。

4. HLA-B27、HLA-B51 抗原检查 有助于发现关节强直性脊柱炎、白塞综合征，结合腰穿脑脊液病原体检查（CSF）等检查有助于发现 Vogt- 小柳原田综合征。

5. 胸部 X 线检查及纤维结肠镜检查 有助于发现肺及肠道结核病。

6. 梅毒血清学测定 部分患者呈阳性。

7. 免疫球蛋白检查 部分患者 IgA、IgG、IgM 等均可能增高。

（四）诊断标准

1. 眼珠疼痛，畏光流泪，视力下降。
2. 抱轮红赤或白睛混赤。
3. 黑睛后壁可见粉尘状或小点状、羊脂状物沉着。
4. 神水混浊。
5. 黄仁肿胀、纹理不清，展缩失灵。
6. 瞳神紧小或瞳神干缺、瞳神闭锁或瞳神膜闭。

三、危急状态辨识

1. 黄液上冲 黄液上冲是黑睛与黄仁之间积聚黄色脓液的急重眼病，属瞳神紧小等病的危急并发症之一，相当于西医学的前房积脓。若瞳神紧小病情迁延危重、复受外邪热毒，内外合邪，以致火毒上燔，灼伤黄仁，煎熬神水，脓液内聚而成黄液上冲。其临床表现为黑睛内黄仁前出现黄色液体，一般都沉在下方，上界呈水平面，且可随头位改变而移动。量可多可少，可稀可稠。量少则如甲根之半月白岩；量多者可遮掩整个瞳神。同时有抱轮红赤，羞明流泪，眼睑难睁，头目剧痛等症。由瞳神紧小所并发的黄液上冲，极易造成瞳神干缺，以致变证丛生；若毒攻全珠，病势险恶，则易致眼珠塌陷而失明。

2. 视衣脱离 视衣脱离，相当于西医学视网膜脱落，属中医"暴盲"范畴，是指病变累及视衣，使视衣脱离，引起视物不清、变形之证，为瞳神紧小危重变证之一。瞳神紧小在危重情况下，湿邪与火毒互燔上扰，泛于眼底可引起视衣脱离的危急重症，相当于西医学的渗出性视网膜脱离。

四、辨证论治

（一）治则治法

治疗中尽可能防止黄仁与晶珠黏着，减少或减轻并发症的发生，务必尽早局部应用散瞳药物。

临证时，应结合全身情况进行辨证治疗。实证常用祛风、除湿、清热、解毒、凉血、散瘀等法；虚实夹杂，阴虚火旺之证，则予滋阴降火。至于病到后期，邪气虽退，肝肾亏虚，目暗不明者，又宜滋补肝肾，利窍明目。本病在内治的同时，必须重视局部用药，及时散瞳，以防瞳神干缺。

（二）分证论治

1. 肝经风热证

证候：发病急骤，眼珠疼痛，畏光，流泪，视物稍模糊；轻度抱轮红赤，黑睛后壁可见少许粉尘状物附着，神水轻度混浊，瞳神稍有缩小，展缩欠灵；舌苔薄黄，脉浮数。

治法：祛风清热。

方药：新制柴连汤加减。若目珠红赤较甚，加生地黄、牡丹皮、丹参、茺蔚子等凉血活血以退赤止痛；神水混浊较明显者，可加泽泻、猪苓、海藻等以利水泄热，软坚散结。也可服用黄连羊肝丸、开光复明丸等中成药。

2. 肝胆火炽证

证候：眼珠疼痛，痛连眉骨颞颥，畏光流泪，视力下降；胞睑红肿，白睛混赤，黑睛后壁可见点状或羊脂状沉着物，神水混浊，甚或黄液上冲、血灌瞳神；黄仁肿胀，纹理不清，展缩失灵，瞳神紧小或瞳神干缺，或见神膏内细尘状混浊；或伴口舌生疮，阴部溃疡，口苦咽干，大便秘结；舌红苔黄，脉弦数。

治法：清泻肝胆实火。

方药：龙胆泻肝汤加减。眼珠疼痛甚、白睛混赤或伴血灌瞳神者，可加赤芍、牡丹皮、茜草、生蒲黄以凉血止血，退赤止痛；若见黄液上冲者，可加蒲公英、紫花地丁、败酱草以清热解毒，排脓止痛；口苦咽干、大便秘结者，加天花粉、大黄以清热生津，泻下攻积。也可服用龙胆泻肝汤（丸）、熊胆丸等中成药。

3. 风湿夹热证

证候：眼珠坠胀疼痛，眉棱骨胀痛，畏光流泪，视力缓降，抱轮红赤或白睛混赤，病情较缓，病势缠绵，反复发作；黑睛后壁有点状或羊脂状物沉着，神水混浊，黄仁肿胀，纹理不清；瞳神缩小或瞳神干缺，或瞳神区有灰白色膜样物覆盖，或见神膏内有细尘状、絮状混浊；常伴肢节肿胀，酸楚疼痛；舌红苔黄腻，脉濡数或弦数。

治法：祛风清热除湿。

方药：抑阳酒连散加减。风热偏重，赤痛较甚者，去羌活、独活、白芷，加荆芥、茺蔚子等清热除湿；风湿偏重者，去知母、栀子、生地黄，加广藿香、厚朴、半夏等以祛风湿；若神水混浊甚者，可加车前子、薏苡仁、泽泻以健脾渗湿；脘痞、苔腻者，系湿邪为盛，去知母、寒水石，酌加豆蔻、薏苡仁等加强祛湿之功。也可服用雷公藤多苷片、防风通圣丸等中成药。

4. 虚火上炎证

证候：病势较轻或病至后期，目痛时轻时重，眼干不适，视物昏花，或见抱轮红赤，黑睛后壁沉着物小而量少，神水混浊不显，黄仁干枯不荣，瞳神干缺，晶珠混浊；可兼烦热不眠，口干咽燥；舌红少苔，脉细数。

治法：滋阴降火。

方药：知柏地黄丸加减。眠差者加酸枣仁以养血安神；腰膝酸软者加女贞子、墨旱莲以补肝益肾。也可服用知柏地黄丸或杞菊地黄丸等中成药。

（三）其他治法

1. 滴用滴眼液

（1）散瞳　散瞳是治疗本病重要而必不可少的措施。一般选用短效睫状肌麻痹剂，如复方托吡卡胺，每天1次或隔天1次。对于严重的前葡萄膜炎患者，应选用长效睫状肌麻痹剂，如1%或2%阿托品滴眼液或眼膏，开始时每天1或2次，以后根据情况可改为每天1次或隔天1次；对于中度炎性反应者，则宜改用2%后马托品眼膏或托吡卡胺，每天1或2次。

若虹膜后粘连无法点散拉开者，可选用强力散瞳剂（1%阿托品、2%利多卡因、0.1%肾上腺素等量混合）0.1mL结膜下注射。使用阿托品散瞳时应注意，阿托品作用时间长，其可使瞳孔处于持久的开大状态，前葡萄膜炎患者在使用阿托品散瞳时可配合短效睫状肌麻痹剂（如复方托吡卡胺）协助活动瞳孔，以尽量避免在瞳孔持续扩大状态下发生虹膜后粘连及防止患者出现持续性畏光症状。

（2）糖皮质激素滴眼液　对于急性严重的前房炎性反应，选用0.1%地塞米松、1%醋酸泼尼松龙等浓度略高的糖皮质激素滴眼液每半小时点眼1次。对于中度炎性反应，则应降低点眼的频度至每天3～4次。对轻度炎性反应，则宜选用浓度较低的糖皮质激素滴眼剂，每天点眼1～3次。

（3）抗生素滴眼液　如妥布霉素滴眼液；或使用激素和抗生素药物的复方制剂，如妥布霉素地塞米松滴眼液等。

2. 涂眼药膏　睡前涂四环素可的松眼膏。

3. 药物熨敷　将内服方之药渣用布包，在温度适宜时即可进行眼部药物熨敷，以利退赤止痛。

4. 糖皮质激素结膜下注射和全身应用　急性前葡萄膜炎一般无须进行糖皮质激素结膜下注射，但对于严重患者，尤其伴有前房大量纤维素渗出和前房积脓者，可行结膜下注射糖皮质激素（如地塞米松2.5mg），但一般不宜多次注射。此外，患者角膜上皮有损伤者和不宜使用糖皮质激素点眼者，也可以考虑结膜下注射。对于

急性前葡萄膜炎一般不需全身给予糖皮质激素治疗，对伴有血清阴性椎关节病变者可考虑全身给予糖皮质激素治疗，并建议到相关科室进行治疗。对于前房炎性反应特别严重者，可短期糖皮质激素口服治疗，如泼尼松，初始剂量每天 20 ~ 30mg，待炎性反应减轻后即应迅速减量，使用时间一般不超过 1 个月。

5. 针刺治疗 ①肝经风热者，针用泻法，选睛明、申脉、太冲、曲泉、合谷。②肝胆火炽者，针用泻法，选太冲、风池、睛明、太阳、印堂。③风湿夹热者，针用泻法，选合谷、曲池、承泣、攒竹、风池。④虚火上炎者，针用补法，选睛明、四白、三阴交、行间、肝俞、太溪等。均每日 1 次，留针 30 分钟，10 日为 1 个疗程。

6. 其他 必要时可全身应用糖皮质激素及非甾体抗炎药治疗。如有结核可行抗结核治疗，有梅毒行驱梅治疗等。

五、调护

1. 本病早期应及时散瞳，防止瞳神后粘连，减少或减轻并发症的发生。
2. 注意应用糖皮质激素药物的不良反应，避免并发症的发生。
3. 节制房事，安心调养。调节情志，保持乐观心态。
4. 积极治疗原发病，定期复查。
5. 避免辛辣炙煿之品，戒烟酒，饮食宜清淡，以防助湿生热。
6. 外出可戴有色眼镜，避免光线刺激。

附：葡萄膜炎的病因及分类

一、病因

葡萄膜炎的病因和发病机制极其复杂，一般临床上病因分为感染性因素、非感染性因素和免疫遗传因素三大类。

1. 感染性因素 可因病毒、细菌、真菌、寄生虫、立克次体等病原体直接侵犯葡萄膜及眼内组织引起炎症，因此诱发的抗原 - 抗体及补体复合物引起葡萄膜炎；病原体与人体或眼组织的交叉反应引起的免疫反应亦可诱发。

2. 非感染性因素

（1）外源性因素 多因手术、外伤，及酸、碱等物理或化学性损伤所致。

（2）内源性因素 ①自身免疫反应：如正常眼组织中含有致葡萄膜炎的抗原，在机体免疫功能紊乱时，就可出现对自身抗原的免疫反应而致病。②氧化损伤因素：如变性组织或坏死肿瘤组织所致氧自由基代谢产物增加，可直接引起组织损伤和诱发本病。

3. 免疫遗传因素 现已发现多种葡萄膜炎与人类白细胞抗原（HLA）有关。HLA 为组织相关抗原，凡与它有关联的病变多有一定程度的遗传倾向，如强直性脊柱炎合并葡萄膜炎与 HLA-B27 有关等。

二、分类

本病分类方法较多，大致有以下几种。

1. 按病因 分为感染性和非感染性。

2. 按病程 分为急性、亚急性、慢性和陈旧性。

3. 按炎症性质 分为化脓性和非化脓性。

4. 按病理改变 分为肉芽肿性和非肉芽肿性。

5. 按解剖部位 是目前临床最常用的分类方法。

（1）前葡萄膜炎 虹膜和睫状冠以前的睫状体组织发炎，又称虹膜炎、前部睫状体炎及虹膜睫状体炎。

（2）中间葡萄膜炎 睫状体扁平部、玻璃体基底部、周边视网膜及脉络膜炎性和增生性疾病。

（3）后葡萄膜炎 脉络膜、视网膜、视网膜血管及玻璃体等组织的炎症，称脉络膜炎、脉络膜视网膜炎。

（4）全葡萄膜炎 包括前、中、后葡萄膜炎的混合型，炎症累及整个葡萄膜。

6. 特殊类型葡萄膜炎 包括强直性脊柱炎伴发的葡萄膜炎、Vogt- 小柳原田综合征、白塞综合征、交感性眼炎、Fuchs 综合征、急性视网膜坏死综合征、伪装综合征、感染性葡萄膜炎等。

第二节　绿风内障、青风内障

绿风内障

一、概述

绿风内障是以眼珠变硬，瞳神散大，瞳色淡绿，视力锐减，伴有恶心呕吐、头目剧痛为主要临床特征的眼病。

本病是常见的致盲眼病之一，发病急，病情危重，应及时治疗。多见于40岁以上的中老年人，可双眼先后或同时发病，女性居多，多因情志波动或劳累过度诱发。

本病相当于西医学之急性闭角型青光眼急性发作期，患眼具有房角狭窄、周边虹膜易与小梁网接触的解剖特征。睫状环阻塞性青光眼可参考本病辨证论治。

二、临床诊断要领

（一）问诊要点

1.诱因　询问患者发病前是否有精神刺激或者用眼过度，尤其是长时间阅读及熬夜用眼史，有无一次性大量饮水或饮酒史，或暗室停留时间过长情况，局部或全身应用抗胆碱药物也为本病常见诱因。还需询问有无青光眼家族史，有无远视眼。询问外伤史、手术史。

2.病程　询问发病时间，急性发作往往起病急骤，但急性闭角型青光眼有几个不同的临床阶段，在急性发作前可以表现为一过性或反复多次小发作，经休息后症状即缓解或消除。故需仔细询问以往有无轻微发作史，是否是复发，以及以往的诊疗用药史等。还要关注患者是单眼发病还是双眼发病，当一眼急性发作被确诊后，另一眼即使没有任何临床症状也可以诊断为急性闭角型青光眼临床前期。

3.症状　询问发病状况，患眼有无胀痛及胀痛程度，有无患侧偏头痛及头痛程度，有无视物模糊及视力骤降，有无视灯光如彩虹现象，有无畏光流泪，有无恶心、呕吐等，还应询问患者全身症状，本病恶心、呕吐及剧烈头痛症状有时掩盖眼痛及视力下降，临床应仔细询问并加以鉴别，以免被误诊为胃肠疾病或颅脑疾患。

（二）眼部检查要点

本病发病急，往往视力锐减，常降为数指或手动，严重时仅存光感。患眼胀痛并有患侧偏头痛以及恶心呕吐等全身症状，接诊时当望、闻、问、切采集局部和全身辨证资料以整体评估。其中眼压增高为关键指标，而眼前段之黑睛角膜、前房及瞳孔等检查也相当重要。

1.裂隙灯检查　胞睑肿胀，抱轮红赤或白睛混赤，黑睛雾状水肿，黑睛后壁可有黄仁色素附着，前房极浅，黄仁晦暗，纹理模糊，瞳神中度散大，展缩失灵，瞳色淡绿，可有神水混浊。

2.眼压检查　眼压升高，多在50mmHg以上，甚者可达80mmHg左右。前驱期可通过暗室试验、暗室俯卧试验、饮水试验、散瞳试验等诱发眼压升高，试验前后眼压升高超过8mmHg者为阳性。

（三）辅助检查选择

1.房角检查　用房角镜或者UBM观察前房角。房角粘连甚或关闭；观察高眼压和低眼压时前房角是否有狭窄（判断房角属窄Ⅰ、窄Ⅱ、窄Ⅲ、窄Ⅳ）、粘连及粘连的程度，对诊断和治疗均有重要意义。

2.视野检查　早期视野可正常，反复发作后可致视野缺损。

（四）诊断标准

1.发病急骤，视力急降。

2.头眼胀痛，恶心呕吐，目珠胀硬，眼压明显升高。

3.抱轮红赤或白睛混赤、肿胀，黑睛雾状水肿。

4.瞳神中度散大，展缩不灵。

5.前房极浅，房角部分或全部关闭。

三、鉴别诊断

本病应与天行赤眼、瞳神紧小进行鉴别，其内容详见表6-5-1。

表 6-5-1　天行赤眼、瞳神紧小与绿风内障的鉴别

鉴别点	天行赤眼	瞳神紧小	绿风内障
疼痛	眼灼热痛痒	眼及眉骨疼痛或胀痛	头眼剧烈胀痛
视觉	视力正常	视力下降	视力锐降、虹视
胞睑	重者胞睑红肿	重者胞睑红肿	胞睑肿胀
白睛	白睛红赤，或有点状、片状白睛溢血	抱轮红赤或白睛混赤	抱轮红赤或白睛混赤
黑睛	或有星翳	黑睛后壁有灰白色沉着物	黑睛雾状水肿
前房	深浅正常	深浅正常	浅或极浅
神水	清晰	混浊或黄液上冲	混浊
黄仁	纹理清	纹理不清	晦暗、纹理不清
瞳神	正圆	缩小或干缺	散大
晶珠	透明	透明或黄仁色素附着	灰白色混浊斑或黄仁色素附着
眼压	正常	正常或偏低	增高
全身症状	多无不适	或有头痛	患眼同侧头痛，多伴恶心、呕吐

四、辨证论治

（一）治则治法

本病主要与风、火、痰、郁导致目窍不利，瞳神散大，玄府闭塞，眼孔不通，进而神水瘀滞有关，治疗应消除病因，开通玄府，宣壅滞，缩瞳神。本病对视力损害极大，甚至可致失明，故治疗以挽救视力为先，尤以缩瞳降眼压为要。临证多采用中西医结合方法进行救治，待眼压控制后，应采取手术治疗；术后可采用益气活血利水等法，以提高其视功能。

（二）分证论治

1. 风火攻目证

证候：发病急骤，视力锐减，头痛如劈，目珠胀硬，胞睑红肿，白睛混赤肿胀，黑睛雾状水肿，前房极浅，黄仁晦暗，瞳神中度散大，展缩不灵，房角关闭甚或粘连；多伴有恶心、呕吐等全身症状；舌红苔黄，脉弦数。

治法：清热泻火，平肝息风。

方药：绿风羚羊饮加减。头痛甚者宜加钩藤、菊花、白芍，以增息风止痛之功；伴有恶心、呕吐者，可加陈皮、半夏以降逆止呕；目珠胀硬，神水积滞者，常加猪苓、通草、泽泻以利水泄热。也可服用黄连羊肝丸、明目上清丸、明目蒺藜丸等中成药。

2. 气火上逆证

证候：眼症同上；伴有胸闷嗳气，恶心、呕吐，口苦；舌红苔黄，脉弦数。

治法：疏肝解郁，泻火降逆。

方药：丹栀逍遥散合左金丸加减。胸闷胁肋胀者，加枳壳、香附以行气止痛；目珠胀甚者，加石决明平肝清热。也可服用丹栀逍遥丸等中成药。

3. 痰火郁结证

证候：眼症同前；常伴身热面赤，动辄眩晕、呕吐痰涎；舌红苔黄，脉弦滑。

治法：降火逐痰。

方药：将军定痛丸加减。若动辄眩晕、呕吐甚者，加天竺黄、竹茹、藿香等以清火化痰，降逆止呕。也可服用龙胆泻肝丸、熊胆丸等中成药。

（三）其他治法

1. 滴用滴眼液

（1）缩瞳剂　用 1%～2% 毛果芸香碱滴眼液，急性发作时每 3～5 分钟滴 1 次，共 3 次；然后每 30 分钟滴 1 次，共 4 次；以后改为每小时滴 1 次，待眼压下降至正常后改为每日 3～4 次。

（2）β- 受体阻滞剂　可以抑制房水生成，但患有心脏传导阻滞、窦房结病变、支气管哮喘者忌用。如

0.25%～0.5%马来酸噻吗洛尔或盐酸倍他洛尔，每日2次。

（3）碳酸酐酶抑制剂　如1%布林佐胺滴眼液，每日2～3次，全身副作用较少。

（4）糖皮质激素类滴眼液　可用1%醋酸泼尼松龙滴眼液滴眼，每日3次，急性发作时每小时1次。

2. 全身用药

（1）高渗脱水剂　可选用甘露醇、山梨醇及甘油等，如用20%甘露醇溶液静脉快速滴注。

（2）碳酸酐酶抑制剂　能抑制房水分泌，可选用乙酰唑胺（醋氮酰胺）或醋甲唑胺等口服，注意磺胺类过敏、肾功能及肾上腺皮质功能严重减退者禁用。如用药后眼压下降不明显，可行前房穿刺术以降低眼压。

3. 手术治疗　经上述治疗后，根据眼压恢复情况及房角粘连的范围来选择手术方式。若眼压恢复在正常范围，房角开放或粘连不超过1/3者，可行周边虹膜切除术或YAG激光虹膜切开术；若眼压不能恢复到正常范围，房角广泛粘连者，可行小梁切除术或其他滤过性手术。

4. 针刺治疗　可缓解头眼疼痛及恶心、呕吐等全身症状，对视功能有一定保护作用。主穴：睛明、上睛明、风池、太阳、四白、合谷、神门、百会。配穴：风火攻目证选曲池、外关；气火上逆证选行间、太冲；痰火郁结证选丰隆、足三里等。恶心呕吐明显者加内关、胃俞。以上均用捻转提插之泻法，行手法至有明显针感后出针，或留针10分钟。疼痛严重者可于大敦、合谷、角孙、太阳等穴点刺放血。

五、调护

1. 早期发现早期治疗。对疑似患者应追踪观察，并避免在暗处久留或工作。
2. 避免情志过激及情志抑郁，减少诱发因素。
3. 若一眼已发生绿风内障，另一眼虽无症状，亦应进行预防性治疗，以免耽误病情。
4. 忌辛辣刺激之品，适量饮水，戒烟酒。
5. 切记不可误点散瞳药或使用颠茄类药物，以免引起严重后果。

■■■■■■ 青风内障 ■■■■■■

一、概述

青风内障是指起病隐伏，自觉症状不明显，或时有轻度眼胀及视物昏蒙，视野渐窄，终致失明的慢性内障眼病。

本病发病缓，病程长，初起时无明显不适，视功能损害在不知不觉中，极易被患者忽略。一般多为双眼受累，亦可双眼同时或先后发病。

本病相当于西医学之原发性开角型青光眼，表现为病理性高眼压并视野损害。正常眼压性青光眼可参考本病治疗。

二、临床诊断要领

（一）问诊要点

1. 诱因　询问患者是否有情绪异常或者用眼过度疲劳，询问有无青光眼家族史，有无近视、远视眼，有无外伤史。

2. 病程　询问发病时间，本病起病缓慢，早期因病情轻易被患者忽略而延误诊治，关注患者是单眼发病还是双眼先后发病或同时发病，有无反复发作及逐渐加重，相关眼病诊疗史。

3. 症状　患病早期眼无不适，或者仅有视疲劳表现而休息后缓解，或偶有视物昏蒙、眼胀头痛、视灯光如彩虹。至晚期常视野缩小，视物不清，易撞人碰物，甚者失明。

（二）眼部检查要点

本病早期可无任何症状与体征，视力可以完全正常，并且早期眼压、视盘的异常也不明显。常与干眼、慢性结膜炎、单纯用眼疲劳混淆或同时存在，常因此忽略青光眼检查而造成漏诊。临床中，视野变化说明视神经被损害状况，在早期诊断中不可或缺。眼压升高在诊断、治疗、判断预后、评价疗效中均十分重要。眼压的个体差异大，影响因素多，临床变异大，因此对眼压的检查与关注应贯穿诊断和治疗的全过程。对眼压检查结果的分析要结合病史、视野、治疗史、年龄等综合判断。

1. 裂隙灯检查　眼前节白睛无红赤，或轻度抱轮红赤。黑睛透明，前房深浅多正常，前房角开放，瞳神大小正常或稍偏大。

2. 眼底检查 视盘生理凹陷加深扩大，杯盘比加大（C/D>0.6）；或双眼视盘比值不等，双眼 C/D 差值 >0.2；最后视盘色苍白，视盘血管向鼻侧移位，在视盘缘呈屈膝状。病变早期可见视盘缘变窄，特别是颞上、颞下象限处明显，若疑为本病，应追踪随访。

3. 眼压 病变早期眼压不稳定，时有升高，随病变发展眼压渐高，但多为中度升高（25～40mmHg）。检测 24 小时眼压波动大于 8mmHg。一般以清晨、上午较高，午后渐降。

4. 视野

（1）中心视野改变 早期可见典型孤立的旁中心暗点（图6-5-1 ①）和鼻侧阶梯（图6-5-1 ②）；中期可见旁中心暗点渐渐扩大，多个暗点融合成弓形暗点（图6-5-1 ③），逐渐发展形成较大的鼻侧阶梯，若上方和下方弓形暗点相接即成环形暗点。

（2）周边视野改变 视野通常在出现旁中心暗点后就有改变，视野缩小常开始于鼻上方，渐次为鼻下方、颞侧，进行性向心性缩小，最后视野仅存中央部 5°～10°的管状视野（图6-5-1 ④）。

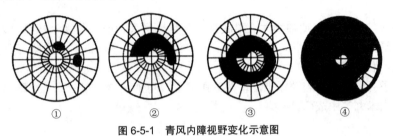

图 6-5-1　青风内障视野变化示意图
①旁中心暗点；②鼻侧阶梯；③弓形暗点；④管状视野

（三）辅助检查选择

1. 视野检查 定期检查、对比，有助于诊断本病。

2. 对比敏感度检查 多有空间/时间对比敏感度下降。

3. 房角检查 房角无粘连，为宽角。

4. 视觉电生理检查 图形 VEP 的 P_{100} 潜时延长，振幅下降；图形 ERG 振幅下降。

5. 共焦激光扫描检眼镜检查 可分析计算视盘生理凹陷扩大加深的量。

6. 激光扫描偏振仪（神经纤维分析仪）检查 较视野检查更客观、敏感。

（四）诊断标准

1. 眼压 >21mmHg。

2. 高眼压时前房角开放。

3. 青光眼性视盘改变和（或）有视网膜神经纤维层缺损。

4. 青光眼性视野缺损。

三、鉴别诊断

（一）与慢性闭角型青光眼相鉴别

二者均有眼胀痛时轻时重的慢性病程，眼压增高，有典型的青光眼性视盘凹陷萎缩，有青光眼性视野缺损。慢性闭角型青光眼患者往往周边前房浅，房角为中等狭窄，可有程度不同的虹膜周边前粘连，而鉴别关键在于高眼压下房角的检查显示前房角是关闭的。

（二）与青光眼睫状体炎综合征相鉴别

二者眼压升高时房角均开放，前房不浅。青光眼睫状体炎综合征多为中年患者单眼发病，可反复同侧眼发作，也可双眼发病。发作性眼压升高，眼压升高和自觉症状与视力不成正比例，眼压虽然很高，但眼部轻度不适和睫状充血，角膜后多见粗大的羊脂状灰白色沉着物，发作时患侧瞳孔轻度散大，房水丁达尔现象阳性，从不发生虹膜后粘连。

四、辨证论治

（一）治则治法

本病在防治过程中应加强各项检查，随访追踪，尽早确诊，以便进行中西医结合治疗。本病初中期为实证，治疗以行气疏肝、化痰利湿为主；后期为虚实夹杂证，治宜补益肝肾，兼以活血明目为法。注意在本病的整个过程中，多兼有血瘀水停的病机，治疗时应加用活血利水药。辅助局部用药控制好并尽量降低眼压，通畅目络，荣养目系，保护并尽量提高视功能。

（二）分证论治

1.肝郁气滞证

证候：时有视物昏蒙，目珠微胀，轻度抱轮红赤，或瞳神稍大，眼底视盘杯盘比大于0.6，或两眼视盘杯盘比差值大于0.2；可见视野缺损，眼压偏高；或兼情志不舒，心烦口苦；舌红苔黄，脉弦细。

治法：疏肝解郁，活血利水。

方药：逍遥散加减。可加香附行气以助解气郁；加川芎、丹参活血祛瘀以理血郁；加车前子利水明目。若头眼时有胀痛，视力渐降，可加菊花、白芷以清肝明目止痛。也可服用丹栀逍遥丸等中成药。

2.痰湿泛目证

证候：早期偶有视物昏蒙，或瞳神稍大，眼底视盘杯盘比增大，或两眼视盘杯盘比差值大于0.2；严重时视盘苍白，可见视野缺损，甚或呈管状，眼压偏高；可伴头昏眩晕，恶心欲呕；舌淡苔白腻，脉滑。

治法：温阳化痰，利水渗湿。

方药：温胆汤合五苓散加减。若痰湿上泛，头眼胀痛者，可加川芎、车前草、通草以活血利水渗湿。也可服用五苓胶囊、参苓白术丸等中成药。

3.肝肾亏虚证

证候：患病日久，视物不清，瞳神稍大，视野缺损或呈管状，视盘苍白；可伴头晕失眠，腰膝无力，舌淡苔薄，脉细沉无力；或面白肢冷，精神倦怠，舌淡苔白，脉细沉。

治法：补益肝肾，活血明目。

方药：加减驻景丸加减。视力日减，视野渐窄者，加党参、白芍、川芎、当归等以益气养血；若见面白肢冷，精神倦怠，偏肾阳虚者，可用肾气丸加减。也可服用杞菊地黄丸、石斛夜光丸等中成药。

（三）其他治法

1.降眼压治疗　可参考"绿风内障"。另外，还可选用前列腺素制剂，如拉坦前列素或曲伏前列素滴眼液滴眼，增加房水排出以降低眼压。

2.针刺治疗　主穴同"绿风内障"的治疗。配穴：痰湿泛目证选脾俞、肺俞、三阴交、丰隆；肝郁气滞证选三阴交、丰隆、内关、太冲；肝肾亏虚证选肝俞、肾俞、太溪、三阴交。根据虚实选用补泻手法，每日1次，留针30分钟，10日为1个疗程。

3.视神经保护剂治疗　如钙通道阻滞剂、谷氨酸拮抗剂、神经营养因子、抗氧化剂、活血化瘀中药灯盏细辛等，可从不同的环节起到一定的视神经保护作用。

4.手术治疗　若药物及针刺不能控制眼压，或无法长期忍受药物或针刺治疗，可考虑手术治疗。根据病情选择小梁切除术、复合式小梁切除术、非穿透小梁手术或氩激光小梁成形术、选择性小梁成形术等。

五、调护

1.积极参加青光眼普查，一旦发现眼压偏高、视野有改变及眼底C/D值较正常为大时，尽量做相关检查，以明确诊断或排除此病。

2.若已确诊为本病应积极治疗，定期观察和检查视力、眼压、眼底、视野等情况。

3.保持心情舒畅，避免情绪过激。

4.劳逸结合，避免过度使用目力、熬夜及过度疲劳。

5.饮食宜清淡易消化，多吃蔬菜、水果，忌烟酒、浓茶、咖啡、辛辣等刺激性食品。保持大便通畅。控制饮水，每次饮水不宜超过250mL，间隔1～2小时再次饮用。

第三节　圆翳内障

一、概述

圆翳内障是因年高体弱，精气日衰，目失涵养所致晶珠混浊，视力渐降，最终瞳神内呈圆形银白色翳障，视力障碍的眼病。

本病多见于 50 岁以上的人群，随着年龄增长患病率增高且晶珠混浊加重。可一眼或两眼先后或同时发病，病程一般较长。

圆翳内障多相当于西医学的年龄相关性白内障，其发生与环境、营养、代谢和遗传等多种因素有关。

二、临床诊断要领

（一）问诊要点

1. 诱因　询问患者发病前是否长时间暴露在强烈阳光下活动或工作，经常接触强光、紫外线或喜欢户外活动等，本病多与年龄相关，且糖尿病最易并发白内障，这些都是本病发生的常见诱因。

2. 病程　关注患者是一眼还是两眼先后或同时发病，是急性发作还是逐渐发生等；随着年龄增长患病率增高且晶珠混浊加重是本病的主要特点。本病多见于 50 岁以上的人群，常双眼发病，逐渐发展，病程一般较长。

3. 症状　患眼是否有视力变化及自觉症状。发病后多有视物模糊，或视近尚明而视远模糊，或眼前可见固定不动的黑影，或视一为二，或有虹视等。

（二）眼部检查要点

需对患者一般情况整体评估，通过中医望、闻、问、切进行整体辨证资料采集。关键是眼部的专科检查，掌握圆翳内障的局部表现，并进行眼部的详细检查，有助诊断和进行辨证。

裂隙灯检查：晶珠可见不同形态、部位、颜色和不同程度的混浊。在病变早期，用药物散大瞳神，可见晶珠周边呈点状或冰凌状混浊，后渐向中心发展而全混浊；或如"四边皆白，中心一点微黄色"，即古称白翳黄心内障，今所称之晶状体核混浊，所谓核性白内障。瞳神展缩正常。

（三）辅助检查选择

若仅有手动 / 眼前或光感者，应检查光定位是否准确，色觉是否正常。若光定位不准确及色觉不正常者，术后视力难以评估。

（四）诊断标准

1. 年龄在 50 岁以上，视力渐进性下降。
2. 晶珠有不同部位、不同形态及不同程度的混浊。
3. 排除引起晶珠混浊的其他眼病和全身性疾病。

三、鉴别诊断

本病须与其他原因所致的晶珠混浊引起的内障眼病相鉴别。若晶珠混浊与生俱来，称为胎患内障；外伤致晶珠混浊，称为惊震内障；还有因其他眼病引起的晶珠混浊，如金花内障等。

四、辨证论治

（一）治则治法

初患圆翳内障者可用药物治疗，控制或减缓晶珠混浊的发展。晶珠混浊程度较甚或完全混浊者，或患者感觉到晶珠混浊已影响生活或工作时，应行手术治疗。

（二）分证论治

1. 肝肾不足证

证候：视物昏花，视力缓降，晶珠混浊；或头昏耳鸣，少寐健忘，腰酸腿软，口干；舌红苔少，脉细。或见耳鸣耳聋，潮热盗汗，虚烦不寐，口咽干痛，小便短黄，大便秘；舌红少津，苔薄黄，脉细弦数。

治法：补益肝肾，清热明目。

方药：杞菊地黄丸加减。用于肝血不滋，阴精不荣于上，少寐口干者，宜加女贞子、墨旱莲；若阴亏虚火上炎，潮热虚烦，口咽干燥者，可用知柏地黄丸加地骨皮、石斛。也可服用杞菊地黄丸（胶囊、片）或石斛夜光丸（胶囊、口服液）或明目地黄胶囊等中成药。

2. 脾气虚弱证

证候：视物模糊，视力缓降，或视近尚明而视远模糊，晶珠混浊；伴面色萎黄，少气懒言，肢体倦怠；舌淡苔白，脉缓弱。

治法：益气健脾，利水渗湿。

方药：四君子汤加减。若大便稀溏者，宜加薏苡仁、白扁豆、车前子以利水渗湿；纳差食少者，加山药、神曲、鸡内金、薏苡仁等以补脾和胃渗湿。也可服用补中益气丸（口服液）等中成药。

3.肝热上扰证

证候：视物不清，视力缓降，晶珠混浊，或有眵泪，目涩胀；时有头昏痛，口苦咽干，便结；舌红苔薄黄，脉弦或弦数。

治法：清热平肝，明目退障。

方药：石决明散加减。因邪热为患而口苦便结者，去方中性味辛温的羌活；肝热不甚，无口苦便结者，可去方中栀子、大黄；肝热夹风而头昏痛者，可酌加黄芩、桑叶、菊花、蔓荆子、钩藤，以助清热平肝、明目退障之功；若口苦咽干甚者，加生地黄、玄参以清热生津。也可服用丹栀逍遥丸等中成药。

（三）其他治法

1.滴用滴眼液 如麝珠明目滴眼液、法可林滴眼液、卡他灵滴眼液、卡林 -U 滴眼液等，选用其中之一即可。

2.针灸治疗 本病初、中期可行针刺治疗。主穴：太阳、攒竹、百会、四白、完骨、风池、足三里。配穴：肝热上扰证选蠡沟、太冲；肝肾不足证选肝俞；脾气虚弱证选脾俞、三阴交。根据虚实施以补泻。每日 1次，留针 30 分钟，30 日为 1 个疗程。虚象明显者可在肢体躯干穴加施灸法。

3.手术治疗 ①中医眼科传统的手术方法是在翳定障老，瞳神不欹不侧，阴看则大、阳看则小、唯见三光时行白内障针拨术。该手术方法在古代"金针拨内障"的基础上有一定的改进，手术优点是切口小，手术时间短，患者手术时体位可坐可仰卧，尤其对于年老多病不能平卧，无法施行白内障囊内、外手术的患者较为适合。手术时用特制的拨障针等简单手术器械，将完全混浊的晶状体的悬韧带划断，然后转移到靠近视网膜周边部的玻璃体腔内。其缺点是混浊晶状体存留在玻璃体腔内，易继发青光眼等并发症。随着白内障手术的发展，现已很少选用此种手术方法。②白内障囊内摘除术。③白内障囊外摘除联合人工晶状体植入术、白内障超声乳化吸出联合人工晶状体植入术等为目前临床常用的主要手术方法。

4.后发性白内障手术治疗 圆翳内障术后晶状体后囊混浊在影响视力时，可用 YAG 激光将瞳孔区的晶状体后囊膜切开，若后囊膜太厚可行手术切开治疗。

五、调护

1.发现本病应积极治疗，以控制或减缓晶珠混浊的发展。

2.若患有糖尿病、高血压等全身疾病者，应积极治疗全身病，对控制或减缓晶珠混浊有一定意义，同时也有利于以后的手术治疗。

3.注意饮食调养，忌食辛燥煎炸食品。

第四节　云雾移睛

一、概述

云雾移睛是因神膏为邪所乘，混浊不清所致，眼外观端好，自觉眼前有蚊蝇或云雾样黑影飞舞飘移，甚者视物昏蒙的眼病。

本病发病可快可慢，混浊形状各异，程度轻重不一，单眼或双眼发病，是眼科临床常见的疾病之一。

本病相当于西医学的玻璃体混浊，由玻璃体液化、变性、后脱离，或眼内炎症、出血等引起。

二、临床诊断要领

（一）问诊要点

1.诱因 询问患者年龄，是否长时间用眼过度、劳累，既往是否有高度近视、玻璃体后脱离、眼内炎症、视网膜血管病变或眼外伤等病史。随着年龄增长，加之用眼过度、疲劳，玻璃体会逐渐液化、混浊，高度近视、玻璃体后脱离、眼内炎症、视网膜血管病变或眼外伤等也会引起本病。询问是否有饮食、情志因素，如嗜食肥甘厚腻、煎炒五辛、情志不遂等，这些也是本病发生的常见诱因。

2.病程 关注患者是单眼发病还是双眼发病，是急性发作还是逐渐发生等。

3. 症状 患眼是否有视力改变及自觉症状。发病后多有眼部自觉症状，轻者多表现为眼前有云雾或蚊蝇样物飘动，形状不一，眼珠转动时呈无规律之运动，在明亮白色背景下更明显，视力无明显变化；重者有异常闪光感，短时间内黑影数量不断增加，伴有不同程度的视力下降等。

（二）眼部检查要点

需对患者一般情况整体评估，通过中医望、闻、问、切进行整体辨证资料采集，关键是眼部的专科检查，其有助诊断和进行辨证。

1. 眼外观如常，用裂隙灯显微镜加前置镜检查，可观察混浊物的位置及性状：弥漫性棕黄色点状，间有暗红色凝块或条索者为出血性混浊；淡黄色点状、白色絮状、白色雪球样混浊，并伴见葡萄膜炎症者为炎性混浊；玻璃体活动度增加，其间有黑色的光学空间，混浊呈半透明膜状者为玻璃体变性混浊。

2. 眼底镜彻照法检查，令被检眼上下、左右转动时，可见有黑色或半透明之点状、条状、块状混浊飘动。

（三）辅助检查选择

必要时做 B 型超声检查，以了解玻璃体混浊性质；对无法看清眼底者进行视觉电生理检查可了解其视功能状况。

（四）诊断标准

1. 自感眼前有云雾或蚊蝇样物飘浮，且随目珠转动而呈无规律飘动。
2. 裂隙灯显微镜加前置镜检查、眼超声检查可见玻璃体混浊。

三、鉴别诊断

本病应与圆翳内障相鉴别。二者均可出现眼前有黑影遮挡。主要区别在于病位不同：云雾移睛病位在玻璃体，黑影在眼前飘动，其移动方向与眼球转动方向不一致；圆翳内障病位在晶状体，黑影移动与眼球转动方向一致或不随眼球转动。

四、辨证论治

（一）治则治法

本病主要由肝肾亏损、气血亏虚、湿热蕴蒸、气滞血瘀等所致，治疗需辨明病因，扶正祛邪。扶正多以补肝肾、益气血为主，祛邪多以除湿热、消瘀滞为主。至于引起本病之原发病尚未控制者，应着重治疗原发病。

（二）分证论治

1. 肝肾亏损证

证候：眼前黑影飘动，如蚊翅，或如环状、半环状，或伴闪光感，可伴近视、视物昏蒙、眼干涩易疲劳；可伴见头晕耳鸣，腰酸遗泄；舌红，苔薄，脉细。

治法：补益肝肾。

方药：明目地黄汤加减。若玻璃体混浊较重，酌加牛膝、丹参以助补肝肾，养血活血；虚火伤络者加知母、黄柏、墨旱莲以养阴清热凉血。也可服用明目地黄丸等中成药。

2. 气血亏虚证

证候：自觉视物昏花，眼前黑影飘动，时隐时现，不耐久视，睛珠涩痛；伴见面白无华，头晕心悸，少气懒言；唇淡舌嫩，脉细弱。

治法：益气补血。

方药：八珍汤或当归补血汤加减。八珍汤气血双补，适用于眼前黑影飘动，视物昏花，不耐久视之气血两亏者；当归补血汤重在养血滋阴且清虚热，适用于眼前黑影飘动，时隐时现，睛珠涩痛之血虚生内热者。气虚甚者加黄芪以助补气。也可服用八珍丸或人参养荣丸等中成药。

3. 湿热蕴蒸证

证候：自觉眼前黑影浮动，多呈尘状、絮状混浊，视物昏蒙；胸闷纳呆，或头重、神疲；苔黄腻，脉滑。

治法：宣化畅中，清热除湿。

方药：三仁汤加减。食少纳呆者加白术、山药、白扁豆以健脾益气；混浊呈絮状者加浙贝母、苍术；有心烦口苦、苔黄腻者酌加黄芩、栀子、厚朴以助清热除湿。也可服用三仁合剂或清热祛湿颗粒等中成药。

4. 气滞血瘀证

证候：自觉眼前黑花，呈絮状、块状红色混浊，视力不同程度下降；或有情志不舒，胸胁胀痛；舌有瘀斑，脉弦涩。

治法：行气活血。

方药：血府逐瘀汤加减。混浊物鲜红者，宜去桃仁、红花而酌加生蒲黄、生三七，以止血化瘀；混浊物呈灰白色者，可加三棱、莪术、鳖甲、牡蛎以助化瘀散结；久瘀伤正者应选加黄芪、党参等扶正祛瘀。也可服用血府逐瘀丸等中成药。

（三）其他治法

1. 滴用滴眼液　用氨碘肽滴眼液滴眼，每次 1 滴，每天 3～4 次。

2. 理疗　选用三七、丹参、普罗碘铵等做眼部直流电离子导入，每日 1 次，10 次为 1 个疗程。但对新近出血所致本病者应避免使用。

3. 碘剂、钙剂的应用　可用普罗碘铵注射液肌内注射；钙剂一般采用口服法补充。

4. 手术治疗　对玻璃体混浊久不吸收（一般半年以上），明显影响视力，特别是形成机化膜牵拉者，易引起视网膜脱离，应采用玻璃体切割术治疗。

五、调护

1. 调畅情志，避免急躁、沮丧。医护人员并向患者说明病情。

2. 高度近视者应避免过用目力和头部震动。

3. 出血引起者饮食宜清淡，忌食辛辣炙煿之品。

4. 眼前黑影短期内增加或"闪光"频发时，应详查眼底，防止视网膜脱离。

第五节　暴　盲

暴盲是指眼外观正常，一眼或双眼视力骤然急剧下降，甚至盲而不见的内障眼病。属眼科的急症之一，若不及时治疗则可导致视力永久损害。根据发病部位及病机，分为络阻暴盲、络瘀暴盲、目系暴盲等。

络阻暴盲

一、概述

络阻暴盲是指患眼外观正常，猝然一眼或双眼视力急剧下降，以视衣可见典型的缺血性改变为特征的致盲眼病。

本病发病急骤，多为单眼发病，以中老年人多见，无性别差异，多数患者伴有高血压等心脑血管疾病。

本病相当于西医学的视网膜动脉阻塞。因视网膜中央动脉的主干或分支阻塞后，引起其所供应区域的视网膜发生急性缺血，导致视功能急剧损害或丧失。

二、临床诊断要领

（一）问诊要点

1. 诱因　询问患者是否有情绪波动，饮食偏嗜，注意患者年龄及是否有高血压、糖尿病、动脉硬化等病史。

2. 病程　注意患者是单眼发病还是双眼发病，发病前是否有一过性黑矇。

3. 症状　突然无痛性视力急剧下降，甚至失明，或部分视野缺损。部分患者起病前可有一时性视物模糊、头痛头昏等。

（二）眼部检查要点

需对患者一般情况整体评估，通过中医望、闻、问、切进行整体辨证资料采集，关键是眼部的专科检查，其有助诊断和进行辨证。

眼底检查可见视网膜动脉显著变细，甚则呈线状；静脉亦变细，血柱呈节段状或串珠状；视网膜后极部灰白色混浊水肿，黄斑区呈圆形或椭圆形红色，临床称之为"樱桃红斑"。如有视网膜睫状动脉存在，则其供血区域呈红色舌状区；分支动脉阻塞时，病变限于该分支营养区域。日久视网膜混浊水肿可消退，但可见视盘色淡白。

（三）辅助检查选择

1. **荧光素眼底血管造影检查**　但在病变发生时很难及时进行造影检查，多在病变发生后数小时、数日，甚至数周后才进行此项检查，因此结果差异较大。其常见的变化有：①中央动脉主干或动脉小分支充盈时间延长；②动脉及静脉充盈迟缓，视网膜循环时间延长；③检眼镜下所见的血流"中断"部位仍有荧光素通过；④毛细血管无灌注区形成；⑤部分血管壁的荧光素渗漏；⑥晚期患者可能见不到阻塞的荧光征象。

2. **光学相干断层成像（OCT）检查**　在视网膜动脉阻塞发病初期，表现为视网膜内层均增厚，1个月后视网膜神经上皮层厚度明显变薄。

（四）诊断标准

1. 患眼视力骤然剧降，甚至无光感。

2. 瞳孔散大，直接对光反应迟钝或消失。

3. 视网膜动脉变细，甚则如白线状，静脉亦变细，后极部视网膜水肿混浊呈乳白色，黄斑呈典型樱桃红点。

4. 可有高血压、糖尿病、心血管疾病史。

5. 荧光素眼底血管造影显示臂-视网膜循环时间或静脉充盈时间迟缓。

6. 光学相干断层成像（OCT）检查示早期视网膜内层增厚。

三、鉴别诊断

1. **与急性视神经炎相鉴别**　急性视神经炎视力急剧下降，伴眼部深部疼痛或眼球转动痛，患者瞳孔常散大，直接光反射迟钝或消失，眼底可见视盘充血、水肿，黄斑区无樱桃红。视野检查可有中心暗点或视野向心性缩小。视觉诱发电位可表现为P_{100}潜伏期延长、振幅降低。

2. **与眼动脉阻塞相鉴别**　眼动脉阻塞为视网膜中央动脉和供应脉络膜的睫状动脉同时阻塞，因此视力损害更严重，常为无光感。由于眼动脉阻塞致视网膜内层和外层均无血液供应，故视网膜乳白色水肿和混浊更为严重。脉络膜血流受阻，多数眼底检查黄斑区无樱桃红。

四、辨证论治

（一）治则治法

本病为眼科的急重症，常造成不可逆的视功能损害，应争分夺秒挽救患者的视力。治疗以通为要，兼顾脏腑之虚实，辅以益气、行气。

（二）分证论治

1. 气血瘀阻证

证候：眼外观端好，骤然盲无所见，眼底检查可见视网膜动脉显著变细，甚则呈线状；静脉亦变细，血柱呈节段状或串珠状；视网膜后极部灰白色混浊水肿，黄斑区呈圆形或椭圆形红色；伴见急躁易怒，胸胁胀满，头痛眼胀；舌有瘀点，脉弦或涩。

治法：行气活血，通窍明目。

方药：通窍活血汤加减。失眠者加首乌藤、酸枣仁以宁心安神；胸胁胀满甚者，加郁金、青皮以行气解郁；视网膜水肿甚者，加琥珀、泽兰、益母草之类，以活血化瘀，利水消肿；头昏痛者加天麻、牛膝以平肝，引血下行。也可服用和血明目片或者血栓通胶囊等中成药。

2. 痰热上壅证

证候：眼部症状及检查符合本病的特征；形体多较胖，头眩而重，胸闷烦躁，食少恶心，口苦痰稠；舌苔黄腻，脉弦滑。

治法：涤痰通络，活血开窍。

方药：涤痰汤加减。方中酌加地龙、川芎、郁金、牛膝、泽兰、麝香，以助活血通络开窍之力；若热邪较甚，方中去人参、生姜、大枣，酌加黄连、黄芩以清热涤痰。也可服用五苓胶囊、参苓白术丸和清开灵片等中成药。

3. 肝阳上亢证

证候：眼部症状及眼底检查符合本病的特征，目干涩；头痛眼胀或眩晕时作，急躁易怒，面赤烘热，心悸健忘，失眠多梦，口苦咽干；脉弦细或数。

治法：滋阴潜阳，活血通络。

方药：天麻钩藤饮加减。可于方中加石菖蒲、丹参、地龙、川芎以助通络活血；心悸健忘、失眠多梦者，加珍珠母镇静安神；五心烦热者，加知母、黄柏、地骨皮降虚火；视网膜水肿混浊明显者，加车前子、泽兰、郁金以活血利水。也可服用知柏地黄丸或者明目地黄丸等中成药。

4.气虚血瘀证

证候：发病日久，视物昏蒙，动脉细而色淡红或呈白色线条状，视网膜水肿，视盘色淡白；或伴短气乏力，面色萎黄，倦怠懒言；舌淡有瘀斑，脉涩或结代。

治法：补气养血，化瘀通脉。

方药：补阳还五汤加减。心慌心悸、失眠多梦者，加酸枣仁、首乌藤、柏子仁以养心宁神；视衣色淡者，加枸杞子、楮实子、菟丝子、女贞子等益肾明目；久病情志抑郁者，加柴胡、白芍、青皮、郁金以疏肝解郁。也可服用人参养荣丸等中成药。

（三）急救治疗

1. 亚硝酸异戊酯 0.2mL 吸入，每隔 1～2 小时再吸 1 次，连用 2～3 次。舌下含化硝酸甘油片，每次 0.3～0.6mg，每日 2～3 次。

2. 球后注射妥拉苏林 12.5mg 或全身应用血管扩张剂。

3. 间歇性按摩眼球、前房穿刺、口服乙酰唑胺以降低眼压。

4. 吸入 95% 氧及 5% 二氧化碳混合气体。

（四）其他治法

针灸治疗 ①主穴组 1：睛明、风池、球后；配穴选外关、合谷、光明。②主穴组 2：风池、大椎、攒竹；配穴选合谷、阳白、内关。③主穴组 3：鱼腰、攒竹、球后；配穴选合谷、太冲、翳风。各组穴位可轮流交替使用，每天 1 次，平补平泻，留针 20～30 分钟，远端配穴左右交替。经紧急处理后可使用针灸治疗，可坚持 1～3 个月。

五、调护

1. 平素应保持心情愉快，避免恼怒、紧张及烦躁暴怒。

2. 饮食宜清淡，忌肥甘油腻之品及烟酒刺激之物。

3. 一旦发现视力骤降，应及时去医院诊治，以免延误病情。

4. 视网膜动脉阻塞与全身血管病有关，特别是老年人应控制好血压、血糖、血脂。

5. 适度的体育锻炼。

络瘀暴盲

一、概述

络瘀暴盲是指因眼底脉络瘀阻，血不循经，溢于络外，致视力突然下降的眼病。

本病多为单眼发病，多伴有高血压、动脉硬化等，是导致中老年人视力障碍的常见瞳神疾病。依其阻塞部位的不同，分为视网膜中央静脉阻塞和视网膜分支静脉阻塞两大类。

络瘀暴盲类似于西医学之视网膜中央或分支静脉阻塞。

二、临床诊断要领

（一）问诊要点

1. **诱因** 本病发病多与饮食、情志、年龄、体质有关，应询问患者发病前是否有精神刺激，嗜食肥甘，或者血压长期控制不好等情况。

2. **病程** 关注患者是单眼发病还是双眼发病，起病突然、单眼发病是本病的主要特点。

3. **症状** 视力突然减退，或有眼前黑影飘动，严重者可骤降至眼前手动。

（二）眼部检查要点

需对患者一般情况整体评估，通过中医望、闻、问、切进行整体辨证资料采集。关键是眼部的专科检查，掌握络瘀暴盲的眼底改变，并进行详细的眼底检查，有助诊断和进行辨证。

1. 视网膜中央静脉阻塞　好发于静脉穿越筛板处，患者视网膜静脉粗大迂曲，隐没于出血及水肿之中，视网膜火焰状出血及水肿，重者可见视盘充血、水肿；稍久则有黄白色硬性渗出或棉絮状白斑，或黄斑囊样水肿，视网膜动脉可有反光增强等硬化征象。

2. 视网膜分支静脉阻塞　好发于动静脉交叉处，以颞侧支最常受累；眼底出血、水肿、渗出等眼底病变仅限于该分支引流区。

（三）辅助检查选择

荧光素眼底血管造影　早期可见视网膜动脉 - 静脉循环时间延长，出血区遮蔽荧光，阻塞区毛细血管扩张或有微动脉瘤；造影后期可见毛细血管荧光素渗漏、静脉管壁着染。病久者或可见毛细血管无灌注区、黄斑区水肿、视网膜新生血管等荧光形态。

（四）诊断标准

1. 中老年发病者常有高血压等病史，单眼突然视力障碍或眼前黑影飘动。

2. 受累部位视网膜静脉扩张迂曲，呈腊肠状。沿视网膜血管走行区域浅层出血为火焰状、斑点状，视网膜水肿、渗出及棉絮状斑。如出血量多而进入玻璃体，则无法看清眼底。

3. 荧光素眼底血管造影对诊断及分型有重要参考价值。

三、鉴别诊断

1. 与消渴内障（糖尿病视网膜病变）相鉴别　糖尿病视网膜病变有明确的糖尿病病史，可见于任何年龄，多双眼发病，后极部有大量的血管瘤和硬性渗出物，毛细血管无灌注区。

2. 与络损暴盲（视网膜静脉周围炎）相鉴别　视网膜静脉周围炎多为双眼发病，病变部位多位于视网膜周边部，静脉旁多有白鞘伴行。

3. 与高血压性视网膜病变相鉴别　高血压性视网膜病变有明确的高血压病史或体征，多双眼发病，常见视网膜浅层出血，多位于后极部围绕视盘分布，常见棉絮状斑和黄斑部呈星芒状渗出，或可出现视网膜动脉壁反光增强、视网膜动静脉比例的改变、视网膜动静脉交叉压迫症。

四、辨证论治

（一）治则治法

因本病的基本病机是脉络瘀阻，血不循经，溢于目内；而阻塞是瘀，离经之血亦是瘀，故血瘀是其最突出的病机。治疗时应注意止血勿使留瘀，消瘀的同时应避免再出血，并积极治疗原发病。

（二）分证论治

1. 气滞血瘀证

证候：眼外观端好，视力急降，眼底表现符合本病特征；可伴见眼胀头痛，胸胁胀痛，或情志抑郁，食少嗳气；舌红有瘀斑，苔薄白，脉弦或涩等。

治法：理气解郁，化瘀止血。

方药：血府逐瘀汤加减。出血初期舌红脉数者，宜去方中川芎、当归，加荆芥炭、血余炭、白茅根、大蓟、小蓟以凉血止血；眼底出血较多，血色紫暗者，加生蒲黄、茜草、三七以化瘀止血；视盘充血水肿，视网膜水肿明显者，为血不利则为水，宜加泽兰、益母草、车前子以活血利水；失眠多梦者加珍珠母、首乌藤以镇静安神。也可服用散血明目片或者血栓通胶囊等中成药。

2. 阴虚阳亢证

证候：眼外观端好，视力急降，眼底表现符合本病特征；兼见头晕耳鸣，面热潮红，头重脚轻，失眠多梦，烦躁易怒，腰膝酸软；舌红少苔，脉弦细。

治法：滋阴潜阳。

方药：镇肝熄风汤加减。潮热口干明显者，可加生地黄、麦冬、知母、黄柏以滋阴降火；头重脚轻者，宜加何首乌、钩藤、石决明以滋阴潜阳。也可服用知柏地黄丸或者明目地黄丸等中成药。

3. 痰瘀互结证

证候：眼症同前，或是病程较长，眼底水肿渗出明显，或有黄斑囊样水肿；形体肥胖，兼见头重眩晕，胸闷脘胀；舌苔腻或舌有瘀点，脉弦或滑。

治法：化痰除湿，活血通络。

方药：桃红四物汤合温胆汤加减。若视网膜水肿、渗出明显者，可加车前子、益母草、泽兰以活血利水消肿。也可服用五苓胶囊、参苓白术丸和血栓通胶囊等中成药。

（三）其他治法

1. 原发病治疗　如有血管炎症，可配合糖皮质激素治疗。

2. 直流电离子导入　选用丹参或川芎嗪注射液做眼局部电离子导入，每日 1 次，10 次为 1 个疗程。

3. 视网膜激光光凝术及玻璃体切除术　视网膜激光光凝可减少视网膜水肿，促进出血吸收，预防新生血管的发生。如玻璃体积血经积极治疗 3～6 个月仍不能吸收，或经 B 型超声检查有机化膜形成，甚或有视网膜脱离者，应考虑行玻璃体切除术。

4. 继发黄斑水肿可以玻璃体腔注射抗血管内皮生长因子（VEGF）药。

五、调护

1. 出血期间应适当休息，减少活动，取半坐卧位。

2. 饮食宜低盐、低脂肪、低胆固醇，以清淡、容易消化的饮食为主。忌辛辣煎炸之物及肥甘厚味腥发之品，戒烟慎酒。

3. 本病有可能出现反复性出血，应坚持长期治疗和观察。当病情反复时，勿急躁、悲观，忌忿怒，心情宜舒畅，积极配合治疗。

4. 注意有无高血压、高脂血症、糖尿病或心脑血管疾病等，消除可能发生本病的潜在因素。

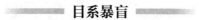

目系暴盲

一、概述

目系暴盲是指因六淫外感、情志内伤或外伤等损及目系，导致患眼倏然盲而不见的眼病。

本病可单眼或双眼发病，或双眼先后发病，起病多急重，可造成严重的视功能障碍。

本病相当于西医学之急性视神经炎、缺血性视神经病变等引起视力突然下降的视神经病变。前者按照病因可分为特发性视神经炎、感染性和感染相关性视神经炎、自身免疫性视神经病和其他无法归类的视神经炎，好发于青壮年人；后者以筛板为界分为前部缺血性视神经病变和后部缺血性视神经病变，是筛板前后的视神经营养血管循环障碍所致，好发于中老年人。

二、临床诊断要领

（一）问诊要点

1. 诱因　本病常在外感六淫、外伤及情志不畅后发病。询问是否有眼部外伤史，剧烈运动史。饮食因素，嗜食肥甘厚腻、煎炒五辛，先天不足，也是本病发生的常见诱因。

2. 病程　患者多是单眼发病，也可累及双眼；多为突发性视力骤降。

3. 症状　患眼是否为突然视力下降，甚或失明。视神经炎者视力急剧下降，可在 2～5 天内降至无光感，可伴眼球转动痛或眼球深部疼痛；缺血性视神经病变者，眼前有阴影遮挡或视野缩小，常发生在晨起或睡眠后，不伴眼球转动痛。

（二）眼部检查要点

视力下降严重者瞳孔对光反射迟钝；双眼失明者瞳孔散大，瞳孔直接及间接光反射均消失；单眼患病或双眼受损程度严重的一侧可有相对性瞳孔传入障碍。

1. 视盘炎可见视盘充血，边界模糊，严重时视盘充血肿胀明显，但一般不超过 3 个屈光度，视盘及其周围可见出血和渗出、水肿。

2. 急性球后视神经炎早期眼底多正常，晚期视盘苍白。

3. 前部缺血性视神经病变者视盘轻度肿胀充血，表面毛细血管扩张，有局限性灰白水肿、盘周出血。

（三）辅助检查选择

1. 视野　急性视神经炎者中心暗点、旁中心暗点或周边视野缩小；缺血性视神经病变者常见与生理盲点相连的象限性缺损。

2. **视觉电生理** 视觉诱发电位（VEP）表现为可见 P_{100} 波潜时延迟，振幅下降。

3. **荧光素眼底血管造影** 急性视盘炎者可见视盘表面毛细血管扩张及荧光渗漏；缺血性视神经病变早期表现为视盘荧光充盈迟缓或不均匀，后期荧光素渗漏。充盈迟缓或缺损区与视野缺损区有对应关系。

4. **头部CT、MRI** 排除颅内占位性病变，并明确有无中枢神经系统脱髓鞘疾病。

（四）诊断标准

1. 视神经炎者视力急剧下降，伴眼球深部疼痛或眼球转动痛；缺血性视神经病变者视力突然减退常发生在晨起或睡眠后，不伴眼球转动痛。

2. 单眼患病或双眼受损程度严重可有相对性瞳孔传入障碍。

3. 视盘炎及缺血性视神经病变者眼底视盘有相应改变。

4. 视野检查视神经炎多有中心或旁中心暗点，缺血性视神经病变为与生理盲点相连的象限性视野缺损。

5. 视觉诱发电位 P_{100} 波潜时延迟，振幅下降。

三、鉴别诊断

本病与视盘水肿、假性视盘水肿、视盘血管炎鉴别，视盘水肿多为双眼受累，中心视力早期正常，视盘充血，隆起度可超过3D，影像学检查可显示颅内病变；假性视盘水肿多为远视，视力可验光矫正；视盘血管炎视力正常或者轻度下降，视盘充血水肿程度较轻，伴有盘周出血、渗出及静脉迂曲，视野仅生理盲点扩大。

四、辨证论治

（一）治则治法

本病的治疗需审清病因，辨阴阳虚实。病于伤阳者，肝火内盛，循经直灼目系，治当清肝泄热，兼通瘀滞；病于伤阴者，情志抑郁，气机滞塞，目系郁闭，治当疏肝解郁；气滞血瘀者，治当疏肝解郁，理气活血；阴虚火旺者，治当滋阴降火，活血祛瘀；气血两虚者，治当补益气血，通脉开窍。

（二）分证论治

1. 肝经实热证

证候：视力急降，甚至失明，伴眼球胀痛或转动时疼痛，视盘充血肿胀，边界不清，盘周出血、渗出，视网膜静脉扩张迂曲、颜色紫红；伴头胀耳鸣，胁痛口苦；舌红苔黄，脉弦数。

治法：清肝泄热，兼通瘀滞。

方药：龙胆泻肝汤加减。可加夏枯草、决明子以增强清肝泻火之功；若视盘充血肿胀等，可加桃仁、牡丹皮以助活血散瘀，利水消肿；若头目胀痛者，酌加菊花、蔓荆子、青葙子、石决明，以清利头目止痛；烦躁失眠者加黄连、首乌藤清心宁神。也可服用熊胆开明片等中成药。

2. 肝郁气滞证

证候：患眼自觉视力骤降，眼球后隐痛或眼球胀痛，眼部表现同前；患者平素情志抑郁，喜叹息，胸胁疼痛，头晕目眩，口苦咽干，妇女月经不调；舌质暗红，苔薄白，脉弦细。

治法：疏肝解郁。

方药：逍遥散或柴胡疏肝散加减。若视盘充血明显或视网膜静脉迂曲粗大者，宜加牡丹皮、栀子以清热凉血散瘀；头目隐痛者加石决明、菊花以清肝明目。也可服用丹栀逍遥丸等中成药。

3. 气滞血瘀证

证候：视力骤降，头晕头痛，视盘充血水肿，盘周出血，动脉变细，静脉迂曲；心烦郁闷，胸胁胀满，或伴头痛，情志不舒，胸胁满闷；舌紫暗苔白，脉弦或涩。

治法：疏肝解郁，理气活血。

方药：血府逐瘀汤加减。肝郁有热者，加牡丹皮、栀子；气滞重者，加郁金；脉络不通，血瘀明显者，加丹参、鸡血藤行气活血通络；视网膜出血较多者加三七、茜草化瘀止血；视力下降严重者加细辛、麝香开窍明目；便秘者，加大黄逐瘀通便。也可服用丹红化瘀口服液等中成药。

4. 阴虚火旺证

证候：眼症同前；伴头晕目眩，五心烦热，颧赤唇红，口干；舌红苔少，脉细数。

治法：滋阴降火，活血祛瘀。

方药：知柏地黄丸加减。可加丹参、毛冬青以助活血化瘀。若耳鸣、耳聋较重者，酌加龟甲、玄参、墨旱莲，以增强滋阴降火之力；若口渴喜冷饮者，宜加石斛、天花粉、生石膏以生津止渴。也可服用知柏地黄丸或者明目地黄丸等中成药。

5. 气血两虚证

证候：病久体弱，或失血过多，或产后哺乳期发病；视物模糊；伴面白无华或萎黄，爪甲唇色淡白，少气懒言，倦怠神疲；舌淡嫩，脉细弱。

治法：补益气血，通脉开窍。

方药：人参养荣汤加减。可加丹参、石菖蒲、鸡血藤以活血养血；心悸失眠者可加酸枣仁、柏子仁、首乌藤以养心宁神。也可服用人参养荣丸等中成药。

（三）其他治法

1. 中药制剂静脉滴注　根据临床证型可选用清开灵注射液、醒脑静注射液、川芎嗪注射液等静脉滴注。

2. 针刺治疗　选太阳、攒竹、睛明、风池、球后、足三里、肝俞、肾俞、三阴交等。每次选局部穴、远端穴各2～4个，轮流使用。每日1次，留针30分钟，10日为1个疗程。

3. 激素治疗　激素冲击疗法是目前公认的视神经炎的治疗规范，即甲泼尼龙1g每日分2～4次静脉滴注，连用3天后，改用口服醋酸泼尼松1mg/（kg·d），早晨顿服，逐渐减量，在全身使用糖皮质激素治疗的同时应给予胃黏膜保护剂，注意补钾、补钙。

4. 抗生素治疗　如考虑由感染引起者，应根据病情选择抗生素全身应用。

5. 支持疗法　补充B族维生素及应用血管扩张剂。

6. 病因治疗　针对病因进行治疗。

五、调护

1. 避免悲观和急躁情绪，以免因病而郁，因郁而影响疗效或加重病情。

2. 病后应静心养息，惜视缄光，以免阴血耗损。

3. 要坚持系统及时的治疗。

第六节　视瞻有色

一、概述

视瞻有色是指眼外观无异常，自觉视野中心出现灰色或淡黄色固定阴影，视力下降的眼病。可同时出现"视直如曲""视大为小"等症状。

本病多见于20～50岁的青壮年男性，多为单眼发病，有自限性和复发性。

本病类似于西医学的中心性浆液性脉络膜视网膜病变，发病机制尚不明确，可能与体内皮质激素失衡及交感神经兴奋有关。

二、临床诊断要领

（一）问诊要点

1. 诱因　情绪波动、精神压力、妊娠及大剂量全身应用糖皮质激素等。

2. 病程　本病临床易反复发作。关注患者是单眼发病还是双眼发病，是否是复发等。

3. 症状　自感眼前有类圆形发暗的固定暗影遮挡，不同程度的视力下降，但常不会低于0.2，伴视物变暗或视物变形、变小等。

（二）眼部检查要点

掌握视瞻有色的局部表现，并进行眼部专科检查、影像学检查有助于诊断。

1. 眼前节检查　正常。

2. 眼底检查　后极部可见圆形或椭圆形水肿之反光轮，黄斑中心凹光反射减弱或消失；在双目间接镜或三面镜下可见黄斑区呈圆顶状视网膜脱离；病变后期黄斑区逐渐出现轻度不均匀色素沉着。

（三）辅助检查选择

1.荧光素眼底血管造影（FFA）检查　静脉期在视网膜浆液性脱离区内出现一个或数个荧光素渗漏点呈炊烟状上升或墨渍样弥散扩大。渗漏较重者，晚期视网膜下液荧光素染色，可显示出浆液性脱离区轮廓。

2.OCT检查　可发现并测量病灶区视网膜浆液性脱离和色素上皮脱离的范围与高度。

（四）诊断标准

1.眼前灰黄色固定暗影，视物变形。

2.视力轻度下降。

3.眼底黄斑区视网膜呈局限性盘状浆液性浅脱离。

4.有荧光素眼底血管造影和OCT检查的典型表现。

三、辨证论治

（一）治则治法

本病病位在瞳神黄斑区，病性有虚有实，虚者为肝肾阴精亏虚，实者为脾湿痰热、肝经湿热、气滞血瘀等，故治疗以健脾利湿、滋补肝肾为主，佐以清热化痰，疏肝解郁，活血散结。重视标本兼顾，扶正祛邪。

（二）分证论治

1.湿浊上泛证

证候：视物模糊，眼前出现有色阴影，视物变小或变形，眼底可见视网膜反光晕轮明显，黄斑水肿，中心凹光反射减弱或消失；胸闷，纳呆呕恶，大便稀溏；舌苔滑腻，脉濡或滑。

治法：利水化湿。

方药：三仁汤加减。黄斑区水肿明显者，宜加车前子、琥珀末以利水化痰；纳呆便溏者，加白术、山药、芡实以健脾除湿；失眠多梦者可用温胆汤加减。也可服用五苓散、二陈丸或参苓白术丸等中成药。

2.肝经郁热证

证候：视物模糊，眼前棕黄色阴影，视物变小或变形，眼底可见黄斑水肿及黄白色渗出；胁肋胀痛，嗳气叹息，小便短赤；舌红苔黄，脉弦数。

治法：疏肝解郁，清热化湿。

方药：丹栀逍遥散加减。黄斑区黄白色点状渗出较多者，可加丹参、郁金、山楂以理气化瘀；脘腹痞满者宜加鸡内金、莱菔子以消食散结；小便短赤者加车前子、泽泻、黄柏以助清热利湿。也可服用逍遥丸或丹栀逍遥丸等中成药。

3.肝肾不足证

证候：视物模糊，眼前可见暗灰色阴影，视物变小或变形，眼底可见黄斑区色素紊乱，少许黄白色渗出，中心凹光反射减弱；或兼见头晕耳鸣，梦多滑遗，腰膝酸软；舌红少苔，脉细。

治法：滋补肝肾，活血明目。

方药：四物五子丸加减。黄斑区渗出较多、色素紊乱者，加山楂、昆布、海藻以软坚散结。也可服用杞菊地黄丸、六味地黄丸或明目地黄丸等中成药。

（三）其他治法

1.针刺治疗　主穴可选瞳子髎、攒竹、球后、睛明；配穴可选合谷、足三里、肝俞、肾俞、脾俞、三阴交、光明。每次选主穴2个，配穴2～3个。根据辨证选择补泻法，每日1次，留针30分钟，10日为1个疗程。

2.激光光凝　适用于有明显荧光渗漏，且渗漏点位于视盘-黄斑纤维束外，离中心凹200μm以外，病程3个月以上仍见到荧光渗漏，并有持续存在的浆液性脱离者。

3.眼部直流电药物离子导入法　选用川芎嗪注射液、丹参注射液、三七注射液做离子导入，每日1次，每次15分钟，10次为1个疗程，间隔2～5日再进行第2个疗程。

四、调护

1.注意休息，养成良好的生活习惯，避免过度疲劳、熬夜或情志不调等诱发本病的原因。

2.饮食营养均衡。忌烟戒酒，不喝咖啡、浓茶等兴奋类饮料。

第七节　视瞻昏渺

一、概述

视瞻昏渺是指中老年人出现的眼外观无异常，但视物昏蒙，且日渐加重，终致失明的眼病。

本病多发生于 50 岁以上的中老年人，常双眼患病，无性别差异。

本病类似于西医学的年龄相关性黄斑变性，又称老年性黄斑变性，其发病率与年龄的增长呈正相关，确切病因尚不清楚，可能与遗传、环境、慢性光损伤、营养失调、代谢障碍等有关，临床上根据其眼底的病变分为干性和湿性两种类型。

二、临床诊断要领

（一）问诊要点

1. **年龄**　询问发病年龄，45 岁以下患者一般不考虑本病。

2. **病程**　询问单眼或双眼发病、发病缓急、病程长短。

3. **症状**　初起视物昏蒙，如有轻纱薄雾遮挡，随病情进展视物模糊逐渐加重，眼前出现固定暗影，视物变形。或可一眼视力骤降，眼前暗影遮挡，甚至仅辨明暗。

（二）眼部检查要点

重视眼部的专科检查，尤其是影像学检查如 OCT 及眼底造影检查有助于临床诊断及鉴别诊断。

眼底检查如下。

干性者：早期后极部视网膜有散在玻璃膜疣伴黄斑区色素紊乱，中心凹光反射减弱或消失；后期黄斑区视网膜呈地图状色素上皮萎缩区。

湿性者：早期后极部有灰白色稍隆起的视网膜下新生血管膜，其周围可见视网膜内水肿、出血及黄白色渗出。出血多者可见视网膜前出血或玻璃体积血。晚期黄斑部出血机化，形成盘状瘢痕，中心视力完全丧失。

（三）辅助检查选择

1. **荧光素眼底血管造影（FFA）检查**　干性者可见后极部视网膜玻璃膜疣样荧光，或色素脱失样荧光形态。湿性者 FFA 不仅可显示黄斑部脉络膜新生血管（CNV），而且可区分 CNV 的类型（典型性和隐匿性）。典型性 CNV 在造影早期将出现花边状或绒球状、边界清晰的血管形态，随即荧光素渗漏，边界不清；隐匿性 CNV 则在造影中晚期才出现荧光素渗漏，呈边界不清强荧光斑点。

2. **OCT 检查**　干性者见玻璃膜疣样视网膜色素上皮层脱离（PED）及萎缩的视网膜色素上皮层不均匀反光带。湿性者见波浪状或突指状视网膜色素上皮层脱离，伴视网膜下液或神经上皮脱离。

（四）诊断标准

1. 年龄大于 50 岁。

2. 视物昏蒙或视力逐渐下降。

3. 眼底检查干性者见黄斑部玻璃膜疣或地图状萎缩区。湿性者见黄斑区水肿、出血及渗出性改变，或见纤维血管膜等。

4. 荧光素眼底血管造影检查见黄斑部有玻璃膜疣样荧光灶，或荧光遮蔽，或色素上皮损害，或脉络膜新生血管等。OCT 检查可见到黄斑部的相应改变。

三、鉴别诊断

本病应与视瞻有色相鉴别。二者均可致视力下降、眼底均可见黄斑区水肿、渗出。本病以 50 岁以上中老年多见，多双眼发病，视力逐渐下降，后期下降明显，黄斑区见玻璃膜疣，干性者黄斑区见地图样萎缩；湿性者黄斑区可见出血、渗出、水肿、机化，FFA 检查可见脉络膜新生血管改变。视瞻有色多见于青壮年，常在精神紧张、劳累后发作，多单眼发病，视力下降程度较轻，眼底见黄斑区水肿、渗出，中心凹反光消失，FFA 及 OCT 显示神经上皮层及色素上皮层浆液性脱离。

四、辨证论治

（一）治则治法

本病属于年龄相关性眼病，肝脾肾亏虚是发病根本，又有虚火、湿浊、痰瘀等实邪为患。因此当以滋补肝肾、健脾益气治本，以化痰祛湿、凉血降火、活血散瘀治标。处方用药时需依据局部表现及全身症状不同辨证施治。

（二）分证论治

1. 脾虚湿困证

证候：视物昏蒙，视物变形，黄斑区色素紊乱，玻璃膜疣形成，中心凹反光消失，或黄斑出血、渗出及水肿；可伴胸膈胀满，眩晕心悸，肢体乏力；舌质淡白，边有齿印，苔薄白，脉沉细或细。

治法：健脾利湿。

方药：参苓白术散加减。水肿明显者，加泽兰、益母草利水消肿。也可服用参苓白术丸、补中益气丸等中成药。

2. 阴虚火旺证

证候：视物变形，视力突然下降，黄斑部可见大片新鲜出血、渗出和水肿；口干欲饮，潮热面赤，五心烦热，盗汗多梦，腰酸膝软；舌质红，苔少，脉细数。

治法：滋阴降火。

方药：生蒲黄汤合滋阴降火汤加减。可于方中加三七粉、郁金以助活血化瘀；若出血日久不吸收者，可加丹参、泽兰、浙贝母等活血消滞；大便干结者，可加火麻仁润肠通便。也可服用知柏地黄丸、和血明目片等中成药。

3. 痰瘀互结证

证候：视物变形，视力下降，病程日久，眼底可见瘢痕形成及大片色素沉着；伴见倦怠乏力，纳食呆顿；舌淡，苔薄白腻，脉弦滑。

治法：化痰软坚，活血明目。

方药：化坚二陈丸加减。常加丹参、川芎、牛膝等活血通络；瘢痕明显者，可加浙贝母、鸡内金软坚散结。也可用二陈丸、血府逐瘀口服液等中成药。

4. 肝肾两虚证

证候：视物模糊，视物变形，眼底可见黄斑区陈旧性渗出，中心凹光反射减弱或消失；常伴有头晕失眠或面白肢冷，精神倦怠，腰膝无力；舌淡红，苔薄白，脉沉细无力。

治法：补益肝肾。

方药：四物五子丸或加减驻景丸加减。也可服用杞菊地黄丸或明目地黄丸等中成药。

（三）其他治法

1. **局部用药**　可选用七叶洋地黄双苷滴眼液（施图伦）滴眼，每次 1 滴，每日 2～3 次。
2. **支持疗法**　本病干性者，可补充微量元素及维生素等。
3. **激光治疗**　光动力疗法适用于封闭黄斑脉络膜新生血管膜的治疗。
4. **玻璃体腔注射**　本病湿性者，可行玻璃体腔内注射抗新生血管药物。
5. **手术治疗**　年龄相关性黄斑变性出现玻璃体积血时，可行玻璃体切除手术治疗。

五、调护

1. 饮食宜清淡，多吃新鲜水果、蔬菜等，戒烟酒。
2. 日光下应戴遮阳帽或墨镜，以避免受光损害。
3. 一眼已患本病者，应定期检查其健眼，必要时干预治疗。

第八节　高风内障

一、概述

高风内障是以夜盲和视野逐渐缩窄为特征的内障眼病。

多从青少年时期开始发病，均为双眼罹患。病情缓慢加重，病至后期视野极窄，但多数患者最终会残存一定的中心视力。

高风内障相当于西医学的原发性视网膜色素变性，是一种慢性、进行性视网膜感光细胞和色素上皮细胞损害的遗传性疾病。

二、临床诊断要领

（一）问诊要点

1. **病史** 多数患者有夜盲病史，部分有家族史。

2. **临床症状** 多数患者在青少年及儿童期发病，夜盲是最早发生的症状，部分患者在昏暗光线下视力下降；视野进行性缺损，中心视力下降和辨色困难，最终致盲。

（二）眼部检查要点

需对患者一般情况整体评估，通过中医望、闻、问、切进行整体辨证资料采集，关键是眼部的专科检查，掌握高风内障的局部表现，并进行眼部的详细检查，有助于诊断和辨证论治。

1. 眼底检查。视网膜见不同程度的色素紊乱，赤道部视网膜血管旁出现骨细胞样色素沉着，且逐渐增多，并向后极部及锯齿缘方向进展。视盘呈蜡黄色萎缩，视网膜血管一致性狭窄；视网膜呈青灰色，黄斑色暗；有的无骨细胞样色素沉着，仅见视网膜和色素上皮萎缩，或视网膜上出现黄色、结晶样闪光点或白色圆形小点。

2. 患眼常有晶状体后囊下锅巴样混浊。

（三）辅助检查选择

1. **视野检查** 发病早期视野呈环形暗点，逐渐向中心和周边扩展，表现为视野进行性缩小，晚期形成管状视野，但中心视力可较长时间保留，双眼表现对称。

2. **荧光素眼底血管造影（FFA）检查** 由于视网膜色素上皮（RPE）广泛变性萎缩，眼底弥漫性斑驳状强荧光，严重者有大面积透见荧光区，色素沉着处为荧光遮蔽。约75%病例可见染料渗漏，多见于视盘、血管弓区及黄斑区，可伴有黄斑囊样水肿。晚期患眼脉络膜毛细血管萎缩，呈斑片状，多位于赤道附近。

3. **视觉电生理检查** 视网膜电图（ERG）在发病早期即显著异常（振幅降低及潜伏期延长），甚至无波形。眼电图（EOG）也同时异常。

4. **OCT检查** 视网膜脉络膜萎缩变薄，晚期黄斑萎缩。

5. **暗适应检查** 暗适应能力差。

（四）诊断标准

1. 夜盲，入暮及暗处看不见，暗适应检查阈值升高。

2. 视野缩小，视野检查早期可见环状暗点，逐渐向内外两侧扩大，晚期呈10°以内管状视野，进而影响黄斑，中心视力减退可致失明。

3. 眼底检查可见视网膜血管显著变细，早期在赤道部散布骨细胞样色素，随病情进展。视乳头呈蜡黄色，色素向周边和后极部扩展，可覆盖于视网膜血管上。视网膜呈青灰色，可透见硬化的脉络膜血管。

4. ERG改变，见α波、β波振幅降低，峰时延迟，以致消失呈熄灭型。

5. 常有家族史，有常染色体隐性、常染色体显性、伴性连锁隐性及散发性四种遗传类型。

三、鉴别诊断

本病应与疳积上目相鉴别。两者均有夜盲，不同的是疳积上目为后天所致，常见黑睛、白睛干燥斑，无视野缩窄，眼底检查无异常；高风内障为与生俱来，外眼正常，但有视野缩窄，眼底检查可见视网膜血管旁出现骨细胞样色素沉着、视盘呈蜡黄色、血管变细等，终致失明。

四、辨证论治

（一）治则治法

治疗本病主要是补虚通脉，调整阴阳。本病为难治之证，需耐心用药，缓以图功。应抓住虚、瘀、郁的病机特点，从调理肝脾肾着手，采取综合治疗方法。本病总以虚为主，虚中夹瘀兼郁，在补虚同时，兼以活血化瘀及理气解郁，可望改善视功能或延缓病程。

（二）分证论治

1. 肝肾阴虚证

证候：夜盲，视野进行性缩窄，眼底表现符合本病特征；伴头晕耳鸣；舌质红，少苔，脉细数。

治法：滋补肝肾，活血明目。

方药：明目地黄丸加减。可于方中加用川芎、丹参、牛膝，以增活血化瘀通络之功；如多梦盗汗者，加知母、牡丹皮、黄柏等以滋阴清热；眼干涩不适者可加天花粉、玄参以养阴清热活血。也可服用明目地黄丸或石斛夜光丸等中成药。

2. 脾气虚弱证

证候：眼症同前；兼见面色无华，神疲乏力，食少纳呆；舌质淡，苔白，脉弱。

治法：健脾益气，活血明目。

方药：补中益气汤加减。方中可加川芎、丹参、三七、鸡血藤等，以助通络活血之功。也可服用补中益气丸或归脾丸等中成药。

3. 肾阳不足证

证候：眼症同前；伴腰膝酸软，形寒肢冷，夜尿频频，小便清长；舌质淡，苔薄白，脉沉弱。

治法：温补肾阳，活血明目。

方药：右归丸加减。方中酌加川芎、鸡血藤、牛膝等以增活血通络之功。也可服用金匮肾气丸或右归丸等中成药。

（三）其他治法

1. 静脉给药　可予复方丹参注射液等静脉给药。

2. 针灸治疗　主穴选睛明、上睛明、球后、承泣、攒竹、太阳；配穴选风池、完骨、百会、合谷、肝俞、肾俞、脾俞、足三里、三阴交、关元。每次选主穴 2 个，配穴 2～4 个，根据辨证补泻，每日 1 次。本病为退行性变，可每 3～6 个月针刺 20～30 日。

五、调护

1. 避免强光刺激。

2. 避免近亲结婚。

第九节　青　盲

一、概述

青盲是以视盘色淡，视力渐降，甚至盲无所见为特征的内障眼病。小儿罹患者称小儿青盲。

本病与性别、年龄无关，可由高风内障、绿风内障、青风内障、络阻暴盲、目系暴盲等失治或演变而成，亦可由肿瘤、恶性贫血、中毒等其他全身性疾病或头眼外伤引起。是指不同原因致使前视路系统（视网膜膝状体通路）的轴突变性，造成视神经纤维退行性改变和坏死后的一个病理学概念和形态学后遗症。可单眼或双眼发病。

青盲相当于西医学之视神经萎缩。视神经萎缩分原发性视神经萎缩（又名下行性视神经萎缩）、继发性视神经萎缩（又名上行性视神经萎缩）两类。

二、临床诊断要领

（一）问诊要点

1. 病史　本病发病与外伤、缺血、炎症、中毒、遗传、颅眶肿物压迫、代谢障碍、脱髓鞘病变及全身其他疾病等相关。小儿患者，要围绕双亲进行详细病史调查，包括母亲孕期用药、感染情况，饮酒、吸烟量，小儿围生期有无外伤、窒息史，眼病前有无高热、抽搐、外伤史，用药详情和饮食结构，动物接触史、疫区生活史及家系遗传疾病史。

2. 病程　病情程度及治疗是否及时是预后的关键。

3. 症状　视力渐降，或视野窄小，逐渐加重，终致失明。

（二）眼部检查要点

除了患者一般情况及中医望、闻、问、切的整体辨证资料采集外，眼部的专科查如视野、电生理等有助于临床诊断及鉴别诊断。

1. 单眼者可有相对性传入瞳孔障碍，双眼发病时瞳孔反应迟缓，完全失明者对光反射消失。

2. 眼底检查。原发性视神经萎缩可见视盘色淡或苍白，边界清楚，筛板明显可见，视网膜血管一般正常；继发性视神经萎缩可见视盘色灰白、秽暗，边界不清，筛板不显，视网膜动脉变细，视盘附近血管可伴有鞘膜，后极部视网膜可见残留的硬性渗出。

（三）辅助检查选择

1. **视野检查**　视野可见中心暗点、视野缺损或向心性缩小。

2. **视觉诱发电位**　P_{100} 潜时延长或振幅严重下降。

3. **OCT 检查**　视神经纤维层变薄。

4. **头颅 CT 和 MRI**　排除或确诊有无颅内占位性病变压迫视神经等。

5. **基因检测**　排除或确诊有无莱伯遗传性视神经病变等疾病。

（四）诊断标准

1. 单眼或双眼视力逐渐下降。直至不辨人物，甚至不分明暗，而外眼轮廓无异常。

2. 眼底检查可见视盘色淡或苍白，边界清楚或模糊。

3. 视野检查中心暗点或视野缺损。

4. 瞳孔直接对光反应迟钝或消失。

5. VEP 检查有助于诊断。

6. 全身检查除外颅内占位性病变和神经脱鞘病变等。

三、鉴别诊断

本病应与暴盲相鉴别。两者均属视力下降，甚至盲无所见的内障眼病。不同的是，暴盲是以眼外观正常，一眼或双眼视力骤然急剧下降，甚至盲而不见为特征，属眼科的急症之一，若不及时治疗则可导致视力永久损害，主要有视网膜动脉阻塞，眼内出血和急性视神经炎等。青盲是以视盘色淡，视力渐降，甚至盲无所见为特征，多由青风内障、高风雀目等瞳神疾病日久失治演变而来。

四、辨证论治

（一）治则治法

本病病程长，患者由标实转化到本虚，或由实到虚实夹杂。本病后期以虚证多见，或虚中夹郁兼瘀，故补虚为主是重要治则。

（二）分证论治

1. 肝郁气滞证

证候：视物昏蒙，视盘色淡白或苍白，或视盘生理凹陷扩大加深如杯状，血管向鼻侧移位，动、静脉变细；兼见情志抑郁，胸胁胀痛，口干口苦；舌红，苔薄白或薄黄，脉弦或细弦。

治法：疏肝解郁，开窍明目。

方药：丹栀逍遥散加减。方中酌加枳壳、香附以助疏肝理气；加丹参、川芎、郁金以助行气活血；加菟丝子、枸杞子、桑椹以助滋养肝肾明目；加远志、石菖蒲以开窍明目；郁热不重者可去牡丹皮、栀子。也可服用丹栀逍遥丸或舒肝解郁胶囊等中成药。

2. 肝肾不足证

证候：眼外观正常，视力渐降，视物昏蒙，甚至失明；眼底表现符合本病特征；全身症状可见头晕耳鸣，腰膝酸软；舌质淡，苔薄白，脉细。

治法：补益肝肾，开窍明目。

方药：左归饮或明目地黄汤加减。方中加麝香、石菖蒲以增开窍明目之功，加丹参、川芎、牛膝以增活血化瘀之力。也可服用左归丸或明目地黄丸等中成药。

3. 气血两虚证

证候：眼症同前；可伴见头晕心悸，失眠健忘，面色少华，神疲肢软；舌质淡，苔薄白，脉沉细。

治法：益气养血，宁神开窍。

方药：人参养荣汤加减。方中可加石菖蒲以通络开窍；若气虚较轻，可将人参改用党参；血虚偏重者可加制何首乌、龙眼肉以养血安神；并可加用枳壳、柴胡等理气之品，以通助补。也可服用人参养荣丸或归脾丸等中成药。

4. 气血瘀滞证

证候：多因头眼外伤，视力渐丧，视盘色苍白，边界清，血管变细；兼见头痛健忘，失眠多梦；舌质暗红，或有瘀斑，苔薄白，脉涩。

治法：行气活血，化瘀通络。

方药：通窍活血汤加减。方中可加石菖蒲、苏合香以增芳香开窍之功；加丹参、郁金、地龙以助化瘀通络。也可服用银杏叶胶囊或血府逐瘀丸等中成药。

（三）其他治法

1. 针灸治疗

（1）体针　以局部穴为主，配合躯干肢体穴；根据辨证虚实施以补泻手法。主穴选攒竹、太阳、睛明、上睛明、四白、承泣、丝竹空等；配穴选风池、天柱、百会、合谷、肝俞、肾俞、足三里、光明等。每次选主穴2～3个，配穴3～5个，补法为主，每日1～2次，30日为1个疗程。属虚证者可在肢体躯干穴施灸法。

（2）穴位注射　取肝俞、肾俞，用复方丹参注射液或B族维生素，做穴位注射，亦可用复方樟柳碱注射液穴位或皮下注射。

2. 西医治疗　可用神经营养药物及血管扩张药物配合治疗。

3. 治疗原发病　若视神经萎缩由视神经管骨折或颅内肿瘤等所致，应行原发病的治疗。

五、调护

1. 慎用对视神经有毒害作用的药物，如乙胺丁醇、奎宁等。

2. 积极治疗原发疾病。

3. 养成良好的生活习惯，起居有时，避免过度疲劳。

4. 预防头部或眼部损伤。

5. 定期检查，注意视力和视野的变化。

第六章 其他眼病

本章所述内容，乃不能按五轮及眼外伤归类的眼科杂病，主要选择临床上较为常见的眼外肌和眼屈光相关眼病进行论述，包括目偏视、近视、远视、弱视等，另外鹘眼凝睛是临床常见的全身性疾病导致的眼眶病变，在此章一并叙述。治疗方面，需中西医结合，对近视、远视、弱视等，精准屈光配镜矫正和其他相关治疗方法十分必要。

第一节 目偏视

一、概述

目偏视是以眼珠突然偏斜，转动受限，视一为二为临床特征的眼病。

本病常见于外伤、炎症、血管性疾病、肿瘤、内分泌疾病（如糖尿病）以及先天发育异常、产伤、早期疾病等导致眼外肌麻痹，出现眼球偏斜、复视等症状。该病患者少部分能够自愈，若治疗不及时，或失治误治，有些会造成永久性的损害。

本病相当于西医学的麻痹性斜视，属于非共同性斜视的一种，是眼运动神经核、神经、肌肉本身或眼眶病变引起的眼位偏斜及运动障碍。

二、临床诊断要领

（一）问诊要点

1. 诱因 询问患者是否受过外伤，是否有眼周邻近组织的炎症，以及与此相关的早期其他疾病（如发热、病毒感染）或全身基础病（如甲状腺功能亢进症、糖尿病），是否有头颅等部位的肿瘤等；患儿发病还要询问是否为足月顺产，是否有产伤等。

2. 病程 了解发病的时间、频率、长短，单眼发病还是双眼发病，是继发于其他疾病发病还是单独出现等。

3. 症状 患眼是否突然发病，是否有眼球运动限制，视力是否正常，是否伴有头晕、头痛等症状。

（二）眼部检查要点

本病以发病突然，常伴有眼位偏斜和运动障碍、复视、步履不稳为其特点。

1. 眼球运动检查 眼珠斜向麻痹肌作用方向的对侧，运动受限。如外展肌群麻痹时眼位向鼻侧偏斜，产生同侧性复视；内转肌群麻痹时眼位向颞侧偏斜，产生交叉性复视。一般头位向麻痹肌作用方向偏斜，部分患者可伴有上睑下垂、瞳孔散大、视力下降。

2. 角膜映光法检查 可根据反光点投影在角膜的位置，判断眼球偏斜的度数。遮盖去遮盖试验眼球不能复位。

3. 同视机检查 第二斜视角大于第一斜视角，即麻痹眼注视时，健眼的偏斜度大。

（三）辅助检查选择

1. 影像学检查 对于伴有眼部疼痛，或头部不适、眼外伤等患者需要酌情选择眼眶 X 线片、颅脑 CT 或 MRI 检查，以排除眼眶骨折、颅脑出血及占位性病变。

2. 内分泌疾病及心脑血管疾病相关指标 如血糖、血脂及甲状腺 T_3、T_4 等相关指标的检查，以排除全身基础病。

（四）诊断标准

1. 复视。
2. 眼球斜向麻痹肌作用方向的对侧，出现不同程度的转动受限。
3. 第二斜视角大于第一斜视角。

三、鉴别诊断

本病应与通睛相鉴别。两者均有目偏斜的症状。但后者多见于小儿，一般无复视，第一斜视角等于第二斜视角，无眼球运动障碍；目偏视则多突然发病，会有复视症状，第二斜视角大于第一斜视角，并伴有不同程度的眼球转动受限。

四、辨证论治

（一）治则治法

本病由外伤、炎症、眶内及头颅器质性病变引起者，需要对因治疗，治疗原发病；对于特发性者，中医眼科针药并用效果较好。若眼肌麻痹超过 6 个月，仍不能恢复者，可考虑手术治疗。

（二）分证论治

1. 风邪中络证

证候：突然发病，目珠偏斜，转动失灵，向患侧转动受限，视一为二；兼见头晕目眩，步态不稳；舌淡，脉浮数。

治法：祛风通络，扶正祛邪。

方药：小续命汤加减。肝虚血少者可加熟地黄、当归、川芎、丹参以补血养血；风热为患者可去方中肉桂、附子等温热之品，酌加生石膏、生地黄、桑枝、薄荷等，以清热疏风，通经活络；头晕目眩者加天麻、钩藤、石决明、菊花等清热平肝通络。

2. 风痰阻络证

证候：眼症同前；兼见胸闷，呕恶，食欲不振，咳嗽痰多；舌苔白腻，脉弦滑。

治法：祛风除湿，化痰通络。

方药：正容汤加减。可酌加赤芍、当归、丹参以活血通络；恶心呕吐甚者，加姜半夏、竹茹以涤痰止呕；痰湿偏重者，酌加薏苡仁、藿香、佩兰以芳香化浊，除湿祛痰。

3. 脉络瘀阻证

证候：发生于头部或眼部外伤或中风后，出现目珠偏位，视一为二；舌质淡或有瘀斑，脉涩。

治法：活血行气，化瘀通络。

方药：血府逐瘀汤加减。病变早期可加防风、荆芥、白附子、全蝎、白僵蚕以增祛风散邪之功；后期表现为气虚血瘀者，可加党参、黄芪、地龙等以益气扶正，通络化痰。

（三）其他治法

1. 对因治疗　对有确切病因引起的，全身应用抗炎药物或治疗外伤、肿瘤，调节内分泌等治疗。

2. 中成药治疗　复方丹参注射液，适用于脉络瘀阻证。肌内注射或静脉滴注。

3. 针刺治疗

（1）一般针刺方法　主穴选眼局部穴位，选择与麻痹肌肉相对应或者距离最近的穴位，如内直肌麻痹选睛明，外直肌麻痹选瞳子髎，下直肌麻痹选承泣，上直肌麻痹选鱼腰，或选择瞳子髎、睛明、承泣、太阳、四白等眼周穴位 2 ～ 3 个；配穴选用风池、太阳、百会、肝俞、肾俞、足三里、阳陵泉等 1 ～ 2 个；平补平泻，每日针 1 ～ 2 次，留针 30 分钟。

（2）特殊针法　眼肌直接针刺法，结膜囊表面麻醉后，以针灸针直接刺相应麻痹肌之眼球附着点后 1 ～ 3mm 处，每条肌肉可轻轻推刺数十下，刺后滴抗生素滴眼液，每日或隔日 1 次。

4. 推拿治疗　患者仰卧位，医者坐于患者头侧，用双手拇指分别按揉百会、睛明、攒竹、鱼腰、太阳、瞳子髎、丝竹空、风池等穴；再用双手拇指指腹分抹眼眶周围。上述手法反复交替使用，每次治疗约 20 分钟。然后患者取坐位，医者在患者背部点揉肝俞、胆俞及对侧合谷、下肢光明穴 5 ～ 10 分钟。全套手法治疗时间 30 分钟，每日 1 次，10 日为 1 个疗程。

5. 支持疗法　可配合使用能量合剂、B 族维生素及促进神经功能恢复的药物。

6. 手术治疗　保守治疗 6 个月无效，或病情好转停止、稳定 4 ～ 6 个月，可采用手术治疗。

五、调护

1. 不可过于焦虑、紧张，放松心情，调畅情志。

2. 复视严重者，可以遮盖麻痹眼。

3. 忌食肥甘厚腻、辛辣刺激之品。

4. 慎起居，避风寒，以避免或减少本病的发生。

第二节　近　视

一、概述

近视是眼在调节放松状态下，平行光线经眼的屈光系统后聚焦在视网膜之前的眼病。本病在古代早有认识，至《目经大成》始称近视。

近视的发生受遗传、发育和环境等多种因素的综合影响。根据屈光成分可以分为屈光性近视、轴性近视；根据度数分类可以分为轻度、中度和高度近视。

二、临床诊断要领

（一）问诊要点

1. **诱因**　询问视力下降的幅度，是突然下降还是缓慢下降；是看远不清还是看近不清；视力是否能够矫正，是否有不良的用眼习惯，是否有家族性遗传史等。

2. **病程**　了解发病的时间，治疗经过，进展情况。

3. **症状**　视远物模糊，近物清楚，且眯眼视物。近视度数较高者除远视力差外，还常会伴有闪光感、飞蚊症、夜视力差以及视力疲劳等症状。

（二）眼部检查要点

1. **视力检查**　近视力正常，远视力低于正常水平。

2. **散瞳验光检查**　散瞳验光后远视力可以矫正到正常。

3. **眼位检查**　有的患者可以伴有隐斜视或眼球突出。

4. **眼底检查**　高度近视的患者可发生不同程度眼底退行性改变，如近视弧形斑、黄斑出血、豹纹状眼底等。

（三）辅助检查选择

眼 A/B 超，了解眼轴长度、玻璃体混浊情况及眼底情况。

（四）诊断标准

1. 远视力减退，近视力正常。

2. 验光检查为近视，需用凹透镜矫正视力。

三、辨证论治

（一）治则治法

近视患者首先要散瞳验光，确定是否为真性近视，假性近视者可以通过中药辨证论治以及针灸、按摩、理疗等恢复；真性近视者可以选择框架眼镜、屈光手术等方法进行矫治。

（二）分证论治

1. **心阳不足证**

证候：视近清楚，视远模糊；全身无明显不适，或兼见心悸，神倦，视物稍久容易疲劳；舌质淡，脉弱。

治法：补气养心，安神定志。

方药：定志丸加减。若有食欲不振加鸡内金、神曲、麦芽以健胃消食；心悸重者加酸枣仁、柏子仁以养心安神；若伴神倦乏力者，可加党参、黄芪、白术以健脾益气。

2. **气血不足证**

证候：视近清楚，视远模糊，眼底或可见视网膜呈豹纹状改变；全身可无症状或兼见面色不华，神疲乏力；舌质淡，苔薄白，脉细弱。

治法：补血益气。

方药：当归补血汤加减。若有眼胀涩者可加黄精、丹参、首乌藤、香附以养血活络。

3.肝肾两虚证

证候：能近怯远，可有眼前黑花飘动，检查可见玻璃体液化混浊，眼底或呈豹纹状改变；或有头晕耳鸣，腰膝酸软；舌质淡，脉细弱或弦细。

治法：补肝肾明目。

方药：驻景丸加减方。若眼底视网膜呈豹纹状改变者，可选加制首乌、黄精、太子参、麦冬、五味子以助益气养阴之功。

（三）其他治法

1.外治 对于假性近视的，可选用低浓度阿托品滴眼液，每晚临睡前滴眼1次。

2.验光配镜 近视眼用凹透镜矫正。根据验光结果选择框架或隐形眼镜矫正，配镜的原则是选用使患者获得最佳矫正视力的最低度数镜片。外隐斜者完全矫正。

3.针刺治疗

（1）体针 眼部穴位为主、全身取穴为辅。常用穴位组有承泣、翳明、丝竹空、球后、睛明、四白、太阳、头维、光明、太冲、照海、足三里、三阴交等。每天针刺眼局部2个穴位，全身1～2个穴位，轮换取穴，10天为1个疗程。

（2）耳针 常取肝、脾、肾、心、神门、眼、目1、目2，选择3～5个穴位，用王不留行籽等压穴，每天自行按摩3～4次。

（3）梅花针 用梅花针轻轻叩刺太阳、百会、头部督脉穴位或叩刺背部脊椎两侧（华佗夹脊穴），每日1次，10次为1个疗程。

4.推拿点穴治疗 取攒竹、鱼腰、丝竹空、四白、睛明、太阳、百会、翳明、风池，示指指端按住穴位，然后对准穴位做按揉，共10分钟。通常1个月为1个疗程。

5.屈光手术治疗 角膜屈光手术、人工晶状体手术均能起到矫正近视的效果。

四、调护

1.养成良好的用眼习惯：阅读和书写时保持端正的姿势，眼与书本应保持30cm左右的距离，不在走路、乘车或卧床时看书。

2.学习和工作环境照明要适度，照明应无眩光或闪烁，黑板无反光，不在阳光照射或暗光下阅读或写字。

3.定期检查视力，对近期远视力下降者应查明原因，积极治疗；经验光确诊为真性近视者应配戴合适的眼镜。

4.病理性近视定期检查眼底以预防近视度数进一步加深。

5.加强体育锻炼，每天保持1～2小时户外活动。

6.注意均衡营养，少吃甜食。

第三节 远 视

一、概述

远视是眼在调节放松状态下，平行光线经眼的屈光系统后聚焦在视网膜之后的眼病。本病在古代早有认识，称为能远怯近，至《目经大成》始称远视。

远视的发生和遗传、年龄和环境等多种因素有关。当远视度数较低的时候，通过调节，增加眼睛的屈光度，光线可以聚集在视网膜上，形成一个清晰的像。但是，过度使用调节，远视者视疲劳程度会比较明显，大多数人在40岁之前不影响视力；高度远视者，无法通过调节代偿，从而放弃了调节，视觉疲劳症状反而较轻，但是会出现看远看近都看不清的情况。

二、临床诊断要领

（一）问诊要点

1.诱因 询问远视力和近视力的情况，问视力疲劳发生的时间，是看近处加重还是看远处物体时加重；视力是否能够矫正，是否有家族性遗传史等。

2. 病程 了解发病的时间，治疗经过，进展情况。

3. 症状 视近物模糊，或远近均模糊，严重的会伴有眼球、眼眶隐痛，看书模糊，以及眩晕、恶心、呕吐、视力疲劳等症状。

（二）眼部检查要点

本病发病较缓，常伴看近模糊、看远清楚、视力疲劳的情况，部分患者还会伴有内斜视。

1. 视力检查 远视力正常，近视力较差，或远近均较差。

2. 验光检查 医学验光为远视，大多数可以矫正，部分会因存在弱视而不能矫正。

3. 眼位检查 有的患者可以伴有内斜视。

4. 眼底检查 中度以上远视者视盘较小、色红，边缘不清，稍隆起。

（三）辅助检查选择

眼 A/B 超，了解眼轴长度，远视的患者眼轴偏短。

（四）诊断标准

1. 近视力减退，远视力正常；或远、近视力均异常。

2. 验光检查为远视，需用凸透镜矫正视力。

三、鉴别诊断

本病应与近视相鉴别。本病是看远清楚，看近模糊；近视是看近清楚，看远模糊。通过医学验光可以鉴别。

四、辨证论治

（一）治则治法

远视患者用凸透镜矫正，轻度无症状者可以不矫正，有视疲劳和内斜视者即使度数较低也需要配镜；中度或中年以上者应当配镜矫正视力，以消除视疲劳症状。中医方面，主要是采用补肝肾及中医适宜技术缓解眼部症状。

（二）分证论治

肝肾不足证

证候：视远尚清，视近模糊，部分有眼球或眼眶酸胀及视疲劳症状；或兼见头晕耳鸣，腰膝酸软，口咽干燥；舌红少苔，脉细数。

治法：补益肝肾。

方药：地芝丸或杞菊地黄汤加减。可选加制蔓荆子、菊花、香附、夏枯草以疏肝解郁，缓解眼部酸胀；何首乌、黄精、党参、黄芪以益气养阴。

（三）其他治法

1. 中成药 杞菊地黄丸，适用于肝肾不足型患者。

2. 外治 有视力疲劳者可以滴珍珠明目滴眼液等缓解视疲劳。

3. 针刺治疗 眼部穴位为主、全身取穴为辅。常用穴位组有承泣、翳明、丝竹空、球后、睛明、四白、太阳、风池、血海、三阴交、足三里等。每天针刺 3～4 个，10 天为 1 个疗程。

4. 屈光矫正 远视眼用凸透镜矫正。配镜的原则是选用使患者获得最佳矫正视力的最高度数镜片。角膜屈光手术、人工晶状体手术均能起到矫正远视的效果。

五、调护

1. 注重均衡饮食，禁食辛辣刺激之品。

2. 少看近物，久视近物后要远眺以缓解视疲劳。

3. 起居有常，不可过于劳累，保证有充足的睡眠。

4. 加强体育锻炼。

第四节 弱 视

一、概述

弱视是指视觉系统发育过程中，受到某些因素的抑制、干扰、视觉剥夺，未能得到适宜的视觉信息和视觉刺激形成的发育障碍。

弱视多由视觉发育期间各种原因导致视觉细胞的有效刺激不足，从而造成视力发育迟缓，检查眼球无器质性病变，但单眼或双眼最佳矫正视力低于同龄正常儿童。发现较早，去除引起弱视的病因后经过正规的治疗很大一部分能够恢复。如果治疗不及时，超过视觉发育可塑期（12岁以前），治疗效果有限。

二、病因病理

1.形觉剥夺性弱视 由于屈光间质混浊或视线被遮挡，如角膜混浊、白内障、玻璃体混浊等限制了视觉感知输入而导致弱视。

2.屈光不正性弱视 由于远视、近视、散光等各种屈光不正导致视网膜成像不清，如远视、近视、散光等。

3.斜视性弱视 由于眼位偏斜而产生复视、混淆视、头晕等不适感，为消除症状而斜视眼（非固视眼）被抑制，形成弱视。

4.屈光参差性弱视 由于双眼屈光能力相差较大，各自视网膜上成像大小差异太大，在大脑视觉中枢不能融合，为减轻不适感而使屈光不正程度较重的一侧受到抑制及废用。

5.感觉障碍性弱视 由于先天性或出生后不久（在视觉发育关键期间）视网膜或视神经接受及传递视觉功能障碍而产生弱视，如先天性或幼龄期视网膜或视神经病变。

三、临床表现

1.自觉症状 视物昏蒙，因患儿年幼而不能自述，多因目偏视而为家长所发现，或在体检时查出。

2.眼部检查 经严格散瞳验光后，矫正视力低于同龄正常儿童。或伴有目偏视；或先天性白内障术后及不恰当地遮盖眼睛等。视力检查中对单个字体的辨认能力比对同样大小排列成行字体的辨认能力高（拥挤现象）；对比敏感功能降低；立体视功能障碍。眼底检查常有旁中心注视。

3.实验室及特殊检查 视觉电生理检查，视觉诱发电位 P_{100} 波潜伏期延长及振幅降低；同视机检查用于双眼视觉功能检查。

四、诊断与鉴别诊断

（一）诊断要点

1.最佳矫正视力低于相应年龄正常值的下限，3岁儿童低于0.6，4岁以上儿童低于0.8，或双眼视力相差2行以上。

2.眼部常规检查无器质性病变，或有屈光不正、屈光参差，或斜视、晶状体混浊，以及严重上睑下垂等。

（二）鉴别诊断

本病应与严重的散光、近视、远视等屈光不正相鉴别，散瞳后严格客观、主观验光试镜即可鉴别。

五、治疗原则

应根据病因的不同，采取针对性治疗方法，重视斜视及屈光不正的矫治，以及黄斑固视和融合功能训练等多方面综合治疗。弱视的治疗强调年龄的时效性，5岁前开始治疗，效果最好；10岁以后效果相对较差；12岁前是视觉发育的可塑期，若在12岁以后才开始治疗，其视力恢复的机会很小。

第五节 甲状腺相关性眼病

一、概述

甲状腺相关性眼病是一种与甲状腺功能相关的器官特异性自身免疫性疾病，是成人眼球突出最常见的原因。以眼球突出、眼睑退缩和上睑迟落为主要临床特征。

本病为常见的眼眶疾病，患者多为中青年女性，男女比为1∶4，大多伴有甲状腺功能亢进，但也有正常或减退者。多双眼发病，亦可单眼罹患，起病较缓，病程冗长。

甲状腺相关性眼病归属于中医学"鹘眼凝睛"范畴，又名"鹘眼凝睛外障""鱼睛不夜"。

二、病因病理

本病病因尚未完全清楚，但目前认为与甲状腺功能相关的器官自身免疫有关，同时本病还与遗传、环境、感染等多种因素密切相关。病变主要累及眼外肌肌腹，病理改变表现为淋巴细胞、浆细胞和肥大细胞浸润、黏多糖沉积等。

三、临床表现

1. 症状 眼沙涩不舒、畏光流泪、复视、视力下降等，视力下降主要因视神经受压或暴露性角膜炎所致。常伴有甲状腺功能异常的全身症状。

2. 体征 眼睑退缩，上睑迟落，上方角膜缘和部分巩膜暴露，眼球突出，运动障碍，下直肌和内直肌最常受累。严重者，发生暴露性角膜炎和角膜溃疡。

3. 辅助检查

（1）甲状腺功能相关检查 多数甲状腺功能亢进患者的血清总 T_3、T_4 和游离 T_3（FT_3）水平升高，放射性碘摄入增加，伴高峰提前。

（2）CT、MRI 和超声检查 显示眼外肌增粗，常累及双侧多条肌肉。

四、诊断与鉴别诊断

1. 诊断要点

（1）眼睑退缩和上睑迟落，眼球突出，眼球运动障碍或伴有复视。

（2）CT、MRI 扫描和超声检查，显示典型眼外肌肥大，即眼外肌呈梭形肥大，肌腱不受累，一般可确诊。

（3）甲状腺功能异常史及相关甲状腺功能的实验室检查有助于诊断。

2. 鉴别诊断

（1）眼眶肿瘤 多单侧突眼，双眼突出不对称程度明显超过甲状腺相关性眼病，突出的方向总与病变部位相反，不伴有眼睑退缩和上睑迟落。

（2）眼眶炎性假瘤 多急性发病，眶深部疼痛显著，眼球向前突出，伴眼睑红肿，上睑垂。CT 扫描显示眼外肌不规则增粗，累及肌腱，有助于诊断。

五、治疗原则

甲状腺相关性眼病是甲状腺病变在眼部的表现，在治疗眼眶病的同时，还需对甲状腺功能异常加以治疗。临床上，应根据眼病的严重程度以及眼病与全身疾病两者的关系决定治疗原则和方法，如给予糖皮质激素或免疫抑制剂等。中药对机体的免疫机制具有系统调节作用，由于气血痰瘀互结是本病的主要病理机制，故治疗可采用理气化痰、祛瘀散结等治法。后期根据病情可行手术治疗。

第六节　眼眶炎性假瘤

一、概述

眼眶炎性假瘤为原发性眼眶组织的慢性非特异性炎性改变，因其临床症状类似肿瘤，组织学表现属于特发性炎症，故名炎性假瘤。多见于成年人，一般无明显性别差异，单眼发病者较多。起病较急，发展较缓，时有反复发作和自行消退的特点。

本病属于中医学"鹘眼凝睛"范畴，该病名首见于《秘传眼科龙木论》，亦有称其为"目眶瘕瘤"者。

二、病因病理

本病病因至今不明，可能与感染如鼻窦炎、上呼吸道感染和免疫功能紊乱有关。患者血清中 IgG、IgM 可增高，部分患者可发现抗核抗体及抗平滑肌抗体。目前多数学者认为炎性假瘤是一种免疫反应性疾病。其病理上是由多形性炎症细胞（淋巴细胞、浆细胞、嗜酸性粒细胞）和纤维血管组织反应构成的特发瘤样炎症。

三、临床表现

1. 症状 眼眶疼痛，牵连头额，伴畏光流泪，甚者出现复视，视力下降。

2. 体征 眼睑不能闭合，结膜充血水肿，眼球突出，转动障碍。约有1/3患者眶缘可扪及肿物，呈结节状，多发，可推动，轻度触痛；如侵犯泪腺，在眶外上方可触及肿物不能推动，相应处结膜充血。病情严重者，由于眼球受压，眼底可见视盘水肿及血管充盈、视网膜静脉迂曲扩张、视网膜出血及水肿等征象。

3. 辅助检查

（1）X线摄片 早期对眶骨无影响，病程较久者，可见致密阴影或眶容积增大，一般无骨质破坏。

（2）超声检查 眶内可见低回声区，若肿物纤维组织多，则回声衰减明显，后界往往不能显示。

（3）CT检查 眶内可见形状不规则的软组织块影，常有眼外肌肥大、肌止点呈球形肿胀、眼环增厚；纤维增生者，则眶内弥漫性密度增高，重要标志被遮蔽。

（4）MRI检查 表现为淋巴细胞浸润型、纤维组织增生型，肌炎型则显示眼外肌肿大。

四、诊断与鉴别诊断

1. 诊断要点

（1）发病前多有眼睑、球结膜水肿病史，起病急，发展慢。

（2）眼眶疼痛，伴有流泪，继而出现复视，视力下降。

（3）眼球突出，运动障碍。

（4）眶内可扪及肿块，轻度压痛。

（5）X线摄片、超声检查、CT扫描等有助于诊断。

2. 鉴别诊断

（1）眼眶恶性肿瘤 恶性肿瘤多见于老年人和少年，病程短，发展快，单侧发病，罕有复视，对视力影响较大。常有眼眶骨质破坏。有时鉴别很困难，须做组织活检方能确诊。也可用糖皮质激素进行试验治疗，如为假瘤，一般经1～2周治疗后眼球突出度可以减轻。

（2）甲状腺相关眼病 甲状腺相关眼病通常为隐匿性发作，眼睑迟闭和退缩是该病两大特征性表现。影像学表现为典型的眼外肌肌腹肥厚，而肌腱不受累。

（3）急性眶蜂窝织炎 发病突然，疼痛明显，常有鼻窦炎、牙病或外伤史。多有发热，白细胞计数增加。

五、治疗原则

本病多采用药物保守治疗，以糖皮质激素为主，如口服泼尼龙，每日60～80mg，症状缓解后药量逐渐减少，应小剂量用药持续3～4个月，小剂量维持给药可采用隔日晨服法，两天的剂量在第1天早晨顿服，第2天休息。小剂量维持用药，可防止复发，减轻视神经和眼肌的损害。对于糖皮质激素治疗不敏感患者可给予免疫抑制剂治疗，如环磷酰胺、甲氨蝶呤、环孢素等。

中医则重在辨证论治，分别采用疏风清热解毒、疏肝理气活血、化痰祛瘀散结法治之。

第七章 外伤眼病

外伤眼病是指眼珠及其周围组织因外物意外伤害而致损伤的一类眼病。西医学称眼外伤。历代医籍中常称"为物所伤之病"。眼外伤据致伤原因不同，分为机械性眼外伤和非机械性眼外伤两大类。

眼居高位，暴露于外，易受外伤而致组织形态及功能损害；因目中脉道幽深，经络密布，血络交错，气血纵横贯目，若有损伤，既可伤血，又可伤气，伤血则血行迟缓而瘀滞，伤气则气机失调而气滞，气滞血瘀致目珠形态及功能损害，如胞睑、黄仁等组织脉络丰富，受伤易致出血，表现为胞睑瘀血、白睛溢血、血灌瞳神、眼底出血等。外伤有隙，邪毒乘虚而入，致伤物大多污秽，受伤处易被感染，特别是无血络分布的黑睛、神膏等组织，易出现严重损伤而伤害视力。眼外伤的临床表现及其预后与致伤因素、部位、程度及处理措施正确与否等密切相关。目珠内不同组织对外伤的抵抗力与敏感性有较大差异，如较强的外力易致黑睛边缘发生裂伤，黄仁根部断裂，甚或晶珠混浊、脱位，视衣脱离等，均致神光发越受阻而损害视力。此外，真睛破损若处理不及时或不当，可致邪毒传变而损伤健眼等。

外伤眼病的治疗常须中西结合、内外兼治。若患眼红肿疼痛、流泪畏光、黑睛生翳，多属风热乘伤侵目，治以疏风清热兼活血；若伤眼赤肿痛甚、抱轮红赤或白睛混赤、黑睛溃陷、黄液上冲，多属邪毒炽盛，治以清热解毒兼凉血；若胞睑青紫、白睛溢血、血灌瞳神、视衣出血，可按"离经之血，虽清血鲜血，亦是瘀血"来辨证，早期治以凉血止血，后期活血化瘀；若头目胀痛伴胸闷纳呆、口苦咽干，多属气郁化火，治疗时须佐以疏肝理气泻火之品。

外伤眼病是眼科常见、多发病，是常见致盲因素之一，其预防十分重要，需加强防护，避免外伤眼病的发生。

第一节 异物入目

一、概述

异物入目是指沙尘、金属碎屑等异物进入眼内，黏附或嵌顿于白睛、黑睛表层，或胞睑内面致眼部碜涩不适的眼病。

本病为常见病、多发病，单眼或双眼均可发病。异物的大小、性质不同，损伤的部位、程度、临床表现亦不同。异物小而表浅者，病情较轻；异物大而深陷者，病情较重。若深层异物处理不当，可致患眼红赤刺痛、黑睛生翳，甚者愈后遗留瘢痕而损害视力。

本病相当于西医学之结膜、角膜异物。常见异物有砂石、尘土、煤渣、金属碎屑、稻谷壳、麦芒、飞虫、玻璃碎渣等。若系炸药、雷管等所致的爆炸伤，常因火药残渣、碎石铜屑等飞溅入目，造成黑睛大量异物，取除困难而危害视力。

二、临床诊断要领

（一）问诊要点

1.诱因 询问患者发病前是否曾因工作生活中失于防护或回避不及，致金属碎屑、玻璃碎渣、稻谷碎壳、麦芒等飞溅目内；或有砂石尘土、煤灰粉渣、竹木碎屑、碎叶毛刺等随风吹入目内；或细小昆虫飞扑入目等诱因。

2.病程 询问患者是急性发病，还是发病后未及时诊治而延误治疗。急性发病为本病的主要特点。

3.症状 询问患者是单眼发病还是双眼发病，若异物附着于胞睑内面、白睛表层者，患眼自觉轻度碜涩不适，流泪羞明；若异物黏着或嵌顿于黑睛表层者，自觉疼痛流泪、羞明难睁。若异物位于黑睛中央近瞳孔区者，可有不同程度的视力下降。

（二）眼部检查要点

在对患者一般情况进行整体评估，采集中医望、闻、问、切整体辨证资料的同时，特别要重视眼部的专科检查，掌握异物入目病的局部表现，并行眼部详细检查，有助诊断和进行辨证。

1. 若异物黏着于胞睑内面或白睛、黑睛表层，查见睑内、白睛表层或黑睛表层异物附着，可伴白睛红赤。

2. 若异物嵌顿于黑睛，查见抱轮红赤或白睛混赤，若失治致异物稽留日久，其周围可见边缘不清的灰白翳障；若异物为铁屑、铜屑，则其周围兼见棕黄色锈环或铜绿色锈环；若复感邪毒，可变生凝脂翳，出现神水混浊、黑睛后壁沉着物、瞳神紧小等严重变症。

（三）辅助检查选择

若黑睛异物稽留日久，其周围灰白翳障明显时，可行病变组织刮片涂片检查和病原体培养以发现致病菌。

（四）诊断标准

1. 有明确的异物入目病史。

2. 患眼碜涩疼痛，畏光流泪。

3. 在胞睑内面、白睛、黑睛表层见异物附着或嵌顿。

三、鉴别诊断

本病需与角膜穿通伤相鉴别。前者异物存留于睑内、白睛或黑睛表层，尚未穿透角膜进入眼内；后者常因锐器刺伤或高速飞溅之金属等异物飞溅入目、穿通角膜，留于球内，发为角膜穿通伤，两者不难鉴别。

四、辨证论治

（一）治则治法

本病的治疗需明辨异物的性质、形状、部位，眼部存留时间的长短，是否伴风热邪毒入侵等情况。本病的治疗原则为及时清除异物，防止感染。若异物小而表浅，及时取出即可，一般不需内治。外治以清热解毒、退翳明目为主。

（二）其他治法

1. 游离、附着于胞睑内面、白睛、黑睛表层的异物，可滴 0.4% 盐酸奥布卡因滴眼液或 0.5%～1% 丁卡因滴眼液 1～2 次后，用无菌盐水棉签拭去，或用氯化钠注射液冲洗加以清除；若为谷壳、麦芒、毛刺等异物，可用镊子夹持异物顺方向拔除，并涂红霉素等抗生素眼膏，眼垫包封。次日，继以红霉素眼膏或氧氟沙星滴眼液点眼。

2. 若异物嵌顿于黑睛浅层，冲洗或拭除不能清除者，采用角膜异物剔除术。手术方法：用氯化钠注射液清洁冲洗结膜囊后，滴用 0.4% 盐酸奥布卡因滴眼液或 0.5%～1% 丁卡因滴眼液 1～2 次行表面麻醉，固定头部，嘱患者固视前方，术者用一手分开患者上、下眼睑以暴露术野，另一手将消毒异物针或无菌注射针头以 15° 角由异物一侧剔除异物，注意针尖需朝向角膜缘方向，切忌针头垂直刺入、避免刺伤角膜（图 6-7-1）。若有铁锈铜锈，应一并剔除；如铁锈铜锈多且位置深、一时难以取净者，可复诊时再剔出。术中严格无菌操作，尽量减少对周围组织的损伤，术毕涂用抗生素眼膏，以眼垫封盖。症状重者可于结膜下注射抗生素。

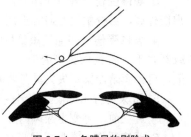

图 6-7-1　角膜异物剔除术

3. 较深的磁性异物，可用电磁铁吸出。

4. 由爆炸伤引起的黑睛多发性异物，应据异物深浅，由浅至深分期分批剔除，避免因异物位置过深在剔除过程中造成黑睛损伤，遗留瘢痕而损害视力。

5. 次日复查，观察有无异物残留及创面愈合情况，并滴氧氟沙星等抗生素滴眼液，每次 1～2 滴，每日 3～4 次，每晚涂红霉素眼膏。若复感风热邪毒，可变生凝脂翳，须按凝脂翳及时处理。

五、调护

1. 加强卫生宣教，施工过程中，严格按流程操作，在使用射钉枪、车床砂轮磨制器具、铁锤捶打坚脆物体时，均须戴护目镜。

2. 若有谷壳、麦芒、沙尘、毛刺等不慎入目，须及时就医取出，切忌揉拭及随意挑拨，以免加重病情或变生他症。

第二节　撞击伤目

一、概述

撞击伤目是指眼部因钝力撞击受损，但目珠无穿破性伤口的眼病。

本病为常见病、多发病，单眼或双眼均可发病。该病病情的轻重及预后，取决于钝力的大小、受伤的部位等因素。

本病相当于西医学的机械性非穿通性眼外伤，又称眼部钝挫伤。包括眼睑挫伤、角膜挫伤、虹膜睫状体挫伤、前房积血、晶体脱位、玻璃体积血、视网膜脉络膜损伤、视神经挫伤等。

二、临床诊断要领

（一）问诊要点

1. 诱因　询问患者发病前是否有钝力撞击眼部等诱因。譬如是否有球类、棍棒、拳头、石块、砖头、金属制品、皮带等钝性物体撞击目珠；是否有高压液体、气体冲击眼部；是否有因碰撞、跌倒等导致头面部撞击硬物；是否有眼部邻近组织损伤或头面部受强烈震击而伤及眼珠。

2. 病程　询问患者是急性发病，还是发病后未及时诊治而延误治疗。急性发病为本病主要特点。

3. 症状　询问患者是单眼发病还是双眼发病，患眼有哪些自觉症状及是否有视力变化。因受伤部位、程度不同，临床表现各异。伤及胞睑、白睛者，轻者微胀微痛，重者目痛难睁、白睛红赤；伤及黑睛者，自觉刺痛、畏光流泪、视物模糊；伤及晶珠、神膏、视衣、目系者，视物模糊或变形，甚或暴盲；伤及眼眶者，眼眶及头部疼痛；伤及眼外肌者，自觉复视、头晕等症。

（二）眼部检查要点

在对患者一般情况进行整体评估，采集中医望、闻、问、切整体辨证资料的同时，特别要重视眼部的专科检查，掌握撞击伤目病的局部表现，并进行眼部的详细检查，有助诊断和进行辨证。

1. 胞睑受伤　轻者胞睑青紫肿胀；重者胞睑青紫高肿、状如杯覆，目痛难睁，或有皮下气肿，出血量多时，可致对侧胞睑青紫肿胀，或伴上胞下垂。

2. 白睛受伤　常见白睛溢血。初起色泽鲜红，久则暗红，量少者呈点片状分布，色如胭脂；量多者布满整个白睛，色泽暗红，或可伴白睛撕裂。

3. 黑睛受伤　轻者黑睛表层擦伤，荧光素钠染色着染；甚者可见黑睛条、片状混浊，伴抱轮红赤；若邪毒乘伤外袭，可变生凝脂翳等重症。

4. 黄仁受伤　初期呈短暂性瞳神缩小，继而瞳神散大不收或变形；若黄仁断裂，则瞳神不圆、呈"D"形或新月形；若黄仁脉络受损，则血灌瞳神，若出血量少则沉积于瞳神下，若多则漫掩瞳神；积血若日久不散，可致黑睛血染，失去晶莹明澈而损害视力；亦可致目珠胀硬、黑睛混浊等多种变症。

5. 晶珠受伤　可致晶珠半脱位或全脱位，若脱于黄仁后，或神膏中，黄仁可发生震颤；或倚于瞳神之间；若脱于黄仁前，可变生绿风内障；或晶珠日渐混浊，变生惊震内障。

6. 眼底受伤　常见视网膜水肿或出血，甚者玻璃体积血，眼底无法窥见；或见视网膜脱离；或见视神经挫伤；或见脉络膜视网膜破裂等。

7. 眼眶受伤　常见临床表现为眼眶骨折或眶内瘀血。若眶内瘀血量多者，可致目珠突出而为物伤睛突；若合并颅骨骨折者，常伴口、鼻、耳出血，眶内出血12小时后，围绕眶缘之胞睑皮下和白睛下常有瘀血瘀斑。若视神经管处骨折，可致视神经受压、撕脱，致视力剧降，甚至失明。

8. 眼外肌受伤　可见目珠偏斜、转动失灵，视一为二。

（三）辅助检查选择

1. X 线摄片或 CT 检查　若眼眶受伤，可行 X 线摄片或 CT 检查，排除眶骨或颅骨骨折。

2. 眼部 B 超检查　若玻璃体大量积血时，需行眼部 B 超检查判断积血程度及是否合并视网膜脱离。

（四）诊断标准

1. 明确的钝物撞击头目病史。

2. 眼部常见肿胀、疼痛、视力下降等。

3. 眼眶受伤时，X线片或CT示眼眶骨折。

三、鉴别诊断

本病应与真睛破损相鉴别。前者是因眼部受钝力撞击损及眼组织所致病变，但目珠无穿通伤口；后者目珠为锐器所伤，有穿通伤口，两者可予鉴别。

四、危急状态辨识

撞击伤目病情复杂，常可致盲，一旦发现有严重的前房积血、玻璃体积血、视网膜脱离、视神经撕脱伤等表现时，即为危急状态，应采用中西医结合、内外兼治方法尽快治疗，避免发生角膜血染、继发性青光眼等并发症而失明。若合并颅底骨折及颅脑损伤、脑脊髓液鼻漏者，或合并全身挤压伤者，亦属危急状态，应请相关科室及时会诊，立即抢救患者生命，并注意防止由鼻窦或创口导入感染。

五、辨证论治

（一）治则治法

本病的治疗以细辨伤情，对症治疗为基本原则。首当分辨受伤的部位、性质、轻重、新旧，是否有并发症等情况，再辨证施治。大抵轻伤新伤易治，重伤陈伤难疗。早期治当凉血止血，后期治当活血化瘀止痛。若伤情复杂者，除内服外治外，必要时可配合手术治疗。

（二）分证论治

1. 撞击络伤证

证候：患眼胀痛，视物模糊或视力剧降。查见胞睑青紫，肿胀难睁；或白睛溢血，血色鲜红；或眶内瘀血，目珠突出；或血灌瞳神；或眼底出血，甚则络瘀暴盲、目系暴盲等。舌质紫暗，苔薄白，脉涩。

治法：早期凉血止血，后期活血化瘀。

方药：早期宜止血，用生蒲黄汤加减。出血重而不易止者，常于方中选加血余炭、仙鹤草、大蓟、小蓟、茜草、藕节、白茅根等以助凉血止血，防止再出血；若头目胀痛，酌加夏枯草、石决明平肝清热。也可服用和血明目片或止血祛瘀明目片等中成药。

后期宜化瘀，用祛瘀汤加减。若目中积血多而难消者，常于方中酌加三棱、莪术、三七、川牛膝、枳壳以增强破血行气消瘀之力；若兼便秘者，可酌加大黄以通腑泄热祛瘀。也可服用复方血栓通胶囊或丹红化瘀口服液等中成药。

2. 血瘀气滞证

证候：患眼视物模糊，甚或视物不见；头目胀痛，或伴恶心呕吐。查见上胞下垂，目珠偏斜；或黑睛混浊，瞳神紧小或散大不收；或血灌瞳神；或视衣水肿、渗出、出血等；或目珠胀痛，眼压升高。舌质紫暗，苔薄白，脉涩。

治法：行气活血，化瘀止痛。

方药：血府逐瘀汤加减。若上胞下垂、眼珠偏斜者，可酌加防风、葛根、白附子、僵蚕，以祛风散邪通络；若黑睛混浊者，酌加木贼、菊花以退翳明目；若瞳神散大者宜去柴胡、川芎，加香附、五味子以顺气敛瞳；若视衣水肿者可加车前子、茯苓、泽兰、薏苡仁、茺蔚子以祛瘀利水消肿；若痛甚者，加乳香、没药以活血止痛。也可服用血府逐瘀丸或活血通脉胶囊等中成药。

本证后期可酌情改用滋补肝肾、活血明目之剂，以恢复功能，提高视力。

（三）其他治法

1. 滴用滴眼液
①黑睛混浊者，可用清热解毒类中药滴眼液，如0.5%熊胆滴眼液，每次1滴，每日4～6次。②抗生素滴眼液，如氧氟沙星滴眼液，每次1滴，每日4～6次。③散瞳：病情较重或有虹膜炎者，选用1%阿托品滴眼液散瞳，每日2～3次；或托吡卡胺滴眼液，每日2～3次。

2. 外敷法
胞睑青紫肿胀者，24小时内宜冷敷止血，或用鲜生地黄、鲜赤芍等量捣碎加蛋清外敷；24小时后改为热敷。目珠疼痛者，可选用生地黄、红花、芙蓉叶等量捣烂，蛋清调匀，隔纱布敷患眼。

3. 电离子导入
血灌瞳神者，可选用复方丹参注射液、血塞通注射液、红花注射液等电离子导入，以活血化瘀促消散。

4. 加压包扎
眶内出血致目珠突出，或胞睑皮下气肿者，需加压包扎，勿擤鼻涕、打喷嚏。

5. **球后注射** 玻璃体积血日久者，可采用尿激酶球后注射治疗。

6. **高压氧疗法** 若发生目系暴盲者，可配合高压氧疗法改善症状。

7. **针刺治疗** 目珠刺痛，黑睛生翳者，可配合针刺止痛。取穴为四白、太阳、合谷、承泣、睛明等。

8. **中成药静脉滴注** 根据辨证分型，可选用血栓通注射液、复方丹参注射液、川芎嗪注射液、葛根素注射液等静脉滴注以活血化瘀。

9. **手术** 若严重的前房积血，经 4 ~ 5 天药物治疗无吸收且眼压持续升高者，可行前房穿刺术；若晶珠混浊，严重视力障碍者，可行白内障囊外摘除联合人工晶体植入术；若晶珠脱位于黑睛与黄仁之间，变生绿风内障者，宜行手术摘除脱位晶珠；若晶珠脱入神膏者，可行玻璃体手术；若合并眶骨、颅底骨折者，须速请相关科室会诊手术。

六、调护

1. 本病应以预防为主，加强安全教育，工作中严格遵守安全操作制度及流程，戴护目镜等做好个人防护，杜绝外伤事故发生。制止儿童及青少年玩钝器及弹弓。体育运动时应做好安全防护。

2. 饮食宜清淡，保持大便通畅。

3. 血灌瞳神者，宜用眼垫遮盖双眼，取半卧位休养。

第三节　真睛破损

一、概述

真睛破损是指目珠为外物所伤并有穿通伤口的眼病。

本病为常见病、多发病，单眼或双眼均可发病。病情的轻重及预后，取决于损伤的部位、范围、严重程度，有无眼内异物及并发症，治疗措施是否得当等，多数预后不良。重者还可累及健眼，发生交感性眼炎，此为该病最严重的并发症，一旦发生，常造成严重后果。

本病相当于西医学的机械性穿通性眼外伤，又称眼球穿通伤。以刀、针、剪等锐器刺伤为常见诱因，常伴眼内异物，为眼外伤中的重症。锐器伤致眼球壁全层裂开者，称眼球穿通伤；锐器伤致眼球壁有入口及出口的损伤，称贯通伤；异物入目引起的损伤，称眼内异物；钝器伤致眼球壁裂开者，称眼球破裂。

二、临床诊断要领

（一）问诊要点

1. **诱因** 询问患者发病前是否有锐器刺伤眼部等诱因。如是否有刀、剪、针、锥、铁丝、钉、木签等锐器刺穿目珠；是否有高速飞溅之金石铁屑、瓷器碎屑、玻璃等穿破眼珠，或爆炸之碎石、破片等飞射入目；是否有过猛钝力碰撞挤压或跌仆碰打致目珠破损。

2. **病程** 询问患者是急性发病，还是发病后未及时诊治而延误治疗。急性发病为本病主要特点。

3. **症状** 询问患者是单眼发病还是双眼发病，是否有视觉障碍等。伤眼常有不同程度的疼痛，甚或剧痛，牵及头部，伴畏光流泪，睁眼困难，视力骤降；若感伤健眼，则健眼亦羞明流泪、头目疼痛，甚者产生严重视力障碍等。

（二）眼部检查要点

在对患者一般情况进行整体评估，采集中医望、闻、问、切整体辨证资料的同时，特别要重视眼部的专科检查，掌握真睛破损病的局部表现，并进行眼部的详细检查，有助诊断和进行辨证。

1. 伤眼可见形状、大小不一的伤口，或合并胞睑穿透伤。伤口常位于白睛里层、黑睛、黑白睛交界处；裂隙灯查见上述部位破裂、神水溢出；或前房变浅、目珠变软；或黄仁脱出、状若蟹睛；瞳神变形或欹侧；或血灌瞳神；或晶珠脱出、晶珠混浊；或神膏外溢、视衣脱离等，甚者眼珠塌陷变软，睛毁珠坏，终至失明。

2. 若致伤物污秽，邪毒入侵，热毒内蕴，常于伤后 1 ~ 2 日伤眼出现胞睑肿胀，白睛混赤壅肿，神水混浊，黄液上冲，瞳神难辨，目珠突出，转动受限，伴头痛、寒热往来等症，或眼珠萎软、塌陷或呈突起睛高之症。

3. **眼内异物** 如系异物飞溅射穿黑睛者，应配合眼部 X 线片和 B 超检查排除眼内异物，眼内异物在造成机械性损伤的同时，极易造成眼内感染。若伤口不大，或伤口经正规治疗后眼症未减，甚或加重者，应考虑伴眼内异物。铁、铜等金属异物，易发生铁质或铜质沉着症，造成更严重的眼部损害，甚至失明。

4. 感伤健眼 常于伤后 2～8 周发生，若穿通伤口发生在白睛黑睛交界处，且创口嵌有黄仁等组织，或创口经久不愈；或伤眼反复红赤疼痛；或眼内异物存留等，较易影响健眼。若邪毒传变可致健眼受累，出现健眼视力剧降，畏光流泪，头目疼痛，抱轮红赤或白睛混赤，黑睛后壁附有细小沉着物，瞳神紧小，神水、神膏混浊，视盘水肿，视衣出现黄白色点状渗出等症，为真睛破损的严重并发症，相当于西医学的交感性眼炎。

（三）辅助检查选择

1. 影像学检查 若怀疑眼内异物，应做眼部 X 线摄片和 B 型超声检查，必要时行 MRI 检查，以明确异物属性及部位。

2. 血常规 可见白细胞总数及中性粒细胞比例增高。

（四）诊断标准

1. 有眼外伤史或异物入目史。
2. 伤眼视力障碍，甚至无光感。
3. 黑睛、白睛，或黑白睛交界缘有穿通伤口，或黄仁脱出，状若蟹睛。
4. 神水外溢，甚者黄仁、晶珠、神膏等眼内组织脱出，眼珠塌陷变软。
5. 部分患者眼内异物存留。

三、鉴别诊断

本病需与撞击伤目相鉴别，前者眼珠为锐器所伤，且有穿通伤口，甚者眼内组织脱出；后者系因钝力撞击伤目，虽损及眼组织，但无穿破伤口，两者不难鉴别。

四、危急状态辨识

真睛破损属眼外伤中的急重症，易致失明。一旦出现头眼剧痛、视力剧降，结膜高度充血水肿、前房大量积脓、玻璃体雪球样混浊或脓肿形成等表现时，即属危急状态，提示已发为外伤性感染性眼内炎，急以全身及局部应用大剂量抗生素及糖皮质激素予以抢救，必要时急行玻璃体切除术。若眼内炎向球周发展，可发为全眼球炎，重者炎症可蔓延至颅内，甚或危及生命。

五、辨证论治

（一）治则治法

真睛破损属眼科急重症，当以手术治疗为主，应尽早取出异物、缝合伤口，尽量还纳脱出的葡萄膜组织，妥善处理睫状区伤口；有效防控感染。术后配合中医辨证治疗，风热乘袭者，治当祛风清热，散瘀止痛；热毒壅盛者，治当清热解毒，凉血化瘀。发生交感性眼炎者，可参照"瞳神紧小"进行辨证论治。

（二）分证论治

1. 风热乘袭证

证候：伤眼疼痛，胞睑肿胀难睁，羞明流泪，视力急降，白睛、黑睛破损，甚或黄仁绽出，神水、神膏外溢；舌苔薄黄，脉弦紧或弦数。

治法：祛风清热，散瘀止痛。

方药：除风益损汤加减。常于方中加金银花、菊花、黄芩、夏枯草以清热祛风解毒；加红花、郁金、苏木散瘀止痛；或选归芍红花散加减以祛风清热，凉血活血。也可服用银翘解毒丸及丹红化瘀口服液等中成药。

2. 热毒壅盛证

证候：伤眼剧痛，视力剧降，伤口污秽浮肿，胞睑肿胀难睁，白睛混赤，黑睛破损，黄仁绽出，神水、神膏外溢，瞳神紧小，或神水混浊，黄液上冲，或目珠突出，转动失灵，甚者脓攻全珠；伴头痛；舌红苔黄，脉弦数。

治法：清热解毒，凉血化瘀。

方药：经效散合五味消毒饮加减。方中常以水牛角、生地黄、牡丹皮、玄参代替犀角；若黄液上冲、便秘溲赤者，酌加芒硝、车前子通利二便，引热下行；伤眼剧痛者酌加没药、乳香、苏木以化瘀止痛；若口苦咽干、头目剧痛，酌加石决明、夏枯草、青葙子以清肝泻火。也可服用双黄连颗粒或龙胆泻肝丸及血府逐瘀丸等中成药。

（三）其他治法

1.滴用滴眼液 ①抗生素滴眼液，如氧氟沙星滴眼液，每次 1 滴，每日 6 次，重症患者可每小时滴 2 次。②散瞳：用 1% 硫酸阿托品滴眼液散瞳，每次 1 滴，每日 5～6 次。③可据病情用糖皮质激素滴眼液滴眼。

2.清创缝合手术治疗 用 0.9% 氯化钠注射液冲洗伤眼，清除所有污物。若黑睛伤口小于 3mm，对合良好，不伴眼内容物脱出者，可不必缝合，予红霉素等抗生素眼膏涂眼及 1% 硫酸阿托品眼膏散瞳，包扎伤眼。伤口大于 3mm 者，应尽早清创缝合。伴眼内异物，特别是金属异物时，应尽早取出。注意处理好睫状区伤口，及时取出异物，预防交感性眼炎的发生。

3.抗感染治疗 全身应用足量广谱抗生素和糖皮质激素，以抗感染。

4.可根据病情，辨证选用双黄连注射液、清开灵注射液等中成药静脉滴注。

5.抗破伤风治疗 立即皮下注射破伤风抗毒素 1500IU，或破伤风免疫球蛋白 500IU。

6.交感性眼炎治疗 立即全身及局部使用大剂量激素，必要时应用免疫抑制剂治疗。

7.针刺治疗 血灌瞳神、视网膜出血者，可取上睛明、四白、合谷、曲池、风池等穴针刺，以提高视力。每次取局部 1～2 穴，远端 1～2 穴，每日 1 次。

六、调护

1. 大力宣传眼外伤防治知识，厂矿企业应健全生产和操作规章制度，工作时严守操作规程，加强劳动保护，避免眼外伤的发生。

2. 加强青少年安全教育，禁止玩弄刀、剪、针、竹签、玻璃等尖锐物品，严禁打架斗殴，严禁乱玩火药、雷管等爆炸性物品，严禁放鞭炮。

3. 饮食宜清淡，保持大便通畅。

第四节　酸碱伤目

一、概述

酸碱伤目是指因强酸、强碱及其他腐蚀性物质侵入或接触目珠，致睛珠损伤，以胞睑或睛珠蚀烂、目赤目痛、视力障碍为临床特征的眼病。

本病为常见病、多发病，单眼或双眼均可发病。该病病情的轻重及预后，取决于致伤化学物质的性质、浓度、量的多少，温度、压力，及与眼部接触时间的长短、急救措施是否得当等因素。

本病相当于西医学的化学性眼损伤，系眼科急重症，本节着重介绍因酸碱入目引起的眼损伤，即酸碱化学伤。通常碱性物质引起的烧伤程度重而病位深，酸性物质引起的烧伤程度轻而病位浅；酸碱物质若为气体则引起的损伤较轻，固体则较重，液体介于两者之间；致伤物温度越高，压力越大，引起的损伤也越重。若酸碱物质入眼量大，浓度高，接触时间长，可致眼组织腐蚀性损伤甚至坏死，最终可致眼珠全毁的严重后果。

二、临床诊断要领

（一）问诊要点

1.诱因 询问患者发病前是否曾有酸碱物质入目等诱因。常见致伤酸碱物质及其致伤特点如下。

（1）碱性化学伤　致伤物为氢氧化钠、氢氧化钾、石灰、石灰水、氨水、液态氨等液体与固体强碱及某些有机碱等。碱性物质与眼组织接触后，除与组织蛋白结合产生液化性坏死，形成可溶于水的碱性蛋白外，还可与组织中的类脂质发生皂化反应并向深层组织渗透，扩大加深眼部损伤，故伤势较重，且产生严重并发症。

（2）酸性化学伤　常见致伤物为硫酸、盐酸、硝酸等强酸及甲酸、乙酸等有机酸。酸与眼组织接触后，低浓度时引起局部刺激，高浓度时与组织蛋白发生凝固反应，可阻挡酸进一步向深层组织渗透、扩散，使损伤局限化，故造成的损害相对较轻。但若入眼量多、浓度高、接触时间长，同样可造成严重损害。

（3）硫化氢气体等强烈化学性气体接触刺激眼部。

（4）染料厂、制药厂的化学性粉尘、结晶、颗粒等固体物质进入眼内。

2.病程 询问患者是急性发病，还是发病后未及时诊治而延误治疗，抑或为复发等。急性发病为本病主要特点。

3.症状 询问患者是单眼发病还是双眼发病，轻者仅感伤眼灼热刺痛，羞明流泪；重者伤眼剧烈疼痛，胞睑肿胀，羞明难睁，热泪频流，视力剧降。

（二）眼部检查要点

在对患者一般情况进行整体评估，采集中医望、闻、问、切整体辨证资料的同时，特别要重视眼部的专科检查，掌握酸碱入目病的局部表现，并行眼部详细检查，将有助于诊断和辨证。

1. 轻者查见伤眼胞睑、白睛微肿微红，黑睛轻度混浊，表层点、片状脱落。

2. 中等病情者，查见胞睑水疱、溃烂，白睛红赤壅肿，黑睛大片混浊，愈后常遗留瘢痕翳障。

3. 重者胞睑红肿热痛或起泡糜烂，白睛混赤壅肿或部分灰白，黑睛广泛混浊，甚者变白坏死合并穿孔，严重的碱性伤及酸烧伤常累及深部组织，出现黄液上冲、瞳神紧小、瞳神干缺不圆、晶珠混浊等严重并发症。

4. 病至后期常合并睥肉粘轮，眼珠干燥，流金凌木（假性翼状胬肉），形成黑睛厚翳，或赤脉入侵，甚者发展为血翳包睛，产生严重的视力障碍。

（三）诊断标准

1. 有酸碱化学物质入目病史。

2. 患眼灼热刺痛，畏光流泪，视力下降。

3. 查见白睛红赤或混赤，黑睛混浊或坏死，伴黄液上冲。

三、鉴别诊断

酸性损伤与碱性损伤的鉴别主要根据病史，其临床表现的鉴别点如下：酸性损伤的创面边界清楚且浅，可不扩大加深，坏死组织易分离脱落，眼内组织反应较小较轻，并发症较少；碱性损伤的创面边界不清且较深，易扩大加深，坏死组织不易分离，眼内组织反应重，易合并瞳神紧小、晶珠混浊、绿风内障等症。

四、危急状态辨识

酸碱伤目，属眼科急重症。及早辨识并急救至关重要，将直接决定疾病的预后转归。一旦酸碱物质不慎伤目，应立即争分夺秒就地用大量清水反复彻底冲洗，使损害程度降至最低。若酸碱物质入眼量多且浓度高，留存时间长，出现白睛大片灰白色坏死、黑睛广泛混浊并穿孔，伴黄液上冲、瞳神紧小、干缺，晶珠混浊、绿风内障等严重并发症，即为危急状态，需迅即中西医结合施治，方能挽救视功能。若失治误治，常因眼珠萎软塌陷而失明。

五、辨证论治

（一）治则治法

本病的治疗需明辨酸碱物质的属性、特点、浓度；眼部存留时间的长短；是否伴热毒炽盛等情况。本病的治疗关键在于急救冲洗，以彻底清除酸碱物质，降低眼组织损伤。宜采用中西结合、内外兼治的治疗方法，促进组织修复，预防治疗并发症，提高视力。若为热毒炽盛者，治当清热解毒、凉血散瘀。外治以中和药物、抗生素点眼为主。

（二）分证论治

热毒炽盛证

证候：患眼灼热刺痛，羞明流泪，视物昏蒙。查见胞睑红肿难睁，或起泡糜烂；白睛混赤壅肿或部分坏死，黑睛呈灰白色混浊或溃烂，甚者伴黄液上冲、瞳神紧小等症。或兼口苦咽干；舌红，苔黄，脉数。

治法：清热解毒，凉血散瘀。

方药：黄连解毒汤合犀角地黄汤加减。常于方中加石决明、蝉蜕、木贼以退翳明目；若目赤肿痛者可加紫草、茺蔚子凉血活血，清肝明目；若烦躁溲赤者可加柴胡、瞿麦以疏肝解郁，清利小便。伴黄液上冲、瞳神紧小者，参照凝脂翳、瞳神紧小治疗。也可服用黄连上清丸或龙胆泻肝丸等中成药。

（三）其他治法

1. **急救冲洗** 首选急救措施为伤后立即就地用大量清水反复彻底冲洗，或让患者将眼部浸于水中，反复开合眼睑。冲洗越迅速越彻底，预后越好，并尽快就医。接诊患者后，应以大量氯化钠注射液反复冲洗结膜囊30分钟以上；并充分暴露穹隆部结膜，彻底清除结膜囊残余化学物质。

2. **中和冲洗** 急救处理后进行中和冲洗。酸性损伤者，用2%～3%碳酸氢钠液中和冲洗；碱性损伤者，用 3% 硼酸液冲洗；石灰损伤者先予 0.37% 依地酸二钠液冲洗，继以 1%～2% 浓度的依地酸二钠滴眼，以利钙离子释放，避免钙离子沉着于黑睛。

3. 创面清创 彻底冲洗患眼后，须行创面清创，仔细清除颗粒样物质和失活的眼表组织。

4. 滴用滴眼液 ①抗感染治疗：伤后急性期应频滴抗生素滴眼液，如氧氟沙星滴眼液，每次 1 滴，每日 4～6 次，急性阶段每 1～2 小时 1 次。②清热解毒类中药滴眼液，如 0.2% 鱼腥草滴眼液，每次 1 滴，每日 5～6 次。③散瞳：病情较重或有瞳神紧小或干缺者，选用 1% 硫酸阿托品滴眼液或眼膏散瞳，每日 2～3 次。④酌情予糖皮质激素类滴眼液，如妥布霉素地塞米松滴眼液（典舒），每次 1 滴，每日 3 次。⑤胶原酶抑制剂：碱性损伤黑睛溃烂时，滴用 2.5% 乙酰半胱氨酸滴眼液以中和烧伤后产生的胶原酶，防止黑睛穿孔。

5. 涂眼药膏 如涂红霉素眼膏，每日 1～2 次。

6. 结膜下注射 ①中和注射：酸性损伤者，用 5% 磺胺嘧啶钠 2mL，球结膜下注射；碱性损伤者，用 10% 维生素 C 注射液 0.5～1mL，球结膜下注射，视病情轻重确定注射次数。②自血疗法：结膜下注射自身血清 0.5mL，以改善黑睛营养。

7. 分离结膜囊 每日用玻璃棒在睑内和白睛间分离 2～3 次，并涂红霉素等抗生素眼膏，以防睑肉粘轮。

8. 全身治疗 全身应用抗生素预防感染。碱性眼化学伤可全身或局部给予维生素 C、胶原酶抑制剂等。

9. 手术治疗 病情严重或出现并发症者，应根据病情选择球结膜切开冲洗术、前房穿刺术、结膜囊成形术及角膜移植术等。

六、调护

1. 本病以预防为主，应加强宣教，妥善保管化学物品，避免发生化学性眼损伤。

2. 建立健全规章制度，密切接触酸碱、石灰、水泥等物质的人员，应掌握防护知识，加强个人防护，严格按规程操作，避免眼化学伤的发生。

3. 车间、工地、实验室应备有急救必需品及中和药液。

4. 少食辛辣刺激食物，注意眼部卫生。

第五节 辐射伤目

一、概述

辐射伤目是指因辐射损伤白睛、黑睛浅层，表现为以目珠红赤畏光、流泪疼痛为临床特征的眼病。

本病为常见病、多发病，单眼或双眼均可发病。本病相当于西医学的辐射性眼损伤，是指由电磁波谱中除可视光线外的其他电磁波直接照射眼部造成的眼损害。如微波、紫外线、红外线、X 线、γ 射线、中子、质子束等均会引起眼损伤。常见损伤原理包括物理的热作用，如微波、红外线损害；化学的光化学作用，如紫外线损害；电离的生物作用，如 X 线、γ 射线、中子流、镭等所致损害。

本节重点阐述紫外线引起的辐射性眼损伤，又名电光性眼炎。病情轻重与紫外线的强度、受照射时间的长短、距离有关。眼症一般可持续 6～8 小时，于 1～2 天内消退。国家标准《中医临床诊疗术语》中将该病称为"电光伤目"。多数预后良好。

二、临床诊断要领

（一）问诊要点

1. 诱因 询问患者发病前是否有紫外线等电磁波照射眼部等诱因。如是否由电焊、气焊时被电弧、乙炔焰、熔化金属等产生的紫外线照射所致；是否因使用紫外线灭菌灯、太阳灯、高能光源等防护不当所致；是否在雪地、冰川、海洋、沙漠等环境工作，紫外线反射所伤。

2. 病程 询问患者是急性发病，还是发病后未及时诊治而延误治疗。急性发病为本病主要特点。

3. 症状 询问患者是单眼发病还是双眼发病，受紫外线照射后，3～8 小时发病（潜伏期最短半小时，最长不超过 24 小时）。轻者伤眼沙涩不适，羞明流泪，灼热疼痛；重者伤眼剧痛，热泪频流，视物模糊，或目痒不适，或伴虹视、闪光幻觉等。

（二）眼部检查要点

在对患者一般情况进行整体评估，采集中医望、闻、问、切整体辨证资料的同时，特别要重视眼部的专科检查，掌握辐射伤目病的局部表现，并进行眼部的详细检查，有助诊断和进行辨证。

1. 辐射伤目可引发胞睑、白睛、黑睛浅层病变，其证候类似于风火外袭，猝然伤目之患。

2. 裂隙灯检查。胞睑赤肿或见小红斑、小水疱、小出血点；胞肿难睁，白睛红赤或混赤壅肿，黑睛微混，2%荧光素钠染色可见点状着色。症状一般持续6～8小时，常于1～2日内消退。若长期反复照射，可致睑弦赤烂、黑睛混浊而障碍视力，甚者可伴瞳神缩小。

（三）诊断标准

1. 有受紫外线照射病史。

2. 潜伏期常为3～8小时，一般不超过24小时。

3. 伤眼异物感、畏光、流泪、剧烈疼痛。

4. 胞睑红赤肿胀痉挛，白睛混赤壅肿，黑睛点状星翳。

三、鉴别诊断

本病需与聚星障相鉴别。前者有紫外线照射病史；后者有感冒发热病史，且反复发作，黑睛常见树枝状、地图状、盘状翳障，故两者不难鉴别。

四、辨证论治

（一）治则治法

本病的治疗，发作时以止痛为要，受损组织常可自行修复。若风火犯目者，治当祛风清热，退翳止痛；若风火伤津者，治当滋阴退翳明目。

（二）分证论治

1. 风火犯目证

证候：伤眼灼热刺痛，羞明流泪。查见胞睑赤肿；白睛红赤或混赤；黑睛浅层星翳。舌红苔薄黄，脉浮数。

治法：祛风清热，退翳止痛。

方药：新制柴连汤加减。若黑睛表层星翳广泛，酌加木贼、蝉蜕、密蒙花以退翳明目；若目痛显著者，酌加白芷、石决明祛风止痛。也可服用银翘解毒丸或黄连上清丸等中成药。

2. 阴虚邪留证

证候：伤眼微痛干涩，视物昏蒙。查见白睛淡红，黑睛星翳稀疏，伴口渴喜饮，舌红少苔，脉细数。

治法：养阴退翳明目。

方药：消翳汤加减。若目干涩，可酌加玉竹、天花粉、麦冬、玄参滋阴润燥；若白睛红赤未消者，可加菊花、黄芩以清解余邪。也可服用加味地黄丸或知柏地黄丸等中成药。

（三）其他治法

1. **滴用滴眼液**　①抗生素滴眼液，如氧氟沙星滴眼液，每次1滴，每日3～4次，以防感染。②表面麻醉滴眼液，若剧痛者，可滴用0.25%～0.5%丁卡因滴眼液或0.4%盐酸奥布卡因滴眼液以止痛，但不宜多滴。

2. **涂眼药膏**　胞睑有水疱者可涂抗生素眼膏，如红霉素眼膏，每日1～2次。

3. **冷敷**　局部冷敷可缓解疼痛。

4. **针刺治疗**　可选用合谷、太阳、风池、四白穴，有针感后留针15分钟；或针刺耳穴肝、眼区等，每日1次。

五、调护

1. 从事电焊、光焊作业者，工作时及10m范围内的工作人员均应戴防护面罩。电焊、光焊车间，采用吸收紫外线的涂料粉刷墙壁。

2. 雪地、冰川、海面、沙漠等地作业者，或使用紫外线灭菌灯、太阳灯、高能光源等工作人员，工作时应戴防护眼镜。

第八章 基本技能

第一节 视功能检查

此处仅介绍视力检查。

视力分为中心视力与周边视力，通常把中心视力称为视力，周边视力称为视野。视力（中心视力）是指眼能分辨二维物体形状大小的能力，准确地说是眼在高对比度条件下空间频率的识别能力。视力反映视网膜黄斑中心凹处的视觉敏感度。视力是衡量眼功能是否正常的尺度，也是分析病情的重要依据。临床上把视力≥1.0的称为正常视力，发达国家将视力<0.5的称为视力损伤，作为能否驾车的标准。世界卫生组织规定，较好眼的最佳矫正视力<0.3为低视力，<0.05为盲。生活和工作中既要有良好的远视力，又要有很好的近视力，因此视力检查常分为远、近两种视力检查法。视力表是检查视力的重要工具。

一、视力表原理

视力表是根据视角原理设计的。沿用天文学方面的提议，人眼能分辨出两点间最小距离的视角是1分（1′）角，视力是根据视角算出来的。视力是视角的倒数，视角为1′时，则视力 =1/1′=1.0；如视角为5′时，则视力为1/5′=0.2。目前常用的是国际标准视力表、对数视力表。

1. 国际标准视力表 表上1.0行的E字符号，在5m处，每一笔画的宽度和笔画间隙的宽度各相当于1′角。正确认清这一行，即具有1.0的视力。有些视力表不采用小数记录而是采用分数记录。将视力表置于6m或20ft（1ft=0.3048m）处，将视力记录为6/6、6/12、6/30、6/60或20/20、20/40、20/200等，亦可换算成小数。除字母外，视力表的E字图形亦可用有缺口的环形符号、黑白相间的条纹和简单易识的图形代替。

视力计算公式为 $V=d/D$，V 为视力，d 为实际看见某视标的距离，D 为正常眼应当看见该视标的距离。

2. 对数视力表 有些视力表视标增进率与视角增进率不一致。如视标0.1行比0.2行大1倍，而视标0.9行比1.0行仅大1/9。对数视力表的视标阶梯按视角递增，两行视标视角差异大小为1.26。

我国使用的是标准对数视力表（图6-8-1），采用5分记录法。

国外常用的LogMAR视力表也采用对数法进行视标等级的分级。美国糖尿病视网膜病变早期治疗研究组采用的ETDRS（early treatment diabetic retino pathy study）视力表（图6-8-2）是目前国外临床试验的标准方法，该表由logMAR视力表改进而成，视标增率为1.26，每隔3行视角增加1倍，如小数记录行1.0、0.5、0.25、0.125。该视力表共14行，每行5个字母，检查距离4m，识别1字为1分。全部识别为100分，相当于视力2.0。如能正确读出≥20个字母（视力>0.2时），记分 +30分；视力<0.2时，1m处检查，记分为4m时正确读出

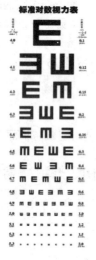

图 6-8-1　标准对数视力表

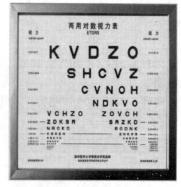

图 6-8-2　两用对数视力表

的字母数＋在 1m 处正确读出的字母数。在 1m 处不能正确读出字母则记录光感或无光感。

视标的种类有 Snellen E 字形、英文字母或阿拉伯数字、Landolt 带缺口的环形视标、儿童用的简单图形视标。

二、视力测定法

测量视力应分别于左、右眼进行，惯例是先右后左，测量时可遮盖对侧眼，但不要压迫眼球。

1. 远视力检查　标准的照明，受检者距视力表 5m，视力表安置的高度应使 1.0 行视标与受检眼等高。由上而下指出视力表的字符，受检者能正确认清的那一行的标志数字为受检者的视力。如果最低视力行字符（0.1）仍不能辨别，应嘱受检者逐步向视力表走近，直到认清为止。以实际距离计算，如辨认清楚最大视标（相当于 0.1）时的距离为 4m 时，则测算出视力为：0.1×4/5=0.08。如受检者已戴眼镜，应检查和记录裸眼视力及戴眼镜矫正视力。如走到距视力表 1m 处不能分辨 0.1 的视标，则查数指。嘱受检者背光而立，检查者伸出不同数目的手指，记录距离，如"指数 /15cm"。如距眼 5cm 处仍不能正确数指，则查手动，在受检眼的眼前摆动检查者的手，记录能正确判断手动的距离，如"手动 /10cm"。受检者如不能正确判断手动，则检查光感。于暗室内用检眼镜或手电照射受检眼，请受检者判断眼前是否有光亮，如判断正确，则记录"光感 / 距离"，否则，为"无光感"。检查时将对侧眼严密遮盖，还需检查光源定位能力。受检眼注视前方，将光源放在受检眼前 1m 处的上、下、左、右、左上、左下、右上、右下 8 个方位，检测受检眼能否判定光源方向，记录各方位光定位能力。

2. 近视力检查　应用标准近视力表，在充足照明下，放在眼前一定的距离处检查，如视力很差，可改变距离，直至获得最佳测量结果时记录视力，同时记录实测距离。

3. 婴幼儿视力检查　婴幼儿难以合作，检查视力应与行为判断相结合。如其眼对光源或玩具、食品、饮料的注视、追随运动以及交替遮眼反应，如遮盖患儿一侧眼时，其表现如常，遮盖另一眼时则表现拒绝，试图避开遮盖，则表明拒绝遮盖一侧视力较对侧良好。另外，彻照瞳孔时有无红光反应，可观察屈光间质透明度及眼底状况。客观检查婴幼儿视功能还可利用"视动性眼球震颤"和"优选注视法"。

"视动性眼球震颤"是将黑白条栅测试滚动柱置于婴儿眼前。在转动滚动柱时，双眼先是随着测试柱顺向转动，随之骤然逆向转动，逐渐将测试柱条栅变窄，直至被检者不产生视动性眼球震颤为止，可评估视力。

"优选注视法"是应用两个图形（一个为均匀灰色图像，另一个为黑白相间的条纹图像）同时出现在受检者前方两侧，如受检儿童能看清条纹，就可能更多地注视条纹图像而很少注视灰色图像；如视力差，则只对低空间频率条纹有反应，对高空间频率条纹无兴趣；如视力较好，则对高空间频率条纹图像也可能有兴趣。这样，根据是否有优先注视条纹图像的反应，判断婴幼儿的视力。也可在婴儿建立起视标形状（或食品）认识的能力后，通过其行为表现定量测量不会指示视标者的视力。

第二节　眼部检查

一、裂隙灯活体显微镜检查

裂隙灯活体显微镜在临床上简称为"裂隙灯"，是眼科最基本的检查设备之一。主要用于检查眼前节，包括角膜、前房、晶状体和前部玻璃体。如果配合使用前置镜，可以检查眼底。

1. 裂隙灯活体显微镜的结构　各种裂隙灯的结构虽然不尽相同，但其主要结构可以分为裂隙灯照明系统和双目显微镜两部分。

（1）裂隙灯的照明系统　具有极强的电光源。光源发出的光线通过凸透镜而集中，再通过可以转动的隔板，在隔板上有大小不同的孔洞，可以调节投射到眼部的光带长短、宽窄。通过隔板以后的裂隙光线，再通过投射透镜，使光线更加集中。裂隙灯上还装有滤光片，可以使光线呈钴蓝光或无赤光。无赤光光线可以用来检查毛细血管及出血点，钴蓝光可用于 Goldmann 压平眼压计的测量眼压，也可以用于荧光素染色后检查角膜浅层，在荧光素静脉注射后观察眼前部组织及眼底的血管。

（2）双目显微镜　由物镜和目镜组成，可使物像放大 10～16 倍。双眼观察具有立体感。

（3）附件　各种类型的裂隙灯还有一些具有不同用途的附件，如附加的前房角镜、三面镜、前置镜等用于观察前房角及眼后节。附加的 Goldmann 压平眼压计用于测量眼压。附加眼前节照相机用于观察记录眼前节影像。附加眼激光治疗仪治疗各种眼部病变等。

2. 裂隙灯活体显微镜的基本检查法

（1）弥散光照射法　以裂隙灯弥散宽光为光源，通常在低倍镜下将光源以较大角度斜向投向眼前部组织，

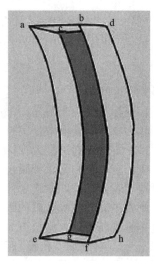

图 6-8-3 光学平行六面体

b、d、f、h 为角膜前面；a、c、e、
g 为角膜后面

进行直接观察。所得影像比较全面，且有立体感。用于眼睑、结膜、巩膜的一般检查，以及角膜、虹膜、晶状体的全面观察。

（2）直接焦点照射法　是最常用的检查方法。操作时应当使裂隙灯光线的焦点与显微镜的焦点完全一致。当光线的焦点通过一个透明而又能分散光线的间质，如角膜或晶状体时，由于这些组织内部结构的光学不均匀性，光线发生反射、折射和散射，于是在角膜和晶状体上形成乳白色的光学平行六面体（图 6-8-3），可以观察到角膜、晶状体各层和前房中的病变。根据检查的需要，可以调节光带的形态。根据光带的形态又可以分为宽光带照射、窄光带照射和圆锥光照射。

① 宽光带照射：所用的裂隙灯光较宽，一般将光线调宽至 1mm，以便形成较宽的光学切面，用于检查弥散光照射时所发现或未被发现的病变。光线投射于角膜时可将角膜"切"成平行六面体，六面体的前后两面稍呈弧面，相当于角膜的前后两面。此面的宽窄由照射光线裂隙的宽窄决定。六面体前后两面之间的间距表示角膜的厚度，不因光线裂隙的宽窄而改变，但随光线投射角度的不同而改变。光线照射于晶状体时形成晶状体的光学六面体，包含许多光带，表示晶状体内的结构。因晶状体前后径相当于角膜厚度的 4～5 倍，因此不能用一个焦点就看清其全部结构，必须向深处移动焦点方可看清后部。晶状体的后方为玻璃体，但是由于光线通过角膜与晶状体时，80% 的光线已被削弱，加之光线射入角度与观察角度有一定限度，因此只能看到前 1/3 部分的玻璃体。

② 窄光带照射：将裂隙灯光带尽量调窄，一般为 0.5mm 以下，可以使焦点光线在眼部形成一个很薄的光学切面。尽管照入的光线较弱，但周围背景更暗，这样便于观察病变的位置，分辨角膜伤口是否为穿通性，以及观察其他细致的病变。

③ 圆锥光照射：此法采用极小的圆孔以代替裂隙，以便形成圆锥形光线，用于检查前房的透明程度。当照射前房时，可以查出最轻度的房水混浊，可以在房水中发现浮游的颗粒。

（3）后部反光照射法　这种检查方法将显微镜聚焦到检查部位，然后将裂隙灯光线照射到所要观察组织的后方，借助后方组织形成的反光屏将光线反射回来，再利用反射回来的光线检查透明、半透明、正常或病变组织。本法适用于角膜和晶状体的检查。例如观察角膜，须将光线聚焦于虹膜上或有白内障改变的晶状体上。再如观察晶状体前部时，须将光线焦点照射于晶状体后囊膜上，或利用从眼底反射出的光线。利用此法容易发现角膜上皮水肿、角膜实质层病变、角膜内皮及晶状体病变等。检查时，病变随背景反光的颜色而显出不同的色泽，例如以虹膜为反光屏时，角膜上皮水肿、水疱呈棕褐色；当以晶状体后囊为反光屏时，晶状体内空泡呈蓝灰色，而以眼底为背景时这些空泡则呈红色。

（4）镜面反光照射法　将光线从角膜颞侧照射，在角膜鼻侧出现一光学平行六面体，在角膜颞侧有一反光区，将光学平行六面体与此反光区重合，即可出现镜面反光。借该区光度的增强，来检查该区的组织。镜面反光照射法用于观察角膜内皮细胞和晶状体前、后囊膜。

（5）角膜缘分光照射法　利用光线通过角膜组织的全反射，将光线从侧面照射角膜缘，使对侧角膜缘出现明亮环形光晕。正常角膜除此光晕及由巩膜突所形成的环形阴影外，角膜本身将无所见。如角膜某处发生极淡的混浊，则该处可见明显的灰白色遮光体。此法可清晰观察角膜的各种病变。

（6）间接照射法　本法是将裂隙灯光线聚焦在所观察目标的旁侧，借光线的折射观察目标。此时照射光线的焦点在目标旁，而显微镜的焦点在目标上。用间接照射法可查出病变的深度。

二、直接检眼镜检查

直接检眼镜检查所见眼底为正像，放大约 16 倍。通常可不散瞳检查，若需详细检查则应散瞳。常用散瞳药物为复方托吡卡胺滴后 15～20 分钟瞳孔可明显散大，6～8 小时后恢复。检查顺序及内容如下。

1. 彻照法检查　用于观察眼的屈光间质有无混浊。将镜片转盘拨到 +8～+10D，距被检眼 10～20cm。正常时，瞳孔区呈橘红色反光，如屈光间质有混浊，红色反光中出现黑影；此时嘱患者转动眼球，如黑影移动方向与眼动方向一致，表明其混浊位于晶状体前方，反之，则位于晶状体后方，如不动则在晶状体。

2. 眼底检查　将转盘拨到"0"处，距受检眼 2cm 处，因检查者及受检者屈光状态不同，需拨动转盘看清眼底为止。嘱患者向正前方注视，检眼镜光源经瞳孔偏鼻侧约 15°可检查视盘，再沿血管走向观察视网膜周边部，最后嘱患者注视检眼镜灯光，以检查黄斑部。

3. 眼底检查记录 视盘大小、形状（有无先天发育异常）、颜色（有无视神经萎缩）、边界（有无视盘水肿、炎症）和病理凹陷（青光眼）；视网膜血管的管径大小是否均匀一致、颜色、动静脉比例（正常 2：3）、形态、有无搏动及动静脉交叉压迫症；黄斑部及中心凹光反射情况；视网膜有无出血、渗出、色素增生或脱失，描述其大小、形状、数量等。对明显的异常可在视网膜图上绘出。

三、眼压测量

眼压即眼内压（IOP），是眼球内容物作用于眼球壁及内容物之间相互作用的压力。正常人眼压值是 10 ～ 21mmHg。眼压测量方法有指测法和眼压计测量法。

1. 指测法 嘱受检者两眼向下看，检查者两手示指尖放在上睑板上缘的皮肤表面，两示指交替轻压眼球，体会波动感，估测眼球的抵抗力。记录法：眼压正常为 Tn，眼压轻度升高为 T+1，眼压中度升高为 T+2，眼压极度升高为 T+3；反之，则以 T−1，T−2，T−3，分别表示眼压稍低，较低和极低。

2. 眼压计测量法 应用眼压计测量眼压。眼压计分为压陷式眼压计、压平式眼压计和非接触性眼压计。

（1）Schiotz 眼压计（图 6-8-4） 属压陷式眼压计，以一定重量的砝码通过放在角膜上的底板中轴迫角膜中央，根据角膜被压陷的深度间接反映眼内压，并由相连指针计量角膜被压陷的深度计算眼压。使受检者仰卧直视上方，角膜切面保持水平位，滴 0.5% 丁卡因 2 ～ 3 次，每分钟一次，表面麻醉显效后，嘱受检者举起左手伸出示指作为注视点，通过此注视点直视上方，角膜切面保持水平位。检查者右手持眼压计，左手拇指及示指分开受检者上下睑，不可使眼球受压。将眼压计底板放在角膜中央，使眼压计中轴保持垂直，先用 5.5g 砝码读指针指示的刻度，如读数小于 3，则需换 7.5g 的砝码，再行检测；依此类推。由刻度读数查表得出眼压的实际数字。测量结束后，受检者结膜囊内滴抗生素眼药水。

应该注意的是：①眼压计使用前应先校正，使其在测试板上指针指示"0"点。②眼压计使用前后与受试眼接触部位应予表面消毒。③检测者不要人为地向受检眼加压。④要考虑巩膜硬度的影响，必要时测校正眼压。

（2）Goldmann 眼压计（图 6-8-5） 属于压平式眼压计。附装在裂隙灯显微镜上，其原理为用可变的重量压平一定面积的角膜，根据所需的重量与被检测角膜面积改变之间关系判定眼压。眼球壁硬度和角膜弯曲度对测量结果影响甚小，是目前准确性较可靠的眼压计。除裂隙灯上装附式的压平眼压计外，还有手持式压平眼压计。手持式压平眼压计的优点是不需要裂隙灯显微镜，受检者坐卧位均可测量。

（3）非接触性眼压计（图 6-8-6） 其原理是利用一种可控的空气脉冲，气流压力具有线性增加的特性，将角膜中央部恒定面积（3.6mm²）压平，借助微电脑感受角膜表面反射的光线和压平此面积所需的时间测出眼压计数值。非接触性眼压计优点是避免了通过眼压计与受检者角膜直接接触引起的交叉感染，无须表面麻醉，但眼压的准确性在＜ 8mmHg 和＞ 40mmHg 者误差较大。实际上，被检者眼部与气流还是接触的。

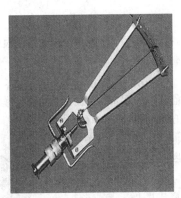

图 6-8-4　Schiotz 眼压计

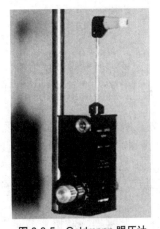

图 6-8-5　Goldmann 眼压计

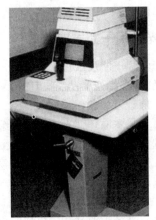

图 6-8-6　非接触性眼压计

以上三种眼压计均受中央角膜厚度影响，注意排除影响及测量误差。

第三节　眼部影像学检查

一、眼部超声检查

超声检查是利用超声波的声能反射波形图像反映人体结构和病理变化的物理诊断技术。

1. 原理及设备

（1）基本原理　超声波具有反射、折射、散射和聚焦等性质。超声波有多种频率。

向眼部发射特定频率的超声波时，声波在组织中传播，遇到不同的界面就会产生多种反射波。将反射波接受、转换处理，以波形图像的形式显示在荧光屏或打印纸上（图6-8-7）。

（2）设备　根据回波的方式，分为A型、B型及三维立体图像等。超声诊断仪的主要部分是超声探头。

2. 临床应用

（1）适应证　用于眼部活体组织生物测量、眼屈光介质混浊时眼内探测、眶内及眼内占位性病变、眼球萎缩、视网膜脱离、脉络膜脱离、眼外伤、眼内异物等。此外，用于超声引导下活体组织检查及局部用药。

（2）探测方法　包括直接法和间接法。进行多方位、多切面、多角度探查。

（3）正常眼部的超声图像　声束方向不同，部位不同，形成的声像图不同。超声声束由前向后通过眼轴。声像图始波区呈现不整齐的宽光带，其后为碟形光斑，为晶状体声像图，之后的暗区为玻璃体腔声像图，与玻璃体腔后部紧贴的圆滑弧形光面为眼球后壁前界面声像图。眼球后的强反射区为球后脂肪声像图，其间V形暗区为视神经声像图。眼球壁、球后脂肪垫和视神经共同构成一个横置W形光区。在脂肪垫两侧的带状区为眼外肌图像（图6-8-8）。

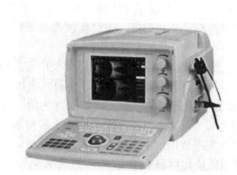

图6-8-7　眼部B超仪

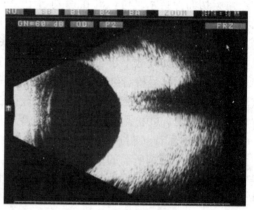

图6-8-8　正常眼部超声图像

（4）眼部异常的超声图像　①眼球壁异常超声图像：后巩膜葡萄肿的超声图像为后球壁回声光带向后凹陷，视网膜及脉络膜脱离表现为球内壁分离的膜性回声光带，实性隆起的回声区往往见于眼内肿瘤。②玻璃体积血、异物、增生性玻璃体病变等常表现为玻璃体腔内异常团状、条索状影像。③眶内脓肿或黏液性囊肿常为液性暗区。

二、光学相干断层成像术

光学相干断层成像术（OCT）是指对眼透光组织做断层成像。分辨率高，成像速度快，主要用于眼底检查及记录。前段OCT功能与UBM相近，但操作及患者接纳程度优于UBM。

1. 原理及设备

（1）基本原理　光波投射到组织后发生吸收、反射和散射等现象。光在不同组织层次反射光的运行时间不同，据此即可获得不同层次的截面图。根据光学相干的原理，通过Michelson干涉仪，选择性地接收和强化特定层次的反射光，比较反射光波与参考光波，测定反射延迟时间和反射强度。经过计算机处理，以伪色形式显示视网膜的断层结构影像，轴向分辨率可达10μm。

（2）设备主要结构　包括眼底摄像机、监视器、低相干干涉仪、计算机图像处理显示系统、信号探测光源（超级发光二极管），以产生850nm红外低相干光（图6-8-9）。

2. 检查技术　用于检查屈光间质、后部玻璃体界面、视网膜（包括黄斑部）、色素上皮、视盘及神经纤维厚度。检查时被检者面向眼底摄像机，头固定稳位，光线射入眼底，检查者通过监视器定位，选择测试条件，开启扫描，观察受检部位，照相记录，伪彩打印，直观判定。

3. 正常眼OCT表现　视网膜前部的红色高反射层为神经纤维层，后部的红

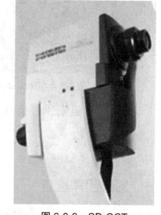

图6-8-9　SD-OCT

色高反射层反映视网膜色素上皮层和脉络膜毛细血管层。此前的暗色层为视锥细胞、视杆细胞层，视锥细胞、视杆细胞层之前的黄绿色为视网膜中内层组织。黄斑中心凹为绿色。视盘为黄绿色，视网膜光带断层中可区分为视神经上皮层、色素上皮层、脉络膜等。扫描方式可分为垂直向、水平向、环形、放射状扫描及不同角度的路径线性扫描。扫描线越长，分辨率越低。对黄斑和视杯的扫描尤为重要。基本扫描为间隔 45°角的线性扫描（图 6-8-10）。

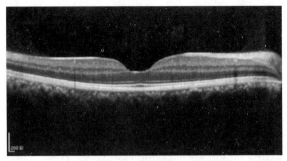

图 6-8-10　正常人黄斑区 OCT 图像

4. 异常眼 OCT 表现

（1）玻璃体界面　粘连牵引、膜形成裂孔、囊样变性、水肿及渗出等。

（2）神经上皮层下或色素上皮层下暗区　色素上皮脱离时可表现出其下方隆起的暗区。合并神经上皮脱离时，间隔着双层无反射的液性暗区。

第四节　泪道冲洗法

泪道冲洗法是用具有治疗或清洗泪道作用的药液冲洗泪道，以达到治疗某些眼病及清洗泪道的目的。冲洗液常用中药制剂、0.9% 氯化钠注射液或抗生素滴眼液。泪道冲洗多用来检测泪道是否通畅，清除泪囊中积存的分泌物，及作为内眼手术前的常规准备。流泪症及漏睛患者和怀疑泪道损伤的眼外伤患者多用此法。

方法：冲洗泪道时，患者取仰卧位或坐位，用消毒小棉签蘸表面麻醉剂，放在上、下泪点之间，令患者闭眼 2～3 分钟。患者自持受水器，紧贴洗侧的颊部，操作者右手持吸有冲洗液的注射器，左手拉开下睑，把泪道冲洗针头垂直插入下泪点，深 1～2mm，然后向内转 90°成水平位，沿泪小管缓慢向鼻侧推进，待进针 3～5mm 时缓慢注入冲洗液。

如泪道通畅者，冲洗液可从泪道流入口咽或鼻内；泪总管阻塞者，下冲上返；泪小管阻塞者，原路反流；泪道狭窄者，冲洗时尽管有反流，但会有少许流入口咽或鼻内；如鼻泪管阻塞，大部分冲洗液下冲上返，同时含有黏液；若为漏睛症，可冲洗出黏脓性分泌物（图 6-8-11）。冲洗完毕，用抗生素滴眼液滴眼。

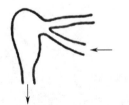

①泪道通畅：顺利流向鼻咽腔

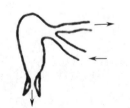

②鼻泪管狭窄：少量或点滴滴往鼻腔

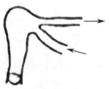

③鼻泪管阻塞：从上泪小管反流

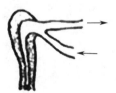

④漏睛症：带脓性黏液从上泪小管反流

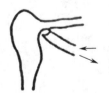

⑤泪小管阻塞：原路反流

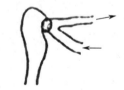

⑥泪小管汇合处阻塞：从上泪小管反流

图 6-8-11　泪道冲洗结果示意图

中医耳鼻咽喉科学

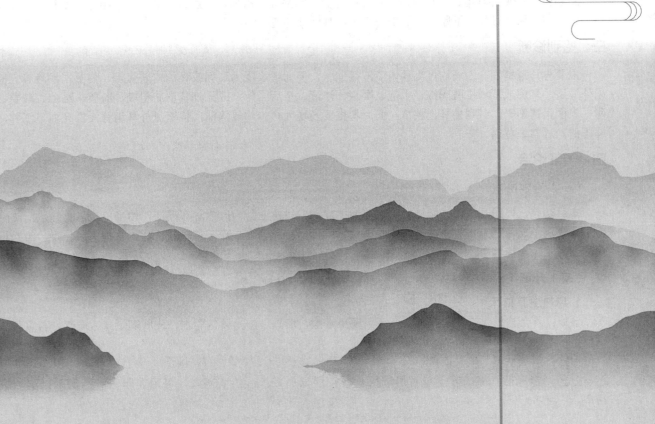

第一章 耳部常见疾病

第一节 旋耳疮

一、概述

旋耳疮是指旋绕于耳郭或耳周而发生的，以局部皮肤瘙痒、灼热潮红、水疱、糜烂、渗液或皮肤粗糙增厚、结痂、脱屑、皲裂等为主要特征的疾病。多见于小儿。

西医学的外耳湿疹可参考本病辨证施治。

二、临床诊断要领

（一）问诊要点

1.**病史** 可有耳道流脓或污水入耳史，或过敏性物质刺激史。

2.**病程** 经积极治疗可以痊愈，病程一般较短。

3.**伴发病症** 伴耳道流脓液等，西医诊断应考虑外耳道炎或化脓性中耳炎。

（二）检查要点

除了患者一般情况的整体评估，中医望、闻、问、切的整体辨证资料采集，关键是进行耳部的详细检查，检查局部皮肤有无潮红、水疱、糜烂、渗液，或增厚粗糙以了解病证虚实及病情轻重。

（三）诊断标准

1.**病史** 可有耳道流脓或污水入耳史，或过敏性物质刺激史。

2.**临床症状** 外耳道、耳郭或耳周皮肤瘙痒、灼热、渗液、脱屑等。

3.**检查** 可见外耳道、外耳道口、耳郭或耳周皮肤潮红、水疱、糜烂、渗液，干后结痂，或见外耳皮肤粗糙、结痂、脱屑、皲裂、增厚、表面粗糙不平，甚则外耳道狭窄。

三、鉴别诊断

主要与耳疮鉴别。二病均可见耳内流液等症状，但前者表现为耳郭或耳周皮肤瘙痒、灼热、渗液等，检查见外耳道、耳郭或耳周皮肤潮红、水疱、糜烂、渗液、干后结痂，或见外耳皮肤粗糙、脱屑、结痂、皲裂、增厚、表面粗糙不平，甚则外耳道狭窄。而后者主要表现为耳内灼热疼痛，检查见外耳道弥漫性充血、红肿，耳屏压痛，耳郭牵拉痛。

四、辨证论治

（一）治则治法

本病初起，以患耳瘙痒、糜烂、渗液等为主症，多属实证，为风热湿邪浸渍，治当以疏风止痒，清热除湿为主。久病不愈，迁延日久，以局部皮肤干燥、粗糙、皲裂等为主症，多属虚证，为血虚生风化燥，治当以养血润燥，祛风止痒为主。

（二）分证论治

1.风热湿邪犯耳

证候：耳部皮肤瘙痒、灼热感，逐渐出现小水疱，溃破后渗出黄色脂水，皮肤糜烂。舌质红，苔黄腻，脉弦数。

治法：清热祛湿，疏风止痒。

方药：消风散加减。若湿重者可选用萆薢渗湿汤加减；湿热壅盛者，可用龙胆泻肝汤加减以清热解毒祛湿。

2.血虚生风化燥

证候：耳部瘙痒，外耳道、耳郭及其周围皮肤增厚、粗糙、皲裂，上覆痂皮或鳞屑，缠绵难愈。面色萎黄，纳呆，倦怠乏力。舌质淡，苔白，脉细缓。

治法：养血润燥，祛风止痒。

方药：地黄饮加减。痒甚者加蝉蜕、地肤子、苦参等。

（三）外治法

1.风热湿邪浸渍者 主要有外洗、湿敷及涂敷方法，以清热除湿，收敛止痒，促进愈合。

（1）黄水淋漓不止者

① 防风、苦参、金银花等适量，煎水，加枯矾适量，清洗患处。

② 马齿苋、败酱草、黄柏各30g，煎水，清洗或湿敷。

③ 苍术、苦参、黄柏、白鲜皮各15g，煎水，清洗或湿敷。

（2）表面结痂者

① 用桉树叶、花椒叶、桃叶等适量，煎水，外洗或湿敷。

② 菊花、蒲公英各60g，煎水，外洗或湿敷。

③ 湿热邪盛而红肿、疼痛、瘙痒、出水者：如意金黄散调敷患处。

④ 热盛有脓痂者：黄连膏外涂或黄连粉撒布患处。

2.旋耳疮后期血虚生风化燥者 宜选用滋润肌肤、解毒祛湿作用的外用药。

穿粉散（《医宗金鉴》：轻粉、铅粉、穿山甲、黄丹）用香油调敷。

（四）辨治小结

本病之辨证要结合病程、全身症状与局部症状综合分析。本病初起，以患耳瘙痒、糜烂、渗液等为主症，多属实证，为风热湿邪浸渍，治当疏风止痒，清热除湿。久病不愈，迁延日久，以局部皮肤干燥、粗糙、皲裂等为主症，多属虚证，为血虚生风化燥，采用养血润燥、祛风止痒的方法，方能取效。

五、西医治疗要点

1. 祛除病因，消除刺激，避免致敏因素，积极治疗原发疾病，须局部治疗与全身治疗相结合。

2. 局部忌用肥皂或热水清洗，避免涂抹有刺激性药物，严禁抓痒、挖耳等。

3. 渗液较多者可用3%硼酸溶液或氧化锌溶液湿敷。渗液较少或无渗液者可涂用1%～2%龙胆紫液、泼尼松类软膏、氧化锌糊剂等。若有干痂，可用3%过氧化氢溶液洗净拭干后，涂用上述药液或药膏。

4. 慢性湿疹有皮肤增厚或皲裂者，可用10%～15%硝酸银涂擦；发作间歇期，可用70%乙醇溶液清洁外耳道，保持其干燥。

5. 全身治疗可服用抗过敏药物如氯苯那敏、氯雷他定片等，静脉注射10%葡萄糖酸钙，口服维生素C，适当应用皮质类固醇类药物如口服泼尼松片或注射地塞米松等。继发感染者，则宜配合口服抗生素治疗，如头孢菌素类、大环内酯类等。

6. 久治不愈或反复发作者，若能明确致敏原，可试用脱敏治疗。

第二节　耳　疖

一、概述

耳疖是指以耳痛、外耳道局限性红肿为主要特征的外耳疾病。

西医学的外耳道疖等疾病可参考本病进行辨证论治。

二、临床诊断要领

（一）问诊要点

1.病史 有无挖耳史和上呼吸道感染史。

2.伴发病症

（1）如伴有耳内流脓，应注意询问有无脓耳病史。

（2）如伴有咽痛及牙痛，应注意询问牵拉耳郭时耳痛有无加重，排除神经反射痛可能。

（3）如咀嚼或张口时耳痛加重，应注意询问颞颌关节有无按压痛，排除颞颌关节综合征可能。

（二）检查要点

除了患者一般情况的整体评估，中医望、闻、问、切的整体辨证资料采集，关键是进行耳部的详细检查，判断成脓与否以针对性治疗。

（三）诊断标准

1. **病史**　多有挖耳史。

2. **临床症状**　耳痛剧烈，张口、咀嚼时加重，严重者牵引同侧头部引起头痛，全身可有发热、恶寒等症。

3. **检查**　耳屏压痛，耳郭牵拉痛，外耳道壁局限性红肿，隆起如椒目状，肿甚者可堵塞外耳道。脓肿溃破后外耳道可见脓血。

三、鉴别诊断

本病应与脓耳早期相鉴别。脓耳早期及耳疖均有耳痛，脓耳鼓膜穿孔及耳疖疖肿破溃后，均可见患耳流脓，两者都可发生耳闷及听力下降。但耳疖之耳痛，在咀嚼张口、牵拉耳郭或按压耳屏时耳痛加剧，而脓耳之耳痛与牵拉耳郭、按压耳屏无关；耳疖流脓很少，脓耳流脓量多不止；耳疖出脓后耳闷消失，听力恢复正常，脓耳流脓后听力下降明显；发病前耳疖多有挖耳史，脓耳多有上呼吸道感染史。

四、辨证论治

（一）治则治法

本病多因挖耳，损伤外耳道皮肤，风热邪毒或肝胆湿热蒸灼耳道所致。多为实证热证，治疗上应以祛邪为主。

（二）分证论治

1. **风热邪毒证**

证候：耳痛，张口及咀嚼时加重，伴患侧头痛，全身可有发热、恶寒等症。舌质红，苔薄黄，脉浮数。检查见患侧耳屏压痛，耳郭牵拉痛，外耳道壁局限性红肿，隆起如椒目状。

治法：疏风清热，解毒消肿。

方药：五味消毒饮合银翘散加减。若恶寒发热等表热证明显者，可用银翘散或桑菊饮加减；如热邪较重，选加黄芩、黄连等苦寒清热之品。

2. **肝胆湿热证**

证候：耳痛剧烈，痛引腮脑，或有听力减退。可伴有口苦、咽干、大便秘结、发热等症。舌质红，苔黄腻，脉弦数。检查见外耳道局限性红肿，肿甚者可堵满外耳道；若耳疖成脓则顶部可见脓点，若溃破则外耳道可见黄稠脓液；耳前后可有臖核。

治法：清泻肝胆，利湿消肿。

方药：龙胆泻肝汤加减。脓已成者可加穿山甲、皂角刺、赤芍等活血排脓之品，或用仙方活命饮加减。

（三）外治法

1. **外敷**　可用内服中药渣再煎，取汁热敷患侧耳部，或用紫金锭调敷，以清热解毒，活血消肿止痛。

2. **排脓**　耳疖已成脓，未自行溃破者，可用针头挑破脓头，取出脓栓，排出脓血；或切开排脓，要注意切口必须与外耳道纵轴平行，以防形成外耳道狭窄。排出脓血后局部敷紫金锭或黄连膏、如意金黄散等。

3. **换药**　耳疖破溃后，脓液排尽，为防止外耳道狭窄变形及肉芽组织增生，可用大小适当的碘仿纱条填压外耳道，1～2日换1次，直至彻底痊愈。

（四）针灸疗法

耳部肿胀疼痛剧烈时，可取合谷、内关、少商等穴针刺，以疏通经脉，泄热消肿止痛。每日针刺1次，连续2～4次。针刺手法：合谷、内关强刺激，留针20分钟；红肿较剧，并有高热者，可取少商针刺出血。

（五）辨治小结

本病应用中药内服及外敷，可取得较好的疗效。本病耳痛剧烈时，可应用针刺止痛，或点刺少商、商阳出血，亦可止痛。

五、西医治疗要点

耳疖的西医治疗包括局部治疗和全身治疗。

1. 局部治疗 需根据本病临床表现分期治疗。早期局限性红肿疼痛，可用鱼石脂甘油纱条或紫色消肿膏纱条外敷红肿处，每日更换1次；也可局部物理治疗、微波治疗，促进炎症消散。未成熟的疖肿严禁切开，防止炎症扩散；如疖已成脓，则可刺破脓头或切开引流。

2. 全身治疗 病情严重者除局部治疗外，另需口服抗生素，因本病与金黄色葡萄球菌感染有关，首选青霉素或大环内酯类抗生素。如已做细菌培养和药物敏感试验的，则根据试验结果选择敏感的抗生素。

第三节 耳 疮

一、概述

耳疮是指以外耳道弥漫性红肿疼痛为主要特征的疾病。

西医学的弥漫性外耳道炎等疾病可参考本病进行辨证论治。

二、临床诊断要领

（一）问诊要点

1. 病史 有无挖耳及异物损伤史、污水入耳或耳流脓史。

2. 伴发病症

（1）如伴有耳内流脓，应注意询问有无脓耳病史。

（2）如伴有咽痛及牙痛，应注意询问牵拉耳郭时耳痛有无加重，排除神经反射痛可能。

（3）如咀嚼或张口时耳痛加重，应注意询问颞颌关节有无按压痛，排除颞颌关节综合征可能。

（二）检查要点

除了患者一般情况的整体评估，中医望、闻、问、切的整体辨证资料采集，关键是进行耳部的详细检查，了解病证虚实及病变范围。

（三）诊断标准

1. 病史 多有挖耳史、污水入耳或耳流脓史。

2. 临床症状 耳内灼热疼痛，少许流脓，或耳内发痒、疼痛反复发作。

3. 检查 耳屏压痛，耳郭牵拉痛，外耳道弥漫性红肿，可有少量分泌物。反复发作者，则见外耳道皮肤潮红、增厚、皲裂、脱屑，甚至外耳道狭窄。

三、鉴别诊断

本病应与耳疖和旋耳疮相鉴别。

1. 与耳疖鉴别 本病与耳疖均以耳痛为主要症状，且按压耳屏及牵拉耳郭时加重，并可有少许流脓。区别在于外耳道红肿的范围不同：耳疖为局限性红肿，耳疮为弥漫性红肿。

2. 与旋耳疮鉴别 本病反复发作者，常出现耳痒，外耳道皮肤增厚、皲裂、脱屑等，与旋耳疮有类似之处，但本病的病变部位在整个外耳道，而旋耳疮的病变部位主要在耳郭及耳周，可涉及外耳道口。

四、辨证论治

（一）治则治法

本病既有实证，又有虚证。实者，多为风热湿邪犯耳，或肝胆湿热上蒸；虚者，多为血虚化燥，耳窍失养。一般来说，病初起，病程较短者，多属实证；反复发作，病程较长者，多属虚证。外耳道红肿疼痛明显且渗液者，多属湿热证；其中，风热湿邪犯耳者，红肿疼痛较轻，肝胆湿热上蒸者，红肿疼痛较重。耳内发痒，外耳道皮肤增厚、皲裂者，多属血虚化燥证。

（二）分证论治

1. 风热湿邪证

证候：耳痛、耳痒、耳道灼热感，伴头痛、发热、恶寒，舌质红，苔薄黄，脉浮数。检查见耳屏压痛，耳郭牵拉痛，外耳道弥漫性红肿，或耳道潮湿，有少量渗液。

治法：疏风清热，解毒祛湿。

方药：银花解毒汤加减。湿邪较重，耳内发痒明显者，可选加白鲜皮、土茯苓等以祛风渗湿止痒。

2. 肝胆湿热证

证候：耳痛，牵引同侧头痛，口苦，咽干，可伴有发热等症，舌红，苔黄腻，脉弦数。检查见耳屏压痛，耳郭牵拉痛，外耳道弥漫性红肿、糜烂、渗出黄色脂水。

治法：清泻肝胆，利湿消肿。

方药：龙胆泻肝汤加减。如热邪较重，可加清热解毒之药，如蒲公英、黄连之类药物；如湿邪较重，可加茯苓、薏苡仁、苦参、浮萍、蛇床子等清利湿热之药；外耳道红肿明显者，可加入赤芍、牡丹皮等以活血消肿。

3. 血虚化燥证

证候：病程较长，耳痒，耳痛反复发作，全身症状不明显，舌质淡，苔白，脉细数。检查见外耳道皮肤潮红、增厚、皲裂，表面或见痂皮。

治法：养血润燥，祛风止痒。

方药：地黄饮加减。耳痒明显者，可选加蝉蜕、川芎等；有渗液者，可选加白鲜皮、地肤子等。

（三）外治法

1. 外敷 可用黄连膏、紫金锭等局部涂敷。

2. 滴耳 可用清热解毒的中药制成滴耳液滴耳。

（四）针灸疗法

耳痛较甚者，可针刺合谷、内关、少商等穴，以疏通经脉，泄热止痛。

（五）辨治小结

本病急性期以外耳道红肿疼痛为主，辨证应用中药内服，并适当配合滴耳、外敷等外治法，可取得较好的疗效。如耳痛较重，可配合针刺止痛。

本病慢性期，耳内瘙痒、疼痛反复发作，外耳道皮肤增厚、皲裂、脱屑者，应用养血润燥、祛风止痒的中药内服，并适当配合滴耳、外敷等外治法，可取得一定的效果。

五、西医治疗要点

1. 清洁外耳道，保证局部清洁、干燥和引流通畅。

2. 取分泌物做细菌培养和药物敏感试验，选择敏感的抗生素。在尚未获得细菌培养结果时局部选择广谱抗生素滴耳液治疗，注意不要用有耳毒性的和接触过敏的药物。

3. 外耳道红肿时，局部敷用鱼石脂甘油或紫色消肿膏纱条，可起到消炎消肿的作用。可联合应用糖皮质激素。

4. 严重的外耳道炎需全身应用抗生素；耳痛剧烈者给止痛药和镇静剂。

第四节　耳　胀

一、概述

耳胀是指以单侧或双侧耳内胀闷及堵塞感为主要特征的疾病。临床常伴有不同程度的听力下降、自听增强或耳鸣，亦可听力正常。本病在临床上极为常见，一年四季均可发病，但以冬春季多见，可发生于各种年龄。

西医学的分泌性中耳炎、气压损伤性中耳炎、粘连性中耳炎等疾病及各种原因不明的耳堵塞感均可参考本病进行辨证治疗。

二、临床诊断要领

（一）问诊要点

1.病史 多有感冒病史，乘坐飞机或潜水病史。询问既往有无鼻咽、鼻部等邻近部位疾病病史。

2.伴发病症 伴有头痛、流脓涕等症状，应考虑合并鼻窦炎可能。如儿童患者伴有鼻塞、打鼾等症状，应考虑腺样体肥大的可能。

（二）检查要点

除了患者一般情况的整体评估，中医望、闻、问、切的整体辨证资料采集，需掌握耳胀的局部表现，并进行耳部的详细检查，有助诊断和进行辨证。检查外耳道是否通畅，鼓膜是否完整，鼓膜颜色、标志是否正常，可见到鼓膜呈红色、内陷，或见到液平面、液气泡等；病程久者，可见鼓膜极度内陷或见钙化斑。

（三）辅助检查选择要点

1.纯音听阈测试 多呈传导性听力下降，亦可正常。

2.声导抗测试 鼓室导抗图多呈 C 型或 B 型，亦可为 As 型。

3.其他检查 鼓气耳镜检查可见鼓膜活动受限或鼓室积液。颞骨 CT 可见中耳腔软组织影。

（四）诊断标准

1.病史 多有感冒病史，乘坐飞机或潜水病史。

2.临床症状 主要表现为单侧或双侧耳内胀闷堵塞感，常伴有不同程度的听力下降、自听增强，或低频性耳鸣，亦可听力正常。

3.鼓膜检查 早期鼓膜可见充血，鼓膜内陷。若鼓室积液，外观呈淡黄或橙红、琥珀色，透过鼓膜可见到鼓室液平面或液气泡。病程久者，可见鼓膜极度内陷、粘连，或见灰白色钙化斑。

4.听力检查 多呈传导性听力下降，亦可正常。声导抗测试：鼓室导抗图呈 C 型或 B 型，亦可为 As 型。

三、鉴别诊断

本病应与外耳道耵聍及鼻咽癌相鉴别，以上疾病均可出现耳部堵塞感。

1.与外耳道耵聍鉴别 外耳道耵聍行外耳道检查时可见耵聍栓塞。

2.与鼻咽癌鉴别 耳堵塞感可作为鼻咽癌的早期症状，此外还可出现回吸涕中带血、鼻塞、头痛等症状，颈部可扪及包块，鼻咽部检查时可查见鼻咽顶后壁及咽隐窝新生物，病理检查可确诊。

四、辨证论治

（一）治则治法

本病初期多为实证，临床辨证多属风邪外袭，痞塞耳窍，或肝胆湿热，上蒸耳窍；病久则多为虚实夹杂证，临床辨证多属脾虚湿困，湿浊困耳，或邪毒滞留，气血瘀阻。治疗方面，在辨证用药的基础上，应注意通窍法的运用。

（二）分证论治

1.风邪外袭证

证候：耳内堵塞感，多伴有听力减退及自听增强；鼓膜微红、内陷或有液平面，鼓膜穿刺可抽出清稀积液，鼻黏膜肿胀。全身可伴鼻塞、流涕、头痛、发热恶寒等症。舌质淡红，苔白，脉浮。

治法：疏风散邪，宣肺通窍。

方药：荆防败毒散加减。鼻塞甚者可加白芷、辛夷等以助通窍；耳堵塞甚者可加石菖蒲以加强散邪通窍之功。若风热外袭，可用银翘散加减。

2.肝胆湿热证

证候：耳内胀闷堵塞感，耳内微痛，或有听力减退及自听增强，或耳鸣。鼓膜色红或橘红、内陷或见液平面，鼓膜穿刺可抽出黄色较黏稠的积液。多兼见烦躁易怒，口苦口干，胸胁苦满。舌红，苔黄腻，脉弦数。

治法：清泻肝胆，利湿通窍。

方药：龙胆泻肝汤加减。耳堵塞胀闷甚者可酌加石菖蒲、川芎以化浊通窍。

3.脾虚湿困证

证候：耳内胀闷堵塞感，日久不愈。鼓膜正常，或内陷、混浊、见液平。可伴有胸闷，纳呆，腹胀，便溏，肢倦乏力，面色不华，舌质淡红，或舌体胖，边有齿痕，脉细滑或细缓。

治法：健脾利湿，化浊通窍。

方药：参苓白术散加减。若耳窍有积液黏稠量多者，可加藿香、佩兰以芳香化浊；积液清稀而量多者，宜加泽泻、桂枝以温化水湿；肝气不疏，心烦胸闷者，选加柴胡、香附，以疏肝理气通耳窍；脾虚甚者，加黄芪以补气健脾。

4.气血瘀阻证

证候：耳内胀闷堵塞感，日久不愈，甚则如物阻隔，听力逐渐减退。鼓膜明显内陷，甚则粘连，或鼓膜混浊、增厚，有灰白色钙化斑。舌质淡暗，或边有瘀点，脉细涩。

治法：行气活血，通窍开闭。

方药：通窍活血汤加减。可加柴胡、香附以助疏肝理气；若瘀滞兼脾虚明显，表现为少气纳呆，舌质淡，脉细缓，可用益气聪明汤或补中益气汤配合通气散以健脾益气，活血行气通窍。

（三）外治法

1.滴鼻 本病尤其是伴有鼻塞者，可用具有疏风通窍作用的药液滴鼻，使鼻窍及咽鼓管通畅，减轻耳堵塞感，并有助于鼓室积液的排出。

2.鼓膜按摩法 见第五章"耳鼻咽喉科常用治疗操作"。

3.鸣天鼓法 见第五章"耳鼻咽喉科常用治疗操作"。

（四）其他治法

1.针灸疗法

（1）体针 可采用局部取穴与远端取穴相结合的方法。耳周取听宫、听会、耳门、翳风；远端可取合谷、内关，一般用泻法。脾虚表现明显者，加足三里、脾俞等穴，用补法或配合灸法。

（2）耳针 取内耳、神门、肺、肝、胆、脾等穴位埋针，也可用王不留行籽或磁珠贴压以上耳穴，经常用手指轻按贴穴，以维持刺激。

2.穴位注射 取耳周穴耳门、听宫、听会、翳风等进行穴位注射，药物可选用丹参注射液、当归注射液等，每次选用 2 穴，每穴注射 0.5 ～ 1mL 药液。

（五）辨治小结

本病初期多为实证，病久则多为虚实夹杂证，须分辨虚实之孰轻孰重。治疗方面，采用扶正祛邪法，在辨证用药的基础上，应注意通窍法的运用。

五、西医治疗要点

以病因治疗，改善中耳通气、引流及清除中耳积液为本病的治疗原则。包括非手术治疗和手术治疗，首选非手术治疗，手术治疗应严格把握手术指征。

1.非手术治疗

（1）抗生素 急性期可根据病变严重程度选择合适的抗生素。

（2）保持鼻腔及咽鼓管通畅 可用 1% 麻黄碱液和含有激素的抗生素滴鼻液交替滴鼻。

（3）促纤毛运动及排泄功能 黏液稀释剂类药物有利于纤毛运动及排泄功能，降低咽鼓管黏膜的表面张力和咽鼓管开放的压力。

（4）糖皮质激素 地塞米松或泼尼松等口服。

（5）咽鼓管吹张 慢性期可采用捏鼻鼓气法、波氏球法或导管法行咽鼓管吹张。

2.手术治疗

（1）鼓膜穿刺抽液。

（2）鼓膜切开术。

（3）鼓膜置管术。

（4）长期反复不愈，怀疑中耳乳突腔有肉芽组织等不可逆病变形成，特别是有听小骨破坏时，应尽早行手术探查，或行乳突凿开术，上鼓室开放术，后鼓室切开术等清理病灶。

第五节　脓　耳

一、概述

脓耳是指由外邪侵袭，脓毒聚耳，或脏腑虚损，邪滞耳窍所致，以耳内或耳道流脓，伴有鼓膜穿孔，听力下降为主要特征的耳病。本病是耳科常见病，可发于任何季节，但冬春季多见。可发于任何年龄，但好发于婴幼儿及学龄前儿童；常继发于上呼吸道感染。本病常致患者听力障碍，甚至可出现变证，危及生命。

西医学的急慢性化脓性中耳炎及乳突炎可参考本病辨证施治。

二、临床诊断要领

（一）问诊要点

1. **病史**　实证脓耳可有鼻塞、流涕、感冒急性发作史，或鼓膜外伤史，可有污水入耳史；虚证脓耳可有患耳反复流脓史。

2. **病程**　实证者多病程较短，虚证或虚实夹杂者可反复发作。

3. **伴发病症**

（1）伴鼻塞、流清涕、打喷嚏、鼻痒等，西医诊断应考虑变应性鼻炎。

（2）伴鼻塞、流脓涕、头胀、头痛等，西医诊断应考虑鼻窦炎。

（二）检查要点

除了患者一般情况的整体评估，中医望、闻、问、切的整体辨证资料采集，关键是辨耳痛轻重、性质，有无流脓，脓液的量、色、质，鼓膜颜色以及是否穿孔，听力下降情况等，有助诊断和进行辨证。

（三）辅助检查选择要点

听力学及颞骨 CT 检查有助于疾病诊断。

（四）诊断标准

1. **病史**　实证者可有鼻塞、流涕、感冒急性发作史，或鼓膜外伤史，可有污水入耳史；虚证者可有耳内反复流脓发作史。

2. **临床症状**　实证者耳内疼痛，或流脓，听力下降，伴有发热、恶寒、头痛等症状。耳痛的特点为在夜间更明显，成脓未溃时疼痛更剧烈，可呈跳痛、钻痛、刺痛、痛引患侧头颅。若鼓膜自行溃破流脓，或行鼓膜切开术后，耳痛、头痛、高热等症状可顿减。虚证者耳内流脓日久不愈，或脓稀量多，或脓秽浊恶臭量少，听力下降等。

3. **鼓膜检查**　早期可见鼓膜红赤、完整；鼓膜穿孔前，局部可见小黄亮点；鼓膜穿孔后则有脓液溢出；久病者常见鼓膜紧张部或松弛部大小不等的穿孔，通过穿孔或可见到鼓室的肉芽或灰白色胆脂瘤。

4. **听力学检查**　多呈传导性听力下降。反复不愈病程久的患者可呈混合性耳聋。

5. **颞骨 CT**　慢性虚证脓耳或可见中耳乳突骨质破坏，或胆脂瘤阴影。

三、鉴别诊断

1. **急性实证脓耳与耳疖鉴别**　二者均有起病急，伴有耳痛、耳内流脓等症状，应加以鉴别。耳疖在牵拉耳郭或按压耳屏时耳痛加重，脓耳的耳痛无此现象；脓耳脓液较多来自中耳腔，有鼓膜穿孔，脓呈黏性，而耳疖脓液来自外耳道皮肤，无鼓膜穿孔，脓液较少无黏性。

2. **慢性虚证脓耳与耳聋鉴别**　虚证脓耳伴有听力下降，但同时伴有耳内流脓，鼓膜穿孔，而耳聋无耳内流脓症状。

3. **与耳胀鉴别**　耳胀与实证脓耳早期都有耳痛，耳胀闷堵塞感，鼓膜充血，听力下降，但耳胀病情轻，实证脓耳病情重。耳胀检查鼓膜无穿孔，外耳道无流脓，可有鼓室积液；实证脓耳见有鼓膜穿孔，外耳道流脓，可有鼓室积脓。

四、辨证论治

（一）治则治法

本病多由风热外侵，上犯耳窍，肝胆湿热困结耳窍，脾虚湿困湿浊内生，肾元亏损耳窍失养所致。治疗应分辨患病之新久，证属实与虚。实证者，以疏风清热，清肝泄热为主；病情日久，迁延不愈，反复发作属虚证者，应健脾渗湿，培元祛腐。

（二）分证论治

1.风热外侵证

证候：耳痛，听力下降，或有耳内流脓，鼓膜红赤，或鼓膜穿孔及溢脓。兼见发热，恶风寒，头痛，周身不适，鼻塞流涕，咳嗽。舌质偏红，苔薄白或薄黄，脉浮数。

治法：疏风清热，解毒消肿。

方药：蔓荆子散加减。风热外犯初起时，可减去生地黄、麦冬等滋阴之品，以免滋腻留邪；发热者，可加柴胡以助退热；鼻塞者，可加白芷、辛夷以通鼻窍；咳嗽者，可加桔梗以宣肺止咳。

2.肝胆湿热证

证候：耳痛甚剧，痛引腮脑，鼓膜红赤；或鼓膜穿孔，耳脓多而黄稠或带红色，耳聋。全身可见发热，口苦咽干，小便黄赤，大便秘结；小儿可见高热、啼哭、拒食、烦躁不安、惊厥等症状。舌质红，苔黄腻，脉弦数有力。

治法：清肝泄热，祛湿排脓。

方药：龙胆泻肝汤加减。若火热炽盛、流脓不畅者，重在清热解毒，消肿排脓，可选用仙方活命饮加减。小儿脓耳，热毒内陷，高热烦躁者，可在以上方剂中酌加钩藤、蝉蜕之属。小儿脏腑娇嫩，或素有脾胃虚弱者用中药切忌过于苦寒以防损伤正气。

3.脾虚湿困证

证候：耳内流脓缠绵日久，脓液清稀，量较多，无臭味，多呈间歇性发作，听力下降或有耳鸣；鼓膜穿孔，穿孔周边鼓膜混浊或增厚、有白斑，通过穿孔可窥及鼓室黏膜肿胀，或见肉芽、息肉。全身可兼见头晕，头重，纳呆便溏，倦怠乏力，面色不华。舌质淡，苔白腻，脉缓弱。

治法：健脾渗湿，补托排脓。

方药：托里消毒散加减。若周身倦怠乏力，头晕而沉重，为清阳之气不能上达清窍，可选用补中益气汤加减。若脓液清稀量多、纳差、便溏，为脾虚失于健运，可选用参苓白术散加减。若脓液多可加车前子、泽泻、薏苡仁等渗利水湿之品。若脓液浓稠或黄白相兼，鼓膜红赤，为湿郁化热，可酌加野菊花、蒲公英、鱼腥草等清热解毒排脓之药。

4.肾元亏损证

证候：耳内流脓不畅，量不多，耳脓秽浊或呈豆腐渣样，有恶臭气味，日久不愈，听力明显减退；鼓膜边缘或松弛部穿孔，有灰白色或豆腐渣样臭秽物。全身可见头晕，神疲，腰膝酸软。舌质淡红，苔薄白或少苔，脉细弱。

治法：补肾培元，祛腐化湿。

方药：肾阴虚者，用知柏地黄丸加减，常配伍祛湿化浊之药，如鱼腥草、金银花、木通、夏枯草、桔梗等。若肾阳虚者，用肾气丸加减。若湿热久困，腐蚀骨质，脓液秽浊，有臭味者，宜配合活血祛腐之法，可在前方基础上选用桃仁、红花、乳香、没药、泽兰、穿山甲、皂角刺、马勃、鱼腥草、板蓝根、金银花等。

（三）外治法

1.清洗耳道　可用3%过氧化氢溶液清洁耳道，也可用负压吸引的方法清除脓液。保持引流通畅有助于滴耳法、吹药法等治疗，对治疗脓耳有着非常积极的意义。

2.滴耳　选用具有清热解毒、消肿止痛、敛湿去脓作用的药液滴耳，如黄连滴耳液、鱼腥草液、黄柏滴耳液等。

3.吹药　常选用具有清热解毒、敛湿去脓作用的药物，如烂耳散（经验方）、红棉散（《外科方外奇方》《外科大成》）等。吹药可用于鼓膜穿孔较大者，吹药药粉必须研磨极细，且水溶性好，严禁吹入过多造成耳道内结块，妨碍引流。鼓膜穿孔较小或引流不畅，不宜应用此法。

4.滴鼻　兼有鼻塞者，可用芳香通窍的滴鼻液滴鼻，利于咽鼓管的开放，改善鼓室的引流与通气，有助于脓耳的治疗。

（四）其他治法

1.针灸疗法

（1）**体针**　以局部取穴为主，配合远端取穴。急性实证脓耳常用穴位有听会、阳陵泉、侠溪、外关、耳门、合谷、曲池、听宫等穴，应用泻法治疗。慢性虚证脓耳常用穴位有耳门、听宫、听会、翳风、足三里、丰隆等穴，应用补法治疗。

（2）灸法　适用于慢性虚证脓耳，可选用足三里、阳陵泉、脾俞、肾俞、丰隆等穴悬灸。

（3）穴位注射　可选用翳风、风池等穴，药物可选用炎琥宁注射液、鱼腥草注射液等，每次1穴（单侧或双侧），注射1～1.5mL，隔日1次。

2. 单方验方

（1）耳疳散　出蛾蚕茧10个，冰片0.15g，先把蚕茧放在火上烧存性加入冰片混合，研细末外用，每日一次。

（2）蝎矾散　全蝎6g，白矾60g，冰片3g。白矾煅制为细面，全蝎焙干研末，同冰片三味混合，备用。吹耳，每日一次。

（3）枯矾10g，冰片3g，芦荟4g，赤石脂10g，麝香0.3g，老珠4g。除麝香外，研细末，然后混合外用，每日一次。

（五）辨治小结

本病之辨证要结合病程、全身症状与局部症状综合分析。病程短者，多为外邪侵袭，肝胆湿热所致，治宜疏风清热，清肝泄热为主；病程长者，迁延不愈，或反复发作，多为脏腑虚损，耳窍失养所致，治宜健脾补肾，扶正为主；虚实夹杂者，分清虚实轻重，采用扶正祛腐法，耐心调治，方能取效。

五、西医治疗要点

1. 急性化脓性中耳炎　以控制感染，祛除病因，利于引流通畅为治疗原则。

（1）全身治疗　早期足量应用抗生素类药物控制感染。全身症状严重者予以补液等支持疗法。

（2）局部治疗

① 鼓膜穿孔前可应用2%酚甘油滴耳以消炎止痛；可予鼻用血管收缩剂或鼻用糖皮质激素喷鼻以改善咽鼓管功能，减轻局部炎症。

② 鼓膜穿孔后可应用3%过氧化氢溶液清洗或用负压吸引清除外耳道脓液；可应用抗生素滴耳液控制感染。炎症消退后，部分患者鼓膜穿孔可自行愈合。

（3）病因治疗　积极治疗鼻腔、鼻窦、鼻咽部慢性疾病，如肥厚性鼻炎、慢性鼻窦炎、慢性扁桃体炎、腺样体肥大等，有助于防止疾病复发。

2. 慢性化脓性中耳炎　以消除病因，消除病灶，通畅引流，恢复听力为治疗原则。

（1）病因治疗　及时治疗急性化脓性中耳炎，促使鼓膜愈合；积极治疗上呼吸道疾病，如慢性扁桃体炎、慢性腺样体炎、慢性鼻窦炎等。

（2）局部治疗　包括药物治疗和手术治疗，依不同类型病变而定。

① 单纯型：以局部用药为主。

② 骨疡型：引流通畅者，以局部用药为主，注意定期复查；引流不畅或疑有并发症者，须行乳突根治手术。

③ 胆脂瘤型：尽早行乳突根治术，清除病灶，预防并发症。

六、预后评估

本病经积极防治，急性脓耳往往可痊愈。但慢性脓耳容易反复发作。部分患者可出现并发症，甚者危及生命。

七、诊疗思路

脓耳主要依据起病的缓解，脓液的质、量、色，结合所兼症状及舌脉等情况，综合进行辨证。应注意本病在鼓膜穿孔前后表现有所不同，实证脓耳早期应尽早辨治以防转为慢性；若迁延不愈者症状加重应注意脓耳变证的可能。临证治疗时要注重局部用药与全身用药相结合。

第六节　耳　鸣

一、概述

耳鸣是以自觉耳内或头颅鸣响而周围环境中并无相应的声音为主要特征的病症。其既是多种疾病的常见症状之一，亦是以耳鸣为主症之一的独立疾病。据统计中国至少有 1.2 亿患者受耳鸣困扰，其中 2% 严重影响到生活、睡眠、工作和社交活动，因严重耳鸣导致其犹似残疾的患者有 0.5%。耳鸣可以出现在不同年龄段的人群，男女比例大致为 1∶1。

西医学中各种不同原因导致的耳鸣可参考本病进行辨证施治。

二、临床诊断要领

（一）问诊要点

1. 耳鸣的确认　耳鸣的确认主要依据患者的主诉，确认耳鸣有两个关键点：一是有鸣响的声音感觉，二是周围环境中没有产生这种声音的来源。

2. 耳鸣的声音　在不同的患者耳鸣可以表现为各种不同的声音感觉，如蝉鸣声、吹风声、流水声、电流声、沙沙声、咝咝声、嗡嗡声、唧唧声、血管搏动声等。多数患者仅出现一种声音，但也有部分患者出现两三种甚至更多的声音。

3. 耳鸣的部位　耳鸣多数出现在耳内，可以单耳，也可以双耳。但也有部分患者出现在颅内、颅外或者头部的任何一个部位，后者也有称为"颅鸣"或者"脑鸣"者，但均可归入耳鸣的范围。

4. 耳鸣的影响　耳鸣这种令人厌烦的声音常常对患者的睡眠、生活、工作和学习、情绪等造成不同程度的影响，这些影响常常是患者就诊的主要原因。

（二）检查要点

耳鸣作为一个主观性的病证，目前尚没有客观的检测方法，对耳鸣者一般可选择进行以下检查：

1. 外耳道及鼓膜检查　需排除外耳道及鼓膜中耳病变。

2. 听力学检查　如音叉试验、纯音听阈测试、耳鸣音调与响度测试、声导抗测试、电反应测听等。听力学检查可了解是否存在听力损失及其性质。

3. 影像学检查　如颞骨及颅脑 CT、MRI 等检查，以排除相关占位性病变。

（三）诊断标准

1. 病史　部分患者发病前可有情志不舒、饮食失节或过劳史。

2. 临床症状　以耳鸣为主诉，可急性起病，亦可缓慢起病；既可为单侧亦可为双侧；可呈持续性，也可呈间歇性；耳鸣的音调可呈高音调（如蝉鸣声、汽笛声、口哨声等），亦可呈低音调（如机器声、隆隆声等）；一般在夜间或安静时加重，严重时可影响睡眠及对生活、工作、情绪产生干扰。

3. 检查　外耳及中耳检查和相关听力学检查大多无异常表现。

4. 临床诊断原则

（1）以耳鸣为主诉，通过病史及检查，能查出引起耳鸣的原发疾病者，应作出相应的疾病诊断。

（2）以耳鸣为主诉，无明显听力下降，通过检查不能确定原发疾病者，可诊断为耳鸣。若耳鸣伴有听力下降，则需诊断为耳聋。

三、鉴别诊断

本病应与幻听、存在客观声源的鸣响声（如耳周围的血管搏动、肌肉颤动、呼吸气流声等）及因其他疾病（如耳胀、脓耳、耵耳、耳眩晕等）导致的症状性耳鸣相鉴别。

四、辨证论治

（一）治则治法

耳鸣有虚实之分，实者多因外邪或脏腑实火上扰耳窍，或瘀血、痰饮蒙蔽清窍；虚者多为脏腑虚损、清窍失养所致。一般来说，耳鸣急起者多实证，耳鸣缓慢起病者多虚证；耳鸣声大者多实证，耳鸣声小者多虚证。实证以祛邪为主；虚证以扶正为主。

（二）分证论治

1. 外邪侵袭证

证候：耳鸣骤起，病程较短，可伴耳内堵塞感或听力下降，或伴有鼻塞、流涕、头痛、咳嗽等。舌质淡红，苔薄白，脉浮。

治法：疏风散邪，宣肺通窍。

方药：芎芷散加减。本方适用于风邪夹寒湿侵袭所致的耳鸣。若湿邪不明显，可去半夏、苍术、厚朴、木通；若偏于风热，可选用桑菊饮加减。

2. 痰湿困结证

证候：耳鸣，耳中胀闷，头重如裹，胸脘满闷，咳嗽痰多，口淡无味，大便不爽，舌质淡红，苔腻，脉弦滑。

治法：祛湿化痰，升清降浊。

方药：涤痰汤加减。若口淡、纳呆明显，可加砂仁以醒脾开胃，兼芳香化湿；若失眠，可加远志、合欢皮以安神；若痰湿郁而化热，苔黄腻，可加黄芩。

3. 肝气郁结证

证候：耳鸣的起病或加重与情志抑郁或恼怒有关，胸胁胀痛，夜寐不宁，头痛或眩晕，口苦咽干。舌红，苔白或黄，脉弦。

治法：疏肝解郁，行气通窍。

方药：逍遥散加减。若肝郁化火，可加牡丹皮、栀子清肝降火；失眠严重者，可加酸枣仁、远志以安神；大便秘结者，可加大黄以泄热。

4. 脾胃虚弱证

证候：耳鸣的起病或加重与劳累或思虑过度有关，或在下蹲站起时加重，倦怠乏力，少气懒言，面色无华，纳呆，腹胀，便溏。舌质淡红，苔薄白，脉弱。

治法：健脾益气，升阳通窍。

方药：益气聪明汤加减。若兼湿浊而苔腻者，可加茯苓、白术、砂仁以健脾祛湿；若手足不温者，可加干姜、桂枝以温中通阳；若夜不能寐者，可加酸枣仁以安神。

5. 肾元亏损证

证候：耳鸣日久，腰膝酸软，头晕眼花，发脱或齿摇，夜尿频多，性功能减退，畏寒肢冷。舌质淡胖，苔白，脉沉细弱。

治法：补肾填精，温阳化气。

方药：肾气丸加减。夜尿频多者，可加益智仁、桑螵蛸以固肾气；虚阳上浮而致口苦、咽干者，可加磁石、五味子以潜阳，纳气归肾。

6. 心神不宁证

证候：耳鸣的起病或加重与精神紧张或压力过大有关，心烦失眠，惊悸不安，注意力不能集中，面色无华。舌质淡，苔薄白，脉细弱。

治法：益气养血，宁心通窍。

方药：归脾汤加减。若心烦失眠、惊悸不安较重者，可加龙齿以镇惊安神；若阴血不足，虚阳上扰，心肾不交者，可配合交泰丸（由黄连、肉桂组成）。

（三）针灸疗法

1. 体针 局部取穴与远端辨证取穴相结合，局部可取耳门、听宫、听会、翳风为主，每次选取 2 穴。风邪侵袭者，可加外关、合谷、风池、大椎；痰湿困结者，可加丰隆、足三里；肝气郁结者，可加太冲、丘墟、中渚；脾胃虚弱者，可加足三里、气海、脾俞；肾元亏损者，可加肾俞、关元；心神不宁者，可加通里、神门。实证用泻法，虚证用补法，或不论虚实，一律用平补平泻法，每日针刺 1 次。

2. 耳穴贴压 取内耳、脾、肾、肝、神门、皮质下、肾上腺、内分泌等耳穴，用王不留行籽贴压以上穴位，不时按压以保持穴位刺激。

3. 穴位注射 可选用听宫、翳风、完骨、耳门等穴，药物可选用当归注射液、丹参注射液、维生素 B_{12} 注射液、利多卡因注射液等，针刺得气后注入药液，每次每穴注入 0.5～1mL。

4. 穴位敷贴 用吴茱萸、乌头尖、大黄三味为末，温水调和，敷贴于涌泉；或单用吴茱萸末，用醋调和，敷贴于足底涌泉。

（四）导引法

1. 鸣天鼓法 见第五章"耳鼻咽喉科常用治疗操作"。

2. 营治城郭法　以两手按耳轮，一上一下摩擦之，每次做 15 分钟左右。

3. 鼓膜按摩法　见第五章"耳鼻咽喉科常用治疗操作"。

（五）辨治小结

本病在辨证上，应结合患者病程、全身症状与局部症状、局部体征进行综合分析。一般来说，老年人耳鸣多虚证，年轻人耳鸣多实证；素来体质壮实者耳鸣多实证，一向体质较虚弱者耳鸣多虚证；耳鸣急起者多实证，耳鸣缓慢起病者多虚证；耳鸣声大者多实证，耳鸣声小者多虚证。实证耳鸣多见于外邪侵袭、痰湿困结或肝气郁结，治宜疏风散邪，祛湿化痰或疏肝解郁为主，重于祛邪；虚证耳鸣多见于脾胃虚弱，肾元亏损或心神不宁，治宜健脾益气，补肾填精或益气养血为主，重于扶正。

五、西医治疗要点

由于耳鸣的病因与发病机制十分复杂，因此西医尚缺乏公认的有效治疗手段。目前应用于临床的治疗方法主要有：

1. 松弛训练　发生耳鸣的患者往往会伴有各种不良的情绪，比如紧张、烦躁等，情绪的变化又往往会加重耳鸣的发生和程度，因此，用松弛训练的方法可以让患者身心得到放松。

2. 心理治疗　耳鸣伴有焦虑、抑郁、心烦等症状会造成患者各种心理问题，虽然耳鸣本身难以治愈，但耳鸣引发的各种心理问题却可以通过心理辅导来应对治疗。帮助患者认识耳鸣，习惯耳鸣声对减轻患者的心理负担具有重要作用，通常也是其他疗法的基础。

3. 声治疗　声治疗是通过让患者聆听根据听力损失程度及耳鸣特点量身订制的自然声（如海浪声、溪流声、鸟叫声等）或轻音乐来起到放松的作用，同时又可以掩蔽耳鸣声。每天治疗的时间应该在 6 小时左右，每次持续大约 1 小时，视治疗效果制订治疗间隔时间。

4. 耳鸣习服疗法（TRT）　耳鸣习服疗法是集合了心理治疗与声治疗的治疗方式。耳鸣习服疗法通过心理治疗来指导患者接受耳鸣这一事实，并通过声治疗来降低耳鸣声信号刺激强度以减轻耳鸣对患者的影响。

5. 重复经颅磁刺激（rTMS）　重复经颅磁刺激通过对听觉区域对应头皮的有规律的电磁刺激来降低神经兴奋性，从而降低耳鸣声。

6. 药物治疗　临床上也有使用抗抑郁药、抗惊厥药治疗耳鸣，但这些药物只能减轻焦虑、抑郁等心理问题，并不能直接缓解耳鸣，同时也存在较大的副作用。其他如改善微循环药、利尿药、扩张血管药等均被证明其作用有限。

六、诊疗思路

由于耳鸣纯粹为患者的主观感觉，缺乏客观的检测方法，耐心、细致地询问病史是诊断耳鸣唯一可行的方法，必须详细询问患者所听到的耳鸣声音感觉、耳鸣的部位、持续时间以及耳鸣给患者所造成困扰的程度，并注意排查引起耳鸣的原发疾病，有助于本病的诊断。对于耳鸣的辨证，首先应辨明虚实，可以根据患者的年龄、体质、起病的缓急、耳鸣的声音大小以及伴随症状等方面进行初步辨别。大部分就医的耳鸣患者都存在程度不同的睡眠和心理问题，应该重点予以关注。因此，治疗上合理应用中药、针灸、按摩导引并配合心理疏导、饮食调养的方法，耐心调治，方可取效。

第七节　耳　聋

一、概述

耳聋是以听力下降为主要特征的疾病。临床常伴有耳鸣、耳堵闷感、眩晕等症状。耳聋既是一种独立的疾病，也是多种耳病的常见症状之一。耳聋按听力损失程度可分为轻度聋（26～40dB）、中度聋（41～55dB）、中重度聋（56～70dB）、重度聋（71～90dB）和极重度聋（＞90dB）。按病变部位可分为传导性聋、感音神经性聋和混合性聋。按发病时间可分为先天性聋和后天性聋。按发病病程可分为暴聋和久聋。

耳聋是临床常见病，发病率很高，各个年龄均可出现，尤其以老年人居多。耳聋严重影响生活质量，给个人、家庭和社会带来沉重负担，自幼耳聋者，丧失语言学习的机会，可导致聋哑，因此应及时发现、尽早治疗。

西医学的老年性聋、突发性聋、感染性聋、药物中毒性聋等可参考本病进行辨证论治。

二、临床诊断要领

（一）问诊要点

1. **病史** 有无家族史，有无耳毒性药物使用史、特殊感染史等。

2. **病因** 问清与起病相关的因素，生活工作环境有无噪声。可因爆震而发、可因情志不畅导致、可因劳累引起、可因外感发病。根据发病特点全面问诊。

3. **病程** 有突发性起病，有渐进性发展，有波动性发病。

4. **症状** 听力下降，可伴耳鸣、眩晕。

5. **伴发病症**

（1）伴耳堵闷、头晕、视物旋转等，西医诊断应考虑梅尼埃病。

（2）伴耳道流脓等，西医诊断应考虑外耳道或中耳疾病。

（3）伴耳堵闷、自听增强等，西医诊断应考虑分泌性中耳炎。

（二）检查要点

除了患者一般情况的整体评估，中医望、闻、问、切的整体辨证资料采集，关键是评估听力下降的程度及有无合并症状。若外耳道耵聍量多，需清理外耳道耵聍，以利于进一步检查鼓膜。久病患者可见鼓膜内陷、萎缩、有钙化斑。

（三）辅助检查选择要点

1. **纯音听阈测试** 感音神经性聋表现为气导和骨导一致性下降；传导性聋表现为骨导正常或接近正常，气导听力下降，骨、气导间有间距；混合性聋兼有感音神经性聋和传导性聋的特点，骨、气导曲线都下降，但存在一定差值。

2. **声导抗** 中耳功能正常为 A 型曲线；As 型曲线常见于耳硬化、听骨固定；Ad 型曲线常见于听骨链中断、鼓膜萎缩、愈合性穿孔、咽鼓管异常开放；B 型曲线常见于鼓室积液、中耳粘连；C 型曲线常见于咽鼓管功能障碍、鼓室负压。

3. **音叉试验** 包括林纳试验（Rinne test，RT），韦伯试验（Weber test，WT），施瓦巴赫试验（Schwabach test，ST），盖莱试验（Gelle test，GT）。音叉试验结果比较，见表 7-1-1。

表 7-1-1 音叉试验结果比较

试验方法	正常	传导性聋	感音神经性聋
林纳试验	(+)	(−)(±)	(+)
韦伯试验	(−)	→患耳	→健耳
施瓦巴赫试验	(+)	(+)	(−)

盖莱试验：检查镫骨是否活动。阳性为镫骨活动正常，阴性为耳硬化或听骨链固定。

4. **耳声发射** 主要用于婴幼儿的听力筛选，耳蜗性聋的早期定量诊断，以及耳蜗性聋及蜗后性聋的鉴别诊断。

5. **其他检查** 听性脑干诱发电位，颞骨 CT 等。

（四）诊断标准

1. **病史** 部分患者有家族史、耳毒性药物使用史、特殊感染史等。

2. **临床症状** 突发或渐进性单耳或双耳听力下降，常伴耳鸣，有些患者伴有耳堵闷感、头晕等症状。

3. **检查** 外耳道、鼓膜多无异常。

4. **纯音听阈测试** 单侧或双侧的骨气导听力下降。

三、鉴别诊断

本病应与出现耳聋症状的疾病鉴别。本病多为感音神经性聋或混合性耳聋；出现耳聋症状的疾病包括耵耳、耳胀、脓耳等，多为传导性耳聋。

四、辨证论治

（一）治则治法

耳聋有虚实之分，实证者多因外邪侵袭、肝火上扰、痰火郁结、气滞血瘀，循经上扰、蒙蔽清窍致病；虚证者多因脾肾不足、气血亏虚、清窍失养致病。治疗应辨清虚实，明确病因。实证者治拟疏散外邪，清肝泄热，清热化痰，活血化瘀；虚证者治拟健脾益肾，补益气血，兼以引经通窍之法。

（二）分证论治

1.外邪侵袭证

证候：听力突然下降，或伴有耳鸣及耳胀闷感。全身可伴有喷嚏、流涕、鼻塞、咽痛、咳嗽、发热恶寒、头痛等症。舌质淡红，苔薄，脉浮。

治法：疏风散邪，宣肺通窍。

方药：银翘散加减。可加入蝉蜕、石菖蒲以疏风通窍；伴流涕、鼻塞者，可加辛夷、白芷；头痛者，可加蔓荆子。若无口渴、咽痛，可去淡竹叶、牛蒡子、芦根；若风寒侵袭，可用荆防败毒散加减。

2.肝火上扰证

证候：耳聋时轻时重，多在情志抑郁或愤怒之后加重，或伴耳鸣。口苦，咽干，目赤或面红，尿黄，便秘，夜眠欠安，胸肋胀痛，眩晕或头痛。舌红苔黄，脉弦数。

治法：清肝泄热，开郁通窍。

方药：龙胆泻肝汤加减。可加石菖蒲以通窍。本方药物多寒苦，宜中病即止。若火热之象尚轻而肝气郁结之象较明显者，可选用丹栀逍遥散加减。

3.痰火郁结证

证候：听力减退，耳中胀闷感，或伴耳鸣。头昏头重，或见胸脘满闷，头晕目眩，咳嗽痰多，口苦或口淡无味，二便不畅。舌红，苔黄腻，脉滑数。

治法：化痰清热，散结通窍。

方药：清气化痰丸加减。可加石菖蒲以开郁通窍。

4.气滞血瘀证

证候：听力下降，病程可长可短。或伴耳鸣，全身可无明显其他不适，或有爆震史。舌质暗红或有瘀点，脉细涩。

治法：活血化瘀，行气通窍。

方药：通窍活血汤加减。可加香附、丹参等以加强行气活血之功。

5.肾精亏损证

证候：听力逐渐下降。多伴耳鸣，头昏眼花，腰膝酸软，发脱齿摇，虚烦失眠，夜尿频多。舌红少苔，脉细弱或细数。

治法：补肾填精，滋阴潜阳。

方药：耳聋左慈丸加减。亦可选用左归丸或杞菊地黄丸等加减。若偏于肾阳虚，治宜温补肾阳，可选用右归丸或肾气丸加减。

6.气血亏虚证

证候：听力下降，每遇疲劳加重，或见倦怠乏力，语声低怯，面色无华，脘腹胀满，食欲不振，心悸失眠，大便溏薄。舌质淡红，苔薄白，脉细弱。

治法：健脾益气，养血通窍。

方药：归脾汤加减。若手足不温，可加桂枝、干姜以温中通阳。

（三）其他治法

1.针灸疗法

（1）体针　局部取穴与远端取穴相结合，辨证取穴。局部取穴以听宫、听会、耳门、翳风为主，每次可选取2穴。外邪侵袭可加外关、曲池、合谷、大椎；肝火上扰可加太冲、中渚、丘墟；痰火郁结可加大椎、丰隆；气滞血瘀可加血海、膈俞；肾精亏虚可加关元、肾俞；气血亏虚可加气海、足三里、脾俞。实证用泻法，虚证用补法。

（2）灸法　虚寒者可选足三里、命门、百会、气海、三阴交、涌泉等穴，悬灸或隔姜灸，每次2～3穴。

（3）耳穴贴压　选取内耳、肝、脾、肾、神门、交感、皮质下、内分泌等耳穴，以王不留行籽贴压以上穴位，两耳交替，隔日1次。

（4）穴位注射　可选用听宫、耳门、翳风等穴，药物可选用丹参注射液、当归注射液、维生素B_{12}注射液等，每次每穴注入0.5～1mL。

（5）穴位敷贴 用吴茱萸、大黄、乌头尖研粉，温水调和，敷贴于涌泉，12～24小时后取去，亦可视皮肤程度而定。若有小疱让其自然吸收，或可用注射器抽吸水疱，每周1次。

2. 按摩疗法

（1）鸣天鼓法 见第五章"耳鼻咽喉科常用治疗操作"。

（2）营治城郭法 两手按摩耳轮，一上一下摩擦之，每次15分钟左右。

（3）鼓膜按摩法 见第五章"耳鼻咽喉科常用治疗操作"。

（四）辨治小结

本病辨证要结合病程、局部辨证与全身辨证相结合，突然起病，病程短者，多数为外邪侵袭、脏腑失调、蒙蔽清窍所致，以疏散外邪，调节脏腑为主；渐进性加重，病程长者，多数为脏腑虚损，气血不足，清窍失养所致，故审清脏腑，以扶正为主；虚实夹杂者，须明辨虚实轻重，采用扶正祛邪法。

五、西医治疗要点

感音神经性聋的治疗原则是恢复或部分恢复丧失的听力，尽量保存并利用残余的听力。

1. 药物治疗 因致聋原因很多，发病机制复杂，故迄今尚无一个简单有效且适用于任何情况的药物。目前多在排除或治疗疾病原因的同时，尽早选用可扩张内耳血管的药物，降低血液黏稠度和溶解小血栓的药物，营养末梢神经药物，能量制剂，必要时可应用抗细菌、抗病毒及糖皮质激素类药物。

2. 助听器 需要经过耳科医师或听力学专家详细检查后才能正确选用。语频平均听力损失35～80dB者均可使用，听力损失60dB左右效果最好，单侧耳聋一般不需配助听器。

3. 人工耳蜗植入 人工耳蜗植入是当前帮助极重度耳聋患者获得听力、获得或保持言语功能的良好工具。先天性耳聋患儿经助听器训练不能获得应用听力者，应视为首选。

第八节 耳眩晕

一、概述

耳眩晕是指由耳窍病变所引起的以头晕目眩、天旋地转，如坐舟车为主要特征的疾病。本病常突然发作，表现为旋转性眩晕，站立不稳，持续时间短则数秒，长则数小时或数天，体位变动时可诱发或加重眩晕。临床上常伴有恶心呕吐、出冷汗、耳鸣、耳聋、耳闷等症状，但神志清楚，可反复发作。本病为临床常见病和多发病，各种年龄均可发生，尤以成年人多见。

西医学的梅尼埃病、良性阵发性位置性眩晕、前庭神经炎等均可参考本病进行辨证施治。

二、临床诊断要领

（一）问诊要点

1. 病史 有无反复发作史、应用耳毒性药物史或感冒史。

2. 诱因 问清与起病相关的因素，有无应用耳毒性药物史或感冒、劳累和情志不畅。

3. 伴发病症

（1）伴耳鸣、耳胀闷及波动性听力下降等，西医诊断应考虑梅尼埃病。

（2）无耳鸣、耳聋，眩晕发作往往与头部位置改变有关，西医诊断应考虑良性阵发性位置性眩晕。

（3）发病前多有上呼吸道感染史，但无耳鸣、耳聋，痊愈后极少复发。西医诊断应考虑前庭神经炎。

（4）伴有耳鸣、耳聋，多缓慢发生，患者有明确耳毒性药物使用史，西医诊断应考虑药物中毒性眩晕。

（二）检查要点

除了患者一般情况的评估，中医望、闻、问、切的整体辨证资料采集，还需要相关专科查体，如外耳道及鼓膜检查、自发性眼震等，必要时可行体位诱发试验，有助诊断。

（三）辅助检查选择要点

1. 听力学检查 部分患者可显示波动性感音性听力减退，即眩晕发作期听力减退，间歇期听力好转，但听力检查正常不能排除本病。

2. 前庭功能检查 ①甘油试验；②旋转试验；③变位试验，如Dix-Hallpike变位试验、平卧翻转变位试验等。

3. 其他检查　CT 及 MRI 检查等，排除中枢性眩晕。

（四）诊断标准

1. 病史　有无反复发作史、应用耳毒性药物史或感冒史。

2. 临床症状　旋转性眩晕是诊断本病的主要依据，眩晕突然发作，自觉天旋地转，身体有向一侧倾倒的感觉，站立不稳，持续时间短则数秒，长则数小时或数天，体位变动时可诱发或加重眩晕，但神志清楚，多伴恶心呕吐、出冷汗、耳鸣耳聋等症状。

3. 检查

（1）自发性眼震　眩晕发作时可见自发性水平型或水平旋转型眼球震颤，快相向病侧或健侧，发作过后眼震逐渐消失。必要时可行体位诱发试验。

（2）外耳道及鼓膜检查　多无异常发现。

（3）纯音听阈测试　显示波动性感音性听力减退，即眩晕发作期听力减退，间歇期听力好转，但听力正常不能排除本病。

（4）前庭功能检查　可见一侧前庭功能亢进或减退、丧失。初次发作者，可显示病侧前庭功能亢进，或有向病侧的优势偏向；多次发作者，则病侧前庭功能减退甚至消失，或有向健侧的优势偏向。部分患者前庭功能可正常。

三、鉴别诊断

本病应与头晕、晕厥鉴别。头晕又称头昏，为头脑昏沉、头重脚轻等不适感，与本病的区别在于没有旋转感及恶心呕吐。昏厥是突然昏倒，不省人事，与本病不难鉴别。

四、辨证论治

（一）治则治法

本病证有虚有实。虚证多为肾、脾之虚，如肾精亏损、脾气虚弱等；实证可见于风邪外袭、痰浊中阻、肝风内动等；也有虚中夹实证，如阳虚水泛等。本病发作期以实证多见，发作间歇期以虚证多见。临床上应针对不同情况进行辨证论治。

（二）分证论治

1. 风邪外袭证

证候：突发眩晕，如立舟船，恶心呕吐。可伴有鼻塞流涕，咳嗽，咽痛，发热恶风。舌质红，苔薄黄，脉浮数。

治法：疏风散邪，清利头目。

方药：桑菊饮加减。可加蔓荆子、蝉蜕清利头目；眩晕较甚者，加天麻、钩藤、白蒺藜以息风；呕恶较甚者，加半夏、竹茹以降逆止呕。

2. 痰浊中阻证

证候：眩晕而见头重如蒙，胸中闷闷不舒，呕恶较甚，痰涎多，或见耳鸣耳聋，心悸，纳呆倦怠。舌淡苔白腻，脉濡滑。

治法：燥湿健脾，涤痰止眩。

方药：半夏白术天麻汤加减。湿重者，倍用半夏，加泽泻；痰火互结者，加黄芩、胆南星、黄连；呕恶较甚者，加竹茹。亦可选用泽泻汤加味。眩晕缓解后，应注意健脾益气，调理脾胃，以杜绝生痰之源，防止复发，可用六君子汤加减以善后。

3. 肝风内动证

证候：眩晕每因情绪波动、心情不舒、烦恼时发作或加重，常兼耳鸣耳聋，急躁易怒，口苦咽干，面红目赤，胸胁苦满，少寐多梦。舌质红，苔黄，脉弦数。

治法：平肝息风，滋阴潜阳。

方药：天麻钩藤饮加减。若眩晕较甚，偏于风盛者，可加龙骨、牡蛎以镇肝熄风；偏于火盛者，可加龙胆草、牡丹皮以清肝泄热，或用龙胆泻肝汤以清泻肝胆之火。因阳亢火盛，每致伤阴，故眩晕缓解后，应注意滋阴养液，以潜降肝阳，可用杞菊地黄丸调理善后。

4. 阳虚水泛证

证候：眩晕时心下悸动，耳鸣耳聋。咳嗽痰稀白，恶心欲呕，或频频呕吐清涎，腰痛背冷，四肢不温，精神萎靡，夜尿频而清长。舌质淡胖，苔白滑，脉沉细弱。

治法：温补肾阳，散寒利水。

方药：真武汤加减。寒甚者，可加川椒、细辛、桂枝、巴戟天等药，以加强温阳散寒的作用。

5. 肾精亏损证

证候：眩晕经常发作，耳鸣耳聋，腰膝酸软，精神萎靡，失眠多梦，记忆力差，男子遗精，手足心热。舌质嫩红，苔少，脉细数。

治法：滋阴补肾，养肝息风。

方药：杞菊地黄丸加味。可加入白芍、何首乌以柔肝养肝；眩晕发作时可加入石决明、牡蛎以镇肝潜阳。

6. 脾气虚弱证

证候：眩晕时发，每遇劳累时发作或加重，可伴耳鸣、耳聋，面色苍白，唇甲不华，少气懒言，倦怠乏力，纳呆便溏。舌质淡，脉细弱。

治法：补益气血，健脾安神。

方药：归脾汤加减。若血虚较明显，可选加枸杞子、何首乌、熟地黄、白芍等以加强养血之力；以气虚为主、中气下陷者，可用补中益气汤以益气升阳。

（三）其他治法

针灸疗法

（1）体针　根据不同的病因病机，循经取穴，并根据病证虚实而采用不同的手法。主穴：百会、头维、风池、风府、神门、内关。配穴：风邪外袭者，配合谷、外关；痰浊中阻者，配丰隆、中脘、解溪；肝风内动者，配行间、侠溪、肝俞；阳虚水泛者，配肾俞、命门；肾精亏损者，配三阴交、关元、肾俞；脾气虚弱者，配足三里、脾俞、气海。手法：实证用泻法，虚证用补法，并可配合灸法。

（2）耳针　可选肾、肝、脾、内耳、神门、皮质下、交感等穴，每次取 2～3 穴，中强度刺激，留针 20～30 分钟，每天 1 次。或用王不留行籽贴压刺激以上穴位。

（3）头皮针　取双侧晕听区针刺，每日 1 次。

（4）穴位注射　可选用合谷、太冲、内关、风池、翳风、足三里、丰隆等穴，每次取 2～3 穴，每穴注射黄芪注射液或丹参注射液 0.5～1mL，隔日 1 次。

（四）辨治小结

本病之辨证要结合病程、全身症状与局部症状综合分析，本病发作期以实证多见，如风邪外袭、痰浊中阻、肝风内动等，亦可见于虚中夹实，如阳虚水泛等，治疗以祛邪为主；发作间歇期以虚证为多见，如肾精亏损、脾气虚弱等，治疗以补益为主。虚实夹杂者，须分辨虚实之孰轻孰重，以扶正为主或祛邪为主，细心调治，以获疗效。

五、西医治疗要点

耳眩晕的西医治疗可参考梅尼埃病、良性阵发性位置性眩晕、前庭神经炎、药物中毒性眩晕等疾病的治疗方法。西医治疗主要包括心理治疗、药物治疗、手术治疗等。

1. **梅尼埃病**　多采用调节神经功能、改善内耳循环，以及减轻迷路水肿为主的药物综合治疗或手术治疗。

（1）一般治疗　发作期应卧床休息，低盐饮食，消除心理紧张情绪。

（2）对症药物治疗　本病目前尚无特效药物，发作期以对症处理为主，尽快缓解眩晕、恶心、呕吐，可选用前庭神经抑制剂、抗胆碱能药物、血管扩张药及钙通道阻滞药、利尿脱水药、鼓室注射地塞米松等。

（3）手术治疗　凡眩晕发作频繁、剧烈，长期保守治疗无效，耳鸣耳聋严重者可考虑手术治疗，如内淋巴囊手术、前庭神经切断术等。

2. **良性阵发性位置性眩晕**　治疗首选耳石复位法，近 90% 的患者可以痊愈或改善。个别不愈者可考虑使用前庭抑制剂。手术治疗需要十分谨慎，如上述疗法无效，且影响正常生活、工作者，可行后壶腹神经切断术、半规管阻塞术等。部分患者可有一定的自愈倾向。

3. **前庭神经炎**　本病与病毒感染有关，常有感冒病史。治疗早期应卧床休息，避免声、光刺激。可应用抗眩晕药物，用药时间不宜长，可适当应用短效类固醇激素药物。

4. **药物中毒性眩晕**　本病常见于应用氨基糖苷类抗生素的过程中或使用后，同时伴有耳鸣及耳聋，常见药物如链霉素和庆大霉素。停止使用药物后，眩晕可因代偿而逐渐消失，但听力常难以恢复正常。

第二章 鼻部常见疾病

第一节 鼻 疔

一、概述

鼻疔是指发生在鼻尖、鼻翼及鼻前庭部位的疔疮疖肿，以局部红肿疼痛、呈粟粒状突起、有脓点为特征。鼻疔又称白疔、白刃疔、鼻尖疔、鼻柱痈等。多为单发，偶见多发。若处置不当，邪毒内陷，可转为疔疮走黄的重症。

西医学的鼻疖可参考本病进行辨证施治。

二、临床诊断要领

（一）问诊要点

1. **病史** 有无糖尿病、放化疗等病史。
2. **诱因** 问清与起病相关的因素，可因挖鼻、拔鼻毛或外伤等引起，也可因食辛辣刺激食物所致。
3. **症状** 鼻部疼痛，成脓时有跳痛，全身可伴有发热、头痛、便秘、周身不适等。
4. **伴发病症**
（1）伴同侧上唇、面部、下睑等处肿胀疼痛等，西医诊断应考虑上唇及面部蜂窝织炎。
（2）伴疮头紫暗，顶陷无脓，根脚散漫，鼻肿如瓶，目胞合缝，局部红肿灼痛，头痛如劈，全身见高热、烦躁、呕恶、神昏谵语、痉厥等，西医诊断应考虑海绵窦血栓性静脉炎。

（二）检查要点

除了患者一般情况的整体评估，中医望、闻、问、切的整体辨证资料采集，关键是进行鼻部的详细检查及判断有无全身并发症。

（三）辅助检查选择要点

1. 血常规检查。外周血白细胞计数增高，中性粒细胞百分比升高。
2. 若出现寒战、高热、剧烈头痛、恶心呕吐、患侧眼睑及结膜水肿、眼球突出固定等症状，需要做头颅MRI检查、眼眶部CT或MRI检查、眼底检查、脑脊液检查等。

（四）诊断标准

1. **病史** 多有挖鼻或拔鼻毛史，部分患者可有消渴病史，或放化疗史。
2. **临床症状** 鼻部疼痛，成脓时有跳痛。可伴有发热、头痛、便秘、周身不适等全身症状。
3. **检查** 可见鼻前庭或鼻尖、鼻翼处呈丘状隆起，周围发红发硬，成熟后，顶有黄白色脓点。病情重者，可引起同侧上唇、面部、下睑等处肿胀。如疔疮走黄，则见疮头紫暗，顶陷无脓，根脚散漫，鼻肿如瓶，目胞合缝等。

三、鉴别诊断

本病应注意与鼻疳相鉴别。鼻疔与鼻疳均可出现鼻部红肿疼痛，鼻疔为鼻部的疔疮疖肿，病变较局限、可化脓，病程较短，愈后不易反复；鼻疳病变范围较大，不会化脓，可出现糜烂、渗液，病程较长，容易反复发作。

四、危急状态辨识

若出现疮头紫暗，顶陷无脓，根脚散漫，鼻肿如瓶，目胞合缝，局部红肿灼痛，头痛如劈，见高热、烦躁、呕恶、神昏谵语、痉厥等，应考虑海绵窦血栓性静脉炎。属病危之象，应尽快紧急救治。

五、辨证论治

（一）治则治法

本病多为实证、热证，临床辨证以邪毒外袭、火毒上攻与火毒炽盛、内陷营血为多见，早期治疗以清热解毒，消肿止痛为主；若出现热入营血，治宜泄热解毒，清营凉血；若出现热入心包，治宜清心开窍。

（二）分证论治

1. 外感风热证

证候：病初起表现为外鼻部局限性潮红，继则渐次隆起，状如粟粒，渐长如椒目，周围发硬，焮热微痛。3～5天后，疮顶现黄白色脓点，顶高根软。一般全身症状不明显，或伴头痛、发热、全身不适等症。舌质红，苔白或黄，脉数。

治法：清热解毒，消肿止痛。

方药：五味消毒饮加减。若疼痛较甚者，加当归尾、赤芍、牡丹皮以助活血止痛；若脓成不溃者，加穿山甲、皂角刺以助消肿溃脓；若恶寒发热，加连翘、荆芥、防风以疏风解表；若病情严重，可配合用黄连解毒汤加减。

2. 火毒内陷证

证候：疮头紫暗，顶陷无脓，根脚散漫，鼻肿如瓶，目胞合缝，局部红肿灼痛，头痛如劈。可伴有高热、烦躁、呕恶、神昏谵语、痉厥、口渴、便秘等症。舌质红绛，苔厚黄燥，脉洪数。

治法：泄热解毒，清营凉血。

方药：黄连解毒汤合犀角地黄汤加减。如出现神昏谵语，加服安宫牛黄丸、至宝丹或紫雪丹，以清心开窍，镇痉息风；若病程日久，气阴耗伤，脉象虚弱，宜用生脉散，以补益气阴。

（三）外治法

1. 外敷　脓未成者，可用内服中药渣再煎，纱布蘸汤热敷患处；或用紫金锭、四黄散等水调涂敷患处；亦可用野菊花、仙人掌、鱼腥草、芙蓉花叶、苦地胆等捣烂外敷。

2. 排脓　脓成顶软者，局部消毒后，用尖刀片挑破脓头，小镊子钳出脓头或吸引器头吸出脓栓。切开时不可切及周围浸润部分，且忌挤压。

（四）针灸疗法

刺血法：取同侧耳尖、耳背或耳垂，用三棱针点刺放血，或少商、商阳、中冲点刺放血，以泄热解毒。

（五）辨治小结

本病多为实证、热证。疾病初起多表现为外感风热证，治疗以清热解毒，消肿止痛为主，可选用五味消毒饮加减；若出现火毒内陷证，治宜泄热解毒，清营凉血，可选用黄连解毒汤合犀角地黄汤加减；若出现热入心包证，治宜清心开窍，镇痉息风，可选用安宫牛黄丸、至宝丹或紫雪丹等；若病程日久，气阴耗伤，脉象虚弱，宜用生脉散，以补益气阴。

六、西医治疗要点

1. 严禁挤压，控制感染，预防并发症。
2. 疖肿未成熟者，清洁皮肤及涂抹各种抗生素软膏，并配合做理疗，促进疖肿成熟穿破。
3. 疖肿已成熟者，待疖肿自行穿破，亦可用尖刀将脓头表面薄层皮肤轻轻挑破，取出脓栓排出脓液。
4. 疖肿穿破后，局部消毒，清除脓痂，以利引流。
5. 足量应用抗生素。

七、预防与生活调护

1. 禁忌早期切开引流及挤压、挑刺、灸法，以免脓毒扩散，入侵营血，内犯心包，引起疔疮走黄之危证。
2. 注意休息，忌食辛辣炙煿肥甘厚腻之品，多吃蔬菜、水果，多饮水，保持大便通畅。
3. 戒除挖鼻及拔鼻毛等不良习惯，积极治疗各种鼻病，保持鼻部清洁，以防染毒。
4. 屡次发作者，应加强身体锻炼，加强营养，提高机体抗病能力。
5. 积极治疗原发疾病。

八、预后评估

本病如能及时恰当治疗，多可痊愈。若正虚邪盛，或处理不当，可致疗疮走黄之重症，甚至危及生命。

九、诊疗思路

诊断时应详细询问病史，根据其局部及全身症状判断病情轻重，同时应与鼻疳相鉴别。本病多为实证、热证，早期治疗以清热解毒，消肿止痛为主；若出现疗疮走黄等重症，应及早中西结合综合抢救治疗。

第二节　鼻　疳

一、概述

鼻疳是以鼻前孔及其附近皮肤红肿痛痒、糜烂渗液粗糙或皲裂为主要特征的疾病。本病多见于小儿，可反复发作。

西医学的鼻前庭炎、鼻前庭湿疹可参考本病进行辨证施治。

二、临床诊断要领

（一）问诊要点

1. 病史　有无急、慢性鼻炎，鼻窦炎及变应性鼻炎等病史；有无长期接触有害气体及粉尘病史；有无挖鼻、拔鼻毛等不良嗜好病史。

2. 诱因　问清与起病相关的因素，可因受凉感冒或饮食不节而诱发。问诊时应根据起病特点全面而有重点地询问。

3. 病程　病程较长，反复发作。

4. 症状　鼻前孔及其附近灼热疼痛或瘙痒、结痂，或皮肤皲裂、结痂、粗糙、鼻毛脱落。可反复发作，时轻时重，缠绵难愈。

（二）检查要点

除了患者一般情况的整体评估，中医望、闻、问、切的整体辨证资料采集，关键是进行鼻部的详细检查，检查局部皮肤有无潮红、糜烂、渗液，或增厚粗糙以了解病证虚实。

（三）诊断标准

1. 病史　多有急、慢性鼻炎，鼻窦炎或变应性鼻炎等疾病病史；有挖鼻、拔鼻毛等不良嗜好；部分有接触有害气体及粉尘病史。

2. 临床症状　急性者可见鼻前孔及其附近灼热疼痛或瘙痒、结痂；慢性者鼻部皮肤常有灼热、干痒、异物感等异常感觉。

3. 检查　急性者鼻前庭皮肤红肿、潮红、溃烂、结痂或皲裂，有压痛，严重者可延及上唇。慢性者鼻前庭部皮肤增厚、皲裂或盖有鳞屑样痂皮；病程日久者，常有鼻毛脱落或稀少。

三、鉴别诊断

本病应注意与鼻疗相鉴别。鼻疗与鼻疳均可出现鼻部红肿疼痛，鼻疗为外鼻部的疗疮疖肿，病变较局限、可化脓，病程较短，愈后不易反复；而鼻疳病变范围较大，不会化脓，可出现糜烂、渗液，病程较长，容易反复发作。

四、辨证论治

（一）治则治法

本病基本病机为外感风热邪毒、脾胃湿热或阴虚血燥所致。治疗应协调脏腑，祛邪扶正，清热解毒，滋阴润燥。

（二）分证论治

1. 肺经蕴热证

证候：鼻前孔及周围皮肤红肿或糜烂，灼热干焮，疼痛。舌质红，苔黄，脉数。

治法：疏风散邪，清热泻肺。

方药：黄芩汤加减。若大便秘结者，可加瓜蒌子、大黄；热毒壅盛，焮热痛甚者可加黄连、牡丹皮以清热解毒，凉血止痛；红肿甚者可加大青叶、板蓝根以加强清热解毒之力。

2. 脾胃湿热证

证候：鼻前孔及周围肌肤糜烂、渗液、结痂、瘙痒，甚者可侵及鼻翼及口唇。伴纳呆，大便黏滞不爽或溏薄，小便黄浊，小儿可见啼哭易怒、搔抓鼻部。舌质红，苔黄腻，脉滑数。

治法：清热燥湿，解毒和中。

方药：萆薢渗湿汤加减。若湿热盛者，加黄连、苦参、土茯苓以助清热燥湿之力；痒甚者，加荆芥、防风、白鲜皮、地肤子以祛风除湿止痒；病情缠绵，反复发作者，加黄芪、白术、金银花以扶正解毒。小儿脾弱，腹胀便溏者，可合用参苓白术散以健脾消积除湿。

3. 阴虚血燥证

证候：鼻前孔及周围干燥、瘙痒或灼痛，皮肤粗糙、增厚、皲裂，鼻毛脱落。伴口干咽燥，面色萎黄，大便干结。舌质红，少苔，脉细数。

治法：滋阴润燥，养血息风。

方药：四物消风饮加减。若鼻部肌肤干燥、皲裂甚，加玄参、麦冬、何首乌之类以助滋阴养血；痒甚加蝉蜕、防风、全蝎以祛风止痒；肌肤色红、干燥、疼痛，加金银花、野菊花以解毒祛邪。

（三）外治法

1. **外洗**　可选用以下方药煎水局部外洗。

（1）内服中药渣再煎。

（2）苦楝树叶、桉树叶各 30g。

（3）苦参、苍术、白鲜皮各 15g。

（4）菊花、蒲公英各 60g。

（5）马齿苋、地肤子、黄柏、枯矾各 30g。

2. **外敷**

（1）红肿、糜烂、渗液，可用青蛤散涂敷。

（2）糜烂不愈，脂水多者，可取瓦松或五倍子适量，烧灰研细末，敷于患处。

（3）干燥、皲裂、脱屑者，用黄连膏外涂。

（4）灼热疼痛者，取辰砂定痛散用麻油调敷。

（四）针灸疗法

1. **体针**　可取合谷、曲池、外关、少商等穴，提插捻转，用泻法。

2. **耳穴贴压**　取鼻、肺、胃、下屏间等耳穴，用王不留行籽贴压，经常用手轻按贴穴，维持刺激。

（五）辨治小结

本病应根据病程长短、症状、体征等辨明虚实。本病初起，以鼻前孔及周围肌肤疼痛、瘙痒、糜烂、渗液等为主症，多属实证，为肺经蕴热、脾胃湿热上犯鼻窍，治当疏风除湿，清热解毒。久病不愈，迁延日久，以局部皮肤干燥、粗糙、皲裂等为主症，多属虚证，为血虚生风化燥，采用滋阴润燥，养血息风方法，方能取效。

五、西医治疗要点

急性期可局部湿敷或红外线照射，全身酌情使用抗生素。皮肤糜烂或皲裂者可用 10% 硝酸银烧灼，并涂抗生素软膏；慢性期可用 3% 过氧化氢溶液除痂皮和脓液，局部涂 1% 黄降汞软膏等；渗出较多者，可用 5% 氧化锌软膏涂擦。

第三节　鼻　窒

一、概述

鼻窒是以经常性鼻塞为主要特征的疾病。多呈间歇性或交替性鼻塞，甚者呈持续性鼻塞，鼻涕较少，久病者可有嗅觉减退，或可有头晕、头重、咽部不适等表现。本病为临床常见病和多发病，可常年性发病，各种年龄均可发生。

西医学的慢性鼻炎等疾病可参考本病进行辨证施治。

二、临床诊断要领

（一）问诊要点

1. 病史 有无急性鼻炎反复发作史，慢性扁桃体炎、腺样体肥大、鼻中隔偏曲病史，长期使用血管收缩剂滴鼻史。

2. 诱因 问清与起病相关的因素，职业和环境因素如长期或反复吸入粉尘或有害的化学气体，生活或生产环境中温度和湿度的急剧变化可诱发。全身因素如贫血、糖尿病、风湿病等慢性疾病，营养不良，内分泌失调等均可引起。烟酒嗜好，或长期过度疲劳可导致本病。

3. 病程 可常年性发病，季节性加重。

4. 伴发病症

（1）伴眼睑红肿疼痛、流泪、炎性分泌物溢出等，西医诊断应考虑泪囊炎。

（2）伴鼻流脓涕、嗅觉障碍、头痛、记忆力减退等，西医诊断应考虑慢性鼻窦炎。

（3）伴耳闷、耳鸣、听力下降等，西医诊断应考虑分泌性中耳炎。

（4）伴咽干痒或异物梗阻不适感、咳嗽、暗哑等，西医诊断应考虑慢性咽喉炎。

（5）伴打鼾、呼吸暂停、憋醒等，西医诊断应考虑阻塞性睡眠呼吸暂停低通气综合征。

（二）检查要点

除了患者一般情况的整体评估，中医望、闻、问、切的整体辨证资料采集，关键是进行鼻腔的详细检查，了解鼻甲的形态、颜色、质地有助于诊断和进行辨证。

（三）辅助检查选择要点

1. 鼻内镜检查 鼻黏膜肿胀或肥厚，下鼻甲肿大或肥大，鼻腔或下鼻道内有黏液或黏稠脓性分泌物。

2. 鼻窦 CT 检查 下鼻甲肿大或肥大，可见下鼻甲骨质增生。

（四）诊断标准

1. 病史 部分患者可有伤风鼻塞反复发作史。

2. 临床症状 经常性鼻塞为突出症状，多呈间歇性或交替性鼻塞，甚者呈持续性鼻塞，鼻涕较少，久病者可有嗅觉减退。

3. 检查 早期鼻黏膜色红或暗红，下鼻甲肿胀，表面光滑，触之柔软，弹性好。久病者下鼻甲肥大，呈桑葚状或结节状，触之有硬实感，弹性差，部分患者可见严重的鼻中隔偏曲。

4. 鼻内镜检查 鼻黏膜肿胀或肥厚，下鼻甲肿大或肥大，鼻腔或下鼻道内有黏液或黏稠脓性分泌物。

三、鉴别诊断

本病应与伤风鼻塞、鼻渊相鉴别。

1. 与伤风鼻塞鉴别 二者均以鼻塞为主要症状，且均可伴有流涕、嗅觉减退等，但鼻窒病程长，常表现为间歇性、交替性鼻塞，流涕较少，无明显全身症状；伤风鼻塞病程短，早期流清涕且打喷嚏，1～2 天后渐转为黏涕及黄涕，鼻黏膜多鲜红，可伴有恶寒发热、头痛等全身症状。

2. 与鼻渊鉴别 二者均有鼻塞、流涕，均可伴嗅觉减退、头痛等，但鼻窒以鼻塞为主要症状，常表现为间歇性、交替性鼻塞，流涕较少，下鼻甲肿胀或肥大；鼻渊以鼻流浊涕、量多不止为主要特征，中鼻甲肥大或息肉样变，鼻窦 X 线或 CT 显示窦腔模糊、密度增高及混浊。

四、辨证论治

（一）治则治法

本病多因伤风鼻塞反复发作，余邪未清而致。不洁空气、长期使用血管收缩剂滴鼻等亦可致本病。其病机与肺、脾二脏功能失调及气滞血瘀有关。治疗应分辨患病之新久。早期者，以祛邪为主；久病者，应扶正祛邪。外治以芳香通窍为主。

（二）分证论治

1.肺经蕴热证

证候：鼻塞时轻时重，或交替性鼻塞，鼻涕色黄量少，鼻气灼热，下鼻甲红肿，表面光滑、柔软有弹性。常有口干，咳嗽痰黄。舌尖红，苔薄黄，脉数。

治法：清热散邪，宣肺通窍。

方药：黄芩汤加减。本方偏于清热泻肺，疏风清热，应用时可酌加白芷、辛夷等以助宣通鼻窍。

2.肺脾气虚证

证候：鼻塞时轻时重，或呈交替性，涕白而黏，遇寒冷时症状加重，鼻黏膜及鼻甲淡红肿胀，倦怠乏力，少气懒言，恶风自汗，咳嗽痰稀，易患感冒，纳差便溏，头重头昏。舌质淡，苔白，脉缓弱。

治法：补益肺脾，散邪通窍。

方药：肺气虚为主者，可选用温肺止流丹加味；可加黄芪、白术以补益肺脾。若脾气虚为主者，可用补中益气汤加减，以健脾益气，升阳通窍。易患感冒或遇风冷则鼻塞加重者，可合用玉屏风散以益气固表。

3.气滞血瘀证

证候：鼻塞较甚或持续不减，语声重浊，嗅觉减退，鼻甲肥大质硬，表面呈桑葚状凹凸不平。头胀头痛，耳闭重听。舌质暗红或有瘀点，脉弦或弦涩。

治法：行气活血，化瘀通窍。

方药：通窍活血汤加减。鼻塞甚、嗅觉迟钝者，可选加辛夷、白芷、石菖蒲、丝瓜络；头胀痛、耳闭重听者，加柴胡、蔓荆子、菊花以清利头目。

（三）外治法

1.滴鼻　可用芳香通窍的中药滴鼻剂滴鼻。

2.蒸汽吸入　可用中药煎煮液如苍耳子散，或将柴胡、当归、丹参注射液等雾化经鼻吸入。

3.下鼻甲注射　鼻甲肥大者，可酌情选用当归、黄芪、复方丹参注射液等行下鼻甲注射。

（四）针灸疗法

1.体针　主穴为迎香、鼻通、印堂；配穴为百会、风池、太阳、合谷、足三里。每次取主穴2～3穴，配穴2～3穴，针刺，辨证用补泻手法。

2.耳穴贴压　取鼻、内鼻、肺、脾、内分泌、皮质下等穴，用王不留行籽贴压。

3.艾灸　对于肺脾气虚、气滞血瘀证，取迎香、人中、印堂、百会、肺俞、脾俞、足三里等穴，温灸。

（五）辨治小结

本病之辨证要结合病程、全身症状与局部症状综合分析，病程短者，多数为外邪所致者，以疏散外邪为主；病程长者，反复发作者，多数为脏腑虚损，卫外不固所致，故审清脏腑，以扶正为主；虚实夹杂者，须分辨虚实之孰轻孰重，采用扶正祛邪法，耐心调治，方能取效。

五、西医治疗要点

1.慢性单纯性鼻炎

（1）病因治疗　找出全身、局部和环境等方面的致病原因，及时治疗或排除之。如对鼻中隔偏曲进行矫正，积极治疗慢性化脓性鼻窦炎等。锻炼身体，改善营养状况，提高机体免疫力等均是积极的治疗方法。

（2）局部治疗

① 鼻用糖皮质激素：鼻用糖皮质激素具有抗炎和抗水肿作用。

② 鼻用减充血剂：减充血剂能减轻炎症反应所致的鼻黏膜充血和肿胀，缓解鼻塞症状，但不适合长期应用，一般连续使用不宜超过1周，以防导致鼻炎。

③ 鼻腔冲洗：鼻腔盐水冲洗是一种安全、有效的治疗方法，通常用于鼻腔和鼻窦炎性疾病的辅助治疗。

2.慢性肥厚性鼻炎

（1）局部应用减充血剂后，下鼻甲尚能缩小者，可做如下治疗。

① 同慢性单纯性鼻炎之疗法。

② 下鼻甲硬化剂注射：常用的硬化剂有80%甘油，5%石炭酸甘油，5%鱼肝油酸钠，50%葡萄糖等。

（2）鼻甲黏膜肥厚，对减充血剂无明显反应，或经上述治疗未能奏效者，可行下鼻甲部分切除术或低温等离子射频消融术。下鼻甲骨性肥大者，做下鼻甲黏骨膜下切除术。

3. 慢性非变应性鼻炎 采用综合治疗的策略，主要包括尽量避免接触刺激性因素、药物治疗和手术等。

（1）药物治疗

① 鼻内糖皮质激素。

② 抗组胺药物。

③ 鼻内抗胆碱能药物，主要抑制鼻黏膜腺体分泌。

④ 鼻塞患者可适当应用鼻用减充血剂，但应注意不能长期使用，连续使用不要超过 7 天。

⑤ 鼻腔生理盐水冲洗。

（2）手术治疗 主要适应证是药物治疗无效或效果不佳者。主要术式是下鼻甲成形或鼻腔副交感神经切断术。

第四节 鼻 鼽

一、概述

鼻鼽是指以突然和反复发作的鼻痒、打喷嚏、流清涕、鼻塞等为主要特征的鼻病。临床常伴嗅觉减退，眼、耳、咽喉部痒感及头痛等。可伴发鼻渊、鼻息肉、耳胀、喉痹、哮喘等，显著影响患者的生活质量，甚至可引起心理障碍。本病为临床常见病和多发病，可常年性发病，亦可呈季节性发作，随着生活环境变化，发病率逐年增高，以儿童、青壮年居多。

西医学的变应性鼻炎、血管运动性鼻炎、嗜酸性粒细胞增多性非变应性鼻炎等疾病可参考本病进行辨证施治。

二、临床诊断要领

（一）问诊要点

1. 病史 有无家族史及是否对花粉、食物等过敏。

2. 诱因 问清与起病相关的因素，可因季节而发，或因冷空气、刺激性气味、烟草烟雾、酒精、运动和情绪反应等引起。可因情志不畅、饮食不节而发，或因外感而诱发。

3. 病程 发病时间，持续时间，季节性发病或常年性发病。

4. 症状 鼻痒、打喷嚏、流清涕、鼻塞，是阵发性还是持续性，是否有嗅觉减退等，是否影响生活和工作。

5. 伴发病症

（1）伴眼痒、流泪、灼热感、结膜充血等，西医诊断应考虑过敏性结膜炎。

（2）伴咽喉痒、咳嗽或有轻度声音嘶哑等，西医诊断应考虑过敏性咽喉炎。

（3）伴耳闷、耳鸣、听力下降等，西医诊断应考虑分泌性中耳炎。

（4）伴胸闷、咳嗽、哮喘等，西医诊断应考虑支气管哮喘。

（5）伴打鼾、呼吸暂停、憋醒等，西医诊断应考虑阻塞性睡眠呼吸暂停综合征。

（二）检查要点

除了患者一般情况的整体评估，中医望、闻、问、切的整体辨证资料采集，关键是进行鼻腔的详细检查，判断下鼻甲黏膜的色泽、形态、质地以及分泌物的性质以准确诊断和进行辨证。

（三）辅助检查选择要点

变应原检测

（1）皮肤试验 主要方法包括皮肤点刺试验和皮内试验。具有高敏感性和较高特异性，因而对变应性鼻炎的诊断可提供有价值的证据。

（2）血液检查 血清总 IgE 检测；血清特异性 IgE 检测。

（3）鼻黏膜激发试验 该方法是将某种变应原直接作用于鼻黏膜，观察是否诱发临床相关症状。

（四）诊断标准

1. 病史 部分患者可有过敏史及家族史。

2. 临床症状 本病发作时主要表现为鼻痒、喷嚏频频、清涕如水、鼻塞，呈阵发性，具有突然发作和反复发作的特点。

3. 检查 在发作期鼻黏膜多为苍白或淡蓝色，亦可充血色红，鼻甲肿大，鼻腔有较多水样分泌物。在间歇期以上特征不明显。

4. 变应原检测 皮肤点刺试验阳性；血清特异性 IgE 升高。

三、鉴别诊断

本病应与伤风鼻塞相鉴别。鼻鼽与伤风鼻塞均有打喷嚏、流清涕、鼻塞等症状。伤风鼻塞常在受凉后起病，初起时打喷嚏、流清涕，后鼻涕逐渐转为黄稠且喷嚏停止，鼻黏膜充血肿胀，多伴有恶寒、发热、头痛等表证，病程一般在 1 周左右，短期内不易反复发作；而鼻鼽的特点是突然发作，打喷嚏、流清涕，或有鼻塞，鼻黏膜大多苍白水肿，无恶寒、发热等表证，症状可迅速消失，但容易反复发作。

四、辨证论治

（一）治则治法

本病多由脏腑虚损，正气不足，腠理疏松，卫表不固，机体对外界环境的适应性降低所致。治疗应分辨患病之新久。新起者，以祛邪为主；病情日久，迁延不愈，反复发作者，应扶正祛邪。外治以芳香通窍为主。

（二）分证论治

1. 肺气虚寒证

证候：鼻塞，鼻痒，喷嚏频频，清涕如水，嗅觉减退，畏风怕冷，自汗，气短懒言，语声低怯，面色苍白，或咳嗽痰稀。舌质淡，舌苔薄白，脉虚弱。检查见下鼻甲肿大光滑，鼻黏膜淡白或灰白，鼻道可见水样分泌物。

治法：温肺散寒，益气固表。

方药：温肺止流丹加减。此方气味温和，功能暖肺，而性带散，又能祛邪。鼻痒甚，可酌加僵蚕、蝉蜕；若畏风怕冷，清涕如水者，可酌加桂枝、干姜、大枣等。临床上亦可用玉屏风散合苍耳子散加减。

2. 脾气虚弱证

证候：鼻塞，鼻痒，清涕连连，喷嚏突发，面色萎黄无华，消瘦，食少纳呆，腹胀便溏，四肢倦怠乏力，少气懒言，舌淡胖，边有齿痕，苔薄白，脉弱无力。检查见下鼻甲肿大光滑，黏膜淡白，或灰白，有水样分泌物。

治法：益气健脾，升阳通窍。

方药：补中益气汤加减。若腹胀便溏，清涕如水，点滴而下者，可酌加山药、干姜、砂仁等；若畏风怕冷，遇寒则喷嚏频频者，可酌加防风、桂枝等。

3. 肾阳不足证

证候：鼻塞，鼻痒，喷嚏频频，清涕长流。面色苍白，形寒肢冷，腰膝酸软，神疲倦怠，小便清长，或见遗精早泄。舌质淡，苔白，脉沉细无力。检查可见下鼻甲肿大光滑，黏膜苍白，鼻道有水样分泌物。

治法：温补肾阳，固肾纳气。

方药：肾气丸加减。若喷嚏多、清涕长流不止者，可加乌梅、五味子等；若遇风冷即打喷嚏、流清涕者，可加黄芪、防风、白术；腰膝酸软者，可酌加枸杞子、菟丝子、杜仲等；兼腹胀便溏者，可酌加白术、黄芪、人参、砂仁。

4. 肺经伏热证

证候：鼻痒，喷嚏频作，流清涕，鼻塞，常在闷热天气发作。全身或见咳嗽，咽痒，口干烦热。舌质红，苔白或黄，脉数。检查见鼻黏膜色红或暗红，鼻甲肿胀。

治法：清宣肺气，通利鼻窍。

方药：辛夷清肺饮加减。在缓解期可于本方中加入黄芪、山药等以固肺御邪。

（三）外治法

1. 滴鼻法 可选用芳香通窍的中药滴鼻剂滴鼻。

2. 嗅法 可用白芷、川芎、细辛、辛夷共研细末，置瓶内，时时嗅之。

3. 吹鼻法 可用碧云散吹鼻，亦可用皂角研极细末吹鼻。

4. 塞鼻法 细辛膏，棉裹塞鼻。

（四）其他治法

1. 针灸疗法

（1）体针　选迎香、印堂、风池、风府、足三里等为主穴，以上星、合谷、口禾髎、肺俞、脾俞、肾俞、三阴交等为配穴。每次主穴、配穴各选 1～2 穴，留针 20 分钟，每日 1 次，针用补法，10 次为 1 个疗程。

（2）灸法　选足三里、命门、百会、气海、三阴交、涌泉、神阙、上星等穴，悬灸或隔姜灸，每次 2～3 穴，每穴 20 分钟，10 次为 1 个疗程。

（3）耳针　选神门、内分泌、内鼻、肺、脾、肾等穴埋针，或以王不留行籽贴压以上穴位，两耳交替，隔日 1 次，10 次为 1 个疗程。

（4）穴位注射　可选迎香、合谷、风池等穴，药物可选当归注射液、丹参注射液，或维生素 B_1 注射液、维丁胶性钙注射液、胎盘组织液等，每次 1 穴（双侧），每穴 0.5～1mL。每 3 日 1 次，10 次为 1 个疗程。

（5）穴位敷贴　用斑蝥虫研粉，取少许撒于胶布，敷贴于内关或印堂，12～24 小时后取去，亦可视皮肤程度而定。若有小疱让其自然吸收，或可用注射器抽吸水疱，每周 1 次，3 次为 1 个疗程。

2. 按摩疗法　通过按摩以疏通经络，使气血流通，祛邪外出，宣通鼻窍。方法：患者自行先将双手大鱼际摩擦至发热，再贴于鼻梁两侧，自鼻根至迎香反复摩擦至局部觉热为度；或以两手中指于鼻梁两边按摩 20～30 次，令表里俱热，早晚各 1 次；再由攒竹向太阳推按至热，每日 2～3 次；患者亦可用手掌心按摩面部及颈后、枕部皮肤，每次 10～15 分钟；或可于每晚睡觉前，自行按摩足底涌泉至发热，并辅以按摩两侧足三里、三阴交等。

（五）辨治小结

本病临床上以虚证、寒证为多见，少数表现为实证、热证，亦有虚实夹杂者。虚者，主要是气虚和阳虚；实者，主要是外感寒邪，也有少数为外感热邪。故辨证要结合病程、全身症状与局部症状综合分析。根据"急则治标，缓则治本"的原则，一般认为，急性发作期，尤其是季节性发作者，多数为外邪所致者，治以疏散外邪治标为主；缓解期或反复发作者，多数为肺、脾、肾脏腑虚损，鼻窍失养所致，故审清脏腑，以扶正治本为主；虚实夹杂者，须分辨虚实之孰轻孰重，采用扶正祛邪法，方能取效。

五、西医治疗要点

1. 避免接触过敏原　对已经明确的过敏原，应尽量避免与之接触。对花粉过敏的患者，在花粉播散的季节，尽量减少外出。对真菌、室尘过敏者，应保持室内通风、干爽等。对动物、羽毛过敏者，应避免接触动物、禽鸟等。

2. 药物治疗

（1）糖皮质激素　鼻用糖皮质激素：变应性鼻炎的一线治疗药物，临床推荐使用。其对变应性鼻炎患者的所有鼻部症状（包括喷嚏、流涕、鼻痒和鼻塞）均有显著改善作用，是目前治疗变应性鼻炎最有效的药物。

（2）抗组胺药　口服抗组胺药：这类药物起效快速，作用持续时间较长，能明显缓解鼻部症状特别是鼻痒、喷嚏和流涕，对合并眼部症状也有效，但对改善鼻塞的效果有限。鼻用抗组胺药是变应性鼻炎的一线治疗药物，临床推荐使用。

（3）抗白三烯药　变应性鼻炎的一线治疗药物，临床推荐使用。另有系统评价和荟萃分析显示，口服白三烯受体拮抗剂与鼻用糖皮质激素联合治疗变应性鼻炎，其疗效优于鼻用糖皮质激素单独治疗。

（4）肥大细胞膜稳定剂　肥大细胞膜稳定剂可作为预防用药，在花粉播散前 2 周左右开始使用，对季节性变应性鼻炎患者因花粉过敏而引起的症状发作具有缓解作用。

（5）减充血剂　减充血剂为 α 肾上腺素受体激动剂，其作用是直接刺激血管平滑肌上的 $α_1$ 受体，引起血管平滑肌收缩，减少局部组织液生成，减轻炎症反应所致的鼻黏膜充血和肿胀，缓解鼻塞症状。

（6）鼻腔冲洗　鼻腔盐水冲洗是一种安全、方便、价廉的治疗方法，可以降低鼻黏膜局部变应原浓度，缓解症状。

3. 免疫治疗　主要用于治疗吸入变应原所致的 I 型变态反应，通过用反复和递增变应原剂量的方法皮下注射或舌下含服特异性变应原，提高患者对致敏变应原的耐受能力，达到再次暴露于致敏变应原后不再发病或虽发病但其症状却明显减轻的目的。

4. 外科治疗　外科治疗是变应性鼻炎的辅助治疗方法，临床酌情使用。手术方式主要有 2 种类型：以改善鼻腔通气功能的下鼻甲成形术和以降低鼻黏膜高反应性为目的的副交感神经切断术。

第五节　鼻　渊

一、概述

鼻渊是指以鼻流浊涕、量多不止为主要特征的鼻部疾病。临床常伴有鼻塞、嗅觉减退、鼻窦区疼痛，部分患者可伴有明显的头痛，头痛常伴有一定的规律性。又有"脑漏""脑渗""脑崩""脑砂""脑渊"之称。本病为鼻科临床中最常见的疾病之一，各年龄段均可发病。多与鼻炎同时存在，其发病率较高，并且有逐年增加的趋势。

西医学的急、慢性鼻窦炎等疾病可参考本病进行辨证施治。

二、临床诊断要领

（一）问诊要点

1. **病史**　有无感冒病史、过敏史、鼻部外伤史及放射治疗史等。
2. **诱因**　问清与起病相关的因素，可因情志不畅、饮食不节、气候变化而发，或因外感而诱发。
3. **病程**　本病病程可长可短，按照症状、体征的发生和持续时间可将其分为急性和慢性。
4. **伴发病症**
（1）急性者多伴有烦躁不安、畏寒、发热、头痛、精神萎靡及嗜睡等全身症状，在儿童较为多见。
（2）慢性者的全身症状多不明显或较轻，可有头昏、易倦、精神抑郁、记忆力减退、注意力不集中等现象。
（3）严重者可累及周围组织和邻近器官的并发症，如眼、耳、咽喉、气管等器官的并发症应考虑与本病的关系。

（二）检查要点

除了患者一般情况的整体评估，中医望、闻、问、切的整体辨证资料采集，关键是进行鼻腔的详细检查，如鼻塞程度，分泌物的量、色、质、味，以及头痛的部位、性质、时间、加重诱因等，有助诊断和进行辨证。

（三）辅助检查选择要点

1. **鼻内镜检查**
2. **影像学检查**　鼻窦CT检查、鼻窦MRI检查。
3. **实验室检查**　外周血、鼻腔分泌物和病理组织中的中性粒细胞、嗜酸性粒细胞计数等。

（四）诊断标准

1. **病史**　部分患者可有感冒病史、过敏史、鼻部外伤史及放射治疗史等。
2. **临床症状**　本病主要表现为单侧或双侧鼻流浊涕，且量较多，可流向前鼻孔，也可经后鼻孔流向咽部，常伴有鼻塞和嗅觉减退，部分患者可伴有明显的头痛。
3. **检查**　鼻黏膜红肿，尤以中鼻甲及中鼻道为甚；或为淡红色，中鼻甲肥大或呈息肉样变，中鼻道、嗅沟、下鼻道或者后鼻孔可见脓涕。前额、颌面部或鼻根部可有压痛。
4. **鼻窦CT检查**　CT检查是诊断鼻渊最直接和准确的方法。常可发现窦口鼻道复合体或鼻窦黏膜病变、鼻窦窦腔内低密度影、骨质增生等表现。同时通过鼻窦CT检查可明确病变鼻窦的位置、范围、解剖学致病因素等。

三、鉴别诊断

1. **与鼻窒鉴别**　鼻窒与鼻渊均可有鼻塞、流涕，但二者的侧重点不同：鼻窒常呈交替性或持续性鼻塞，不一定有流涕，即使伴有流涕，量也不多，鼻甲肿胀以下鼻甲为主，中鼻道及嗅沟一般无脓涕；鼻渊鼻塞可轻可重，以流脓涕、头痛为主要症状，鼻甲肿胀以中鼻甲为主，且中鼻道及嗅沟常有脓涕。
2. **与鼻鼽鉴别**　鼻鼽与鼻渊的特征均为大量流涕，但鼻鼽为大量流清涕，常伴有喷嚏连连、鼻痒等；鼻渊为大量流浊涕，多无喷嚏。

四、辨证论治

（一）治则治法

本病多由脏腑功能失调，邪气入侵，卫气虚损，脾虚湿困，肺失宣降，肝胆失调，导致肺气逆行，相火化热，胆热上移，熏蒸鼻窍，浊阴不降，循鼻窍而出，形成鼻渊。实证者多因外邪侵袭，引起肺、脾胃、肝胆之病变而发病；虚证者多因肺、脾脏气虚损，邪气久羁，滞留鼻窍，致病情缠绵难愈。治疗应分辨患病之虚实。实者，以清热利湿、化浊通窍为主；虚者，应健脾补肺，益气通窍。

（二）分证论治

1. 肺经风热证

证候：鼻塞，鼻涕量多而白黏或黄稠，嗅觉减退，头痛，鼻黏膜红肿，尤以中鼻甲为甚，中鼻道或嗅沟可见黏性或脓性分泌物。可兼有发热恶寒，咳嗽。舌质红，舌苔薄白，脉浮。

治法：疏风清热，宣肺通窍。

方药：银翘散加减。若鼻涕量多者，可酌加蒲公英、鱼腥草、瓜蒌等；若鼻塞甚者，可酌加苍耳子、辛夷等；若头痛者，可酌加柴胡、藁本、菊花等。若表证不明显而以肺热为主者，可用泻白散加减。

2. 胆腑郁热证

证候：脓涕量多，色黄或黄绿，或有腥臭味，鼻塞，嗅觉减退，头痛剧烈，鼻黏膜红肿，中鼻道、嗅沟或鼻底可见有黏性或脓性分泌物潴留，头额、眉棱骨及颌面部可有叩痛或压痛。可兼有烦躁易怒，口苦，咽干，目赤，寐少梦多，小便黄赤等全身症状。舌质红，苔黄或腻，脉弦数。

治法：清泄胆热，利湿通窍。

方药：龙胆泻肝汤加减。若鼻塞甚者，可酌加苍耳子、辛夷、薄荷等；若头痛甚者，可酌加菊花、蔓荆子。

3. 脾胃湿热证

证候：鼻涕黄浊而量多，鼻塞重而持续，嗅觉减退，鼻黏膜肿胀，中鼻道、嗅沟或鼻底见有黏性或脓性分泌物，头昏闷或重胀。倦怠乏力，胸脘痞闷，纳呆食少，小便黄赤。舌质红，苔黄腻，脉滑数。

治法：清热利湿，化浊通窍。

方药：甘露消毒丹加减。若鼻塞甚者，可酌加苍耳子、辛夷等；若头痛者，可酌加白芷、川芎、菊花等。

4. 肺气虚寒证

证候：鼻涕黏白量多，稍遇风冷则鼻塞，嗅觉减退，鼻黏膜淡红肿胀，中鼻甲肥大或息肉样变，中鼻道可见有黏性分泌物。头昏头胀，气短乏力，语声低微，面色苍白，自汗畏风，咳嗽痰多。舌质淡，苔薄白，脉缓弱。

治法：温补肺脏，益气通窍。

方药：温肺止流丹加减。可加辛夷、苍耳子、白芷以芳香通窍。若头额冷痛，可酌加羌活、白芷、川芎等；若畏寒肢冷、遇寒加重者，可酌加防风、桂枝等；若鼻涕多者，可酌加半夏、陈皮、薏苡仁等；若自汗恶风者，可酌加黄芪、白术、防风等。

5. 脾虚湿困证

证候：鼻涕白黏而量多，嗅觉减退，鼻塞较重，鼻黏膜淡红，中鼻甲肥大或息肉样变，中鼻道、嗅沟或鼻底见有黏性或脓性分泌物潴留。食少纳呆，腹胀便溏，脘腹胀满，肢困乏力，面色萎黄，头昏重，或头闷胀。舌淡胖，苔薄白，脉细弱。

治法：健脾利湿，益气通窍。

方药：参苓白术散加减。若鼻涕浓稠量多者，可酌加陈皮、半夏、枳壳、瓜蒌等；若鼻塞甚者，可酌加苍耳子、辛夷。

（三）外治法

1. **滴鼻法**　用芳香通窍的中药滴鼻剂滴鼻，以疏通鼻窍。

2. **熏鼻法**　用芳香通窍、行气活血的药物，如苍耳子散、川芎茶调散等，放砂锅中，加水 2000mL，煎至 100mL，倒入合适的容器中，先令患者用鼻吸入热气，从口中吐出，反复多次，待药液温度降至不烫手时，用纱布浸药热敷印堂、阳白等穴位。

3. **鼻窦穿刺冲洗法**　多用于上颌窦，见第五章"耳鼻咽喉科常用治疗操作"。

4. **鼻窦负压置换法**　见第五章"耳鼻咽喉科常用治疗操作"。

5. **理疗**　可配合局部超短波或红外线等物理治疗。

（四）其他治法

1. 针刺疗法

主穴：迎香、攒竹、上星、禾髎、印堂、阳白等。

配穴：合谷、列缺、足三里、丰隆、三阴交等。每次选主穴和配穴各 1 ～ 2 穴，每日针刺 1 次。

2. 艾灸疗法

主穴：百会、前顶、迎香、四白、上星等。

配穴：足三里、三阴交、肺俞、脾俞、肾俞、命门等。每次选取主穴及配穴各 1 ～ 2 穴，悬灸至局部有焮热感、皮肤潮红为度。此法一般用于虚寒证。

3. 穴位按摩　选取迎香、合谷，自我按摩，每次 5 ～ 10 分钟，每日 1 ～ 2 次，或用两手大鱼际，沿两侧迎香上下按摩至发热，每日数次。

（五）辨治小结

本病之辨证要结合病程、全身症状与局部症状综合分析，辨明虚实缓急。急者多因风热或风寒侵袭，邪气久羁，滞留鼻窍，致窦窍阻塞，玄府不通，应以疏风散邪、清利鼻窍为主；缓者可有胆腑郁热、肺气虚寒、清阳不升、脾虚湿盛等多种证候，致病情缠绵难愈，应根据患者情况，分证论治。病情复杂者，应根据病情轻重、病势缓急、病性寒热、病位深浅兼顾各脏腑，静思明辨，内外同治，耐心调养，方能取效。

五、西医治疗要点

鼻渊的西医治疗原则包括控制感染和变态反应因素导致的鼻腔鼻窦黏膜炎症；改善鼻腔鼻窦的通气、引流；病变轻者、急性者及不合并有解剖畸形者，采用内科治疗（包括全身和局部药物治疗）即可取得较好疗效；否则应采取外科干预措施。

1. 全身用药

（1）抗生素　对于感染性病因，或合并有感染因素的鼻渊患者，应使用足量、足疗程的抗生素。

（2）糖皮质激素　此类药物不作为常规用药，可以辅助控制鼻腔鼻窦黏膜炎症，其主要作用是抗炎、抗水肿。

（3）黏液稀释及改善黏膜纤毛活性药　常规的辅助用药，可以稀释脓性分泌物，同时恢复黏膜纤毛的活性，有利于分泌物的排出和鼻腔、鼻窦黏膜环境的改善。

（4）抗组胺药　对于合并变应性因素者可适当加用抗组胺药，以减轻鼻腔黏膜的水肿程度。

2. 局部用药

（1）减充血剂的应用　长期使用鼻腔减充血剂会对黏膜纤毛系统的形态与功能造成破坏，尤其是盐酸萘甲唑啉、麻黄碱类药物。因此应根据不同的病情酌情使用。

（2）局部糖皮质激素　局部糖皮质激素具有强大的抗炎、抗水肿效应，无论病因是感染性的还是变态反应性的，病情轻或重，局部糖皮质激素都可作为主要用药。

（3）生理盐水冲洗　是目前常用的治疗和鼻腔保健护理方法。

3. 局部治疗

（1）上颌窦穿刺冲洗　在急性上颌窦炎无并发症、全身症状消退、局部炎症基本控制且化脓性病变已局限化时，可行上颌窦穿刺冲洗法。

（2）鼻窦负压置换治疗　目的是促进鼻窦引流，并将药物通过负压置换入窦腔内，起到排脓抗炎的作用。

（3）鼻内镜下负压吸引　在鼻内镜的直视下，能更清楚地观察到脓性分泌物的来源、色泽及黏稠度等，用吸引器吸除鼻道内的分泌物，观察窦口是否有阻塞、黏膜是否水肿及窦内黏膜的病变程度。

4. 外科手术　当急性患者出现并发症或演变成为慢性且药物治疗无效者，应考虑手术治疗。手术以解除鼻腔鼻窦解剖学异常造成的机械性阻塞、结构重建、通畅鼻窦的通气和引流、黏膜保留为主要原则。

第六节　鼻　槁

一、概述

鼻槁是指以鼻内干燥，甚或黏膜萎缩、鼻腔宽大为主要特征的疾病。本病的发病有一定的地域特点，以气候干燥的地区为多见。

西医学的干燥性鼻炎、萎缩性鼻炎等疾病可参考本病进行辨证施治。

二、临床诊断要领

（一）问诊要点

1. 病史　有无慢性鼻炎、变应性鼻炎、鼻窦炎等鼻腔慢性炎症病史；有无反复鼻腔手术病史；鼻部、鼻咽肿瘤放疗史；有无有害粉尘、气体及干燥、高温环境刺激病史；有无家族遗传病史；有无用药史或结核、麻风等传染病史。

2. 诱因　问清与起病相关的因素，可因环境干燥、劳累、饮食不节、思虑忧郁而诱发。

3. 病程　起病缓慢，病程较长，反复发作。

4. 症状　鼻内干燥感，可伴有鼻出血、鼻塞、嗅觉减退或丧失、头昏、头痛等症状，严重时鼻内有腥臭气味，脓涕鼻痂多。

（二）检查要点

除了患者一般情况的整体评估，中医望、闻、问、切的整体辨证资料采集，关键是进行鼻腔的详细检查，了解鼻甲的形态、黏膜色泽及分泌物的性质，有助诊断和进行辨证。

（三）诊断标准

1. 病史　多有鼻腔慢性炎症病史或有害粉尘、气体及干燥、高温环境刺激病史；或反复鼻腔手术病史；鼻部、鼻咽肿瘤放疗史；用药史或特殊感染病史。

2. 临床症状　鼻内干燥感，可伴有鼻出血、鼻塞、嗅觉减退或丧失、头昏、头痛等症状，严重时鼻内有腥臭气味、脓涕鼻痂多。

3. 前鼻镜或鼻内镜检查　鼻黏膜干燥，甚至萎缩，鼻甲缩小（尤以下鼻甲为甚），鼻腔宽大，有时可直接从鼻孔望及鼻咽部，鼻黏膜表面可见黄绿色脓痂覆盖，清除痂皮后见黏膜糜烂出血。

三、鉴别诊断

与鼻渊鉴别：两者均可出现流脓涕的症状，但鼻槁早期一般无流涕现象，仅在发展到后期严重时才会有脓涕，且有特殊的腥臭味，同时还有鼻内干燥的症状，检查鼻腔内有较多黄绿色痂皮覆盖；鼻渊则大量流浊涕是最主要的症状，一般无特殊的腥臭味，亦无鼻内干燥感，常伴有鼻塞，检查鼻腔多见中鼻甲肿大或息肉样变，中鼻道或嗅裂有分泌物或息肉，一般无痂皮覆盖。

四、辨证论治

（一）治则治法

本病病因与燥邪、阴虚、气虚有关，治则应内外兼治，重在清燥，滋阴，补气。

（二）分证论治

1. 燥邪犯肺证

证候：鼻内干燥，灼热疼痛，涕痂带血，鼻黏膜干燥，或有痂块，咽痒干咳。舌尖红，苔薄黄少津，脉细数。

治法：清燥润肺，宣肺散邪。

方药：清燥救肺汤加减。若鼻衄者，加黄芩炭、牡丹皮炭；大便秘结者，加麻仁、桃仁。

2. 肺肾阴虚证

证候：鼻干较甚，鼻衄，嗅觉减退，鼻黏膜色红干燥，鼻甲萎缩，或有脓涕痂皮积留，鼻气恶臭。咽干、干咳少痰，或痰带血丝，腰膝酸软，手足心热。舌红少苔，脉细数。

治法：滋养肺肾，生津润燥。

方药：百合固金汤加减。鼻衄者加白茅根、墨旱莲、藕节凉血止血；腰膝酸软者加牛膝、杜仲补肾强腰。

3. 脾气虚弱证

证候：鼻内干燥，鼻涕黄绿腥臭，头痛头昏，嗅觉减退，鼻黏膜色淡，干萎较甚，鼻腔宽大，涕痂积留。常伴纳差腹胀，倦怠乏力，面色萎黄。舌淡红，苔白，脉缓弱。

治法：健脾益气，祛湿化浊。

方药：补中益气汤加减。鼻涕黄绿腥臭、痂皮多者，加薏苡仁、鱼腥草以清热祛湿化浊；纳差腹胀者，加砂仁、麦芽助脾运化。

（三）外治法

1. **鼻腔冲洗**　可用生理盐水或中药煎水冲洗鼻腔，以清除鼻内痂块，减少鼻腔臭气。
2. **滴鼻**　可用滋养润燥药物滴鼻，如用蜂蜜、芝麻油加冰片少许滴鼻，或复方薄荷油、鱼肝油滴鼻。
3. **蒸汽吸入**　可用内服中药再煎水，或清热解毒排脓中药煎水，或用鱼腥草注射液蒸汽吸入。

（四）针灸疗法

1. **体针**　选迎香、禾髎、足三里、血海、三阴交、肺俞、脾俞等穴，用补法，每日1次。
2. **耳穴贴压**　取内鼻、肺、肾、脾、内分泌等耳穴，以王不留行籽贴压。
3. **迎香穴位埋线**　常规消毒，局部麻醉，用埋线针将羊肠线埋入迎香穴皮下。

（五）辨治小结

本病内因多以肺、脾、肾虚损为主，外因多为受燥热邪毒侵袭，以致伤津耗液，鼻失滋养，加之邪灼黏膜，发生脉络瘀阻，黏膜干枯萎缩而为病。病因与燥邪、阴虚、气虚有关，基本病机为脏腑亏虚，津液不能上濡鼻窍。本病多为虚实夹杂，治则应内外兼治，清燥，滋阴，通窍。另外，本病属慢性疾患，久病不愈易夹瘀，故在辨证用药时应酌加活血化瘀之品。

五、西医治疗要点

目前尚无特殊治疗，宜局部和全身综合治疗。

1. **全身治疗**　口服复合维生素及微量元素。

2. **局部治疗**

（1）鼻腔冲洗　常用温热生理盐水冲洗。

（2）滴鼻　用1%链霉素液，或1%复方薄荷樟脑油、清鱼肝油、石蜡油，或25%葡萄糖甘油，或50%葡萄糖等滴鼻。

（3）涂鼻　用1%新斯的明涂鼻。

3. **手术治疗**　鼻腔黏-骨膜下埋藏术、鼻腔外侧壁内移加固定术、前鼻孔闭合术等。

第三章　咽喉部常见疾病

第一节　喉痹

一、概述

喉痹是以咽部红肿疼痛或异物梗阻不适感、喉底或有颗粒状突起为主要特征的疾病。临床常伴咽干、灼热、咽痒、咳嗽等。可伴发耳胀、鼻渊、喉喑等。本病为临床常见多发病，可发生于各种年龄，病程可长可短，亦可反复发作。

西医学的急、慢性咽炎可参考本病进行辨证治疗。

二、临床诊断要领

（一）问诊要点

1. **病史**　可有饮食不节，过食辛辣，烟酒粉尘刺激史；或有久病误治，或过用寒凉之品史。

2. **诱因**　可因感受外邪而发，或各种鼻病及呼吸道、消化道疾病，长期张口呼吸及炎性分泌物刺激，或受乳蛾、牙周病的影响，贫血、心血管疾病、内分泌功能紊乱、维生素缺乏及免疫功能低下等全身因素的影响而发，或因劳累过度、思虑过度而诱发。

3. **病程**　一年四季均可发病，秋冬与冬春之交发病率较高。

4. **伴发病症**

（1）伴耳闷、耳鸣、听力下降等，西医诊断应考虑分泌性中耳炎。

（2）伴鼻塞、流脓涕、头痛等，西医诊断应考虑鼻窦炎。

（3）伴声音嘶哑、喉部不适、咳嗽咳痰等，西医诊断应考虑喉炎。

（二）检查要点

除了患者一般情况的整体评估，中医望、闻、问、切的整体辨证资料采集，关键是进行咽喉的详细检查，了解咽部黏膜的色泽、分泌物的性质及淋巴滤泡增生的程度，有助诊断和进行辨证。

（三）辅助检查选择要点

1. **血液检查**　如咽部出现假膜坏死，应行血液学及全身检查，以排除血液病等严重的全身性疾病。

2. **其他检查**　许多全身性疾病早期症状酷似慢性咽炎，因此可行纤维喉镜等检查排除鼻、咽、喉、气管、食管、颈部乃至全身的隐匿性疾病，特别要警惕早期恶性肿瘤。

（四）诊断标准

1. **病史**　部分患者可曾有感受风寒、过食辛辣、烟酒粉尘刺激史。

2. **临床症状**　咽部干燥，灼热感，异物感，咽痛、咽痒、咳嗽等。急性发作者可有发热、头痛、食欲不振和四肢酸痛等。

3. **检查**　急性者可见口咽部黏膜弥漫性充血、肿胀，咽后壁淋巴滤泡隆起，表面可见黄白色点状分泌物，悬雍垂及软腭水肿，下颌角淋巴结肿大。慢性者可见口咽部黏膜慢性充血，咽后壁淋巴滤泡增生或咽侧索肥厚。部分患者可出现口咽部黏膜干燥，萎缩变薄，色苍白发亮，常附有黏稠分泌物。

三、鉴别诊断

本病应与乳蛾、梅核气、喉痈、咽喉肿瘤等疾病相鉴别。

1. **乳蛾**　咽痛明显，检查可见乳蛾肿大或可见其表面有脓点，可连成伪膜。

2. **梅核气**　发病有明显的情志因素，咽异物感明显，咽肌膜无明显充血肿胀或肥厚改变，经暗示治疗，症状可迅速消失。

3. 喉痈 咽喉剧烈疼痛，局部红肿、化脓，吞咽困难，言语含糊，甚则张口、呼吸困难。

4. 咽喉肿瘤 根据肿瘤发生的部位不同，可出现咽后壁、咽侧壁隆起，或检查可见咽喉部肿物，喉镜检查及咽喉部、食管影像学检查有助鉴别诊断。

四、辨证论治

（一）治则治法

病程短以咽部红肿疼痛为主者，多属实证、热证，以疏散外邪、清热利咽为主；病程长以咽部异物梗阻不适感为主者，多属阴阳气虚或痰凝血瘀之证，脏腑虚损，以扶正为主；虚实夹杂者，采用扶正祛邪法。

（二）分证论治

1. 外邪侵袭证

证候：咽部疼痛，吞咽不利。偏于风热者，咽痛较重，吞咽时痛增，咽部黏膜鲜红、肿胀，或颌下有臖核；伴发热，恶寒，头痛，咳痰黄稠；舌红，苔薄黄，脉浮数。偏于风寒者，咽痛较轻，咽部黏膜淡红；伴恶寒发热，身痛，咳嗽痰稀；舌质淡红，苔薄白，脉浮紧。

治法：疏风散邪，宣肺利咽。

方药：风热外袭者，宜疏风清热，消肿利咽，用疏风清热汤加减。风寒外袭者，宜疏风散寒，宣肺利咽，可选用六味汤加减。若咳嗽痰多者，可加紫苏叶、苦杏仁、前胡；若鼻塞、流涕者，可加苍耳子、辛夷、白芷。

2. 肺胃热盛证

证候：咽部红肿疼痛较剧，吞咽困难，喉底颗粒红肿或有脓点，颌下有臖核。发热，口渴喜饮，口气臭秽，大便燥结，小便短赤。舌质红，苔黄，脉洪数。

治法：清热解毒，消肿利咽。

方药：清咽利膈汤加减。若咳嗽痰黄，颌下臖核痛甚，可加射干、瓜蒌子、夏枯草；高热者，可加水牛角、大青叶；如有白腐或伪膜，可加蒲公英、马勃等。

3. 肺肾阴虚证

证候：咽部干燥，灼热疼痛不适，午后较重，或咽部哽哽不利，黏膜暗红而干燥。干咳痰少而稠，或痰中带血，手足心热，或见潮热盗汗，颧红，失眠多梦。舌红少苔，脉细数。

治法：滋养阴液，降火利咽。

方药：肺阴虚为主者，宜养阴清肺，可选用养阴清肺汤加减。若喉底颗粒增多者，可酌加桔梗、香附、郁金、合欢花等以行气活血，解郁散结。肾阴虚为主者，宜滋阴降火，可选用知柏地黄汤加减。

4. 脾气虚弱证

证候：咽喉哽哽不利或痰黏着感，咽燥微痛，咽黏膜淡红或微肿，喉底颗粒较多，或有分泌物附着。口干而不欲饮或喜热饮，易恶心，时有呃逆反酸，若受凉、疲倦、多言则症状加重。平素倦怠乏力，少气懒言，胃纳欠佳，或腹胀，大便溏薄。舌质淡红，边有齿印，苔薄白，脉细弱。

治法：益气健脾，升清降浊。

方药：补中益气汤加减。若咽部脉络充血，咽黏膜肥厚者，可加丹参、川芎、郁金以活血行气；痰黏者可加法半夏、香附、枳壳以理气化痰，散结利咽；易恶心、呃逆反酸者，可加法半夏、厚朴、佛手、陈皮等以和胃降逆；若纳差、腹胀便溏、苔腻者，可加砂仁、藿香、茯苓、薏苡仁等以健脾利湿。

5. 脾肾阳虚证

证候：咽部异物感，微干微痛，哽哽不利，咽部黏膜淡红。痰涎稀白，面色苍白，形寒肢冷，腰膝冷痛，夜尿频而清长，腹胀纳呆，下利清谷，舌淡胖，苔白，脉沉细弱。

治法：补益脾肾，温阳利咽。

方药：附子理中丸加减。若腰膝酸软冷痛者，可加补骨脂、杜仲、牛膝等；若咽部不适、痰涎清稀量多者，可加半夏、陈皮、茯苓等；若腹胀纳呆者，可加砂仁、木香等。

6. 痰凝血瘀证

证候：咽部异物感、痰黏着感、燎热感，或咽微痛，咽干不欲饮，咽黏膜暗红，喉底颗粒增多或融合成片，咽侧索肥厚，易恶心呕吐，胸闷不适。舌质暗红，或有瘀斑、瘀点，苔白或微黄，脉弦滑。

治法：祛痰化瘀，散结利咽。

方药：贝母瓜蒌散加减。可加赤芍、牡丹皮、桃仁活血祛瘀散结；若咽部不适，咳嗽痰黏者，可酌加苦杏仁、紫菀、款冬花、半夏等；若咽部刺痛、异物感、胸胁胀闷者，可加香附、枳壳、郁金、合欢皮疏肝解郁，行气宽胸。

（三）外治法

1. **吹喉法** 将中药制成粉剂，直接吹喷于咽喉患部，以清热止痛利咽，如冰硼散。

2. **含漱法** 中药煎水含漱。如金银花、连翘、薄荷、甘草煎汤；桔梗、甘草、菊花煎汤。

3. **含噙法** 将中药制成丸或片剂含服，使药物直接作用于咽喉，以达到治疗目的。

4. **蒸汽吸入法** 可用内服之中药煎水装入保温杯中，趁热吸入药物蒸汽，亦可将中药液置入蒸汽吸入器进行蒸汽吸入。

5. **烙治法** 喉底颗粒较多，可配合烙治法。

（四）其他治法

1. **针灸疗法**

（1）**体针** 可选用合谷、内庭、曲池、足三里、肺俞、太溪、照海等为主穴，以尺泽、内关、复溜、列缺等为配穴。每次主穴、配穴可各选2～3穴，根据病情可用补法或泻法，每日1次。

（2）**灸法** 主要用于体质虚寒者，可选用合谷、足三里、肺俞等穴，悬灸或隔姜灸，每次2～3穴，每穴20分钟。

（3）**耳针** 可选咽喉、肺、肾上腺、神门等埋针，亦可用王不留行籽贴压以上耳穴，两耳交替。

（4）**穴位注射** 可选人迎、扶突、水突等穴，每次1穴（双侧），药物可用丹参注射液、川芎注射液，或维生素 B_1 注射液等，每穴 0.5～1mL。

（5）**刺血法** 咽喉痛较甚、发热者，可配合耳尖、少商、商阳点刺放血，以助泄热。

2. **按摩导引疗法**

（1）**按摩** 于喉结旁开1～2寸，亦可沿颈部第1～7颈椎棘突旁开1～3寸，用示指、中指、无名指沿纵向平行线上下反复轻轻揉按，或可用一指禅推法，每次10～20分钟。

（2）**导引** 可用叩齿咽津法。

（五）辨治小结

本病之辨证要结合病程、全身症状与局部症状综合分析，起病急、以咽部红肿疼痛为主者，多属实证、热证，以疏散外邪、清热利咽为主，可酌加清热化痰的药物。久病不愈，反复发作，以咽部异物梗阻不适感为主者，多属阴阳气虚或痰凝血瘀之证，脏腑虚损，以扶正为主；虚实夹杂者，采用扶正祛邪法。

五、西医治疗要点

1. **急性咽炎** 全身症状较轻或无，可采取局部治疗：复方硼砂溶液含漱；应用抗病毒药，口服喉片。另外，还可用 1%～3% 碘甘油、2% 硝酸银涂抹咽后壁肿胀的淋巴滤泡，有消炎作用。若全身症状较重，如有高热，则应卧床休息，多饮水及进食流质饮食，在局部治疗的基础上加用抗生素治疗，抗病毒药可从静脉途径给药。

2. **慢性咽炎**

（1）**去除病因** 戒除烟酒，积极治疗急性咽炎及鼻和鼻咽部慢性炎症等。纠正便秘和消化不良，改善工作和生活环境（避免粉尘及有害气体）。治疗全身性疾病以增强身体抵抗力，甚为重要。

（2）**局部治疗**

① 慢性单纯性咽炎：常用含漱法、含服喉片，或可用复方碘甘油涂抹咽部。对咽异物感症状较重者，可采用穴位封闭治疗。

② 慢性肥厚性咽炎：除可用上述方法处理外，还可用化学药物或激光、射频烧灼对咽后壁淋巴滤泡进行处理（治疗范围不宜过广）。

③ 萎缩性及干燥性咽炎：可局部涂抹碘剂，口服维生素促进黏膜上皮生长。注意不可施行烧灼法。

第二节　乳　蛾

一、概述

乳蛾是以咽痛或咽部不适（如异物感、干痒、灼热等），喉核红肿或化脓为主要特征的疾病。本病为常见的咽部疾病，多见于儿童和青壮年，每遇受凉、过度疲劳、烟酒过度、有害气体刺激、季节更替和气温变化时最易发病。

西医学的急、慢性扁桃体炎可参考本病进行辨证论治。

二、临床诊断要领

（一）问诊要点

1. **病史**　可有反复咽痛、发热的病史。
2. **诱因**　发病常缘于受凉、过度疲劳、烟酒过度、辛辣及有害气体刺激、季节更替和气温的变化。
3. **病程**　急性者病程短，可数小时至数天不等；慢性者病程长，可数月或数年，甚至数十年。
4. **伴发病症**
（1）伴咽痛剧烈，痛连耳心，张口受限，流涎外溢等，应考虑扁桃体周围间隙感染或脓肿形成。
（2）伴头晕、乏力、黑矇、心悸、气短等，应考虑风湿性心脏病。
（3）伴颜面与下肢浮肿、腰酸背痛、血尿等，应考虑急性肾小球肾炎。
（4）伴关节疼痛、肌肉酸痛、关节活动受限等，应考虑风湿性关节炎。
（5）伴睡眠打鼾、憋气、白天嗜睡、记忆力减退等，应考虑睡眠呼吸暂停低通气综合征。

（二）检查要点

评估整体情况，采集望、闻、问、切四诊资料，关键是进行咽喉的详细检查，了解喉核的颜色、大小、形态、质地及表面有无分泌物，有助正确诊断和进行辨证论治。

（三）辅助检查选择要点

1. **血常规**　急性发病者，白细胞总数可升高，中性粒细胞分类常增多；慢性发病者，血象常变化不大。
2. **咽部分泌物涂片**　可查见乙型溶血性链球菌、金黄色葡萄球菌、肺炎球菌和呼吸道病毒等病原体感染。

（四）诊断标准

1. **病史**　可有急性或反复发生的咽痛伴发热，或反复咽部不适的病史。
2. **临床症状**　急性者，表现为发热、咽痛，可伴有畏寒、头痛、食欲下降、乏力等；慢性者，表现为咽部不适（如异物感、干痒、灼热等）反复发作。
3. **查体**　急性发病者可见双侧扁桃体及腭舌弓、腭咽弓充血肿胀，扁桃体表面有黄白色脓点，甚者膜连成片状；颌下淋巴结可有肿大、压痛。慢性发病者，可见扁桃体或大或小，腭舌弓呈带状充血、暗红色，挤压腭舌弓时扁桃体隐窝有干酪样物溢出。
4. **实验室检查**　急性发病者白细胞总数可升高，中性粒细胞分类常增多。

三、鉴别诊断

本病应与喉痹、喉关痈等相鉴别。

1. **与喉痹鉴别**　乳蛾与喉痹同为咽部常见疾病，症状相同或相似，两者容易互为影响，但喉痹之黏膜充血、肿胀与淋巴滤泡脓性渗出重点集中在口咽后壁与侧壁，扁桃体受累常不明显。慢喉痹者，咽后壁黏膜可见淋巴滤泡增生呈散在或密集颗粒样，甚者呈斑片状；咽侧索可增生肥厚。
2. **与喉关痈鉴别**　多为急乳蛾之变证。表现为咽痛明显，可向耳部放射，张口受限、妨碍吞咽，流涎，颈部偏向患侧。喉关（软腭）一侧红肿，推向对侧的扁桃体可红肿、表面有脓点。发病4～5天，多有脓液形成，局部隆起显著，可有波动感，抽吸即见脓液。患者颌下淋巴结可肿大，压痛。

四、辨证论治

（一）治则治法

本病发病急骤者，多为实证、热证，宜清热解毒；慢病久病者多为虚证或虚实夹杂之证，宜补虚泻实。

（二）分证论治

1. 风热外袭证

证候：病初起，咽干灼热，疼痛渐剧，伴有发热恶风，头痛，咳嗽。喉核红肿，舌淡红，苔薄黄，脉浮数。

治法：疏风清热，消肿利咽。

方药：疏风清热汤加减。咽喉痛甚者加射干、桔梗、板蓝根；头痛头昏者加川芎、菊花、桑叶。

2.肺胃热盛证

证候：咽部疼痛剧烈，痛连耳根，吞咽困难，痰涎较多。喉核红肿，表面有黄白色脓点，或连成片状。颌下淋巴结可肿大、压痛。舌红，苔黄，脉洪数。

治法：清泻肺胃，消肿利咽。

方药：清咽利膈汤加减。若咳嗽痰黄稠，颌下淋巴结肿大、压痛者，加射干、贝母、瓜蒌以清化热痰而散结；高热者，加石膏、天竺黄以清热泻火，祛痰利咽；若喉核有脓点或假膜者，加入马勃、蒲公英以祛腐解毒；肿痛甚者，可含服六神丸以消肿止痛。

3.肺肾阴虚证

证候：咽部不适，微痒微痛，灼热干燥，午后症状加重。扁桃体肥大或萎缩，表面不平，色暗红，或有黄白色脓点；扁桃体被挤压时，有干酪样物溢出。伴有咳嗽少痰，午后颧红，手足心热，耳鸣眼花，口干舌燥，腰膝酸软，大便干等症。舌红少苔，脉细数。

治法：滋养肺肾，清利咽喉。

方药：百合固金汤加减。偏于肺阴虚者，可用养阴清肺汤加减；偏于肾阴虚者，可选用知柏地黄丸。

4.脾胃虚弱证

证候：咽部不适，微痒微干，异物梗阻感。扁桃体肥大，色淡红或微暗，挤压扁桃体时有白黏脓溢出。伴有咳嗽痰白，倦怠纳呆，胸脘痞闷，口淡不渴，易恶心呕吐，大便时溏。舌质淡，苔白腻，脉缓弱。

治法：益气健脾，和胃利咽。

方药：六君子汤加减。若湿邪重，加厚朴、枳壳以宣畅气机，祛湿利咽；若扁桃体肿大不消，加浙贝母、生牡蛎以化痰散结。

5.痰瘀互结证

证候：咽干不利，或刺痛胀痛，异物梗阻感，迁延不愈。扁桃体肥大质硬，表面凹凸不平，色暗红，下颌角淋巴结肿大。舌质暗有瘀点，苔白腻，脉细涩。

治法：活血化瘀，祛痰利咽。

方药：会厌逐瘀汤合二陈汤加减。若喉核暗红，质硬不消，加昆布、莪术、牡蛎等以软坚散结。

（三）外治法

1.**含漱法**　选用金银花、连翘、荆芥、薄荷煎汤含漱。

2.**吹喉法**　选用清热解毒、消肿利咽的中药粉剂直接吹于咽喉患处，如冰硼散。

3.**含服法**　选用清热解毒、养阴利咽中药含片或丸剂含服。

4.**蒸汽吸入或雾化吸入**　用内服中药煎水，装入保温杯中，趁热吸入；或用银黄注射液、鱼腥草注射液、双黄连注射液等雾化吸入，每日 1～2 次。

5.**烙治法或啄治法**　适用于慢乳蛾或喉核肥大者，以减缓或消除症状。

（四）其他治法

针灸疗法

（1）**体针**　实热证，选合谷、内庭、曲池为主穴，天突、少泽、鱼际为配穴，每次 2～4 穴，强刺泻法；虚证，选太溪、鱼际、三阴交、足三里，平补平泻，留针 20～30 分钟。

（2）**耳针**　实热证，取扁桃体、咽喉、肺、胃、肾上腺，强刺激，留针 10 分钟；虚证，取咽喉、肾上腺、皮质下、脾、肾等穴，用王不留行籽贴压，每日以中等强度按压 2～3 次。

（3）**穴位注射**　取脾俞、肩井、曲池、天突、孔最等穴位，每次取一侧的 1～3 个穴，每穴注射柴胡注射液或鱼腥草注射液 1mL，隔日 1 次，5～7 次为 1 个疗程。

（4）**穴位敷贴**　用咽扁清磁疗贴，敷贴于大椎和天突，约 12 小时后去除，亦可视皮肤反应而定。每日 1 次，5 次为 1 个疗程。

（五）辨治小结

本病之辨证要强调望、闻、问、切四诊合参，综合分析。急病多为实证、热证，慢病久病多为虚证或虚实夹杂之证，或清热解毒，或补虚泻实，精心调治，方能取效。

五、西医治疗要点

本病有急性与慢性之分，急性扁桃体炎是细菌或病毒感染，以控制感染为主；慢性扁桃体炎以缓解和消除症状、防止急性发作和提高生活质量为主。

1.一般治疗　适当隔离，注意休息，进流质易消化饮食，多饮水，保持大便通畅。

2.药物治疗

（1）抗感染药物　首选青霉素及头孢类抗生素，肌内注射或静脉给药。用药 2 ～ 3 天病情无好转者，应改用其他广谱抗生素。

（2）漱口药物　用复方氯己定、淡盐水等漱口。

3.外科治疗　对于扁桃体肥大妨碍呼吸及吞咽、慢性扁桃体炎反复急性发作等可选择扁桃体切除术。

第三节　喉　喑

一、概述

喉喑是指以声音嘶哑为主要特征的喉部疾病。喉喑可影响患者日常交流，导致生活质量下降。本病可发生于任何年龄，好发于教师、歌唱演员及销售人员。小儿喉喑急症，病情常比成人重，易致急喉风危重症。

西医学的急性喉炎、慢性喉炎、声带小结、声带息肉、喉肌弱症、声带麻痹等疾病可参考本病进行辨证施治。

二、临床诊断要领

（一）问诊要点

1.诱因　问清与起病相关的因素。可因反复感邪或调摄不当等引起，也可因滥用及错误用嗓而诱发。

2.病情轻重　应仔细询问患者只是声音嘶哑还是伴有呼吸困难、吞咽梗阻等不适。

3.病程　是急性发病还是已有 3 个月以上的病程。

4.伴发病症

（1）伴有喉痛、吞咽梗阻及呼吸困难者，西医诊断应考虑急性会厌炎。

（2）伴咳嗽、咯血、呼吸困难、进食呛咳等，西医诊断应考虑喉部肿瘤。

（3）儿童声嘶急性加重并出现吸气性喉喘鸣、三凹征等，西医诊断应考虑急性喉气管支气管炎。

（二）检查要点

除了对患者进行一般情况的评估及中医望、闻、问、切的整体辨证资料采集，关键是进行喉部的详细检查，了解喉腔黏膜的色泽，观察声带的颜色、形态、动度及有无新生物、分泌物性质，有助正确诊断和进行辨证论治。

（三）辅助检查选择要点

1.间接喉镜检查　可初步判断病变的位置及病情程度。

2.纤维喉镜 / 电子喉镜检查　可详细观察声带病变。

3.动态喉镜检查　可鉴别器质性和功能性发声障碍，准确判断病变的性质、范围与程度。

4.喉的其他检查　嗓音声学分析、喉肌电图、空气动力学检查等可反映声音嘶哑的程度及喉肌、喉神经的功能。

（四）诊断标准

1.病史　患者通常有上呼吸道感染、饮食不当或滥用及错误用嗓的病史。

2.临床症状　声嘶是最常见的症状，但程度可出现很大的差异。轻者仅表现为声音稍变粗或音调变低，重者明显声音嘶哑，甚至不能发声。部分患者可伴有发声疲劳、咳嗽、咽喉疼痛、咽部异物感等不适。

3.检查　急性发病者通常表现为喉腔黏膜充血，声带肿胀，声带不能向中线靠拢而闭合不良。慢性发病者可出现或喉黏膜及声带干燥、变薄；或声带边缘有小结、息肉；或声带松弛无力，声门闭合不全；或声带活动受限、固定。

三、鉴别诊断

本病应与喉瘤、喉菌相鉴别。喉瘤、喉菌检查时喉腔可见新生物生长，或局部溃烂易出血，部分患者可伴有呼吸困难、进食呛咳等症状。取组织送病理学检查有助于鉴别。

四、辨证论治

（一）治则治法

急性起病者多属表实之证，治疗时以疏风宣肺为治疗大法，或疏风清热，或疏风散寒。慢性起病者多属虚证，治法以滋阴为主，或以益气为要；实者则行气活血化痰。

（二）分证论治

1.风热犯肺证

证候：多于发病 1～2 天之后，咽喉痛，声嘶，咽干，咳黄痰；可伴发热，微恶寒，鼻塞，头痛，流黄浊涕；舌边尖红，苔薄黄，脉浮或浮数。检查见喉部黏膜红赤，或声带黏膜充血。

治法：疏风清热，宣肺开音。

方药：疏风清热汤加减。若痰黏难出者加瓜蒌皮、苦杏仁。可加入蝉蜕、胖大海以利喉开音。

2.风寒袭肺证

证候：猝然起病，声嘶或失音，兼喉痒、咳白色泡沫样痰；可伴畏寒发热，鼻塞、头痛；舌淡，苔白，脉浮。检查见喉黏膜微红肿胀。

治法：疏风散寒，宣肺开音。

方药：三拗汤加减。常加石菖蒲消肿通窍开音；咳嗽、痰多者加半夏、僵蚕、白前。

3.肺热壅盛证

证候：咽痛甚，声嘶，甚或失语；可伴发热烦渴，口干气粗，咳痰黄稠，大便干，尿黄；舌红，苔黄厚，脉数大。检查见喉部黏膜红赤，或声带黏膜充血。

治法：泄热解毒，利喉开音。

方药：泻白散加减。常加入蝉蜕、木蝴蝶、胖大海以利喉开音；无表证者去荆芥、防风；无便秘者去大黄、芒硝；若痰黏难出者加瓜蒌子、苦杏仁、贝母、天竺黄。

4.肺脾气虚证

证候：声嘶日久，上午明显，劳则加重，语音低微，讲话费力；倦怠乏力，少气懒言，纳呆便溏；舌淡红，舌体胖，或有齿痕，苔白，脉虚弱。检查见咽喉黏膜色淡，声带松弛无力，闭合不良。

治法：补益肺脾，益气开音。

方药：补中益气汤加减。气短较甚者加诃子；声带肿胀、湿重多痰者加半夏、茯苓等。

5.肺肾阴虚证

证候：嘶哑日久，声音低沉费力，讲话不能持久，讲话过多后症状加重；干咳少痰，颧红唇赤，耳鸣、头晕，虚烦少寐，手足心热，腰膝酸软；舌红少苔，脉细数。检查见声带微红，边缘增厚。

治法：滋养肺肾，降火清音。

方药：百合固金汤加减。阴虚火旺者加黄柏、知母；咽喉干燥、咳嗽焮热者加天冬、石斛、枇杷叶、黄芩。

6.血瘀痰凝证

证候：声嘶较重，讲话费力，喉内不适，有异物感，常有清嗓、胸闷；可有肺肾阴虚或肺脾气虚症状；舌质暗，或有瘀点，脉涩。检查见声带暗滞，有小结或息肉，常有黏痰附于其上。

治法：行气活血，化痰开音。

方药：会厌逐瘀汤加减。痰多者加瓜蒌子、贝母、海浮石。

（三）外治法

1.含服 铁笛丸、润喉丸等。

2.蒸汽吸入 根据不同证型选用不同的中药水剂，取过滤液 20mL 行蒸汽吸入或超声雾化吸入。属风寒袭肺者，可用苏叶、香薷、细辛等；风热犯肺及痰热壅肺者，可用柴胡、鱼腥草、黄芩、薄荷等。

（四）针灸疗法

1.体针 取合谷、曲池、足三里、尺泽等穴宣肺开音，每次 2～3 穴，每日 1～2 次。

2.耳针 取咽喉、肺、肾上腺等穴，每日 1～2 次，留针 15～30 分钟。

3.穴位注射 取天突、曲池等穴，用10%葡萄糖、丹参注射液、维生素 B_1 或维生素 B_{12} 注射液行穴位注射，隔天 1 次，5 ～ 7 天为 1 个疗程。

（五）辨治小结

急性起病者多属表实之证，但有寒热之分，故在辨证中重点辨明是风热犯肺或风寒袭肺，或表寒内热。咽喉红肿，多为风热之证；咽喉淡红或不红，多为风寒之证。慢性起病者以虚证居多。咽喉干燥少津，多为肺肾阴虚、阴精亏损之证；声嘶或语音低微，气短乏力，多为肺脾气虚之证；若出现语言难出，呼吸气粗，喉中痰鸣如锯之症，有痰涎壅盛，阻塞气道之危重并发症的可能。

五、西医治疗要点

急性发病者应积极控制感染，防止转为慢性。慢性发病者应积极针对病因治疗，必要时可行手术治疗。此外，嗓音康复训练通过调整患者不良行为习惯及发声模式可有效改善声嘶症状。

1. 行为干预　戒烟酒，避免物理、化学物质刺激。多饮水，尽量少接触刺激性饮品及辛辣食物。轻声及柔声说话，避免过度用嗓。

2. 内科治疗

（1）药物治疗　急性感染者可酌情使用敏感抗生素。伴有咽喉反流的患者可使用质子泵抑制剂。

（2）雾化治疗　吸入液中加入糖皮质激素或 α- 糜蛋白酶等。

（3）物理治疗　超短波理疗，碘离子透入，激光治疗等。

（4）嗓音康复治疗　通过一系列的治疗技术（如共鸣嗓音疗法、轻声嗓音疗法、喉部手法按摩等）协调发声系统（主要为呼吸和共鸣），从而改善嗓音质量，提高发声效率。

3. 手术治疗　喉部病变经内科治疗无效者可在纤维喉镜或支撑喉镜下行病灶切除。

第四节　喉　痈

一、概述

喉痈是指以咽喉红肿疼痛、吞咽困难为主要特征的咽喉及其邻近部位的痈肿。临床上常根据喉痈发生的部位分为喉关痈、会厌痈、里喉痈、颌下痈等。本病病情发展迅速，有阻碍呼吸，危及生命的可能。本病以喉关痈、会厌痈为常见，多发于青壮年，平均年龄 20 ～ 35 岁，儿童和老人少见；里喉痈多见于 3 岁以下的婴幼儿。

西医学的扁桃体周围脓肿、急性会厌炎及会厌脓肿、咽后脓肿、咽旁脓肿等疾病可参考本病进行辨证施治。

二、临床诊断要领

（一）问诊要点

1. 病史　喉关痈多继发于乳蛾发病 3 ～ 5 天后；会厌痈常有外感、异物、创伤及邻近器官急性炎症史；里喉痈可有感冒或咽部异物及外伤后感染史；颌下痈可有乳蛾、喉关痈、里喉痈或咽旁组织损伤史。

2. 诱因　问清与起病相关的因素，可因季节转换或因气候变化、异物、创伤染毒、酒精或情绪反应等引起；可因情志不畅、饮食不节而发，或因外感而诱发。问诊时应根据起病特点全面而有重点地询问。

3. 病程　本病一般急性起病，病情发展迅速。喉关痈多发于夏秋两季；会厌痈多发于早春、秋末；里喉痈、颌下痈冬春季多发。

4. 喉痈分类

（1）喉关痈　乳蛾发病 3 ～ 5 天后，发热仍持续或加重，一侧咽痛加剧，吞咽时尤甚，致不敢吞咽，疼痛常向同侧耳部或牙齿放射。患者常伴急性病容，表情痛苦，头倾向患侧，有唾液垂滴，语言含糊不清，似口中含物，饮水自鼻腔反流。重症者常有张口困难。因患侧颈部疼痛，患者以手托患侧颈部以减轻疼痛。常伴同侧颌下淋巴结肿大。

（2）会厌痈　起病急骤，常在夜间突然发生。多伴畏寒、发热，烦躁不安，精神萎靡不振，全身乏力。伴有咽喉疼痛，吞咽困难，口涎外流，拒食。幼儿饮水时伴呛咳、呕吐。疼痛可放射至下颌、颈、耳或背部。一侧或两侧颈深淋巴结肿大、压痛，有时向耳部和背部放射。病情加重可伴吸气性呼吸困难，但发音多正常，亦可见声音低沉、含糊，很少发生嘶哑；重症患者可伴昏厥、休克。

（3）里喉痈　急性者，起病急，发热、烦躁、咽痛拒食、吸奶时吐奶或奶汁反流入鼻腔，有时可吸入呼吸道引起呛咳。说话及哭声含糊不清，如口中含物，睡眠时打鼾，常有不同程度的呼吸困难。患者头常偏向患侧以减轻患侧咽壁张力，并扩大气道腔隙。如脓肿增大，压迫喉入口或并发喉炎，则呼吸困难加重。慢性者，多见于成人，由颈椎结核引起。多有结核病的全身症状，起病缓慢。无咽痛，多在脓肿大而出现咽部阻塞症状时方来就诊。

（4）颌下痈　患者常伴寒战、高热、头痛、呼吸急促、衰竭等脓毒血症症状。发病早期，口底部疼痛、舌运动不灵、言语不清、吞咽困难，且流涎。继而炎症扩散到舌根、咽喉和上颈部软组织，可出现吸气性呼吸困难。

（二）检查要点

除了患者一般情况的整体评估，中医望、闻、问、切的整体辨证资料采集，关键是判断喉痈所处的部位，痈肿的形色，有助诊断和进行辨证。

（三）辅助检查选择要点

1. 实验室检查

（1）血常规　多见外周血白细胞计数增高，中性粒细胞数目增高。

（2）C反应蛋白　一般表现为明显升高。

（3）脓液细菌培养和药敏试验　如果通过粗针穿刺或脓肿切开获取了脓液，需要进行脓液细菌培养和药敏试验，本方法可用于指导后续的治疗。

2. 影像学检查

（1）颈侧位X线片　本方法非喉痈诊断必需检查，部分患者可借助颈侧位X线片明确诊断，常用于儿童里喉痈的检查，可见咽后壁隆起之软组织阴影，有时可见液平面。

（2）CT或MRI检查　CT和MRI不是诊断各类型喉痈的必需检查，但在鉴别诊断或查看有无并发疾病时，需要进行此类检查。

（3）颈部B超检查　常用于颌下痈的诊断及脓肿大小、位置的判定。也可作为其他三型喉痈合并颈淋巴结肿大的检查。

（4）间接喉镜或电子喉镜检查　通常用于会厌痈的检查，对于明确诊断有重要意义，亦可用于喉部其他疾病的检查及鉴别。

（四）诊断标准

根据患者典型症状及体征，诊断相对不难。

1. 病史　部分患者可提供明确病史。喉关痈多继发于乳蛾发病3～5天后；会厌痈常有外感、异物、创伤及邻近器官急性炎症史；里喉痈可有感冒或咽部异物及外伤后感染史；颌下痈可有乳蛾、喉关痈、里喉痈或咽旁组织损伤史。

2. 临床症状　各种喉痈的共同症状是咽喉疼痛剧烈，吞咽困难，语言含糊，甚则张口困难，多伴有发热、全身不适等。本病病情发展迅速，因咽喉肿塞、剧痛而影响进食，甚则阻碍呼吸，危及生命。

3. 检查　因喉痈所处部位不同，体征也不相同。

（1）喉关痈　常表现为一侧软腭明显红肿隆起，喉核被推向前下方或后下方，并被肿胀的腭舌弓和软腭所遮盖，悬雍垂红肿被推向对侧。

（2）会厌痈　可见会厌红肿、增厚，尤以会厌舌面表现显著，甚至肿胀成球形，影响呼吸；如已成脓，则会厌红肿处可见黄白色脓点。喉关多无明显红肿。

（3）里喉痈　专科检查可见喉底一侧红肿隆起，脓肿较大者可将患侧腭咽弓及软腭向前推移。患侧颌下有臖核，压痛明显。

（4）颌下痈　表现为颈部僵直，一侧颌下肿胀压痛，成脓后可有波动感，穿刺可抽出脓液；同侧咽壁及喉核被推向咽腔中央，但喉核无红肿。

4. 其他　实验室检查多见外周血白细胞、中性粒细胞、C反应蛋白升高。影像学检查在各型喉痈的发病部位可发现脓肿表现。

三、鉴别诊断

本病应与乳蛾、喉风等疾病相鉴别。

1. 与乳蛾鉴别　喉关痈常继发于乳蛾，因此早期表现与乳蛾相同，应注意乳蛾是否已发展为喉关痈，鉴别要点是患侧软腭是否红肿隆起。

2. 与喉风鉴别　两者均可出现咽喉剧烈疼痛、吞咽困难、口涎外溢等症状，但喉风最为突出的症状是呼吸困难，喉痈无明显呼吸困难，是为鉴别要点。

四、危急状态辨识

本病病情发展迅速，以下几种情况可危及生命，应及时辨识：①炎症扩散到舌根、咽喉和上颈部软组织，可出现吸气性呼吸困难，重者可窒息致死；②喉痈脓肿破裂，吸入下呼吸道致吸入性肺炎，甚至窒息；③少数病例可发生颈内静脉血栓、化脓性颈淋巴结炎、败血症或脓毒血症造成高热、谵语、昏迷、休克，甚至死亡；④脓肿向外侧可侵入咽旁间隙继之侵蚀大血管，可发生致死性大出血；⑤脓肿向周围扩展，沿颈部大血管或咽周围间隙向下发展，可发生纵隔炎。

五、辨证论治

（一）治则治法

本病多因脏腑蕴热，复感风热邪毒，或异物、创伤染毒，内外热毒搏结于咽喉，灼腐血肉而为脓，毒聚而成痈肿。其以咽喉剧烈疼痛、局部红肿化脓为主要特征，病变进程经历酿脓期、成脓期、溃脓期三个阶段。辨是否成脓乃辨证之关键，及时采取排脓治疗，对缩短病程至关重要。

（二）分证论治

1. 外邪侵袭，热毒搏结

证候：喉痈初起，咽痛，吞咽时加重，发热恶寒，头痛，周身不适，口干，咳嗽痰多，小便黄。舌质红，苔薄黄，脉浮数。检查见患处黏膜色红漫肿或颔下肿胀，触之稍硬。

治法：疏风清热，解毒消肿。

方药：五味消毒饮加减。本方以清热解毒见长，为治疗痈疽疔毒之有效方剂，应用时可加荆芥、防风、连翘以加强疏风清热之力，加白芷以助消肿止痛。

2. 热毒困结，化腐成脓

证候：咽痛剧烈，胀痛或跳痛，痛引耳窍；吞咽困难，口涎外溢；或张口困难，言语不清，如口中含物；高热，头痛，口臭口干，便结溲黄。舌质红，苔黄厚，脉洪数有力。检查见患处红肿高突，或隆起顶部红里泛白，触之有波动感，穿刺可抽出脓液，颔下有臖核。

治法：泄热解毒，消肿排脓。

方药：仙方活命饮加减。红肿痛甚，热毒重者，加蒲公英、连翘、紫花地丁以增清热解毒之力；高热伤津者，去白芷、陈皮，重用天花粉，加玄参；便秘加大黄；痰涎壅盛，可加僵蚕、胆南星等以豁痰消肿。若热毒侵入营血、扰乱心神，出现高热烦躁、神昏谵语者，应以清营凉血解毒为主，可用犀角地黄汤，并选加安宫牛黄丸、紫雪丹，以开窍安神。若有痰鸣气急，呼吸困难者，按喉风处理，必要时行气管切开术，以保持呼吸道通畅。

3. 气阴耗损，余邪未清

证候：咽痛逐渐减轻，身热已退，咽干口渴，倦怠乏力，懒动少言。舌质红或淡红，苔薄黄而干，脉细数。检查见患处红肿突起渐平复，黏膜色红欠润，或溃口未愈合。

治法：益气养阴，清解余毒。

方药：沙参麦冬汤加减。可加太子参以加强本方益气生津之功；加金银花、蒲公英以清解余毒。

（三）外治法

1. 吹药法　可用清热解毒、消肿止痛的中药散剂吹喉关红肿处，每日数次。

2. 含噙法　可用清热解毒、利咽止痛的中药含片、滴丸含服。

3. 含漱法　可用金银花、桔梗、甘草煎水或用内服中药渣再煎之药液，冷后频频含漱。

4. 蒸汽吸入　可用清热解毒、消肿止痛的中药注射剂，蒸汽吸入。

5. 外敷法　颔下肿痛明显者，可用紫金锭或如意金黄散，以醋调敷，每日1次，亦可用木芙蓉叶60g，红糖6g，捣烂外敷肿痛处。

6. 排脓法　喉痈脓成之后，应及时排脓。

（四）其他治法

1.针灸疗法

（1）体针　咽喉肿痛甚者，针刺合谷、内庭、太冲等穴以消肿止痛，用泻法，每日1次。张口困难者，针刺患侧颊车、地仓，以使牙关开张。

（2）刺血法　痈肿未成脓时，可酌情用三棱针于局部黏膜浅刺5~6次，或用尖刀轻划使其出血，以泄热消肿止痛。高热者，用三棱针刺少商、商阳或耳尖，每穴放血数滴，以泄热解毒。

2.擎拿法　适用于咽喉肿塞，疼痛剧烈，汤水难入者。常用方法有单侧擎拿法与双侧擎拿法。

（五）辨治小结

本病之辨证要结合病程、全身症状与局部体征综合分析，辨是否成脓乃辨证之关键，及时采取排脓治疗，对缩短病程至关重要。酿脓期，喉痛初起，外邪侵袭，热毒搏结，应以疏风清热、解毒消肿为主；成脓期，咽痛剧烈，热毒困结，化腐成脓，以泄热解毒、消肿排脓为主；溃脓期，气阴耗损，余邪未清，应以益气养阴、清解余毒为主。

六、西医治疗要点

喉痈的西医治疗包括全身治疗和局部处理。通常按脓肿形成前后分别处理。

1.脓肿形成前的处理　应全身使用广谱、足量的抗生素及适量的糖皮质激素等药物，以防感染的蔓延和并发症发生。

2.脓肿形成后的处理

（1）穿刺抽脓　可明确脓肿是否形成及脓肿部位。穿刺时，应注意方位，不可刺入太深，以免误伤周围大血管。针进入脓腔即有脓液抽出。有条件可进行脓液细菌培养和药敏试验。

（2）切开排脓　脓肿形成后，立即行脓肿切开排脓。切开黏膜及浅层组织后，用长弯血管钳插入切口，进入脓腔，充分排脓。术后第二天复查伤口，必要时可用血管钳再次撑开排脓。术后继续抗感染治疗。

（3）扁桃体切除术　喉关痈易复发，可在炎症消退2周后行扁桃体切除术。

七、预防与生活调护

1.严密观察病情变化，防止脓肿自行溃破溢入气管导致窒息。脓已成应及时排脓，保持引流通畅，并适时做好气管切开的准备。

2.吞咽困难者，宜进半流质或流质饮食，忌食辛辣炙煿、醇酒厚味。

3.起居有常，增强体质，冷暖适宜，预防外邪侵袭。

4.积极治疗咽喉部急慢性疾病，保持口腔卫生。

八、预后评估

绝大多数患者经恰当治疗，排出脓液后，溃口愈合而痊愈，预后良好。极少数患者因体质虚弱，或未及时有效治疗等原因，脓毒蔓延，可并发喉风，或热入营血，热盛动风，或侵蚀破坏脉络导致大出血等危症。

九、诊疗思路

本病是耳鼻喉科常见急症，来势暴急，严重者可阻塞气道，危及生命。临床中要根据喉痈发生的部位进行诊断。本病多因脏腑蕴热，复感风热邪毒，或异物、创伤染毒，内外热毒搏结于咽喉，灼腐血肉而为脓，毒聚而成痈肿。本病诊疗的重点在于及时辨识危急状态并予以及时解除。如未及时有效治疗，脓毒蔓延，可并发喉风，或热入营血，热盛动风，或侵蚀破坏脉络导致大出血等危症。在治疗过程中应结合病程、全身症状与局部体征综合分析，辨是否成脓乃辨证之关键，及时排脓治疗，对缩短病程至关重要。

第五节　喉　风

一、概述

喉风是以吸气性呼吸困难为主要特征的危急重症。临床上常伴有咽喉肿痛、痰涎壅盛、语言难出、声如拽锯、汤水难下等症状，严重者可发生窒息死亡。本病可发生于任何年龄，由于小儿脏腑娇嫩，喉腔狭小，稍有肿胀即可发生阻塞，故发生喉风的机会较多。

"喉风"一名见于宋代以后的医籍中，但分类繁多，根据病因病机之不同又可分为酒毒喉风、阴虚喉风、肺寒喉风、劳碌喉风等。根据发病后喉间颜色不同又分为紫色喉风、淡红喉风、白色喉风等。根据发病急慢又分为急喉风、慢喉风、走马喉风等。根据症状不同又分为紧喉风、呛食喉风、脚根喉风、哑瘴喉风、叉喉风等。

西医学的喉阻塞等病症可参考本病所述辨证治疗。

二、临床诊断要领

（一）问诊要点

1. **病史** 有无食物、药物或其他物质如油漆、异气的过敏史；有无咽喉部异物史、外伤史；如有喉部肿瘤病史，近期有无放射治疗；如有双侧声带麻痹、喉痉挛、喉畸形及瘢痕狭窄等喉部疾病史，近期有无发作或加重。

2. **诱因** 问清有无急性咽喉肿痛、声音嘶哑或语言难出、痰涎壅盛、吞咽困难甚至汤水难进、使用既往未使用过的药物、异物卡喉、喉外伤、喉部肿瘤放射治疗等情况。

3. **病程** 病程较短，一般1～2天内。

4. **伴发病症** 可伴有发热、头痛、乏力、精神不振、大便干等全身症状。

（二）检查要点

除了患者一般情况的整体评估，关键是判断喉阻塞与呼吸困难的程度，对咽喉、头颈、胸部进行详细的专科检查，有助诊断和进行辨证。

（三）辅助检查要点

血氧饱和度监测可了解机体缺氧情况，有助于判断病情危重程度。间接喉镜、纤维喉镜、喉CT等可辅助诊断，检查可发现影响气道通气的阻塞病变部位。

（四）诊断标准

1. **病史** 多有食物、药物或其他物质如油漆、异气的过敏史，急性咽喉炎特别是急性会厌炎病史；或有咽喉部异物史、外伤史；或有近期喉部肿瘤放疗史等。

2. **临床症状** 本病以吸气性呼吸困难为突出症状，表现为吸气时间长而费力，呼气相对容易；吸气时出现喉鸣、三凹征或四凹征（吸气时天突、缺盆、肋间隙及/或剑突下凹陷）；并常伴有咽喉肿痛、痰涎壅盛、语言难出、声如拽锯、汤水难下等症状。

3. **检查** 本病检查主要是分清呼吸困难的程度，明确咽喉部充血、水肿的部位及严重程度等情况。

临床上将吸气性呼吸困难的程度分为四度。一度：安静时无呼吸困难，活动时出现吸气困难、喉鸣、鼻翼扇动、三凹征或四凹征。二度：安静时有上述呼吸困难表现，活动时加重，但不影响睡眠和进食。三度：呼吸困难明显，喉鸣较响，并因缺氧而出现烦躁不安、三凹征或四凹征显著。四度：呼吸极度困难，端坐呼吸，唇青面紫，额汗如珠，身汗如雨，甚则四肢厥冷，脉沉微欲绝，呼吸浅速，神昏，濒临室息。

4. **血氧饱和度监测** 血氧饱和度可下降。

5. **喉镜检查** 间接喉镜、纤维喉镜检查可见喉部特别是会厌舌面黏膜红肿或水肿如球状；喉CT、MRI等可见喉部通道狭窄或不同程度阻塞。

三、鉴别诊断

1. **本病的吸气性呼吸困难应与呼气性呼吸困难相鉴别** 吸气性呼吸困难主要表现为吸气费力，呼气相对容易；吸气时可出现三凹征（或四凹征）及喉鸣；呼气性呼吸困难主要表现为呼气费力，呼气时在胸部可听到哮鸣音，常伴有咳喘、张口抬肩等表现，无三凹征（或四凹征）出现，多见于哮病、喘证、肺痈、肺胀等肺部疾病。

2. **本病的呼吸困难应与肺源性、中枢性、心源性、中毒性及血源性呼吸困难相鉴别**

（1）肺源性呼吸困难 吸气和呼气均困难。支气管哮喘时出现明显的呼气性呼吸困难，无声嘶。肺部听诊可闻及哮鸣音。如为肺部炎症，则肺部听诊可有湿啰音。X线检查可协助诊断。常见于慢性肺气肿、各种肺炎、肺水肿、胸膜炎等。

（2）中枢性呼吸困难 为呼吸中枢受抑制所致。呼吸频率慢或不规则，可出现潮式呼吸、间歇性呼吸、点头呼吸等。多有原发病史，常因于中毒性呼吸困难。

（3）心源性呼吸困难　吸气和呼气均困难，表现为活动时出现或加重，休息时减轻或缓解，仰卧位可加重，坐位或立位时可减轻。轻者短时间内可缓解，重者表现为哮喘，面色青紫，咳粉红色泡沫样痰等心脏病变的症状和体征。

（4）中毒性呼吸困难　体内代谢产生的有毒物质，直接作用于呼吸中枢；或由体外进入的有毒物质，作用于血红蛋白，使携氧能力下降，血氧缺乏，二氧化碳蓄积，导致呼吸困难。可见于代谢性酸中毒、尿毒症、酮血症、亚硝酸盐中毒、氢氰酸中毒等。

（5）血源性呼吸困难　主要表现为呼吸频率增快，伴有心悸、头晕、嗜睡等不适。血液中红细胞数量减少或血红蛋白变性，携氧能力下降，血氧不足，导致呼吸困难。可见于各类贫血等。

四、危急状态辨识

患者出现三度以上呼吸困难，喉鸣较响，并因缺氧而出现烦躁不安、三凹征或四凹征显著。或端坐呼吸，唇青面紫，额汗如珠，身汗如雨，甚则四肢厥冷，脉沉微欲绝，呼吸浅速，神昏，濒临窒息状态，应高度警惕，必须尽快解除其呼吸困难，使患者脱离缺氧状态，挽救其生命。

五、辨证论治

（一）治则治法

本病多由外邪侵袭，并与痰浊互结于咽喉而为病。发病急，变化快，诊治时应密切观察呼吸困难程度，针对病因及时解除呼吸困难症状；掌握各阶段病变主要表现，准确辨证施治，祛风、化痰、清热泻火是治疗本病的关键。

（二）分证论治

1.风痰凝聚证

证候：猝然咽喉憋闷，呼吸困难，声音不扬，吞咽不利，会厌明显肿胀甚至如半球状，喉腔黏膜苍白水肿，声门开合不利。全身可见恶寒、发热、头痛等。舌淡苔白，脉浮。

治法：祛风散寒，化痰消肿。

方药：六味汤加减。可加苏叶、桂枝以助疏散风寒；加半夏、天南星、白附子等以燥湿祛风化痰；加蝉蜕祛风开音；加茯苓、泽泻健脾祛湿消肿。

2.痰火壅结证

证候：呼吸困难，喘息气粗，喉中痰鸣，声如拽锯，声音嘶哑，语言难出，咽喉肿痛，会厌或声门肿胀明显。全身可见恶寒壮热，口干欲饮，大便秘结，小便短赤，或烦躁不安，汗出如雨。舌质红绛，苔黄或腻，脉数或沉微欲绝。

治法：泄热解毒，祛痰开窍。

方药：清瘟败毒饮加减。痰涎壅盛者，加大黄、贝母、瓜蒌、葶苈子、竹茹等泄热化痰散结，并配合六神丸、雄黄解毒丸、紫雪丹、至宝丹以清热解毒，祛痰开窍；大便秘结者，可加大黄、芒硝以通腑泄热。

（三）外治法

1.蒸汽吸入　可用金银花、菊花、薄荷、葱白、藿香等中药，适量煎煮过滤，取药汁进行蒸汽吸入，以祛风清热，消肿通窍。

2.中药离子透入　可用黄芩、栀子、连翘、赤芍、牡丹皮、贝母、天竺黄、大黄等药浓煎后，借助于离子透入仪将药从颈前部皮肤导入至喉部病变部位。

3.吹药法　用清热解毒、利咽消肿的中药粉剂吹入喉关或口咽部，以消肿止痛。

4.含漱法　咽部红肿者可用清热解毒、消肿利咽的中药煎水含漱。

（四）其他治法

1.针刺疗法

（1）体针　取合谷、少商、商阳、尺泽、少泽、曲池等穴，每次2～3穴，用泻法，不留针，或取少商、商阳点刺出血以泄热。

（2）耳针　选用神门、咽喉、平喘等穴，针刺或埋豆（王不留行籽或磁珠）。

（3）放血疗法　三棱针浅刺少商、商阳、少泽放血。

2. 擎拿法 根据病情，一、二度呼吸困难可酌情配合擎拿法。

（五）辨治小结

本病之辨证要结合病势、全身症状与呼吸困难程度综合分析，病势较急者，多数为风热痰盛为主，以清热祛痰为主；病势紧急者，应立即采取手术、畅通气道方能取效。

六、西医治疗要点

喉阻塞能危及生命，必须积极采取有效方法处理。其中在诊疗过程中最重要的是明确病因，结合呼吸困难的程度，采用药物或手术治疗。

1. 一度呼吸困难 由喉部炎症引起者，应及时使用激素加抗生素，配合蒸汽吸入或雾化吸入等。

2. 二度呼吸困难 严密观察病情变化，做好气管切开术的准备工作。如为异物，应立即取出；如为肿瘤，可考虑气管切开。

3. 三度呼吸困难 如为异物应及时取出，如为急性炎症，可先试用药物治疗，若观察未见好转或阻塞时间较长，应及早施行气管切开。因肿瘤或其他原因引起的喉阻塞，宜先行气管切开，待呼吸困难缓解后，再根据病因，给予其他治疗。

4. 四度呼吸困难 行紧急抢救手术。利用麻醉喉镜引导进行气管插管，或插入气管镜解救呼吸或行环甲膜切开。待呼吸困难缓解后再做常规气管切开术，然后再寻找病因进一步治疗。

注：气管切开术后保持气管套管内套管的通畅是术后护理的关键，一般每隔 4～6 小时清洗内套管一次，分泌物多时半小时清洗一次。取出内套管方法：左手按住外套管，右手转开管上开关后取出，以防将气管全部拔除。内套管取出后如痰黏干稠，可用盐水浸泡，数分钟后用小毛刷在流动清水冲洗下洗刷，再用生理盐水冲洗后置入外套管内。清洗后的内套管放入气管套管后，应固定好套管开关，防止套管脱落。

七、预防与生活调护

1. 增强体质，积极防治外感，可有效减少喉风的发生。
2. 密切观察病情，做好抢救准备，床头备好吸引器，随时吸除痰涎。
3. 减少活动，安静休息，采取半卧位。
4. 戒除烟酒，忌食辛辣肥甘厚腻之物，以免助长火势，滋生痰湿，使病情加重。

八、预后评估

古人有"走马看咽喉，不待少倾"之说，形容本病病情危急，变化迅速，严重者瞬息间可引起窒息死亡。掌握好呼吸困难分度和气管切开的时机，实施准确的辨证治疗，则可转危为安。

九、诊疗思路

本病为急症，临诊时首先判定呼吸困难程度和性质；在呼吸困难尚不严重时，抓紧时间问清病因，检查明确病变部位，及时给予必要的治疗；在三度以上呼吸困难的情况下，首先采取紧急措施解除呼吸困难，然后抓紧时间明确病因、病机，给予必要的内外治疗。

第六节　梅核气

一、概述

梅核气是以咽部异物阻塞感为主要特征的疾病。"梅核气"一名首见于宋代，如《仁斋直指方》："梅核气者，窒碍于咽喉之间，咯之不出，咽之不下，如梅核之状者是也。"在古代医籍中尚有梅核、梅核风、回食丹等别名。

本病为耳鼻咽喉科临床常见病，多发于中年女性，也见于职场和围绝经期女性。

西医学的咽异感症可参考本病进行辨证论治。

二、临床诊断要领

（一）问诊要点

1. 病史 有无情志不畅、癔症、恐癌症、神经衰弱、精神分裂症、神经症、焦虑症等病史；有无长期不规律服用抗生素史；有无下咽功能障碍、食管型颈椎病病史，有无饮食不节或消化道疾病病史。

2.**诱因** 多因情志不畅而发，或随情志抑郁而加重，问诊时应根据起病特点全面而有重点地询问。

3.**病程** 一般是长期慢性过程，常反复发作。

4.**伴发病症** 常伴有失眠、精神抑郁、心烦疑虑、胸胁胀满、纳呆、困倦、消瘦等；女性患者常伴有月经失调、痛经等表现。

（二）检查要点

除了患者一般情况的整体评估，中医望、闻、问、切的整体辨证资料采集，关键是对咽、喉、颈、消化道及心胸等处进行检查，排除有此症状的器质性病变。

（三）辅助检查选择要点

1.间接喉镜、电子喉镜或纤维喉镜检查，排除会厌、声带、梨状窝等喉部新生物的器质性病变。

2.X 线、CT 或 MRI 检查排除咽喉、颈椎、食管及甲状腺等部位的病变。

3.必要时行钡餐或胃肠镜检查排除食管和胃肠道病变。

（四）诊断标准

1.**病因** 多因情志不畅而发，随情志抑郁加重。

2.**临床症状** 本病发作时主要表现为咽部异物感、吞吐不下，情志抑郁可加重，但进食基本正常的特点。

（1）咽部异常感觉，如异物感（如有发丝、树叶、肿物或痰黏感）、蚁行感、灼热感、梗阻感、紧束感等，吐之不出，咽之不下。

（2）症状的轻重与情志的变化有关，多于情志不舒、心情郁闷时症状加重，且咽喉的异物阻塞感又容易加重患者的精神负担。

（3）不碍饮食及呼吸，不影响进食。

3.**检查** 检查咽喉各部所见均属基本正常，也可见咽喉轻度慢性充血。

三、鉴别诊断

本病应与喉痹、咽喉及食管肿瘤鉴别。

1.**与喉痹鉴别** 慢性咽炎病程长，晨起时出现刺激性咳嗽、恶心等，与用嗓过度、受凉、疲劳有关，与情志抑郁无关。

2.**与咽喉及食管肿瘤鉴别** 咽喉及食管肿瘤若出现咽部异物感，在进食吞咽时加重；梅核气的咽异物感则空咽时明显，进食时反而减轻。

四、辨证论治

（一）治则治法

病程短者，以肝郁气滞为主；病久或反复发作则为肝胃不和，痰气互结，甚至痰瘀互结。治疗方面，在辨证用药的基础上，还应注意对患者精神上的疏导和安慰。

（二）分证论治

1.肝郁气滞证

证候：咽喉异物感，或如梅核，或如肿物，吞之不下，吐之不出，但不碍饮食。患者常见抑郁多疑，胸胁脘腹胀满，心烦郁闷，善太息。舌质淡红，苔薄白，脉弦。

治法：疏肝理气，散结解郁。

方药：逍遥散加减。方中香附行气解郁，苍术燥湿健脾，神曲消食和中，川芎活血行气，栀子清热除烦。烦躁易怒、头痛不适、口干者可加牡丹皮、栀子；失眠者可加合欢花、酸枣仁、五味子、首乌藤；情志抑郁明显者，亦可配合越鞠丸加减。

2.痰气互结证

证候：咽喉异物感，自觉喉间多痰，咳吐不爽，时轻时重，或见咳痰色白，肢倦纳呆，脘腹胀满，嗳气。舌淡胖，苔白腻，脉弦滑。

治法：行气导滞，散结除痰。

方药：半夏厚朴汤加减。精神症状明显、多疑多虑者，可加炙甘草、大枣、浮小麦；胸闷痰多者加瓜蒌子；纳呆、苔白腻者加砂仁、陈皮；若兼脾虚者，可合四君子汤加减。痰气互结日久，致使气滞血瘀者，可用桃红四物汤合二陈汤。若见病久乏力、面色不华、舌质淡者，可加黄芪、鸡血藤；胸胁不适者加柴胡、紫苏梗、枳壳；亦可用合欢花、厚朴花、白菊花、佛手花、绿萼梅等量拌匀，开水浸泡代茶饮。

（三）外治法

1. 吹药法 用清热化痰、理气利咽的中药，研细末，每次取少许吹于咽喉，每日 2～3 次。

2. 咽部注射 先于咽后壁喷少量表面麻醉剂，取丹参注射液或维生素 B_{12} 注射液等，分 4～5 点注射于咽后壁黏膜下。

（四）其他治法

1. 针灸疗法

（1）体针 毫针刺廉泉，针尖向上刺至舌根部，令患者做吞咽动作，至异物感减轻或消失时出针，或取合谷、内关、天突，每日 1 次。

（2）灸法 取膻中、中脘、脾俞，各灸 3～5 壮，每日 1 次。

（3）穴位埋线法 取天突或膻中埋线。

（4）耳针 取肝、肺、咽喉、内分泌、肾上腺穴，用王不留行籽或磁珠贴压，每日揉压数次以加强刺激，2～3 天取下。

（5）穴位注射 取天突、廉泉、人迎、内关等穴位，每次选 1～2 穴，用当归注射液或柴胡注射液行穴位注射。

2. 按摩疗法 患者每日不定时用一手示指在胸骨上窝处（天突）反复按压，力量适中，每次按压 10 余下，以自觉局部有酸、胀、微痛感为度。连续施术 2 个月，一般患者按压半个月左右即可有明显的效果。

3. 心理疗法 本疗法对梅核气的治疗十分重要，也有较好的效果，解除其思想顾虑，保持心情舒畅，使患者移情易性，配合舒缓的音乐（如五音疗法），常可取得不治自愈之效。在取得患者信赖的情况下，也可施行暗示疗法。

（五）辨治小结

本病之辨证应结合病因、全身症状尤其是精神情绪状况与局部症状综合分析，主要辨明肝郁气滞与痰气互结两个层面，用药有所侧重，同时注意调畅情志，耐心疏导，方能取效。

五、西医治疗要点

现代医学对其病因的认识尚未十分明确，考虑与心理因素、食管动力障碍、胃食管反流及感觉异常等相关。治疗可酌情给予质子泵抑制剂或抗抑郁药物，往往效果很好。此外放松心情，改善人际关系，必要时结合心理治疗，也可收到很好疗效。

第七节 骨 鲠

一、概述

骨鲠是各种骨类或其他异物哽于咽、喉、气管或食管等部位，以咽喉部疼痛、吞咽痛和吞咽困难为主要特征的疾病。本病为临床常见急症，咽与食管异物以中老年多见，呼吸道异物以幼儿和儿童多见，阻塞气道可危及生命。骨鲠多为鱼骨、鸡鸭骨、猪骨和牛羊骨。

西医学的咽异物、喉异物、气管支气管和食管异物可参考本病进行辨证论治。

二、临床诊断要领

（一）问诊要点

1. 病史 异物误咽或误吸病史。

2. 诱因 进食时饮食不慎或不专心，嬉戏、说笑或打闹等。

3. 病程 发病即可出现症状，如咽喉疼痛、咳嗽、气急、吞咽疼痛和吞咽困难等。

4. 伴发病症

（1）伴流涎、吞咽困难等，应考虑咽异物及食管异物。

（2）伴声音嘶哑、气急等，应考虑喉异物。

（3）伴发作性阵发性咳嗽、咯血、气短、呼吸困难、窒息等，应考虑气管异物。

（二）检查要点

注意生命体征、评估整体情况，仔细检查咽、喉部和颈部，用间接喉镜重点检查扁桃体、舌根、会厌谷、梨状窝和喉腔，查看有无异物。触诊喉、气管和胸骨上窝，检查有无压痛，胸部叩诊和听诊，检查有无一侧或双侧呼吸音减弱，甚至消失。

（三）辅助检查选择要点

1. 纤维/电子喉镜检查　用纤维/电子喉镜重点检查扁桃体下极、舌根、会厌谷、梨状窝和喉腔，查看有无异物。

2. 食管镜和支气管镜检查　高度怀疑食管异物、气管或支气管异物者，应尽早施行食管镜或支气管镜检查，既可诊断，也可治疗。

3. 食管钡餐或 X 线透视　怀疑食管或气管支气管异物，行食管钡餐或 X 线透视，从钡棉钩挂、双肺透光度改变等可间接判断异物的存在和部位。

4. CT 检查　食管、气管和胸部 CT 检查常可发现异物的部位和大小，较之 X 线检查，准确度更高，且更安全。

（四）诊断标准

1. 病史　明确的异物史。

2. 临床症状　进食后突发咽喉疼痛、咳嗽、气急、吞咽疼痛和吞咽困难等。

3. 检查　扁桃体下极、舌根、会厌谷、梨状窝和喉腔有时可见异物，触诊喉、气管和胸骨上窝，可有压痛，胸部叩诊和听诊，可有一侧或双侧呼吸音减弱，甚至消失。

4. 辅助检查　X 线、食管钡餐和 CT 检查可协助异物判断，食管镜或支气管镜检查可明确食管或气管支气管异物的存在与否。

三、鉴别诊断

本病应与肿瘤性疾病相鉴别。骨鲠好发部位的肿瘤，早期症状常不明显，中晚期可有咽喉疼痛、咳嗽、气急、吞咽疼痛和吞咽困难等症状，但发病缓慢，症状由轻到重有个过程。在相应部位查见新生物是其特点。

四、辨证论治

（一）治疗原则

取出异物是治疗骨鲠的基本原则。

（二）治法分述

1. 咽喉部异物　扁桃体异物大多可用枪状镊直接夹取；舌根、会厌谷、梨状窝和喉异物可在局麻下借助间接喉镜或纤维（电子）喉镜取出。

2. 食管异物　食管异物可借助硬管或电子食管镜取出，麻醉可选择局麻或全麻。

3. 气管支气管异物　气管支气管异物，成人较小异物可在局麻下借助电子支气管镜取出，成人较大异物和儿童异物可在全麻下借助支气管镜取出异物。

（三）其他治法

1. 气管切开术　喉气管异物，呼吸困难严重，无异物取出条件者，可行气管切开术，缓解呼吸困难症状，但操作仍存在很大风险。

2. 颈侧切开术　颈段食管异物，硬管或食管镜下异物取出困难，或异物穿出食管，可行颈侧切开异物取出术，术后置鼻饲管，常规鼻饲饮食 5～7 天。

（四）辨治小结

本病有确切的异物误咽或误吸病史，结合典型临床症状和体征，诊断不难。治疗采取"同路进出"原则，及时手术取出。

五、预防与生活调护

1. 进食时应细嚼慢咽，切莫说笑，更不可打闹。
2. 告诫儿童勿含硬币等物，以防误咽。
3. 消化道异物取出后，2天内宜流质饮食。

六、预后评估

本病积极治疗，预后良好。

七、诊疗思路

骨鲠以胸背部和颈下部吞咽疼痛和吞咽困难为主诉，多有异物误咽史，起病急，胸骨上窝处可有压痛，结合影像学检查，可明确诊断。及时尽早内镜手术，对于诊断和治疗具有双重意义。

第四章 耳鼻咽喉科常用检查法

第一节 耳部常用检查法

一、一般检查法

（一）耳周、耳郭、外耳道口

观察耳郭及周围组织是否有病变，如两侧耳郭是否对称，有无畸形、新生物，以及皮肤有无红肿或肿胀隆起、疱疹、糜烂、渗液、结痂、皮肤增厚、创伤，有无瘘口、副耳及腮腺肿大等。

检查外耳道时，成人应将耳郭向后上外方牵拉，使外耳道变直，示指将耳屏向前推压，使外耳道口扩大；婴幼儿应将耳郭向后下外方牵拉，以便窥清外耳道和鼓膜。观察外耳道有无闭锁、狭窄、塌陷或红肿、耵聍、异物、新生物、分泌物，如有分泌物应注意其颜色、性状、气味和量。

触诊两侧乳突尖及鼓窦区，观察有无压痛，耳周淋巴结是否肿大。指压耳屏或牵拉耳郭时出现疼痛或疼痛加重者，提示外耳道炎或疖肿。如耳后肿胀，应注意有无波动感。遇有瘘口，应以探针探查其深度及瘘管走向。

（二）鼓膜

检查鼓膜应观察其正常标志是否改变，有无内陷、外凸、液平、充血、疱疹、肉芽、钙斑或增厚等病变；活动度是否正常，有无穿孔（注意穿孔大小、位置、形状），分泌物性质，有无胆脂瘤上皮及新生物。

二、特殊检查法

（一）耳内镜检查

耳内镜（或耳内窥镜）是一种能对外耳道及中耳进行详细检查的光学设备，多数为硬管镜，有良好的照明及放大作用，加之本身比较细，可以方便地通过狭窄的耳道，对鼓膜及中耳内的部分结构进行观察及精细操作。耳内镜可以通过电视监视器进行同步观察，使视野更加清晰。检查完毕后还可以将检查的结果以图片形式打印交给患者，通过摄像系统也可以将检查过程完整地记录下来并保存。它是建立在熟练耳部常规检查及一定内镜操作上的一项检查技术。

（二）纯音听阈测试

纯音听力计是根据电声学原理设计的仪器，可发出不同频率和不同强度的纯音或短声，用于测试人耳听觉功能，判断听力受损程度，可对引发耳聋的病位和类型做出初步诊断。

测试项目包括气导和骨导，先测试气导，再测试骨导。两种纯音听阈图是以横坐标为频率（Hz），纵坐标为声级（dB）的坐标图，或称听力曲线。将受试耳各个不同频率的听阈连线，形成气导和骨导听力曲线，对最大声强无听觉时，在该处记录向下箭头"↓"并与相邻符号连线。一般以 500Hz、1000Hz、2000Hz 3 个频率的气导听阈值平均数来评价耳聋的程度：26 ~ 40dB 为轻度聋，41 ~ 55dB 为中度聋，56 ~ 70dB 为中重度聋，71 ~ 90dB 为重度聋，> 90dB 为极度聋又称全聋。根据听力曲线的特点，可判断耳聋的性质：如骨导正常或接近正常，气导下降（气骨导间距大于 10dB，一般不大于 40dB），气导曲线平坦或以低频听力下降为主而呈上升型者，多为传导性聋；如气骨导间距大于 40dB，可考虑为听骨链中断。气导骨导曲线一致性下降，一般以高频听力下降较重，曲线呈渐降型或陡降型者，多为感音神经性聋，兼有上述两种听力曲线特点者为混合性聋。

（三）声导抗测试法

声导抗测试法是客观测试中耳传音系统、内耳功能、听神经和脑干听觉通路功能的方法。根据鼓室导抗曲线图的形态、峰压点、峰的高度以及曲线的坡度等，可较客观地反映鼓室内各种病变的情况，如中耳内的压力、咽鼓管功能、中耳传音系统的病变以及中耳有无积液等。常见的鼓室导抗图为：A 型为中耳功能正常；As

型见于耳硬化、听骨固定、鼓膜明显增厚；Ad 型见于听骨链中断、鼓膜萎缩、咽鼓管异常开放、愈合性穿孔；B 型见于鼓室积液、中耳粘连；C 型见于咽鼓管功能障碍。

第二节　鼻部常用检查法

一、一般检查法

受检者面对检查者端坐，上身稍前倾，头颈放松。不合作的小儿需由家长抱着，小儿背靠家长，家长用双腿夹住小儿双腿，一只手搂住小儿身体，另一只手按住前额固定头部。

注意听发音是开放性还是闭塞性鼻音，呼气有无臭味。呼气臭味见于萎缩性鼻炎、牙源性上颌窦炎、长时间的鼻腔异物和鼻腔内死骨及鼻结石等。

（一）外鼻检查法

主要观察外鼻有无形态、皮肤色泽的改变，有无充血、肿胀、隆起，触诊有无压痛、皮肤增厚或变硬以及鼻背有无塌陷、鼻梁有无歪斜等。

（二）鼻腔检查法

1. **鼻前庭检查法**　被检查者头稍后仰，检查者用拇指推起鼻尖并左右轻移动。观察鼻前庭皮肤有无充血、肿胀、局限性隆起、溃疡、渗液、结痂、皲裂、新生物等。

2. **前鼻镜检查法**　检查者左手执前鼻镜，先将前鼻镜两叶合拢，镜唇前端勿超过鼻阈以防损伤鼻黏膜，张开鼻镜镜唇，观察鼻前庭及固有鼻腔。右手扶持受检者的额部，调节受检者的头位，如头位 0°、后仰 30°、后仰 60°，或手持枪状镊做必要的检查操作。取出前鼻镜时，应将两叶完全打开，以免夹住鼻毛，引起疼痛。

鼻腔的检查一般由下向上、由内向外、由前向后进行。如鼻黏膜肿胀，可用 1% 麻黄素生理盐水喷入鼻腔，收缩鼻腔黏膜后再行检查。注意观察鼻甲黏膜颜色，有无充血、肿胀、肥厚样或息肉样改变、干燥或萎缩，有无溃疡或粘连；各鼻道有无分泌物以及分泌物的量、色和性状；鼻中隔有无偏曲、黏膜糜烂或肥厚、血管扩张、出血点，有无穿孔；鼻腔有无异物、息肉和肿瘤。

正常鼻腔黏膜表面光滑、湿润、呈淡红色，鼻甲黏膜有弹性，各鼻道与鼻底无分泌物。

3. **后鼻镜检查法**　见间接鼻咽镜检查。

（三）鼻窦检查法

1. **视诊和触诊**　观察前额、面颊、内眦及眉根部位皮肤有无红肿、压痛，局部有无隆起，眼球有无移位及运动障碍。判断压痛位置，有助于判定是哪一组鼻窦的病变。

2. **鼻镜检查**　前鼻镜、后鼻镜检查方法见"鼻腔检查法"。观察鼻道中有无分泌物以及其量、色、性质和引流部位，检查各鼻道有无息肉或新生物。如中鼻道有分泌物，提示为前组鼻窦炎症；上鼻道及嗅裂区有分泌物，提示为后组鼻窦炎症。如疑似鼻窦炎而中、上鼻道未见分泌物，可先用 1% 麻黄素生理盐水收缩鼻腔黏膜，然后采用体位引流法。若疑为上颌窦炎，让患者取侧卧低头位，患侧向上。疑为额窦或筛窦炎，则取正坐位，约 10 分钟后再观察鼻道中有无分泌物。

二、特殊检查法

鼻内镜检查法：鼻内镜（或鼻内窥镜）是一种在鼻科广泛应用的检查设备，通过鼻内镜检查能够清晰观察到鼻腔内部的细微结构，配合一些特殊器械可在鼻腔内进行相关诊疗操作。鼻内镜包括 0°、30°、70°等多种视角镜头，除镜头外还包括照明系统、摄像系统、监视系统。

1. 检查时患者可以采取坐位或平卧位，进行鼻内镜检查前先用 1% 丁卡因和 1% 麻黄素棉片麻醉并收缩鼻腔黏膜 3～5 分钟后，再进行鼻内镜检查。

2. 持 0°或 30°镜头沿鼻底进入，越过鼻中隔后缘，转动镜面观察鼻咽各壁情况，然后逐渐退出，观察鼻腔其他部位。

3. 检查鼻腔时，应重点观察黏膜形态、分泌物性质、有无糜烂、血管扩张；观察鼻中隔、各鼻甲、各鼻道、鼻窦开口有无异常及有无解剖结构畸形和新生物生长等，检查时可进行拍片或录像、直视下取活检或手术。

第三节 咽喉部常用检查法

一、一般检查法

（一）间接鼻咽镜检查

1. 受检者端坐，自然张口但不伸舌，用鼻安静呼吸。将鼻咽镜加热，以温而不烫为宜，然后将额镜的反射光线投射于咽后壁。

2. 检查者左手持压舌板将舌前 2/3 压下，右手以执钢笔姿势将鼻咽镜从左侧口角（镜面向上）送到软腭与咽后壁之间，避免触及咽壁及舌根，以免引起恶心而妨碍检查。

3. 将镜面倾斜成 45°，此时镜中可查见鼻后孔的一部分，先找到鼻中隔后缘，即以之为中心分别检查其余各处。

4. 间接鼻咽镜检查注意事项如下。

（1）镜中所见与实体位置左右相反。当镜面向上向前时，可见到软腭的背面、鼻中隔后缘、后鼻孔、各鼻道及鼻甲的后段。将镜面移向左右，可见咽鼓管咽口及其周围结构。镜面移向水平，可观察鼻咽顶部及腺样体。

（2）检查时应注意各处黏膜有无充血、粗糙、出血、浸润、溃疡及新生物。

（3）因镜面过小，不能一次窥及鼻咽部和鼻后孔的整体情况，需适当转动镜面，以便得到完整图像。

（二）口咽检查

1. 嘱患者张口，先将光线照于患者口咽部悬雍垂处，以压舌板将舌前 2/3 轻轻压下，即可见口咽部。

2. 嘱患者发"啊"音时软腭上抬，观察悬雍垂、软腭、腭舌弓、腭咽弓、咽后壁及咽侧壁。

3. 检查注意事项如下。

（1）咽反射较强者，可先用 1% 丁卡因行咽部黏膜表面麻醉，观察黏膜有无充血、溃疡及新生物生长，咽后壁和咽侧壁有无膨隆。

（2）注意扁桃体大小、形状，表面是否光滑和有无斑点、角化物或渗出物等。

（三）间接喉镜检查

1. 患者取坐位，身体略向前倾，对准光线，将间接喉镜的镜面用酒精灯加温，检查者用手背试其温度是否过热。

2. 嘱患者张口、伸舌，以无菌纱布裹住舌尖部，用左手拇指和中指将舌轻轻拉出，示指抵住上唇以固定。

3. 检查者右手持喉镜经患者左口角使镜面与舌背平行放入，镜背将软腭和悬雍垂推至后上方。检查舌根、会厌舌面、会厌谷、喉咽侧壁与后壁。

4. 令患者发"咿"声，会厌抬起时镜下可见会厌喉面、杓会厌皱襞、杓区、室带、声带及声门裂等，发音时声门处于闭合状态。嘱患者安静呼吸，当声带外展时，观察声带运动是否正常，并经声门可见声门下区及部分气管环。注意各处黏膜有无充血、肿胀及溃疡，是否有异物或存在发育畸形、新生物，观察咽喉部有无分泌物等。

5. 间接喉镜检查注意事项如下。

（1）喉部各处，后、前、左、右、上、下应依次检查，列为常规，方不致遗漏。注意局部有无充血、肿胀、增生、溃疡。如有声带运动障碍，应注意喉室或声门下区有无新生物生长，环杓关节有无活动障碍。

（2）幼儿或舌体厚短、舌系带过短、婴儿型会厌患者，通常检查比较困难。凡不能配合间接喉镜的患者均应另做纤维喉镜或频闪喉镜检查。

二、特殊检查法

（一）纤维喉镜检查法

纤维喉镜是利用透光玻璃纤维的可弯曲性、亮度强和可向任何方向导光的特点，制成镜体细而软的喉镜。检查时经鼻腔或口腔直达受检部位，不仅可以清晰显示病灶，还可以根据需要进行摄像、活检等操作。

1. 使用盐酸羟甲唑啉喷雾剂喷鼻腔 3 次，1% 丁卡因（或 4% 利多卡因）喷咽喉部 3 次行黏膜表面麻醉。

2. 患者取卧位或坐位，头后仰，术者左手握持镜柄，拇指控制弯曲调节钮，在直视下从鼻腔轻轻插入镜体，镜体末端向下弯曲，可见舌根、会厌谷、会厌。继续前移镜体进入喉前庭，可以窥及室带、喉室、声带、前连合、后连合、梨状窝等结构。继续越过声门，可见声门下区。仔细观察黏膜病变，有无新生物及声带活动情况等。

3.检查注意事项。检查后2小时内禁饮、禁食，以防发生呛咳甚至吸入性肺炎。

（二）动态喉镜检查法

动态喉镜是利用物理学原理通过频闪光源使高速振动的声带变为肉眼可见的慢速运动，以便我们能观察到声带黏膜上的微细病变，如声带振动的频率、幅度、黏膜波、对称性及周期性、非振动部位、声门上活动等，是目前评估喉部疾病最为全面与精确的检查手段。

1.使用盐酸羟甲唑啉喷雾剂喷鼻腔3次，1%丁卡因（或4%利多卡因）喷咽喉部3次行黏膜表面麻醉。

2.患者取坐位，身体前倾，头稍后仰。术者左手握持镜柄，拇指控制弯曲调节钮，在直视下从鼻腔轻轻插入镜体，镜体末端向下弯曲，可见舌根、会厌谷、会厌。继续前移镜体进入喉前庭，可以窥及室带、喉室、声带、前连合、后连合、梨状窝等结构。让受检者发自然胸声区稳态元音/i/3秒以上，仔细观察声带的振动及黏膜波情况。继续越过声门，可见声门下区。仔细观察黏膜病变，有无新生物及声带活动情况等。

3.计算机以每秒捕获25帧图像的速度录制检查全过程，然后进行回放、分析、诊断及图像打印。

4.检查注意事项同纤维喉镜检查法。

第五章 耳鼻咽喉科常用治疗操作

第一节 耳部常用治疗操作

一、外耳道冲洗法

外耳道冲洗法是指用温生理盐水冲出外耳道深部不易取出的碎软耵聍、微小异物或已软化的耵聍栓，保持外耳道通畅的方法。

1. 操作目的 清理外耳道耵聍和异物。

2. 适应证 耵耳（细小耵聍），耳异物。

3. 禁忌证 脓耳（化脓性中耳炎伴鼓膜穿孔），外耳道湿疹（旋耳疮）及耳疖（外耳道炎）。

4. 操作前准备 耳冲洗器（或 20mL 注射器），弯盘，温生理盐水、纱布、棉签、光源，额镜、耳镜（检查备用）。

5. 操作步骤

（1）患者取坐位，头略偏向对侧。使患耳稍向上，同侧颈及肩部围以治疗巾或橡皮布。

（2）患者手托弯盘紧贴耳垂下颈部皮肤，以便冲洗时水可回流入弯盘。

（3）操作者左手将耳郭牵向后上（如是婴幼儿则向后下方牵拉），使外耳道成一条直线。

（4）右手持耳冲洗器，取适量温水（水温最好与体温相近，过冷过热均可引起迷路刺激症状出现眩晕）对着外耳道后上壁注入，用力不可过猛，也不可将冲洗器头紧塞外耳道内，以致水不能流出而撑破鼓膜，更不该正对鼓膜冲击，以免损伤鼓膜。

（5）冲洗后用干棉签拭干外耳道，检查外耳道及鼓膜有无损伤或病变，若有则予以及时处理。

6. 注意事项

（1）如耵聍一次洗不净，必须继续滴药，软化后再冲洗。

（2）有鼓膜穿孔或耳道流脓史的患者禁用此法。鼓膜和外耳道炎症期不宜冲洗，以免感染扩散。

二、鼓膜穿刺抽液法

鼓膜穿刺抽液法即刺穿鼓膜以抽取鼓室积液，并可向鼓室腔内注入药液，用于诊断与治疗分泌性中耳炎。

1. 操作目的 清理鼓室积液，提高听力。

2. 适应证 耳胀耳闭（分泌性中耳炎），耳带疮（大疱性鼓膜炎）。

3. 禁忌证 脓耳急性期（急性化脓性中耳炎），颈静脉球体瘤（鼓室型），严重心脏病或血液疾病。

4. 操作前准备 额镜、光源（或者硬性耳内镜显示系统），注射器、7 号针头、卷棉子，鼓膜麻醉剂、75% 乙醇，注射药物（地塞米松注射液、氨溴索注射液或者 α- 糜蛋白酶等）。

5. 操作步骤

（1）戴额镜，对光（也可采用硬性耳内镜下侧卧位进行），患者取侧坐位，头偏向健侧，用卷棉子裹少许棉花蘸表面麻醉剂涂于鼓膜前下方（或后下、正下方）麻醉约 10 分钟。

（2）用 75% 乙醇消毒外耳道及鼓膜表面。

（3）以针尖斜面较短的 7 号针头，在无菌操作下从鼓膜前下方（或后下）刺入鼓室（切勿过深，刺入后固定针头抽吸），抽吸积液，必要时可重复穿刺，也可向鼓室内注入药液。

（4）穿刺抽液完毕后，用消毒干棉球置于外耳道口。

6. 注意事项

（1）严格掌握进针位置，勿刺及鼓膜后上象限，以免损伤中耳结构，导致耳聋及眩晕，或损及迷路结构，出现迷路刺激症状。

（2）鼓膜大疱行穿刺时，只需将大疱刺破，抽出液体即可。

（3）鼓膜穿刺后 1 周内，严禁污水入耳，以防感染。避免用力擤鼻涕。

三、鼓膜按摩法

鼓膜按摩法主要是利用反复交替的正负压形成鼓膜的向内和外侧活动，从而增加它的活动度，改善中耳的压力和容积变化，提升中耳功能。可分为经外耳道鼓膜按摩和经鼻腔咽鼓管吹张。

（一）鼓膜按摩

1. 操作目的　调整中耳压力，提升中耳功能。

2. 适应证　耳胀耳闭（分泌性中耳炎、咽鼓管功能不良）。

3. 禁忌证　脓耳（化脓性中耳炎），鼓膜穿孔。

4. 操作步骤

（1）手掌按摩法　以两手掌心贴于外耳道，交替性地按压，使空气进入外耳道，然后又放出，从而使鼓膜产生向内、向外的运动，每次操作10次为宜，一天3～4次。

（2）手指按摩法　将示指塞入同侧耳孔内，轻轻地摇动几下，然后突然抽搐手指，连续反复进行20次，可以起到按摩的作用。

5. 注意事项

（1）注意动作轻柔、舒适为宜。

（2）若出现迷路刺激症状，应立即停止。

（二）咽鼓管吹张术

1. 操作目的　调节中耳压力，改善中耳功能。

2. 适应证　耳胀耳闭（分泌性中耳炎、咽鼓管功能不良）。

3. 禁忌证　感冒（急性鼻炎），鼻渊（急、慢性鼻窦炎），鼻瘤（鼻腔血管瘤），鼻菌（鼻腔鼻窦恶性肿瘤），鼻衄（鼻出血），颃颡岩（鼻咽癌）。

4. 操作前准备　听诊器，波氏球（或者洗耳球），电耳镜。

5. 操作步骤

（1）捏鼻闭口鼓气法　亦称瓦尔萨尔法，受试者以拇指和示指将自己的两鼻翼向内压紧，同时紧闭双唇，用力屏气。咽鼓管通畅者，此时呼出的气体经鼻咽部循咽鼓管冲入鼓室，检查者用听诊管可从受试者的耳道口听到鼓膜的振动声；也可从电耳镜中观察到鼓膜向外的鼓动。受试者自己亦可感到鼓膜向外膨出。若咽鼓管不通畅，则无上述现象。每天操作数次，有助于内陷的鼓膜恢复正常。

（2）饮水通气法　也称波利策法，主要适用于小儿。嘱受试者含水一口，检查者将波氏球（或者洗耳球）前端的橄榄头塞于受试者一侧的前鼻孔，并以手指压紧另一侧前鼻孔。告受试者将口中所含之水吞下，于受试者吞水之际，迅速捏紧橡皮球，向鼻腔内吹气。咽鼓管功能正常者，此时软腭上举、鼻咽腔关闭，同时咽鼓管开放的瞬间，从波氏球内压入鼻腔中的空气即可从咽鼓管逸入鼓室，检查者从听诊管内可听到鼓膜的振动声。此法不致引起咽鼓管咽口的外伤，患者亦无痛苦。

6. 注意事项

（1）注意动作轻柔、舒适为宜。

（2）若出现迷路刺激症状，应立即停止。

（3）吞咽、鼓气和捏鼻的密切配合。

四、鸣天鼓法

鸣天鼓是我国流传已久的一种自我按摩保健方法，意即击探天鼓。该法见于丘处机的《颐身集》，曰："两手掩耳，即以第二指压中指上，用第二指弹脑后两骨做响声，谓之鸣天鼓（可去风池邪气）。"《河间六书》曰："双手闭耳如鼓音，是谓鸣天鼓也。由脉气流行而闭之于耳，气不得泄，冲鼓耳中。故闻之也。"

1. 操作目的　调补肾元，强本固肾。

2. 适应证　耳胀耳闭（分泌性中耳炎、咽鼓管功能不良），耳鸣耳聋（急慢性耳鸣、老年性聋）。

3. 禁忌证　严重颈椎病，肢体活动受限者。

4. 操作步骤

（1）两手掌心紧按两耳外耳道，两手的示指、中指和无名指分别轻轻敲击脑后枕骨，共60下。

（2）用掌心掩按外耳道，手指紧按脑后枕骨不动再骤然抬离，这时耳中有放炮样声响，如此连续开闭放响9下。

（3）以上作为1回，每次可做3回，每天可做3次。

（4）鸣天鼓动作练习时可以叩击玉枕、风池、脑户等穴位。上述三个穴位是人体重要的保健穴位，采用按摩和针灸有防治头痛、眩晕、颈项强痛、耳聋、中风、口眼歪斜等作用。

5. 注意事项

（1）尽量在开窗通气状态下进行操作，呼吸自然，思想集中。姿势可坐或站位，但注意身体保持顶平项直，督脉畅通。

（2）掩耳动作要规范，双掌掩住耳郭，在屏蔽环境声音的前提下，适度用力。

（3）取穴准确　玉枕位于后发际正中直上2.5寸，旁开1.3寸平枕外隆凸上缘的凹陷处；风池位于颈后枕骨下，与乳突下缘相平，大筋外侧凹陷处；脑户位于枕骨粗隆上方。

（4）根据子午流注原理，练习时间最好选择在酉时（每天17点至19点）肾气充盛之时，也可根据情况选择其他时间。

第二节　鼻部常用治疗操作

一、洗鼻法

洗鼻法，也称鼻腔冲洗，借用一定压力将生理盐水送入鼻孔，流经鼻前庭、鼻窦、鼻道绕经鼻咽部，从一侧鼻孔或口部排出。该治疗可清洗涕痂，减轻水肿，畅通鼻道，改善通气以治疗鼻部疾病。

1. 操作目的　减轻炎症，改善通气。

2. 适应证　鼻鼽（变应性鼻炎），鼻渊（急、慢性鼻窦炎），鼻窒（急、慢性鼻炎），鼻槁（萎缩性鼻炎），鼻菌（鼻腔鼻窦恶性肿瘤）术后，颃颡岩（鼻咽癌）放疗后。

3. 禁忌证　脓耳（急、慢性化脓性中耳炎），耳胀耳闭（分泌性中耳炎、咽鼓管功能不良）。

4. 操作前准备　鼻腔冲洗器（或者50mL注射器），200～250mL温生理盐水，洗鼻盐，盛水容器。

5. 操作步骤

（1）准备一杯等渗盐水（温度勿高，舒适为宜），将其注入鼻腔冲洗器内。也可选专门的洗鼻盐或鼻腔冲洗剂。

（2）用手握住鼻腔冲洗器，手指封住冲洗管橄榄头不松开。

（3）头部向前倾，张口，用嘴呼吸，将鼻腔冲洗器出水孔对准一边鼻孔。松开冲洗管口，水流会自动流入鼻孔清洗鼻腔，由另一边鼻孔流出，将鼻腔分泌物一并排出。若需暂停只要示指封住气孔即可，水流速度因人而异，可自行调节。

6. 注意事项

（1）不同人群需求不同，一般每日1～2次。

（2）若鼻腔水肿明显，可用2%～3%高渗盐水。

（3）鼻腔干燥、出血，可用复方薄荷脑滴鼻液或者鱼肝油滴鼻，以减轻症状。

（4）使用过程中勿吞咽，闭口呼吸，以免呛咳、误吸。

二、鼻窦负压置换法

鼻窦负压置换法是用间歇吸引法抽出鼻窦内空气，在窦腔内形成负压，停止吸引时，在大气压的作用下，滴入鼻腔的药液可以经窦口流入窦腔，从而达到治疗目的的方法。

1. 操作目的　吸除鼻腔内分泌物，促进鼻窦引流，利用负压原理鼻窦局部用药。

2. 适应证　鼻渊（慢性鼻窦炎）。

3. 禁忌证　鼻衄（鼻出血），伤风鼻室（急性鼻炎），鼻异物，鼻损伤。

4. 操作前准备　治疗盘、橄榄头、1%盐酸麻黄素滴鼻液、类固醇激素、α-糜蛋白酶等混合药液、负压吸引装置（墙壁负压吸引装置）、镊子、滴管、面巾纸。

5. 操作步骤

（1）取仰卧垂头位，即患者平躺于治疗台，肩下垫枕，颈伸直，头后仰，使颏突与外耳道口的假设连线下延并垂直于台面。

（2）取微温之1%盐酸麻黄素滴鼻液并配以类固醇激素，α-糜蛋白酶等混合药液2～3mL，自治疗侧前鼻孔缓慢注入鼻腔。在吸引器的皮管末端接一中空橄榄头，开启并调节吸引器负压，使其不超过 24kPa（180mmHg）。

（3）以橄榄头堵塞治疗侧前鼻孔进行负压吸引，同时指压另一侧鼻翼使该侧鼻孔关闭，嘱患者发出"开、开、开……"音，此时对侧前鼻孔和鼻咽齐闭合，使鼻腔及鼻咽腔共为一封闭腔并且呈负压状态；移开橄榄头，松开压迫鼻翼侧手指，"开"音短暂中断，此时鼻腔及鼻咽腔内负压恢复正常；照此交替进行，各 1 ～ 2 秒钟，共治疗约 1 分钟。

（4）另一侧病变鼻窦可行同法；或一开始就双侧鼻腔同时滴药，左右交替进行；年幼不能合作者，应告之其尽量张口，可任其哭叫，因哭叫也近乎发"开……"音。

（5）术后事宜及疗程　经置换治疗完毕之后，患者头部应处于直立位，至少 15 分钟内不宜摸鼻或弯腰，以便部分药液留于窦内；每 2 ～ 4 天治疗 1 次。若间隔日久，则效果不佳。4 ～ 5 次为 1 个疗程。

6. 注意事项

（1）治疗前，应先以 1% 盐酸麻黄素滴鼻液收缩中鼻道及嗅裂等处黏膜，以利窦口开放；鼻内多痂者宜先行鼻腔冲洗；合并有萎缩性鼻炎者在治疗时忌用麻黄素，可改用生理盐水。

（2）负压不宜过高，持续吸引和每次治疗的时间不宜过久，否则可致头痛、耳痛或鼻出血。

（3）鼻窦炎急性发作时，有导致感染扩散的风险，应视此法为禁忌。

三、鼻腔填塞止血法

鼻腔填塞止血法是采用物理压迫原理，使用各种鼻腔填塞物（如凡士林纱条，膨胀海绵，止血纱布，气囊等）压迫鼻腔血管，达到止血的方法，分为前鼻孔填塞法和后鼻孔填塞法。

（一）前鼻孔填塞法

1. 操作目的　填塞鼻腔以压迫止血。

2. 适应证　鼻衄（适用鼻腔前段出血，如利氏区、鼻中隔中段、筛前动脉出血等）。

3. 禁忌证　休克患者，患者无法配合者。

4. 操作前准备　枪状镊 1 把、窥鼻器 1 把、弯盘 1 个、鼻腔填塞物（碘仿纱条、凡士林纱条、明胶海绵、一次性可降解耳鼻止血棉）。

5. 操作步骤

（1）患者取坐位或者半卧位，先用 0.1% 肾上腺素 1mL+ 奥布卡因凝胶 5mL 棉片收缩鼻甲和鼻腔黏膜。

（2）将无菌凡士林纱条的一端双叠 10 ～ 12cm，将折叠端放进鼻腔后上方嵌紧，再将折叠部分上下分开，使短的一段平贴鼻腔上部，长的一段平贴鼻腔底，形成一向外开口的"口袋"。

（3）将纱条的长段填入"口袋"深处，自上而下，从后向前进行连续填塞，使纱条紧紧填满整个鼻腔。

（4）剪去前鼻孔外面多余的纱条，用棉球紧塞前鼻孔。

（5）填塞完毕，检查是否仍有鲜血经后鼻孔流入咽部。

6. 注意事项

（1）纱条开端必须固定好，以免松动后从后鼻孔落出，导致堵塞失败。

（2）纱条的送入，必须在明视下，有步骤地逐层填紧，不要前紧后松；尽量避免因动作盲目、粗暴损伤鼻黏膜，以致引起新的出血灶或术后发生鼻粘连。鼻中隔偏曲或有出血倾向的患者及儿童更应注意这一点。

（3）出血完全停止后，可时时从前鼻孔往纱条上滴石蜡油，以方便抽纱条。

（4）根据出血情况（一般在血止后 24 ～ 48 小时），逐段抽去填塞纱条。

（二）后鼻孔填塞法

略。

四、上颌窦穿刺冲洗法

上颌窦穿刺冲洗法是用套管针刺穿鼻窦骨壁，进行窦腔冲洗、检查，又称为鼻窦穿刺冲洗术，大多应用于慢性上颌窦炎、上颌窦占位病变的诊断。

1. 操作目的　上颌窦疾病诊断及治疗。

2. 适应证　鼻渊（亚急性和慢性上颌窦炎）的治疗；上颌窦造影，穿刺后注入 40% 碘油，X 线拍片供诊断用；穿刺活检；鼻菌（上颌窦疑有恶性肿瘤）者穿刺做细胞学检查。

3. 禁忌证 3岁以下儿童上颌窦发育过小，穿刺有危险；个别成人患者上颌窦腔小，骨壁厚，不适合行上颌窦穿刺术；妇女月经期或有出血倾向者；急性期的鼻窦炎，穿刺有可能引起感染扩散。

4. 操作前准备 一次性换药包，脑棉片，20mL空针，枪状镊，前鼻镜，上颌窦穿刺针，1%丁卡因溶液，0.1%肾上腺素，0.9%的生理盐水，抗生素，类固醇激素。

5. 操作步骤

（1）患者取坐位，先用3%呋麻滴鼻液（或者0.1%肾上腺素）1mL+1%丁卡因溶液5mL棉片收缩下鼻甲和中、下鼻道黏膜，使鼻黏膜及上颌窦自然开口处黏膜收缩，冲洗时脓液易于流出，然后将棉片置于下鼻道外侧壁的前1/3处行黏膜麻醉，5分钟更换棉片一次，麻醉2～3次至患者无明显疼痛感。麻醉时应注意观察患者有无丁卡因中毒或过敏现象。

（2）患者头部保持正中位，术者用扩鼻镜扩鼻将穿刺针置于距下鼻甲前端1.0～1.5cm下鼻道近下鼻甲附着处、鼻泪管开口的后方，此处骨壁最薄，利于穿刺。穿刺针方向向外，向上指向同侧外眦方向。此时取出扩鼻镜，一手固定头部，一手拇指与示指固定穿刺针，针尾抵住大鱼际，轻轻推针或经旋捻后刺透骨壁，进入窦腔后有空腔感。若穿刺部位过于靠前或靠后，因骨壁厚而坚硬，须用大力捻转始能进入窦腔。

（3）确定穿刺针进入窦腔后即抽出针芯，接注射器回抽检查有无空气和脓液，抽出脓液送培养和药敏试验。将连有橡皮管的20mL注射器吸入生理盐水，连接于穿刺针上。嘱患者双手托弯盘，头向前倾，穿刺侧向上，使上颌窦口向下，缓缓注入生理盐水，即有脓液自中鼻道上颌窦自然开口处流出，反复冲洗，至洗净为止，头部复位，注入少量抗生素或者类固醇激素。

（4）放入针芯，按逆进针方向退出穿刺针，穿刺部位用麻黄素或者肾上腺素棉片压迫止血。

6. 注意事项

（1）穿刺时若抽出血液应终止操作。

（2）操作中观察有无面颊部皮下气肿或感染、眶内气肿或感染、翼腭窝感染、气栓等并发症的发生，是否出现晕针及局麻药过敏，如有应立即使患者平卧并适当处理。

（3）冲洗时若水不能自中鼻道流出，可能为上颌窦自然开口阻塞，或穿刺针刺于肥厚黏膜内或针斜面贴于黏膜，可将穿刺针向外稍拔出并转动针斜面。

（4）拔针后若出血不止，可用浸有1：1000肾上腺素液棉片紧填下鼻道妥善止血。

第三节　咽喉部常用治疗操作

一、雾化吸入法

雾化吸入法是将液体药物雾化成可吸入的微粒并使药物均匀分布于咽喉部及呼吸道以达到治疗的目的。分为氧气雾化吸入法和超声雾化吸入法两种。氧气雾化吸入法是利用高速氧气气流，使药液形成雾状悬液，再随呼吸吸入呼吸道达到治疗目的。超声雾化吸入法是应用超声波声能，使药液变成细微的气雾，由呼吸道吸入达到治疗目的。

（一）氧气雾化吸入法

1. 操作目的 消除炎症和水肿，解痉，稀化痰液，帮助祛痰。

2. 适应证 喉痹（急、慢性咽喉炎），喉暗（急、慢性喉炎），喉痈（急性会厌炎）。

3. 禁忌证 急性肺水肿、自发性气胸、肺大疱患者。

4. 操作前准备 雾化吸入器，氧气吸入装置，药物（抗生素、解痉药物、稀化痰液药物、抗炎消肿药物等）。

5. 操作步骤

（1）按医嘱抽药液，用蒸馏水稀释或溶解药物在5mL以内，注入雾化器的储药罐内。调节氧流量达6～8L/min。将雾化器储药罐与吸入管口旋紧连接，然后下端再与氧气装置的延长导管相连，注意连接应紧密，防止漏气。

（2）协助患者取坐位。将洁净的口含嘴取出，与雾化器的吸入管口一端相连。

（3）调节氧气装置，储药罐有雾化液气出现，下端无药液漏出，即雾化器安装完毕。

（4）嘱患者张口用嘴吸气，用鼻出气，持续雾化约15分钟。做完雾化用清水漱口。

6. 注意事项 雾化器应垂直拿。婴幼儿可抱起，用面罩罩住口鼻；成年患者应坐起用嘴吸气，在吸入的同时应做深吸气，使气雾充分发挥作用。禁止在有氧设备附近吸烟或出现明火。雾化前半小时尽量不进食，避免雾化吸入过程中气雾刺激引起呕吐。雾化完后要及时洗脸及漱口，以免残留雾滴引起皮肤过敏或口腔黏膜感染。

（二）超声雾化吸入法

1. **操作目的** 消除炎症和水肿，解痉，稀化痰液，帮助祛痰。
2. **适应证** 喉痹（急、慢性咽喉炎），喉喑（急、慢性喉炎），喉痈（急性会厌炎）。
3. **禁忌证** 急性肺水肿、自发性气胸、肺大疱患者。
4. **操作前准备** 超声波雾化器，冷蒸馏水，药物（抗生素、解痉药物、稀化痰液药物、抗炎消肿药物等）。
5. **操作步骤**

（1）水槽内加冷蒸馏水 250mL，液面高度约 3cm，要浸没雾化罐底的透声膜。

（2）雾化罐内放入药液，稀释至 30～50mL，将罐盖旋紧，把雾化罐放入水槽内，将水槽盖盖紧。

（3）接通电源，先开电源开关，红色指示灯亮，预热 3 分钟，再开雾化开关，白色指示灯亮，此时药液成雾状喷出。

（4）根据需要调节雾量（开关自左向右旋，分 3 档，大档雾量每分钟为 3mL，中档每分钟为 2mL，小档每分钟为 1mL），一般用中档。

（5）患者吸气时，将面罩覆于口鼻部，呼气时启开；或将"口含嘴"放入患者口中，嘱其紧闭口唇深吸气。一般每次使用时间为 15～20 分钟。

6. **注意事项** 使用前，先检查机器各部有无松动、脱落等异常情况。机器和雾化罐编号要一致。水槽和雾化罐切忌加温水或热水。特殊情况需连续使用，中间须间歇 30 分钟。每次使用完毕，将雾化罐和"口含嘴"浸泡于消毒溶液内 60 分钟。

二、穴位贴敷法

穴位贴敷法是将中药制成散剂、糊剂、膏剂或饼剂敷贴在一定的穴位上，利用药物对穴位的持续刺激作用以调整脏腑功能，达到预防和治疗疾病目的的一种外治方法。

1. **操作目的** 温经活血，行气止痛，疏经活络，调和阴阳。
2. **适应证** 喉痹（急、慢性咽喉炎），乳蛾（急、慢性扁桃体炎），喉咳（喉源性咳嗽）。
3. **禁忌证**

（1）贴敷部位有创伤、溃疡者禁用。

（2）对药物或敷料成分过敏者禁用。

（3）孕妇禁用。

4. **操作前准备** 治疗盘、治疗卡、穴位贴敷贴、配置好的药物（吴茱萸、细辛、白芥子、麝香、冰片等）、75% 酒精。

5. **操作步骤**

（1）详细询问患者病情，对患者的病情进行治疗前评估，把握好适应证。

（2）四诊合参并进行经络诊查，制订穴位处方及中药配方。

（3）用 75% 酒精棉球在施术部位消毒。

（4）制作贴敷药膏，将药膏贴敷于患者相应穴位。

（5）治疗后对患者进行评估，并交代患者治疗后的注意事项。

（6）成人每次贴药时间为 1～2 天，儿童为 12～24 小时。

6. **注意事项**

（1）选准穴位，定位准确，注意体位。

（2）注意局部清洁，预防不良反应。

（3）贴敷时间不宜过长，防止出现皮肤过敏、破溃，甚至感染。

（4）贴敷期间宜饮食清淡，少食辛辣、刺激、生冷食物。

（5）对贴敷药物或辅料成分过敏者禁用。

三、扁桃体周围脓肿切开排脓法

1. **操作目的** 将扁桃体周围间隙内脓液排出，从而达到控制感染、缓解症状的目的。
2. **适应证** 喉关痈（扁桃体周围脓肿）。

3. **相对禁忌证**　凝血功能异常患者。

4. **操作前准备**　丁卡因、2% 利多卡因、0.9% 生理盐水、甲硝唑注射液、5mL 注射针、弯止血钳、手套、换药碗。

5. **操作步骤**

（1）穿刺抽脓　可明确脓肿是否形成及脓肿部位。用 1% 丁卡因行表面麻醉，用 5mL 针头于脓肿最隆起处刺入。

（2）切开排脓　对于前上型者，在脓肿最隆起部位切开排脓。常规定位是于悬雍垂根部做一假象平行线，再自腭舌弓游离缘下端做一假象垂直线，两线相交叉点即为适宜的切口处。切开黏膜和浅层组织后，用血管钳从切口中伸入，沿扁桃体被膜外方进入脓腔，稍加扩张，充分排脓。对于后上型者，则在腭咽弓处排脓。

（3）用甲硝唑注射液冲洗术腔。

6. **注意事项**　穿刺时动作需轻柔，可感觉到有落空感即进入脓腔，不要刺入过深，以免刺伤大血管引起出血。如果未抽出脓，可将针退出一部分，改变方向再刺入试抽。术后第 2 天复查伤口。必要时可每日用血管钳扩张脓腔，直至术腔清洁。

四、扁桃体烙法

1. **操作目的**　消除扁桃体慢性炎症，改善临床症状，保留扁桃体免疫功能。

2. **适应证**　乳蛾（慢性扁桃体炎、扁桃体肥大）。

3. **禁忌证**

（1）慢性扁桃体炎急性发作者。

（2）体温 ≥ 38℃。

（3）慢性扁桃体炎引起全身疾病如急性肾炎、风湿热、心肌炎等。

（4）妊娠期或哺乳期妇女。

（5）伴有严重心脑血管、肝肾和造血系统病症及精神病患者。

4. **操作前准备**　自制烙铁：烙铁头为圆形，直径 0.3 ～ 0.5cm，厚度为 0.3 ～ 0.4cm，烙铁柄长度为 20cm，直径 0.2 ～ 0.3cm。金属压舌板、酒精灯、麻油。

5. **操作步骤**

（1）患者端坐张口，儿童应有人固定头部。

（2）医生持金属压舌板压下舌前 1/3 并令发"啊"音，使扁桃体充分暴露，不需任何麻醉。

（3）另一手持自制的小烙铁置酒精灯上烧红，蘸香油并在压舌板上轻点一下（去除多余的香油），迅速而准确地烙在扁桃体上，当听到烙铁烙到扁桃体发出"呲啦"声音后立即取下，不宜停留。

（4）每侧扁桃体可烙 5 ～ 10 下，每周烙 1 ～ 2 次，再次施烙的时间以前次形成的烙痂脱落为度，并须以前次施烙的部位为中心向周围扩展，直至扁桃体逐渐缩小，表面平滑即可停烙。一般扁桃体肿大Ⅲ度者须烙 8 ～ 10 次，Ⅱ度者须烙 5 ～ 8 次，儿童酌量减少次数。

6. **注意事项**

（1）烙铁烧红蘸上麻油后，要立刻准确地送往发病部位，动作不可过慢，以免时间延迟，热度降低，起不到烧烙作用。

（2）施烙一次后，烙铁热度已降低，所蘸香油已烧尽，不宜再用，必须重新加热烙铁，蘸香油，重复施术。

（3）操作完毕后患者应休息 15 分钟，无不良反应方可离去；术后注意口腔清洁，以防继发感染；术后注意半流质饮食，以防创面出血。

中医骨伤科学

第一章　专科检体技能

中医骨伤科疾患的诊断同其他学科一样，都是在中医基础理论及中医诊断学原理指导下，将收集的症状、体征及实验室和影像学检查结果相互结合，综合分析，得出最为准确的疾病和病证诊断，进一步制定治疗方案。中医的望、闻、问、切四诊是收集病例资料和诊断的重要方法，结合骨伤科的病证特点，以及参考西医骨科学的诊断流程，骨伤科的诊断可按照"问、望、触、动、量、特"以及"实验室和影像学检查"的程序逐步完善病例资料，综合分析后做出正确的疾病诊断。然后，再结合中医的脏腑、气血、经络、皮肉筋骨等理论，将整体与局部相结合，分析其规律，明确其病机，形成中医病证的诊断。需要说明的是，在对患者进行查体时，各种方法间是相互关联和补充的，也多有交叉，检查时没有严格的顺序，但多有一定的规律性和目的性，面对患者时应结合具体情况来适当选择，多动手、多总结、多思考，这样才能逐步形成规范、正确的查体流程。

第一节　问诊

问诊是医生通过对患者或陪诊者进行有目的的询问，了解疾病的发生、发展、诊治经过、目前症状及其他一切与疾病有关的情况用于诊查疾病的方法，同时也是骨伤科诊断过程中一个非常重要的环节，在诊断中占有重要地位。明代张景岳认为"问诊乃诊治之要领，临证之首务"，临床体会、发现患者的病情多半均由问诊得来。通过问诊可以对患者的病情有大体的判断，再根据临床需要进行进一步有目的的检查，可以更准确地辨证论治，从而提高疗效。问诊的内容包括一般情况、主诉、现病史、既往史、个人史、家族史等。骨伤科多是以局部疾患为主，所以在问诊时应有所侧重和取舍。

一、一般情况

了解患者的一般情况，如患者姓名、性别、年龄、职业、婚姻、民族、籍贯、住址、身份证号、联系电话、病历陈述者（如患者本人、家属或亲朋）等。随着信息化系统的完善，一般情况的大部分内容均可在医院信息系统中查看。对于无法自行陈述病情的患者，应了解陪诊者的信息及与患者的关系，以明确病历采集的可靠性。在门诊接诊时，尤其对于医保患者应注意查看社会保障卡，遵循实名就医的制度。因涉及交通意外、刑事纠纷等方面的伤者不能按社会医疗保险就医，这些记录就更为重要。

二、主诉

主诉是患者就诊的最主要原因，包括就诊时的主要症状、体征、部位及持续时间，可以提示病变的性质。主诉应简明扼要且可反映第一诊断的病情特点，一般不超过二十个字。疼痛、肿胀、功能障碍、畸形、无力等是多数骨伤科患者的主诉内容。时间应以最小单位为准，就诊不足 1 小时的应记为分钟。

三、现病史

现病史是围绕主诉展开的，包括起病情况、病变情况、诊治经过和现在症状。

（一）起病及病变情况

应详细询问患者发病的时间、缓急、原因和诱因、最初的症状及特点、曾作何种处理等，也应询问症状的变化和因素、有无新的症状、有无具体的规律等。骨伤科疾患就诊首先应询问有无外伤史，可分为创伤类和非创伤类。

如是创伤引起者应询问受伤的原因和过程及具体时间。受伤的原因如为生活损伤则一般较轻，应问清具体原因如跌仆、闪挫、扭捩、坠堕、捶击等，可具体到损伤的体位、姿势等；如为工业损伤、农业损伤、交通事故或战伤往往比较严重，常为复合性创伤或严重的挤压伤等。同时为排除继发原因或伴随情况，应询问当时有无头晕或昏厥及持续的时间，醒后有无再昏迷，有无恶心呕吐、胸闷气短、腹胀腹痛等，如有这些症状可能存在颅脑损伤、胸腹部损伤等，以免漏诊延误病情。

如是非创伤引起者应询问发病前有无原因和诱因，如劳累、受寒、久坐、久行、久站、运动、不良姿势等。

如颈部症状可能与长期低头有关；腰部与久坐、劳累有关；初发的肩、膝关节疼痛可能与受寒、运动等有关；部分关节疼痛还需要询问发病前的饮食情况，如可引起痛风的高嘌呤饮食等。

再者应询问起病的部位和各种症状，开放性损伤应重点询问创口情况。具体包括局部情况和全身情况两个方面。

1. 局部情况　局部情况包括疼痛、肿胀、功能障碍、畸形等。

（1）疼痛　详细询问疼痛的起始日期、部位、性质、程度。应问清患者疼痛的部位及性质：部位是固定还是游走变化，有无放射痛，放射至何处；性质是刺痛、酸痛、胀痛还是麻木；疼痛是持续性还是间歇性；疼痛有无伴随麻木、无力等，范围是在扩大还是缩小；服止痛药后能否减轻；不同的动作（负重、咳嗽、打喷嚏、行走等）对疼痛有无影响；与气候变化有无关系；劳累、休息及昼夜与疼痛的关系等。

（2）肿胀　应询问肿胀出现的时间、部位、范围、程度。应问清肿胀与疼痛的关系，肿胀有无进行性加重，姿势（抬高患肢、关节屈伸）与肿胀的关系，是否伴随麻木、无力等。如系增生性肿物，应了解是先有肿物还是先有疼痛，以及肿物出现的时间和增长速度等。

（3）功能障碍　应问清功能障碍的部位、动作及程度，与姿势或动作的关系，是受伤后立即发生还是过段时间才发生。部分功能障碍表现为主动活动无力的形式，如外伤引起神经肌腱损伤、颈腰椎疾病对脊髓或神经损伤均可出现活动无力。外伤性的骨折或脱位后，功能大都立即发生障碍或丧失。非外伤性则多是随病情进展才出现功能的障碍。根据具体病情，在不加重患者病情的前提下，可让患者活动以显示功能障碍的情况。

（4）畸形　应问清畸形发生的时间及演变过程。外伤引起的肢体畸形，可在伤后立即出现，亦可经过若干年后才出现。非外伤性多是在基础疾病进展后出现，如老年性膝关节屈曲内翻畸形、骨质疏松或退变引起的驼背畸形等。与生俱来的应考虑为先天性畸形或发育畸形。

（5）创口　开放性损伤应问清创口形成的原因、时间、污染情况、处理经过、出血情况，以及是否使用过破伤风抗毒血清等。问清创口是锐器切割伤、扎伤、轧伤、绞伤等；问清受伤的具体时间，如 < 6 小时为新鲜损伤，一般如超过 6 小时则可能错过急诊手术的最佳时机，但也需结合具体情况；问清损伤后当时的处理方式，有无加压包扎，有无加重污染等；问清出血情况，是渗血还是喷射性出血；破伤风抗毒素血清注射前应予以皮试试验，如皮试阳性可选择破伤风人免疫球蛋白。

2. 全身情况　全身情况可参考中医问诊的"十问歌"，根据骨伤科的特点，重点询问寒热、出汗、饮食、二便和睡眠情况。

（1）问寒热　恶寒与发热也是骨伤科临床上的常见症状。寒热除指体温的高低外，还有患者的主观感觉。要询问寒热的程度和时间的关系，恶寒与发热是单独出现抑或并见。感染性疾病，恶寒与发热常并见；损伤初期发热多为血瘀化热，中后期发热可能为邪毒感染或虚损发热；骨关节结核有午后潮热；恶性骨肿瘤晚期可有持续性发热；颅脑损伤可引起高热抽搐；术后早期出现低热多为吸收热为正常反应，如持续出现高热应排除是否存在感染等。

（2）问汗　问汗液的排泄情况，可了解脏腑气血津液的状况。严重损伤或严重感染，可出现四肢厥冷、汗出如油的险象；邪毒感染可出现大热大汗；自汗常见于损伤初期或手术后；盗汗常见于慢性骨关节疾病、阴疽等。

（3）问饮食　应询问饮食时间、食欲、食量、味觉、饮水情况等。对腹部损伤应询问不适发生于饱食后还是空腹时，以便估计胃肠破裂后腹腔的污染程度。食欲不振或食后饱胀，是胃纳呆滞的表现，多因伤后血瘀化热，或长期卧床体质虚弱所致。口苦者为肝胆湿热，口淡者多为脾虚不运，口腻者属湿阻中焦，口中有酸腐味者为食滞不化。

（4）问二便　伤后便秘或大便燥结，为瘀血内热。老年患者伤后可因阴液不足，失于濡润而致便秘。大便溏薄为阳气不足，或伤后机体失调。对脊柱、骨盆、腹部损伤者尤应注意询问二便的次数、量和颜色。

（5）问睡眠　伤后久不能睡，或彻夜不寐，多见于严重创伤，心烦内热。昏沉而嗜睡，呼之即醒，闭眼又睡，多属气衰神疲；昏睡不醒或醒后再度昏睡，不省人事，为颅内损伤。

（二）诊治经过

应问清患者发病后是否在其他医院就诊，是什么时间、在什么医院就诊，做了什么检查以及结果，当时诊断是什么，治疗的方法是手术还是非手术。手术治疗应问清具体的手术方式及术后恢复情况，非手术治疗应问清是药物（具体药物）或是其他，治疗的效果如何。急诊外伤类患者多为初次就诊相对简单，对于门诊复诊及非外伤性疾病，尤其是病史较长者，问清诊治经过对确诊、制定治疗方案及判断预后十分重要。如颈肩腰腿痛患者，既往多次非手术治疗后仍反复发作，本次就诊更多要考虑手术治疗；长期疼痛患者，多种治疗无缓解，那我们应扩大诊断的思路和范围，考虑是否为占位性病变可能等。

（三）现在症状

现在症状是指刻下症，就是患者住院当时的主要症状，包括局部症状、鉴别意义的阴性症状、饮食、二便、睡眠等。

四、既往史

应自出生起详细追问，按发病的年月顺序记录。问清患者的基础疾病，如高血压、糖尿病、心脑血管疾病、呼吸系统疾病、消化系统疾病、肾脏疾病等，可评估患者的身体情况。问清常用药物情况，尤其是长期口服抗凝药物，如阿司匹林、华法林、硫酸氯吡格雷等，会影响手术患者的时机及麻醉方式。问清是否有哮喘及溃疡病史，注意消炎镇痛药物的使用。另外应详问对过去的疾病可能与目前病情有关的内容，应记录主要的病情经过，当时的诊断、治疗情况，以及有无并发症或后遗症。例如，对先天性斜颈、新生儿臂丛神经损伤，要了解有无难产或产伤史；对骨关节结核，应了解有无肺结核史。

另外，还应包括传染性疾病史、手术史、输血史、食物及药物过敏史、预防接种史等。

五、个人史

应询问患者从事的职业或工种的年限，生活及工作的性质、条件和常处体位，以及个人嗜好等。对妇女要询问月经、妊娠、哺乳史等。

六、家族史

询问家族内成员的健康状况。如已死亡，则应追询其死亡原因、年龄，以及有无可能影响后代的疾病。这对骨肿瘤、先天性畸形的诊断尤有参考价值。

第二节　望　诊

中医讲"望而知之谓之神"，可见望诊的重要性。对于无法通过问诊获取病例资料的病重者，望诊显得尤为重要。在骨伤科患者，望诊包括望全身、局部和舌象。

一、望诊的注意事项

在望诊之前，我们还应该掌握望诊的注意事项，才能达到全面望诊的目的。在望诊时首先应充分显露所检查的部位；要根据不同的望诊目的采取合适的体位；再者要注意患侧与健侧对比，对于患侧变化不明显者更为重要；某些病情是在活动情况下才能显示出来，应动静结合观察；再者局部变化可能是整体疾患的一部分，某些局部情况也可能是其他部位疾患的代偿改变，因此不能忽视整体的观察。

二、望诊的内容

（一）望全身

1. **望神色**　首先通过察看神态色泽的变化来判断损伤轻重、病情缓急。如精神爽朗，面色清润者，正气未伤；若面容憔悴、神气委顿、色泽晦暗者，正气已伤，病情较重。对重伤患者要观察其神志是否清醒，若神志昏迷、神昏谵语、目暗睛迷、瞳孔缩小或散大、面色苍白、形羸色败、呼吸微弱或喘急异常，多属危候。

2. **望形态**　望形态可了解损伤部位和病情轻重。形态发生改变多见于骨折、关节脱位及严重筋伤，也可因疼痛、无力等出现被迫体态或保护性姿势。如锁骨骨折时，患者头倾向患侧并用健侧手托患者肘部；肩关节脱位时，除见局部方肩畸形外，多用健侧手扶持患侧前臂；腰椎间盘突出症急性期，因疼痛患者多侧卧并屈曲患侧髋膝关节；急性腰扭伤者，身体多向患侧倾斜，且用手支撑腰部慢行等。

3. **望步态**　步态是指患者在行走时的姿势、步伐、足印的形态等，可说明下肢是否正常，也可反应全身运动是否协调。骨伤科常见的异常步态有：短肢性步态是由于一侧下肢短缩超过3cm以上；摇摆步态是由于臀中肌无力所致；跨阈步态多是由于腓总神经损伤导致足尖下垂所致；间歇性跛行多是由于腰椎椎管狭窄症所致等。

（二）望局部

望局部多包括肌肉状态、肿胀、包块、皮肤变化、创口和手术切口、肢体畸形等内容。

1. 望畸形　畸形往往标志有骨折或脱位存在，也可由于退行性病变所致。如肩关节前脱位有方肩畸形；四肢完全性骨折因重叠移位而出现不同程度的增粗和缩短，在骨折处出现高突或凹陷等；股骨颈和股骨转子间骨折，多有典型的患肢缩短与外旋畸形；重度膝骨关节炎可出现膝关节屈曲或内翻畸形；腰椎退行性改变可出现腰椎侧弯畸形；类风湿关节炎可出现掌指关节屈曲尺偏畸形。

2. 望肿胀、瘀斑　损伤后因瘀血阻滞，多伴有肿胀、瘀斑，故需要观察其肿胀、瘀斑的程度及色泽的变化。肿胀较重而肤色青紫者，为新伤；肿胀较轻而青紫带黄者多为陈伤。肢体肿胀，应考虑血管、心肾功能、蛋白情况。如关节肿胀，应考虑是外伤性、化脓性、风湿性或结核性等。

3. 望创口和手术切口　对开放性损伤，须注意创口的大小、深浅，创口边缘是否整齐，是否被污染及有无异物，色泽鲜红还是紫暗，以及出血情况等。如已感染，应注意有无窦道，渗液是否畅通，渗液的颜色及稀稠等情况。对于手术患者，应注意观察手术切口皮缘对合情况、有无愈合，有无坏死、有无红肿、有无渗出等。

4. 望肢体功能　肢体功能的正常活动表明了骨关节结构的正常。各肢体部位具有不同的功能，异常的功能也代表了结构的异常。例如，肩关节的正常活动有外展、内收、前屈、后伸、内旋和外旋六种活动。上肢外展不足 90°，而外展时肩胛骨一并移动者，提示外展动作受限制。当肘关节屈曲、肩关节内收时，肘尖不能接近中线，说明内收动作受限制。若患者梳头的动作受限制，提示外旋功能障碍。若患者手背不能置于背部，提示内旋功能障碍。肘关节虽仅有屈曲和伸直的功能，但上下尺桡关节的联合活动可产生前臂旋前和旋后活动。如有活动障碍，应进一步查明是何种原因。为了明确障碍出现的情况，除嘱其主动活动外，往往与摸法、量法、运动检查结合进行，并通过与健肢对比观察以测定其主动与被动活动情况。

（三）望舌

望舌亦称舌诊。观察舌质及苔色，虽然不能直接判断损伤部位及性质，但心开窍于舌，又为脾胃之外候，它与各脏腑均有密切联系。《辨舌指南·辨舌总论》曰："辨舌质，可诀五脏之虚实；视舌苔，可察六淫之浅深。"所以它能反映人体气血的盛衰，津液的盈亏，病邪的性质，病情的进退，病位的深浅，以及伤后机体的变化。因此望舌是辨证的重要内容之一。

舌质和舌苔都可以诊察人体内部的寒热、虚实等变化，两者既有密切的关系，又各有侧重。在舌质上以气血的变化为重点，在舌苔上以脾胃的变化为重点。观察舌苔的变化，还可鉴别疾病属表属里，属虚属实，所以察舌质和舌苔可以相互印证。

1. 察舌质

（1）正常舌质　为淡红色。舌色淡白为气血虚弱，或阳气不足而伴有寒象。

（2）舌色红绛　为热证，或为阴虚。舌色鲜红，深于正常，称为舌红，进一步发展而成深红者称为绛。两者均表现热证，但绛者热势更甚，多见于里热实证、感染发热和较大创伤后。

（3）舌色青紫　为伤后气血运行不畅，瘀血凝聚。局部紫斑表示血瘀程度较轻，或局部有瘀血。全舌青紫表示全身血行不畅或血瘀程度较重。青紫而滑润，表示阴寒血凝，为阳气不能温运血液所致。舌绛紫而干，表示热邪深重，津伤血滞。

2. 望舌苔

（1）白苔　薄白而润滑为正常舌苔；或为一般外伤复感风寒，初起在表，病邪未盛，正气未伤。舌苔过少或无苔表示脾胃虚弱。厚白而滑为损伤伴有寒湿或寒痰等兼证。厚白而腻为湿浊。薄白而干燥为寒邪化热，津液不足。厚白而干燥表示湿邪化燥。白如积粉见于创伤感染、热毒内蕴之证。

（2）黄苔　一般主热证。在创伤感染、瘀血化热时多见。脏腑为邪热侵扰，尤其是脾胃有热，皆能使白苔转黄。薄黄而干为热邪伤津；黄腻为湿热；老黄为实热积聚；淡黄薄润表示湿重热轻；黄白相兼表示由寒化热，由表入里。白、黄、灰黑色泽的变化标志着人体内部寒热及病邪发生变化。若由黄色而转为灰黑苔时表示病邪较盛，多见于严重创伤感染伴有高热或失水津涸。

（3）舌苔的厚薄　与邪气的盛衰成正比。舌苔厚腻为湿浊内盛，舌苔越厚则邪越重。根据舌苔的消长和转化，可监测病情的发展趋势。由薄增厚为病进，由厚减薄为病退。舌红光剥无苔则属胃气虚或阴液伤，老年人股骨颈骨折后可见此舌象。

第三节　触　诊

触诊又称摸诊，是医生用手在患者躯体上某些部位进行触、摸、按、压等，以发现疾病的内在变化及体表反应的一种诊断方法。中医骨伤讲"手摸心会""以手扪之，自悉其情"，即通过触诊可了解筋骨的异常。触诊是骨伤科重要的检查方法。通过触诊可感受骨折端的移位方向、体会筋的状态和查寻筋结点，便于进一步复位及手法治疗。触诊的内容包括触痛点和筋结、触肿块、触异常活动、触皮肤以及切诊。

一、触痛点和筋结

疼痛是骨伤科疾患的最多见的症状，无论是外伤或是其他疾患，患者就诊的主要原因是疼痛。部分患者主诉的疼痛就是病变的部位，也有些疼痛属于牵涉痛、放射痛，这些需要进一步的触诊才能诊断清楚。外伤性骨折、筋伤等，疼痛部位多是损伤的部位；对于隐匿性损伤，通过触诊压痛点可提示局部损伤的可能性，防止漏诊。非外伤性如颈肩腰腿痛性疾患，要通过熟知被检查部位的局部解剖，分析可能出现疼痛的部位，采用先轻后重、由浅入深的方式逐步按压，分析压痛反应的部位、深度、范围、程度及伴随症状。如腰3横突综合征在横突处有压痛；腰椎间盘突出症多在患椎棘突间旁开1.5cm部位有压痛并有下肢放射痛。

在压痛的基础上，触诊多联合叩诊。如叩击痛可反应深部骨关节组织病变，骨折患者肢体的纵向叩击痛更能检查是否有骨折或是否愈合等。

另外在触诊时，应注意体会手下的感觉，体会病变部位紧张性、索条状的筋结点。这些筋结点是病变的部位也是中医手法治疗的重点。筋结点不同于经络的穴位，应归属于中医经筋的范畴，多存在于筋伤性疾病中，如颈椎病、腰椎病、骨关节病等，都可在周围肌肉部位触及特定的筋结点。某些疾病筋结点的分布也存在一定的规律，但多需要医者在临症时用手去感触而得。这是某些疾病的症结所在，对其针对性治疗也往往会取得显著的效果。

二、触畸形

外伤性的骨折和脱位者，通过触诊感受凸起、凹陷、尖锐、钝性等畸形，可用于判断骨折和脱位的位置、移位情况等。在手法复位骨折、脱位后可通过触诊判断骨折断端是否平整、脱位是否已回位。

三、触肿块

触诊时注意肿块的部位、质地、大小及边界、活动度、有无粘连、波动感等。外伤引起的肿块，早期肿胀多较硬且饱满，为新鲜损伤（如血肿）；后期肿块多较软、质韧，为陈旧性损伤（如瘢痕）。

四、触异常活动

在肢体没有关节处出现了类似关节的活动，或关节原来不能活动的方向出现了活动即为异常活动，多见于骨折和韧带断裂。已经明确的骨折患者，不要主动寻找异常活动，以免加重损伤，若断端仍有异常活动，则表示骨折尚未愈合。

五、触皮肤

通过触诊可感受皮肤的温度、弹性、湿度、动脉搏动、有无水肿等。皮温可辨别热证还是寒证、了解血运、判断有无感染等。动脉搏动减弱或消失，表示血运障碍。

六、切诊

切诊又称脉诊，是中医最具特色的诊疗方法。通过切诊可掌握机体内部气血、虚实、寒热等变化。

（一）脉象

损伤常见的脉象有如下几种。

1. 浮脉　轻按应指即得，重按之后反觉脉搏的搏动力量稍减而不空，举之泛泛而有余。新伤瘀肿、疼痛剧烈或兼有表证时多见之。大出血及长期慢性劳损患者，出现浮脉时说明正气不足，虚损严重。

2. 沉脉　轻按不应，重按始得。一般沉脉主病在里，内伤气血、腰脊损伤疼痛时多见。

3. 迟脉　脉搏至数缓慢，每息脉来不足四至。一般迟脉主寒、主阳虚，常见于筋伤挛缩、瘀血凝滞等证。迟而无力者，多见于损伤后期气血不足，复感寒邪。

4. 数脉　每息脉来超过五至，在损伤发热时多见之。数而有力多为实热，虚数无力者多属虚热。浮数热在表，沉数热在里。

5. 滑脉　往来流利，如盘走珠，应指圆滑，充实而有力，主痰饮、食滞。多见于在胸部挫伤血实气壅及妊娠期。

6. **涩脉** 脉形不流利，细而迟，往来艰涩，如轻刀刮竹，主气滞、血瘀、精血不足。损伤血亏津少不能濡润经络的虚证、气滞血瘀的实证多见之。

7. **弦脉** 脉来端直以长，如按琴弦，主诸痛、肝胆疾病、阴虚阳亢。多见于胸胁部损伤及各种损伤剧烈疼痛时，还常见于伴有肝胆疾患、动脉硬化、高血压等证的损伤患者。弦而有力者称为紧脉，多见于外感寒盛之腰痛。

8. **濡脉** 浮而细软，脉气无力以动，气血两虚时多见。

9. **洪脉** 脉形如波涛汹涌，来盛去衰，浮大有力，应指脉形宽，大起大落，主热证。多见于伤后邪毒内蕴，热邪炽盛，或伤后血瘀化热。

10. **细脉** 脉细如线，多见于虚损患者，以阴血虚为主，亦见于气虚或久病体弱患者。

11. **芤脉** 浮大中空，为失血之脉，多见于损伤出血过多时。

12. **结、代脉** 间歇脉的统称。脉来缓慢而时一止，止无定数为结脉；脉来动而中止，不能自还，良久复动，止有定数为代脉。在损伤疼痛剧烈，脉气不衔接时多见之。

（二）伤科脉诊纲要

清·钱秀昌《伤科补要·脉诀》阐述的损伤脉诊要领，可归纳如下。

1. 闭合性损伤瘀血停积或阻滞，脉宜洪大，坚强而实者为顺证。开放性损伤失血之证，难以摸到洪大脉象，或呈芤脉，或为缓小，亦属脉证相符的顺脉。反之，如蓄血之证脉见缓小，失血之证脉见洪大，是脉证不相符的逆脉，往往病情复杂比较难治。

2. 脉大而数或浮紧而弦者，往往伴有外邪。

3. 沉脉、伏脉为气滞或寒邪凝滞。沉滑而紧者，为痰瘀凝滞。

4. 乍疏乍数，时快时缓，脉律不齐者，重伤时应注意发生其他传变。

5. 六脉（左右手寸、关、尺）模糊不清者，预后难测，即使伤病较轻，亦应严密观察其变化；和缓有神者，损伤虽危重，但一般预后较佳。

6. 严重损伤，疼痛剧烈，偶尔出现结、代脉，往往是痛甚或情绪紧张所致，并非恶候。但如频繁出现，则应注意鉴别是否有其他疾病。

触诊的内容广泛，不同的触诊表现有不同的临床意义，在临床中我们应多动手触诊检查，多感受组织病理形态的异常变化，才能正确地辨别关键部位，实施针对性的治疗，收到事半功倍的效果。

第四节 动 诊

动诊是指通过对关节和肌肉运动的检查，明确其功能状态，以便及时发现疾病的部位。若主动运动受阻而被动运动正常，可能为神经性麻痹、肌腱断裂等；若主动和被动运动均受限，则可能是关节内或关节内外同时病损，如纤维性或骨性强直。

一、关节运动功能检查

关节运动功能检查包括主动运动和被动运动。一般是先检查患者的主动活动，再进行被动运动检查，并记录两侧的活动度，多用于关节角度测量并结合评估。关节活动范围的增大和减小，以及在活动中伴随着疼痛、痉挛、弹响声等，均为异常。

关节的主动运动反应的是关节正常的活动范围。如关节的主动运动达不到正常范围，可能是神经损伤后肌肉无力、肌肉肌腱本身的损伤、骨性结构的异常、附属结构的阻挡、组织挛缩等。

主动运动检查的同时还应检查被动运动功能。主动运动正常，说明被动运动也将正常，一般不用再做被动运动检查。如主动及被动运动均受限时则多由于关节粘连、强直；如果主动运动无法完成，被动运动正常，甚至超过正常的范围，则说明病变不在关节内，可能为神经、肌肉等关节外因素，如肌肉瘫痪、肌腱断裂。

二、肌肉运动功能检查

肌肉运动功能检查包括肌容积、肌张力、肌力的检查。肌容积和肌力将在量诊中介绍。

肌张力是指在静止状态下，肌肉完全松弛时，肌肉仍保持着一定的紧张度。肌张力减低多见于下运动神经元损伤、低钾血症、肌肉疾患；肌张力增高多见于上运动神经元损伤，如脊髓型颈椎病导致锥体束损伤导致下肢肌张力的增高。

肌张力的表示法："－"表示肌张力消失，反射消失。"＋"表示肌张力降低，反射减弱。"＋＋"表示肌张力正常，反射正常引出。"＋＋＋"表示肌张力较高，反射亢进。"＋＋＋＋"表示肌肉阵发性痉挛，轻度阵挛。"＋＋＋＋＋"表示肌肉持续性痉挛，严重阵挛。

第五节 量 诊

量诊可将肢体的某些指标数据化，有利于对比和评估疗效。量诊的范围主要有肢体长度、肢体周径、关节活动度、畸形、肌容积、肌力等方面的测量。量诊时应尽量减少误差，选择正确的体表标志，并做到与健侧相对比，这样才能做到准确、具体、有临床价值。

一、肢体长度测量法

测量时应将肢体置于对称的位置上，而且先定出测量的标志，并作好记号，然后用带尺测量两标志点间的距离。如有肢体挛缩而不能伸直时，可分段测量。测量中发现肢体长于或短于健侧，均为异常。四肢长度测量方法如下。

1. 上肢长度 从肩峰至桡骨茎突尖（或中指尖）。

2. 上臂长度 肩峰至肱骨外上髁。

3. 前臂长度 肱骨外上髁至桡骨茎突，或尺骨鹰嘴至尺骨茎突。

4. 下肢长度 下肢有相对长度和绝对长度的测量法。相对长度为髂前上棘到内踝下缘的距离，也可以为脐到内踝的距离。双下肢绝对长度是大转子到外踝下缘的距离。两者的区别是相对长度较绝对长度包含了髋关节，对髋关节病变有诊断意义。

5. 大腿长度 髂前上棘至膝关节内缘。

6. 小腿长度 膝关节内缘至内踝，或腓骨头至外踝下缘。

测量肢体长度在临床中多双侧对比，进而分析出导致差异的原因。如骨折后断端的嵌插或重叠、各种原因导致的骨质破坏等可导致肢体长度变短，而外伤、炎症对骨骺刺激造成的加速生长则导致肢体变长。关节的脱位、内翻畸形、骨盆倾斜代偿则导致肢体假性的变长或缩短，骨质结构无实质性破坏。

二、肢体周径和肌容积测量

两肢体取相应的同一水平测量，测量肿胀时取最肿处，测量肌容积时取肌腹部。如下肢常在髌上 10 ～ 15cm 处测量大腿周径，在小腿最粗处测定小腿周径。通过肢体周径的测量，可了解其肿胀程度或有无肌肉萎缩等。肢体周径变化可见如下几种情况。

1. 粗于健侧 较健侧显著增粗并有畸形者，多属骨折、关节脱位。如无畸形而较健侧粗者，多系筋伤肿胀。

2. 细于健侧 多由于陈伤误治或有神经疾患而致筋肉萎缩。

肌容积检查包括肌萎缩和假性肥大。肌萎缩是指肌容积与健侧或病前相比缩小，主要原因有下运动神经元损伤的神经性萎缩、失用性肌萎缩或继发于某些骨关节病变。假性肥大表现为肌容积的增大、肌肉质地较硬但肌力减弱，多由于进行性肌营养不良，多见于腓肠肌。

三、关节活动范围测量法

关节活动范围测量法主要测量各关节主动活动和被动活动的角度，可用特制的量角器来测量关节活动范围，并以角度记录其屈伸旋转的度数，与健侧进行对比。如患侧活动范围小于健侧，多属关节活动功能障碍。测量关节活动度时应将量角器的轴心对准关节的中心，量角器的两臂对准肢体的轴线，然后记载量角器所示的角度，与健肢的相应关节比较。关节活动度的测量方法主要有中立位 0°法、邻肢夹角法、测量长度法。

1. 中立位 0°法 是以中立位为起始点 0°，按该肢体运动平面的两个相反方向记录其活动的角度。例如肘关节的中立位 0° 为上臂与前臂呈一条直线，正常屈曲可达 145°，超伸 5°，肘关节的屈伸度记录为 145°～ 0°～ 5°；如果屈曲为 100°，伸肘欠缺 10°，那么关节活动度记录为 100°～ 10°～ 0°；如果关节强直在 90° 位，则记录为肘强直在中立位 0°的 90°屈肘位，以此类推。

2. 邻肢夹角法 是以两个相邻肢体相互接近时所构成的夹角计算。如膝关节完全伸直时定为 180°，屈曲为 90°，那么关节活动范围是 90°（180°～ 90°）。

3. **测量长度法** 是针对不易精确测量角度的部位，可用长度测量以记录关节的相对移动范围。如肩关节内旋变化可通过手指摸到棘突的高度计算，颈椎前屈可测下颏与胸骨柄的距离。

具体人体各关节活动度可依照相关教材及参考书目，在此不再赘述。

四、畸形的测量

1. **肘内翻或肘外翻** 上肢伸直前臂旋后位，测量上臂与前臂所形成的角度。
2. **膝内翻** 两内踝并拢，测两膝间的距离。
3. **膝外翻** 两侧股骨内髁并拢，测两个内踝间的距离。

五、肌力检查

肌力是指肌肉主动运动时的力量、幅度和速度。肌力检查可以测定肌肉的发育情况。

1. **肌力测定方法** 是通过嘱患者主动运动关节或施加以阻力的方法，来了解肌肉（或肌群）收缩和关节运动情况，从而判断肌力状态。在作肌力检查时，要耐心指导患者，分别做各种能表达被检查肌肉（或肌群）作用的动作，必要时检查者可先做示范动作。对于不能合作的患者应耐心反复地进行检查。检查时应两侧对比，观察和触摸肌肉、肌腱，了解收缩情况。

2. **肌力测定标准** 可分为以下 6 级。

0 级：肌肉无收缩，关节无活动，肌肉完全瘫痪。

Ⅰ级：肌肉有轻微收缩，但不能带动关节和肢体任何活动（接近完全瘫痪）。

Ⅱ级：肌肉收缩可带动关节水平方向运动，但不能在对抗肢体自身重力下活动关节（重度瘫痪）。

Ⅲ级：肌肉收缩能对抗自身重力活动关节，但不能抵抗任何阻力（轻度瘫痪）。

Ⅳ级：肌肉收缩可以对抗一定的阻力，使关节活动，但力量较正常稍弱（接近正常）。

Ⅴ级：正常肌力。

第六节 特殊检查

在骨伤科疾患中，需要行神经系统检查，也需要根据病变部位的不同采用特殊的检查方法，用于诊断病情。其中神经系统检查包括感觉（浅感觉、深感觉）、生理反射（浅反射、深反射）、病理反射、脑膜刺激征、共济运动等，可参考相关教材等，在此不一一列述。本书只介绍针对不同部位具有明确诊断价值的特殊检查方法。

一、颈部

1. **颈椎间孔挤压试验** 患者坐位，检查者双手手指相扣，以手掌面压于患者头顶部，同时向左右或前后屈伸颈椎，若出现颈部或上肢放射痛加重，即为阳性，多见于神经根型颈椎病或椎间盘突出症。该试验是使椎间孔变窄，从而加重对颈神经根的刺激，出现疼痛或放射痛。

2. **颈椎间孔分离试验** 检查者一手托住患者颏下部，另一手托住枕部，然后逐渐向上牵引头部，如患者感到颈部和上肢的疼痛减轻，即为阳性，多见于神经根型颈椎病。该试验可以牵拉开变窄的椎间孔，缓解肌肉痉挛，减少对神经根的挤压和刺激，从而减轻疼痛。

3. **臂丛神经牵拉试验** 患者坐位，头微屈，检查者立于患者被检查侧，一手推头部向对侧，同时另一手握该侧腕部做相对牵引，此时臂丛神经受牵拉，若患肢出现放射痛、麻木则为阳性，多见于神经根型颈椎病。

4. **深呼吸试验（Adson 试验）** 患者端坐凳上，两手置于膝部，先比较两侧桡动脉搏动力量，然后让患者尽力抬头做深吸气，并将头转向患侧，同时下压患侧肩部，再比较两侧脉搏或血压，若患侧桡动脉搏动减弱或血压降低，同时往往疼痛加重，即为阳性，说明锁骨下动脉受到挤压。相反，抬高肩部，头面转向前方，则脉搏恢复，疼痛缓解。深呼吸试验主要用于检查有无颈肋和前斜角肌综合征。

5. **超外展试验** 患者取站立位或坐位，将患侧上肢被动地从侧方外展高举过肩过头，若桡动脉脉搏减弱或消失，即为阳性。超外展试验用于检查锁骨下动脉是否被喙突及胸小肌压迫，即超外展综合征。

6. **椎动脉扭曲试验（旋颈试验）** 检查者一手扶患者头顶，另一手扶其后颈部，使头向后仰并向左（右）侧旋转45°，停顿15秒，若出现头昏、头晕、视物模糊、恶心、呕吐者即为阳性，为对侧椎动脉供血受阻，提示椎动脉综合征、椎动脉型颈椎病。对于年龄大、头晕症状较重的患者，不宜动作过猛，以防加重病情出现晕厥等。

二、胸腰背部

1. 胸廓挤压试验　患者取坐位或站立位，检查者站于侧方，一手抵住其脊柱，另一手压迫胸骨，轻轻地相对挤压，若在胸侧壁上某处出现疼痛，即为阳性。胸廓挤压试验是诊断外伤性肋骨骨折的重要体征。

2. 直腿抬高试验及加强试验　患者仰卧位，两下肢伸直靠拢，检查者用一手握患者踝部，一手扶膝保持下肢伸直，逐渐抬高患者下肢，正常者可以抬高70°～90°而无任何不适感觉，若＜70°即感该下肢有放射性疼痛或麻木者为阳性，多见于坐骨神经痛和腰椎间盘突出症患者。若将患者下肢直腿抬高到开始产生疼痛的高度，检查者用一手固定此下肢保持膝伸直，另一手背伸患者踝关节，放射痛加重者为直腿抬高加强试验阳性。该试验用以鉴别是神经受压还是髂胫束、腘绳肌或膝关节后侧关节囊紧张所造成的直腿抬高受限。

3. 拾物试验　让患者站立，嘱其拾起地上物品。正常患者可以两膝微屈，弯腰拾物。若腰部有病变，可见患者采取腰部挺直、双髋和膝关节尽量屈曲的姿势去拾地上的物品，此为该试验阳性。拾物试验常用于检查脊柱前屈功能有无障碍，用于诊断腰椎结核等疾病，多适用于小儿。

4. 仰卧挺腹试验　本试验通过增加椎管内压力，刺激神经根产生疼痛，以诊断腰椎间盘突出症。具体操作分4个步骤：①患者仰卧，双手放在腹部或身体两侧，以头枕部和双足跟为着力点，将腹部及骨盆用力向上挺起，若患者感觉腰痛及患侧放射性下肢痛即为阳性。若放射性下肢痛不明显，则进行下一步检查。②患者保持挺腹姿势，先深吸气后停止呼吸，用力鼓气，直至脸面潮红约30秒。若有传导性腿痛，即为阳性。③在仰卧挺腹姿势下，用力咳嗽，若有放射性下肢痛即为阳性。④在仰卧挺腹姿势下，检查者用手轻压双侧颈内静脉，若出现患侧放射性下肢痛即为阳性。以上4步操作，一旦出现阳性则不必再进行下一步检查。

5. 背伸试验　患者站立位，让患者腰部尽量背伸，如有后背疼痛为阳性，说明患者腰肌、关节突关节、椎板、黄韧带、棘突、棘上或棘间韧带有病变，或有腰椎椎管狭窄症。

三、骨盆

1. 骨盆挤压试验　患者仰卧位，检查者用双手分别于髂骨翼两侧同时向中线挤压骨盆；或患者侧卧，检查者挤压其上方的髂嵴。如果患处出现疼痛，即为骨盆挤压试验阳性，提示有骨盆骨折或骶髂关节病变。

2. 骨盆分离试验　患者仰卧位，检查者两手分别置于两侧髂前上棘前面，两手同时向外下方推压，若出现疼痛，即为骨盆分离试验阳性，表示有骨盆骨折或骶髂关节病变。

3. 骨盆纵向挤压试验　患者仰卧位，检查侧的髋关节、膝关节半屈曲位，检查者将两手分别置于髂前上棘和大腿根部，双手用力挤压，若出现疼痛，即为骨盆纵向挤压试验阳性，提示单侧骨盆骨折。

4. 屈膝屈髋试验　患者仰卧位，双腿靠拢，嘱其尽量屈曲髋、膝关节，检查者也可用手推膝使髋、膝关节尽量屈曲，使臀部离开床面，腰部被动前屈，若腰骶部发生疼痛，即为阳性。若行单侧髋膝屈曲试验，患者一侧下肢伸直，检查者用同样方法，使对侧髋、膝关节尽量屈曲，则腰骶关节和骶髂关节可随之运动，若有疼痛即为阳性。屈膝屈髋试验阳性提示有闪筋扭腰、劳损，或者有腰椎椎间关节、腰骶关节或者骶髂关节等病变，但腰椎间盘突出症患者该试验为阴性。

5. 梨状肌紧张试验　患者仰卧位，伸直患肢，做内收、内旋动作，若出现坐骨神经放射痛后，迅速外展、外旋患肢，疼痛立刻缓解即为阳性，说明有梨状肌综合征。

6. 床边试验　患者靠床边仰卧位，臀部稍突出床沿，患侧大腿下垂，健侧下肢屈膝屈髋，贴近腹壁，患者双手抱膝以固定腰椎，检查者一手扶住髂前上棘以固定骨盆，另一手用力下压于床边的大腿，使髋关节尽量后伸，若骶髂关节发生疼痛则为阳性，说明骶髂关节病变。

7. 髋外展外旋试验（"4"字试验）　患者仰卧位，被检查一侧下肢膝关节屈曲，髋关节屈曲、外展，外旋，将足架在另一侧膝关节上，使双下肢呈"4"字形，检查者一手放在屈曲的膝关节内侧，另一手放在对侧髂前上棘前面，然后两手向下按压，如被检查侧骶髂关节处出现疼痛即为阳性，说明有骶髂关节病变。

8. 斜扳试验　患者侧卧位，下面腿伸直，上面腿屈髋、屈膝各90°，检查者一手将肩部推向背侧，另一手推上面膝部向腹侧，内收并内旋该侧髋关节，使骨盆内旋，若发生骶髂关节疼痛即为阳性，表示该侧骶髂关节有病变。

四、肩部

1. 搭肩试验（肩关节内收试验）　患者端坐或站立，肘关节取屈曲位，将手放于对侧肩部，如果手能够搭于对侧肩部，且肘部能贴近胸壁即为正常。如果手能够搭于对侧肩部，但肘部不能贴近胸壁，或者肘部能贴近胸壁，但手不能够搭于对侧肩部，均为试验阳性，提示可能有肩关节脱位。

2. **肱二头肌紧张试验**　患者屈肘90°，检查者一手扶住患者肘部，一手扶住腕部，嘱患者用力屈肘并外展前臂使上臂旋外，检查者拉前臂抗屈肘，如果结节间沟处疼痛为试验阳性，提示肱二头肌长头肌腱炎。

3. **直尺试验**　以直尺贴于患者上臂外侧，使直尺先靠近肱骨外上髁，正常时直尺上端可贴于肱骨大结节，不能触及肩峰，若直尺能触及肩峰则为阳性，说明有肩关节脱位，或其他因素引起的方肩畸形，如三角肌萎缩。

4. **疼痛弧试验**　嘱患者肩外展或被动外展其上臂，当肩外展到60°～120°范围时，肩部出现疼痛为阳性。这一特定区域的外展痛称为疼痛弧，由冈上肌腱在肩峰下摩擦所致，说明肩峰下的肩袖有病变，多见于冈上肌腱炎。肩锁关节病变的疼痛弧在肩关节主动外展150°～180°。

5. **冈上肌腱断裂试验**　嘱患者肩外展，当外展30°～60°时，可以看到患侧三角肌明显无痛收缩，但不能外展上举上肢，越用力越耸肩，若被动外展患肢超过60°，患者又能主动上举上肢，这一特定区域的外展障碍即为试验阳性，提示有冈上肌腱的断裂或撕裂。

6. **空罐试验（Jobe test）**　嘱患者肩关节外展90°，然后水平位内收30°，前臂旋前拇指尖向下，双侧同时抗阻力上抬（检查者于腕部施以向下的压力），如出现无力或疼痛，提示冈上肌肌腱损伤、肩峰撞击综合征。

7. **外旋衰减试验**　嘱患者肘关节屈曲90°，肩关节在肩胛骨平面外展20°，检查者一手固定肘关节，另一手使肩关节外旋达最大程度，然后放松并嘱患者自行保持最大外旋，外旋度数逐渐减少者为阳性，提示冈下肌、小圆肌损伤。

8. **Lift off 试验**　患者将手置于背侧，手心向后，然后嘱患者将手抬离背部，检查者适当给予阻力，如不能完成动作，为试验阳性，提示肩胛下肌损伤。

9. **Neer 试验**　检查者立于患者背侧，一手固定肩胛骨，另一只手保持肩关节内旋，使患者拇指尖向下，然后使患者肩关节前屈过顶，如果出现疼痛即为阳性，提示肩峰撞击综合征。

五、肘部

1. **腕伸肌紧张试验**　嘱患者屈腕屈指，检查者将手压于各指的背侧做对抗，再嘱患者抗阻力伸指及背伸腕关节，如出现肱骨外上髁部疼痛即为阳性，多见于肱骨外上髁炎。

2. **密耳征（Mill 征）**　患者坐位，检查者一手握住肘部，嘱患者肘关节伸直位握拳，然后另一手使患者前臂旋前，腕关节屈曲，若患者肱骨外上髁部疼痛则为阳性，提示肱骨外上髁炎。

3. **屈肌紧张试验**　让患者握住检查者的手，强力伸腕握拳，检查者手与患者握力做对抗，如出现肱骨内上髁部疼痛则为阳性，多见于肱骨内上髁炎。

4. **叩诊试验**　用手指或叩诊锤自远端向病变区轻叩神经干，可在该神经分布区的肢体远端产生如蚁走或刺痛等异样感觉，这是神经再生或机能恢复的症状，用来检查再生的感觉纤维。另外，本试验也用来检查神经内有无神经瘤。如尺神经有神经瘤时，轻叩神经结节处，会产生向远端放射痛，部分可放射至前臂和手的尺神经分布区。

六、腕和手部

1. **握拳试验**　握拳试验又称为尺偏试验。嘱患者拇指内收，然后屈曲其余各指，在紧握拳后向尺侧倾斜屈曲，若桡骨茎突部出现疼痛，即为阳性。有些患者在拇指内收时，即可产生疼痛，尺偏时疼痛加重，表示患有桡骨茎突部狭窄性腱鞘炎。

2. **腕三角软骨挤压试验**　嘱患者端坐，检查者一手握住患者前臂下端，另一手握住手部，用力将手腕极度掌屈、旋后并向尺侧偏斜，并施加压力旋转，若在尺骨远端侧方出现疼痛，即为阳性体征，说明有三角软骨损伤。

3. **腕管叩击试验**　轻叩或压迫腕部掌侧的腕横韧带近侧缘中点，若出现或加剧患指刺痛及麻木等异常感觉时，即为阳性，提示有腕管综合征。

4. **指浅屈肌试验**　将患者的手指固定于伸直位，然后嘱患者屈曲需检查手指的近节指间关节，这样可以使指浅屈肌单独运动。如果关节屈曲正常，则表明指浅屈肌是完整的；不能屈曲，则表示指浅屈肌有断裂或缺如。

5. **指深屈肌试验**　将患者掌指关节和近端指间关节固定在伸直位，然后让患者屈曲远端指间关节。若能正常屈曲，则表明该肌腱功能正常；若不能屈曲，则该肌腱可能有断裂或该肌肉的神经支配发生障碍。

七、髋部

1. **髋关节屈曲挛缩试验**　患者取仰卧位，屈曲髋关节和膝关节，使腰部代偿性前凸消失，嘱患者分别将两腿伸直，注意腿伸直过程中，腰部是否离开床面而向上挺起，如某一侧腿伸直时，腰部挺起为阳性。本试验常用于检查髋关节结核、类风湿关节炎等疾病所引起髋关节屈曲挛缩畸形。

2. 托马斯征（Thomas 征） 患者仰卧，尽量屈曲健侧大腿贴近腹壁，使腰部紧贴于床面（克服腰前凸增加的代偿作用），再让患者伸直患肢，如患肢不能伸直平放于床面，即为阳性。患肢大腿与床面所形成的角度即为髋关节屈曲畸形的角度。

3. 髋关节过伸试验 患者俯卧位，屈膝90°，检查者一手握踝部，将下肢提起，使髋关节过伸，若骨盆亦随之抬起，即为阳性，说明有腰大肌脓肿、髋关节早期结核或髋关节强直。

4. "望远镜"试验 患儿仰卧位，髋、膝关节伸直，一助手固定骨盆，检查者一手置于大转子部，另一手持小腿或膝部将大腿抬高约30°，并上推下拉股骨干，若股骨头有上下活动或打气筒的抽筒样感，即为阳性，用于检查婴幼儿先天性髋关节脱位。本试验往往需要进行双侧对照检查。

5. 蛙式试验 患儿仰卧位，使双膝双髋屈曲90°，并使患儿双髋做外展、外旋至蛙式位，双下肢外侧接触到检查床面为正常。若一侧或两侧下肢的外侧不能接触到床面，即为阳性，提示有先天性髋关节脱位。

6. 下肢短缩试验 患者取仰卧位，两腿屈髋屈膝并拢，两足并齐，放于床面，观察双膝的高度，如两膝等高为正常。若一侧膝部比另一侧低，即为阳性，表明有髋关节后脱位，股骨、胫骨短缩，或先天性髋关节脱位等。

八、膝部

1. 髌骨研磨试验 髌骨研磨试验是指检查者用较轻的力量推动髌骨在股骨关节面上做研磨动作，若伴有疼痛或异常摩擦音为阳性，见于髌骨软化症。

2. 恐惧试验 患者仰卧伸膝，检查者推髌骨向外，再使之屈膝，若髌骨有脱位倾向，则患者产生恐惧感，不由自主地坐起并以手推开检查者以阻止其向外推髌骨，为阳性，见于髌骨不稳、半脱位或脱位。

3. 关节间隙压痛 关节间隙压痛是指沿股胫关节间隙逐步按压，半月板损伤者可出现局部疼痛。这是诊断半月板损伤的最可靠的体征，阳性率达60%～80%。

4. 麦氏征 患者仰卧位，使患侧髋关节和膝关节充分屈曲，尽量使足跟碰触臀部。检查内侧半月板时，检查者一手握膝部以稳定大腿及注意膝关节内的感觉，另一手握足部使小腿在充分内收、外旋位伸直膝关节，在伸直过程中，股骨髁经过半月板损伤部位时，因产生摩擦可感触到或听到弹响声，同时患者感觉膝关节内侧有弹响和疼痛。检查外侧半月板时，在使小腿充分外展、内旋位伸直膝关节时，出现膝关节外侧有弹响和疼痛。用于检查半月板有无损伤。

5. 挤压研磨试验 挤压研磨试验又称膝关节旋转提拉或旋转挤压试验。患者俯卧位，膝关节屈曲90°，检查者用小腿压在患者大腿下端后侧做固定，在双手握住足跟沿小腿纵轴方向施加压力的同时做小腿的外展外旋或内收内旋活动，若有疼痛或有弹响，即为阳性，表明外侧或内侧的半月板损伤。提起小腿做外展外旋或内收内旋活动而引起疼痛，表示外侧副韧带或内侧副韧带损伤。

6. 抽屉试验 患者坐位或仰卧位，膝部屈曲90°，检查者一肘压住患者足踝部，双手握住小腿上段推拉，如能明显拉向前方约1cm，即前抽屉试验阳性，提示前交叉韧带损伤；若能推向后约1cm，即后抽屉试验阳性，为后交叉韧带损伤；若前后均能推拉1cm，即为前后抽屉试验阳性，说明有前后交叉韧带损伤。

7. 拉赫曼试验（Lachman 试验） 患者仰卧或俯卧位，屈膝约30°。检查者用一只手固定大腿远端，另一只手握住胫骨近端，试图向前（Lachman 试验）或向后（反 Lachman 试验）移动导致胫骨出现过度活动，提示有前交叉韧带或后交叉韧带损伤。急性损伤时，因疼痛、肿胀等导致膝关节难以屈曲至90°，所以抽屉试验在急性损伤时实用性较差，而该试验则可在急性损伤时进行，并且由于排除了半月板的干扰，阳性率也较高。

8. 侧方挤压试验 侧方挤压试验又称为膝关节分离试验、侧位运动试验、波勒征。患者伸膝，并固定大腿，检查者用一只手握踝部，另一手扶膝部，两手向相反方向用力。被动外翻时如膝内侧疼痛，提示膝内侧副韧带损伤；相反，若被动内翻时膝外侧疼痛，则提示膝外侧副韧带损伤。

9. 浮髌试验 嘱患者取仰卧位，下肢伸直，股四头肌处于松弛状态。检查者一手虎口压在髌上囊部，向下挤压使积液局限于关节腔，然后另一手拇、中指固定髌骨内、外缘，示指按压髌骨，即感髌骨有漂浮感，重压时下沉，松开时浮起，为浮髌试验阳性，说明关节腔内有积液。需注意，关节肿胀不一定都是因为积液，所以关节肿胀患者浮髌试验不都是阳性。

九、踝部

1. 踝关节背伸试验 患者屈曲膝关节，由于腓肠肌起点在膝关节线上，此时腓肠肌松弛，踝关节能背伸；

当膝关节伸直时，踝关节不能背伸，说明腓肠肌挛缩。比目鱼肌起点在膝关节线以下，所以伸膝或屈膝时，此试验结果相同。该试验是鉴别腓肠肌与比目鱼肌挛缩的方法。

2. 伸踝试验 检查时让患者伸直小腿，然后用力背伸踝关节，如小腿肌肉发生疼痛则为阳性。在小腿肌肉深部触诊时出现疼痛，更证实小腿有深静脉血栓性静脉炎。

3. 足内、外翻试验 将踝关节内翻引起外侧疼痛，表示外侧副韧带损伤；踝关节外翻引起内侧疼痛，表示内侧副韧带损伤。

4. 踝抽屉试验 患者坐于床边，小腿下垂，足略跖屈，检查者一手固定胫骨远端，另一手握住跟骨，然后向前拉跟骨，同时另一手向后推胫骨。正常时，距骨不应该向前方移动，如距骨在踝穴内向前滑动，则为阳性，提示距腓前韧带损伤。

5. 提踵试验 患足不能提踵30°站立，仅能提踵60°站立，为试验阳性，说明跟腱断裂。因为30°提踵站立是跟腱的作用，而60°提踵站立是胫后肌、腓骨肌的协同作用。

6. 跖骨头挤压试验 检查者一手握患足跟部，另一手横行挤压5个跖骨头，若出现前足放射样疼痛者为阳性，可能为跖痛症、扁平足、莫顿病等。

7. 跟轴线测量 正常站立时，跟腱长轴应与下肢长轴相平行。足外翻时，跟腱长轴外偏斜，偏斜程度和外翻程度成正比。

第二章　影像学检查

一、X 线检查

（一）X 线片的作用

X 线不易穿透骨组织，能够与周围软组织形成黑白对比，所以 X 线检查能显示出清晰的影像。X 线片可以观察骨性结构，也可显示周围软组织的情况，因检查方便，在临床中应用最为广泛。X 线片可用于诊断骨折、脱位、骨关节、脊柱的病变及评估治疗效果，也可用于观察骨骼生长发育和某些营养及代谢性疾病对骨骼的影响。

（二）X 线检查在骨伤科的应用

X 线检查的位置选择

（1）正侧位　为最常用的投照角度，也可根据部位的不同而单选正位或侧位，如胸片正位、骨盆正位。

（2）正斜位　当骨骼在侧位上有较多重叠时，可选择正斜位，如手正斜位、足正斜位、肋骨正斜位。为了看清特殊的结构其他部位也可增加斜位，如颈椎双斜位、腰椎双斜位。

（3）侧轴位　在正位投照重叠较多情况下，可选择侧轴位，如跟骨侧轴位、髌骨轴位。

（4）开口位　第 1～2 颈椎正位被门齿和下颌重叠，无法看清，开口位 X 线片可以看到寰枢椎脱位、齿状突骨折、齿状突发育畸形等病变。

（5）其他特殊情况　为观察颈椎、腰椎的稳定性，可投照颈椎功能位、腰椎功能位；肩关节也可选择肩胛骨正侧位；为观察骨盆、髋臼情况，可选择性投照出口位、入口位、闭孔斜位；为观察膝关节不同病变，可选择负重位、屈膝 45°位、应力位等。四肢长骨要包括病变邻近的一个关节，如有必要应包括上下两个关节，如前臂；一侧骨关节有病变但不够明显时，可两侧同时投照，以便于对比。

（三）X 线片的阅读方法

1.X 线片的质量评价。高质量的 X 线片黑白对比清晰，骨小梁、软组织的纹理清楚。

2.在阅读 X 线片前，应熟悉所看部位的人体的解剖、生理情况下正常的和相关疾患病理变化的 X 线片表现。

3.应按照一定的顺序来读片。读片要养成良好的习惯，具有系统性、条理性和全面性，可按照由周围到中心，由上到下，由软组织到骨结构的顺序，检查每一块骨骼及关节的异常，重点看骨、关节，但也不能忽视软组织。

4.注意观察病变的位置、范围、性质、骨膜及软组织情况。外伤及其他部分疾患多有其好发的位置，如髋部外伤多发生在股骨颈和粗隆间，脊柱压缩性骨折多发生在胸腰段，痛风多在第一跖趾关节等。注意看病变的范围是全部还是局部，是单发还是多发。注意病变性质是增生性、退变性还是破坏性，边界是模糊还是清晰等。观察有无骨膜反应，软组织有无肿块、钙化、异物等。

5.注意结合患者的病史、临床资料等综合判断。患者的性别、年龄、外伤、手术、饮食等均可能与疾病的发生有关。

二、CT 检查

CT 是指计算机体层摄影（computed tomography，CT），它是用 X 线来对人体层面进行扫描取得信息，经计算机处理而获得的重建图像。因 CT 是断层解剖图像，在分辨力上优于 X 线图像。高分辨率 CT 机能够从躯干横断面图像观察脊柱、骨盆、四肢关节较复杂的解剖部位和病变，还有一定分辨软组织的能力，且不受骨骼重叠及内脏器官遮盖的影响，为骨伤科疾病诊断、定位、确定性质和范围等提供一种非侵入性辅助检查手段。

骨伤科 CT 检查的适应证如下。

（1）骨折及脱位　CT 对于脊柱骨折如判断骨块是否侵入椎管、椎弓根骨折、寰枢椎骨折脱位等意义较大。在四肢关节外伤中，对 X 线片显示不清的裂纹或隐匿性骨折、复杂粉碎性骨折、关节内骨折、评估关节面平整情况等具有优势。

（2）四肢骨关节及脊柱肿瘤　CT可确定骨肿瘤的范围、部位、性质和周围神经、血管及软组织情况等。

（3）脊柱疾患　对于椎间盘突出、椎管狭窄、脊柱滑脱等，可判断突出的椎间盘有无钙化、神经有无受压、硬膜囊有无受压、脊髓有无受压、椎管狭窄程度、骨质增生、韧带肥厚等。

三、MRI 检查

（一）MRI 应用原理

MRI即磁共振成像术（magnetic resonance imaging，MRI）。质子从外加的射频脉冲中获得能量，受激发而发生"共振效应"，并以共振频率将能量放射至周围环境，这种能量可被检测出来，称为磁共振信号。信号的强弱在人体各部分根据质子的不同差数、活动质子的密度、质子的分子环境、温度与黏稠度等因素而有差异。磁共振器中的电子计算机利用磁共振信号的强弱重组信息，从而得到各种脏器显示出来的各种不同图像。不同组织在MRI图像上可显示不同的灰阶，其信号强度有高低的不同。

（二）MRI 在骨伤科的应用

1. 骨折　绝大部分的骨折通过X线及CT均可明确诊断骨折移位、粉碎等情况，但对于隐匿性骨折、病理性骨折、骨质是否有损伤、是否伴随韧带等其他结构损伤则需要MRI检查。MRI可清楚显示是否有累及骨髓的肿瘤、变性、感染和代谢病，也可显示病变侵入软组织的程度。如髋部外伤X线显示股骨颈骨质结构索乱，则可通过MRI来排除股骨颈是否有隐匿性骨折；X线片显示脊柱单纯压缩性骨折，但判断此骨折是新发还是陈旧的，则需要MRI来明确。

2. 脊柱　脊柱是MRI临床应用的重要领域。在T_1加权像中，脊髓在中线矢状面图像中特别清楚，为中强度信号，脑脊液为低强度信号。正常椎体充满骨髓，在T_1加权像中信号强度高于椎间盘，且均匀一致。枢椎齿状突信号低于其他椎体，椎间盘大体均匀。硬脊膜外脂肪信号强度高，产生极好的软组织反差，紧贴硬脊膜囊和环绕神经根。在T_2加权像中，脑脊液信号显著加强，可清楚显示结构异常变化。

3. 椎间盘疾患　MRI在椎间盘疾患的诊断中发挥着重要作用。T_2加权像对椎间盘变性最敏感，其矢状面检查脊柱能迅速排除椎间盘疾患，可较好地观察到脊膜管的硬膜外压迹。

4. 椎管狭窄　MRI可判断硬脊膜外脂肪和侧隐窝内脂肪的减少程度，是诊断神经根受压的重要标志。

5. 椎骨与椎间盘的感染　MRI也用于椎骨或椎间盘的感染，受累椎骨或椎间盘在T_1加权像显示为信号降低，而在T_2加权像显示信号增强，并且髓核内的缝隙消失，或伴有椎旁脓肿。

6. 脊髓内、外肿瘤　MRI有助于脊髓内、外肿瘤的诊断，可区分肿瘤实质和囊性成分。脊椎肿瘤不论原发还是继发，在T_1加权像表现为信号减弱，在T_2加权像表现为信号增强。脂肪瘤在T_1及T_2加权像中显示特有的强信号。椎体血管瘤在T_1加权像信号强度中等。

7. 关节　关节的内部结构问题通过MRI可获得良好的显现。如肩关节MRI，可显示肩袖损伤情况及程度、关节盂唇病变等。膝关节MRI可显示膝关节前、后交叉韧带和侧副韧带损伤、半月板损伤，正常结构在MRI上均显示为低信号，依靠具有较强信号的关节液和周围软组织的衬托对比识别损伤情况。髋关节MRI是股骨头坏死早期最重要的诊断手段。随着技术的提高，MRI已经在踝关节、腕关节等疾患中广泛应用。

此外，骨伤科的临床检查还应根据骨伤病具体情况，选择性采用肌电图、神经诱发电位、超声、关节镜和病理等检查，以辅助诊断或明确诊断。

第三章　中医诊疗技术

第一节　外用药物使用

药物外治是直接将药物作用于体表或损伤部位以达到治疗目的的一种方法。外用药与内服药都需在整体观念和辨证施治的理论指导下进行。

敷贴是将药物制成药膏或膏药，贴附于损伤局部的一种外治法。它可以使药力直达病所并直接发挥作用，因此敷贴药收效快，且对其他部位没有影响，可收到较好的疗效。

1. 药膏　是将药物碾成细末，然后用饴糖、凡士林、羊脂、油脂等作为基质混合调拌，煎熬后制成；也可用水、蜜、酒、香油或醋等将药末调拌成糊状，加热直接敷贴。

消瘀退肿止痛类：用于骨折、伤筋初期，局部充血肿胀、疼痛剧烈者。可选用定痛膏、消肿止痛药膏、弃杖散、乳香膏等。

舒筋活血类：用于扭挫伤筋，肿胀疼痛逐步消退之中期患者。可选用三色敷药、舒筋活络药膏、地黄膏等。

接骨续筋类：用于骨折、脱位已整复，位置良好，肿痛消退的中期患者。可选用驳骨散、接骨续筋药膏、接骨膏、乌鸡接骨丹等。

清热解毒类：用于局部组织损伤后感染毒邪，有明显红肿热痛等表现者。可用如意金黄散、黄连膏、四黄散、双柏膏等。

去腐生肌长肉类：用于伤口未愈合或开放性骨折感染者。可选用生肌玉红膏、象皮膏、地榆膏、生肌膏等。

温散风寒类：用于损伤日久，复感风寒湿邪，伤处冷痛麻木、酸胀者。可选用温经通络膏、回阳玉龙膏、定痛散、外敷麻药等。

2. 膏药　先将药物碾成细末，浸入油中煎熬，并加入黄丹、蜂蜡等基质搅拌均匀后，凝结成药肉，再用竹签将药肉摊在纸或布上，是外用药中一种特有的传统剂型。

祛瘀止痛类：用于跌打损伤及骨折、伤筋肿痛阶段。可选用大红膏、万应膏、万应紫金膏、跌打膏等。

祛风除湿类：用于损伤后因风、寒、湿邪所侵，肢体关节酸楚痹痛者。可选用狗皮膏、虎骨膏、损伤风湿膏等。

软坚活血类：用于气血凝滞、筋膜粘连的陈旧性损伤。可选用化坚膏、活络油膏等。

提脓拔毒类：用于创伤而形成溃疡者。可选用生肌药、红油膏、拔毒膏、千捶膏等。

3. 掺撒方药　是将药物碾成细小粉末，直接掺在伤口上，或掺在软膏上敷贴患部的外治法。

止血收口类：用于创伤表浅的伤口出血，用药同时配合加压包扎，即能止血。常用方有桃花散、花蕊石散、如圣金刀散、三灰散等。

去腐拔毒类：用于创面腐肉不脱，或胬肉突出妨碍收口，或破溃以后疮口太小，或疮口僵硬等证。常用方有白降丹、红升丹、三品一条枪、九一丹、化腐生肌散等。

生肌长肉类：用于腐肉已脱，脓水将尽，新肉难以生长的创面。具有解毒、收涩、促进新肉生长的作用。常用方有生肌桃花散、珍珠散、生肌散、生肌八宝丹等。

温经散寒类：用于损伤后期，仍有气血凝滞疼痛或局部寒湿侵袭者。常用桂麝散、丁桂散、四温丹。

4. 涂擦方药　是将药物制成液状药剂，涂于局部；或在施行理伤手法时，使用于患部的一种外治法。

酒剂：常用的有舒筋药水、紫金酒、红灵酒等。

油剂：常用的有活络油膏、跌打万花油、伤油膏等。

5. 熏洗方药　中草药煎汤熏洗是借温度、机械力和药物功效的作用，以达到活血止痛、温经散寒、祛风通络和解毒收敛等治疗目的。熏洗治疗一般用于损伤后期，早期使用需在损伤出血停止后。

热敷熏洗法：将药物置于锅中或盆中加水煮沸后熏洗患处，用时先以药物熏蒸患处，待水温降低后，再用药水浸洗患处，边洗边揉。可选用海桐皮汤、八仙逍遥汤、五加皮汤等。

湿敷洗涤法：将煎好的药液过滤后冲洗患部，并同时用消毒纱布或棉球等蘸药液洗涤或敷在创面上。可选用三黄洗剂、银花甘草汤等。

6. 热熨方药 选用温经祛寒、行气活血止痛的药物，加热后用布袋装好，熨贴于损伤局部的一种外治法。选用坎离砂、正骨烫药、熨风散、熨伤药等。

第二节　手法治疗

手法是中医骨伤科的特色技术，也是基本治疗方法，在治疗中占有重要地位。手法治疗具有悠久的历史，历代医家对其都有论述，尤其是在清代达到了新的高度。《医宗金鉴·正骨心法要旨》："一旦临证，机触于外，巧生于内，手随心转，法从手出……法之所施，使患者不知其苦，方称为手法也。""夫手法者，谓以两手安置所伤之筋骨，使仍复于旧也。"这是对手法操作及效果的高度概括。《医宗金鉴》还将手法归纳为"摸、接、端、提、按、摩、推、拿"八法，并详细阐述了各类手法的适应证、作用及其操作要领。按照治疗的病证不同，骨伤科手法分为正骨手法与理筋手法两大类。

一、正骨手法

（一）正骨手法的注意事项

1. 明确诊断，形成方案 复位之前，术者对病情应有充分的了解，首先诊断应明确，确定是手法复位的适应证，了解患者情况，充分告知手法复位的利弊及治疗过程，分析骨折的移位机制，向助手告知手法复位的操作要点和注意事项。

2. 密切观察患者整体情况 对于伴有多发骨折、严重骨折、生命体征不稳定者，应暂缓整复，改用临时固定、牵引等暂时维持，待病情好转后再考虑整复。符合整复条件的，在整复过程中应注意患者神志和意识的变化。因疼痛等刺激可能出现头晕甚至晕厥的状况，要及时对症处理。

3. 掌握整复的时机及标准 在身体状况允许的情况下，越早整复越好。骨折半小时以内最易复位，一般在伤后 7 ~ 10 天内均可考虑手法复位，但时间越久整复难度越大。手法整复应争取达到解剖和接近解剖对位，不能达到解剖对位的，应达到功能对位。不同的部位有不同的功能对位标准，可参考教材或其他参考用书。

4. 麻醉的选择 一般骨折整复可不选择麻醉，但也需根据患者的具体情况，选择有效的止痛或麻醉方式。麻醉方式有局部浸润麻醉、臂丛神经阻滞麻醉（上肢）、腰椎椎管内或神经阻滞麻醉（下肢），一般不采用全身麻醉。

5. 做好整复前的准备

（1）人员准备 确定主治者与助手，并做好分工。参加整复者应对患者全身情况、受伤机理、骨折类型、移位情况等，进行全面的了解，将 X 线片与患者症状、体征相结合，确立整复手法的步骤及助手的配合动作等。整复时应集中精力，做到认识一致，动作协调。

（2）器材准备 根据骨折的需要，准备好一切所需要的物品，如石膏绷带、夹板、绷带、棉垫、压垫，以及需要的牵引装置。此外，还须根据病情准备好急救用品，以免在整复过程中发生意外。

6. 切忌使用暴力和反复整复 整复前的拔伸牵引很关键，只有拔得开才能复得上。牵引时要缓慢用力，恰到好处，勿太过或不及，不得施用猛力，猛力只能使患者肌肉保护性紧张，增加整复的难度。整复时着力部位要准确，用力大小、方向应视病情而定，不得因整复而增加新的损伤。整复尽可能一次复位成功，避免为追求解剖复位而多次反复整复。多次反复整复易增加局部软组织损伤，而且还有造成骨折迟缓愈合或关节僵硬的可能。

7. 避免 X 线伤害 整复应尽量避免在 X 线下进行，若确实需要，应注意保护，尽可能缩短直视时间。在整复后应常规拍摄 X 线片复查，以了解复位效果。

（二）正骨的基本手法

1. 手摸心会 这是正骨手法的首要步骤，也是手法整复的最高境界。先用手触摸骨折部位，按照先轻后重、由浅及深、由远至近、两端相对的方法，感触骨折移位的方向，形成对骨折移位的立体印象，明确进一步复位的操作手法。同时在复位过程中也要感受骨折的回位程度，复位完成后通过手摸感触骨折对位情况，有无遗留台阶、移位、成角等。因此，手摸心会应贯穿于骨折治疗的整个过程中。

2. 拔伸牵引 本手法主要是克服肌肉的拮抗力，矫正重叠移位，恢复肢体长度。先保持肢体的原始状态，顺势逐步进行拔伸，逐步改变肢体的位置，沿肢体的纵轴徐徐加力对抗牵引，矫正重叠移位，然后再使用其他手法（图 8-3-1）。牵引力以患者肌肉强度为依据，并且要顺势逐渐加力，不能骤然牵引，否则会引起肌肉的对抗性紧张，反而增加牵引的难度。"欲合先离，离而复合"是对拔伸牵引的经典概括。

3. 旋转回绕　主要矫正骨折断端的旋转畸形及背向移位。在牵引过程中将远端绕肢体纵轴向左或向右旋转，使远端对位于近端，为旋转手法（图8-3-2）。当骨折端有软组织嵌入或背对背移位的斜面骨折，牵引后使嵌入软组织分离，后放松牵引，术者两手握骨折远近端，按移位方向逆行回绕，使断端对位，为回绕手法（图8-3-3）。回绕时如有软组织阻挡，则可改变回绕的方向。

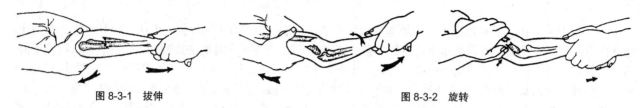

图8-3-1　拔伸　　　　　　　　　　　　　　　图8-3-2　旋转

4. 屈伸收展　主要用于矫正骨折断端的成角畸形，尤其是关节附近的骨折，如肱骨髁上骨折和部分的外科颈骨折。由于这种成角是因靠近关节的骨折端受单一方向的肌肉牵拉所致，此手法将靠近关节的骨折端与关节看成一个整体，利用关节的活动使骨折端对位，成角畸形也就得到了矫正（图8-3-4）。如伸直型的肱骨髁上骨折，须在牵引下屈曲，屈曲型则须伸直。

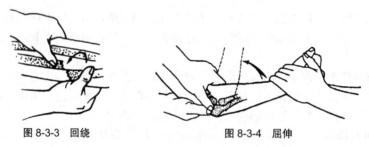

图8-3-3　回绕　　　　　　　　　　　图8-3-4　屈伸

5. 端挤提按　主要适用于侧方及前后移位的畸形。端挤手法用于矫正侧方移位，术者一手固定骨折近端，另一手从侧方挤骨折远端靠向近端，使其复位（图8-3-5）。提按手法主要用于矫正前后移位（即上下侧或掌背侧），操作时，术者两手拇指按突出的骨折一端向下，两手四指提下陷的骨折另一端向上，使骨折复位（图8-3-6）。该手法要求部位明确、方向正确、力度恰好、着力点稳固。

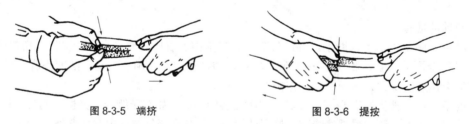

图8-3-5　端挤　　　　　　　　　　　图8-3-6　提按

6. 成角折顶　主要适用于横断或锯齿型骨折。患者肌肉发达，单靠牵引力量不能完全矫正重叠移位时，可用折顶手法。术者两手拇指抵于突出的骨折一端，其他四指重叠环抱于下陷的骨折另一端，在牵引下两拇指用力向下挤压突出的骨折端，加大成角，依靠拇指的感觉，估计骨折的远近端骨皮质已经相顶时，而后骤然反折。反折时环抱于骨折另一端的四指将下陷的骨折端持续向上提起，而拇指仍然用力将突出的骨折端向下按，这样较容易矫正重叠移位（图8-3-7）。成角折顶用力的方向可正可斜。正位折顶用于单纯前后移位者，斜向折顶用于同时有侧方移位者。此法多用于前臂骨折。

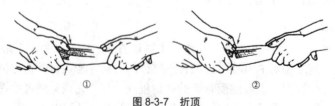

①　　　　　　　　　　　②

图8-3-7　折顶
①加大成角；②反折对位

7. 夹挤分骨　主要适用于两骨并列部位的骨折，因受骨间膜的牵拉使骨折段相互靠拢，如尺桡骨、胫腓骨等。如尺桡骨骨折整复时，可用两手拇指及示、中、环三指由骨折部的掌背侧对向夹挤两骨间隙，将靠拢的骨折端分开，远近骨折段相对稳定，并列的双骨折就如同单骨折一样，在这样的基础上，再结合端挤、旋转等达到最终复位（图8-3-8）。

8. 摇摆触碰　主要适用于横断、锯齿型骨折。经过上述整骨手法，一般骨折基本得到整复，但横断、锯齿型骨折其断端间可能仍有间隙。术者可用两手固定骨折部，由助手在维持牵引下轻轻地左右或前后方向摆动骨折远端，待骨擦音逐渐变小或消失，则表明骨折面已紧密接触（图8-3-9）。

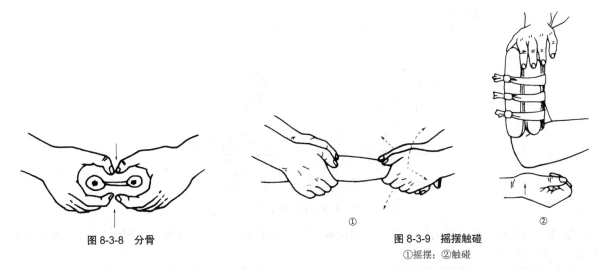

图 8-3-8　分骨

图 8-3-9　摇摆触碰
①摇摆；②触碰

9. 对扣捏合　主要适用于分离型或粉碎性骨折。分离型骨折，术者两手手指交叉合抱骨折端，双手掌对向扣挤，把分离的骨折块挤紧复位。粉碎性骨折，则可用拇指与其余四指稍用力对向捏合使粉碎的骨折成为一体。

10. 按摩推拿　主要用来梳理骨折周围的软组织，使肌肉、肌腱等组织柔顺、舒展，软组织的顺平对骨折复位也具有辅助作用。按摩推拿要手法轻柔，顺骨理筋，不能影响骨折端的位置。

除此以外，针对某些骨折或脱位情况也有一些特殊的手法，如足蹬法、杠杆法。正骨手法多种多样，在实际操作中应灵活选择或联合使用，针对某一骨折的手法也不是一成不变的。目前影像学技术的提高，让我们对骨折的移位等了解得更加清晰，但在实际操作中，我们应多用手细心去感触骨折端，建立骨折在体内的空间立体感，日积月累，才能真正提升手法复位的功底。

二、理筋手法

理筋手法在骨折移位的筋伤和骨病中广泛应用。理筋手法的分类很多，分类的标准多样，目前尚未统一。根据其难易程度，也为了便于将其区分，本书将部分常用的手法分为基本类手法和运动关节类手法。

（一）基本类手法

基本类手法多是操作相对简单，也容易掌握的一类手法。这类手法便于早期从事手法治疗者操作，安全性高。

1. 摩法　用手掌或手指在体表作有节律的环形抚摩的手法，称为摩法。分为单手摩法和双手摩法（图8-3-10）。

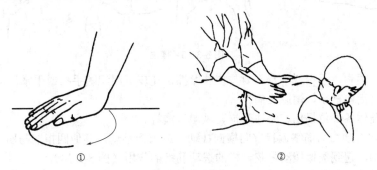

图 8-3-10　摩法
①单手摩法；②双手摩法

动作要领：动作要轻柔协调，有节奏性，用力均匀轻重得宜，做到轻而不飘，重而不滞。单手摩法的操作宜轻快，频率每分钟120次左右；双手摩法的操作宜稍重缓，频率为每分钟100次左右。

功用：消瘀退肿，镇静止痛，并能缓解肌肉紧张疼痛。

适应证：在一般理筋手法开始和结束时应用，适合全身各部位，以胸腹胁肋处损伤较常用。

2. 按法　用手指或手掌着力于体表一部位或穴位上，逐渐用力下压，为按法（图8-3-11）。分为指按法和掌按法。

动作要领：按压的力量要垂直向下，力度由轻到重，稳而持久，逐步渗透至深部组织。结束时应逐渐减低按压的力量。

功用：解痉止痛，温经散寒。

适应证：多种疼痛类疾病，可用于肌肉紧张部位（如腰背部）。

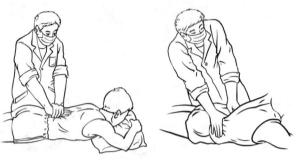

图 8-3-11　按法

3. 推法　用手指或手掌着力于人体一定部位或穴位上，用力向一定方向推动（图8-3-12）。分为平推法、直推法、一指禅推法等。

动作要领：着力部位要紧贴体表的治疗部位，向下的压力要适中、缓慢均匀，呈直线移动。

功用：疏通经络，行气消瘀。

适应证：可适用于全身各部位的多种病症。

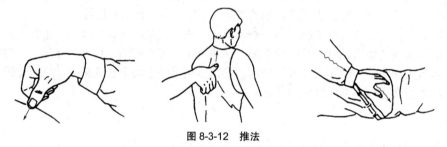

图 8-3-12　推法

4. 揉法　用拇指或手掌在皮肤上做轻轻回旋揉动的一种手法（图8-3-13）。

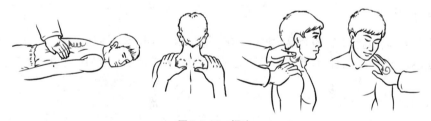

图 8-3-13　揉法

动作要领：动作应柔和，手指或手掌不要与皮肤摩擦，使皮下组织随手指或手掌滑动。

功用：放松肌肉，活血祛瘀，消肿止痛。

适应证：适应于肢体各部位损伤、慢性劳损、风湿痹痛等。

5. 拨法　用拇指加大劲力与筋络循行方向横向拨动，或拇指不动，其他四指取与肌束、肌腱、韧带的垂直方向，单向或反复拨动，起到类似拨动琴弦一样的拨动筋络的作用（图8-3-14）。

动作要领：拨动的方向与肌纤维的走行相垂直，拨动频率可快可慢，速度要均匀，用力要由轻到重，再由重到轻，刚中有柔。

功用：缓解肌肉痉挛，松解粘连，活血化瘀，通络止痛。

适应证：适用于急慢性筋伤而致肌肉痉挛或粘连等。

6. 擦法　是用手掌、大小鱼际、掌根或手指在皮肤上摩擦的一种手法（图8-3-15）。

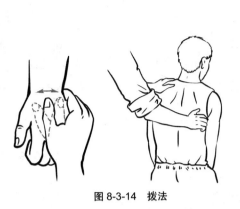

图 8-3-14 拨法

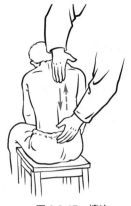

图 8-3-15 擦法

动作要领：用上臂带动手掌，力量大而均匀，动作要灵巧而连续不断，使皮肤有红热舒适感。施行手法时要用润滑剂，防止擦伤皮肤。

功用：活血散瘀，消肿止痛，温经通络，并具有松解粘连、软化瘢痕的作用。

适应证：适用于腰背部，以及肌肉丰厚部位的慢性劳损和风湿痹痛等。

7. 揉法 是指手部在治疗部位以滚动的形式，形成滚压刺激的一类手法（图 8-3-16）。

动作要领：用手的小鱼际尺侧缘及第 3、4、5 掌指关节的背侧，按于体表，沉肩、屈肘约 120°，手呈半握拳状，手腕放松，利用腕力和前臂的前后旋转，反复滚动，顺其肌肉走行方向自上而下或自左而右，按部位顺序操作，压力要均匀，动作要协调而有节律。

功用：调和营卫，疏通经络，祛风散寒，解痉止痛。

适应证：适用于陈伤及慢性劳损，颈肩、腰背、四肢等肌肉丰厚部位的筋骨酸痛、麻木不仁，以及肢体瘫痪等。

8. 拿法 是用拇指与其他四指相对成钳形，一紧一松地用力提揉捏，以挤捏肌肉、韧带等软组织的一种手法（图 8-3-17）。

动作要领：腕要放松，拇指与其他四指相对，逐渐用力内收，并连续不断地做揉捏动作，用力由轻到重，再由重到轻，不可突然用力。

功用：疏通经络，镇静止痛，开窍提神，缓解痉挛。

适应证：颈项、肩背及四肢部紧张疼痛者。

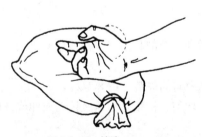

图 8-3-16 揉法

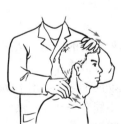
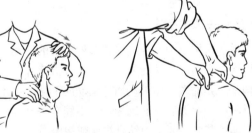

图 8-3-17 拿法

9. 点压法 根据经络循行路线，选择适当穴位，用手指在经穴上点穴按压的一种手法（图 8-3-18）。

动作要领：用中指为主的一指点法，或用拇、示、中三指点法，或用五指捏在一起，组成梅花状的五指点法。术者应用点压法治疗时，应将自身的气力运到指上，以增强指力。指与患者的皮肤成 60°～90°。根据用力大小可分为轻、中、重点压三种。

功用：本法是一种较强的刺激手法，具有疏通经络、宣通气血、调和脏腑、平衡阴阳的作用。但对重要脏器所在部位应慎用，或使用时力量要适当减轻。

适应证：多用于胸腹部内伤、腰背部劳损、截瘫、神经损伤、四肢损伤及损伤疾患伴有内证者。

10. 搓法 用双手掌面相对放置于患部两侧，用力做快速的搓揉，并同时做上下或前后往返移动的手法，称为搓法（图 8-3-19）。

动作要领：双手用力要对称，搓动要快，移动要慢，动作要轻快、协调、连贯。

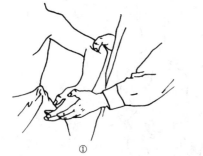
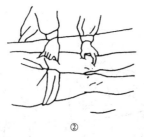

图 8-3-18　点压法
①上肢点压法；②下肢点压法

图 8-3-19　搓法

功用：调和气血，舒筋活络，放松肌肉，消除疲劳。

适应证：多用于四肢及肩、肘、膝关节，也可用于背、胁肋部的筋伤。

11. 抖法　用双手握住患者上肢或下肢的远端，稍微用力做连续、小幅度、快速地上下抖动，使关节松动，称为抖法（图 8-3-20）。

动作要领：抖动幅度要小，频率要快，轻巧舒适，嘱患者要充分放松肌肉。

功用：能松弛肌肉关节，缓解外伤所引起的关节功能障碍，并能减轻施行重手法后的反应，增加患肢的舒适感。

适应证：多用于四肢关节，以上肢为常用，常配合按摩与搓法，综合运用于理筋手法的结束阶段。

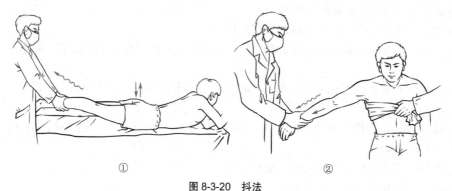

图 8-3-20　抖法
①下肢抖法；②上肢抖法

（二）运动关节类手法

术者将手法作用于关节处，使关节做被动的运动，从而达到活利关节的目的，多在放松类手法后使用。适用于关节粘连、挛缩，活动受限，或有关节错缝者。

1. 屈伸法　是对关节做被动屈伸运动的手法，适用于功能活动障碍的关节（图 8-3-21）。

动作要领：一手握肢体的远端，一手固定关节部，然后缓慢、均匀、持续有力地做被动屈伸或外展、内收活动。在屈伸关节时，要稍微结合拔伸或按压。

功用：对各种损伤后的关节屈伸、收展活动障碍，筋络挛缩，韧带及肌腱粘连，关节强直均有松解作用。

适应证：适用于肩、肘、髋、膝、踝等伤后出现关节功能障碍者。

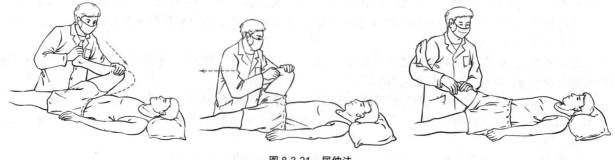

图 8-3-21　屈伸法

2. 旋转扳法 是对关节做被动旋转摇晃扳动的一种手法（图8-3-22），多用于颈椎、腰椎，分为颈部旋转扳法和腰部旋转扳法两种。

动作要领：①颈部旋转扳法，又称扳颈手法，操作时一手托住下颌，另一手按扶头后，或一手托住下颌，另一手按住颈椎患部棘突上，连续做旋转动作，在达到最大角度后骤然加力，会听到"格"的响声。此法对操作者要求高，不可贸然使用，以免造成颈椎损伤。在此基础上形成的旋提手法，降低了操作难度，增加了安全性。②腰部旋转扳法，又称斜扳法。患者俯卧位，术者一手扳肩前方，一手扶腰臀部，向相反方向用力，使腰部产生旋转。

功用：松解小关节粘连。

适应证：多用于颈椎或腰椎僵硬、粘连，及小关节的滑脱、错位等。

3. 腰部背伸法 利用让患者腰部背伸的动作达到松解腰部紧张的一种手法。分为站立位法（图8-3-23）和卧位法（图8-3-24）。

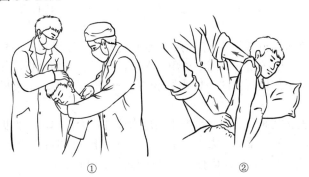 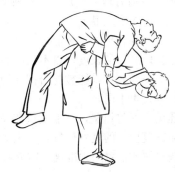

图8-3-22　旋转扳法
①颈部旋转扳法；②腰部旋转扳法

图8-3-23　腰部背伸法（站立位法）

动作要领：①站立位法，又名背法。术者与患者背向站立，背部相贴，双肘均屈曲并反扣，术者用其骶部抵住患者的腰部，弯腰并将患者背起达双足离地，然后术者用臀部着力上下晃动牵引患者腰部。②卧位法，又名扳腿法或推腰扳腿法。患者俯卧，术者一手扳大腿前侧，一手推按于腰骶部，迅速向后上方抬拉下肢，用髋关节带动腰部达到过伸的目的。

功用：松弛肌紧张，复位小关节。

适应证：用于急性腰扭伤、小关节紊乱、腰椎间盘突出症者。

4. 拔伸牵引法 是一种术者和助手分别握住患肢的远近端，用力对抗牵引的手法（图8-3-25）。

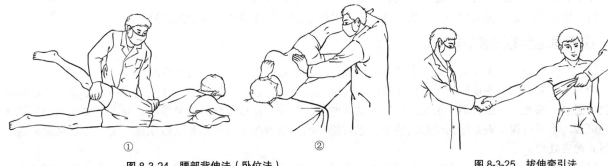

图8-3-24　腰部背伸法（卧位法）
①俯卧；②侧卧

图8-3-25　拔伸牵引法

动作要领：手法开始时，先按肢体原来体位顺势逐步用力牵引，并改变肢体位置，顺肢体纵轴对抗牵引，用力轻重得宜，持续稳准。

功用：疏通筋脉，松解关节，行气活血。

适应证：多用于肢体关节扭伤、粘连等。

第三节　夹板固定

夹板固定是根据肢体动态平衡原理，从肢体功能出发，通过布带对夹板的约束力、纸压垫对骨折端制约或矫正成角畸形和侧方移位的效应力，并充分利用肢体肌肉收缩活动时所产生的内在动力，恢复肢体内部平衡，具有能动性的固定方式。这是中西医结合治疗骨折最具代表性的技术。夹板固定的前提是保证骨折良好的复位，材料包括夹板（柳木板、竹板、杉树皮、纸板等）、布带和纸压垫，再配合技巧性的绑扎技术，才能完成夹板的固定。

一、适应证和禁忌证

1. 适应证　四肢闭合性骨折，包括骨干骨折、关节面完整的关节内骨折、接近关节的干骺端骨折等；创口小且良好处理的四肢开放性骨折。

2. 禁忌证　较严重的开放性骨折；难以整复或固定的关节内骨折，如鹰嘴骨折、髌骨骨折、股骨颈骨折、骨盆骨折、胫骨平台骨折等；软组织条件差的骨折，如肿胀严重、皮肤水疱等；伴随或怀疑有血管损伤者。

二、固定的用具

1. 夹板　目前各地所使用的夹板种类多样，有树皮、纸板、竹板，也有塑料板等，都具有轻便、可塑性、通透性、可透过 X 线等优点。

夹板长度应视骨折的部位而异，分不超关节固定和超关节固定两种。前者适用于骨干骨折，夹板的长度等于或接近骨折段肢体的长度，以不妨碍关节活动为度；超关节固定适用于关节内或近关节处骨折，其夹板通常超出关节处 2～3cm，以能被扎带捆住为度。每个部位所需的夹板数量不一，一般为 4～5 块，夹板放置的位置及捆扎的方式也不同。

2. 纸压垫　又称压垫，一般安放在夹板与皮肤之间，利用其所产生的压力或杠杆力，作用于骨折部，以维持骨折断端在复位后的良好位置。纸压垫的形状较多，厚薄、大小等不一，可适用于不同的骨折部位和移位情况。纸压垫安放的位置必须准确，需分析骨折的再移位方向，进行有针对性的阻挡和挤压。

三、操作步骤

（1）根据骨折的部位、类型及患者肢体情况，选择合适的夹板，并将所需用的固定用具均准备齐全。

（2）整复完毕后，在助手维持牵引下，如需外敷药者将药膏摊平敷好，再将所需的压垫安放于适当的位置，用胶布贴牢。

（3）将棉垫或棉纸包裹于伤处，勿使其有皱褶，将夹板置于外层，排列均匀，夹板间距以 1～1.5cm 为宜。夹板的两端勿超过棉垫，骨折线最好位于夹板之中央，由助手扶持夹板，术者依次捆扎布带，将布带缠绕两周后打活结于夹板的前侧或外侧，一般按中间、远端、近端的顺序，两端扎带距夹板末端 1～1.5cm 为宜。扎带的松紧度要适宜，要求能提起扎带在夹板上下移动 1cm，即扎带的拉力为 800g 左右，过松则达不到固定目的，过紧则引起肢体肿胀，轻者压伤皮肤，重者则肢体发生缺血性坏死。

（4）固定完毕后，再次检查夹板的位置、固定的松紧等，将患肢置于舒适的位置。

四、夹板固定后的注意事项

（1）抬高患肢，利于肿胀消退。患肢抬离，程度应高于心脏水平，可有利于消肿。

（2）密切观察伤肢的皮肤感觉、血运及肢体远端的活动情况，在固定后 3～4 天内更应注意观察肢端皮肤颜色、温度、感觉、肿胀及活动情况。如发现肢端肿胀、疼痛、温度下降、颜色紫暗、麻木、伸屈活动障碍并伴剧痛者，不可仅仅认为是损伤引起的疼痛，也可能是因严重肿胀而出现的骨筋膜室综合征，应及时解除固定观察并对应处理。

（3）注意询问骨骼突出处和压垫部位有无灼痛感，如患者持续疼痛，可能存在压迫性溃疡，则应解除夹板进行检查。

（4）注意经常调节扎带的松紧度，早期多会肿胀有所加重，如自觉疼痛严重，应适当放松扎带；待肿胀消退后可能出现扎带过松，而起不到固定作用，应及时调整扎带的松紧度，以保持 1cm 的正常移动度为标准。

（5）定期进行 X 线检查，特别是在 2 周以内要经常检查，了解骨折是否发生再移位，如有移位应及时处理。2 周后一般骨折端相对稳定，发生再移位的风险更小。

（6）指导患者进行合理的功能锻炼，并将固定后的注意事项及练功方法向患者及家属交代清楚。要向患者告知正确的锻炼不会造成骨折端的移位，排除患者的顾虑，取得患者的合作。

五、解除夹板固定的日期

夹板固定时间的长短，应根据骨折临床愈合的具体情况而定。达到骨折临床愈合标准，即可解除夹板固定。

一般不可等骨折完全愈合后再拆除夹板，否则可能出现关节僵硬等并发症。

第四节　石膏固定

石膏固定依然是处理骨折和脱位最常用的方法。和夹板固定相比，石膏固定可适用于全身各部位的骨折。石膏固定应用范围广泛，具有可塑性、易凝固性、不易变形、护理难度小、价格低廉的优点。但是，由于石膏较为笨重，佩戴舒适性欠佳，超关节固定的范围较大易出现肌肉萎缩、关节僵硬等，对骨突部位容易形成压疮，早期因肿胀容易固定偏紧影响血运，消肿后又容易偏松出现固定不牢靠以及骨折再移位，所以目前使用传统石膏的医院在逐步减少，取而代之的是一些轻便、通透性好、操作简单、可重复使用的树脂石膏、高分子热塑板、支具等。

一、适应证和禁忌证

1. **适应证**　骨折、脱位复位后的固定；神经、血管、肌腱断裂缝合术后固定；关节矫形或融合术后固定；化脓性关节炎、骨髓炎局部制动等。

2. **禁忌证**　开放性损伤尤其伴有厌氧菌感染者；全身情况不稳定、严重脏器疾病者；肿胀进行性加重者。

二、石膏的分类

根据部位及作用不同，可分为石膏托、管型石膏、石膏夹板及躯干石膏等。其中躯干石膏中适用于颈腰椎、肩关节的已极少使用，髋"人"字石膏在固定儿童时仍会少量使用。根据衬垫的多少可分为有衬垫石膏和无衬垫石膏。有衬垫石膏舒适性好，但固定效果差；无衬垫石膏固定效果好，只在骨突部位放置衬垫，但易压迫皮肤或影响血运。

三、石膏操作步骤

1. **制作前准备**　首先应明确骨折及脱位情况，确定石膏的长度、形状及部位，依骨折复位后的稳定位置明确患者肢体固定的体位（功能位、中立位、屈曲位、伸直位、旋前或旋后、外展位等），备齐一定量的石膏卷、40℃左右的水、衬垫、绷带、剪刀等。

2. **放置衬垫**　在被固定的肢体上垫一层薄棉花或穿上袜套，在骨突部位应放衬垫，防止压迫形成溃疡等。

3. **制作石膏托**　选择合适宽度的石膏绷带，先用干石膏条在患者肢体上测量确定所需的长度，按照此长度将石膏绷带铺开并往返折叠，边铺边用手抚平，一般为6～8层，特殊部位也可加厚至10～12层。注意在关节部位为避免皱褶，此时可提前将其两侧各横向剪开1/5左右。手指分别捏住石膏条的两端，对折卷起后轻轻置于温水中，待气泡冒完拿出水面，双手轻挤两端，挤出多余的水分，快速在操作台上铺开并平整。

4. **放置石膏托并塑形**　将石膏托用手掌抹平紧贴于皮肤，远近端翻转成双层加以塑形，可让助手帮助扶住石膏托于固定位置，操作者用绷带先在肢体近端缠绕两层，而后再一圈压一圈地依次包扎至肢体远端。一般等待10～20分钟石膏即凝固成型。对需双石膏托固定者，依前法再做一石膏托，置于前者相对的部位，然后用纱布绷带再缠绕即可。

管型石膏是制作相对复杂的一种。按照石膏绷带的制备方法，将浸过水备好的石膏绷带逐步螺旋式的缠绕患肢，由远及近或由近至远，使绷带卷带相互重叠1/3～2/3，切不可拉紧绷带，需保持石膏绷带的平整，切勿形成皱褶，要用手掌（切记勿用手指压迫）不断的抚平和塑形，使之符合肢体的形状即可。

5. **修整石膏**　待石膏凝固后观察整个石膏，剪除多余部分及修整边缘，在石膏显著部位标记诊断及石膏制作日期，最后将患肢放置在较舒适位置，如上肢可用绷带或前臂吊带将上肢悬吊至颈部。对特殊的如髋"人"字石膏、蛙式石膏，应在会阴部留有一定空隙。对于有创面者，可在局部开窗以随时观察伤口情况。

四、注意事项

1. 做石膏前应计划好每一步并备齐所用材料，避免临时需要准备东西导致石膏托变干而不易塑形。

2. 在石膏未凝固结实前不要搬动患者，以免使石膏折断或变形，操作过程中尽量用手掌，忌用手指捏压。

3. 抬高患肢，及时询问患者有无受压的部位，观察肢体感觉、血运及运动情况。当怀疑有压迫情况时，立即将石膏纵行切开并对症处理。及时观察石膏的松紧度，如肿胀消退后松动者应及时更换。

4. 定期复查 X 线片，注意畸形矫正。对有轻度成角畸形时，可在其凹面横行切断石膏周径的2/3，将肢体的远侧段向凸面方向矫正，即可纠正成角畸形，然后用木块或石膏绷带条填塞至裂隙中，再以石膏绷带固定。

5.保持石膏清洁，变换体位时应注意保护，以免变形甚至折断。

6.固定期间，嘱患者积极行肌肉静力收缩和未固定关节的功能锻炼。

现在经改良使用的树脂石膏、热塑板等，操作相对简单，可塑性强，且加热后可重复使用，具有良好的透气性和轻便性，适应证及注意事项基本同石膏，但用于固定髋部和肩部时实用性不如石膏。支具是近年来逐步出现的一种固定器具，针对不同部位有不同的样式和型号，佩戴方便，但价格较高且为自费产品。

第四章 常见技术操作

第一节 关节穿刺与注射

关节穿刺及注射是目前诊断及治疗关节疾病的常用的方法之一。关节穿刺可抽取关节液进行相应的实验室检查用以辅助诊断；在关节穿刺的基础上，注射相应的药物可用于治疗关节疾病。能够独立完成肩关节穿刺和注射是骨伤科住院医师应具备的基本能力。

一、关节穿刺的部位

主要列述肩、肘、腕、髋、膝、踝这六大关节的穿刺部位。

1. 肩关节穿刺

（1）后侧穿刺　上臂轻度外展、内旋，在肩胛冈外端，紧贴肩峰突下缘进行穿刺，垂直进针。

（2）前侧穿刺　上臂轻度外旋、外展，肘关节屈曲位，在肱骨小结节与肩胛喙突间连线的中点穿刺，针尖斜向后、内侧进针。

2. 肘关节穿刺

（1）后侧穿刺　肘关节屈曲90°，在尺骨鹰嘴尖端，经肱三头肌肌腱穿刺，或在尺骨鹰嘴与肱骨外髁之间穿刺，针尖向前、向下进入关节腔。

（2）桡侧穿刺　肘关节轻度屈曲，紧贴桡骨小头上部，在桡骨小头之间穿刺，针尖垂直入关节腔。

3. 腕关节穿刺

（1）桡侧背侧穿刺　腕关节为轻度掌屈及向尺侧倾斜位，在腕关节韧带下缘，拇长伸肌腱与示指固有伸肌腱之间，穿入桡骨与舟骨之间隙，亦可选择"鼻烟壶"处进针，针尖垂直进入关节腔。

（2）尺侧旁穿刺　腕关节轻度掌屈及向桡侧倾斜位，在尺骨茎突尖端，尺侧腕伸肌腱与指总伸肌腱之间，使针尖垂直进入关节腔。

4. 髋关节穿刺

（1）外侧穿刺　患者侧卧位，选择股骨大粗隆前下方为进针点，针尖斜向后内，针管与下肢成45°，贴骨骼进入5～10cm。

（2）后侧穿刺　患者半俯卧位，腹壁与操作台面成45°，取股骨大粗隆中点与髂后下棘之连线的中外1/3交界处为进针点，针尖垂直进入关节腔。

（3）前侧穿刺　患者取仰卧位，在髂前上棘与耻骨联合之连线上，穿刺针由股动脉外侧1cm处垂直刺入关节腔；或由耻骨联合上缘向大粗隆画一水平线，在该线与缝匠肌之交点内侧垂直进针。当针尖垂直深达股骨头后再退出2～3mm，即可开始抽吸或注入药物。

5. 膝关节穿刺

患者膝关节伸直，放松股四头肌，可由髌骨外上、外下、内上或内下方距髌骨边缘约1cm处进针，针尖与额状面平行，斜向髌骨与股骨关节面的间隙穿刺。

6. 踝关节穿刺

（1）外侧穿刺　患足取轻度下垂及内收位，在外踝前方、趾伸肌腱外侧与外踝之间向踝关节面，即高于外踝尖端1横指处水平部位穿刺，针尖斜向后内进入关节腔。

（2）前内侧穿刺　患足取轻度下垂及外翻位，在内踝前方，高于内踝尖端约1横指处紧贴胫骨前肌腱内侧与内踝之间，向踝关节面水平部位穿刺，针尖斜向外后方进入关节腔。

（3）后外侧穿刺　患者踝关节轻度背屈，紧贴外踝后侧，在高于外踝尖端2横指处向踝关节水平部位穿刺，针尖斜向前内方进入关节腔。

二、关节注射的步骤

1. 注射前准备

安尔碘或碘伏，棉签，5～20mL注射器数只，盐酸利多卡因，注射的药物如激素、玻璃酸钠、医用几丁糖等。

2. 注射步骤

（1）定位　确定穿刺点，一般选择自己最熟悉的穿刺部位。

（2）消毒　常规采用安尔碘或碘伏消毒，一般以注射点为中心、直径 5cm 面积即可。

（3）注射　按照穿刺的步骤将注射器针头刺入关节腔，推之无阻力或少许阻力，回抽无血，如能抽出关节液，则表明注射器针头已在关节腔内。关节注射的关键是必须保证针头处于关节腔内。如关节内有大量积液，一般应将积液抽出后再注射相应药物。

（4）覆盖　出针后按压，如无出血则用无菌敷料覆盖。嘱其 24 小时保持敷料干燥。

三、注意事项

1. 和其他治疗一样，关节穿刺与注射应严格无菌操作。

2. 选择自己最熟悉的穿刺方式。

3. 应确保注射器针头处于关节腔内。

4. 注射的药物根据具体的疾病而定。

第二节　封闭疗法

封闭疗法是指根据不同的病情，在病变或损伤部位局部注射麻醉药物及其他适当的药物的方法，达到抑制炎症、减轻疼痛的目的。封闭疗法具有操作简单、安全、适应范围广等优点，是骨伤科治疗痛症时使用较多的一种方法。

一、适应证

主要有身体各部位的肌肉、肌腱、韧带、筋膜、腱鞘、滑膜、滑囊和神经的急慢性损伤或退行性改变引起的局部疼痛性疾病。

二、禁忌证

主要包括发热、局部感染或红肿热痛、血糖控制欠佳、出血倾向或凝血机制障碍、结核、肿瘤、麻醉药和注射药物过敏、严重脏器疾病发作期、体质虚弱难以耐受等。

三、所需药物

1. **麻醉药物**　可选择 0.5% ～ 1% 的盐酸利多卡因注射液或 1% ～ 2% 的普鲁卡因 3 ～ 5mL，如注射部位较多可取 10mL。普鲁卡因使用前需做皮试。

2. **类固醇激素药物**　曲安奈德 5 ～ 10mg、复方倍他米松 1mL、地塞米松 5 ～ 10mg。根据医院及病情，三者选其一与麻醉药物一同使用。

四、注射方法

1. **定位**　封闭疗法重点是注射部位的选择，如部位正确则疗效显著。临床中，应根据病情确定注射部位，最常用的是压痛点，但需明确压痛点的层次，如为浅层则较为简单，如压痛点为深层，则注射时应注意注射的深度和角度。此外，还有腱鞘内注射、椎管内注射、神经根注射等，要求较高，需要熟悉局部的解剖，目前可在超声或 X 光引导下注射，提高注射的准确性。

2. **消毒**　常规采用安尔碘或碘伏消毒，如注射部位较深，消毒范围可略大，一般以注射点为中心、直径 5cm 面积即可。

3. **注射**　根据注射的深度选择合适的针头，快速刺入皮肤、皮下组织到达病变部位，经回抽无血则可将药物注入。

4. **覆盖**　出针后按压，如无出血则用无菌敷料覆盖。嘱其 24 小时保持敷料干燥。

五、注意事项

1. 严格无菌操作，防止感染。

2. 注射部位应准确，根据病情分析病变部位的层次，深度应适中，在内脏及重要神经、血管部位应避免意外损伤。

3. 因封闭疗法使用的是激素，所以应注意注射的频次和药品浓度，不能为追求短期止痛效果而多次、大量地使用激素，尤其是关节内、肌腱部位，容易出现严重并发症。

4. 临床报道中可见在注射时加用中药制剂，但一般不推荐。

第三节　牵引疗法

牵引疗法是广泛应用于骨折、脱位以及颈椎疾患和腰椎疾患的一种治疗方法。牵引疗法是通过牵引装置产生机械牵引力和身体重量的反牵引力形成对抗，使紧张和强烈收缩的肌肉得到放松，可用于整复骨折或脱位、预防和矫正软组织挛缩、降低椎间盘压力以及某些疾病术前组织松解和术后制动的一种治疗方法。牵引疗法包括皮肤牵引、骨牵引及牵引带牵引等，可根据各自的适应证及患者的具体情况综合分析使用。

一、皮肤牵引

通过皮肤将牵引力作用于骨骼或软组织部位，达到复位、固定、矫形作用的技术，称为皮肤牵引。此法安全无痛苦、操作简单，但牵引重量一般较小，所以适用范围有限，多用于下肢，也可用于手指。

1. **适应证**　小儿下肢骨折；骨折需要持续牵引，但又不需要强力牵引或不适于其他牵引者；不需要较大牵引力的短期牵引；为防止或矫正髋、膝关节屈曲、挛缩畸形者。

2. **禁忌证**　皮肤有破损或感染、溃疡者；有血运循环障碍，如静脉曲张、血栓栓塞者；皮肤对胶布过敏者；小重量牵引不能达到矫正错位目的者。

3. **操作方法**　先将伤肢剃毛、清水洗净并擦干，在伤肢两侧皮肤涂上复方安息香酸酊，可增加胶布的黏性，并减少对皮肤的刺激。行下肢牵引时，根据肢体的长度和宽度制备胶布条（宽度为 5 ～ 8cm，长度约为骨折线近端4cm到足底距离的2倍再增加20cm），胶布条中段部位贴一长形木板，木板中央钻一孔并传入牵引绳，以备牵引。将胶布条平整地贴于肢体两侧。外面用绷带从下而上缠绕固定，范围至胶布近端的下方。在远端牵引绳上系上合适的牵引锤，通过滑车进行牵引。

4. **牵引重量**　依患者的年龄、体重、骨折情况而定，一般开始用 2 ～ 3kg，根据复查情况调整，但一般不超过 5kg。

5. **注意事项**　密切观察肢体长度及复查骨折对位情况，及时调整牵引重量；经常检查牵引装置，注意有无松动、滑脱；注意观察皮肤、血管及肢端血运情况，如有水疱、缺血情况应停止牵引。

二、骨牵引

骨牵引是指将钢针穿过骨骼进行直接牵引的方法，可承受较大重量的牵引，达到复位、固定与休息的作用。骨牵引包括颅骨牵引、尺骨鹰嘴牵引、股骨髁上牵引、胫骨结节牵引、跟骨牵引等，重点介绍后三者。

1. **适应证**　成人各种不稳定性骨折；开放性骨折；部分颈椎骨折或脱位；因软组织条件欠佳短期不能行手术者；某些患者的术前准备，如陈旧性骨折脱位、关节挛缩等成人肌力较强部位的骨折。

2. **禁忌证**　牵引处为开放性损伤污染严重者；牵引局部骨质有损伤、病变及严重骨质疏松者；牵引处皮肤有过敏、感染或疾病等。

3. **牵引部位、方向及重量**

（1）股骨髁上牵引　内收肌结节之上方2cm处，方向由内向外，重量为体重的 1/8 ～ 1/6。

（2）胫骨结节牵引　胫骨结节最高点向后、向下各2cm。方向由外向内。重量为 7 ～ 8kg，维持量为 3 ～ 5kg。

（3）跟骨牵引　内踝下端至足跟后下缘连线的中点处。方向由内向外，针与踝关节面略呈倾斜15°，即针的内侧进针处低，外侧出针处高。重量为 3 ～ 5kg。

4. **操作方法**

（1）术前准备　骨牵引穿刺包（纱布、无菌单、洞巾、不同粗细的钢针、手摇钻、锤子、刀片等）；其他用品如碘酒、酒精、牵引架、牵引弓、牵引绳、滑车、牵引锤等。

（2）消毒及麻醉　标记穿针部位，操作者戴无菌手套，常规消毒、铺无菌单及洞巾，采用 0.5% ～ 1% 利多卡因在进针点和出针点浸润麻醉。

（3）进针　将钢针穿过皮肤到达骨质，用手摇钻将钢针按特定方向、角度钻透对侧骨质至皮下，以手压迫针眼周围皮肤，穿出钢针，两侧钢针与皮肤间距相等，可适当剪短钢针。酒精纱布覆盖针孔。

（4）安装牵引装置及重量　安置牵引弓于钢针的两端，钢针露在牵引弓外的针尖可用纱布缠绕覆盖，以免损伤患者及其他人员。连接牵引架，放上一定重量的牵引锤，并调整牵引角度保证力线。

5.**注意事项**　严格无菌操作；牵引时应注意局部的神经、血管，如腓总神经、尺神经等；根据部位选择不同粗细的钢针；每日检查牵引装置1～2次，观察钢针有无松动、针眼有无感染、牵引绳有无滑落、皮肤有无拉豁等；每日在针眼部位用酒精棉签消毒1次；定期观察肢体血运、感觉等情况；定期复查X线片了解骨折对位情况，调整牵引重量；嘱患者经常进行肢体功能锻炼，防止肌肉萎缩、关节僵硬等。

第四节　开放伤口的清创

清创术是指清除伤口内的异物、坏死组织和细菌，使污染伤口转变成为干净伤口，缝合后使之能一期愈合。

一、清创的时间

如病情允许，清创的时间是越早越好。一般认为伤后6～8小时内的伤口经彻底清创后可一期缝合，战伤及火器伤除外。伤后8～24小时（或超过24小时）的伤口，如尚未感染，配合抗生素的有效使用仍可清创；如已经感染，或伤口有异物或坏死组织，清创后伤口暂不能缝合。

二、清创的步骤

1.**清洗和消毒**　麻醉成功后，先用无菌敷料覆盖伤口，剃去伤口周围的毛发，清洗污物，用无菌刷及肥皂液刷洗患肢2～3次，刷洗后用无菌生理盐水冲洗。伤口内一般不予刷洗，污染严重者可用无菌敷料轻柔清洗。除去纱布，用生理盐水反复冲洗伤口，尽量清除伤口内异物和细菌。对于较大、较深的伤口，应用双氧水泡洗，再用大量生理盐水冲洗。然后擦干皮肤，严格消毒伤口周围皮肤，开放性伤口一般用碘伏消毒，闭合损伤一般用碘酒和酒精消毒，应注意消毒的时间。消毒完毕，铺无菌巾。

2.**清创**　清创时，如无大出血不宜使用止血带，但应在术前预置充气式止血带，以防术中意外的出血。

（1）充分显露并清除坏死组织　遵循"有怀疑，则清除"的原则。伤口不整齐可切除边缘皮肤1～2mm，颜面、手指、关节附近和会阴区等部位皮肤应尽量保留。如皮肤损伤较重则切除失去活力的皮肤，并适当扩大切口。由浅至深逐步清除异物，彻底切除污染和失去活力的皮下组织、筋膜、肌肉等。

（2）重要组织的处理　对肌腱、神经和血管，应在尽量切除其污染部分的情况下，保留组织的完整性，以便于修复。对骨折端处理时注意与骨膜相连的骨片及大的游离骨折块不应清除，以避免骨缺损。根据关节韧带和关节囊损伤的情况，若污染重应切除，如污染轻则清除污染物尽量保留正常组织。

（3）充分冲洗　彻底清创后，用双氧水、无菌生理盐水再次反复冲洗创口及其周围2～3次，然后可用稀碘伏浸泡或湿敷创口3～5分钟，再大量生理盐水冲洗。清洗后应更换手套、铺单及手术器械再进一步手术。

3.**组织修复处理**

（1）如为轻度污染，彻底清创且软组织可良好覆盖，可一期采用内固定来稳定骨折。Ⅱ、Ⅲ型开放性骨折，一般不宜行内固定，否则容易出现感染，可选用外固定器作为最终固定方案，如无法最终固定，可二期再行内固定。

（2）肌腱、神经、血管等重要组织损伤者，应争取予以修复。神经和肌腱因缺损不能一期吻合者，应原位固定覆盖，不可裸露，以便于二期修复。

4.**关闭伤口**　根据污染程度、就诊时间等决定。Ⅰ型可一期闭合伤口；Ⅱ、Ⅲ型可用无菌纱布、负压封闭引流等临时覆盖。肢体深筋膜可不缝合，避免出现筋膜间室综合征。一般应放置引流管，并进行负压引流，根据引流量或于24～48小时后拔除。如就诊时伤口已感染，无法彻底清创者，应敞开伤口，冲洗和切开引流，按时更换敷料，等待延期缝合或植皮。

三、其他处理

1.如术中无法对骨折端固定，则可选择石膏、骨牵引等固定。

2.药物治疗。积极应用抗生素，最好伤后3小时内，一般应联合应用，一期缝合应用7天左右，根据症状及化验结果决定是否停用；按疼痛分级予以镇痛镇静药物；注射破伤风免疫球蛋白或破伤风抗毒素；相应补液等防止休克或其他并发症；联合中药辨证施治，如伤口疼痛肿胀，以活血化瘀、消肿止痛为治法，方用活血止痛汤加减。

3. 及时观察伤口变化、看是否有感染发生。伤口感染一般表现为体温升高、局部红肿热痛、白细胞及感染指标升高。如确定发生感染则在使用抗生素抗感染的同时进行伤口的处理，行伤口拆开缝线、再次清创、引流、冲洗、换药等。也可按中医的"消、托、补"辨证施治。

4. 密切观察血运、皮肤感觉、运动等，尤其对于神经、血管损伤者，更应注意。

第五节　复位内固定技术

复位内固定技术是通过手术的方法用内固定物将骨折端连接起来，为骨折愈合创造条件的方法。现代的内固定多遵从国际骨折内固定学会（AO）制定的原则，其已成为全球骨折治疗公认的标准。根据对骨折断端的干预情况，可分为切开复位内固定和闭合（或间接）复位内固定。随着现代骨科技术的提高，内固定越来越重视微创，尽量减少对骨折端的血运及软组织的损伤，因此闭合复位内固定方式逐步成为追求的目标。目前大多数骨折可通过内固定获得良好的效果，但内固定也具有一定的缺点，我们应严格掌握适应证，熟悉每种内固定物及手术方式的利弊，根据患者骨折的具体情况来选择。

一、内固定物种类

骨伤科中用于对骨折固定的内植物有钢针、螺钉、钢板、髓内钉等。根据骨折的类型及内植物的作用，单用或合并使用以上内植物。

（1）钢板　钢板在骨折的固定中起到重要作用，和螺钉一起构成了钉板系统，是治疗骨折的最常用的方法。钢板的种类有普通接骨钢板、动力加压钢板、有限接触型钢板、重建钢板、解剖型钢板、锁定钢板等。根据不同的骨折类型、骨折部位采用适合的钢板是手术内固定的基本要求。

（2）髓内钉　利用不同类型的钢针，穿入所需固定的骨干髓腔内，以达到对骨干骨折固定的目的，已成为生物学固定的重要方法。髓内钉是骨干骨折尤其是粉碎性骨折的最佳选择，现已成为治疗股骨干、胫腓骨骨折的金标准。目前髓内钉多为带锁髓内钉，根据不同的骨折部位又有不同设计的髓内钉类型，如股骨粗隆间骨折就有亚洲髋髓内钉、股骨近端髓内钉（PFN）、股骨近端防旋髓内钉（PFNA）、InterTAN，我们应了解髓内钉的不同设计和手术技术才能做到对髓内钉的正确使用。

二、骨折内固定原则和技术

AO 早期就对骨折的治疗提出了四项基本的治疗原则：①骨折端的解剖复位，特别是关节内骨折。②为满足局部生物力学需要而设计的坚强内固定。③无创外科操作技术的应用，以保护骨折端及软组织的血运。④肌肉及骨折部位邻近关节早期、主动、无痛的活动，以防止骨折病的发生。这些原则对骨折的治疗产生了飞跃式的发展。但随着时间的推移，AO 过分强调的解剖复位和坚强固定造成了骨折不愈合、感染、再骨折等并发症的出现。为了减少并发症的发生，逐步形成了生物学固定的理念（BO）。BO 通过间接复位和微创技术实现对骨折的治疗，强调骨折治疗要重视骨的生物学特性，不能破坏局部软组织和血运，维护好骨折愈合的生理环境。

在骨折内固定的原则指导下，目前常用的骨折固定技术主要有张力带技术、骨折端加压技术、支撑技术、桥接技术等。张力带技术是将骨折张力侧的拉伸力转变为压缩应力，如对髌骨骨折、尺骨鹰嘴骨折的克氏针钢丝张力带固定；骨折端加压技术是可通过内固定物使骨折端产生轴向压力的技术，可达到骨折的一期愈合，多用于骨干的简单骨折；支撑技术主要是为克服骨折块的压缩力，如胫骨平台骨折、胫骨远端的 Pilon 骨折等；桥接技术是用内固定物跨越骨折部位从而把骨质连接起来，不破坏骨折端的血运，多用于骨干粉碎性骨折。

对骨折进行内固定治疗，需要我们充分认识到骨折的类型，明确是否为内固定的适应证，才能在骨折内固定原则指导下考虑应采用何种内固定，熟悉实施内固定的主要手术技术，只有这样才能正确地使用内固定并达到骨折良好愈合的目的。

第五章　骨　折

第一节　锁骨骨折

一、概述

锁骨骨折约占所有骨折的 5%，约占肩部骨折的 35%，其中以锁骨中 1/3 骨折占绝大多数。文献显示，对于锁骨骨折，非手术治疗仍然是最主要的治疗方式。

整个锁骨位置表浅，均位于皮下，为 "∽" 状弯曲的细长管状骨，从上方看为 S 形，从前方看为平直结构，桥接于肩峰与胸骨之间，是肩胛带同上肢与躯干间的骨性联系。锁骨的粗细及外形在不同部位均不相同：肩峰端扁宽；中间为锁骨体呈圆柱状而且最窄，故锁骨中 1/3 是其力学薄弱点而容易发生骨折；胸骨端最为粗大，其末端近似三棱形。

锁骨上有 5 条肌肉附着：在外侧，前上面有斜方肌，前下面有三角肌；在内侧，前上缘有胸锁乳突肌锁骨头，前下缘有胸大肌锁骨头；在锁骨中 1/3 下有锁骨下肌附着。锁骨外端由肩锁韧带、喙锁韧带（包括斜方韧带、锥状韧带）及三角肌、斜方肌来稳定。这些肌肉和韧带在分析骨折移位及评估稳定性方面具有重要意义。

二、临床诊断要领

（一）问诊

锁骨骨折的主要症状为外伤后锁骨局部的疼痛、肿胀、活动障碍。询问外伤的原因、时间、当时的情况及有无合并损伤等。锁骨位置表浅，主诉的疼痛部位多可判断为受伤的部位。锁骨骨折引起锁骨下动静脉和臂丛神经损伤的情况较少，但仍应常规询问肩、肘、腕、手指的感觉、运动等。

（二）望诊

患者多将伤肢常紧贴胸壁侧面，以健侧手托住患肘，头部向患侧肩关节倾斜，下颌偏向健侧，患肩向内、下、前倾斜，以缓解胸锁乳突肌的牵拉，减轻疼痛。患肢的活动可能引起剧烈疼痛。骨折局部皮肤明显肿胀伴有皮下瘀斑，锁骨上下窝变浅或消失。有移位的骨折，畸形通常十分明显，可见锁骨骨折近端向上方和后方的突起（图 8-5-1）。部分锁骨远端骨折呈局部隆起畸形。骨折若重叠移位，则患肩变短。肢端肤色、肿胀程度可初步提示是否合并血管损伤等。呼吸困难提示可能有气胸或肋骨骨折。

（三）触诊

因锁骨位于皮下，局部压痛，骨折后虽然有局部肿胀，通常能摸到台阶样畸形，并有骨折断端的异常活动。患肢的手指感觉异常用于判断是否合并神经损伤，少数可能会有臂丛神经损伤。患者血液循环障碍、桡动脉搏动减弱或消失，可能合并锁骨下血管损伤。

幼年患者缺乏自诉能力，尤其是青枝骨折，临床表现不明显，易贻误诊断，但在穿衣、上提其手或从腋下托起时，会因疼痛加重而啼哭，常可提示诊断。

（四）影像学检查

常规对锁骨进行前后位 X 线片检查，必要时可行锁骨 45° 头倾位检查，投照时需包括内侧的胸锁关节和外侧的肩锁关节。

在前后位胸片上，通过测量双侧锁骨的长度，可以了解骨折的短缩情况。以肩锁关节为中心，行前后位 X 线片检查，可以更好地显示肩锁关节以及锁骨远端骨折。不常规进行 CT 检查，但是为了了解肩锁关节和胸锁关节情况，可以采用。

根据 X 线片可对骨折进行相应分型，了解骨折的机制，采取针对

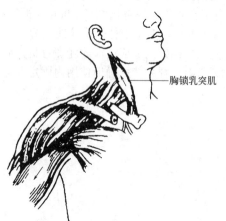

胸锁乳突肌

图 8-5-1　锁骨骨折典型移位

性的治疗方案。锁骨骨折分为三型，即中 1/3 骨折、外 1/3 骨折和内 1/3 骨折，其中以中 1/3 骨折多见，内 1/3 骨折很少见。外 1/3 骨折根据喙锁韧带与骨折端的关系又分为五型：Ⅰ 型，骨折端无移位或轻度移位，喙锁韧带完整。Ⅱ 型，喙锁韧带断裂骨折端移位。Ⅲ 型，关节面骨折，无韧带损伤。Ⅳ 型，韧带骨膜连续与骨折近端一同移位，见于儿童。Ⅴ 型，骨折粉碎，韧带多保持连续，与小的碎骨块相连。

三、治疗

（一）非手术治疗

大多数锁骨骨折可选择非手术治疗。据相关报道，非手术治疗后出现少量锁骨短缩对肩关节功能多无明显影响。幼儿无移位骨折或青枝骨折可用三角巾悬吊患侧上肢。轻度移位者用"∞"字绷带或双圈固定 1～3 周（图 8-5-2）。

有移位骨折可按下列方法治疗。

1. 复位（膝顶复位法） 患者坐于矮凳上，双手叉腰，挺胸抬头，助手站在患者背后，脚踩矮凳边缘，屈膝顶住患者背部正中，双手握其两肩上臂外侧，将上臂向后、上、外徐徐牵引后伸，使之挺胸伸肩，此时骨折移位即可复位或改善（图 8-5-3）。如仍有侧方移位，术者可用捺正手法矫正。但此类骨折不必强求解剖复位，稍有移位对上肢功能也妨碍不大。

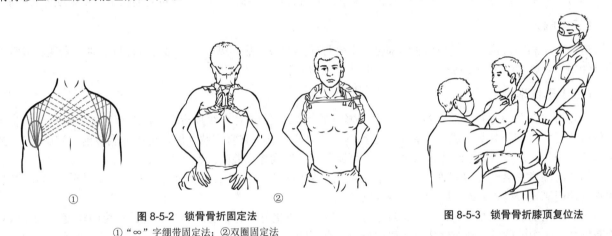

①

图 8-5-2 锁骨骨折固定法
① "∞"字绷带固定法；② 双圈固定法

②

图 8-5-3 锁骨骨折膝顶复位法

2. 固定 在两腋下各置棉垫，用绷带从患侧肩后经腋下，绕过肩前上方，横过背部，经对侧腋下，绕过对侧肩前上方，绕回背部至患侧腋下，包绕 8～12 层。包扎后，用三角巾悬吊患肢于胸前，即为"∞"字绷带固定法，亦可用双圈固定法。固定后应立即复查 X 线片了解锁骨骨折端接触及长度恢复情况。

3. 练功活动 初期可做腕、肘关节屈伸旋转活动。中后期逐渐做肩部练功活动，重点是肩外展和旋转运动，防止肩关节因固定时间太长而致功能受限。

（二）手术治疗

手术适应证包括下列情形：①骨折伴有血管神经损伤。②开放性骨折。③骨折移位明显，断端有刺破皮肤的危险。④锁骨远端骨折合并喙锁韧带损伤（Ⅱ型）。⑤多发性骨折患者因锁骨骨折而活动受限。⑥浮动肩。⑦合并其他不适于非手术治疗的疾病，如癫痫发作、帕金森病等。⑧对于锁骨骨折畸形愈合形成的皮下局部包块，患者无法接受。⑨患者无法接受长时间的"∞"字绷带或双圈固定。

随着人们对功能及早期活动等要求的增高，部分简单锁骨骨折患者选择手术治疗的比例也在增加，手术可恢复锁骨的长度和外形，能够让肢体早期活动，避免了长期固定的痛苦，但也不能忽视手术存在的切口瘢痕、感染、二次取出等情况。

手术治疗的方式有：切开复位钢针内固定术、切开复位钢板螺钉内固定术等。

第二节　肱骨外科颈骨折

一、概述

肱骨外科颈骨折是指肱骨解剖颈以下 2～3cm 处的骨折，多发生于老年人群，其中 60 岁以上的老年人占发病总人数的 3/4，女性发病率高。因大多数的老年骨折为无移位或轻度移位，非手术治疗是首选治疗方法。

根据肱骨近端骨骺线，近端肱骨可分成 4 个解剖学部位：肱骨头、大结节、小结节、近端肱骨干。在肱骨头的关节面边缘与肱骨结节间有一浅沟为解剖颈，肱骨外科颈位于解剖颈下方，相当于圆形的肱骨干与大小结节交界处，此处是松质骨和密质骨交界处，为应力的薄弱点，容易发生骨折。

旋肱前动脉的前外侧支提供了肱骨头大部分血供，与旋肱后动脉的骨内分支广泛交通，骨折两断端血供均佳，故该骨折较容易愈合。肱骨外科颈骨折后，在肱骨头内侧如果有较大的、完整的骨折块，将对骨折预后有积极的作用。开放手术中，肱二头肌长头肌腱对辨认旋肱前动脉的前外侧支和复位大、小结节具有重要作用。

二、临床诊断要领

（一）问诊

外伤后的肩部疼痛、肿胀及活动障碍为患者的主诉症状。询问患者的疼痛部位可判断受伤的部位；肱骨外科颈骨折多因跌倒时手掌或肘部先着地，传达暴力所引起，因此受伤的姿势可初步判断骨折为外展型或是内收型。

（二）望诊

患者伤肢可紧贴胸壁也可呈外展，以健侧手托患侧肘部。皮肤瘀斑常出现在上臂的前内侧。肩关节局部肿胀。因肩关节肌肉较为丰厚，故没有特征性的畸形。如有骨折合并肩关节脱位，可有肩关节盂空虚或方肩畸形。

（三）触诊

肩关节压痛的部位一般多是损伤的部位。上臂近端环形挤压痛和纵轴叩击痛是该骨折的典型表现。最常见的神经损伤是腋神经损伤，应检查相应皮肤的针刺觉和轻触觉。

（四）影像学检查

常规对肩关节进行正位、穿胸侧位 X 线片检查，可以加拍腋位 X 线片检查。注意有可能正位片显示骨折对位对线良好，侧位片却有成角或脱位。拍摄侧位片时应注意不宜将伤肢外展，可用经胸投射（穿胸位）。拍摄肩胛骨侧位片，可清楚显示骨折的对位，也可避免穿胸位胸腔重叠的问题。

阅片时注意是否合并肩胛骨关节盂骨折、肱骨头旋转移位、肱骨头是否合并骨折、大小结节受累及情况、肱骨近端内侧皮质是否粉碎、肱骨头是否脱位等。

对于复杂的肱骨近端骨折，建议常规进行 CT 检查，以更好地评估骨折类型和骨折移位的程度。MRI 可对诊断慢性损伤中的肱骨头缺血性坏死、肩袖损伤等有帮助。

根据骨折影像学表现可进行骨折的分类。

1.简明分类 可分为如下 5 类：①裂缝骨折；②嵌插骨折；③外展型骨折；④内收型骨折；⑤肱骨外科颈骨折合并肩关节脱位（图 8-5-4）。本分型简单明了，便于低年资临床医生掌握和应用。

（1）裂缝骨折 又称裂纹骨折，多见于直接暴力打击肩部外侧，或肩部着地遭到撞击，造成大结节骨裂或外科颈骨折，多无移位。

（2）嵌插骨折 为传达暴力所致，断端互相嵌插，具有相对稳定性。

（3）外展型骨折 受肩外展位传达暴力所致，断端外侧嵌插而内侧分离，多向前、内侧突起成角，常伴有大结节撕脱骨折。

（4）内收型骨折 受肩内收位传达暴力所致，断端外侧分离而内侧嵌插，多向外侧突起成角。

（5）肱骨外科颈骨折合并肩关节脱位 受外展外旋传达暴力所致。若暴力继续作用于肱骨头，可向前下方脱位，有时肱骨头受喙突、肩盂或关节囊的阻碍得不到整复，关节面向内下，骨折面向外上，位于远端的内侧。临床较少见，若处理不当，常容易造成患肢严重的功能障碍。

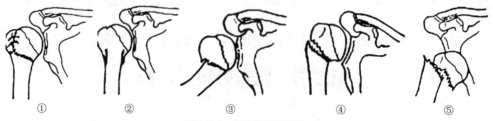

图 8-5-4　肱骨外科颈骨折
①裂缝骨折；②嵌插骨折；③外展型骨折；④内收型骨折；⑤肱骨外科颈骨折合并肩关节脱位

2. **Neer 分型**　肱骨外科颈骨折是肱骨近端骨折中最常见的一种,所以临床中多遵循肱骨近端骨折的原则。Neer 分型在临床中应用最为广泛,是指肱骨近端骨折的四部分分类法,其中四部分是指肱骨头、大结节、小结节和肱骨上端,这 4 个部分之间如骨折块分离 > 1cm 或成角 > 45° 称为有移位骨折。本分类法具体分为六型:Ⅰ型,未移位骨折,为一部分骨折,肱骨近端的骨折块移位 < 1cm 或成角 < 45°,无论骨折线多少。Ⅱ型,解剖颈骨折,可伴有无移位的大、小结节骨折,为二部分骨折。Ⅲ型,外科颈骨折,移位 > 1cm 或成角 > 45°,为二部分骨折。Ⅳ型,大结节骨折,移位 > 1cm 或成角 > 45°,为二部分骨折,如伴外科颈骨折移位为三部分骨折,如伴外科颈及小结节骨折移位为四部分骨折。Ⅴ型,小结节移位骨折,骨折移位 > 1cm 或成角 > 45°,为二部分骨折,如有外科颈骨折移位为三部分骨折,如有外科颈及大结节骨折同样也为四部分骨折。Ⅵ型,肱骨近端骨折合并肱盂关节脱位,骨折可为二部分骨折、三部分骨折或四部分骨折。该分类法可概括肱骨近端不同种类的骨折,便于指导选择更加合理的治疗方案,更加准确地判断预后。但本分类法较为复杂,也不能指导所有的肱骨近端骨折,具体判断标准上也难以形成一致。本节所讲的多是指 Neer 分型中的Ⅲ型。

三、治疗

肱骨外科颈骨折的治疗目的是重建功能正常、无痛的肩关节。目前对于该骨折治疗的方法较多,包括手法复位外固定、闭合复位经皮螺纹针固定术、切开复位张力带内固定术、切开复位锁定钢板螺钉内固定术、人工肱骨头置换术等,对治疗方法尚没有形成统一的认识。大部分肱骨外科颈骨折移位较少,经手法复位外固定可获得良好的临床效果。对于合并的三部分或四部分骨折更倾向于手术治疗,利于关节功能的良好恢复。

(一)非手术治疗

对无移位的裂缝骨折或嵌插骨折,以及对生活质量要求较低或伴有多种疾病、不能耐受手术治疗的患者,应当考虑非手术治疗。无移位的裂缝骨折或嵌插骨折,仅用三角巾悬吊患肢 1～2 周即可开始活动。有移位骨折需进行手法复位。

1. **复位**　复位前应向患者告知病情,准备整复后固定的材料,同助手确定好复位的步骤及注意事项。

患者坐位或卧位,一助手用布带绕过腋窝向上提拉,屈肘 90°,前臂中立位,另一助手握其肘部,沿肱骨纵轴方向牵拉,纠正短缩移位,然后根据不同类型再采用不同的复位方法(图 8-5-5)。

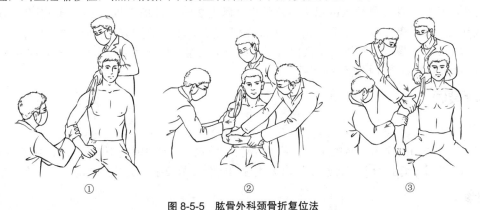

图 8-5-5　肱骨外科颈骨折复位法
① 纵轴牵引;② 外展型的整复;③ 内收型的整复

(1)外展型骨折　术者双手握骨折部,两拇指按于骨折近端的外侧,其他各指抱骨折远端的内侧向外捺正,助手同时在牵拉下内收上臂即可复位。

(2)内收型骨折　术者两拇指压住骨折部向内推,其他四指使远端外展,助手在牵引下将上臂外展即可复位。如成角畸形过大,还可继续将上臂上举过头顶。此时术者立于患者前外侧,用两拇指推挤远端,其他四指挤按成角突出处,如有骨擦感,断端相互抵触,则表示成角畸形矫正。对合并肩关节脱位者,有些可先整复骨折,然后用手法推送肱骨头;亦可先持续牵引,使肩盂间隙加大,纳入肱骨头,然后整复骨折。

2. **固定**

(1)夹板规格　长夹板 3 块,下达肘部,上端超过肩部,夹板上端可钻小孔系以布带结,以便作超关节固定;短夹板 1 块,由腋窝向下达肱骨内上髁以上,夹板的一端用棉花包裹,呈蘑菇头样,即成蘑菇头样大头垫夹板。

(2)固定方法　在助手维持牵引下,将棉垫 3～4 个放于骨折部的周围,短夹板放在内侧,若内收型骨折,大头垫应放在肱骨内上髁的上部;若外展型骨折,大头垫应顶住腋窝部,并在成角突起处放一平垫,3 块长夹板

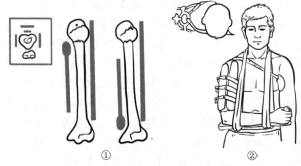

图 8-5-6　肱骨外科颈骨折的夹板固定
①加垫部位；②固定形式

分别放在上臂前、后、外侧，用 3 条绑带将夹板捆紧，然后用长布带绕过对侧腋下用棉花垫好后打结（图 8-5-6）。固定后应复查 X 线片了解骨折整复后是否达到功能对位。

对移位明显的内收型骨折，除夹板固定外，尚可配合皮肤牵引 3 周，肩关节置于外展前屈位，其角度视移位程度而定。

3. 练功活动　初期先让患者练习握拳，屈伸肘、腕关节，舒缩上肢肌肉等活动，7～10 天后开始适当进行肩部钟摆样活动，3 周后练习肩关节各方向活动。活动范围应循序渐进，每日练习十多次。一般在 4 周左右即可解除外固定。练功活动对老年患者尤为重要。

（二）手术治疗

单纯的肱骨外科颈骨折多数不需要手术治疗，如手法复位失败或合并血管、神经损伤应手术治疗。部分需手术的肱骨外科颈骨折或者合并肱骨近端其他部位骨折的，则参照肱骨近端骨折的手术治疗原则。因为部分肱骨近端骨折损伤较复杂，行非手术治疗容易引发各种并发症。相对于其他固定技术，目前推荐采用锁定钢板固定技术。

临床上要注意合并有大结节骨折的情况，有学者认为移位超过 5mm 的大结节骨折便会造成肩峰撞击和肩袖损伤，亦有学者认为需要上举上肢过头的重体力劳动者和运动员即使 3mm 的移位也应纠正。另外对于合并解剖颈骨折的，有发生肱骨头坏死的可能。对此类患者应告知手术的可能性及预后情况。

第三节　肱骨干骨折

一、概述

肱骨干骨折一般指肱骨外科颈 2cm 以下至肱骨内外髁上 2cm 之间的骨折，多见于青壮年。肱骨干中上部骨折多因直接暴力（如棍棒打击）引起，多为横断或粉碎骨折。肱骨干下 1/3 骨折多由间接暴力（如投掷、掰手腕）所致，常呈斜形、螺旋形骨折。在肱骨后面，相当于三角肌粗隆后方，有自内上斜向外下的桡神经沟，故肱骨干中下 1/3 骨折容易合并桡神经损伤。

二、临床诊断要领

（一）问诊

常规应询问患者外伤的原因、疼痛部位、活动情况、时间等，上臂中段部位的疼痛、肿胀多考虑为肱骨干骨折的可能。部分肱骨干骨折合并桡神经损伤，应注意询问腕关节及手指关节的活动、手背虎口部的感觉等。

（二）望诊

患者常为以健手托住患肘的姿态。上臂部位明显肿胀，呈短缩、成角畸形，皮肤可见明显瘀血，皮肤破损的开放性损伤较少见。上臂肢端肤色、肿胀程度可初步提示是否合并肱动脉损伤等。如伴有手腕呈下垂的姿势应考虑桡神经损伤。

（三）触诊

肱骨局部压痛明显，该骨折还表现为上臂环形挤压痛和纵轴叩击痛。可触及骨折断端的移位情况，也会伴有骨擦音及异常活动。根据移位可大致判断骨折的位置。如上 1/3 骨折（三角肌止点以上），近端因胸大肌、背阔肌和大圆肌的牵拉而向前、向内，远端因三角肌、喙肱肌、肱二头肌和肱三头肌的牵拉而向上、向外；中 1/3 骨折（三角肌止点以下），近端因三角肌和喙肱肌牵拉而向外、向前，远端受肱二头肌和肱三头肌的牵拉而向上（图 8-5-7）。

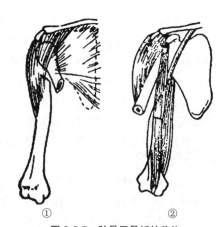

图 8-5-7　肱骨干骨折的移位
①三角肌止点以上骨折；②三角肌止点以下骨折

重点检查虎口区感觉、腕关节和手指关节的背伸功能，判断是否合并桡神经损伤。

（四）影像学检查

常规进行肱骨干正侧位 X 线片检查，需包含邻近的肩肘关节，累及关节的骨折应加拍 CT。

三、治疗

肱骨为非承重骨，即使存在一定程度的短缩、旋转、成角畸形，也能有良好的代偿功能。肱骨干骨折首选非手术治疗，治疗要求达到功能复位即可，故手术固定不是骨折愈合所必需的，而且手术治疗也增加了骨不连、感染、桡神经损伤的风险。

（一）非手术治疗

无移位的肱骨干骨折用夹板固定 3～4 周，就可以早期进行功能锻炼。有移位的肱骨干骨折应及时行手法复位和夹板固定。治疗肱骨干骨折时，如过度牵引、反复多次整复或体质虚、肌力弱的横断骨折或粉碎骨折患者，因上肢的重力作用，在固定期间可逐渐发生分离移位，如处理不及时或不恰当，则可导致骨折迟缓愈合甚至不愈合。因此，在治疗过程中，必须防止骨折断端分离移位。

1. 复位　患者坐位或平卧位。一助手用布带通过腋窝向上，另一助手握持前臂在中立位向下，沿上臂纵轴对抗牵引，一般牵引力不宜过大，否则易引起断端分离移位。待重叠移位完全矫正后，根据骨折不同部位的移位情况进行整复（图 8-5-8）。

（1）上 1/3 骨折　在维持牵引下，术者两拇指抵住骨折远端外侧，其余四指环抱近端内侧，将近端托起向外，使断端微向外成角，继而拇指由外推远端向内，即可复位。

（2）中 1/3 骨折　在维持牵引下，术者以两拇指抵住骨折近端外侧挤按向内，其余四指环抱远端内侧向外端提，纠正移位后，术者捏住骨折部，助手徐徐放松牵引，使断端互相接触，微微摇摆骨折远端或从前、后、内、外以两手掌相对挤压骨折处，可感到断端摩擦音逐渐减小直至消失，骨折处平直，表示基本复位。

（3）下 1/3 骨折　多为螺旋或斜形骨折，仅需轻微力量牵引，矫正成角畸形，将两斜面挤按复正。

2. 固定　前后内外四块夹板，其长度视骨折部位而定。上 1/3 骨折要超肩关节，下 1/3 骨折要超肘关节，中 1/3 骨折则不超过上、下关节，并应注意前侧夹板下端不能压迫肘窝。如果移位已完全纠正，可在骨折部的前后方各放一长方形大固定垫，将上、下骨折端紧密包围。若仍有轻度侧方移位时，利用固定垫两点加压；若仍有轻度成角，利用固定垫三点加压，使其逐渐复位。若碎骨片不能满意复位时，也可用固定垫将其逐渐压回，但应注意固定垫厚度要适中，防止皮肤压迫性坏死。在桡神经沟部位不要放固定垫，以防桡神经受压。固定时间成人 6～8 周，儿童 3～5 周。中 1/3 处骨折因容易出现迟缓愈合和不愈合，固定时间应适当延长。固定后，肘关节屈曲 90°，以木托板将前臂置于中立位，患肢悬吊在胸前（图 8-5-9）。固定后应立即复查 X 线片了解整复后的情况。

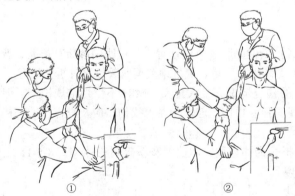

图 8-5-8　肱骨干骨折复位法
①上 1/3 骨折复位法；②中 1/3 骨折复位法

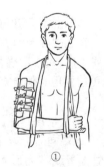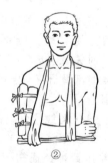

图 8-5-9　肱骨干骨折固定法
①中 1/3 骨折固定法；②下 1/3 骨折固定法

3. 练功活动　固定后即可做屈伸指、掌、腕关节活动。肿胀开始消退后，患肢上臂肌肉可做舒缩活动。手、前臂肿胀时，可嘱患者每日自行轻柔按摩手和前臂。中后期除继续初期的练功活动外，应逐渐进行肩、肘关节活动。

（二）手术治疗

1. 适应证　闭合复位失败，多发伤，合并血管损伤，开放性骨折，病理性骨折，骨不连，畸形愈合等。

2. **禁忌证** 开放性骨折伴大面积皮肤软组织缺损或大块骨缺损，软组织或骨感染，严重的骨质疏松症等。

3. **手术治疗的方式** 闭合复位外固定器固定术、切开复位钢板螺钉内固定术、交锁髓内钉内固定术等。

第四节 肱骨髁上骨折

一、概述

肱骨髁上骨折是指肱骨内外髁上方 2 ～ 3cm 处的骨折，多见于儿童，也常见于骨质疏松的老人，女性多于男性。前倾角和携带角是肱骨远端结构的重要特点，在恢复解剖关系时应特别注意（图 8-5-10）。前倾角是肱骨髁与肱骨纵轴形成的向前 30°～ 50°角；携带角是前臂完全旋后时上臂与前臂纵轴呈 10°～ 15°的角，此角改变可呈肘内翻或肘外翻畸形。肱动脉和正中神经从肱二头肌腱膜下通过，桡神经通过肘窝前外方并分成深浅两支进入前臂，肱骨髁上骨折时，上述血管和神经易被刺伤或受挤压而合并血管神经损伤。

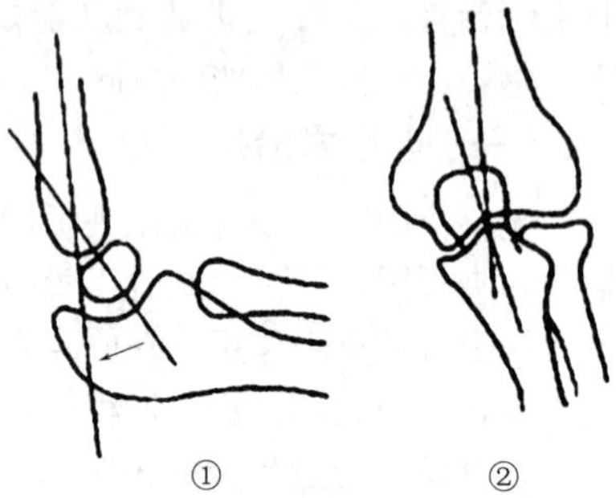

图 8-5-10 前倾角和携带角
①前倾角 30°～ 50°；②携带角 10°～ 15°

二、临床诊断要领

（一）问诊

肱骨髁上骨折多表现为外伤后肘部的疼痛、肿胀及关节活动障碍，问清受伤的时间、姿势，有无合并伤，还包括患肢的皮肤感觉有无麻木以及活动情况等。受伤的肘关节姿势可导致不同类型的肱骨髁上骨折，移位明显者多肿胀较重。因肱骨髁上骨折可能损伤正中神经，应问清受伤后正中神经支配区皮肤有无感觉麻木及关节活动情况。

（二）望诊

望诊应观察皮肤、畸形等。部分肘关节损伤后表现为严重肿胀，并伴有水疱；前臂及手部的皮肤如表现为苍白或青紫，应考虑血管损伤。伸直型肱骨髁上骨折可导致肘关节呈靴形畸形，可通过肘后三角的关系与肘关节后脱位相鉴别。

（三）触诊

肘关节近端部位压痛及上臂的纵向叩击痛阳性。触诊肘后三角的关系，若为髁上骨折则关系正常，若为关节脱位则关系异常。检查桡动脉搏动情况判断有无肱动脉损伤。检查手部正中神经、桡神经分布区皮肤的触觉有无减退。本骨折出现尺神经损伤情况少见。

（四）影像学检查

常规进行肘关节正侧位 X 线片检查，建议儿童患者拍摄健侧肘关节进行对比，对明确诊断有帮助。若情况允许，使用镇静剂或麻醉剂，在远端轻微牵引上肢，可提高摄片质量，更好地展现肱骨远端骨折的情况。

肘关节的 CT 或三维重建 CT，对于明确复杂骨折的移位情况有很大意义。MRI 不作为常规检查，但对于儿童肘部骨折有一定意义，可能发现其他检查未能发现的骨骺损伤。若怀疑血管损伤，应及时行多普勒检查或血管造影。

根据 X 线片可观察骨折的移位情况，肱骨髁上骨折分为伸直型、屈曲型和粉碎型三种（图 8-5-11）。伸直型骨折线由前下斜向后上方，远端向后上方移位，容易合并血管神经损伤。屈曲型骨折线常为后下斜向前上方，远端向前上方移位，很少并发血管神经损伤。粉碎型多见于成人，应属于肱骨髁间骨折。

三、治疗

（一）非手术治疗

无移位骨折可置患肢于屈肘 90°位，用颈腕带悬吊 2 ～ 3 周。移位骨折行手法复位和夹板固定。

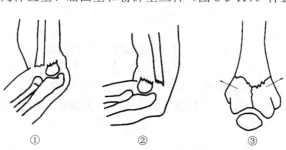

图 8-5-11 肱骨髁上骨折分型
①伸直型；②屈曲型；③粉碎型

1. 复位　患者仰卧，两助手分别握住其上臂和前臂，顺势拔伸牵引，术者两手分别握住远近段，相对挤压，纠正重叠移位。若远段旋前（或旋后），应首先纠正旋转移位，使前臂旋后（或旋前）。纠正上述移位后，若整复伸直型骨折，则以两拇指从肘后推按远端向前，两手其余四指重叠环抱骨折近段向后提拉，同时用捺正手法矫正侧方移位，并令助手在牵引下徐徐屈曲肘关节，常可感到骨折复位时的骨擦感（图8-5-12）。整复屈曲型骨折时，手法与上述相反，应在牵引后将远端向背侧压下，并徐徐伸直肘关节。

2. 固定　伸直型骨折复位后固定肘关节于屈曲90°～110°位置。夹板长度应上达三角肌中部水平，内外侧夹板下达（或超过）肘关节，前侧板下至肘横纹，后侧板远端呈向前弧形弯曲，并嵌有铝钉，使最下一条布带斜跨肘关节缚扎而不致滑脱。为防止骨折远端后移，可在鹰嘴后方加一梯形垫；为防止内翻，可在骨折近端外侧及远端内侧分别加塔形垫。夹缚后用颈腕带悬吊（图8-5-13）。固定后应立即复查X线片了解复位的情况。屈曲型骨折应固定肘关节于屈曲40°～60°位3周，以后逐渐屈曲至90°位1～2周。如外固定后患肢出现血循环障碍，应立即松解全部外固定，置肘关节于屈曲45°位置进行观察。

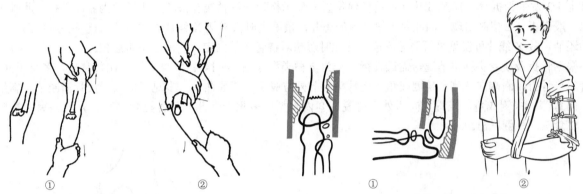

图 8-5-12　伸直型肱骨髁上骨折复位方法
①矫正侧方移位；②矫正前后移位

图 8-5-13　伸直型肱骨髁上骨折夹板固定方法
①加垫法；②夹板固定法

3. 练功活动　固定期间多做握拳、腕关节屈伸等活动。在解除固定后，积极主动锻炼肘关节屈伸活动，严禁暴力被动活动。

（二）手术治疗

肱骨髁上骨折通常可手法复位夹板固定，无须手术治疗。若手法复位后，夹板固定不能维持，可行经皮穿针内固定。若手法复位失败或伴有血管神经损伤者，可行切开复位采用钢板螺钉内固定术。

第五节　孟氏骨折

一、概述

尺骨上1/3骨折合并桡骨头脱位，又称为孟氏骨折（Monteggia fracture），多发生于青壮年及小儿。孟氏骨折是指尺骨半月切迹以下的上1/3骨折，桡骨头同时自肱桡关节、上尺桡关节脱位，而肱尺关节没有脱位。这种骨折因肱尺关节的解剖关系正常，故不包含肘关节脱位。本骨折不涉及鹰嘴，与肘关节前脱位合并尺骨鹰嘴骨折也有所区别。在该骨折中，尺骨骨折的成角方向与桡骨头脱位的方向一致。

人体前臂活动时是桡骨围绕着相对静止的尺骨旋转，旋转轴大致相当于近端桡骨头至远端尺骨头的连线。在上尺桡关节，桡骨的旋转是通过桡骨头的轴线旋转产生的，而环状韧带和方形韧带以骨间膜的方式提供上尺桡关节的稳定。

二、临床诊断要领

（一）问诊

孟氏骨折的症状为外伤后肘部及前臂的疼痛、肿胀及畸形，应常规问清患者受伤的姿势、时间、处理方式等。孟氏骨折容易出现桡神经深支损伤，应问清有无骨折后伸指无力的情况。进行性的肿胀及持续加重的疼痛应怀疑是否有骨筋膜室综合征的可能性。

（二）望诊

观察前臂的肿胀程度、皮肤情况。骨折移位明显者可见尺骨成角隆凸或凹陷畸形。如桡神经深支损伤，会有垂指畸形，而无垂腕畸形。

（三）触诊、动诊

压痛部位位于尺骨中上段和桡骨头部位。肘关节前外或后外方可以摸到脱出的桡骨头。肿胀严重者应警惕骨筋膜室综合征，应检查手指是否有被动牵拉痛、桡动脉搏动减弱、手部的皮肤感觉异常等。应检查手指指伸肌的肌力。

（四）影像学检查

常规进行前臂正侧位 X 线片检查，应包括肘、腕关节。必要时可行双侧对比，以评价上、下尺桡关节。正常桡骨头与肱骨小头相对，桡骨干纵轴线（即桡骨干和桡骨头的连线）向上延长，一定通过肱骨小头的中心。尺骨上 1/3 发生骨折时，若 X 线片（不论任何位置）显示桡骨干纵轴线有偏移，应考虑为孟氏骨折。肱骨小头骨骺一般在 1～2 岁时出现，因此对 1 岁以内的患儿，最好同时摄健侧 X 线片以便对照。桡骨头脱位后可能会自动还纳，故 X 线片可仅见骨折而无脱位，若此时忽略对桡骨头的固定，可能发生再脱位。

根据骨折及桡骨头移位情况，孟氏骨折可分为 3 种类型（图 8-5-14）：①伸直型，比较常见，多见于儿童，尺骨斜形骨折，断端向掌侧及桡侧成角，桡骨头向前外方脱出。②屈曲型，多见于成人，尺骨横断或短斜形骨折，向背侧、桡侧成角，桡骨头向后外方滑脱。③内收型，多见于幼儿，尺骨冠状突下方骨折并突向桡侧成角，桡骨头向外侧脱出。

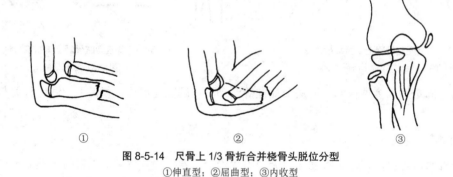

图 8-5-14　尺骨上 1/3 骨折合并桡骨头脱位分型
①伸直型；②屈曲型；③内收型

三、治疗

孟氏骨折兼有骨折与脱位，治疗较为复杂。必须两者兼顾，否则多预后不良。

（一）非手术治疗

孟氏骨折可采用手法复位、前臂超肘关节夹板固定治疗。合并桡神经损伤者，亦可采用此法，桡骨头脱位整复并妥善固定后，桡神经多在 3 个月内自行恢复。

1. 复位　原则上先整复桡骨头脱位，后整复尺骨骨折。患者平卧，前臂置中立位，两助手顺势拔伸，矫正重叠移位。对伸直型骨折，术者两拇指放在桡骨头外侧和前侧，向尺侧、背侧挤按，同时肘关节徐徐屈曲至 90°，使桡骨头复位；然后术者捏住骨折断端进行分骨，在骨折处向掌侧加大成角，再逐渐向背侧按压，使尺骨复位。对屈曲型骨折，两拇指放在桡骨头的外侧、背侧，向内侧、掌侧挤按，同时肘关节徐徐伸直至 0°位，使桡骨头复位，有时还可听到或感觉到桡骨头复位的滑动声；然后先向背侧加大成角，再逐渐向掌侧挤按，使尺骨复位。对内收型骨折，助手在拔伸牵引的同时，外展患侧的肘关节，术者拇指放在桡骨头外侧，向内侧挤按桡骨头，使之还纳，尺骨向桡侧成角亦随之矫正。

2. 固定　先以尺骨骨折平面为中心，在前臂的掌侧与背侧各置一分骨垫，在骨折的掌侧（伸直型）或背侧（屈曲型）置一平垫；在桡骨头的前外侧（伸直型）或后外侧（屈曲型）或外侧（内收型）放置葫芦垫；在尺骨内侧的上下端分别放一平垫，用胶布固定（图 8-5-15）。然后在前臂掌、背侧与桡、尺侧分别放上长度适宜的夹板，用四道布带捆扎。固定后应立

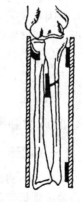

图 8-5-15　分骨垫和纸压垫放置方法

即复查 X 线片了解复位的质量。伸直型骨折脱位应固定于屈肘位 4～5 周；屈曲型或内收型宜固定于伸肘位 2～3 周后，改屈肘位固定 2 周。

3. 练功活动　在伤后 3 周内，做腕部、手指关节的屈伸锻炼，以后逐步做肘关节屈伸锻炼。前臂的旋转活动须在 X 线片显示尺骨骨折线模糊并有连续性骨痂生长时，才开始锻炼。

合并桡神经损伤者，应采用手腕部功能训练器，将手指伸直位固定，指导患者做掌指关节、指间关节的主动屈曲和被动伸直活动。

（二）手术治疗

孟氏骨折的早期处理非常关键，应同时兼顾桡骨头脱位和尺骨骨折的复位。手法整复失败者，应早期及时切开复位内固定。上尺桡关节部分情况会嵌入软组织，阻碍桡骨头的复位，因此必须切开复位上尺桡关节。尺骨对位不良，也常常导致桡骨头复位后不稳定或复位不完全。切开复位内固定时，很少需要探查或修复环状韧带。合并桡神经损伤者，不建议早期探查，因为神经很少嵌在桡骨头部位。

第六节　尺桡骨干双骨折

一、概述

前臂由尺骨、桡骨组成，主要的功能是旋转。正常的尺骨是前臂的轴心，通过上、下尺桡关节及骨间膜与桡骨相连。桡骨沿尺骨旋转，自旋后位至旋前位，回旋幅度可达 150°。除了前臂肌肉组织外，骨间膜在维持尺桡骨关系上具有重要意义。骨间膜处于尺桡骨干之间，是坚韧致密的纤维膜，几乎连接尺桡骨的全长，其松紧度随着前臂的旋转而发生改变，于中立位时骨间膜上下松紧一致，对尺桡骨起稳定作用。尺桡骨骨折多见于儿童和青壮年，发生于前臂中 1/3 和下 1/3 部最多。

二、临床诊断要领

（一）问诊

前臂骨折的主要症状是外伤后前臂的疼痛、肿胀及前臂功能消失，主要是旋转功能丧失，对损伤的时间、暴力因素等应常规询问。前臂骨折出现骨筋膜室综合征的风险较高，应注意询问患肢手部的皮肤感觉及活动等。幼年患者缺乏自诉能力，应通过家属了解病情。

（二）望诊

望诊可见前臂肿胀，非开放性损伤者皮肤也多有擦伤、淤血等。前臂畸形可呈现多种，重叠、成角、旋转、侧方移位等均有可能。注意肢端肤色、手指关节屈伸活动情况、末梢血运等，必须警惕骨筋膜室综合征。

（三）触诊

前臂局部有压痛、纵向挤压痛，可触及骨擦音及骨擦感。常规按骨筋膜室综合征的检查要点进行评估。

（四）影像学检查

常规行前臂正侧位 X 线片检查，应包括肘、腕关节。必要时可行双侧对比，以评价上、下尺桡关节。粉碎性骨折，可行 CT 三维重建。

三、治疗

尺桡骨干双骨折曾经是中西医结合治疗骨折的典范，通过手法复位及夹板固定能获得基本的功能，但也存着一些问题。目前现代骨科学将尺桡骨双骨折按关节内骨折处理，要求达到解剖复位，这样才能更好地恢复前臂的旋转功能，因此尺桡骨双骨折行手术治疗的越来越多。但是中西医结合治疗尺桡骨双骨折仍有其优势和特色，需要更进一步研究解决存在的不足。

（一）非手术治疗

尺桡骨干双骨折可导致多种移位，如重叠、成角、旋转、侧方移位等，若治疗不当，可发生尺、桡骨交叉愈合，影响前臂旋转功能。因此，治疗的目标除了良好的对位、对线之外，特别应注意恢复前臂的旋转功能。没有移位的尺桡骨干双骨折可以使用长臂石膏固定，这也需要经常进行查体和复查影像。

1. 复位　常采用局部麻醉或臂丛神经阻滞麻醉，将患者置于仰卧位，肩外展 90°，肘屈曲 90°，中、下 1/3

骨折取前臂中立位，上1/3骨折取前臂旋后位。由两助手沿前臂纵轴作拔伸牵引，矫正重叠、旋转及成角畸形。尺桡骨干双骨折均为不稳定时，如骨折在上1/3，则先整复尺骨；如骨折在下1/3，则先整复桡骨；骨折在中段时，应根据两骨干骨折的相对稳定性来决定。若前臂肌肉比较发达，加之骨折后出血肿胀，虽经牵引后重叠未完全纠正者，可用折顶手法加以复位。若斜形骨折或锯齿形骨折有背向侧方移位者，应用回旋手法进行复位。若尺、桡骨骨折断端互相靠拢时，可用挤捏分骨手法，术者用两手拇指和示、中、环三指分置骨折部的掌、背侧，用力将尺、桡骨间隙分到最大限度，使骨间膜恢复其紧张度，原先向中间靠拢的尺、桡骨断端经过整复后向尺、桡侧各自分离。

2. 固定　应充分利用前臂骨间膜的特点，通常采用小夹板固定，将前臂固定于中立位，并用分骨垫压紧骨间膜，使骨间膜处于最紧张位置并保持最宽距离，从而使骨折断端保持稳定。复位前若尺、桡骨相互靠拢者，可采用分骨垫放置在两骨之间；若骨折有成角畸形，则采用三点加压法。各垫放置妥当后，依次放置掌、背、桡、尺侧夹板，掌侧板由肘横纹至腕横纹，背侧板由鹰嘴至腕关节或掌指关节，桡侧板由桡骨头至桡骨茎突，尺侧板自肱骨内上髁至第5掌骨基底部。掌背两侧夹板要比尺桡两侧夹板宽，夹板间距离约1cm。缚扎后，再用硬托板固定，屈肘90°，三角巾悬吊，前臂原则上放置在中立位，如复查X线片示骨折复位满意，则应定期复查，直至临床愈合（图8-5-16）。成人固定6～8周，儿童3～4周。

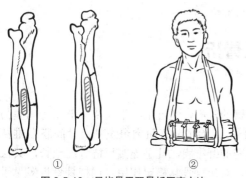

图8-5-16　尺桡骨干双骨折固定方法
①分骨垫放置法；②夹板固定外观

3. 练功活动　初期鼓励患者做手指、腕关节屈伸活动及上肢肌肉舒缩活动。中期开始做肩、肘关节活动（如小云手、大云手），活动范围逐渐增大，但不宜做前臂旋转活动。解除固定后开始做前臂旋转活动（如反转手）。

（二）手术治疗

尺桡骨干双骨折由于受到不同力量肌肉的牵拉，移位明显，多为不稳定骨折。若手法复位不满意，或复位后不能稳妥地固定，必须与患者及家属仔细沟通，建议采取手术治疗。年轻或对功能要求高的患者首选切开复位内固定术，必须恢复骨干的长度、对线和旋转功能。切开复位内固定时，可使用有限接触动力加压钢板或锁定钢板，在尺骨部位髓内针也可使用。对于开放损伤，或者合并有较大面积的皮肤软组织缺损者，可使用外固定器进行固定。

第七节　盖氏骨折

一、概述

桡骨下1/3骨折合并下尺桡关节脱位，又称盖氏骨折（Galeazzi fracture），该骨折通常位于桡骨干中下1/3交界处，常常伴有下尺桡关节不稳和骨间膜损伤，多见于成年人。桡骨下1/3骨折极不稳定，整复固定较难，这与前臂部位受多条肌肉牵拉作用有关。旋前圆肌使桡骨向尺侧靠拢，并使其向近端和掌侧移位；旋前方肌将桡骨远端骨折旋前；肱桡肌使骨折远端旋转并向近侧移位；拇外展肌及拇短伸肌使骨折远端向尺侧成角并向尺、掌侧移位；前臂及手的重力也是不容忽视的因素。

下尺桡关节脱位既容易漏诊又不容易维持固定，而最终可导致不良后果。下尺桡关节为不负重关节，由桡骨下端内侧的尺骨切迹与尺骨小头构成。三角纤维软骨复合体（TFCC）是下尺桡关节局部的重要结构。三角纤维软骨复合体是由关节盘三角纤维软骨、桡尺远侧关节掌侧和背侧桡尺韧带、尺腕半月板同系物、尺月韧带、尺三角韧带、尺侧副韧带以及尺侧腕伸肌腱鞘共同组成，尤其是三角纤维软骨和掌、背侧韧带维持着下尺桡关节的稳定，故一旦损伤不及时治疗，将遗留尺侧疼痛、握力下降及下尺桡关节不稳等后遗症，影响患者的生活质量。

按照骨折的稳定程度及移位方向，盖氏骨折分为3型：稳定型为桡骨干下1/3青枝骨折合并尺骨小头骨骺分离，皆为儿童，损伤轻且易整复；不稳定型为桡骨干下1/3横断、螺旋或斜形骨折，下尺桡关节脱位明显，此型最常见且损伤较重，多见于成人；特殊型为尺桡骨干下1/3双骨折，合并下尺桡关节脱位，三角纤维软骨、下尺桡关节掌背侧韧带断裂，骨间膜损伤严重。

二、临床诊断要领

（一）问诊

盖氏骨折多为跌倒伤，也可为遭受重物打击、碾压或机器绞伤。伤后前臂远端和腕部疼痛、肿胀及活动受限，部分患者伴有开放伤，应注意询问受伤的时间、伤肢情况、伤口情况。

（二）望诊

前臂及腕部明显肿胀，部分开放伤会有皮肤破损伤口等，按开放性损伤的要求诊查伤口。桡骨下 1/3 部向掌侧或背侧成角，尺骨向尺侧、背侧突出，腕关节呈桡偏畸形。部分患者也可无尺骨小头的移位，尤其是儿童患者。

（三）触诊、动诊

桡骨下 1/3 局部有压痛及纵向叩击痛，伴有异常活动和骨擦音及骨擦感。下尺桡关节松弛，挤压痛，按压尺骨小头时有浮动感，腕关节活动障碍，前臂旋转功能受限。

（四）影像学检查

常规行前臂正侧位 X 线摄片检查，应包含肘、腕关节。正位片上，下尺桡关节间隙有变宽，成人若超过 2mm，儿童若超过 4mm，则为下尺桡关节分离。侧位片上，尺桡骨干正常应相互平行重叠，若两骨干发生交叉，尺骨头向背侧移位，则为下尺桡关节脱位。若桡骨相对尺骨短缩 5mm，或伴有尺骨茎突基底部骨折，也提示下尺桡关节不稳。

三、治疗

盖氏骨折多是不稳定性骨折，部分手法可复位但难以维持，治疗上存在着一些争议。Campell 在 1941 年指出，盖氏骨折是"一种需要手术治疗的骨折"，所以很多学者通常认为盖氏骨折的最好治疗方法是手术，但手术引起的并发症发生率较高。非手术治疗在维持整复后的骨折端稳定和恢复前臂的旋转功能上也仍有不足。总之，无论哪种治疗均应力求解剖或接近解剖复位，任何旋转移位都将对前臂的旋转功能产生一定程度的影响。针对儿童的骨折在对桡骨骨折复位后，应注意对尺骨骨骺滑脱的矫正。

（一）非手术治疗

1. 复位 不稳定型骨折一般先整复骨折，然后整复下尺桡关节脱位。患者平卧，肩外展，肘屈曲，前臂中立位，两助手行拔伸牵引 3～5 分钟，将短缩移位牵开。然后用分骨手法纠正桡骨远端向尺侧的移位，用提按折顶手法纠正向掌侧或背侧的移位。最后，术者用一手捏住整复好的桡骨骨折端，一手由尺桡侧向中心扣紧下尺桡关节使之复位（图 8-5-17）。

2. 固定 在维持牵引和分骨下，掌、背侧各放一个分骨垫。分骨垫在骨折线远侧占 2/3，近侧占 1/3，用手捏住掌、背侧分骨垫，各用 2 条粘膏固定（图 8-5-18 ①）。将备妥的合骨垫置于腕部背侧，由桡骨茎突掌侧处绕过背侧到尺骨茎突掌侧，作半环状包裹，再用宽绷带缠绕固定。根据骨折远端移位方向，再加用小平垫。然后再放置掌、背侧夹板，用手捏住，再放桡、尺侧板。桡侧板下端稍超过腕关节，以限制手的桡偏。尺侧板下端不超过腕关节，以利于手的尺偏，借助紧张的腕桡侧副韧带牵拉桡骨远折段向桡侧，克服其尺偏倾向。对于桡骨骨折线自外侧上方斜向内侧下方的患者，分骨垫置骨折线近侧（图 8-5-18 ②），桡侧板平腕关节，尺侧板超腕关节，可达第 5 掌骨颈的尺侧，以限制手的尺偏，利于骨折对位。4 块夹板放置后，用 4 道扎带捆绑固定，屈肘 90°，三角巾悬吊固定。固定后应复查 X 线片了解复位的质量，重点观察下尺桡关节是否仍有脱位的情况。

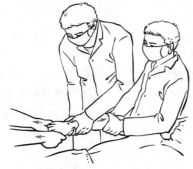

图 8-5-17　整复下尺桡关节脱位手法

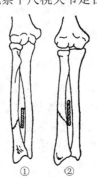

图 8-5-18　分骨垫放置法

①桡骨骨折线外下斜向内上；②桡骨骨折线外上斜向内下

固定时间成人为 6 周，儿童为 4 周。

3. 练功活动　盖氏骨折属于不稳定性骨折，在复位固定后的早、中期可做掌指关节、指间关节的屈伸活动，禁止进行前臂旋转和腕关节屈伸活动。解除夹板固定后，逐步进行前臂旋转和腕关节屈伸旋转活动。

（二）手术治疗

盖氏骨折必须良好复位，前臂才能获得良好的旋转功能，下尺桡关节也才能获得稳定。如果手法整复失败，应采用切开复位内固定术。手术通常采用钢板螺钉固定桡骨干骨折，同时检查下尺桡关节的稳定性。如果下尺桡关节能够复位并能得到维持，则前臂于旋后位制动 6 周；如果旋后位仍不稳定，则先将下尺桡关节复位，处于旋后位，并以直径 2.0mm 钢针在下尺桡关节近端将尺桡骨穿针固定 4 周。虽然部分认为盖氏骨折必须行手术治疗，但其并发症发生率很高，包括骨不连、骨折复位不良、感染、下尺桡关节不稳定、取出钢板后再骨折以及手术相关的神经损伤等。

第八节　桡骨远端骨折

桡骨远端骨折是指桡骨远端关节面以上 2 ～ 3cm 范围内的骨折，是腕部最常见的骨折，约占全身骨折的 10%。桡骨远端骨折的治疗体现了中西医结合治疗骨折的优势和特色，中医的手法复位及外固定是治疗本骨折的基本方法。

一、概述

桡骨远端与腕骨（舟状骨与月骨）形成关节面，其背侧边缘长于掌侧，故关节面向掌侧倾斜 10°～ 15°，形成掌倾角（图 8-5-19）。桡骨远端内侧缘切迹与尺骨头形成下尺桡关节，切迹的下缘为三角纤维软骨的基底部所附着，三角软骨的尖端起于尺骨茎突基底部。前臂旋转时桡骨以尺骨头为中心回旋。桡骨远端外侧的茎突，较其内侧长 1 ～ 1.5cm，故其关节面还向尺侧倾斜 20°～ 25°，称为尺偏角（图 8-5-20）。这些关系是桡骨远端的解剖要点，是腕关节功能正常的基础，这也是我们用于判断桡骨远端骨折复位质量的重要方面。

桡骨远端的三柱理论对于指导恢复桡骨远端的解剖形态及功能有着重要的指导意义，"三柱"代表其不同的生物力学特征和骨折的病理学特点，手术时应根据每柱的损伤情况对应固定。桡侧柱包括舟骨窝和桡骨茎突，为腕关节稳定提供骨性支持；中间柱最重要，包括月骨窝和乙状切迹（下尺桡关节），是桡骨远端稳定的基石；尺侧柱关乎桡骨远端的旋转，包括三角纤维软骨复合体（TFCC）和尺骨远端（图 8-5-21）。

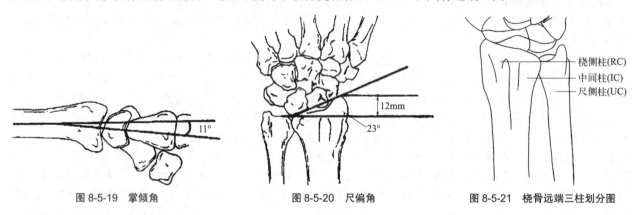

图 8-5-19　掌倾角　　　　　　图 8-5-20　尺偏角　　　　　　图 8-5-21　桡骨远端三柱划分图

二、临床诊断要领

（一）问诊

桡骨远端骨折的症状为外伤后腕部的疼痛、肿胀及活动受限，问诊应包括外伤的时间、受伤的姿势、疼痛的部位、手指的感觉、处理的方式等。受伤的姿势可初步判断骨折为伸直型（手掌着地）或是屈曲型（手背着地）。疼痛部位可判断受伤的部位，腕关节外伤疼痛部位可在桡骨远端、尺骨茎突、下尺桡关节或腕骨（如手舟骨），应注意鉴别。手指感觉用于判断是否有神经损伤，尤其是正中神经分布区是否异常。

（二）望诊

望诊包括关节的肿胀程度、皮肤有无破损（开放性或是闭合性）、关节畸形情况、手指关节屈伸活动情况、末梢血运等。望诊可见腕关节明显肿胀，皮下淤血，若腕关节受伤后局部肿胀严重则不具备急诊手术的条件。一般可观察腕关节的畸形，如为餐叉样畸形则多为伸直型骨折（图8-5-22）、锅铲状则多为屈曲型骨折。手指多呈半屈曲位，屈伸活动时疼痛加重。手指屈伸活动也可判断是否伴随有其他损伤，如手指损伤、肌腱损伤、神经损伤。末梢血运用于判断血管的情况。

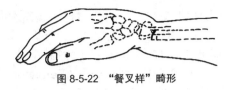

图 8-5-22 "餐叉样"畸形

（三）触诊

腕关节压痛的部位一般多是损伤的部位，可有腕关节的环状压痛和纵向挤压痛。腕关节外伤者，最多见为桡骨远端骨折，但也可能是在腕骨损伤，如腕舟骨骨折压痛在鼻烟窝部位、下尺桡关节损伤为尺骨远端或尺桡骨之间，不同的压痛部位是基本的鉴别方法。

另外，可触及移位的骨折端，伸直型骨折可触及骨折远端向背侧移位，屈曲型骨折则远端向掌侧而近端向背侧移位，桡偏、短缩移位可触及向桡侧和近端移位的桡骨茎突。

皮肤的针刺觉和轻触觉用于判断是否存在神经损伤及神经损伤的部位。

（四）影像学检查

对于腕关节损伤患者，腕关节正侧位X线片可基本了解骨折情况，为了更进一步评估关节面、骨折粉碎或移位情况可选择CT，CT对本骨折治疗方式的选择具有重要的指导意义。MRI在急性损伤患者中一般没有必要，但在评估关节周围韧带、三角纤维软骨损伤情况时可选择。根据骨折影像学表现可进行骨折的分类。

1. 根据受伤姿势和骨折移位的不同，中西医结合骨伤科创始人尚天裕教授提出桡骨远端骨折分型 ①伸直型；②屈曲型；③桡骨远端掌侧、背侧缘骨折或合并腕关节脱位或半脱位；④桡骨茎突骨折。本分型简单明了，便于低年资临床医生掌握和应用。

伸直型桡骨远端骨折，也称为科雷氏骨折（Colles骨折），是指骨折远端向背侧和桡侧移位，使桡骨远端关节面向背侧倾斜（掌倾角减小），向尺侧倾斜减少或完全消失（尺偏角减小）（图8-5-23①）。本骨折为人体最常见的骨折之一，但有人将桡骨远端骨折等同于科雷氏骨折，这是错误的。

屈曲型桡骨远端骨折，称为史密斯骨折（Smith骨折），是指骨折远端向掌侧和桡侧移位（图8-5-23②）。

桡骨远端背侧、掌侧缘骨折合并腕关节脱位或半脱位，称为巴尔通骨折（Barton骨折），分为背侧巴尔通骨折和掌侧巴尔通骨折（图8-5-23③及图8-5-23④）。本骨折临床相对少见。掌侧巴尔通骨折指桡骨远端掌侧缘劈裂骨折，同时伴有腕关节向掌侧脱位或半脱位。背侧巴尔通骨折指远端骨折块呈楔形，包括该关节面的1/3，骨折块移向近侧及背侧，腕骨随之移位。

桡骨茎突骨折，多为桡骨茎突的横行骨折，部分患者表现为桡侧副韧带牵拉导致桡骨茎突的撕脱骨折。

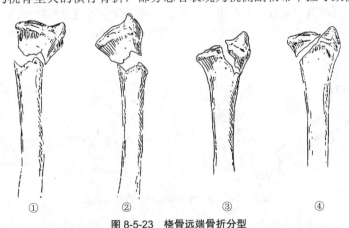

①   ②   ③   ④

图 8-5-23 桡骨远端骨折分型

①科雷氏骨折；②史密斯骨折；③背侧巴尔通骨折；④掌侧巴尔通骨折

2. AO骨折分型系统 是目前公认的较为全面实用的分类方法，对选择手术入路、固定方式以及预后评价有很大的指导作用。AO分型将桡骨远端骨折分为3种基本类型。

（1）A型 即关节外骨折，又分为3组：A1，孤立的尺骨远端骨折；A2，桡骨远端骨折，无粉碎、嵌插；A3，桡骨远端骨折、粉碎、嵌插。

（2）B型 即简单或部分关节内骨折，又可分为3组：B1，桡骨远端矢状面骨折；B2，桡骨远端背侧缘骨折

（背侧巴尔通骨折）；B3，桡骨远端掌侧缘骨折（掌侧巴尔通骨折）。

（3）C 型　即复杂关节内骨折，又可分为 3 组：C1，关节内简单骨折（2 块），无干骺端粉碎；C2，关节内简单骨折（2 块），合并干骺端粉碎；C3，粉碎的关节内骨折。

3. 根据创伤机制分型（Fernandez 分型）　将桡骨远端骨折分为 5 类：①弯曲型骨折，由于张应力引起的干骺端骨折。②关节面剪力型骨折。③关节面压缩型骨折，关节面破坏伴软骨下和干骺端嵌插。④撕脱型骨折，韧带附着点骨折。⑤复合型骨折，弯曲、压缩、剪切或撕脱机制联合作用，常为高能量损伤。针对本骨折具体的分型有对应的治疗方法，可指导临床需要。

三、治疗

目前对于桡骨远端骨折治疗的方法较多，包括手法复位外固定、经皮穿针内固定术、闭合或切开复位外固定器手术、切开复位钢板螺钉内固定术等，对治疗方法尚没有形成统一的认识。大部分桡骨远端骨折经手法复位外固定可获得良好的临床效果，但对于不稳定型桡骨远端骨折更倾向于手术治疗，以利于关节功能的良好恢复。

（一）非手术治疗

非手术治疗主要是指手法复位、夹板或石膏外固定。对于简单、稳定的关节外骨折及部分关节内骨折，通过手法整复达到较好的复位，然后采用传统的石膏或夹板进行外固定，可取得较为满意的效果。手法复位需要根据骨折的不同类型采用不同的复位手法。本节仅介绍有关伸直型和屈曲型桡骨远端骨折手法复位外固定技术。

1. 复位　手法复位一般多针对新鲜骨折，在患者身体条件允许的情况下要立即行手法复位。肿胀不是手法复位的禁忌证，不能等待肿胀消退才手法复位，及时整复后才能减轻关节肿胀。复位前应分析骨折的分型，且向患者明确告知手法复位可能存在的风险。

本骨折行手法复位一般无须麻醉，也可选择局部血肿内麻醉，但是应严格遵循无菌原则。

（1）伸直型　复位的手法较多，现介绍两种临床最为常用的方法。

① 牵抖复位法：患者取坐位，也可取平卧位，患肢外展，肘部屈曲 90°，前臂中立位。助手握住患肢肘部或上臂远端，术者两手紧握手掌，两拇指并列置于骨折远端背侧，其余四指交叉置于其腕掌部，扣紧大小鱼际，先顺势拔伸 2～3 分钟，待重叠移位完全矫正后，将前臂远段旋前，并利用牵引力，顺纵轴方向骤然猛抖，同时迅速掌屈尺偏，使之复位（图 8-5-24）。

② 提按复位法：患者取坐位或平卧位，肘关节屈曲 90°，前臂中立位，一助手持握患手拇指及其余四指，另一助手紧握患肢上臂远端，两助手行拔伸牵引，持续 2～3 分钟，使骨折断端的嵌插或重叠移位得以矫正，旋转移位亦应注意矫正。术者立于患肢外侧，一手握住前臂下段将骨折近端向桡侧推挤，另一手握掌腕部将骨折远端向尺侧推挤，握手部的助手同时将患腕向尺侧屈曲，以矫正骨折远端的桡侧移位。然后术者两手示、中、环三指重叠，置于骨折近端的掌侧向上端提，两拇指并列顶住骨折远端的背侧向掌侧按压，握手部的助手同时将患腕掌屈，以矫正掌、背侧移位。亦可先整复掌、背侧移位，再整复桡侧移位。

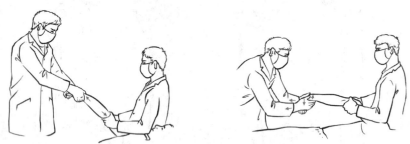

图 8-5-24　伸直型桡骨远端骨折复位手法

（2）屈曲型　屈曲型的复位手法与伸直型相反，相对于伸直型更容易再移位，应按时复查。

患者取坐位或卧位，肘关节屈曲 90°，前臂中立位或旋后位。一助手持握手指，一助手握上臂远端，两助手拔伸牵引 2～3 分钟，顺势逐步将前臂置于旋后位。待嵌插或重叠移位矫正后，术者用两手拇指将骨折远端由掌侧向背侧按压，同时用示、中、环三指将骨折近端由背侧向掌侧端提，与此同时远端的助手徐徐将腕关节背伸、尺偏，使之复位。

2. 固定　最常用的固定方式是石膏固定，最具中医特色的固定方式是小夹板固定。随着现代材料学等技术的发展，出现了医用高分子热塑夹板等，具有轻便、制作方便、重复塑形等优点。复位后需采用不同的体位予以固定：科雷氏骨折固定于腕部掌屈 5°～ 15°及最大尺偏位，史密斯骨折固定于前臂旋后和腕关节背伸位，背侧巴尔通骨折固定于前臂旋前和腕关节背伸位，掌侧巴尔通骨折固定于前臂旋后及腕关节掌屈位。一般在以上位置先固定 2 周，然后改为腕关节中立位固定至 4 周。

（1）小夹板固定　在维持牵引下，前臂棉衬裹覆后，用 4 块夹板超腕关节固定。伸直型骨折在骨折远端背侧和近端掌侧分别放一平垫。在骨折远端的桡背侧尚可先放一横挡纸垫，一般长 6 ～ 7cm，以能包绕前臂远端的桡、背两侧面为度，宽 1.5 ～ 2cm，厚约 0.3cm。如放横挡，则在背侧不用再放平垫。压垫放置稳妥后可用胶布固定，再放上夹板。夹板近端达前臂中上 1/3，背侧夹板和桡侧夹板的下端应超过腕关节，以限制手腕的桡偏和背伸活动。掌侧夹板和尺侧夹板则不超过腕关节。屈曲型骨折，则在远端的掌侧和近端的背侧各放一平垫并用胶布固定，桡侧夹板和掌侧夹板下端应超过腕关节，限制手腕的桡偏和掌屈活动，尺侧夹板和背侧夹板不超过腕关节。然后扎上 3 条布带，先扎中间，后扎两边，将布带结打于桡侧夹板缘，提起后远近可活动 1cm 为松紧合适。最后前臂置于中立位，屈肘 90°悬挂胸前。再次观察患肢皮肤感觉、末梢血运及手指屈伸活动有无异常，并告知回家后仍要观察以上情况，如有异常及时就诊。嘱患者积极行手握捏拳及伸展锻炼。

（2）石膏固定　石膏制作过程烦琐，且患者佩戴后活动不便，越来越多的医院摒弃石膏固定，改为其他与石膏具有同等作用的固定方式，如树脂石膏、低温热塑板等。通常石膏固定的原则是：裂纹无移位的骨折，可以采用简单的短臂石膏托固定；有移位的骨折，整复后采用短臂前后石膏托固定，或采用石膏夹固定。

固定后应立即复查 X 线片了解骨折对位的情况。桡骨远端骨折的愈合时间是 4 ～ 6 周，大部分患者在 4 周左右可完全或间断去除外固定，逐步进行腕关节的功能锻炼，不能等待 X 线片显示骨折完全愈合后再去除外固定，否则容易导致关节僵硬、活动障碍等。

3.练功活动　固定期间积极做指间关节、掌指关节屈伸锻炼及肩肘部活动。解除固定后，逐步行腕关节及前臂的功能锻炼。

（二）手术治疗

对于不稳定性骨折、粉碎性骨折或稳定性骨折手法复位失败、经非手术治疗后骨折再移位等情况，可选择手术治疗。不稳定性骨折是指：骨折掌背侧范围超过关节面的 50%；骨折向背侧倾斜成角＞ 20°；侧方移位＞ 1cm；短缩＞ 5mm；关节内骨折，关节面台阶＞ 2mm；伴随尺骨远端的骨折；骨折伴有严重骨质疏松者。不稳定性骨折往往经非手术治疗的过程中，容易出现骨折位置改变或丢失的情况。手术治疗的方式有切开复位钢板螺钉内固定术、经皮穿针外固定、切开或闭合复位外固定器固定术等。

目前，外固定器手术具有一定的应用价值，部分固定器的设计具有中医特色，体现了中医"筋束骨"和"制器以正之"的外固定思想。外固定器手术治疗的绝对指征是：严重粉碎的骨折、开放污染严重的骨折、局部皮肤软组织缺损。

第九节　掌骨骨折

一、概述

掌骨有 5 块，每个掌骨可分为掌骨头、掌骨颈、掌骨干、掌骨基底部。掌骨头位于远侧端，其半球形的关节面与近节指骨基底构成掌指关节。掌骨头与掌骨干移行处称掌骨颈，此处骨质薄弱，是骨折的好发部位。掌骨基底部位于近侧端，其上面为与腕骨相关节的关节面，两侧与相邻的掌骨基底相接（第 1 掌骨除外），构成掌骨间关节。

掌骨骨折在临床中多见，其中第 1 掌骨的骨折多发生在基底部，如 Bennett 骨折、Rolando 骨折。第 2 ～ 5 掌骨骨折中以第 5 掌骨多见；第 2、3 掌骨次之，多发生于掌骨体干部和颈部；发生于第 4、5 掌骨颈的骨折多由于拳击所致，也称"拳击骨折"。

二、临床诊断要领

（一）问诊

掌骨骨折多外伤史明确，伤后局部疼痛肿胀，多不伴有其他的损伤，问诊多较为简单。

（二）望诊、触诊

掌骨骨折的望诊、触诊等相对局部，多表现明确。部分掌骨骨折发生于手外伤中，可能有开放性损伤。一般均为局部的肿胀，部分可见骨折部位短缩或隆起畸形。局部压痛、掌骨的纵向挤压痛、压痛部位可判断掌骨具体的骨折部位，局部的移位、畸形等一般均可触及，并伴有骨擦音和骨擦感。手指关节活动障碍，活动时疼痛加重。

（三）影像学检查

常规进行手部正斜位X线片检查。对于隐匿性骨折还需行CT检查。X线片均可清楚显示骨折的位置、移位、成角、粉碎程度等。

相对复杂的是第1掌骨基底部位骨折，可表现为三种：①第1掌骨基底部的横行骨折，未累及关节面，骨折近端保持在原位，远端可因肌肉牵拉而成角。②Bennett骨折为第1掌骨基底骨折合并腕掌关节脱位，骨折线呈斜形经过第1腕掌关节面，基底部内侧的三角形骨块因有掌侧韧带相连，仍留在原位，而骨折远端从大多角骨关节面上脱位至背侧及桡侧。③Rolando骨折是第1掌骨基底部关节内的"T"或"Y"形粉碎性骨折，可伴有关节半脱位。

三、治疗

手的功能复杂，灵巧精细，骨折必须正确对线和对位，畸形愈合有碍手部功能的恢复。必须注意掌指关节是一个多轴关节，可行屈伸、内收外展和回旋运动。其关节囊松弛，侧方有侧副韧带加强。侧副韧带在关节伸直时松弛，屈曲时紧张。故手外伤后，若将掌指关节制动在伸直位，处于松弛状态的侧副韧带可逐渐挛缩，最终导致关节屈曲运动障碍。

（一）非手术治疗

1. 掌骨头骨折　骨折如无明显移位，关节面尚平整，可用手背侧石膏托将掌指关节固定于屈曲位，3～4周后去除固定开始功能锻炼。移位明显的骨折，可试行闭合复位，将掌指关节置于伸直位，然后纵向牵引，利用侧副韧带的张力矫正短缩和侧方移位。复位成功，可用手背侧石膏托将掌指关节固定于屈曲位。3～4周后去除固定开始功能锻炼。若复位失败，则行切开复位钢针内固定术。

2. 掌骨颈骨折　掌骨颈骨折多发生于第5掌骨，其次是第2掌骨。如＜40°的第4、5掌骨颈背侧成角移位对手部握物功能无明显障碍，骨折如果稳定，可无须复位，予以环、小指及腕掌侧石膏托固定（取腕功能位、掌指关节屈曲50°～60°、指间关节功能位）4周，然后去除外固定行功能锻炼。第2、3掌骨颈的背侧成角移位应予纠正。

由于骨折端向背侧成角，常会错误地将掌指关节固定于过伸位。因在过伸位时，侧副韧带松弛，掌骨头仍向掌侧屈转不能整复。只有在屈曲90°位，侧副韧带紧张，然后用示指压顶近节指骨头，使指骨基底部位于掌骨头掌侧，将掌骨头向背侧顶，同时用拇指将掌骨干向掌侧压才能准确整复（图8-5-25）。矫正移位后，用手背侧石膏托固定于腕关节功能位、掌指关节及近侧指间关节屈曲90°位。4周后去除外固定行功能锻炼。

3. 掌骨干骨折　经评估，若横形骨折、短斜形骨折整复后比较稳定，宜采用手法整复、夹板或石膏固定。只要无旋转和成角移位，短缩移位＜5mm是可以接受的，对手功能无明显的影响，此类骨折可予以石膏托外固定治疗。掌骨干骨折的治疗原则与掌骨颈骨折相同，即第4、5掌骨可以有轻度的背侧成角移位，第2、3掌骨的成角移位必须纠正。背侧成角移位手法复位时在牵引下先矫正向背侧突起成角，以后用示指与拇指在骨折的两旁自掌侧和背侧行分骨挤压，然后采用三点加压防止成角移位复发，放置两个分骨垫以胶布固定，如骨折片向掌侧成角则在掌侧放一小毡垫以胶布固定，最后在掌侧与背侧各放一块夹板，厚2～3mm，以胶布固定，外加绷带包扎（图8-5-26）。斜形、粉碎、短缩较多的不稳定骨折，宜加用指骨末节骨牵引。

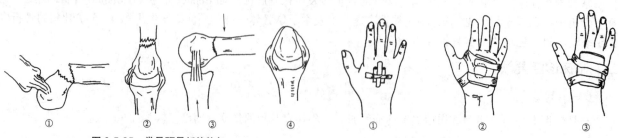

① ② ③ ④　　　　　① ② ③

图 8-5-25　掌骨颈骨折的整复　　　　　**图 8-5-26　第3掌骨干骨折固定外观**
①②为不正确的整复；③④为正确的整复

4. 第 1 掌骨基底骨折合并腕掌关节脱位（Bennett 骨折） 在常规麻醉下，先将拇指向远侧与桡侧牵引，然后将第 1 掌骨头向桡侧与背侧推扳，同时以拇指用力向掌侧与尺侧压顶骨折处以矫正向桡侧与背侧的突起成角。手法整复后应用外展夹板固定，4 周解除外固定，进行功能锻炼。但因这种骨折脱位很不稳定，容易引起短缩与再移位。

若复位后不能稳定时，可采用细钢针经皮肤做闭合穿针内固定。亦可采用局部加压短臂石膏管形外固定的同时加用拇指牵引，在石膏上置一粗铁丝，于拇指的两侧粘一条 2cm×10cm 胶布作皮肤牵引，或作拇指末节指骨骨牵引 3 ～ 4 周（图 8-5-27）。陈旧性骨折脱位宜行切开复位内固定，固定拇指于握拳位。

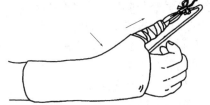

图 8-5-27　第 1 掌骨基底骨折脱位固定法

（二）手术治疗

掌骨骨折的手术适应证包括以下情况：经过手法复位后，骨折仍明显移位的；外固定难于维持复位；患者不能接受骨折处的畸形愈合；部分开放性骨折等。可以选择经皮穿针内固定术、切开复位内固定术等，常用的内固定材料有钢针、钢板、螺钉等。第 1 掌骨基底关节内的骨折因其具有不稳定性，多数需手术治疗，一般采取闭合或切开复位穿针固定。对于掌骨干的骨折在复位时应注意避免出现旋转、短缩畸形，容易导致手指间屈伸活动时的交叉畸形。

第十节　指骨骨折

一、概述

指骨骨折是手部最常见的骨折，多由于直接暴力所致，常为多发性损伤，多见于成年人，体力劳动者发病率较高。指骨骨折多并发于手部开放性损伤中，严重的手部外伤需手外专科处理，包括对肌腱、神经、血管的修复、断指再植等技术。本节所介绍的是指闭合性指骨骨折。

手部周围的肌肉、肌腱较多，如近节指骨体掌侧有屈肌腱鞘附着；中节指骨底背侧与关节面交界处有一横嵴，为指伸肌中央腱的止点，指骨体的掌面两侧为指浅屈肌腱的止点；远节指骨底掌面粗糙，为指深屈肌腱的止点，背面为指伸肌腱终腱止点。这些肌肉的收缩牵拉可导致骨折的移位畸形。

手部常出现 2 ～ 5 个籽骨，其中 2 个恒定地出现在拇指掌指关节的掌侧面，另外几个可出现在拇指的指间关节、其他手指的掌指关节。阅读 X 线片时不要将其误判为骨折碎片。

手的特定姿势在骨折固定和功能评估中有重要意义，包括手的休息位和功能位。休息位是手休息时所处的自然静止的位置，表现为腕关节背伸 10°，示、中、环、小指如半握拳状，拇指部分外展，拇指尖接近示指的远侧指间关节。功能位是手最常采用的和功能最大的位置，表现为腕关节背伸 20°～ 25°，拇指外展、对掌，其他手指略分开，掌指关节及近侧指间关节半屈曲，而远侧指间关节微屈曲，状如握小球姿势，也是手外伤术后常用的固定位置。

二、临床诊断要领

（一）问诊

指骨骨折多病史简单，症状以局部疼痛、肿胀、畸形为主。指骨骨折多并发于手部的开放性损伤中，如开放性骨折则应按开放性损伤进行细致问诊。

（二）望诊、触诊

指骨骨折的望诊、触诊等检查也较为简单，包括局部肿胀，压痛、纵向挤压痛明显，手指功能障碍。可在皮下触及骨折的畸形、移位等。近节指骨干骨折可呈掌侧成角畸形。中节指骨如骨折位于指浅屈肌止点的近端，呈向背侧成角畸形，如在止点的远端则呈掌侧成角畸形。远节指骨基底部背侧撕脱骨折可呈锤状指畸形。骨折明显移位者，可有骨擦音、骨擦感和异常活动。

（三）影像学检查

常规进行手的正斜位或手指正侧位 X 线片检查，可明确骨折部位和移位情况。骨折可发生于近节、中节或远节。CT 不作为常规检查，主要用于检查隐匿性骨折、关节内的骨折。

三、治疗

治疗指骨骨折应力求解剖复位，严禁有旋转、侧方成角和＞10°的掌背侧成角移位。前两种移位可变更手指正常屈伸运动轨迹，使其在屈曲时与相邻手指发生推挤或叠加，妨碍其他手指发挥屈曲功能；后一种移位则会破坏骨骼与肌腱之间平滑的接触面，增大肌腱滑动摩擦阻力，诱发后期肌腱断裂。正常手指在屈曲时，各手指纵轴的延长线均指向腕舟骨结节。在复位固定时，可以被动屈曲手指，观察其指向，判断旋转移位或侧方成角移位是否得到矫正。有时，亦可利用相邻的健指来固定患指，帮助矫正畸形，防止移位的复发。任何愈合不正的指骨骨折都会影响手指的功能。

（一）非手术治疗

指骨骨折大部分无明显移位，无须手术治疗，可采用手法复位、夹板或支具固定的非手术治疗。

1.指骨干骨折 手法整复时首先进行拔伸牵引，用拇指与示指自尺桡侧挤压矫正侧方移位，然后将远端逐渐掌屈，同时以另一手拇指将近端自掌侧向背侧顶住以矫正向掌侧突起成角。复位后根据成角情况放置小纸压垫，用夹板局部固定患指，再令患指握一裹有3～4层纱布的小圆柱状固定物，使手指屈向腕舟骨结节，以胶布固定，外加绷带包扎（图8-5-28）。3周后去除固定，进行功能锻炼。

2.指骨颈骨折 整复时应加大畸形，用反折手法，将骨折远端呈90°向背侧牵引，然后迅速屈曲手指，屈曲时应将近端的掌侧顶向背侧（图8-5-29）。固定方法与指骨干骨折相同。

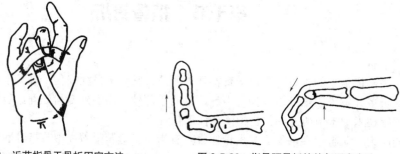

图8-5-28 近节指骨干骨折固定方法　　　图8-5-29 指骨颈骨折的整复固定方法

3.远节指骨基底部背侧撕脱骨折 整复和固定较容易，只要将近侧指间关节屈曲、远侧指间关节过伸，便可使指骨基底向被撕脱的骨片靠近，然后用塑料夹板或石膏固定（图8-5-30）。

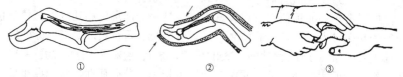

图8-5-30 远节指骨基底部背侧撕脱骨折
①移位；②整复；③固定

（二）手术治疗

手术适应证包括：闭合复位无法维持复位，尤其存在旋转移位者；关节内骨折；严重软组织损伤；开放性骨折。

对于开放性骨折，应彻底清创，力求伤口一期愈合，复位后手指必须固定在功能位。

手术治疗的方式可以选择经皮穿针固定术、切开复位内固定术。常用的内固定材料有钢针、钢板、螺钉等，术前应根据指骨骨折类型，准备合适的内固定材料。手术固定的目的是坚强固定、利于早期功能锻炼。

第十一节　股骨颈骨折

一、概述

股骨头下至股骨颈基底部之间的骨折称为股骨颈骨折，是老年人常见的骨折之一，女性多于男性，也可见于青壮年及儿童。青壮年发生股骨颈骨折多由于车祸、坠落伤等高能量暴力所致。老年人因肝肾不足造成骨质疏松，股骨颈部位骨小梁结构脆弱，遭受轻微外力即可骨折。随着我国逐步进入老龄化社会，股骨颈骨折的发生率在逐年增加。

股骨颈局部的特殊结构影响着本骨折的治疗及预后。股骨颈轴线和股骨干纵轴线之间形成的角度为颈干角，正常值在110°～140°之间，颈干角随年龄的增加而减小，儿童时平均可达151°。股骨颈的轴线与股骨两髁之间的连线形成的角度为前倾角，正常为12°～15°之间。这两个角度对指导股骨颈骨折治疗和判断预后具有重要意义。股骨头、股骨颈的血运主要由旋股内侧动脉和旋股外侧动脉分支组成的支持带动脉、股骨干滋养动脉、圆韧带动脉组成，其中以支持带动脉为主。因支持带动脉紧贴骨面或位于骨内，股骨颈骨折极易造成血管的断裂，从而导致骨折不愈合及股骨头坏死的发生率很高。这一点也影响了对股骨颈骨折治疗方案的制定。

二、临床诊断要领

（一）问诊

股骨颈骨折患者多有平地滑倒或从床边跌下甚至行走时闪挫，臀部或大转子着地，或患肢突然外展扭转等病史。应询问受伤的姿势、时间和目前的症状。患者伤后髋部疼痛，局部感轻度肿胀，髋关节活动受限，活动时疼痛加重，不能站立和行走。但需注意的是，髋部外伤后部分为不全骨折或嵌插骨折，患者的疼痛及活动受限可能非常轻微，少数患者仍可坚持行走或骑车，极容易造成漏诊，所以对髋部外伤者均应认真排查。

（二）望诊

望诊应观察股骨颈骨折患者髋关节的肿胀程度、皮肤破损及颜色、下肢是否出现畸形情况等。股骨颈骨折多数为囊内骨折，因局部有关节囊包裹，局部肿胀和瘀斑不明显，部分囊外骨折则肿胀和瘀斑比较明显。少数患者可见局部皮肤擦伤。轻者患肢无明显畸形，骨折移位者患肢呈现外旋、短缩，髋、膝轻度屈曲畸形。

（三）触诊

股骨颈骨折患者腹股沟中点有明显压痛，患肢纵轴叩击痛阳性，叩击股骨大粗隆可引起疼痛。部分患者可触及股骨大粗隆轻度上移。

（四）动诊、量诊

患者伤后髋关节活动度减少，活动时肌肉呈防御性肌紧张状态。部分患者下肢的长度出现轻度短缩畸形，大转子在 Nelaton 线之上。

（五）影像学检查

髋关节正侧位 X 线片能明确骨折类型、部位和移位情况。对可疑骨折，应加拍健侧 X 线片对比或 1～2 周后再复查，因经 1 周后骨折局部出血会被吸收，则可清楚显示骨折线。对于严重粉碎性骨折，X 线片不能完全显示清楚，可行 CT 三维重建。通过影像学检查可对股骨颈骨折进行分型，分型对制定治疗方案和判断预后具有指导意义。

1. 根据骨折部位分型 此种分型方法反映了骨折后的血运状况，但未反映出移位情况（图 8-5-31）。①头下型：骨折线沿头颈分界处走行，骨折线在关节囊内，股骨头血供大部分被中断，骨折线越高，越易破坏头部的血液供应，骨折不愈合、股骨头缺血性坏死的发生率就越高。②经颈型：骨折线位于股骨颈中部，也为囊内骨折，由于骨折部剪力大，骨折不稳，远折端往往出现移位，骨折不易愈合，也易造成股骨头缺血性坏死。③基底型：骨折线在股骨颈基底部沿转子间线走行，骨折线

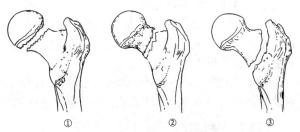

图 8-5-31 股骨颈骨折的部位分型
①头下型；②经颈型；③基底型

部分在关节囊外，又称囊外骨折，一般移位不多，其血液循环破坏少，骨折不愈合和股骨头缺血性坏死的发生率较低。

2. 根据骨折线方向分型（Pauwels 分型） 此分型根据骨折线与水平线夹角大小分为 3 型，此种分型反映了骨折的稳定程度。Ⅰ型，骨折线与水平线夹角 < 30°。Ⅱ型，骨折线与水平线夹角 > 30°而 < 50°。Ⅲ型，骨折线与水平线夹角 > 50°。但本分型需要拍摄的 X 线片与股骨颈平行，这在患者疼痛情况下不能完全实现。既往认为角度越大骨折越不稳定，骨折不愈合的概率越高，但目前经多种研究发现 Pauwels 角度大小与骨不连的发生并无直接联系。

3. 根据骨折移位程度分型（Garden 分型） 按骨折端的移位大小分为四型。股骨颈骨折严重程度随着类型递增，而骨折不愈合率和股骨头缺血性坏死率随之增加，此种分型方法反映了骨折的移位程度，在国际上已被广泛应用（图 8-5-32）。Ⅰ型，不完全骨折，或嵌入骨片，股骨颈下方骨小梁部分完整，该型包括所谓"外展嵌插型"骨折。Ⅱ型，完全骨折，但无移位。Ⅲ型，完全骨折，部分移位。Ⅳ型，完全骨折，完全移位。

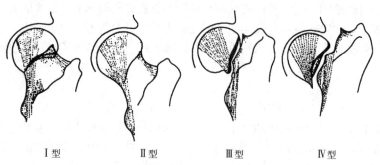

Ⅰ型　　　　　Ⅱ型　　　　　Ⅲ型　　　　　Ⅳ型

图 8-5-32　股骨颈骨折的 Garden 分型

三、治疗

股骨颈骨折应按照骨折的时间、类型、患者的年龄及全身情况等因素决定治疗方案，以减少骨折后的并发症，尽快恢复髋关节功能，提高患者的生活质量。

股骨颈骨折的治疗目前多数情况下应选择手术治疗。非手术治疗可能出现无移位骨折发生再移位，因患者早期活动、长期卧床导致的并发症越来越引起人们重视。新鲜无移位骨折或嵌插骨折（如 Garden Ⅰ 型骨折）不需复位，但患肢应制动，避免负重。有移位的骨折在患者身体条件允许的情况下，最佳治疗方法是尽早复位和固定，为了能早期负重活动及避免可能的二次手术，也可行人工关节置换术，但需把握好适应证。

对于骨折有移位的特殊情况，如高龄、体弱、基础疾病控制欠佳、全身状况差等无法耐受手术或拒绝行手术的患者，可考虑非手术治疗，对患者行牵引或制动，预防并发症，待疼痛减轻、全身状况允许后，逐步离床活动。

（一）非手术治疗

无移位骨折或嵌插型骨折，由于此类骨折多较稳定，无须复位，可让患者卧床休息，将患肢置于外展、膝关节轻度屈曲、足中立位。为防止患肢外旋，可在患足穿一带有横木板的"丁"字鞋。亦可用轻重量的皮肤牵引固定 6～8 周。在固定期间应嘱咐患者做到"三不"，即不盘腿、不侧卧、不下地。卧床期间应加强护理，积极预防深静脉血栓形成、坠积性肺炎、泌尿系感染、压疮等并发症。积极进行患肢股四头肌的收缩活动，以及踝关节和足趾关节的屈伸功能锻炼，以防止肌肉萎缩、关节僵硬等。鼓励患者每天做深呼吸，定期翻身预防压疮，拍背排痰预防肺炎等。

固定时间一般为 8～12 周，如复查 X 线片示骨折局部骨痂已连接，局部无疼痛、无叩击痛等则表明局部已基本稳定，可逐步扶拐站立，患肢非负重下进行功能锻炼，再逐步过渡至完全负重，但建议弃拐并完全负重的时间应在骨折 1 年以后。

对于本类患者，有学者认为也可行螺钉固定，以稳定断端防止发生移位，且可以早期活动，避免长期卧床，对此观点目前尚未有统一的认识，应根据情况区别对待。

（二）手术治疗

在患者身体条件允许的情况下，积极手术治疗可使患者早期活动、避免并发症的发生。手术方式有闭合或切开复位空心钉内固定、动力髋螺钉（DHS）联合防旋螺钉固定等，首选闭合复位。如闭合复位无法达到复位标准的应采取切开复位，部分患者也可选择人工关节置换术。

对年龄尚轻、体质较好有移位的股骨颈骨折患者，应尽早在 24 小时以内行内固定，并要尽量达到解剖复位。早期解剖复位和坚强固定有利于减少股骨头缺血性坏死的概率。

股骨颈骨折复位的标准采用 Garden 指数进行评价。正常 X 线正位片上股骨干内缘与股骨头内侧压力骨小梁呈 160°交角，侧位片上股骨头轴线与股骨颈轴线呈一直线为 180°。复位后 Garden 指数在 155°～180°之间即可认为是复位满意。近些年又提出了阳性支撑的概念来评估复位质量。

1. 空心螺钉内固定术 对于年轻的患者，或移位、粉碎不严重属头下型及部分经颈型骨折的老年患者，经复位满意后，可用多根空心螺钉内固定治疗（图 8-5-33）。空心钉多数为三枚，呈正三角形或倒三角形分布，两种分布方式各有利弊，原则是贴边、相互平行。术后患者可以早期活动肢体，有效地防止骨折并发症的发生。手术复位的方法，应尽可能采取闭合复位，只有在闭合复位失败，无法达到解剖复位时才考虑切开复位。

闭合复位的方式多在手术麻醉下将患者置于手术台上，安装牵引架，使患肢在适当外展位置向下牵引，纠正重叠移位，然后将患肢内旋 20°，并轻度内收至中立位，在 X 线监视下观察复位情况，一般多可复位。也可行屈髋屈膝复位法。

屈髋屈膝法复位：患者仰卧，助手固定骨盆，术者握其腘窝，并使膝、髋均屈曲 90°，向上牵引，纠正缩短畸形，然后伸髋内旋外展以纠正成角畸形，并使骨折面紧密接触。复位后可做手掌试验，如患肢外旋畸形消失，表示已复位（图 8-5-34）。

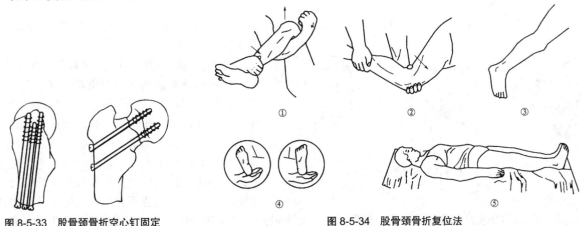

图 8-5-33　股骨颈骨折空心钉固定

图 8-5-34　股骨颈骨折复位法
①牵引；②外展内旋；③伸直下肢；④手掌试验；⑤患者仰卧位

如果闭合复位不能达到复位标准，应采用切开复位的方法尽量使股骨颈解剖复位。

2. 人工关节置换术　根据患者的具体情况，慎重选用。对于生理年龄在 65 岁以上，诊断分型属于头下型、经颈型或粉碎而有移位的骨折，内固定后骨折不愈合或股骨头坏死发生率较高；无法满意复位及牢固固定的骨折；内固定后失效；髋关节原有疾患已适用于人工关节置换术者可行人工关节置换。人工关节置换有人工股骨头置换和人工全髋关节置换，视患者的具体情况而定。关节置换利于患者早期下床活动，可避免卧床的并发症，但也存在感染、脱位、血栓形成、假体磨损、松动或断裂等风险，应严格根据患者的整体情况斟酌选择。

第十二节　股骨粗隆间骨折

一、概述

股骨粗隆间骨折也称股骨转子间骨折，是指发生在股骨颈基底部至小转子水平以上部位的骨折。股骨粗隆间骨折多数与骨质疏松有关，在老年人中常见，青壮年发病者较少。发病原因及受伤机制与股骨颈骨折相同，发生率低于股骨颈骨折，但患者的年龄则偏大。与股骨颈骨折不同，粗隆间骨折部位血运丰富，多能愈合，很少发生骨折不愈合以及股骨头缺血性坏死。本骨折在以往采用非手术治疗时多需要长期卧床，导致出现卧床并发症和髋内翻畸形，而卧床并发症严重者可导致患者死亡，因此也被称为"人生最后一次骨折"。随着人们对粗隆间骨折认识的深入，手术技术的持续改进能够让患者早期活动，从而避免并发症，已经大大提高了本骨折的治愈率，减少了死亡的发生。

二、临床诊断要领

（一）问诊

股骨粗隆间骨折患者常有跌倒的外伤史，因跌倒后暴力直接撞击转子部而导致骨折。伤后髋部疼痛伴肿胀明显，因粗隆间骨折比股骨颈骨折局部出血要多，且是关节外骨折，所以会感觉明显肿胀。髋部及患肢活动受限，不能站立或行走。

（二）望诊

股骨转子部肿胀明显，由于骨折在关节囊外，局部肿胀较显著且伴有广泛的瘀斑。患肢可出现明显的短缩、内收、外旋畸形。无移位的嵌插骨折或移位较少的稳定骨折，上述表现则比较轻微。

（三）触诊

触诊时股骨大粗隆部可触及明显的压痛，压痛明显的部位一般也多是损伤的部位。叩击足跟部常引起患处剧烈疼痛，纵向叩击痛阳性。另外，也可触及股骨大粗隆较对侧上移。

（四）动诊、量诊

动诊和量诊基本同股骨颈骨折，但对于这些骨折的动、量诊检查多无特定表现，多表现为关节因疼痛而活动严重受限、下肢长度出现短缩等。

（五）影像学检查

髋关节正侧位X线片，可明确骨折部位、类型和移位情况。对于严重粉碎骨折，可行CT三维重建，以明确骨折移位情况。

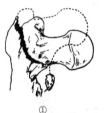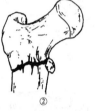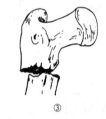

图 8-5-35 股骨转子间骨折的类型
①顺转子间型；②反转子间型；③转子下型

通过影像学检查可对股骨粗隆间骨折分型。

1. 根据骨折线的方向和位置 可分为顺转子间、反转子间和转子下骨折3型，顺转子间（粉碎）型、反转子间和转子下骨折均属不稳定型骨折（图8-5-35）。①顺转子间（粉碎）型：最多见。骨折线自大转子顶点开始，斜向内下方，达小转子部。小转子或保持完整，或成为游离骨片。粉碎型为小转子变为游离骨块，大转子及其内侧支柱亦破碎，髋内翻严重，远端明显上移，患肢呈外旋短缩畸形。②反转子间型：骨折线自大转子下方斜向内上方行走，达小转子的上方。骨折线的走向与转子间线或转子间嵴大致垂直。骨折近端因外展肌与外旋肌的收缩而外展、外旋，远端因内收肌与髂腰肌的牵引而向内、向上移位。③转子下型：骨折线经过大小转子的下方。

2. Evans 分型 主要分为顺转子间骨折和逆转子间骨折两种主要类型。骨折稳定的关键是股骨转子区后内侧皮质的连续性，此分型简单而实用，并有助于预见股骨转子间骨折解剖复位和穿钉后继发骨折移位的可能性。①顺转子间骨折：Ⅰ型，骨折无移位，为稳定骨折；Ⅱ型，骨折部分移位，大小转子完整；ⅢA型，小转子游离，骨折移位、内翻畸形；ⅢB型，大转子游离为单独骨块；Ⅳ型，除转子间骨折外，大小转子均成为单独骨折块，内翻畸形。②逆转子间骨折：骨折线自大转子下方斜向内上方，到达小转子上方。其中Ⅰ型、Ⅱ型为稳定性骨折，其余为不稳定性骨折。

三、治疗

股骨粗隆间骨折治疗的关键是稳定骨折断端、预防并发症、防止发生髋内翻畸形。股骨粗隆间骨折局部出血多，对患者干扰性大，相比股骨颈骨折，伤后发生危及生命并发症的概率要高，如褥疮、泌尿系感染、坠积性肺炎、深静脉血栓等，卧床时间越长则发生的可能性越大，容易导致死亡的发生。因此，近年来对于股骨粗隆间骨折，多数主张入院后尽早完善检查，部分学者认为最好在48小时以内，尽量在并发症出现之前，积极行手术稳定断端，利于患者早期活动，减少并发症的发生。

（一）非手术治疗

非手术治疗曾经是股骨粗隆间骨折的主要治疗方法，可适用于所有类型的股骨粗隆间骨折。但随着手术技术的发展，非手术治疗的范围在逐步缩小，目前多用于无移位骨折、手术无法复位及固定、基础条件差难以耐受手术或麻醉的患者等。非手术治疗主要是指闭合复位、牵引固定和功能锻炼，并同时积极预防并发症。

1. 整复方法 无移位骨折无须整复，有移位骨折应采用手法（同股骨颈骨折）整复，亦可先行骨牵引，待3～4天缩短畸形矫正后，用手法将患肢外展内旋，以矫正髋内翻和外旋畸形。

2. 固定方法

（1）无移位骨折 可让患者卧床休息，患肢穿"丁"字鞋或以合力皮牵引维持于中立位，6周后扶双拐下地活动。

（2）有移位骨折 应采用持续牵引与外展夹板固定结合，牵引重量为6～8kg，固定患肢于外展中立位6～8周。亦可用外固定支架固定。

3. 牵引方法 轻度移位的稳定性骨折，可采用合力皮牵引或骨牵引维持患肢外展中立位，6～8周后带外展夹板扶双拐下地活动；不稳定的移位骨折，如为年龄不太大、健康状况尚好者，可采用胫骨结节骨牵引8～10周。严重粉碎骨折或年龄太大，不能接受骨牵引及手术者，可考虑行皮牵引治疗。牵引重量约占体重的1/7，否则不足以克服髋内翻畸形，一旦髋内翻纠正后，不可减重过多，牵引重量须保持占体重的1/10～1/7，以防止髋内翻畸形的复发。牵引应维持足够的时间，一般均应超过8～12周，骨折愈合、局部初步稳定后去除牵引。

4. 练功活动　固定期间应鼓励患者早期在床上进行全身锻炼，嘱患者每天做踝关节屈伸运动与股四头肌收缩锻炼。解除固定和牵引后，逐渐加强患肢髋、膝关节的屈伸活动，并可扶双拐不负重下床活动。以后每1～2个月拍X线片复查一次，至骨折坚固愈合。固定期间应积极预防各种并发症，包括物理、药物等方式预防下肢血栓，定期翻身预防褥疮，拍背咳嗽咳痰预防坠积性肺炎，保持二便通畅等。

针对部分伤前已经肢体功能较差的老年患者，在接受畸形及功能障碍的情况下，也可鼓励患者在疼痛耐受的范围内进行早期活动，允许患者早期坐起或下床少量活动，相比复位质量，减少并发症的意义可能更大。

（二）手术治疗

手术治疗是股骨粗隆间骨折的主要方法，随着内固定器材的不断改进，手术基本可以解决大多数的骨折，也越来越以微创的方式达到稳定的目的。目前用于治疗股骨转子间骨折的内固定材料可分为髓外钉板系统和髓内钉固定系统两类，各有其优点，可根据患者的具体情况选择应用。

1. 髓外钉板系统　髓外系统固定于股骨粗隆外侧，是一种偏心固定，适用于内侧有骨性支撑和外侧壁相对完整的稳定性骨折，对不稳定的转子下骨折固定效果差且有发生骨折移位、内固定物断裂的风险。具体的内固定物有Richards钉板、动力髋螺钉（DHS）、加压髋螺钉（CHS）、滑动髋螺钉（SHS）、经皮加压钢板（PCCP）、股骨近端锁定解剖板等。采用髓外固定时必须严格掌握适应证，不然容易导致内固定失效。

2. 髓内钉固定系统　髓内固定是中心性髓内钉固定方式，力学性能更佳，可解决不稳定性骨折的问题，且也适用于稳定性骨折。主要的髓内固定系统有弧形髓内针（Ender针）、伽马钉（Gamma）、股骨近端髓内钉（PFN、PFNA）、InterTAN等。对于不稳定或粉碎性骨折，髓内固定的效果明显优于髓外固定，髓内固定为微创操作，可减少出血量，生物力学效果好，疗效相对更可靠，并发症少，骨折的愈合率高。

在股骨粗隆间骨折治疗上，手术不能绝对替代非手术治疗，内固定材料也没有绝对的优劣，具体治疗方式的选择应依据骨折类型、伤前全身情况、骨质疏松程度、社会及经济等因素综合进行合理选择。

第十三节　股骨干骨折

一、概述

股骨干骨折是指股骨大小转子下2～3cm至股骨髁上2～3cm处的骨折。此骨折多见于青壮年及10岁以下的儿童，男性多于女性。

股骨干骨折多由强大暴力造成，以股骨干中部骨折最多，骨折后断端移位明显，可为横断、粉碎、斜形或螺旋形，软组织损伤常较重。除不全骨折或青枝骨折外，股骨干骨折均属不稳定性骨折。青枝型骨折仅见于小儿。成人股骨干骨折后，内出血可达1000mL，出血多者可造成休克。随着交通事故的增加，股骨干骨折往往较为复杂，且合并伤较多，为治疗提出了挑战。

二、临床诊断要领

（一）问诊

股骨干骨折患者多数有较严重的外伤史，骨折多由强大的暴力所造成，多根据局部的疼痛、肿胀及畸形详细询问。应详细询问患者受伤的时间、受伤的姿势、疼痛的部位等。询问患者的失血情况，有无失血性休克的表现；是否合并胸腹部及骨盆等部位的损伤。轻微外力造成的骨折，应考虑到病理性骨折的可能。

（二）望诊

股骨干骨折患者患肢出现明显肿胀，可比健侧增粗1cm，呈缩短、成角等外观畸形，可有假关节形成。严重移位的股骨下1/3骨折，在腘窝处多观察到有巨大的血肿。严重的骨折时，骨折端可刺破皮肤形成开放性伤口，观察皮肤破损及软组织损伤的程度，可判断开放性损伤的污染程度，注意有无活动性出血。闭合性移位股骨干骨折内出血较多，故应注意观察患者的面色、脉搏、呼吸、血压等生命体征，防止发生失血性休克。

（三）触诊

触诊包括压痛部位、触摸患肢肿胀的程度以及骨擦音和异常活动等。本骨折多可触及骨折断端、短缩或成角畸形等。因股骨干骨折暴力巨大，常合并髋、膝部骨折脱位，需提高警惕，细致检查，以防漏诊。股骨干下1/3骨折，远折段向后移位，可造成腘动脉、腘静脉和胫神经、腓总神经损伤，应常规检查足背动脉、胫后动脉有无搏动、足趾活动、皮肤感觉，并与健侧对比，以防漏诊血管损伤。另外，可扪及骨擦音、骨擦感及异常活动。

（四）动诊、量诊

根据情况检查髋关节及膝关节活动度。测量股骨周径，评估肿胀及软组织损伤程度。股骨干骨折后，如果患肢肿胀比健侧增粗约1cm，一般估计内出血量为500mL。

由于剧痛和出血，早期可合并创伤性休克。严重挤压伤、粉碎性骨折或多发性骨折，早期还可并发休克、脂肪栓塞、挤压综合征，也可并发深静脉血栓形成（DVT），在临床问诊及查体时应注意详细排查。

（五）影像学检查

拍摄股骨正侧位X线片，可显示骨折的部位、类型及移位情况。考虑有血管损伤时可做血管彩超或血管造影（数字减影DSA），有确诊意义。

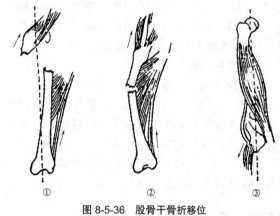

图8-5-36　股骨干骨折移位
①股骨干上1/3骨折；②股骨干中1/3骨折；③股骨干下1/3骨折

通过X线片可明确股骨干骨折的位置，结合肌肉的情况分析骨折的移位情况，股骨干骨折可分为以下三型（图8-5-36）。

1.股骨干上1/3骨折　骨折近端因受髂腰肌、臀中肌、臀小肌，以及其他外旋肌群的牵拉而产生屈曲、外展、外旋移位；骨折远端由于内收肌群作用则向后、向上、向内移位。

2.股骨干中1/3骨折　两骨折端除有重叠畸形外，多数骨折近端呈外展、屈曲倾向，远端因内收肌的作用，其下端向内上方移位。无重叠畸形的骨折，因受内收肌收缩的影响有向外成角的倾向。

3.股骨干下1/3骨折　因膝后方关节囊及腓肠肌的牵拉，骨折远端往往向后移位，骨折近端内收向前移位。

三、治疗

处理股骨干骨折，应注意患者全身情况，积极防治创伤性休克，重视对骨折的急救处理，现场严禁脱鞋、脱裤或做不必要的检查，应用简单而有效的方法给予临时固定，急速送往医院。非手术疗法仍然是股骨干骨折的治疗方法之一，因大腿的解剖特点是肌肉丰厚，拉力较强，骨折移位的倾向力大，在采用手法复位、夹板固定的同时需配合持续牵引治疗。必要时还应该采用手术复位内固定。手术和非手术治疗，必须纠正股骨干的旋转移位和向后、向内的成角移位，恢复股骨的前弓。成人股骨干骨折，重叠2cm以内是可以允许的，骨折面对位能达到1/2以上，向前12°以内、向外10°以内的成角认为是达到功能复位的标准。

（一）非手术治疗

非手术治疗股骨干骨折多采用手法复位、夹板外固定联合牵引等治疗方式。手法复位需要根据骨折的不同类型采用不同的复位方法。

1.手法复位　患者取仰卧位，一助手固定骨盆，另一助手用双手握小腿上段，顺势拔伸，并徐徐将患肢屈髋90°，屈膝90°，沿股骨纵轴方向用力牵引，矫正重叠移位后，再按骨折不同部位分别采用下列手法。

（1）上1/3骨折者　将患肢外展，并略加外旋，然后由助手握近端向后挤按，术者握住远端由后向前端提。

（2）中1/3骨折者　将患肢外展，同时以双手自断端的外侧向内挤压，然后以双手在断端前、后、内、外夹挤。

（3）下1/3骨折者　在维持牵引下，使膝关节徐徐屈曲，并以紧挤在腘窝内的两手作支点，将骨折远端向近端推挤。

若股骨干骨折重叠移位较多，手法牵引未能完全矫正时，可用反折手法矫正。若斜形、螺旋骨折背向移位，可用回旋手法矫正，往往断端间的软组织嵌顿也随之解脱。

若有侧方移位可用两手掌指合抱或两前臂相对挤压，施行端提捺正手法。粉碎骨折可用四面挤压手法，使碎片互相接近。

2. 牵引复位 对于成年人或较大年龄儿童的股骨干骨折，特别是对粉碎骨折、斜形骨折或螺旋骨折，多采用较大重量的骨骼短期牵引逐渐复位，只要牵引方向和牵引重量合适，往往能自动得到良好的对位。3～5天后X线片显示骨折畸形已纠正，可逐步减轻牵引重量。粉碎骨折因愈合较慢，牵引时间可适当延长。

3. 夹板固定 骨折复位后，在维持牵引下，根据上、中、下1/3骨折的不同部位放置压垫，上1/3骨折放在近端的前方和外侧，中1/3骨折放在断端的外侧和前方，下1/3骨折放在近端的前方。再放置夹板，内侧板由腹股沟至股骨内髁，外侧板由股骨大转子至股骨外侧髁，前侧板由腹股沟至髌骨上缘，后侧板由臀横纹至腘窝上缘，然后用4条布带捆扎固定（图8-5-37）。固定后应通过X线片了解骨折是否达到复位标准。

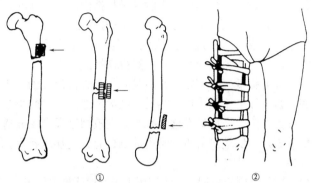

图 8-5-37 股骨干骨折压垫及夹板固定
①压垫放置；②夹板固定

4. 持续牵引 由于大腿部肌肉丰厚，肌力强大，加之下肢杠杆力量强，对骨折施行手法复位夹板固定后，仍有可能使已复位的骨折端发生成角甚至侧方移位。因此，还应按照患者的年龄、性别、肌力的强弱，分别采用持续皮肤牵引或骨牵引，才能维持复位后的良好位置。皮肤牵引适用于儿童或年老、体弱的成年人；骨骼牵引适用于下肢肌肉比较发达的青壮年或较大年龄的儿童。儿童牵引重量约占儿童体重的1/6，时间为3～4周；成人牵引重量约为体重的1/7，时间为8～10周。1周后床边X线摄片复查，如骨折对位良好，即可将牵引的重量逐渐减轻至维持重量，一般成人为1/10体重，儿童为3kg左右。在维持牵引的过程中，应注意调整牵引的重量和方向，检查牵引装置，保持牵引效能，防止过度牵引，以达到维持骨折良好的对位对线目的。

（1）垂直悬吊皮肤牵引 适用于3岁以内的儿童。此法是把患肢和健肢同时用皮肤牵引向上悬吊，用重量悬起，以臀部离开床面一拳的距离为宜，依靠体重作对抗牵引。如果臀部接触床面，说明牵引重量不够，要重新调整重量，使臀部离开床面。牵引期间要注意双下肢血液循环情况。患儿能很快地适应此法，对治疗和护理都比较方便。一般牵引3～4周后，骨折均可获得良好的愈合。

（2）皮肤牵引 适用于小儿或年老体弱的患者。用胶布贴于患肢内、外两侧，再用绷带裹住，将患肢放置在托马斯架上。4～8岁的患儿牵引重量为2～3kg，时间为3～4周；成人为1/7～1/12体重，一般以不超过5kg为宜，时间为8～10周。用皮肤牵引时，应经常检查，以防胶布滑落而失去牵引作用。

（3）骨牵引 较大儿童及成人可采用骨牵引，并将患肢放在布朗氏架上。按部位不同，可采用股骨髁上牵引、胫骨结节牵引。

① 股骨髁上牵引：适用于中1/3骨折和骨折远端向后移位的下1/3骨折。中1/3骨折置于外展中立位，下1/3骨折置于屈髋屈膝中立位。

② 胫骨结节牵引：适用于上1/3骨折和骨折远端向前移位的下1/3骨折。应置患肢于屈髋外展位。较大的儿童或少年不宜在胫骨结节部穿针，应向下2～3cm处穿针。

5. 练功活动 年龄较大的儿童、成人患者的练功活动应从复位后第2天起，开始练习股四头肌舒缩及踝关节、跖趾关节屈伸活动。从第3周开始，直坐床上，用健足蹬床，以两手扶床练习抬臀使身体离开床面，以达到使髋、膝关节活动的目的。从第5周开始，两手拉吊杆，健足踩在床上支撑，收腹抬臀，臀部完全离开床面，使身体、大腿与小腿成一水平线，以加大髋、膝关节活动范围。经拍片或透视，骨折端无变位，可从第7周开始扶床架练习站立活动。

解除牵引后，对上1/3骨折加用外展夹板，以防止内收成角，在床上活动1周即可扶双拐下地做患肢不负重的步行锻炼。当骨折端有连续性骨痂时，患肢可循序渐进地增加负重。经观察证实骨折端稳定，可改用单拐。1～2周后可弃拐行走，这时再拍摄X线片检查，若骨折端无变化，且愈合较好，方可解除夹板固定。

（二）手术治疗

股骨干骨折经过非手术治疗，一般可获得满意的效果。但目前手术治疗股骨干骨折的越来越多，尤其是髓内钉固定技术的提升，可较快恢复断端的稳定，所以对股骨干骨折必要时应考虑手术复位内固定。然而手术治疗存在着创伤大、感染、骨折愈合时间偏长、股四头肌粘连等风险，所以必须严格掌握手术适应证。

1. 适应证 严重开放性骨折早期就诊者；合并神经血管损伤，需手术探查及修复者；多发性损伤便于治疗者；骨折断端间嵌夹有软组织者；牵引失败者；骨折畸形愈合或不愈合者。

2. 手术方法 手术治疗股骨干骨折应尽量减少对骨折断端的血运及软组织破坏，达到恢复股骨干力线、长度的目的。常用的方式有闭合或有限切开复位髓内钉固定、切开或微创复位钢板螺钉固定、外固定器固定等。其中髓内钉固定基本已成为股骨干骨折治疗的金标准。

（1）髓内钉固定 包括顺行髓内钉固定和逆行髓内钉固定。上、中 1/3 骨折多采用顺行髓内钉固定，下 1/3 骨折多采用逆行髓内钉固定。髓内钉可适用于大多数股骨干骨折，因不破坏骨折端，对于粉碎性骨折只需恢复股骨干的力线和长度就可获得良好的愈合。

（2）钢板螺钉固定 曾经是股骨干骨折治疗的最主要方法。钢板有利于观察骨折片及解剖复位，但是钢板因多置于股骨干张力侧，容易出现应力遮挡，对骨折端损伤较大，引起内固定断裂、创伤大、骨折不愈合、感染等并发症，适应证在逐步减小。钢板螺钉固定主要适用于无法行髓内钉固定者，如合并股骨颈骨折、髓腔狭窄等累及干骺端的骨折。常用的钢板有锁定加压接骨钢板、动力髁接骨板（DCS）以及股骨远端解剖锁定钢板（LISS）。

（3）外固定器固定 多应用于多发性严重损伤患者，可作为临时固定稳定断端，病情稳定后再行内固定治疗。

第十四节　髌骨骨折

一、概述

髌骨是人体最大的籽骨，位于膝关节前方，呈三角形，底边在上而尖端在下，连接股四头肌和髌腱，作为伸膝装置在膝关节功能中具有重要作用。髌骨后面是完整的关节面，其内外侧分别与股骨内外侧髁前面形成髌股关节。髌骨骨折多见于 30～50 岁的成年人，占全部骨折损伤的 10%，儿童极其少见。大部分髌骨骨折由直接暴力及间接暴力联合所致。在治疗中应尽量使关节面恢复平整，减少髌股关节创伤性关节炎的发生。

二、临床诊断要领

（一）问诊

髌骨骨折多为膝部着地或强烈股四头肌收缩所致。患者膝部疼痛、肿胀、不敢站立或行走。应详细询问患者受伤的时间、受伤的姿势、疼痛的部位等。

（二）望诊

髌骨骨折时可见患者不能伸直膝关节站立。因髌骨骨折系关节内骨折，故膝关节内有大量积血，肿胀严重，血肿迅速渗于皮下疏松结缔组织中，形成局部瘀斑。部分患者膝前方可见皮擦伤及破损。

（三）触诊

由于髌骨位置表浅，可触及髌骨连续性消失及骨折端。移位明显时，其上下骨折端间可触及一凹沟，有时可触及骨擦音。

（四）影像学检查

X 线片检查，可显示骨折的类型和移位情况。如为纵裂或边缘骨折，须拍摄轴位片，自髌骨的纵轴方向投照才能显示骨折。因正位片与股骨髁重叠，不能显示骨折，故临床上怀疑有髌骨骨折的患者，一般常规拍摄侧位和轴位片。轴位片的拍摄要注意，患者合并横形骨折时，过分屈膝拍摄轴位片，容易导致骨折进一步移位。

三、治疗

髌骨骨折的治疗，是要恢复伸膝装置功能并保持关节面的完整光滑，防止发生创伤性关节炎和膝关节粘连僵硬。

（一）非手术治疗

非手术治疗多用于闭合、无移位、伸膝结构完整的髌骨骨折，或部分稳定的纵行骨折，无须手法整复。可抽出关节内积血后包扎，用长腿石膏托固定患肢于略屈膝位（10°左右）3～4周，在此期间练习股四头肌等长收缩，去除石膏后练习膝关节屈伸活动。此外，还可应用抱膝圈对髌骨进行固定。

（二）手术治疗

1.适应证 髌骨骨折移位明显，关节面不平整超过2mm，合并伸肌支持带撕裂者最好采用手术治疗。其治疗目的是恢复关节面形状，修复伸膝装置并牢靠内固定，以便于早期功能锻炼。

2.手术方式 髌骨骨折的固定方式有克氏针钢丝张力带固定、记忆合金聚髌器固定，对于简单骨折和部分粉碎性骨折均可获得良好的固定。少数严重粉碎性髌骨骨折多需联合采用经骨缝合肌腱修复、髌骨部分或完全切除等，同时需相应的修补重建技术。

第十五节　胫骨平台骨折

一、概述

胫骨平台骨折，又称胫骨髁骨折，是膝关节创伤中最常见的骨折之一，本病多发生于青壮年。胫骨外侧平台骨小梁密度小于内侧，外侧更容易遭受外力打击，加之膝关节有3°～5°外翻角，所以胫骨平台骨折以外侧平台骨折最为多见，内髁骨折较少见。另外，胫骨平台的上缘由半月板覆盖，中部由交叉韧带附着，两侧有内外侧副韧带稳定，所以胫骨平台骨折应注意合并的半月板及韧带损伤。胫骨平台骨折为关节内骨折，容易出现膝关节功能障碍，对治疗的要求高，应结合损伤程度、类型及合并伤综合治疗。

二、临床诊断要领

（一）问诊

胫骨平台骨折以膝部的疼痛、肿胀、活动受限为症状，应结合疼痛情况及外伤受力姿势、伤后情况等询问。跌扑损伤、高处坠落伤等间接暴力或高速撞击的直接暴力均可引起胫骨平台骨折。当直接暴力或间接暴力使膝关节强烈外翻，常造成外侧平台骨折，严重时可造成内侧副韧带和前交叉韧带损伤。膝关节屈曲受伤时可造成胫骨髁后部骨折。

（二）望诊

观察膝关节的肿胀程度、皮肤有无破损、是否有膝内翻或膝外翻畸形的情况等。严重骨折时可见张力性水疱。如患者伤后膝关节明显肿胀，积血渗入关节腔及其周围的肌肉、筋膜和皮下组织中，将造成膝关节和小腿上段严重肿胀，皮肤可见广泛瘀斑。

（三）触诊

胫骨上端部位压痛者，还应触诊侧副韧带部位，如出现肿胀和压痛则提示有损伤。严重者可触及突出移位的骨折端。应注意检查有无合并神经血管损伤，主要为腘动静脉、胫神经或腓总神经损伤。

（四）特殊检查

胫骨平台骨折后关节内积血，故浮髌试验可为阳性。伴有侧副韧带损伤者可出现侧方挤压试验阳性。若交叉韧带断裂，则可有抽屉试验阳性，但急性期因关节肿胀抽屉试验多难以检查，可行拉赫曼试验。

（五）影像学检查

膝关节正侧位X线片可确定骨折的类型和分析骨折发生的机制。CT通常作为常规检查，可明确骨折的整体及关节面情况。对于隐匿性骨折或骨损伤，核磁可清楚地显示骨髓水肿及隐匿的骨折线，在后期也可通过核磁评定半月板、交叉韧带及侧副韧带损伤情况。

可根据X线片可对胫骨平台骨折进行分型，其中Schatzker分型是临床中最为通用的分型。具体分型为：Ⅰ型，外侧平台单纯劈裂骨折。Ⅱ型，外侧平台劈裂压缩性骨折。Ⅲ型，外侧平台单纯压缩性骨折。Ⅳ型，胫骨内侧平台劈裂骨折或塌陷骨折。Ⅴ型，胫骨内、外平台骨折。Ⅵ型，胫骨平台骨折合并胫骨干骺端分离（图8-5-38）。

三、治疗

胫骨平台骨折属关节内骨折，因此治疗的主要目的是恢复关节面的平整和良好的关节活动度。故治疗时要做到准确复位、坚强固定和适时的功能锻炼。

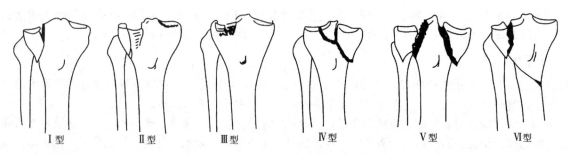

图 8-5-38　胫骨平台骨折 Schatzker 分型

完全无移位的平台骨折，用超膝关节夹板或长腿石膏托固定；轻度移位的外侧平台劈裂骨折或凹陷不严重者，可行手法整复外固定；针拨复位法适用于凹陷较严重，手法推挤难以复位者；移位严重的粉碎性骨折及关节塌陷不平整的骨折，均应考虑手术治疗。

（一）非手术治疗

骨折无移位或轻微移位者，可采用超关节小夹板固定或石膏托外固定，4～6周去除石膏外固定，鼓励患者在不负重的条件下积极进行膝关节功能锻炼。一般在骨折3个月复查X线片，达到骨折愈合标准后，逐步负重行走。

1. 手法整复　轻度移位的外侧平台劈裂骨折或凹陷不严重者，可行手法整复外固定。患者仰卧，患侧髋、膝关节伸直中立位，局麻下抽净关节内积血或积液。整复外侧平台骨折步骤为：两助手分别握住患肢大腿和髁上部作拔伸牵引，远端助手一手握小腿中下段内侧，另一手握住膝内侧，同时用力使膝关节内翻，在膝关节外侧间隙增大后，术者用双手拇指推挤骨折片向内上方，使之复位。

2. 撬拨复位　对于严重塌陷骨折，可采用针拨复位法。常规消毒并局部麻醉后，在C臂X线机引导下，术者持斯氏针插入塌陷骨块下部向上撬拨，同时令助手协助用双拇指向内上方顶推移位的外侧平台，使之复位。

3. 夹板固定　手法整复或撬拨复位后可予以夹板固定。夹板分别置于膝内、外、后侧及前内、前外侧处，夹板长度根据患者情况而定，加压垫包扎，另用一长夹板加于后托上包扎固定，腘窝垫一小枕，置膝关节于微屈位。固定后应立即复查X线片了解骨折端的位置，尤其观察关节面的平整情况。固定时间为6～8周。

4. 练功活动　早期应做股四头肌及关节屈伸锻炼，解除固定后，不负重下练习膝关节屈伸活动或扶拐步行锻炼。8周后经检查骨折愈合后才可逐步下地负重，建议适当晚负重以免发生平台塌陷和移位。

（二）手术治疗

胫骨平台骨折多伴有严重的软组织损伤，在手术之前应正确评估软组织条件，包括骨折部位肿胀、水疱、擦伤等，也包括半月板和韧带情况。如软组织已明显肿胀，建议等7～10天肿胀消退，局部皮肤出现皱褶后，再行内固定手术治疗。早期也可使用外固定架临时固定以利于软组织的修复。对合并血管损伤、骨筋膜室综合征、开放性损伤者应急诊手术处理。

移位严重且关节面有塌陷的骨折，若手法无法复位或复位效果不佳者，建议切开复位内固定。若合并韧带断裂，建议早期做韧带修补术或二期做重建术。

手术采用的内固定器材有螺钉、支撑钢板、胫骨近端解剖锁定钢板、T形钢板等。部分压缩骨折因复位后骨质缺损严重，可选用自体骨、人工骨、骨水泥等骨替代物填充。

Ⅰ型移位明显者，应切开复位，松质骨螺钉内固定；Ⅱ型及Ⅲ型应撬起塌陷的骨块并植骨，恢复关节面平整，松质骨螺钉或外侧支撑钢板内固定；Ⅳ型伴有交叉韧带损伤者，恢复平台的平整及交叉韧带张力，或重建交叉韧带；Ⅴ型应用松质骨螺钉或钢板内固定；Ⅵ型采用外侧髁钢板或T形钢板固定。

第十六节　胫腓骨干骨折

一、概述

胫腓骨干骨折临床十分常见，多发于10岁以下的儿童或青壮年。以胫骨干骨折居多，胫、腓骨干双骨折次之，腓骨干骨折少见。胫骨的中下1/3交界处，是三棱形和四方形骨干的移行部，比较细，为骨折的好发部位。另外胫骨下端骨折位于皮下，容易发生开放性骨折。腘动脉在小腿分为胫前动脉、胫后动脉，都贴近胫骨下行，胫骨上端骨折移位时，有可能造成血管的损伤。胫骨干中段以下发生骨折，营养动脉易受损，加上胫骨下 1/3 缺乏肌肉附着，所以胫骨干中、下段发生骨折，骨折段血液供应不良，容易发生延迟愈合或不愈合。胫腓骨干骨折容易造成小腿筋膜区肿胀，而引起骨筋膜室综合征，严重者造成神经、肌肉的坏死，导致功能障碍。

二、临床诊断要领

（一）问诊

胫腓骨干骨折患者多有重物撞击或从高处跌下、强力扭转等外伤史，造成小腿部位的疼痛、肿胀、畸形及活动受限等。应重点询问患者受伤的原因，如其原因为重力打击、挫压、撞击等，骨折线多呈横断、短斜、蝶形或粉碎性，骨折局部软组织损伤较严重。如骨折为强力扭转或滑倒等所致，骨折线多呈斜形或螺旋形，且多为腓高胫低，局部软组织损伤相对较轻。如发生开放性骨折，应问清当时伤口的情况及处理经过。

（二）望诊

观察患肢的肿胀程度，损伤严重时患肢可高度肿胀，如进行性加重，应判断有无血管损伤，需密切观察。有移位的骨折可见患肢出现成角、短缩或外旋畸形。还应观察皮肤的破损及软组织损伤的程度，骨折断端是否外露，判断开放性损伤的污染程度，注意有无活动性出血。胫腓骨骨折易合并骨筋膜室综合征，必须严密观察肢体病情，出现肢体苍白、无脉、张力性水疱时应及时处理。

（三）触诊、量诊

触诊时，小腿胫腓骨骨折端处压痛明显，肢体纵向叩击痛亦明显，且多可触及骨擦音及异常活动。患肢严重损伤时，检查肌肉被动牵拉痛，还应触诊足背动脉的搏动情况，检查远端肢体的血运情况，判断血管损伤或骨筋膜综合征。同时检查足趾活动及皮肤感觉，如腓骨头颈部骨折并发腓总神经损害时可引起皮肤感觉及足部活动异常。但单纯腓骨骨折、裂纹骨折及小儿青枝骨折则压痛可不甚明显，须仔细检查。测量小腿周径，应多次测量比较，并与健侧相对比，以评估患肢的肿胀及软组织损伤程度。

（四）影像学检查

胫腓骨正、侧位 X 线片检查，可明确诊断骨折的部位、类型和移位情况。X 线检查可见胫腓骨干骨折的典型表现。注意 X 线摄片至少要包括一端关节，最好包括胫腓骨全长，以防止漏诊位置常较高的腓骨上 1/3 骨折和便于观察旋转移位。如胫骨上 1/3 骨折者，必要时行血管彩超检查动脉的损伤。腓骨上端骨折时要复查有无腓总神经的损伤。

三、治疗

胫腓骨干骨折的治疗目的主要是恢复小腿的负重功能，治疗重点在胫骨。骨折的成角与旋转畸形应尽可能矫正，以恢复膝、踝关节轴平行关系。胫腓骨干骨折类型较多，治法亦不相同，临床宜根据不同类型，选择适当治法。

（一）非手术治疗

无移位的胫腓骨干骨折采用小夹板或石膏固定。有移位的稳定性骨折（如横断骨折或斜形骨折），应手法复位，小夹板或石膏固定。稳定的中、下部胫腓骨干骨折，用超关节小夹板固定。

1. 手法整复　患者仰卧，患肢髋膝关节屈曲30°～45°。近端助手双手抱握患肢膝上部，远端助手两手分别握患肢前足和足跟部，顺势对抗牵引。牵引下术者双手抱握远端，令远端助手配合，将骨折远段向内旋转，以纠正外旋移位。然后，术者双手环抱远端后侧，令近端助手维持牵引的同时，用力向后按压骨折近端，术者用力向前端提骨折远端以纠正前后侧移位。对骨折处存在内、外侧方移位者，术者可双手掌相对用力挤压骨折处，使之复位（图 8-5-39）。对横断、锯齿形等骨折，术者双手抱握骨折部进行徐徐摇摆使断端相插，然后令助手握拳纵向叩击足跟部，使断端嵌合紧密。骨折整复完成后，触摸胫骨前嵴及内侧面，检查骨折是否对合良好。

胫腓骨干骨折后，若残留有成角畸形，可导致膝、踝关节面一侧过度负重；若残留旋转移位，将使膝、踝关节活动不协调，最终导致膝、踝骨关节炎的发生。因此，在复位及固定中，应尽一切可能，完全矫正成角及旋转移位。

2. 夹板固定　骨折原始移位有成角趋势者，应在小腿内侧骨折成角处及外侧上、下端各放一平垫，行三点加压固定，以控制小腿内动力不平衡产生的再移位倾向，也可利用凹侧组织合页这一稳定因素进一步维持骨折的稳定性。儿童青枝骨折因成角凹侧骨膜尚完整，故成角移位有复发的倾向，亦应行三点加压固定，以控制其成角移位倾向。腓骨小头处放置棉垫予以保护，以免压迫致腓总神经损伤。压垫放置妥当后，对上 1/3 骨折行

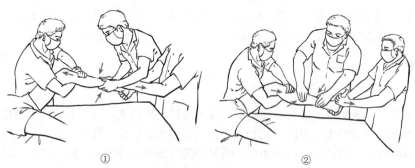

图 8-5-39　胫腓骨干骨折整复方法
①矫正前后移位；②矫正侧方移位

超膝关节固定，患膝屈曲 40°～80°，内、外、后侧均用活动夹板，超膝关节 10cm 左右，固定至股骨下段，下方至内、外踝上方；中 1/3 骨折固定夹板，其上端应至胫骨内、外髁，下端应达内、外踝，不须超关节固定；下 1/3 骨折固定夹板，其内外侧夹板下方平齐足底，行超踝关节固定，后侧板下方至跟骨结节上缘，上方均达胫骨内、外髁平面。放置好固定垫及夹板后，以四根扎带绑扎，松紧宜适度（图 8-5-40）。

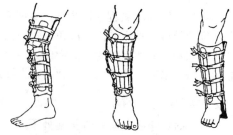

图 8-5-40　胫腓骨干骨折的夹板固定

胫腓骨骨折多向前内成角，故在行三点加压固定时，易在前内侧使用过厚压垫造成压疮，或由于在腓骨上端使用压垫，压迫腓总神经而致麻痹。

固定后应每日检查纸压垫位置及夹板松紧度，发现问题应及时调整。固定期间应每 1～2 周行 X 线片检查 1 次，了解骨折断端对位及生长情况。固定后即可做踝、足部关节屈伸活动及股四头肌锻炼。稳定性骨折从第 2 周开始进行抬腿及屈膝关节活动，在第 4 周开始扶双拐做不负重步行锻炼，不稳定性骨折向后延 1 周后再做相应锻炼。骨折固定时间应依据年龄大小而定，儿童一般为 6～8 周，成人为 10～12 周。通过 X 线片及临床检查，确定达到临床愈合标准才可去除外固定，逐步从部分负重过渡到完全负重。

（二）手术治疗

不稳定的胫腓骨干双骨折，若手法复位失败建议手术治疗。伴有血管损伤、开放性损伤、骨筋膜室综合征者应急诊手术治疗。手术方式分为钢板内固定、髓内钉固定和外固定器固定。

因髓内钉系统具有较好的固定功能，适用于大部分闭合的胫骨干骨折，对于软组织覆盖良好的开放性骨折也可选择。目前已形成的统一认识是骨干部位的骨折应尽可能选择髓内钉固定。髓内钉有扩髓钉和非扩髓钉，选择大直径的扩髓钉相比非扩髓钉固定具有较高的愈合率。最新的专家级解剖型胫骨髓内钉（ETN）也适用于干骺端骨折的固定，但对操作者的要求较高。

钢板内固定适用于胫骨近端和远端部位的不稳定性骨折。钢板有动力加压钢板、有限接触动力加压钢板、解剖型钢板等。目前多采用微创钢板接骨术（MIPO）闭合复位、微创植入钢板，尽可能地减少对骨折端的干扰，不破坏血运，从而大大提高了骨折的愈合率。

外固定器固定适用于伴有严重软组织挫裂伤及有严重污染伤口的开放性骨折。其优点是有利于局部伤口的处理。常规无菌操作，于骨折远、近端胫骨干内各穿入 1～2 根钢针，使之与外固定支架连接，调整纵形螺杆牵引骨折远、近端，以纠正骨折的重叠移位，然后调整环形支具或弹力压垫，必要时配合手法整复使骨折复位，调整外固定器，以控制骨折断端的对位及对线。具有骨搬运、牵拉成骨等功能的外固定器也是目前治疗骨缺损、感染、严重短缩畸形等严重胫腓骨损伤的最佳选择。

第十七节　踝部骨折

一、概述

踝部骨折是最常见的关节内骨折，约占全身骨折的 3.9%，多见于青壮年，男性多于女性。

踝关节由胫骨、腓骨下端和距骨组成。胫骨下端内侧向下的骨突称为内踝。胫骨下端后缘稍向下突出，称为后踝。腓骨下端的突出部分是构成踝关节的重要部分，称为外踝。内、外、后三踝构成踝穴，距骨位于踝穴内。踝关节处于背伸位是稳定的，当处于跖屈位时，下胫腓韧带松弛，关节不稳定，而容易发生扭伤。踝关节周围的韧带结构在踝关节稳定中具有重要作用。外侧副韧带由距腓前韧带、跟腓韧带和距腓后韧带组成；下胫腓韧带由胫腓前韧带、骨间韧带和胫腓后韧带组成；内侧为三角韧带，分深浅两层。这些韧带对于分析骨折移位机制及确定治疗原则具有指导意义。

二、临床诊断要领

（一）问诊

踝部损伤原因复杂，类型很多。应详细询问患者受伤的时间、受伤的姿势、疼痛的部位、畸形情况等。疼痛部位可为单独的内侧、外侧，严重者为整个踝关节周围的疼痛。受伤时身体的姿势及踝关节的位置对于分析骨折的受力机制具有参考价值。

（二）望诊

踝关节局部肿胀、软组织损伤严重时可见张力性水疱。观察皮肤有无破损和关节畸形情况，可出现踝关节皮下淤血。外翻骨折时踝关节多呈外翻畸形，内翻骨折多呈内翻畸形，距骨脱位时，畸形更明显。

（三）触诊

踝关节局部压痛明显，重点按压腓骨的外侧包括上端、外踝前下方和下方、内踝、内踝下方及踝关节后侧，内外踝如无压痛应内外扣挤判断胫腓联合部位有无压痛。踝关节可触及骨擦音及异常活动。

（四）影像学检查

X线片可以明确诊断、骨折类型和移位情况，便于确定治疗方案。常规行踝关节正侧位 X 线片检查，同时应包括胫骨下 1/3，必要时可加拍斜位或应力位片。如腓骨中上段压痛明显，应拍摄整个胫腓骨，以免漏诊。通过 X 线片应判断腓骨有无短缩，关节间隙有无不平行，尤其是内侧间隙的增大、内外踝骨折线走形、距骨倾斜或有无前后脱位等。内侧间隙增大为距骨向外移位。胫骨远端关节面软骨下骨和外踝的软骨下骨连接处出现台阶为腓骨短缩。距骨存在倾斜＞ 5°，可能有韧带损伤。

通过 X 线片可对踝关节骨折进行分型，骨折分型在临床治疗中具有重要意义。常用的分型有 Lauge-Hansen 分型和 AO 分型。

1. Lauge-Hansen 分型　本分型在临床中应用最多，是根据受伤时足的位置和受力方向而确定的，分为旋后内收型、旋后外旋型、旋前外展型、旋前外旋型四种。其中以旋后外旋型最为多见。

2. AO 分型　AO 分型也称 Danis-Weber 分型，是根据腓骨骨折的高度，分为三型：A 型为下胫腓联合远端损伤；B 型为经下胫腓联合部损伤；C 型为下胫腓联合近端损伤。

这两种分型是诊断和治疗踝关节骨折不可缺少的部分。其中 Lauge-Hansen 分型较为复杂，反映了受伤时足的姿势和外力的方向，表明了骨折与韧带损伤的关系和骨折的严重程度，对指导骨折的复位具有指导意义。AO 分型则相对简单明了，一般腓骨骨折位置越高，下胫腓韧带损伤越重，踝关节就越不稳定。两种分型均向我们提供了通过骨折分析韧带损伤的方法，尤其是下胫腓韧带损伤，对手术治疗具有指导意义。但两者也各有不足，也不能囊括所有的踝部骨折。对两种分型的掌握需要经过对较多病例的分析，在临床运用时应抓住分型的关键点，才能正确、熟练地应用。

三、治疗

踝关节比髋、膝关节面积小，但其承受的体重却大于髋、膝关节，而踝关节接近地面，作用于踝关节的承重应力无法得到缓冲，因此对踝关节骨折的治疗较其他部位要求更高，骨折解剖复位的重要性越来越引起重视。

（一）非手术治疗

非手术治疗适用于无移位或轻微移位的骨折，可用短腿石膏夹板或 U 形石膏托固定 4 ~ 6 周后，去除外固定练习踝关节活动，伤后 2 ~ 3 个月开始负重。部分移位骨折也可通过手法整复外固定治疗，也可获得满意的功能。

1. 手法复位　踝关节骨折的类型较多，手法复位之前应根据 X 线片，分析骨折的移位情况和受伤机制，多遵循逆损伤机制的原则进行复位。复位时，患者平卧屈膝，助手抱住其大腿，术者握其足跟和足背做顺势拔伸，外翻损伤使踝部内翻，内翻损伤使踝部外翻，用拇指推挤外踝或内踝纠正侧方移位。如有下胫腓联合分离，可在内外踝部加以挤压；如后踝骨折合并距骨后脱位，可用一手握胫骨下段向后推，另一手握前足向前提，并徐徐将踝关节背伸，对后踝骨折则以拇、示指推挤后踝向前使骨折复位。

2. 固定

（1）小夹板固定　骨折复位后，在维持牵引下，在内、外踝的上方各放一塔形垫，两踝下方各放一梯形垫，防止夹板直接压迫两踝骨突处，再用五块夹板进行固定，其中内、外、后板上自小腿上 1/3，下平足跟，前内侧及前外侧夹板较窄，其长度上起胫骨结节，下至踝关节上。根据骨折移位情况使内翻骨折固定在外翻位，外翻骨折固定在内翻位，可加用踝关节活动夹板将其固定于 90°位 4～6 周。

（2）石膏固定　根据骨折类型，于内、外两侧放置压垫，用石膏托、U 形或管形石膏固定踝关节于与受伤机制相反的内翻或外翻及背伸 90°位置，6～8 周后除去外固定，练习踝关节活动。

3. 练功活动　整复固定后，及时复查 X 线片了解复位情况，无法满足复位标准者应考虑手术治疗，复位良好者则应告知患者注意事项及指导功能活动。鼓励患者活动足趾和踝关节背伸活动。双踝骨折从第 2 周起，可在保持夹板固定的情况下加大踝关节的主动活动，并辅以被动活动，被动活动时只做背伸和跖屈，不做旋转和翻转活动。

（二）手术治疗

对于不稳定性骨折、粉碎性骨折或稳定性骨折手法复位失败、经非手术治疗后骨折再移位等情况，可选择手术治疗。

1. 适应证　手法整复失败者；骨折不稳定如前踝或后踝骨折端＞1/4，且距骨有脱位者；关节内有游离骨片妨碍复位者；开放性骨折，清创后可同时作内固定；陈旧性骨折。

2. 手术方法

（1）内踝骨折　内踝骨折复位后多采用 2 枚或 3 枚空心螺钉垂直于骨折线加压固定，也可用克氏针钢丝固定。部分骨折块较大者也可用小的钢板联合螺钉固定。术中需 X 线监视下观察确定螺钉、克氏针勿穿入关节内。

（2）外踝骨折　外踝骨折复位必须恢复腓骨的长度且不能成角，否则会影响距骨在踝穴中的稳定性。横断骨折可用螺丝钉固定。腓骨斜形骨折可复位后先用螺钉垂直骨折线固定，再用中和钢板固定。也可使用髓内针固定。

（3）后踝骨折　原则上后踝骨折＜1/4 者可不用固定，踝关节背伸时可自动复位。骨折块较大者可在复位后用空心螺钉固定。

（4）下胫腓联合分离　下胫腓联合损伤的固定问题是讨论的热点话题。下胫腓是否损伤可通过骨折分型进行基本的判断。原则上如骨折固定后下胫腓仍明显不稳（术中牵拉试验阳性），应将下胫腓关节复位后可采用皮质骨螺钉固定。一般应在负重前术后 8～12 周取出螺钉。

第十八节　跟骨骨折

一、概述

跟骨是最大的跗骨，前部窄小，后部宽大，跟骨上面有三个关节面，这些关节面分别与距骨底面的关节面形成关节。跟骨内侧有一隆起为载距突，支持距骨颈，为跟骨最坚硬的部分，手术复位时常以载距突为标志。跟骨结节为跟腱附着处，腓肠肌、比目鱼肌收缩，可做强有力的跖屈动作。跟骨的结节关节角和跟骨交叉角是跟骨的两个重要标志，在评价骨折程度及复位质量中具有重要意义。结节关节角（Bohler 角）是指跟骨结节上缘与跟距关节面形成的夹角，正常为 30°～45°，为跟距关节的一个重要标志。跟骨交叉角（Gissane 角）是指跟骨外侧沟底向前结节最高点连线与后关节面线所成的夹角，正常为 120°～145°，反映了跟距关节内骨折的严重程度。

跟骨骨折在跗骨骨折中最常见，占全身骨折发生率的 1.51%，约占跗骨骨折的 60%，其中 60%～70% 为关节内骨折，10%～20% 发生在双侧，男性约占 75%。跟骨骨折多为由高处跌落，足跟先着地，可合并脊椎压缩性骨折或脱位，甚至引起颅底骨折和颅脑损伤，这点不能忽视。

二、临床诊断要领

（一）问诊

跟骨骨折患者一般有从高处坠下，足跟部先着地等外伤史。伤后足跟部疼痛、肿胀，不能触地或站立行走。应详细询问患者受伤的时间、受伤的姿势、疼痛的部位等情况。应注意询问有无颅脑及脊柱损伤的症状。

（二）望诊

足跟部可有局部肿胀、皮下瘀斑，并常延伸至跟腱处。部分组织损伤严重者会伴有水疱。严重移位的跟骨骨折可见足跟变宽，足弓变平，并且向外侧倾斜，呈外翻畸形。如为开放性骨折应按照开放性损伤的原则进行检查。

（三）触诊

跟骨骨折触诊时局部压痛明显，可触及移位的骨折端，可触及骨擦感及异常活动。

（四）影像学检查

拍摄跟骨侧位及轴位 X 线片可明确诊断，通过 X 线片应观察跟骨的高度、宽度、关节面、结节关节角和跟骨交叉角等变化，明确骨折类型、程度、移位方向。轴位片还可显示距下关节和载距突的情况，必要时与健侧对比。CT 检查应作为常规检查，可更清晰地显示关节面及整体骨折情况。

根据跟骨骨折线在侧、轴位 X 线片上的表现，可分为不波及跟距关节面的骨折（图 8-5-41）和波及跟距关节面的骨折（图 8-5-42）两类。不波及跟距关节面的骨折包括跟骨结节纵形骨折、接近跟距关节的骨折、跟骨结节横断骨折、载距突骨折、跟骨前端骨折。波及跟距关节面的骨折包括跟骨外侧跟距关节面塌陷骨折、跟骨全部关节塌陷骨折。另外，基于 CT 结果的 Sanders 分型是临床中非常常用的，可反映跟骨后关节面的粉碎和移位情况，在手术治疗中具有指导意义。

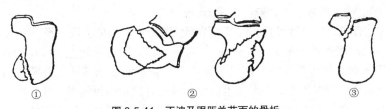

图 8-5-41　不波及跟距关节面的骨折
①跟骨结节纵形骨折；②跟骨结节横断骨折；③载距突骨折

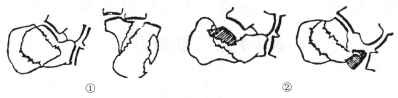

图 8-5-42　波及跟距关节面的骨折
①跟骨外侧跟距关节面塌陷骨折；②跟骨全部关节塌陷骨折

三、治疗

根据骨折的程度及类型可采取不同的治疗方法。总的原则是恢复关节面平整，恢复跟骨的外形及长度、高度、宽度，恢复跟骨结节角，争取 24 ～ 48 小时内复位。

（一）非手术治疗

非手术治疗的适应证包括无移位或移位轻微的关节外骨折，无移位的关节内骨折，合并其他疾病不具备手术条件者。

1.手法复位　根据不同部位、不同方向的骨折，运用相应的手法整复。

（1）不波及跟距关节面的骨折　跟骨结节横断骨折是一种撕脱骨折，若骨块大且向上移位者，可在适当麻醉下，患者取俯卧位，屈膝，助手尽量使足跖屈，术者用两手拇指在跟腱两侧用力推挤骨折块，使其复位。对接近跟距关节的骨折，患者体位可同样为俯卧位，略屈膝，助手拔伸患足，使之极度跖屈位，术者用两手掌根部相对，置于跟部内、外两侧，用力扣住骨折块上端，向中心挤按并向下推挤，同时助手用两拇指按捺患足底中部，骨折多可复位。

（2）波及跟距关节面的骨折　对关节面塌陷而移位较多者，可用手掌扣挤足跟，尽量矫正跟骨体增宽，在摇晃足跟的同时向下用力，以尽可能纠正结节关节角。

2.针拔复位法　对于波及跟距关节面的跟骨骨折，手法复位难以成功的，可在 X 线监视下，用骨圆针撬拨复位。如为中部的压缩塌陷，则可将骨圆针穿入其塌陷下方撬起，将骨折块与距骨贯穿固定；如骨折块连于后部，则自后方沿跟骨纵轴穿针，利用杠杆作用将骨折块抬起，并向跟骨前部贯穿固定（图 8-5-43）。撬拨复位后，可采用长腿石膏靴屈膝、足跖屈位固定 4 周后，拔除骨圆针，改用短腿石膏靴再固定 4 周。

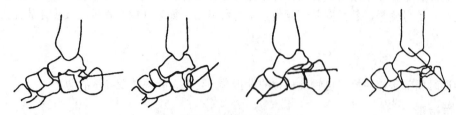

图 8-5-43　跟骨骨折针拨复位法

3. 固定　无移位骨折一般不做固定。对于接近跟距关节的骨折，复位后一般多采用管型石膏固定，并将踝关节置于跖屈位，3 ～ 4 周后，改为中立位继续固定 4 ～ 5 周。

4. 练功活动　复位固定后，即可做膝关节及足趾屈伸活动，在固定期内可扶拐不负重行走，锻炼足部功能。但波及关节面塌陷明显移位者，2 周后站立做不负重活动，6 ～ 8 周后逐渐负重，通过关节活动自行模造作用而恢复部分关节功能。

（二）手术治疗

在跟骨骨折未肿胀之前，可行急诊手术。多数情况下患者就诊时局部已明显肿胀，严重者伴有水疱，则应等待 7 ～ 14 天足跟外侧皮肤出现皱褶后才能行手术治疗。

1. 适应证　不稳定性骨折，粉碎性骨折，涉及关节面的骨折手法复位失败，经非手术治疗后骨折再移位者。

2. 手术方式　手术治疗跟骨骨折多采用外侧的"L"形切口，部分骨折也可采用跗骨窦切口，此切口可避免皮缘坏死的发生。手术多采用跟骨钢板、螺钉等固定。跟骨手术皮缘坏死是最常见的并发症，可能导致感染、钢板外露等，因此应从软组织条件、手术技术操作、缝合方法、引流等多方面注意对皮缘的保护。

对于距下关节面严重粉碎性骨折如 Sanders Ⅳ 型骨折，难以通过手术恢复关节面的平整，可进行距下关节融合术，也可先行功能疗法，如后期发生创伤性关节炎再行关节融合术。功能疗法是指卧床，弹力绷带包扎，抬高患肢，进行足、趾和踝关节主动活动，1 周后扶拐行走，3 周后部分负重，6 周后完全负重，12 周后弃拐行走。

第十九节　肋骨骨折

一、概述

肋骨骨折较为常见，好发于老年人。肋骨共有 12 对，呈弓形，左右对称排列，与胸椎和椎骨相连构成胸廓，对胸部脏器起到保护作用。上 7 对肋骨借助软骨直接附着于胸骨，第 8 ～ 10 肋骨借第 7 肋骨间接与胸骨相连，第 11 ～ 12 肋骨前端游离，称为浮肋（图 8-5-44）。第 4 ～ 9 肋骨较长且固定，在外力作用下较易发生骨折。肋骨体下缘内面有容神经、血管经过的肋沟，肋骨骨折可刺激肋沟内的神经，导致肋间神经痛。

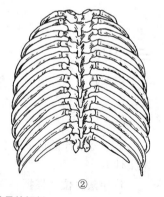

① ②

图 8-5-44　肋骨的解剖
①正面观；②背面观

二、临床诊断要领

（一）问诊

肋骨骨折多有外伤史，直接外力作用或跌倒时撞击，也可在长期剧烈咳嗽或喷嚏后出现。伤后局部疼痛，尤以胁肋部为主，说话、打喷嚏、咳嗽、深呼吸和躯干转动时疼痛加剧。因第 1、2 肋骨骨折可出现锁骨下血管及臂丛神经损伤，下部肋骨骨折可出现肝、脾、肾脏损伤，应注意询问有无相关症状。

（二）望诊

患者呼吸较浅而快，局部皮下血肿或瘀斑。多根肋骨双处骨折时，该部胸廓失去支持而出现反常呼吸。肋骨骨折可并发血气胸，应观察呼吸情况，以及有无发绀、缺氧的表现。

（三）触诊

骨折处有剧烈的压痛，沿肋骨可触及骨骼连续性中断或骨擦感。第1、2肋骨骨折应检查血管及神经情况，下部肋骨应进行腹部触诊。

（四）特殊检查

胸廓挤压试验：患者取坐位或站立位，检查者站于侧方，一手抵住其脊柱，另一手压迫胸骨，轻轻地相对挤压，若在胸侧壁上某处出现疼痛，即为阳性（图8-5-45）。

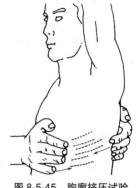

图8-5-45 胸廓挤压试验

（五）影像学检查

1. 肋骨正斜位片 可直接显示骨折部位。少数无移位的肋骨骨折，早期X线可呈"阴性"，需待伤后3～4周，出现骨痂时，才能证实为骨折。

2. 肋骨三维CT 肋骨三维CT检查是诊断肋骨骨折较为理想的影像技术，该检查可显示肋骨的整体面貌，明显降低肋骨骨折的漏诊率。

三、治疗

肋骨骨折疼痛剧烈，可导致患者呼吸浅快，通气不足，影响咳嗽、排痰，造成肺不张或并发肺炎，所以治疗重点在于止痛和预防肺部感染。单纯肋骨骨折，因有肋间肌固定和其他肋骨支持，多无明显移位，一般不需要整复；多根或伴有多段骨折，移位明显，甚至造成浮动胸壁时，需进行复位与固定。

（一）整复方法

患者正坐，助手在患者背部，将一膝顶住患者背部，双手握其肩，缓缓用力向后方拉开，使患者挺胸，术者一手扶健侧，一手按压患侧，用挤按手法将高突部分按平。若患者身体虚弱，可采取仰卧位，背部垫高，同样采取挤按手法将骨折整复。

（二）固定方法

1. 胶布固定法 患者正坐，在贴胶布的皮肤上涂复方苯甲酸酊，作呼气时使胸围缩至最小，然后屏气，用宽7～10cm的长胶布，自健侧肩胛中线绕过骨折处紧贴到健侧锁骨中线，第2条盖在第1条的下缘，互相重叠1/2，由后向前、由上至下地进行固定，直至将骨折区和上下邻近肋骨全部固定，固定时间为3～4周（图8-5-46）。因半环式胶布固定可加重呼吸限制，所以不宜用于支气管哮喘、慢性支气管炎、肺气肿或老人心肺储备能力有限者。对胶布过敏者也应禁用。

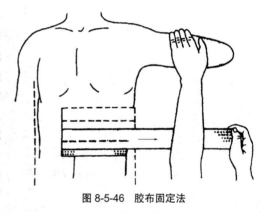

图8-5-46 胶布固定法

2. 尼龙扣带或弹力绷带固定法 适用于老年人、患肺部疾患或皮肤对胶布过敏者，用尼龙扣带或宽弹力绷带环绕胸部固定骨折区及上下邻近肋骨，固定时间为3～4周。

（三）练功活动

整复固定后，病情轻者可离床自由活动；重症需卧床者，可取半坐卧位，待症状减轻后可离床活动。

（四）药物治疗

1. 中药治疗

（1）初期 治宜活血化瘀、理气止痛。伤气为主者，可选用柴胡疏肝散、金铃子散。伤血为主者，可选用复元活血汤、血府逐瘀汤，加用款冬花、桔梗、杏仁、黄芩等，以宣肺止咳化痰。

（2）中期 治宜理气活血、接骨续筋，可选用接骨丹或接骨紫金丹等。

（3）后期 胸肋隐隐作痛或陈伤者，宜化瘀和伤、行气止痛，可选用三棱和伤汤、黎洞丸；气血虚弱者，用八珍汤合柴胡疏肝散。

（4）外治 初期可选用消肿散、消肿止痛膏；中期用接骨续筋膏或接骨膏；后期用狗皮膏或万灵膏敷贴。

2. 西药治疗

（1）抗生素治疗 患者因肋骨骨折疼痛，咳痰不畅，易发肺内感染，可适当应用抗生素进行预防。

（2）镇痛治疗　可口服或肌内注射镇痛药物进行治疗，如疼痛剧烈则可予以盐酸利多卡因肋间神经阻滞（图8-5-47）。

（五）手术治疗

多根多处肋骨骨折引起浮动胸壁，出现反常呼吸，且患者不能充分换气，不能有效咳嗽排痰时，可考虑手术切开复位。手术材料可选择吸收肋骨钉、记忆合金接骨板等。

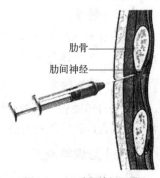

图8-5-47　肋间神经阻滞

第二十节　脊柱骨折

一、概述

脊柱骨折是骨科常见创伤，发生率占骨折的5%～6%，以胸腰段骨折发生率最高，常可并发脊髓或马尾神经损伤。由于受暴力方式不同，脊柱骨折的种类很多。由于老年骨质疏松，在轻微暴力下导致的椎体压缩性骨折越来越多见。

脊柱由脊柱骨和椎间盘组成，形成四个弯曲的类似弹簧作用的生理弧度，即颈段前凸、胸段后凸、腰段前凸、骶尾段后凸，借椎间盘和生理弧度，以缓冲外力对脊柱的冲击和震荡（图8-5-48）。

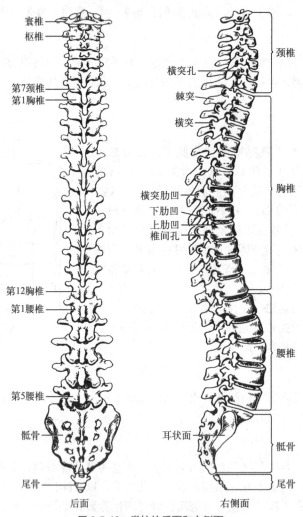

图8-5-48　脊柱的后面和右侧面

典型的椎骨由前面的椎体和后面的椎弓根、椎板、上下关节突、横突、棘突组成。椎体的后面与椎弓根和椎板共同围成椎孔，各椎骨的椎孔相连形成椎管（图8-5-49）。脊髓位于椎管内，其中颈膨大（C4～T1）为臂丛神经发出区，支配上肢的运动和感觉，胸段脊髓周径大致相同，腰膨大（T12～S2）为腰骶丛发出区，支配下肢的运动和感觉以及膀胱的自主排尿功能。起自腰膨大的神经根纵行向下，围绕终丝成为马尾神经，位于第

2 腰椎以下的椎管内，并悬浮在脑脊液中（图 8-5-50）。由于脊柱周围结构的复杂性，导致了脊柱发生损伤后容易导致脊髓神经损伤，造成一系列临床症状，严重者可导致截瘫甚至死亡。

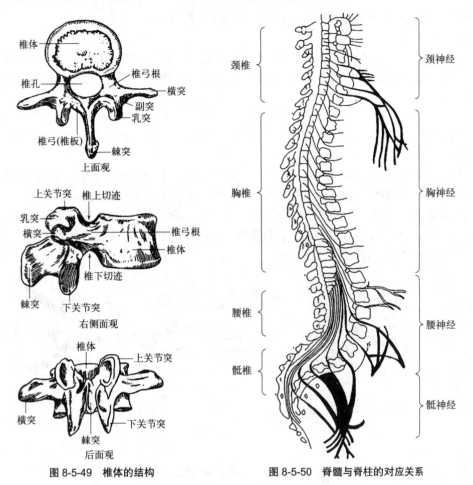

图 8-5-49　椎体的结构　　　　图 8-5-50　脊髓与脊柱的对应关系

针对脊柱损伤，许多学者提出了诸多的理论指导治疗，其中以三柱理论最为经典，对分析脊柱骨折稳定性具有指导意义。三柱理论于 1983 年由 Denis 提出，即前纵韧带、椎体及椎间盘前 2/3 为前柱；后纵韧带、椎体及椎间盘后 1/3 为中柱；椎弓、关节突关节、棘突、椎板、黄韧带、棘间韧带、棘上韧带为后柱（图 8-5-51）。损伤累及两柱以上均为不稳定性损伤。如爆裂骨折破坏前柱与中柱，屈曲型骨折脱位三柱结构尽遭破坏，均属不稳定性损伤。

二、临床诊断要领

（一）问诊

患者在伤后出现脊柱的疼痛及活动障碍，多有高处坠落、重物砸落、车祸撞击、坍塌事故等外伤史，应详细了解暴力作用的过程和部位、受伤时的姿势及搬

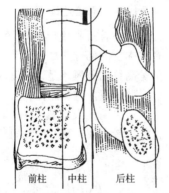

图 8-5-51　脊柱三柱理论

运情况，这对于初步判断脊柱的损伤部位具有提示意义。应重点询问具体疼痛的部位、伤后肢体感觉及活动情况、有无颅脑损伤的表现等。患者有颅脑外伤、醉酒意识不清时，问诊多不能获取详细的病例资料，应特别注意有无颈椎损伤。当椎体只有轻微压缩骨折时，疼痛及功能障碍多不明显，应注意不要漏诊。

（二）望诊、触诊

观察患者的整体状态，包括意识、呼吸等，排除危及生命和急需处理的情况。观察患者肢体活动情况，对于有活动障碍者应重点进一步检查。局部皮肤可有皮擦伤、破损等，额面部皮肤擦伤或挫伤常提示颈椎过伸性损伤，棘突周围软组织肿胀伴皮下淤血严重者多提示肌肉韧带损伤或断裂。沿脊柱中线自上而下逐个按压棘突，寻找压痛点，发现棘突后突，表明椎体压缩或骨折脱位；棘突间距增大者提示椎骨脱位或棘间韧带断裂；棘突排列不在一条直线上，提示脊柱有旋转或侧方移位。

（三）特殊检查

对任何脊柱损伤患者，均应进行详细的神经系统检查，以排除是否伴有脊髓损伤。重点应检查肢体的感觉（浅感觉、深感觉）、肌力、反射、病理征等，根据异常结果分析损伤的部位和程度。

影像学检查包括如下内容。

（1）X线　对指导治疗具有极为重要的价值，X线检查可明确骨折或脱位的部位、类型和损伤程度。

（2）CT　能观察椎体椎管矢状径的情况，脊髓受压程度和血肿大小，对于爆裂性骨折及其骨折片进入椎管的诊断很有意义。

（3）MRI　能较清楚地显示椎管内软组织的病理损害程度，在观察脊髓损伤的程度和范围方面较CT优越，对脊髓损伤是否有手术价值及判断预后可提供有力的依据。MRI可用于判断椎体骨折是否为新鲜骨折，这对于治疗具有重要意义。

根据影像学检查结果，可对脊柱骨折进行分型，进而分析损伤机制和严重程度。因脊柱骨折涉及的部位较多，颈椎和胸腰椎骨折的分型也较为复杂。根据受伤的机制一般分为屈曲型（图8-5-52）、过伸型、垂直压缩型（图8-5-53）、侧屈型、屈曲旋转型、水平剪力型（图8-5-54）、撕脱型。屈曲型的压缩型骨折在临床中最为常见，且多发生在中老年骨质疏松者，以下颈椎和胸腰椎结合部最为多发。严重的脊柱骨折多需脊柱外科专业医师处理，本节所介绍的多针对胸腰椎压缩型骨折。

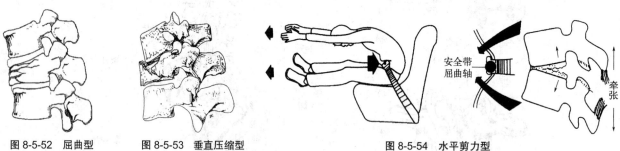

图8-5-52　屈曲型　　　图8-5-53　垂直压缩型　　　　　图8-5-54　水平剪力型

三、治疗

脊柱骨折的部位、类型复杂，一般应根据具体的骨折情况制定治疗方案。

（一）急救处理

脊柱骨折和脱位的恰当急救处理，对患者的预后有重要意义。应在受伤现场就地检查，主要确定：第一，脊柱损伤的部位。如患者清醒，可询问并触摸其脊柱疼痛部位，昏迷患者可触摸脊柱后突部位。第二，观察伤员是高位四肢瘫还是下肢瘫，从而确定系颈椎损伤还是胸腰椎损伤，作为搬运时的依据。搬运过程中，应使脊柱保持平直，避免屈曲和扭转，方法及注意事项如下。

1. 采用两人或数人在患者一侧，动作一致地平托头、胸、腰、臀、腿的平卧式搬运（图8-5-55），或同时扶住患者肩部、腰、髋部的滚动方式，将患者移至担架上（图8-5-56）。

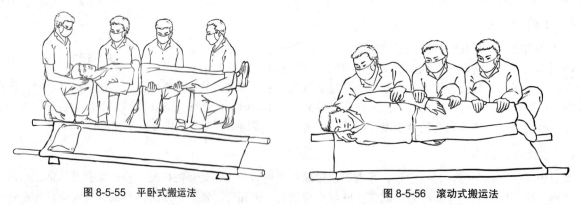

图8-5-55　平卧式搬运法　　　　　　　图8-5-56　滚动式搬运法

2. 对颈椎损伤者，应由一人专门扶住头部或用沙袋挤住头部，以防颈椎转动（图8-5-57）。

3. 用帆布担架搬运屈曲型骨折者应采用俯卧位。

4. 由于导致脊髓损伤的暴力往往巨大，在急救时应特别注意颅脑和重要脏器损伤、休克等的诊断并优先处理，维持呼吸道通畅及生命体征的稳定。

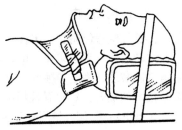

图 8-5-57　头部及颈部固定法

（二）非手术治疗

非手术治疗适用于大多数稳定性骨折，尤其是胸、腰椎压缩型骨折。非手术治疗包括复位、固定、练功活动、中药治疗等。

1. 复位　根据脊柱损伤的不同类型和程度，选择恰当的复位方法。总的原则是逆损伤机制并充分利用脊柱的稳定结构复位。针对胸腰椎压缩骨折主要有快速复位和持续复位。快速复位为牵引过伸按压法，持续复位为垫枕加腰背肌功能锻炼复位法。

（1）牵引过伸按压法　患者俯卧于硬板床上，两手抓住床头，一助手立于患者头侧，两手反持其腋窝处，一助手立于足侧，双手握双侧踝部，两助手同时用力，逐渐进行牵引。牵引 3～5 分钟，足侧助手逐渐将双下肢提起抬离床面，使脊柱得到充分牵引和后伸，当肌肉松弛、椎间隙及前纵韧带被拉开后，术者双手重叠置于骨折后突部位，适当用力下压，借助前纵韧带的伸张力，将压缩之椎体拉开，同时后突畸形得以复平。操作过程中应时时观察患者的反应，以疼痛能忍受为度。

（2）垫枕加腰背肌功能锻炼复位法　垫枕法是我国古代治疗胸腰椎压缩性骨折的方法。《医宗金鉴·正骨心法要旨》记载："但宜仰睡不可俯卧侧眠，腰下以枕垫之，勿令左右移动。"垫枕仍是目前治疗本病的常规方法之一。早期腰背肌肌肉锻炼可以促进血肿吸收，以骨折处为中心垫软枕高 5～10cm，致腰椎呈过伸位，使得由于椎体压缩而皱折的前纵韧带重新恢复原有张力，并牵拉使椎体前缘张开，达到部分甚至全部复位（图 8-5-58）。操作时，让患者仰卧于硬板床上，骨折处垫一高 5～10cm 的软枕，待疼痛能够忍受时，尽快进行腰背肌锻炼，早期用五点支撑法（仰卧位用头部、双肘及双足作为支撑点，使背、腰、臀部及下肢呈弓形撑起），一般在伤后 1 周要达到此种练功要求，其后逐步增加撑起的高度和次数，也可逐步行三点支撑或四点支撑法，但应因人而异。锻炼应尽早进行，如超过 1 周，由于血肿机化，前纵韧带挛缩，复位效果不良。应鼓励患者主动锻炼，持续时间逐步增加。

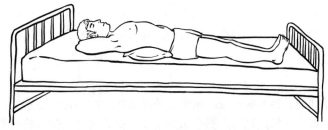

图 8-5-58　垫枕复位法

2. 固定　牵引结合体位可起到良好的固定作用，头、颈、胸石膏等固定方式已逐步被摈弃。一般椎体压缩骨折愈合的时间为 8～12 周，期间建议卧床为主，根据愈合情况可逐步负重及进行脊柱的整体活动。早期坐起和站立活动时，建议支具固定，在临床中多使用的支具有腰围、可调节固定矫形器等，可根据患者具体情况制作具有轻便、容易拆卸等特点的支具，但费用相对要高。

3. 练功活动　针对胸、腰椎压缩型骨折，腰背部肌肉主动锻炼可促进骨折复位，防止肌肉僵硬萎缩及慢性腰背疼痛，有助于恢复脊柱稳定性。脊柱其他部位的骨折应根据骨折类型、患者情况等制定个性化的锻炼方式。功能锻炼应遵循早期开始、循序渐进、从易到难、根据功能需要、力量和耐力训练并重的原则。

4. 中药治疗

（1）早期　局部肿胀、剧烈疼痛、胃纳不佳、大便秘结、舌苔薄白、脉弦紧，证属气滞血瘀，治宜行气活血、消肿止痛，内服可选用复元活血汤、膈下逐瘀汤加减，外敷消瘀膏或消肿散。兼有少腹胀满、小便不利者，证属瘀血阻滞、膀胱气化失调，治宜活血祛瘀、行气利水，用膈下逐瘀汤合五苓散。若局部持续疼痛、腹满胀痛、大便秘结、苔黄厚腻、脉弦有力，证属血瘀气滞、腑气不通，治宜攻下逐瘀，方用桃核承气汤或大成汤加减。

（2）中期　肿痛虽消而未尽，仍活动受限，舌暗红、苔薄白、脉弦缓，证属瘀血未尽，筋骨未复，治宜活血和营、接骨续筋，方用接骨紫金丹。

（3）后期　腰酸腿软、四肢无力、活动后局部隐隐作痛、舌淡苔白、脉虚细，证属肝肾不足、气血两虚，治宜补益肝肾、调养气血，方用六味地黄汤、八珍汤或壮腰健肾汤加减。

（三）手术治疗

骨折脱位移位明显、闭合复位失败或骨折块突入椎管压迫脊髓者应选择手术切开复位，解除脊髓压迫，重建脊柱稳定性。手术切开复位有利于患者尽早康复训练，并且可减轻护理难度，预防并发症的发生。手术的目的是复位减压、稳定和融合，方式有后路经椎弓根螺钉复位内固定术、前路减压及植骨融合内固定术等。随着微创技术的提升，针对脊柱压缩型骨折的手术方式有经皮穿刺椎体成形术（PVP）、经皮球囊扩张椎体后凸成形术（PKP）、微创经椎间孔腰椎椎体间融合术（MIS-TLIF）等，在临床中获得了良好的治疗效果。

附：脊髓损伤

一、概述

脊髓损伤是脊柱骨折脱位的主要并发症，好发于青壮年，通常造成永久性的残疾，给家庭和社会带来异常沉重的负担。了解脊髓节段与椎骨的对应关系，对判断脊柱骨折脱位时脊髓损伤节段有重要意义。脊髓损伤分为脊髓震荡、脊髓不完全横断损伤、脊髓完全性横断损伤三种。三种类型程度由轻到重，脊髓震荡可完全恢复，脊髓不完全横断损伤和脊髓完全性横断损伤多造成肢体功能障碍。本节所介绍的是后两者。

二、临床诊断要领

（一）问诊

凡是有脊柱外伤史的患者均应考虑脊髓损伤的可能性，应询问外伤的方式、时间等。脊髓损伤的程度与暴力大小、椎体移位程度等并非完全一致。脊髓损伤伤后都出现肢体感觉与运动功能障碍、大小便潴留或失禁。应询问症状出现的时间，如外伤后立即出现，多为骨折脱位引起；如伤后没有出现而在搬动患者后发生，则为搬动引起骨折移位加重而损伤脊髓；症状由轻到重，平面由低渐高，则为脊髓损伤范围增大。应询问损伤后经过何种治疗、疗效如何，还应询问既往有无可能导致脊髓损伤的基础疾病，如颈椎病、椎体不稳或滑脱等，有助于对病情及预后的判断。

（二）望诊、触诊

严重外伤者应按照脊柱骨折的望诊、触诊进行检查。轻微外伤者多为有脊髓压迫的基础性疾病，应按照相应基础病进行检查。

（三）特殊检查

脊髓损伤者均应进行详细的神经系统检查。由于脊神经支配的肢体运动与感觉具有节段性分布的特点，因此可根据外伤后运动及感觉丧失区域，判断脊髓损伤的平面。检查内容包括四肢及躯干的深浅感觉、反射、肌力、肌张力、病理征等。

根据以上临床的症状及体征可初步判断损伤的节段，主要包括以下四种。

（1）颈髓损伤　表现为四肢瘫。其中上颈髓（C1～C4）完全性损伤导致膈肌、肋间肌和腹肌等呼吸肌全部瘫痪，伤者出现呼吸困难，在受伤现场多已死亡。

（2）胸髓损伤　表现为截瘫。下肢肌张力增高，跟、膝反射亢进，病理征阳性，损伤平面以下感觉、运动和二便功能丧失，腹壁反射、提睾反射及缩肛反射等浅反射引不出。

（3）腰髓损伤　下肢感觉、运动和大小便功能障碍，多表现为下肢肌张力降低、腱反射减弱或消失，病理征引不出的软瘫。

（4）脊髓圆锥和马尾神经损伤　仅有脊髓圆锥损伤时，会出现大小便失禁和性功能障碍，会阴部皮肤呈马鞍状感觉功能障碍，但下肢运动、感觉功能正常。第2腰椎以下骨折脱位只合并马尾神经损伤。

（四）辅助检查

1. **X线、CT、MRI检查**　意义基本同脊柱骨折部分，多数情况下需尽早检查以指导治疗。
2. **电生理检查**　主要目的是确定脊髓损伤程度。
3. **腰椎穿刺及奎肯试验**　可帮助确定脑脊液的性质和蛛网膜下腔是否通畅，以了解脊髓损伤程度和决定是否手术减压。

三、治疗

脊髓损伤的治疗原则是通过及时正确的早期治疗，最大程度减轻脊髓的原发性损伤，防止和减少脊髓的继发性损伤，积极预防和治疗并发症，科学地进行功能重建与康复，促进患者早日回归社会。

（一）急救

脊柱、脊髓损伤有时合并严重的颅脑损伤、胸部或腹部脏器损伤、四肢血管伤，危及伤员生命安全时应首先抢救。凡疑有脊柱骨折者，应谨慎搬运。对颈椎损伤的患者，要有专人扶托下颌和枕骨，沿纵轴略加牵引力，使颈部保持中立位，患者置木板上后用沙袋或折好的衣物放在头颈的两侧，防止头部转动，并保持呼吸道通畅。

（二）冲击疗法

甲泼尼龙是治疗脊髓损伤的常规药物，临床常使用大剂量冲击疗法。脊髓损伤后 6～8 小时内为治疗的最佳时期，按每千克体重 30mg 剂量一次性给药，15 分钟静脉注射完毕，休息 45 分钟，在以后 23 小时内以 5.4mg/（kg·h）剂量持续静脉滴注。

（三）手术治疗

手术整复脊柱骨折脱位是恢复椎管管径、解除脊髓压迫最直接的办法，对改善脊髓血运、防止脊髓损伤的进一步加重和促进神经功能恢复，具有重要的意义。切开复位时应予以可靠的内固定，重建脊柱稳定性，防止椎骨再次移位，为早期康复奠定基础。但手术的时机目前仍有一些争议，进行性神经损伤是急诊减压手术的指征，但对完全性脊髓损伤或静止的不完全性脊髓损伤者则意见不统一，应在对患者全身情况的评估以及手术治疗利弊权衡的基础之上尽早进行手术治疗。

（四）药物治疗

1. 中药治疗

（1）早期　脊髓损伤的早期，多为瘀血阻滞，经络不通，治宜活血化瘀、疏通督脉，兼以续骨壮筋，方以活血祛瘀汤加地龙、丹参、皂角刺、王不留行等，或用补阳还五汤加减。

（2）中期　伤后 2～3 个月以后，因督伤络阻，多数脾肾阳虚，治宜补肾壮阳、温经通络，方用补肾壮阳汤加补骨脂等。

（3）后期　血虚风动，呈痉挛性瘫痪，治宜养血柔肝、镇痉息风，方用四物汤加蜈蚣、全蝎、土鳖虫、钩藤、伸筋草等。气血两虚者，应予以补益之品，方用八珍汤、补中益气汤或归脾汤加减。若肝肾亏损，治宜壮阳补肾、强筋健骨，方用补肾活血汤或健步虎潜丸。

2. 西药治疗
西药中除用甲泼尼龙做冲击疗法外，为排除脊髓损伤后组织细胞外液中过多的水分，常使用脱水剂和利尿剂，如 20% 甘露醇 250mL 静脉快速输注，可连续使用 3～5 日，还可使用呋塞米利尿脱水。

（五）高压氧治疗

高压氧治疗具有提高脊髓血氧饱和度，改善脊髓乏氧状态的作用，多于伤后 6～12 小时内开始，第 1 个 24 小时内应用 2 次或更多。

（六）针刺疗法

选穴以督脉穴为主，如百会、风府、大椎、身柱、至阳、悬枢、命门、腰阳关、腰俞、长强等，配以足阳明胃经穴，用电针或强刺激手法。

（七）康复治疗

康复训练应在脊髓损伤患者病情稳定后及早进行。根据损伤的部位，进行对应的肢体功能、肌力、平衡等多方面训练。

（八）并发症处理

呼吸肌麻痹、呼吸道及泌尿系感染、褥疮等是脊髓损伤早期常见并发症和死亡的主要原因。心肺肾功能不全、消耗性营养不良等是后期常见并发症和死亡的原因。应从伤后就注意积极预防和治疗并发症，加强护理，制定相应的预案，其中预防是其关键。

1. 褥疮
脊髓损伤平面以下感觉、运动功能丧失，长期卧床或坐轮椅导致骨突部位局部受压，受压组织缺血性坏死，而发生褥疮。褥疮的防治重在预防，预防措施包括：①使用有软垫的硬板床或气垫床，骨突部位应用气圈、软枕等保护（图 8-5-59）。②定时变换体位。③经常用温水清洗皮肤，在褥疮好发部位涂抹红花油、一效散等促进局部血液循环，增强皮肤抵抗力。

2.**膀胱功能障碍和泌尿系感染的防治**　脊髓损伤早期膀胱功能障碍是脊髓休克引起的。必须立即施以导尿术，避免尿路感染和膀胱过度膨胀而引起逼尿肌损伤。鼓励患者多饮水，定期检查尿液，如有感染，应用敏感抗生素控制。每隔 4～8 小时导尿 1 次，不留置导尿管的间歇性导尿现已成为脊髓损伤患者膀胱管理最常见的方法。

3.**呼吸系统感染的防治**　应鼓励患者做深呼吸，每 2 小时翻身 1 次，主动咳嗽、叩背以协助排痰。对于痰液黏稠、难以咳出者，可行有效抗生素加 α- 糜蛋白酶雾化吸入，也可应用盐酸氨溴索雾化吸入或静脉注射降低痰液黏度，使痰液易于咳出。合并肺内感染患者，应进行痰细菌培养加药敏试验，全身应用敏感抗生素控制感染。

4.**便秘与腹胀**　脊髓损伤可影响肠道神经系统，可使肠蠕动减慢，肛门括约肌功能丧失，常发生便秘和腹胀。预防方法有饮食控制，多饮水，进食粗纤维食物，训练患者定时排便，增加腹压，按压或扩张肛门，日久形成排便反射，自行排便。

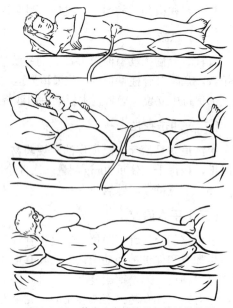

图 8-5-59　截瘫患者的体位与软枕的位置

第六章 脱 位

第一节 肩关节脱位

一、概述

肩关节脱位，亦称肩肱关节脱位，古称"肩胛骨出""肩膊骨出臼"或"肩骨脱臼"。肩关节是全身关节脱位中最常见的部位之一，好发于 20～50 岁的男性。

肩肱关节由肱骨头及肩胛盂构成，肩胛盂小且浅，只占肱骨头关节面的 1/4～1/3，且肩关节囊松弛薄弱，前方尤为明显，这种结构为增大肩关节的活动度提供了良好的条件，但对关节的稳定则是不利因素。维持关节稳定的另一因素是肌肉的作用，如肩部的主要肌肉麻痹或部分肌肉受损伤，肌力下降，可破坏关节的相对稳定性而致关节脱位。根据脱位的时间长短和脱位次数的多少，肩关节脱位可分为新鲜性脱位、陈旧性脱位和习惯性脱位。根据脱位后肱骨头所在的位置，又可分为前脱位和后脱位两种。前脱位又可分为盂下、喙突下、锁骨下及胸腔内脱位，其中以喙突下脱位最多见，后脱位极少见。本节主要介绍的是肩关节前脱位（图 8-6-1）。

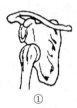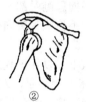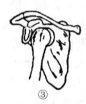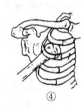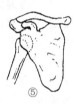

图 8-6-1　肩关节脱位的类型
①盂下脱位；②喙突下脱位；③锁骨下脱位；④胸腔内脱位；⑤后脱位

二、临床诊断要领

（一）问诊

问清患者受伤的姿势、时间、疼痛部位等。多数肩关节脱位均有明确外伤史，少数也可能由电击休克、癫痫发作而引起。脱位时间超过 2～3 周者为陈旧性脱位，应考虑治疗的难度。习惯性脱位，应询问脱位的次数及间隔期，考虑是否需手术修补。

肩关节脱位少数伴有腋神经损伤，应询问肩关节外侧三角肌表面的皮肤感觉有无减退。出现血管损伤的情况较少见，但仍应常规询问患肢血运障碍引起的表现。

（二）望诊

肩关节脱位后患者呈现患肢轻度外展位，以健侧手托住患侧前臂，头部向患侧倾斜。方肩畸形是肩关节前脱位的典型表现，部分其他原因导致的腋神经损伤者也表现为方肩畸形。开放性肩关节脱位较少，多伴有皮肤擦伤，注意观察皮肤破损及软组织损伤的程度，有无活动性出血等。常规观察患肢的皮肤颜色及其他关节屈伸活动情况可以判断是否伴随神经、血管及其他结构损伤。

（三）触诊

肩关节压痛的部位一般也多是损伤的部位。肩峰下可触及凹陷及空虚感，可在喙突下、腋窝内或锁骨下扪及肱骨头。重点检查肩关节外侧三角肌表面皮肤感觉以判断腋神经情况。检查上肢的动脉搏动情况，判断血管情况。

（四）特殊检查

搭肩试验（Dugas 征）及直尺试验为阳性。

后脱位的临床表现不如前脱位明显，外观畸形亦不典型，主要表现为有肩部前方暴力作用的病史，喙突突出明显，肩前部塌陷扁平，可在肩胛冈下触到突出的肱骨头，上臂呈现轻度外展及明显内旋畸形。肩关节后脱位临床少见，但漏诊率极高，应重点结合影像学检查除外诊断。

（五）影像学检查

影像学检查首选 X 线片，可明确脱位的方向、移位的程度及是否合并骨折等。一般推荐行肩胛骨平面前后位及 Y 位（肩胛骨侧位）X 线片，也可加摄腋轴位。穿胸侧位 X 线片可有其他结构重叠显影干扰判断。在判断肱骨头与肩胛关节盂的对位、间距等的同时，注意是否合并肱骨大结节骨折、肱骨外科颈骨折及关节盂的损伤。必要时进一步做 CT 或 MRI 检查。

三、治疗

新鲜的肩关节脱位，采用手法复位及适当固定。合并大结节骨折、腋神经及血管受压，往往可随脱位修复，骨折亦随之复位，神经、血管受压亦可解除。陈旧性脱位，先试行手法复位，失败后考虑手术治疗。

（一）非手术治疗

非手术治疗主要是指闭合复位外固定。对于肩关节新鲜的前脱位，通过手法整复可达到较好的复位，然后将患肢悬吊固定，多数可取得满意的效果。本节仅介绍常用的肩关节前脱位手法复位外固定技术。

复位前应评估患者的整体情况，应向患者告知复位的程序及可能出现的情况，如复位不成功、骨折、神经血管损伤等。有条件者可采用神经阻滞麻醉，减轻疼痛及肌肉紧张。

1. 手法复位

（1）拔伸托入法　患者坐位，术者站在患肩外侧，以双手拇指压其肩峰，其余四指由腋窝内托住肱骨干。第一助手站于患者健侧肩后，双手斜形环抱固定患者，第二助手一手握患侧肘部，一手握腕上部，外展外旋患肢，由轻而重地向前外下方做拔伸牵引。与此同时，术者插入腋窝的手将肱骨头向外上方钩托，第二助手逐渐将患肢向内收、内旋，直至肱骨头有回纳感觉，复位即告完成（图 8-6-2）。

（2）手牵足蹬法　患者仰卧于床上，用拳头大的棉垫置于患侧腋下，以保护软组织。术者立于患侧，两手握住患肢腕部，并用近于患侧的一足抵于患者腋窝内，即右侧脱位术者用右足，左侧用左足，在肩关节外旋、稍外展位沿患肢纵轴方向用力缓慢拔伸，继而徐徐将患肢内收、内旋，将肱骨头撬挤于关节盂内。当有入臼声时，复位即告成功。

（3）椅背复位法　患者坐在靠背椅上，将患肢放在椅背外侧，腋肋紧靠椅背，将棉垫置于腋部，保护腋下血管、神经，一助手扶住患者和椅背，术者握住患肢，先外展、外旋牵引，再逐渐内收，并将患肢下垂，然后内旋屈肘，即可复位成功。此法是应用椅背作为杠杆支点整复肩关节脱位的方法，适用于肌力较弱的肩关节脱位者。

（4）悬吊复位法　适用于年老体弱患者。患者俯卧于床，患肢悬垂于床旁，在患肢腕部悬挂 2 ～ 5kg 重物，持续牵引 15 分钟左右，多可自动复位（图 8-6-3）。

2. 固定　采用胸壁绷带固定法，将患侧上臂保持在内收、内旋位，肘关节屈曲 60°～ 90°，前臂依附胸前，用纱布棉垫放于腋下和上臂内侧，用绷带将上臂固定于胸壁，然后用三角巾悬吊患肢于胸前，固定 2 ～ 3 周（图 8-6-4）。部分研究认为将患肢固定于稍外旋位，可减少再脱位率。固定后应复查 X 线片确定关节是否已回位。

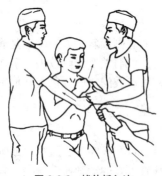 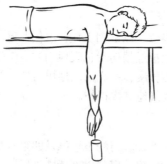 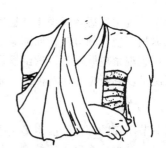

图 8-6-2　拔伸托入法　　　　　图 8-6-3　悬吊复位法　　　　　图 8-6-4　肩关节脱位固定

3. 练功活动　固定后即鼓励患者做手腕及手指练功活动。新鲜脱位 1 周后去绷带，保留三角巾悬吊前臂，开始练习肩关节前屈、后伸活动；2 周后去除三角巾，逐渐开始做关节各个方向的主动练功锻炼，如左右开弓、双手托天、手拉滑车、手指爬墙等。

4. 陈旧性脱位的处理　陈旧性脱位的治疗仍是一个难题，非手术和手术治疗均有一定的风险和不确定性。脱位在 3 个月以内，年轻体壮，脱位的关节仍有一定的活动范围，X 线片显示无骨质疏松和关节内、外骨化者可试行手法复位。复位前，应先行患侧肩关节推拿按摩或尺骨鹰嘴牵引 1～2 周，以松解周围组织的粘连、挛缩、瘢痕；如脱位时间短，关节活动障碍轻亦可直接复位。

复位在全麻下进行，先行肩部按摩和做轻轻的摇摆活动，以解除粘连，缓解肌肉痉挛，便于复位。复位操作可采用蹬顶或杠杆复位法。复位后处理与新鲜脱位相同。必须注意，操作切忌粗暴，以免发生骨折和腋部神经血管损伤。

（二）手术治疗

绝大多数新鲜肩关节脱位，手法整复多能成功，极少数需要切开复位。凡遇下列情况之一者，可考虑行切开复位：①脱位合并神经、血管损伤，临床症状明显，手法整复后症状未得到缓解者。②合并肱二头肌长头肌腱滑脱，多次手法整复未能取得成功者。③合并肱骨外科颈骨折，经手法整复未能取得成功者。④合并关节盂大块骨折，估计日后将影响关节稳定者。⑤合并大结节骨折，骨折块嵌夹于肱骨头与关节盂之间，阻碍复位者。

陈旧性肩关节脱位手法整复失败者，对于青壮年患者可考虑手术复位，而对于年老患者不必强求手术复位，应鼓励患者加强肩部活动，尽可能恢复肩关节的功能。习惯性脱位者，可考虑做关节囊缩紧或修复术。

第二节　肘关节脱位

一、概述

肘关节由肱骨下端、桡骨头和尺骨近端所组成，包括肱尺关节、肱桡关节和近端尺桡关节，三个关节共在一个关节囊内。肘关节脱位是四肢常见的脱位之一，常见于青壮年，儿童与老年人少见。肘关节脱位分为前脱位和后脱位，前脱位少见且多伴有尺骨鹰嘴骨折，而后脱位最为多见，会伴有侧方脱位、分离移位。肘关节脱位可能会伴有桡骨头骨折、冠状突骨折及侧副韧带损伤等，属于肘关节的复合性损伤，如肘关节恐怖三联征，对治疗的要求较高。本节中所介绍的主要是肘关节后脱位。

二、临床诊断要领

（一）问诊

肘关节脱位患者多以外伤后肘部疼痛、肿胀及活动障碍就诊，应询问外伤的时间、受伤的姿势、皮肤的感觉、处理的方式等。肘关节脱位可伴发桡神经、尺神经的牵拉伤以及肱动脉、肱静脉压迫性损伤，应询问前臂及手部的肿胀、皮肤感觉、手指活动的情况，除外神经、血管损伤。

（二）望诊

重点观察关节肿胀及畸形情况。肘关节后脱位易伴有韧带、关节囊的撕裂，肘窝形成血肿，所以肘关节前后侧均可能肿胀。开放性脱位应按开放性损伤的步骤观察。闭合性脱位可见皮下瘀血，或伴有皮肤擦伤等。肘关节固定于 45° 左右的半屈曲位，呈靴状畸形是肘关节后脱位的典型表现；而前脱位时肘关节呈过伸位，肘前隆起；伴有侧方移位时可见肘关节呈内翻或外翻畸形。

（三）触诊

关节呈弹性固定。肘关节后脱位可在肘后触及移位的尺骨鹰嘴，肘前为肱骨下端。可触及肘后三角（屈肘90°时，肱骨内、外上髁和尺骨鹰嘴这三点的连线构成一尖端朝下的等腰三角形）的结构改变。前脱位者可在肘前侧触到脱出的尺桡骨上端，肘后触到游离的尺骨鹰嘴。常规检查前臂及手部的皮肤感觉、动脉搏动及腕、手指关节活动。

（四）影像学检查

对于肘关节脱位患者，一般选择肘关节正侧位片，可基本了解脱位情况。通过观察肱骨滑车与尺骨鹰嘴的对位关系，明显的肘关节脱位较容易诊断。另外，应注意观察有无肱骨远端内外髁的撕脱骨折、桡骨头骨折、冠状突骨折以及尺桡骨的关系异常等。如伴有骨折，为明确骨折情况必要时可选择 CT。在急性损伤时，一般不进行 MRI 检查，但在肘关节不稳定需评估韧带等损伤时，可选择 MRI 检查。

三、治疗

新鲜性肘关节后脱位应以手法整复为主，宜早期复位及固定。并发骨折者，应先整复脱位，然后处理骨折。

多数骨折，如肱骨内或外髁撕脱骨折、尺骨冠状突骨折，可随脱位的回位一并复位。陈旧性脱位，应力争手法复位，可根据实际情况考虑手术治疗。前脱位多合并尺骨鹰嘴骨折，应手术治疗。

（一）非手术治疗

1. 手法复位　手法复位一般多针对新鲜后脱位，在患者身体条件允许的情况下要立即行手法复位。向患者告知手法复位的步骤及可能情况等。一般行手法复位无须麻醉。

（1）拔伸屈肘法　患者取坐位，助手立于患者背侧，以双手握其上臂，术者站在患者前面，以双手握住腕部，置前臂于旋后位，与助手相对牵引3～5分钟后，术者以一手握腕部保持牵引，另一手拇指抵住肱骨下端向后推按，其余四指置于鹰嘴处，向前端提，并缓慢地将肘关节屈曲，若闻及入臼声，则说明脱位已复位。或患者仰卧位，术者以一手掌根按住肱骨下端，另一手握住腕部，置前臂于旋后位，牵引3～5分钟后，用力向下按肱骨远端，同时徐徐屈肘，闻及入臼声，则复位成功。

（2）膝顶复位法　患者端坐于椅上，术者立于患侧前面，一手握其前臂，一手握住腕部，同时用一足踏于椅面上，以膝顶在患肢肘窝内，延前臂纵轴方向用力拔伸，然后逐渐屈肘，有入臼感后则复位成功。

2. 固定　后脱位复位后，一般用绷带做肘关节"8"字固定，肘关节屈曲90°，前臂中立位，三角巾悬吊前臂于胸前。2周后去除固定，逐步行肘关节的功能锻炼，否则容易导致关节僵硬、活动障碍等。复查X线片确定关节已回位。

3. 练功活动　固定期间可做肩、腕及掌指关节活动。解除固定后，行肘关节的主动活动锻炼。

（二）手术治疗

新鲜性肘关节前脱位合并尺骨鹰嘴骨折，肘关节后脱位有内上髁骨折块嵌入关节腔或合并神经、血管损伤而手法复位失败，以及超过3周以上的陈旧性脱位者，应手术切开复位，并对骨折予以固定处理。肘关节脱位多伴有韧带损伤，影响关节稳定性，应根据术中探查或术后关节稳定性决定是否需配合外固定治疗。

第三节　掌指关节及指间关节脱位

一、概述

掌指关节由掌骨头与相应的近节指骨基底部构成。拇指掌指关节为屈戌关节，可做屈伸活动。其他四指的掌指关节为球窝关节，能做屈伸、内收、外展及环绕活动，但不能做回旋活动。指间关节由近侧指骨滑车与远侧指骨基底部构成，为屈戌关节，仅能做屈伸活动。

掌指关节脱位多为背侧脱位，受过度背伸暴力所致，其中以拇指掌指关节脱位多见。指间关节脱位多为远端指骨向背侧移位，或向内、外侧移位。

二、临床诊断要领

（一）问诊

掌指关节和指间关节脱位病史多较简单，外伤后以局部关节的疼痛、肿胀及畸形、功能障碍为主。常规询问外伤的原因、时间、部位等。多不伴有神经、血管的损伤。

（二）望诊、触诊

掌指关节脱位可出现掌指关节肿胀，过度背伸畸形。指间关节脱位应注意是近节指间关节脱位还是远节指间关节脱位，可出现指间关节肿胀，呈过度背伸或内、外翻畸形，自动伸屈活动障碍。

掌指关节或指间关节压痛的部位一般也多是损伤的部位，关节局部可触及突出的关节端。

（三）影像学检查

手指正侧位或手的正斜位X线片可明确掌指关节和指间关节脱位的部位和方向。应注意观察有无伴随的骨折。

三、治疗

（一）非手术治疗

一般手指关节脱位均可采用手法复位外固定的方式治疗。

1. 手法复位

（1）掌指关节脱位　患者取坐位，助手固定患侧手腕部。术者一手握持伤指，并用拇、示二指捏住近节指骨，顺势向后下牵拉；同时用另一手握住手掌，并用拇指向背侧推按脱位的掌骨头。两手配合逐渐屈曲伤指的掌指关节，使其复位。

（2）指间关节脱位　术者双手握持伤指，适当用力牵引，再轻度用力屈曲或扳正侧偏之手指，即可复位。

2. 固定

（1）掌指关节脱位　掌指关节脱位复位后，保持掌指关节屈曲位固定，固定患指于轻度对掌位 1～2 周。可将绷带卷置于手掌心，将脱位的手指固定于绷带卷上。

（2）指间关节脱位　指间关节脱位复位后，用邻指胶布固定法，固定 2 周。

3. 练功活动　脱位整复固定后，应复查 X 线片，明确关节已回位。指导患者早做未固定关节部的功能锻炼。解除固定后，可做脱位关节的主动屈伸活动锻炼。

（二）手术治疗

手法复位失败，或合并骨折、韧带断裂复位后不稳定者，需切开复位，对骨折进行内固定和修复韧带。

第四节　小儿桡骨头半脱位

一、概述

上尺桡关节的稳定性主要靠环状韧带的约束。幼儿时期环状韧带松弛，且桡骨头发育尚不完善，头、颈的直径几乎相等，故幼儿的上尺桡关节稳定性差。当患儿肘关节在伸直位，腕部受到纵向牵拉，造成肱桡关节间隙加大，关节内负压骤增，关节囊和环状韧带卡在肱桡间隙，阻碍桡骨头回位，形成桡骨头半脱位。小儿桡骨头半脱位，又称"牵拉肘"，俗称"肘错环""肘脱环"。小儿桡骨头半脱位多发生于 5 岁以下幼儿，左侧比右侧多见。

二、临床诊断要领

（一）问诊

多通过询问患儿家属了解受伤情况。多为被牵拉后出现局部疼痛及活动受限。

（二）望诊、触诊

患儿肘关节呈半屈曲、前臂旋前位，不敢屈肘及上举，以健侧手保护患侧肘部。局部一般无明显畸形、肿胀等。

触及伤肢肘部和前臂时，患儿可因疼痛而引起哭叫，桡骨头处有压痛。

（三）影像学检查

诊断桡骨头半脱位一般不需要影像学检查。如怀疑其他损伤者，应行 X 线检查以判断有无异常。

三、治疗

一般手法复位均能成功。嘱家长抱患儿坐位。术者面对患儿而坐，一手握伤肘，以拇指于肘中部向外、向后捏压脱出之桡骨头；同时用另一手握持伤肢腕部，并向下适当用力牵拉，使前臂旋后，然后屈肘，握肘部的手常可感受到桡骨头回位的动作，使其手触及伤侧肩部，复位即告成功，疼痛立即消失，患儿即能屈伸伤肢。若复位未成功，也可使患儿屈肘 90°，向旋后方向来回旋转前臂，亦可复位。

复位后应引导患儿主动活动患肢，如患肘可屈伸活动、上肢可上举等即可。一般不需要固定和制动。

第五节　颞下颌关节脱位

一、概述

颞下颌关节由颞骨的下颌窝与下颌骨的髁状突构成。颞下颌关节脱位，又称下颌关节脱位，多发生在单侧，好发于年老体弱者，并易成为习惯性脱位，古医籍中称"失欠颊车""落下颌""脱颌"，俗称"掉下巴"。颞下颌关节脱位多由于患者大张口如打哈欠、唱歌、咬大块硬食时，翼外肌持续性收缩、闭颌肌群反射性挛缩，使髁状突越过关节结节而形成，也可由直接暴力所致。急性关节脱位如果未得到及时正确的治疗，可并发关节盘损伤，关节囊及关节韧带组织松弛而导致复发性关节脱位。

二、临床诊断要领

（一）问诊

颞下颌关节脱位多在大笑、打呵欠、拔牙等动作或遭受侧方暴力后出现，表现为口腔闭合障碍、无法说话、咀嚼不方便等。习惯性脱位者应询问脱位的间隔、发作次数、既往的治疗情况等。

（二）望诊

患者多口呈半开状，不能自如张合，语言困难，流涎，常以手托住下颌。双侧脱位者下颌骨下垂并向前突出，咬肌痉挛呈块状隆起，面颊扁平。单侧脱位口角歪斜，下颌骨向健侧倾斜下垂。

（三）触诊

颧弓下可摸到髁状突，耳屏前方可触及凹陷。

（四）影像学检查

张口过度、咬食硬物所致者，一般不需要 X 线检查；外力打击者须行 X 线检查排除髁状突骨折。

三、治疗

颞下颌关节脱位应首选手法复位，骨伤科所处理的一般都是容易复位不伴有局部骨折的。当手法复位不成功或习惯性脱位需行手术者应由口腔颌面外科诊治。

1. 整复方法

（1）双侧脱位口腔内复位法　患者坐位，术者站在患者面前，用无菌纱布数层包缠拇指，然后将双手拇指伸入到患者口腔内，指尖尽量放在两侧最后的下臼齿上，其余四指放在两侧下颌骨下缘，拇指将患者臼齿向下按压，待下颌骨移动时再向后推，余指协调地将下颌骨向上端送，听到滑入的响声，说明脱位已复位。与此同时，术者拇指迅速向两旁颊侧滑开，随即从口腔内退出（图 8-6-5）。

（2）单侧脱位口腔内复位法　患者坐位，术者位于患者旁侧，一手掌部按住健侧耳屏前方，将头部抱住固定，另一手拇指用纱布包缠好插入口内，按置于患侧下臼齿，其余 2～4 指托住下颌。操作时，2～4 指斜行上提，同时拇指用力向下推按，感觉有滑动响声，即已复位。

（3）口外复位法　患者坐位，也可取靠墙坐位，术者站立于患者对面，嘱其局部肌肉放松，嘱患者头部慢慢后仰或术者用双手辅助头部慢慢后仰约 45°时，用拇指摸清髁状突前上方，拇指稍用力向下后方推压髁状突即可复位，推压时也可嘱患者同时用力咬合动作，但需复位前告知。

2. 固定　复位后，托住颏部，维持闭口位，用四头带兜住患者下颌部，四头分别在头顶上打结（图 8-6-6），固定时间为 1～2 周。习惯性颞下颌关节脱位固定时间为 4～8 周。固定期间，患者不应用力张口、大声讲话，宜吃软食，避免咬嚼硬食，四头带或绷带不宜捆扎过紧，应允许张口超过 1cm。

3. 练功活动　鼓励患者经常做咬合动作，增强咀嚼肌的力量。

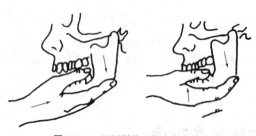
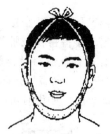
图 8-6-5　双侧脱位口腔内复位法

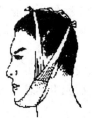
图 8-6-6　四头带固定颞下颌关节脱位

第七章　颈椎疾患

第一节　落　枕

一、概述

落枕，又称失枕。多因睡眠姿势不良或颈背部遭受风寒侵袭所致，睡起后颈部疼痛，活动受限，似身虽起而颈尚留落于枕，故名落枕。好发于青壮年，冬春两季多发。该病往往起病较快，病程较短，2～3 天即能缓解，1 周内多能痊愈。

二、临床诊断要领

（一）问诊

患者多有睡眠姿势不良史，头颈过度旋转，或遭受风寒史。晨起突感颈部疼痛不适，活动欠利，多无头晕、头痛、上肢疼痛麻木等。

（二）望诊

部分患者头常歪向患侧，颈部多角度活动受限，如向后看时，须整个躯干向后转动。

（三）触诊

颈项部肌肉痉挛紧张，可触及条索状硬结，斜方肌及大小菱形肌部位亦常有压痛。

（四）特殊检查

应常规行颈部的特殊检查，如头顶叩击试验、椎间孔挤压试验、臂丛神经牵拉试验等，用以排除其他病症。落枕患者特殊检查多无明显阳性表现。部分患者因疼痛难以配合相应检查。

（五）影像学检查

X 线片等检查对于落枕患者不是必需的，如伴有其他症状应行相应检查。对于反复发作者，应行 X 线片排除颈椎失稳、退变等情况。

三、治疗

以手法治疗为主，配合药物、理疗。

1. 理筋手法　手法是治疗落枕的最常用方法。患者正坐，术者立于患者背后，右手扶住患者额部以固定头部，左手以拇、中指轮换点压痛点及天柱、风池等穴，继而用左手拇、示指在患侧由上而下按摩，反复进行数遍。对于痉挛的肌肉可用拇指进行拨法、拿法等放松肌肉（图 8-7-1）。最后可采用端项旋转手法。患者坐在低凳上，嘱其尽量放松颈项部肌肉，术者一手托住患者下颌，一手托住枕部，两手同时用力向上端提，此时患者的躯干部重量起了反牵引的作用，在向上端提的同时，边提边摇晃头部，并将头部缓缓向左右、前后摆动与旋转 2～3 次后，慢慢放松提拉。此种手法可重复 3～5 次，以理顺筋络、活动颈椎小关节，常可收到较好效果。

2. 药物治疗　治宜疏风祛寒、宣痹通络。内服葛根汤、桂枝汤，或内服独活寄生丸。有头痛形寒等表证者，可用羌活胜湿汤加减。外治可贴伤湿止痛膏等。

3. 练功活动　练功可做头颈的前屈后伸、左右旋转动作，以舒筋活络（图 8-7-2）。

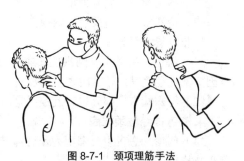

图 8-7-1　颈项理筋手法

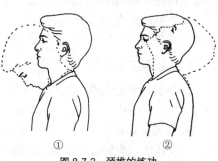

图 8-7-2　颈椎的练功
①前屈；②后伸

4. 物理治疗　物理治疗可选用电疗、磁疗、超声波等，以局部透热，缓解肌肉痉挛。

第二节　颈椎病

一、概述

颈椎病是指颈椎间盘退行性改变、颈椎骨质增生、项韧带钙化等，刺激或压迫颈部神经、脊髓和椎动脉等而产生的一系列症状和体征的综合征。颈椎病是一种常见病，中医学中虽然没有颈椎病的提法，但其相关症状散见于"痹证""痿证""项强"和"眩晕"等方面的论述。

本病多见于 40 岁以上的中老年患者。既往将颈椎病分为颈型、神经根型、椎动脉型、交感神经型、脊髓型和混合型，但颈椎病的分型、诊断及非手术治疗专家共识（2018 年版）将颈椎病分为颈型、神经根型、脊髓型和其他型，其他型涵盖既往的椎动脉型、交感神经型，本分型淡化了没有明确病因及发病机制的椎动脉型和交感神经型，可作为学术指导意见。本节仍按既往形式介绍神经根型、脊髓型、椎动脉型和交感神经型。

二、临床诊断要领

（一）临床表现

1. 神经根型颈椎病

（1）问诊　患者多有长期低头伏案劳损病史，多数无明显外伤史。大多患者逐渐感到颈部单侧局限性疼痛，颈根部呈电击样向肩、上臂、前臂乃至手指放射疼痛，且有麻木感，或以疼痛为主，或以麻木为主。疼痛呈酸痛、灼痛或电击样痛，颈部后伸、咳嗽，甚至增加腹压时疼痛可加重。上肢沉重，酸软无力，持物易坠落。

（2）触诊　颈部活动受限、僵硬，颈椎横突尖前侧有压痛及放射性疼痛，患侧肩胛骨内上部常有压痛点，部分患者可摸到条索状硬结。受压神经根皮肤节段分布区感觉减退，肌力减弱。颈 5/6 节段病变时，刺激颈 6 神经根引起患侧拇指或拇、示指感觉减退；颈 6/7 节段病变时，则刺激颈 7 神经根而引起示、中指感觉减退。

（3）特殊检查　臂丛神经牵拉试验、颈椎间孔挤压试验阳性。部分患者肱二头肌反射、肱三头肌反射、桡骨膜反射可减弱，受累神经支配的对应肌肉肌力减弱。霍夫曼征阴性。

2. 脊髓型颈椎病

（1）问诊　患者自觉颈部僵硬，缓慢进行性双下肢麻木、发冷、疼痛，走路欠灵活、无力，打软腿、易绊倒，不能跨越障碍物。休息时症状缓解，紧张、劳累时加重，时缓时剧，逐步加重。晚期下肢或四肢瘫痪，二便失禁或尿潴留。

（2）触诊、动诊　颈部活动受限不明显，上肢活动欠灵活，双侧脊髓传导束的感觉与运动障碍即受压脊髓节段以下感觉障碍、肌张力增高。

（3）特殊检查　腱反射活跃或亢进，髌阵挛、踝阵挛阳性，霍夫曼征、巴宾斯基征等锥体束征阳性。

3. 椎动脉型颈椎病

（1）问诊　患者为单侧颈枕部或枕顶部发作性头痛，视力减弱，耳鸣、听力下降，眩晕，可见猝倒发作。常因头部活动到某一位置时诱发或加重，头颈旋转时引起眩晕发作是本病的最大特点。

（2）特殊检查　部分患者旋颈试验阳性。

4. 交感神经型颈椎病

（1）问诊　患者主要表现为颈肩部酸困疼痛，伴有头痛或偏头痛，有时有恶心、呕吐，上肢发凉发绀，眼部视物模糊，眼窝胀痛，眼睑无力，常有耳鸣、听力减退或消失，心前区持续性压迫痛或钻痛。

（2）其他检查　头颈部转动时症状可明显加重，压迫不稳定椎体的棘突可诱发或加重交感神经症状，如瞳孔扩大或缩小、心律不齐、心率快等。

（二）影像学检查

1. 神经根型颈椎病　颈椎正侧位、左右斜位或侧位过伸、过屈位 X 线摄片检查，可显示椎体增生，钩椎关节增生，椎间隙变窄，颈椎生理曲度减小、消失或反弓，轻度滑脱，项韧带钙化和椎间孔变小等改变。

2. 脊髓型颈椎病　CT 检查可见颈椎间盘变性，颈椎增生，椎管前后径缩小，脊髓受压等改变。MRI 检查可显示受压节段脊髓信号改变，脊髓受压呈波浪样压迹。

3. 椎动脉型颈椎病　椎动脉血流检测及椎动脉造影检查，可协助诊断，辨别椎动脉是否正常，有无压迫、迁曲、变细或阻滞。

（三）鉴别诊断

1. 神经根型颈椎病　应与胸廓出口综合征鉴别。胸廓出口综合征为锁骨下动、静脉和臂丛神经在胸廓上口受压迫而产生的一系列神经及血管的症状，包括前斜角肌综合征、颈肋综合征、胸小肌综合征、肋锁综合征、过度外展综合征等。检查时可触及条索状的前斜角肌或颈肋，拇指向深部加压时可诱发或加剧症状。Adson 试验多阳性，但椎间孔挤压试验阴性，颈椎多无压痛及其他体征。

2. 脊髓型颈椎病　应与椎管内肿瘤、肌萎缩性侧索硬化症相鉴别。椎管内肿瘤可发生于髓内和髓外，皆可对脊髓产生压迫，MRI 可用于鉴别。肌萎缩性侧索硬化症为脑干运动核、皮质脊髓束和脊髓前角细胞损害的一种疾病，临床可出现以上肢为主的四肢及躯干运动障碍，伴有手内肌萎缩、声音嘶哑、言语不清、饮水呛咳等脑干受损表现，多不伴有感觉异常。

3. 椎动脉型颈椎病　应与梅尼埃病相鉴别。梅尼埃病为中耳前庭疾病，表现为突发的剧烈眩晕，伴耳鸣、耳聋、恶心、呕吐，发作时间长，发作时出现规律性水平眼震，常伴听力异常，颈椎旋转时不能引起相应症状。

三、治疗

除脊髓型颈椎病外，均可以手法治疗为主，配合药物、牵引和练功等治疗。

1. 理筋手法　理筋手法是治疗颈椎病的主要方法，能使部分患者症状较快得到缓解。先在颈项部用点压、拿捏、弹拨、㨰法、按摩等舒筋活血、通络止痛的手法，放松紧张痉挛的肌肉，然后用颈项旋扳法。患者取稍低坐位，术者站于患者的侧后，以同侧肘弯托住患者下颌，另一手托其后枕部，嘱患者颈部放松，术者将患者头部向头顶方向牵引，而后向本侧旋转，当接近限度时，再以适当的力量使其继续旋转 $5°\sim 10°$，可闻及轻微的关节弹响声，之后再行另一侧的旋扳（图 8-7-3）。此手法必须在颈部肌肉充分放松、始终保持头部的上提力量下旋扳，不可用暴力，旋扳手法若使用不当有一定危险，故宜慎用，脊髓型颈椎病禁用，以免发生危险。最后用放松手法，缓解治疗手法引起的疼痛不适感。

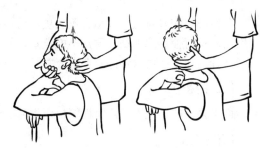

图 8-7-3　颈项旋扳法

2. 中药治疗　治宜补肝肾、祛风寒、活络止痛。可内服补肾壮筋汤、补肾壮筋丸或颈痛灵、颈复康、根痛平冲剂等中成药。麻木明显者，可内服全蝎粉，早晚各 1.5g，开水调服；眩晕明显者，可服愈风宁心片，亦可静滴丹参注射液；急性发作，颈臂痛较重者，治宜活血舒筋，可内服舒筋汤。

3. 西药治疗　西药治疗可使用非甾体抗炎药、肌肉松弛剂及镇静剂对症治疗。颈椎病系慢性疾病，如长期使用上述药物，可产生一定的副作用，故宜在症状剧烈、严重影响生活及睡眠时短期、交替使用。

4. 牵引治疗　通常用枕颌布带牵引法。患者可取坐位或仰卧位牵引，牵引姿势以头部略向前倾为宜，牵引重量可逐渐增大到 6～8kg，隔日或每日 1 次，每次 30 分钟。枕颌牵引可以缓解肌肉痉挛，扩大椎间隙，减轻压迫刺激症状。

5. 针刺疗法　主穴为华佗夹脊、后溪，痹痛者加肩髃、肩髎、外关、合谷，加温灸；眩晕者加印堂、百会、太阳、风池、太冲；气虚者加神门、内关、足三里、三阴交；痿软者加上下肢三阳经穴及太冲、行间。

6. 物理治疗　在牵引和药物治疗的基础上，辅以物理治疗是比较重要的治疗手段，如红外线、直流电离子导入、低频脉冲磁疗、中频、超短波、微波等治疗。

7. 手术治疗　脊髓型颈椎病一经明确诊断，须早期采用手术治疗。手术目的是解除脊髓压迫，恢复颈椎生理曲度及稳定性。手术式式分为前路和后路手术，可根据脊髓受压迫的位置、节段等采用合适的术式。颈椎病手术由于是在颈髓周围进行手术，故属于有危及患者生命安全或有可能造成严重残疾的重大手术。因此，必须全面考虑，认真对待，严格掌握手术指征。

8. 练功活动　可进行颈项前屈后伸、左右侧屈、左右旋转及前伸后缩等活动锻炼。此外，还可以做体操、太极拳、健美操等运动锻炼。

第八章 腰部疾患

第一节 急性腰扭伤

一、概述

急性腰扭伤一般是指腰部筋膜、肌肉、韧带、椎间小关节、腰骶关节的急性损伤，也称为腰部扭挫伤，俗称"闪腰"。若处理不当，或治疗不及时，可使症状长期延续，变成慢性。腰部扭挫伤是常见的筋伤疾病，多发于青壮年、体力劳动者及偶尔参加体力劳动者。

二、临床诊断要领

腰部扭挫伤可分为扭伤与挫伤两大类，扭伤者较多见。

（一）问诊

急性腰扭伤多有扭伤或用力不当史，伤后腰部即出现剧烈疼痛，其疼痛为持续性，深呼吸、咳嗽、打喷嚏等用力时均可使疼痛加剧。腰部不能挺直，仰俯转侧均感困难，严重者不能坐立、行走或卧床难起，有时伴下肢牵涉痛。如出现血尿者，应考虑合并肾脏损伤。

（二）望诊

由于损伤的结构不同，急性腰扭伤腰部活动受限的方向也有所差别，多数常僵直在某一固定姿势。

（三）触诊

腰部僵硬，腰肌紧张。局部压痛明显，压痛点也多提示损伤的结构：压痛点在棘突旁竖脊肌处、腰椎横突或髂嵴后部多为腰肌及筋膜损伤；棘突上或棘突间压痛多为棘上、棘间韧带损伤；压痛点在髂嵴部与第 5 腰椎间三角区多为髂腰韧带损伤；压痛位于棘突两旁较深处，棘突偏歪，多为椎间小关节损伤。

（四）特殊检查

直腿抬高试验阳性，但加强试验为阴性。局部封闭后检查，疼痛明显减轻或消失，可与腰椎间盘突出神经根受压的下肢放射痛相鉴别。

（五）影像学检查

对行 X 线片检查已排除其他病变如骨折等，多可见腰椎生理前凸消失和轻度侧弯，多不伴有其他改变。

三、治疗

腰部扭伤以手法治疗为主，配合药物、固定和练功等治疗。腰部挫伤则以药物治疗为主。

1. 理筋手法 患者俯卧位，术者双手沿背部到腰骶部，轻轻揉按 3～5 分钟，以松解肌肉痉挛；再按压揉摩腰阳关、次髎等穴位；接着拿捏患侧肾俞、环跳等穴；最后术者用左手压住腰部痛点，用右手托住患侧大腿，向背侧提腿扳动、摇晃拔伸数次。如两侧俱痛，可将两腿同时向背侧扳动，在整个治疗过程中，痛点应作为手法重点区（图 8-8-1）。

关节突关节滑膜嵌顿患者，可用坐位脊柱旋转法解除嵌顿的滑膜。患者端坐于凳上，两足分开与肩同宽，以右侧痛为例，助手面对患者，用两腿夹住患者左大腿，双手压住左大腿根部以维持固定患者的正坐姿势。术者立于患者的后右侧，右手经患者腋下绕至患者颈后，手指夹在对侧肩颈部，左手拇指推按在偏右侧棘突的后下角。然后术者右手压患者颈部，使上半身前屈 60°～90°，再继续向右旋转 45°，加以后仰时，左拇指用力向左推顶棘突，此时可感到指下椎体轻微错动，或可闻及复位的响声。最后使患者恢复端坐，术者用拇、示指自上而下理顺棘上韧带及腰肌（图 8-8-2）。

2. 固定方法 损伤初期，应卧硬板床休息并佩戴腰围，减轻疼痛，缓解肌肉痉挛。

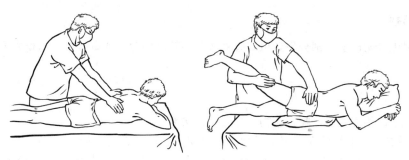

图 8-8-1　腰部扭伤理筋手法

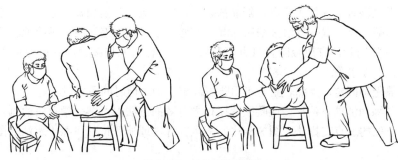

图 8-8-2　坐位脊柱旋转法

3. 中药治疗　挫伤者侧重于活血化瘀，可用桃红四物汤加土鳖虫、血竭等。扭伤者侧重于行气止痛，可用舒筋汤加枳壳、香附、木香等。后期宜舒筋活络、补益肝肾，内服补肾壮筋汤。根据患者症状外用活血止痛类或跌打风湿类膏药，也可配合中药热熨或熏洗。

4. 针灸治疗　早期腰痛明显者，取后溪、水沟两穴，强刺激手法，诸多患者针后腰痛立消；也可取肾俞、腰阳关、委中、次髎、阿是穴，翻身困难可加绝谷。

5. 物理治疗　物理治疗可采用超短波、磁疗或中药离子导入等。

第二节　慢性腰肌劳损

一、概述

积累性外力等原因导致腰部肌肉、韧带、筋膜等软组织的无菌性炎症，而引起以腰痛为主要症状的慢性伤病称为慢性腰肌劳损。本病多见于中老年人，近年来发现青壮年发病也占相当比例，常与职业或工作环境有密切关系，是引起腰痛的最常见损伤疾患之一。

二、临床诊断要领

引起慢性腰肌劳损的病因较多，主要是劳逸过度的积累性损伤，此外还有急性外伤迁延、风寒湿邪侵袭和先天性畸形等。

（一）问诊

患者腰部隐痛反复发作，劳累后加重，休息后缓解。腰部喜暖怕凉，腰痛常与天气变化有关。

（二）望诊

脊柱外形一般无异常，有时可见腰椎生理性前凸曲度变浅，严重者腰部功能可略受限。

（三）触诊

单纯性腰肌劳损的压痛点，常位于棘突两旁的竖脊肌处、髂嵴后部或骶骨后面的竖脊肌附着点处。若有棘上或棘间韧带劳损，压痛点则位于棘突上或棘突间。

（四）特殊检查

直腿抬高试验阴性，神经系统检查多无异常。

（五）影像学检查

X线摄片检查多无异常改变，部分患者可有脊柱腰段的轻度侧弯，或有腰椎、骶椎先天性畸形，或伴有骨质增生。

三、治疗

慢性腰肌劳损以手法治疗为主，配合药物、练功等方法治疗。

1. 理筋手法　手法治疗的目的在于舒筋活血，理顺肌筋，松解粘连，加速炎症消退，缓解肌肉痉挛。手法操作主要有循经揉推法、腰背按揉法、局部弹拨法、散手拍打法、斜扳法等。手法应轻快、柔和、灵活、稳妥，忌用强劲暴力，以免加重损伤。

2. 药物治疗　气滞血瘀者治宜行气活血、舒筋祛瘀，方用活血舒筋汤加减；湿热蕴结者治宜清热利湿、舒筋通络，方用四妙散加减；风寒湿痹者治宜祛风除湿、温通经络，方用羌活胜湿汤或独活寄生汤加减；肝肾亏虚者治宜补益肝肾、强壮筋骨，方用金匮肾气丸、左归丸、大补阴丸加减。局部可外贴伤湿止痛膏、狗皮膏等，或外搽正红花油、正骨水等。

3. 固定方法　一般无须固定，疼痛较重者可用腰围固定保护，但时间不宜过长。

4. 练功活动　腰部练功活动是治疗慢性腰肌劳损行之有效的方法，可增强腰背肌的肌力，调节脊柱的内外平衡。锻炼可选用仰卧位的五点支撑法（图8-8-3）、三点支撑法或俯卧位的飞燕点水法（图8-8-4）。练功活动要循序渐进、持之以恒。

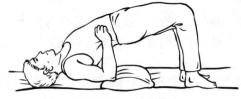

图8-8-3　五点支撑法

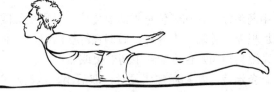

图8-8-4　飞燕点水法

5. 针灸治疗　针刺可选取肾俞、命门、腰阳关、委中、三阴交等穴位，痛点可配用拔火罐疗法，以温经通络止痛。

6. 针刀疗法　小针刀对压痛点可触及的条索状结节组织粘连部分进行局部剥离、松解，可达到疏通经络、松解粘连的目的。

7. 物理疗法　可采用超短波、磁疗、频谱仪、中药离子导入等配合治疗，以减轻疼痛。

第三节　腰椎间盘突出症

一、概述

腰椎间盘突出症，又称腰椎间盘纤维环破裂髓核突出症，是指因腰椎间盘发生退变，在外力作用下使纤维环破裂、髓核突出，刺激或压迫神经根，而引起的以腰痛及下肢疼痛为特征的疾病。腰椎间盘突出症的好发节段依次为腰4、5节段，腰5、骶1节段及腰3、4节段，年龄以20～40岁多发，诱发因素有退行性变、职业、吸烟、心理因素、医源性损伤、体育活动以及寒冷、肥胖等。

了解腰椎间盘及其邻近结构的解剖对理解疾病有重要帮助。

（一）腰椎间盘的结构

两个相邻腰椎椎体之间的软骨连结称腰椎间盘，由髓核、纤维环及软骨板构成。髓核位于椎间盘的中央，柔软而富有弹性，具有缓冲外力对脊柱的震动作用；纤维环是由多层胶原纤维按同心圆斜行排列而成，前外侧厚，后侧薄，具有保护髓核并限制髓核向周围膨出的作用（图8-8-5）；软骨板构成了椎间盘的上下边界，具有防止椎间盘髓核组织嵌入椎体，同时具有平衡分散应力的作用。

（二）腰椎间盘邻近重要结构

1. 腰椎管　位于腰椎间盘的后方，椎管内为硬膜囊（图8-8-6），硬膜囊内走行的是马尾神经。如果腰椎间盘髓核突出、游离可压迫马尾神经，造成马尾神经的损伤，出现二便功能障碍等症状。

2.侧隐窝 在侧椎管位置，其前面为椎体后缘，后面为上关节突前面与椎板和椎弓根连结处，外面为椎弓根的内面。侧隐窝内走行神经根，间盘突出可致侧隐窝变小，神经根受压，产生腰腿疼痛的症状（图8-8-7）。

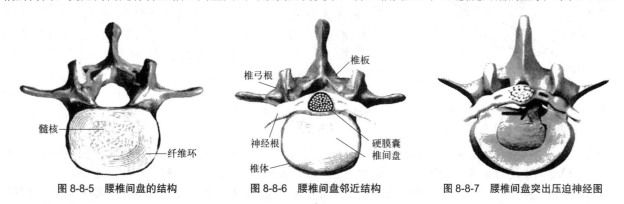

图8-8-5 腰椎间盘的结构　　　　图8-8-6 腰椎间盘邻近结构　　　　图8-8-7 腰椎间盘突出压迫神经图

二、临床诊断要领

（一）问诊

患者多有受寒、劳累或外伤史，出现腰腿痛，下肢常以坐骨神经痛为主，疼痛在咳嗽、打喷嚏、用力排便等腹压增高时加剧，卧床休息尤其是屈髋屈膝位卧床时缓解。腰椎活动受限，严重者可卧床不起，翻身困难。早期可出现痛觉过敏，而后逐渐转变为麻木，最终导致小腿和足的感觉功能逐渐丧失，且感觉障碍的范围按神经根支配区域分布（图8-8-8）。部分患者可出现二便功能障碍、马鞍区麻木等马尾综合征表现（图8-8-9）。严重者可出现下肢肌肉瘫痪，如合并腰椎椎管狭窄症，则可见间歇性跛行。

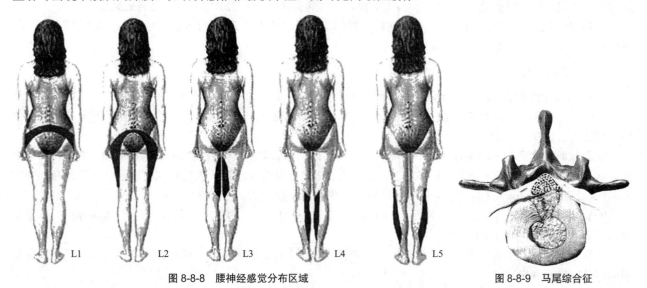

图8-8-8 腰神经感觉分布区域　　　　　　　　图8-8-9 马尾综合征

（二）望诊

腰椎生理性前凸减少、消失，或后凸畸形。部分患者为不同程度的腰椎侧凸，这是一种为减轻疼痛的姿势性代偿畸形。如髓核突出的部位位于脊神经根内侧，因脊柱向患侧弯曲可使脊神经根的张力减低，所以腰椎弯向患侧；反之，如突出物位于脊神经根外侧，则腰椎多向健侧弯曲。

（三）触诊

腰部肌肉紧张、痉挛。突出的椎间隙棘突旁1.5cm处可有压痛和叩击痛，并伴下肢放射痛。沿坐骨神经走行可有压痛。

（四）特殊检查

1.直腿抬高试验及加强试验 患者仰卧，双下肢伸直靠拢，检查者逐渐抬高患肢，正常人下肢可以抬高70°～90°而无任何不适感觉，若抬高在70°以内即可出现下肢放射性疼痛或麻木，称为直腿抬高试验阳性。若将患者下肢直腿抬高到开始产生疼痛的高度，检查者用一手固定此下肢保持膝伸直，另一手背伸患者踝关节，

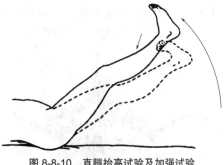

图 8-8-10　直腿抬高试验及加强试验

再次诱发放射痛称为加强试验阳性（图 8-8-10）。

2. 股神经牵拉试验　患者取俯卧位，患肢膝关节完全伸直。检查者将伸直的下肢高抬，使髋关节处于过伸位，当过伸到一定程度出现大腿前方股神经分布区域疼痛时，则为阳性。此项试验主要用于检查腰 2、3 和腰 3、4 较高位置的椎间盘突出患者。

3. 神经系统检查

（1）肌力下降　腰 4 神经根受压，引起股四头肌肌力下降；腰 5 神经根受压，引起足拇趾背伸力量下降；骶 1 神经根受压，踝及足拇趾跖屈力量下降。

（2）感觉障碍　可通过皮肤针刺痛觉来进行检查。如腰 3、4 椎间盘突出，压迫腰 4 神经根，引起大腿前侧、小腿前内侧皮肤痛觉异常；腰 4、5 椎间盘突出，压迫腰 5 神经根，引起小腿前外侧、足背前内侧和足底皮肤痛觉异常；腰 5、骶 1 椎间盘突出，压迫骶 1 神经根，引起小腿后外侧、足背外侧皮肤痛觉异常；中央型突出则表现为鞍区皮肤感觉麻木，膀胱、肛门括约肌功能障碍。

（3）反射改变　腰 4 神经根受压，可出现膝反射减弱或消失；骶 1 神经根受压，则跟腱反射减弱或消失。反射改变对受累神经的定位意义较大。

（五）影像学检查

1. X 线平片　单纯 X 线平片不能直接反映是否存在椎间盘突出，X 线片可提示患者是否有腰椎生理弯曲变化和脊柱侧凸情况。此外，X 线平片可以发现有无结核、肿瘤等骨病，有重要的鉴别诊断意义。

2. CT　检查的节段多为腰 3、4，腰 4、5 及腰 5、骶 1。CT 检查可较清楚地显示椎间盘突出的部位、大小、形态和神经根、硬脊膜囊受压移位的情况。CT 检查对本病有较大的诊断价值，目前已普遍采用。

3. MRI　MRI 无放射性损害，可清晰地显示椎间盘突出的形态及其与硬膜囊、神经根等周围组织的关系，对腰椎间盘突出症的诊断具有重要意义。

（六）鉴别诊断

1. 腰椎椎管狭窄症　表现为腰腿痛并有典型间歇性跛行，卧床休息后症状可明显减轻或消失，腰部后伸受限，并引起下肢疼痛，症状和体征往往不相一致。影像学显示椎体、小关节突增生肥大，椎间隙狭窄，椎板增厚，椎管前后径变小。

2. 梨状肌综合征　表现为臀部及下肢放射性疼痛，在臀部的梨状肌体表投影部位明显压痛，但无腰部疼痛等症状，直腿抬高试验在 < 60° 时疼痛明显，> 60° 则疼痛反而减轻。梨状肌紧张试验阳性，直腿抬高加强试验阴性。梨状肌局部采用 2% 利多卡因封闭注射后，疼痛可减轻。

3. 脊柱转移肿瘤　多疼痛较为剧烈，夜间尤甚，有时可出现放射性疼痛，消瘦、贫血，血沉加快，影像学显示椎体破坏变扁，椎间隙尚完整。

腰椎间盘突出症还应与强直性脊柱炎、第三腰椎横突综合征、腰椎结核、腰扭伤、腰肌劳损或其他引起腰痛的内脏疾病相鉴别。

三、治疗

（一）非手术疗法

腰椎间盘突出症大多数患者可以经非手术治疗得到缓解。其治疗原理并非将突出的椎间盘组织恢复原位，而是改变椎间盘组织与受压神经根的相对位置或部分回纳，减轻对神经根的压迫，松解神经根的粘连，消除神经根的炎症，从而缓解症状。

1. 绝对卧床休息　卧床可去除体重对椎间盘的压力，解除肌肉收缩和韧带紧张对椎间盘造成的挤压，使损伤纤维环得以修复，减缓椎间盘退变的进程，有利于椎间盘周围的血液循环，减轻炎症和水肿，有效避免运动时神经根在椎管内移动加重对神经根的刺激。

2. 牵引治疗　采用骨盆牵引。骨盆牵引可以增加椎间隙宽度，减少椎间盘内压，使椎间盘突出部分回纳，减轻对神经根的刺激和压迫。牵引需在专业医生指导下进行。

3. 理疗和推拿、按摩　可缓解肌肉痉挛，减轻椎间盘内压力，但注意暴力推拿、按摩可以导致病情加重，应慎重。理疗方法主要有直流电药物离子导入法，低、中、高频电疗法，激光疗法，水疗，蜡疗和磁疗等。

4. 西药治疗　采用个体化治疗方案，针对病情，因人而异。

（1）非甾体抗炎药（NSAIDs）　如布洛芬、洛索洛芬和美洛昔康等。

（2）阿片类药物　患者应用 NSAIDs 无效，可考虑应用阿片类药物。该类药物作用时间短并有严重并发症，故不建议长时间使用。阿片类药物有哌替啶（杜冷丁）、芬太尼、美沙酮和曲马多等。

（3）其他药物　急性期疼痛剧烈，可予以 20% 甘露醇 250mL，每日 2 次静脉滴注，以减轻神经炎性水肿，缓解疼痛症状，亦可应用糖皮质激素类药物进行治疗。

5. 中医治疗

（1）中药口服　急性期或初期治宜活血舒筋，可用舒筋活血汤加减；慢性期或病程久者，体质多虚，治宜补养肝肾、宣痹活络，内服补肾壮筋汤等；兼有风寒湿者，宜温经通络，方用大活络丹等。

（2）中药外用　可采用中药热熨、熏蒸、透皮吸收疗法等。

（3）其他疗法　针灸、火罐疗法。

（二）手术治疗

（1）适应证　①病史超过 3 个月，严格非手术治疗无效或治疗有效，但经常复发且疼痛较重者。②首次发作，但疼痛剧烈，尤以下肢症状明显，患者难以行动和入眠，处于强迫体位者。③合并马尾神经损伤表现者。④出现单根神经根麻痹，伴有肌肉萎缩、肌力下降者。⑤合并椎管狭窄者。

（2）手术方法　腰椎间盘突出症手术方法较多。传统经典的髓核摘除术，尤其是"开窗式"髓核摘除术对脊柱的稳定性干扰极小，具有疗效确切、复发率低的优点，是主流的手术方式。对于大块突出，复发病例，以及"开窗式"手术难以解决的病例，可以考虑采用半椎板切除髓核摘除术。对于椎间盘突出合并腰椎不稳或手术减压影响腰椎稳定性者，应行椎间融合术。

微创治疗对腰椎的稳定性干扰小，创口小，患者容易接受，但其远期疗效仍需进一步观察。目前常用的微创治疗方法是内窥镜椎间盘切除术。髓核化学溶解疗法、经皮穿刺切吸及髓核成形术、激光或射频椎间盘切除术和自动经皮腰椎间盘切除术（APLD）等因其疗效及不良反应等问题，临床使用越来越少。

腰椎间盘突出症患者如出现以下情况者为急症，多需尽早手术：合并马尾神经受压表现，如出现大小便功能障碍、会阴区麻木等；出现下肢肌力进行性下降，如足下垂等神经传导功能严重障碍者。

第四节　腰椎椎管狭窄症

一、概述

腰椎椎管狭窄症是指腰椎椎管、神经根管及椎间孔变形或狭窄并引起马尾及神经根受压而产生相应临床表现的疾病。多发于 40 岁以上的中年人。好发部位为腰 4、5 节段，其次为腰 5、骶 1 节段，男性较女性多见，体力劳动者多见。

椎管前壁由椎体后面、椎间盘后缘和后纵韧带构成；后壁由椎弓板、黄韧带和关节突关节构成；侧壁由椎弓根和椎间孔构成。管内容纳脊髓、马尾神经及其被膜等结构。

侧隐窝位于侧椎管，其前面为椎体后缘，后面为上关节突前面与椎板和椎弓根连结处，外面为椎弓根的内面。侧隐窝为椎孔两侧向外陷入部分，向外下方形成脊神经根通道，与椎间孔相续。侧隐窝是椎管最狭窄的部分，为神经根的通道，侧隐窝狭窄卡压神经根是腰腿痛的原因之一。

二、临床诊断要领

（一）问诊

患者表现为腰骶部疼痛，多为缓发性、持续性疼痛，腿痛多为双侧，可左右交替出现，或一侧轻一侧重。疼痛性质为酸痛、刺痛或灼痛，多出现在站立或久行后，腰部前屈位（如蹲位）疼痛多可缓解或消失。间歇性跛行是本病特征性症状，即当站立或行走时，出现腰腿痛或麻木无力，跛行逐渐加重，甚至不能继续行走，休息后缓解，若继续行走其症状又出现，骑自行车无妨碍。病情严重者，可出现尿频、尿急或排尿困难，两下肢不完全瘫痪，马鞍区麻木，肛门括约肌松弛、无力，或阳痿。

（二）望诊、触诊

早期患者多无压痛、无畸形及活动受限。病久者可出现腰椎侧弯畸形，腰椎局部压痛。部分患者可出现下肢肌肉萎缩，以胫前肌及伸肌最明显。症状典型者腰部后伸受限。

（三）特殊检查

直腿抬高试验及加强试验可为阴性，若侧隐窝狭窄刺激神经根则直腿抬高试验为阳性。背伸试验阳性（背伸可引起后背与小腿疼痛），这是本病的一个重要体征。根据狭窄的节段和部位出现相应神经支配区的感觉、运动异常。

腰椎椎管狭窄症患者可没有任何阳性体征，主诉症状和查体多不相符。症状重、体征少，这是本病的特点之一。

（四）影像学检查

1. X线片　X线摄片能显示椎体骨质增生，小关节突增生、肥大，椎间隙狭窄，椎板增厚密度增高，椎间孔前后径变小，或见椎体滑脱、腰骶角增大等改变。

2. CT　CT能显示椎管以及根管断面的形态，可以看到后纵韧带钙化，骨刺形成。另外，可以看到关节突关节增生、内聚、肥厚，容易看到黄韧带的钙化肥厚等，但不容易了解狭窄的全貌。电子计算机断层扫描脊髓造影（CTM）检查，除了解骨性结构外，还可以明确硬膜囊受压的情况。

3. MRI　MRI能清楚地显示椎管、硬膜囊外脂肪、硬膜囊、脑脊液、脊髓等结构。它对软组织成像分辨能力比CT更高，除了能够横断面扫描成像外，还能够进行矢状位的成像。但MRI价格相对昂贵，对黄韧带骨化及纤维环钙化的辨识能力差。

（五）鉴别诊断

本病应与血栓闭塞性脉管炎、腰椎间盘突出症相鉴别。

1. 血栓闭塞性脉管炎　血栓闭塞性脉管炎属于缓慢性进行性动脉、静脉同时受累的全身性疾病。症状为下肢麻木、酸胀、疼痛和间歇性跛行，与腰椎椎管狭窄症相似。查体可及足背动脉和胫后动脉搏动减弱或消失，而腰椎椎管狭窄症的患者，其足背、胫后动脉搏动是良好的，故可予以相互鉴别，下肢血管超声有助于明确诊断。

2. 腰椎间盘突出症　多见于青壮年，起病较急，有反复发作病史，腰痛和下肢放射痛，体征上多有脊柱侧弯、平腰畸形，下腰部棘突旁压痛，并向一侧下肢放射，直腿抬高试验和加强试验阳性。而腰椎椎管狭窄症多见于40岁以上的中年人，起病缓慢，与椎间盘突出症的急性发病不同，主要症状是腰腿痛和间歇性跛行，腰部后伸受限，并引起小腿疼痛，其症状和体征往往不相一致。

三、治疗

以手法治疗为主，配合药物等治疗，必要时行手术治疗。

1. 理筋手法　一般可采用按揉、点压、提拿等手法，配合斜扳法，以舒筋活络、疏散瘀血、松解粘连，使症状得以缓解或消失。手法宜轻柔，禁止用强烈的旋转手法，以防病情加重。

2. 西药治疗　西药治疗多针对疼痛、神经障碍等治疗。止痛药物基本同腰椎间盘突出症。针对神经障碍者可采用甲钴胺等同类药物营养神经。

3. 中药治疗　中医认为本病主要是由于肾气亏虚，劳损久伤，或外邪侵袭，以致风寒湿邪瘀积不散所致。肾气亏虚者，治宜补肾益精；偏肾阳虚者治宜温补肾阳，可用右归丸或补肾壮筋汤加减；偏肾阴虚者治宜滋补肾阴，可用左归丸、大补阴丸。外邪侵袭型，属寒湿腰痛者治宜祛寒除湿、温经通络。风湿盛者以独活寄生汤为主，寒邪重者以麻桂温经汤为主，湿邪偏重者以加味术附汤为主。属湿热腰痛者治宜清热化湿，用加味二妙汤为主。

4. 手术治疗　手术适应证：①下肢疼痛，症状严重影响生活。②存在客观神经损害体征，如下肢感觉减退、下肢肌肉萎缩、肌力下降。③典型的神经源性间歇性跛行症状，行走距离＜500m，症状严重影响生活。④症状持续存在且保守治疗3个月无好转，症状严重影响生活。

常用的手术方式为腰椎后路单纯减压手术、腰椎减压融合术、腰椎非融合术、椎间盘镜或椎间孔镜手术。手术治疗应做到充分减压并恢复脊柱稳定性，遵循个性化、微创化、安全性原则。

第九章　上肢疾患

第一节　肩关节周围炎

一、概述

肩关节周围炎是肩关节囊及其周围韧带、肌腱和滑膜囊的慢性非特异性炎症，以肩痛、肩关节活动障碍为主要特征，简称"肩周炎"。本病病名较多，因睡眠时肩部受凉引起的称"漏肩风"或"露肩风"；因肩部活动明显受限，形同冻结的称"冻结肩"；因该病多发于50岁左右，又称"五十肩"。此外，还称"肩凝风""肩凝症"等。此病病程较长，一般在1年以内，长者可达2年左右。根据不同病理过程和病情状况，可将本病分为急性疼痛期、粘连僵硬期和缓解恢复期。

肩关节是上肢与躯干连接的部分，包括上臂近端、腋窝、胸前区及肩胛骨所在的背部区域等身体很大的一部分。由肩胛骨关节盂和肱骨头构成的球窝关节，是上肢最大、最灵活的关节。球窝关节关节囊较松弛，附着于关节盂周缘和解剖颈。关节腔的滑膜层经纤维层膨出，形成肩胛下肌滑液囊及包裹肱二头肌长头腱的结节间滑液鞘。

肱骨头的关节面约占整个球型表面积的1/3，并呈120°的圆弧状。相对肱骨干长轴，肱骨头关节面有45°的向上倾斜。相对于肱骨远端两髁之间的连线，肱骨头关节面后倾30°。肩盂的形状像一个反向的逗号。一般来说，肩盂关节面相对于肩胛骨内缘有约5°的向上倾斜，并且肩盂关节面相对于肩胛骨有平均7°左右的后倾。

肩关节的活动以肩肱关节的运动为主，主要是前屈、后伸、内收、外展、内旋、外旋活动，其主要参与活动的肌肉如下。

1. 前屈　肩关节前屈主要由三角肌前部纤维、胸大肌锁骨部、喙肱肌、肱二头肌完成，其中三角肌前部纤维最明显。

2. 后伸　肩关节后伸的肌肉主要有三角肌后部纤维、背阔肌、胸大肌的胸肋部、大圆肌和肱三头肌长头，其中三角肌后部纤维作用最大。

3. 内收　主要有胸大肌、大圆肌、背阔肌、喙肱肌、肱二头肌长头，此外三角肌前后部纤维也有内收作用。

4. 外展　肩关节的外展由三角肌（主要是其中间束）及冈上肌完成。当肩处于内旋或外旋位置时，三角肌最外侧的部分是外展的主要肌肉，当肩外旋时外展肌力要更强些。

5. 内旋　内旋肌主要是肩胛下肌，当肩关节处于特定体位时胸大肌、三角肌前部纤维、大圆肌及背阔肌也有一定的内旋作用。

6. 外旋　肩关节的外旋肌有冈下肌、小圆肌及三角肌后部纤维。

二、临床诊断要领

（一）问诊

肩关节周围炎多见于中老年人，女性多于男性，多数患者呈慢性发病，少数有外伤史。初时肩周微有疼痛，1～2周后疼痛逐渐加重，肩部酸痛，夜间尤甚，肩关节外展、外旋活动开始受限，逐步发展成肩关节活动广泛受限。外伤诱发者，伤后肩关节外展功能迟迟不恢复，且肩周疼痛持续不愈，甚至加重。

（二）望诊

肩部肿胀不明显，早期外形无异常，后期可有患侧的三角肌萎缩表现。早期肩关节外展、外旋活动开始受限，逐步发展成外展、外旋、后伸等各方向功能活动均受到严重限制。

（三）触诊

肩关节周围部分肌肉痉挛。肩前、后、外侧均可有压痛，多在肩峰下滑囊、结节间沟、喙突、大结节等处。部分也可为广泛性压痛而无局限性压痛点。可在部分肌群扪及条索样硬化结构。

（四）动诊、量诊

肩关节各方向的活动受限，但以外展、外旋、后伸障碍最明显，主动和被动活动均受限。测量肩关节各活动角度大小并予以记录。对肩关节活动度的记录有助于治疗方案的调整以及对治疗效果的评价。

（五）特殊检查

肩外展试验阳性。肩部的特殊检查阴性具有鉴别意义，如肱二头肌抗阻力试验、疼痛弧试验阴性。

（六）影像学检查

X线检查及MRI检查多属阴性，但对鉴别诊断有意义。MRI检查中常因发现冈上肌腱病变或大结节处有密度增高的阴影，易与肩袖损伤混淆。盂肱关节旋转过程中，肱骨头的移位很小，因此，若X线片显示肱骨头向上移位过大，可能意味着存在肩袖的缺损或肱二头肌长头肌腱的断裂。

（七）鉴别诊断

肩关节周围炎需要和肩袖损伤及神经根型颈椎病相鉴别。

1.肩袖损伤　也表现为肩部疼痛，但活动受限以肩关节无力、主动活动受限为主，被动活动范围通常无明显受限，根据损伤的肌腱不同可出现外展、外旋、内旋无力等，部分患者表现为疼痛弧试验阳性。MRI可予以鉴别。但是如果肩袖损伤时间长者，肩关节也会粘连而出现被动活动受限。

2.神经根型颈椎病　表现为颈痛伴肩部、上肢放射痛，但在肩部往往无明显压痛点，仅有颈部疼痛和活动障碍，肩部活动尚好。

三、治疗

本病以非手术治疗为主，治疗主要针对控制疼痛及改善肩关节活动这两个方面。

一般以手法治疗为主，配合药物、理疗及练功等综合性治疗。

（一）非手术治疗

1.理筋手法　患者端坐或侧卧，术者先运用按、拨、擦、揉、拿捏法作用于肩前、肩后和肩外侧，用右手弹拨三角肌、肱二头肌短头喙突附着点和肱二头肌长头肌腱，再拨动痛点附近的冈上肌、胸肌以充分放松肌肉；然后术者左手扶住肩部，右手握患手，做牵拉、抖动和旋转活动；最后帮助患肢作外展、内收、前屈、后伸等动作，解除肌腱粘连，促进功能活动恢复（图8-9-1）。手法治疗时，会引起不同程度的疼痛，要注意用力适度，以患者能忍受为度，隔日治疗一次，10次为一疗程。因粘连而引起肩关节活动严重受限且疼痛影响睡眠者，可行臂丛麻醉下手法松解术治疗。

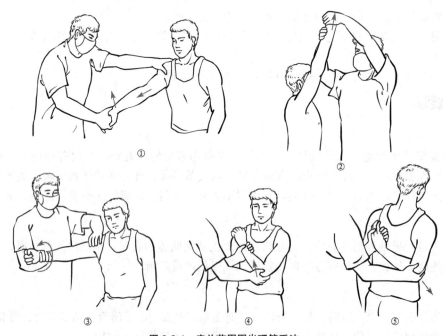

图8-9-1　肩关节周围炎理筋手法

2. 药物治疗

（1）中药治疗

① 内服药：治宜以补气血、益肝肾、温经络、祛风湿为主。风寒湿阻证治宜祛风散寒、舒筋通络，内服独活寄生汤或三痹汤等；瘀血阻滞证治宜活血化瘀、行气止痛，方用身痛逐瘀汤加减；气血亏虚证治宜益气养血、舒筋通络，方用当归鸡血藤汤加减。

② 外用药：急性期疼痛、触痛敏感，肩关节活动障碍者，可选用海桐皮汤热敷熏洗。

（2）西药治疗　肩关节周围炎于急性剧烈疼痛状态，可以用镇静、镇痛及肌肉松弛性药物，也可以采用利多卡因和糖皮质激素进行肩关节压痛点及肩关节腔内注射。

3. 物理疗法　可采用超短波、磁疗、蜡疗、光疗、热疗等，以减轻疼痛、促进恢复。对老年患者，不可长期电疗，以免造成软组织弹性更加减低，反而有碍恢复。

4. 练功活动　练功疗法是治疗过程中不可缺少的重要步骤。早期由于肩关节的疼痛和肌肉痉挛而活动减少，此时可加强患肢的外展、上举、内旋、外旋等功能活动；粘连僵硬期，可在早晚反复做外展、上举、内旋、外旋、前屈、后伸、环转等功能活动，如"内外运旋""叉手托上""手拉滑车""手指爬墙"等动作。锻炼必须酌情而行，循序渐进，持之以恒，久之可见效果。

（二）手术治疗

对于肩关节粘连严重、功能明显受限、肩关节 MRI 明确关节内游离体的患者，可选择关节镜下关节腔松解手术，手术可改善关节疼痛状态，但术后功能改善仍需依赖于功能锻炼。

第二节　肩袖损伤

一、概述

肩袖是覆盖于肩胛骨前、上、后方的肩胛下肌、冈上肌、冈下肌、小圆肌等肌腱组织的总称，位于肩峰和三角肌下方，与关节囊紧密相连。肩袖的功能是上臂外展及上举过程中使肱骨头向关节盂方向拉近，维持肱骨头与关节盂的正常支点，并能协助保持肩胛骨与肱骨头间的稳定。肩袖损伤主要由上肢抬举过程中不当的运动或慢性损伤所导致，临床分为急、慢性损伤两类。本病多见于 40 岁以上患者，特别是重体力劳动者。

肩袖损伤主要因上肢外展抬举过程中肩袖所属肌肉过度强力牵拉肱骨，或因肱骨头与喙突肩峰弓（肩峰、肩锁关节、喙突和喙肩韧带）撞击其间的肩袖所致，其中冈上肌肌腱最易受损。肩袖损伤的原因主要有以下三种。

1. 急性运动创伤　是青壮年肩袖损伤的主要原因。跌倒时手外展撑地或手持重物，肩关节突然外展上举或打羽毛球用力挥臂等均可引起急性损伤。

2. 慢性撞击损伤　中老年患者其肩袖组织因长期遭受肩峰下撞击、磨损而发生退变。本病常发生在需要肩关节极度外展的反复活动中（如仰泳或蝶泳、举重、球拍运动）。当上肢前伸时，肱骨头向前撞击肩峰与喙肩韧带，引起冈上肌肌腱损伤。反复慢性刺激可以引起肩峰下滑囊炎、无菌性炎症和肌腱侵袭，进而增加肩袖撕裂的概率。

3. 组织退变血供不足　当肱骨内旋或外旋中立位时，肩袖的这个危险区最易受到肱骨头的压迫、挤压血管而使该区相对缺血，使肌腱发生退行性变。临床上肩袖完全断裂大多发生在这一区域。

二、临床诊断要领

肩袖损伤、肩关节周围炎、肩峰下滑囊炎以及部分肌腱撕裂均会引起类似的肩部疼痛及功能障碍症状表现，因此，在病史询问及检查中应详细检查鉴别。肩袖不能直接触诊，但可通过激发试验间接评价各个肌肉功能，如出现明显痛感或肌力下降可被认为结果阳性。

（一）问诊

患者肩部早期疼痛症状与肩关节周围炎相类似，肩部酸痛，夜间尤甚，疼痛逐渐加重，肩关节外展、外旋活动无力并受限，可逐步发展成肩关节活动广泛受限。

（二）望诊

患者患侧上肢外展上举动作逐步受限，初期可无功能障碍，其症状逐步加重，后期也可产生僵硬、冻结表现。肩关节外形无明显变化。

（三）触诊

急性发作期可扪及肩胛骨周围散在压痛点，可有部分放射痛存在，肩部无红肿热痛表现。

（四）动诊

肩袖结构中冈上肌损伤表现为在肩部外展或屈曲至 $60°\sim 120°$ 之间（运动疼痛弧）疼痛通常加重，而在 $<60°$ 或 $>120°$ 时疼痛通常减轻或消失。疼痛可被描述为隐隐作痛且没有疼痛点。完全性肩袖撕裂会引起急性疼痛和肩部无力。严重肩袖撕裂时，肩部外旋会特别明显乏力。

（五）特殊检查

根据肩袖损伤出现的部位不同，患者的"空罐"试验、Jobe 试验、Neer 试验、冈上肌腱断裂试验、外旋衰减试验、Lift off 试验等可出现相应的阳性表现。

（六）影像学检查

X 线检查多为阴性。MRI 检查能较为客观地明确肩袖损伤及其程度，但是在老年病患中，肩袖损伤的影像表现常与临床表现不一致，故需与临床体检结合，综合评估。

三、治疗

急性损伤的患者应以颈腕带悬吊制动保护为基础治疗，有利于消散损伤后组织的继发炎症反应，并加强患侧三角肌提肩锻炼。局部可使用膏药等外用药物治疗。疼痛较重的可口服非甾体抗炎药；而急性严重的肩袖撕裂且功能明显障碍者，则需要关节镜下手术缝合获得早期愈合，减少后期功能障碍的发生。

慢性磨损性肩袖损伤，尤其是老年人群中非巨大撕裂的肩袖损伤，经非手术治疗结合适宜的功能锻炼，均能改善症状、控制疾病发展。

（一）非手术治疗

1.药物治疗

（1）内服药　治宜补气血、益肝肾、温经络、祛风湿为主，内服独活寄生汤或三痹汤等。体弱血亏较重者，可用八珍汤加减。

（2）外用药　急性期疼痛、触痛敏感，肩关节活动障碍者，可选用海桐皮汤热敷熏洗，也可根据症状选用活血止痛类或温经散寒类膏药贴敷。

另外，非甾体抗炎药和激素类药物也是肩袖损伤的常用药物。关节注射激素能促进炎症消退、缓解疼痛，近年来超声引导技术可提高将药物注射至炎症或损伤部位的准确率。

2.康复治疗　
康复训练是治疗肩袖损伤的重要方法，针对急性期、中间期和恢复期不同的病理变化，进行有针对性的手法及运动训练，主要包括主被动关节活动、关节牵伸挤压、肌力、耐力和肌肉协调训练等。康复训练主要由康复治疗师完成，医师应与康复师共同做好对患者的查体和评定，并制定康复方案。

3.物理疗法　
可采用超短波、磁疗、蜡疗、光疗、热疗等，以减轻疼痛、促进恢复，但对肩袖的修复作用较小。

（二）手术治疗

对急性损伤，MRI 明确肩袖撕裂间隙较大且功能活动受限明显者；慢性损伤 MRI 明确肩袖撕裂，经保守治疗 3～6 个月效果不好者，均需考虑手术治疗。

随着关节镜技术的发展，肩袖损伤的手术治疗现在大部分在关节镜下行微创缝合固定治疗。部分巨大撕裂肢体功能严重受损者，可行小切口开放手术修补损伤的肩袖或肩关节置换手术。

第三节　肱二头肌肌腱炎

一、概述

肱二头肌肌腱炎常发生于长期用力反复屈肘活动的体力劳动者，可因外伤或劳损后急性发病，但大多是由于肱二头肌长头肌腱长期不良磨损而发生退行性变的结果。此外，由于肱二头肌长头肌腱腱鞘与肩关节腔相通，故任何肩关节的慢性炎症亦可引起肌腱腱鞘充血、水肿、增厚等改变，从而出现相应的症状。

本病好发于 40 岁以上的中年人，是肩前部疼痛的常见原因之一。其临床表现主要为肩部疼痛、压痛明显、肩关节活动受限等。若不及时治疗，可发展成为肩周炎。

肱二头肌长头肌腱起于肩胛骨盂上结节，在肱骨结节间沟与横韧带形成的骨纤维管中通过。当肩关节后伸、内收、内旋时，该肌腱滑向上方；而当肩关节前屈、外展、外旋时则滑向下方。当上肢在外展位屈肘时，肱二头肌长头肌腱容易磨损，长期的摩擦或过度活动可引起腱鞘充血、水肿、增厚，造成腱鞘滑膜层急性水肿或慢性损伤性炎症，导致肱二头肌长头肌腱在腱鞘内的滑动功能发生障碍，从而出现临床症状。

二、临床诊断要领

屈肘无力，结节间沟压痛，尤其是肱二头肌抗阻力试验阳性对肱二头肌肌腱炎的明确诊断极其重要。

（一）问诊

本病常为急性发病，肩关节前方疼痛，肩上举或后伸常有疼痛，穿衣、脱衣困难。肩关节外展、后伸及旋转活动受限且有疼痛。反复发作病情迁延可合并有肩关节周围炎，此时肩部疼痛广泛，三角肌可有轻度萎缩。

（二）望诊

患者肩部形态一般无异常，肩部活动正常，不能提重物及屈肘活动。

（三）触诊、动诊

肱二头肌间沟及喙突附近压痛明显。一般肩部活动正常，若合并肩关节周围炎则肩关节活动度减小，甚至失去活动度。

（四）特殊检查

肱二头肌抗阻力试验阳性。

（五）影像学检查

肩关节后前位 X 线片常无明显异常。疑为肱二头肌长头肌腱腱鞘炎时应常规摄肱骨结节间沟切线位 X 线片。部分患者可见结节间沟变窄、变浅、沟底或沟边有骨刺形成。MRI 可见肱骨结节间沟局部有水肿迹象，若发生肱二头肌滑脱可见肱二头肌长头肌腱位移，结节间沟空虚征象。

三、治疗

肱二头肌长头肌腱腱鞘炎非手术治疗多可奏效，仅极少数顽固疼痛病例或并发关节盂唇损伤者需要手术治疗。

（一）非手术治疗

1. **局部制动**　疼痛较重者可用三角巾悬吊前臂，避免患肢提取重物。
2. **局部封闭**　必要时可做局部封闭治疗，将 0.5～1mL 利多卡因与醋酸曲安奈德的混悬液注射于腱鞘之内，每周 1 次，可治疗 1～2 次。
3. **理筋手法**　采用揉、拿、捏、擦、抖等手法和其他手法，被动活动肩关节，改善局部血供，促进功能恢复。
4. **非甾体抗炎药**　服用非甾体抗炎药可促进炎症消除，减轻疼痛。
5. **物理治疗及热敷**　局部理疗或热敷有助于炎症消退。
6. **练功活动**　疼痛缓解后，可逐步进行功能锻炼，防止并发冻结肩。①肩部主动活动：弯腰使患肢放松下垂，作肩部摆动运动，一日多次。②爬墙运动：患手顺墙向上活动，逐渐恢复肩部外展和上举。③滑车带臂上举法：两手分别拉住穿过墙上滑轮的绳子两端，上下来回滑动，以恢复肩部外展活动。

（二）手术治疗

手术疗法适用于个别顽固性肱二头肌长头肌腱炎的患者。患者肩前部疼痛严重、关节活动明显受限，经半年以上非手术治疗无效者，可考虑手术。手术可在结节间沟下方切断肱二头肌的长头肌腱，远侧断端与肱二头肌短头腱缝合，或固定于肱骨上，消除肌腱的摩擦，解除症状。

第四节　肱骨外上髁炎

一、概述

肱骨外上髁炎亦称肱桡关节滑囊炎、肱骨外髁骨膜炎，因网球运动员较常发生，故又称"网球肘"。其起病多为慢性劳损，中医综合治疗为主要治疗方案。

肱骨外上髁炎多由慢性劳损致肱骨外上髁处形成急、慢性炎症所引起。肱骨外上髁是前臂伸腕肌的起点，由于肘、腕关节的频繁活动，长期劳累，使伸腕肌的起点反复受到牵拉刺激，引起部分撕裂和慢性炎症或局部的滑膜增厚、滑囊炎等变化。本病多见于特殊工种，如砖瓦工、木工、网球运动员等。

中医认为本病多由气血虚弱，血不荣筋，肌肉失于温煦，筋骨失于濡养，加上肱骨外上髁伸腕肌附着点慢性劳损及牵拉引起。

二、临床诊断要领

（一）问诊

该病起病缓慢，初起时在劳累后偶感肘外侧疼痛，延久逐渐加重，疼痛甚至可向上臂及前臂放散，影响肢体活动，但早期功能活动多不受限。疾病发作期患者做拧毛巾、扫地、提物等动作时疼痛加剧，前臂无力，甚至持物落地。

（二）望诊、触诊、动诊

患者患处外形一般无异常。肱骨外上髁以及肱桡关节间隙处有明显的压痛点。抗阻力肘关节屈曲并伸腕时可诱发疼痛及无力感。

（三）特殊检查

腕伸肌紧张试验阳性，前臂伸肌腱牵拉试验阳性。

（四）影像学检查

X线摄片检查多为阴性，偶见肱骨外上髁处骨质密度增高的钙化阴影或骨膜肥厚影像。

三、治疗

本病治疗以药物外敷配合手法治疗为主，可配合药物内服、理疗、针灸、针刀等治疗。

（一）非手术治疗

1. 理筋手法　患者正坐，术者先用拇指在肱骨外上髁及前臂桡侧痛点处作弹拨、分筋；然后术者一手由背侧握住腕部，另一手掌心顶托肘后部，拇指按压在肱桡关节处，握腕部之手使桡腕关节掌屈，并使肘关节作屈、伸的交替的动作，同时另一手于肘关节由屈曲变伸直时在肘后部向前顶推，使肘关节过伸，肱桡关节间隙加大，如有粘连时，可撕开桡侧伸腕肌之粘连（图8-9-2）。

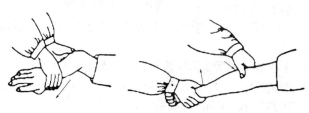

图 8-9-2　肱骨外上髁炎理筋手法

2. 药物外用　本病多以外用药物为主。可外敷石氏三色敷药或定痛膏，每贴外敷1～2天，洗净患处晾干后更换膏药，药物外敷时应注意患者局部皮肤状态，避免过敏溃烂；也可用海桐皮汤煎煮后熏洗患侧肘部，每日1次。

3. 药物内服

（1）非甾体抗炎药　可口服塞来昔布等消炎镇痛药，注意此类药物的胃肠、心血管等副作用。

（2）中药汤剂　治宜养血荣筋、舒筋活络，可服用活血汤、舒筋汤等。

4. 物理疗法　可采用超短波、磁疗、蜡疗、光疗、离子透入疗法等，以减轻疼痛、促进炎症吸收。

5. 针灸治疗　以痛点及周围取穴，隔日1次；或用梅花针叩打患处，联合拔罐治疗，3～4天1次。

6. 小针刀疗法　局部麻醉后患侧伸肘位，术者一手拇指在桡骨粗隆处将肱桡肌拨向外侧，将小针刀沿肱桡肌内侧缘刺入，直达肱桡关节滑囊和骨面，切开剥离2～3刀即可出针，无菌纱布覆盖针孔后患肘屈伸数次。

7. 局部封闭治疗　若急性期疼痛剧烈明显影响患者生活工作，可予盐酸普鲁卡因或利多卡因注射液加类固醇作痛点封闭。

（二）手术治疗

本病一般不需要手术治疗，但若长期疼痛经休息治疗仍不见好转可考虑进行微创内窥镜下行松解手术，切除肌腱退化的部分，将肌腱缝合，并去除增生的骨骼。

第五节　桡骨茎突狭窄性腱鞘炎

一、概述

桡骨茎突狭窄性腱鞘炎发生于桡骨茎突纤维鞘管处，是由于拇长展肌腱和拇短伸肌腱在桡骨茎突部位的腱鞘内较长时间地过度摩擦或反复损伤，导致该部位发生无菌性炎症，引起腱鞘管壁增厚粘连或狭窄而出现的一系列症状。本病多见于家政服务、手工劳动者、厨师以及哺乳期妇女等手腕部长期过度劳累者。

拇长展肌腱和拇短伸肌腱在桡骨茎突部共同的纤维骨性鞘管内通过，肌腱出鞘管后向远端折成一定的角度，分别止于第1掌骨及拇指近节指骨基底部。当拇指及腕部活动过度频繁，日久劳损即可使腱鞘产生损伤性炎症，造成肌腱局部滑膜炎，同时伴有纤维管的充血水肿，进一步发生鞘管壁增厚，管腔变窄，肌腱局部变粗，从而在管腔内滑动困难而产生相应的症状。

中医学认为本病属于"伤筋""筋痹"范畴。多为劳损或寒湿侵及经络，气血运行不畅，不通则痛；或体弱血虚，血不荣筋，不荣则痛所致。

二、临床诊断要领

（一）问诊

询问患者疼痛发生的时间、部位以及有无外伤史。特别要询问患者引起疼痛的诱发原因是什么，哪些动作会诱发疼痛。通过有无外伤史可以鉴别骨折、急性伤筋等疾病，疼痛发生的部位可以帮助疾病定位，疼痛发生的时间可以帮助判断是急性损伤还是慢性损伤。本病患者做腕关节主动桡偏或者伸拇指以及被动尺偏或屈拇指的动作，例如提壶倒水、扫地等会产生剧烈疼痛。询问诱发因素，可以帮助本疾病的诊断。

（二）望诊、触诊、动诊

本病在桡骨茎突处多有肿胀，部分患者可见此处明显突起。桡骨茎突处有明显压痛，部分患者疼痛剧烈，局部可有痛性结节。腕关节主动桡偏或者伸拇指以及腕关节被动尺偏或屈拇指的动作可引起患者疼痛。

（三）特殊检查

握拳尺偏试验 Finkelstein test 阳性。

（四）影像学检查

本病一般不需要做影像学检查，为鉴别诊断可以做 X 线检查以及 B 超检查。X 线检查结果可以表现为阴性或者桡骨茎突处皮质毛糙、增生等。B 超检查可以发现腱鞘增厚、水肿等表现。

三、治疗

本病以非手术治疗为主，可以采用药物、针灸、针刀等方法治疗。针刀疗法是治疗本病的特色。

（一）非手术治疗

1. 理筋手法　以右手患病为例，术者用一手托住患手，另一手拇指放置于桡骨茎突处按摩 1～2 分钟，并弹拨肌腱 4～5 次。再用左手固定患肢前臂，右手握住患者整个手，在轻度拔伸下缓缓屈伸及旋转腕关节。然后用左手拇指按紧桡骨茎突桡背侧，并用力向掌侧推挤。同时用右手拇指及示指夹紧患者拇指维持牵引下向尺侧极度屈曲，再缓缓桡偏，上述动作重复 4～5 次后，再次按摩桡骨茎突 1～2 分钟。每日或者隔日治疗 1 次。

2. 针刀疗法　按针刀的操作要求，针刀刀口和肌腱平行进针，在鞘内纵行剥离。病情严重者也可以刺穿腱鞘使刀口接触骨面，将腱鞘从骨面上剥离。出针后需要按压至不出血为止。注意不要损伤桡动脉和桡神经皮支。

3. 药物治疗　内服治疗以调养气血、舒筋活络为主，可采用桂枝汤加当归、威灵仙等，外用可以使用三色敷膏外敷、海桐皮汤外洗。西药可以采用非甾体抗炎药口服或外用。

4. 固定治疗　疼痛轻者要限制腕关节及拇指的活动。疼痛剧烈者，可用大小合适，能与拇指相贴合的夹板或者支具，将腕关节固定于背伸 20°、桡偏 15° 的拇指外展位 3～4 周。

5. 封闭治疗　用曲安奈德或复方倍他米松加普鲁卡因或利多卡因混合液进行局部鞘管内注射，每周 1 次，2～3 次为一个疗程。

6. 物理治疗　电疗、磁疗、超声波、远红外治疗等均可以改善血液循环，减轻局部炎症水肿，缓解疼痛。近年来体外冲击波治疗该疾病也能取得较好的临床效果。

7. 针灸治疗　以阳溪为主穴，可配合谷、曲池、列缺、手三里、外关等。

（二）手术治疗

对于保守治疗无效的患者，可行腱鞘切开松解术。松解后一般不缝合腱鞘，直接缝合皮肤。

第六节　腕三角软骨损伤

一、概述

腕三角软骨损伤为临床中造成腕部疼痛的常见原因之一，可分为创伤性和退变性两种。本病多发生于腕关节活动较多的运动员，其他腕关节需要反复背伸和旋转的人群亦会高发。

腕三角软骨为纤维软骨，位于尺骨茎突的小凹中，三角形的底边附着于桡骨远端尺切迹的边缘，与桡、尺骨的掌侧和背侧韧带相连。软骨盘横隔于桡腕关节和下尺桡关节之间，将此两关节腔完全隔开。腕三角软骨起着维持下尺桡关节稳定、缓冲压力和限制前臂过度旋转的作用。腕部三角纤维软骨盘损伤的发生，绝大多数是由于慢性损伤所致。主要是由腕关节反复的旋转负荷过度，使得软骨盘长期受到挤压或者牵拉而引起。而急性损伤大多是因摔倒时手掌撑地而引起，腕背伸伴前臂旋前时，使尺桡骨的远端趋向分离，三角纤维软骨盘的附着处撕裂或分离甚至使软骨盘本身撕裂。急性腕三角软骨损伤常因合并于腕部其他损伤（如骨折、脱位）而容易漏诊。

二、临床诊断要领

（一）问诊

要询问患者腕关节疼痛发生的时间、部位、有无外伤史以及受伤体位。疼痛发生的部位可以帮助疾病定位，疼痛发生的时间可以帮助判断是急性损伤还是慢性损伤。腕关节的外伤史或者反复劳损史以及受伤体位，可以为本疾病的诊断提供依据。

（二）望诊

本病患者急性损伤腕关节可有肿胀，慢性劳损多无肿胀。尺骨小头可向背侧隆起。局部皮肤有红肿及隆起。

（三）触诊

腕关节尺侧或下尺桡关节有明显压痛。腕关节屈伸旋转时会引起疼痛，部分患者前臂旋前时尺骨小头向背侧突起。

（四）特殊检查

腕三角软骨挤压试验阳性。

（五）影像学检查

X 线检查可以看到部分患者下尺桡关节间隙增宽，尺骨向背侧移位。MRI 和 B 超检查可以清晰显示腕三角软骨损伤。

三、治疗

本病以非手术治疗为主，可以采用手法、药物与固定相结合等方法治疗。

（一）非手术治疗

1. 理筋手法　术者一手将患者腕关节做相对牵引，另一手揉捏尺骨茎突以及下尺桡关节背侧，将尺骨远端向掌侧及桡侧推挤数次，将下尺桡关节捺正，再用指腹轻轻按揉痛点 1 分钟。

2. 药物治疗　早期可口服七厘散以祛瘀消肿，以三色敷膏或消肿止痛膏外敷；后期可用补筋丸以温经止痛，海桐皮汤外洗。西药可以采用非甾体抗炎药口服或外用。

3. **固定治疗**　手法捻正下尺桡关节后，采用夹板或支具固定于前臂略旋后位、腕关节功能位4～6周。

4. **物理治疗**　电疗、磁疗、超声波、远红外治疗等均可以改善血液循环，减轻局部炎症水肿，缓解疼痛。

（二）手术治疗

对于保守治疗无效的患者，可在腕关节镜下行三角软骨切除或修补术。尺骨远端切除由于破坏腕尺侧稳定性，应谨慎使用。

第七节　屈指肌腱腱鞘炎

一、概述

屈指肌腱腱鞘炎，又称"扳机指""弹响指"，是以手指屈伸时出现疼痛并伴有弹跳动作为主要症状的筋伤疾病，多发于拇指，亦可发生于其他手指，但小指极少见。可以单发，也有少数患者多个手指同时发病。本病以手工劳动者和家庭妇女多见。

在掌指关节处，拇长屈肌腱和指深、浅屈肌腱均被包绕在纤维骨性鞘管内。手指频繁地屈伸活动使屈肌腱与骨性纤维鞘管起始部反复摩擦，长期用力握持硬物，使骨性纤维鞘管受硬物与掌骨头的挤压，从而发生局部充血水肿，进一步则发生纤维鞘管变性，使管腔狭窄，指屈肌腱因受压而变细，两端膨大呈葫芦状，屈指时膨大的肌腱部分通过腱鞘狭窄部位受到阻碍，使屈伸活动受限，勉强用力通过，便会出现扳机一样的弹跳动作，并伴有弹响声。

中医学认为本病属于"伤筋"范畴。多为局部劳作过度伤筋，或寒湿侵及经络，气血运行不畅凝滞经脉，或不能濡养经筋而致病。

二、临床诊断要领

（一）问诊

要询问患者疼痛发生的时间、部位以及有无外伤史。特别要询问患者有无频繁运用手指的病史。通过有无外伤史可以排除骨折、肌腱损伤等疾病，疼痛发生的部位可以帮助疾病定位。本病患者在用力屈伸手指时会有疼痛并伴有弹响这一特点，可以帮助本病的诊断。

（二）望诊

部分患者可观察到局部掌骨头掌侧肿胀。

（三）触诊

掌骨头掌侧鞘管处有明显压痛，部分患者可以触及米粒大小结节，按压此结节并嘱患者屈伸手指时，可引发弹响。患者在屈伸手指时会有疼痛，用力通过会伴有弹响，甚至屈曲后不能自行伸直。

（四）影像学检查

本疾病一般不需要做影像学检查。X线检查结果可以表现为阴性。

三、治疗

本病以非手术治疗为主，可以采用手法、药物、针刀等方法治疗。针刀疗法是治疗本病的特色。

（一）非手术治疗

1. **理筋手法**　术者用左手托住患者腕部，右手拇指在突出结节部位做按揉弹拨、左右横推、纵向拨筋等手法。最后握住患指末节迅速向远端拉开，并适当过伸。每日或者隔日治疗1次。

2. **针刀疗法**　用针刀平行于肌腱方向刺入结节部，沿肌腱走行方向做上下挑割，如手指活动恢复正常，弹响消失，则表明已切开腱鞘。注意不要向两侧倾斜，以免损伤两侧血管和神经。无菌敷料包扎，24小时保持敷料清洁干燥。

3. **药物治疗**　中药以外用为主，可用海桐皮汤加减煎煮后外洗。西药可以采用非甾体抗炎药口服或外用，以减轻疼痛症状。

4. **固定治疗**　疼痛轻者适当限制手指的活动；疼痛剧烈者，可用铝板或者支具，将手指固定于功能位2～3周。

5. 封闭治疗　用曲安奈德或复方倍他米松注射液加盐酸利多卡因混合液进行局部鞘管内注射，每周 1 次，1～3 次为一个疗程。

6. 物理治疗　电疗、磁疗、超声波、远红外、体外冲击波治疗等均可以改善血液循环，减轻局部炎症水肿，缓解疼痛。

7. 针灸治疗　取结节部及周围痛点针刺。

（二）手术治疗

对于保守治疗无效的患者，可行腱鞘切开松解术。必要时可以切除部分腱鞘，以免再次形成狭窄。

第十章 下肢疾患

第一节 股骨头缺血性坏死

一、概述

股骨头缺血性坏死原称股骨头无菌性坏死，是由于各种原因导致股骨头的血液循环障碍，引起以骨细胞为主的股骨头内活性成分坏死为主要病理改变的一种疾病。发病年龄以青壮年多见，男性多于女性。

正常股骨头的血液供应主要来自三个方面：一是后上支持带血管（外骺动脉），二是后下支持带血管（下干骺端动脉），三是圆韧带（内骺动脉）。导致股骨头缺血性坏死的病因很多，但真正病因尚未明确，在同样情况下也存在着很大的个体差异，但共同的特点是损害了股骨头的血液循环。一般将其病因分为创伤性和非创伤性两类。创伤性病因以股骨颈骨折、髋关节脱位等髋部外伤为主；非创伤性病因以大量使用激素、长期过量饮酒较多见，还可见于放射治疗、减压病、结缔组织疾病、高尿酸血症等疾病。

股骨头缺血性坏死属中医学"骨痹""骨蚀"范畴。中医学认为股骨头坏死是肝肾亏损、正虚邪侵和气滞血瘀所致。

二、临床诊断要领

（一）问诊

要仔细询问病史，如髋部创伤史、激素服用史、嗜酒史以及基础病史，以了解发病原因，协助诊断。

疼痛为股骨头坏死的主要症状。病变早期症状较轻，患侧髋部呈隐性钝痛，站立或行走较久时疼痛明显。随着病变发展，疼痛可逐渐加重，休息后不能完全缓解，可出现夜间痛。晚期髋关节持续性疼痛，可为剧痛或钝痛，有时向膝部放射，疼痛部位以腹股沟、股内侧为主，其次为臀部和股前侧。通过询问疼痛的部位、性质和发作因素，可以帮助本病的诊断。

（二）望诊

病变早期患者可因疼痛出现行走轻度跛行。后期随着病变发展，股骨头塌陷，跛行逐渐转为持续性，甚则需扶拐行走，并出现患肢短缩、肌肉萎缩，部分患者晚期可因髋关节功能明显障碍或关节强直而处于强迫体位。

（三）触诊、动诊

髋关节前侧腹股沟处压痛明显，可有大转子叩击痛。髋关节主、被动活动可引起髋部疼痛。早期髋关节活动正常或轻度受限，晚期髋关节屈曲、外展、旋转活动明显受限，严重者关节强直。

（四）特殊检查

患髋"4"字试验阳性，髋关节屈曲挛缩试验阳性。晚期可出现髋关节半脱位，髋关节承重机能试验（Trendelenburg 征）阳性。

（五）影像学检查

1. X 线平片　X 线平片是对本病进行诊断的主要方法与依据。股骨头坏死 X 线分期有多种方法，临床常用的有 Ficat 四期分期法、Marcus 六期分期法和 Steinberg 七期分期法等。

2. CT　CT 检查对确定股骨头坏死灶的位置和范围有极大价值，但在早期诊断上不具备优势。CT 扫描比 X 线检查能早期发现股骨头坏死，但不如 MRI、放射性核素骨扫描能在缺血初期即可发现病变，而且不能显示骨结构的细微变化和股骨颈全貌。CT 扫描可清晰地显示股骨头横断面轮廓，故一般仅作为早期诊断的常规检查。

3. MRI　MRI 是目前早期诊断股骨头坏死最敏感的检查方法。股骨头坏死病理改变在 MRI 上的征象分为四种。

（1）股骨头内均匀的低信号区，通常边缘清楚并局限在股骨头最上部。

（2）较大片不规则、不均匀的低信号区，可充满整个股骨头并向头颈部延伸。在较大片不规则区内可包含局灶性高信号区。

（3）低信号带横行穿越股骨头。

（4）环形低信号带围绕一个信号强度相对正常的中心。特别是 T_1 加权像单一的低信号则代表正常骨质与缺血骨质的分界线，在 T_2 加权像则表现高信号，代表血液供应丰富的肉芽组织。这种 MRI 表现称为双线征，是股骨头缺血性坏死在 MRI 上的特征性表现。股骨头坏死合并关节积液者占 60% ～ 100%，MRI 对关节积液非常敏感，T_1 加权像为低信号，T_2 加权像为高信号呈条状带包绕在股骨头周围。

（六）鉴别诊断

1. 髋关节骨关节炎　本病多见于 50 岁以上的患者，早期症状轻，多在活动时发生疼痛，休息后好转。X 线检查主要表现为关节间隙狭窄、软骨下骨硬化、负重区囊性变、关节边缘骨赘形成，但无死骨和塌陷。

2. 类风湿关节炎　多合并有小关节症状，受累关节疼痛伴功能受限，常有晨僵现象。实验室检查血沉加快，多数类风湿因子、抗环瓜氨酸肽抗体（CCP）阳性。X 线检查主要表现为早期因滑膜充血、水肿而变宽，后关节间隙逐步变窄和消失，骨质疏松，关节周围韧带出现钙化。

（七）疾病分期

1992 年，国际骨微循环研究协会（Association Research Circulation Osseous，ARCO）在 X 线、MRI、骨扫描等检查基础上提出了更系统、更全面的 ARCO 分期。ARCO 分期把股骨头坏死分为 0 期、Ⅰ 期、Ⅱ 期、Ⅲ 期、Ⅳ 期。其中Ⅰ期、Ⅱ期、Ⅲ期根据坏死的不同程度又可细分为三度，分别用 A、B、C 表示。此分期考虑到了股骨头坏死的部位在分期中的作用，很多学者认为这是最有用的分期法，对股骨头坏死的诊断、治疗和预后有很高的价值（表 8-10-1）。2019 年，ARCO 对此分期进行了修订，推出了股骨头坏死分期 2019 年修订版，并建议将其作为股骨头坏死分期的最新通用标准。

表 8-10-1　股骨头缺血性坏死 ARCO 国际分期

分期	特征
0 期	骨组织活检符合骨缺血性坏死，余均正常
Ⅰ期	核素显像与 (或)MRI 阳性，根据病变部位分为内侧、中央及外侧 Ⅰ A：MRI 检查股骨头受累 < 15% Ⅰ B：MRI 检查股骨头受累 15% ～ 30% Ⅰ C：MRI 检查股骨头受累 > 30%
Ⅱ期	X 线片骨密度异常改变，在 X 线片及 CT 上无股骨头塌陷，髋臼无改变，核素显像及 MRI 阳性。根据病变部位分为内侧、中央及外侧 Ⅱ A：MRI 检查股骨头受累 < 15% Ⅱ B：MRI 检查股骨头受累 15% ～ 30% Ⅱ C：MRI 检查股骨头受累 > 30%
Ⅲ期	X 线片上出现新月征，根据病变部位分为内侧、中央及外侧 Ⅲ A：新月征 < 15% 或股骨头塌陷 < 2mm Ⅲ B：新月征 15% ～ 30% 或股骨头塌陷 2 ～ 4mm Ⅲ C：新月征 > 30% 或股骨头塌陷 > 4mm
Ⅳ期	X 线片表现负重关节面塌陷，股骨头扁平，关节间隙狭窄，髋臼硬化，囊肿及骨赘形成

（八）分期辨证

1. 气滞血瘀证　主症：①髋部疼痛，痛如针刺，痛处固定。②关节活动受限。次症：①面色暗滞。②胸胁胀满疼痛。③舌紫 / 青 / 暗或有瘀斑。④脉弦或涩。具备主症 2 项与次症 1 项，或主症 1 项与次症 2 项，即可判定为本证。多见于早期（ARCO 分期Ⅰ期、Ⅱ期）创伤性股骨头坏死。

2. 痰瘀阻络证　主症：①髋部疼痛，或有静息痛。②关节沉重。次症：①胸脘满闷。②形体肥胖。③舌胖大苔白腻，舌紫 / 青 / 暗或有瘀斑。④脉弦涩 / 滑，或脉沉涩 / 滑。具备主症 2 项与次症 1 项，或主症 1 项与次症 2 项，即可判定为本证。多见于早期（ARCO 分期Ⅰ期、Ⅱ期）非创伤性股骨头坏死。

3. 经脉痹阻证　主症：①髋痛至膝，动则痛甚。②关节屈伸不利。次症：①倦怠肢乏。②周身酸楚。③舌暗或紫。④脉涩而无力。具备主症 2 项与次症 1 项，或主症 1 项与次症 2 项，即可判定为本证。多见于中期（ARCO 分期Ⅱ期、Ⅲ期）的股骨头坏死。

4. 肝肾亏虚证　主症：①髋部疼痛，下肢畏寒。②下肢僵硬，行走无力。次症：①腰膝酸软。②下肢痿软无力。③头晕或健忘。④舌淡苔白。⑤脉沉而无力。具备主症 2 项与次症 1 项，或主症 1 项与次症 2 项，即可判定为本证。多见于晚期（ARCO 分期Ⅲ期、Ⅳ期）的股骨头坏死。

三、治疗

根据目前对股骨头坏死发病机制的认识，其治疗原则是改善股骨头血液循环，保留或挽救髋关节功能。早期解决血液循环障碍，促进骨坏死修复；中期防止股骨头塌陷，保留髋关节功能，避免骨关节炎的发生；晚期纠正塌陷和增生变形，重建髋关节功能。一般临床上根据疾病分期来选择相应治疗方法。

（一）非手术治疗

非手术治疗的目的是观察和保护性负重，减轻临床症状，改善关节功能。特别是在早期怀疑股骨头坏死的患者，在 X 线没有明显改变时，采用各种方式减轻负重以降低髋关节压力的方法有一定的疗效。

1. 中药内服治疗

（1）气滞血瘀证　治宜行气止痛、活血祛瘀，方用桃红四物汤加枳壳、香附、延胡索、三棱、莪术等。

（2）痰瘀阻络证　治宜化痰祛瘀、通络止痛，方选大活络丹、宣痹汤加制天南星、牛蒡子等。

（3）经脉痹阻证　治宜舒筋通痹、活络止痛，方选桂枝芍药知母汤、蠲痹汤加络石藤、路路通、伸筋草等加减。

（4）肝肾亏虚证　治宜补益肝肾、强筋健骨，方用左归丸、右归丸、肾气丸、健步虎潜丸等，区分寒热进行加减。

2. 制动治疗　虽然保护性负重能否减少股骨头塌陷在学术界仍存在争议，但常规仍建议必须限制髋关节的负重。一般建议拄双拐行走，但不提倡坐轮椅。亦可采用下肢经皮牵引治疗以缓解髋关节周围软组织痉挛，减低关节内压力。牵引以患肢外展、内旋位为佳，可增加髋臼对股骨头的包容量。

3. 手法治疗　可运用按、揉、㨰、拿等推拿按摩手法，先对髋关节周围肌肉进行放松，然后在手法牵引、加大髋关节间隙的同时，做髋关节屈伸和环转活动，最后在患者放松的情况下，辅助患者做关节屈曲、后伸、内收、外展、内旋和外旋动作，并逐渐加大活动度。手法治疗可改善髋关节周围软组织血运，缓解肌肉痉挛，增加关节活动度。

4. 针灸治疗　以局部选穴为主，配以循经取穴。主要穴位有阿是穴、环跳、殷门、承扶、风市、委中、承山、承筋、跗阳、足三里、阳陵泉、太溪、涌泉等。

5. 其他疗法　根据病情需要和临床实际，可选择蜡疗、超声波、离子导入、经络导频等物理治疗方法，以及中药熏洗疗法、针刀疗法、关节腔注射等治疗方法。

（二）手术治疗

1. 介入治疗　介入治疗是通过行股动脉穿刺插管至旋股内、外侧动脉及闭孔动脉，直接将溶栓药物以及扩血管药物在介入系统（DSA）监视引导下注入股骨头供血动脉，使高浓度药物迅速发挥作用。介入治疗可以扩张局部血管，溶解血管内脂肪栓子及微小血栓，改善股骨头的供血情况，有利于坏死骨质被吸收，新生骨形成，促进股骨头修复。

2. 股骨头髓芯减压术　适用于 ARCO Ⅰ、Ⅱ期股骨头坏死患者，目的是减低骨内压，解除骨内静脉瘀滞，改善股骨头血供。同时用空心圆钻，从股骨头及股骨颈中心取出圆柱状骨质做病理检查。由于取骨后降低了骨髓内压力，可有效缓解疼痛。

3. 带肌蒂或血管蒂植骨术　适用于 ARCO Ⅱ、Ⅲ期股骨头尚未塌陷的患者。这类手术是在单纯死骨病灶清除加植骨术的基础上发展起来的，既减低股骨头骨内压，又通过植骨块对股骨头血管渗透以改善血供。根据病情，可选择带缝匠肌蒂骨块植骨术、带股方肌蒂骨块植骨术，或者旋髂深血管蒂骨块植骨术、带旋股外侧血管升支蒂的髂骨瓣植骨术。

4. 血管移植术　多数学者认为血管移植术仅适用于股骨头坏死的早期病例。先从股骨颈到股骨头钻一条或两条骨性隧道，再把游离出来的旋股外侧动、静脉血管支植入。血管移植术能最大限度地供血给坏死的股骨头，但是它仅能提供股骨头坏死修复的血供因素，难以有效提供坏死股骨头修复所需的机械支撑因素。因此，该术式不能治疗或预防股骨头的塌陷，它所提供的成骨效应较带肌蒂或血管蒂骨瓣少，其远期疗效需进一步临床验证。现在，多数学者在血管移植术的基础上同时加用其他手术方法，如植骨术等，来治疗股骨头坏死。

5. 人工关节置换术　适用于Ⅳ期股骨头坏死患者，年龄应选择在 50 岁以上，对年轻患者必须慎用。人工关节置换术的目的是恢复髋关节功能。在人工股骨头置换和全髋置换术的选择上，最好选择全髋置换术，以避免或减轻术后疼痛，避免术后因髋臼被磨损而发生人工股骨头中心性脱位。全髋关节置换是股骨头坏死晚期的主要治疗方式，可迅速解除疼痛，恢复患者基本生活能力。

第二节　髋关节暂时性滑膜炎

一、概述

髋关节暂时性滑膜炎是一种非特异性炎症所引起的短暂的以急性髋关节疼痛、肿胀、跛行为主要特征的疾病。由于其临床上的短暂特征性改变，故又称髋关节一过性滑膜炎、单纯性滑膜炎、急性一过性滑膜炎等。该病好发于 10 岁以下儿童，成年人也有少数发病，一般男性多于女性。

本病病因未明，一般认为可能与感染、外伤等因素有关。部分患者发病前 2～3 周有上呼吸道感染、痢疾、肺炎、扁桃体炎等病灶感染史，而后发生关节症状，但在关节液内无致病性细菌生长且无一般化脓性关节炎的临床过程。待原发感染病灶消退后，关节滑膜炎症状也随即消退。病理学观察，本病关节滑膜呈非特殊性炎症性改变，白细胞浸润，淋巴细胞增加。

儿童患者发病前多有髋关节过度运动或劳累史，可因跳跃、滑倒、跳皮筋、劈叉、体操等运动引起。由于儿童股骨头发育尚未成熟，关节囊比较松弛，当髋关节过度外展、外旋时，髋关节间隙增宽，关节腔内负压致滑膜、脂肪或韧带嵌顿，关节不能完全复原，从而引起髋关节急性滑膜炎症。

中医学认为本病是正气受损，卫外不固，风寒湿毒乘虚而入，致使关节脉络不通，气血运行受阻而致。

二、临床诊断要领

（一）问诊

应注意询问起病的缓急，有无感染性疾病病史以及外伤史。患者近期可有上呼吸道、中耳炎等感染病史，或者有蹦、跳、滑等外伤史。该病多见于 4～10 岁的儿童，发病较急，以单侧髋关节损害为主。髋关节疼痛，可伴有同侧大腿内侧及膝关节疼痛，活动痛居多，有些呈静息痛。少数患者则有发热，持续数天，重者类似急性关节感染。

（二）望诊

观察髋关节有无肿胀、畸形、强迫体位、行走姿势异常等。患者髋关节可处于屈曲、内收、内旋位，行走跛行。

（三）触诊

髋关节囊前方和后方均可有压痛，可有患侧股内收肌痉挛，下肢纵轴叩击痛阳性。

（四）动诊、量诊

髋关节主动活动受限，被动内旋、外展及伸直活动受限，且疼痛加剧。可有骨盆倾斜，双下肢不等长，患肢比健肢长 0.5～2cm。

（五）辅助检查

1. 影像学检查　X 线检查主要表现为髋关节囊阴影明显增厚，呈球样膨出，关节腔积液严重时可见关节间隙增宽，股骨头轻度向外侧移位，无骨质破坏。MRI 具有很高的软组织对比度和分辨率，不仅能够清晰地显示关节积液，还可显示滑膜病变、关节囊增厚等信号，是目前重要的检查手段。

2. 实验室检查　多数病例白细胞总数及血沉均正常，少数可轻度增高；结核菌素试验阴性，抗链球菌溶血素"O"试验在正常范围。髋关节穿刺检查可见关节液多澄清透明，亦有呈轻度混浊，细菌培养阴性。

三、治疗

早期应卧床休息，积极治疗原发病，消除上呼吸道感染等疾病的影响，治疗以手法、牵引、药物、理疗等非手术疗法为主。

1. 理筋手法　临床上多采用理筋法治疗小儿髋关节暂时性滑膜炎。患儿仰卧位，术者立于患侧，先用拇指轻柔弹拨患髋股内收肌群，以缓解肌肉痉挛；再一手虎口按在腹股沟处，另一手握住小腿下端，将患肢拔直，环转摇晃髋关节；然后将患侧踝部夹在腋下，在拔伸牵引下，将患侧髋、膝关节极度屈曲，使膝尽量靠近胸部，足跟接近臀部；令患肢屈髋、内收、内旋，同时慢慢将患肢伸直；如患肢变短者，则做屈髋、外展、外旋动作。一般患者经手法治疗一次症状可消失，检查骨盆不倾斜，双下肢等长。如有残留症状，可再施手法一次。

2. 药物治疗 一般情况可不必服药，滑膜炎疼痛明显者可口服非甾体抗炎药如布洛芬等。腹股沟处也可局部外用活血消肿止痛中药外敷。

3. 牵引治疗 患肢可采用皮肤牵引以缓解肌肉痉挛、减轻疼痛，牵引以患髋外展 30°、轻度屈膝 15° 为佳。

4. 物理疗法 采用超短波、频谱、激光局部照射等治疗，以促进滑膜炎症消退。

第三节　膝骨关节炎

一、概述

骨关节炎是一种慢性关节疾病，以关节软骨的退行性变和软骨下骨反应性增生为特征，又称老年性关节炎、增生性关节炎、肥大性关节炎、骨关节病等。新近研究认为，骨关节炎是一种全身性疾病。骨关节炎好发于负重大、活动多的滑膜关节，如脊柱、膝、髋等处，以膝关节最为常见。膝骨关节炎多见于 50 岁以上的中老年人，女性多于男性。临床上以膝关节疼痛、变形和活动受限为特点，是老年人致残及生活质量下降的主要原因之一。

膝关节由股骨下端的内、外侧髁和胫骨上端的内、外侧髁以及髌骨构成，为人体最大且构造最复杂的关节。膝关节腔内主要由内、外侧半月板，韧带，滑膜及皱襞等结构组成。膝关节属于滑车（屈戌）关节，又因半月板的形状和活动功能，使之具有某些球窝关节的特征。膝关节的主要功能为屈伸活动，同时在半屈或屈曲 90° 时，还可做内、外旋活动；在膝伸直到 10°～15° 时，股骨在胫骨上又产生一定程度的内旋运动，使膝关节的运动多轴化。当上述复杂的结构和功能不适应时，就会产生各种功能障碍。因此，熟悉膝关节的功能解剖，有利于明确膝骨关节炎的发病机制和制定有效的治疗方案。

一般认为膝骨关节炎是多种致病因素造成的。如膝关节解剖异常、关节囊病变和软骨破坏，是由机械性和生物性因素相互作用共同形成的。临床上膝骨关节炎可分为原发性与继发性两类，有时两者很难截然区分，但以原发性多见。原发性膝骨关节炎病因未明，一般认为与年龄增长、软骨退变、关节过多活动有关。继发性膝骨关节炎通常是由于创伤、畸形和疾病等原因造成软骨损害，日久导致本病。

膝骨关节炎的病理特点为早期病理改变在关节软骨。关节软骨变性，软骨磨损，软骨下骨显露，发生象牙样骨硬化和囊性变，在关节缘形成软骨圈，通过软骨内成骨，形成骨赘。膝骨关节炎虽然从关节软骨起病，但会影响整个膝关节结构，关节囊发生纤维变性和增厚，限制了关节活动，关节周围肌肉因疼痛而产生保护性痉挛，使关节活动进一步受限制，促进了退行性变进程，最终因关节软骨全部脱失而导致关节畸形和功能丧失。

中医学认为膝骨关节炎属"痹证"范畴。病因多为中年以后肝肾亏损、筋骨失荣；或外伤劳损、瘀血闭阻；或风寒湿邪注留关节；或外感风热夹湿。上述病因使营卫失调，气血瘀滞，经络痹阻，筋骨失养而致本病。

二、临床诊断要领

（一）问诊

注意询问患者起病的急缓，膝关节疼痛的部位、诱因以及有无外伤史。膝骨关节炎多发生于中老年患者，常表现为慢性起病、反复发作、逐渐加重的特点。初起膝关节多为钝性疼痛，以后逐渐加重，可出现典型的"休息痛"与"晨僵"，患者会感到静止时疼痛，即关节处于一定的位置过久，或在清晨起床时膝关节疼痛与僵硬，稍活动后疼痛减轻；但如活动过多，则又会出现疼痛，或在活动过程中突然出现刺痛，伴膝关节打软。疼痛位置多见于膝关节间隙处，发作前可有爬山、久行、受凉等诱因，部分患者可有膝关节扭伤史。

（二）望诊

观察膝关节有无肿胀、畸形、关节屈伸活动异常等情况。急性期由于炎性反应，关节肿胀，经休息肿胀可迅速消退。后期由于滑膜变性，肿胀不明显，但因软骨面破坏，关节间隙变窄，关节面失去平衡及骨赘形成，可出现关节骨性突起或肥大、畸形，甚则半脱位。通过下肢力线测量可确定关节畸形（如膝内翻、膝外翻）的轻重。病程日久者可有患肢肌肉萎缩，以股四头肌为著。

（三）触诊、动诊

膝关节内外侧间隙、膝眼、髌骨周缘等处可触及不同程度的压痛，部分急性发作、关节红肿者膝关节局部皮温可增高。膝关节主动或被动活动时可有软骨摩擦音或关节摩擦感,后期可出现不同程度的膝关节活动受限,股四头肌肌张力降低。

(四)特殊检查

髌股关节有退变者,髌骨研磨试验阳性;如膝关节肿胀,则浮髌试验阳性;如合并半月板损伤,则麦氏征阳性。

(五)辅助检查

1. X线检查 X线平片是最基本的检查,主要观察软骨下骨的骨密度有无增高(增生、硬化)及囊性骨质密度降低(囊样变),关节边缘(股骨及胫骨内外髁、髌骨周缘)有无骨质增生和骨赘形成。此外还要观察关节间隙的改变,晚期可出现关节间隙变窄,关节内游离体,关节变形及半脱位。

X线片虽然不如MRI能早期发现疾病,但临床上仍视为最重要的影像学诊断手段。拍摄X线片不仅是为了诊断,而且还可根据X线片来评价膝骨关节炎的程度,至今Kellgren-Lawrence X线片分级法仍广为采用。根据Kellgren-Lawrence的放射学诊断标准,膝骨关节炎分为五级。

0级:正常。

Ⅰ级:关节间隙可疑变窄,可能有骨赘。

Ⅱ级:关节间隙轻度变窄,有明显的骨赘。

Ⅲ级:中等量骨赘,关节间隙狭窄较明确,少许骨硬化。

Ⅳ级:大量骨赘,关节间隙明显狭窄,严重骨硬化及畸形。

2. MRI检查 MRI能使骨性关节炎早期得到诊断。由于关节软骨的病变是由软骨的表层逐渐向深层发展,而早期的变化主要是胶原的丢失、软骨内水分增加,这时形态学尚无改变,故X线检查无改变,而MRI可出现信号异常(T_1加权像为低信号,T_2加权像为高信号)。炎症进一步发展,软骨深层的固态物质逐渐丢失,故骨内可出现局限性小囊样病灶、软骨表面磨损、脱落及纤维化,在MRI上这些形态学改变均可发现。

3. 实验室检查 血常规、蛋白电泳、免疫复合物等指标一般均在正常范围。伴有滑膜炎时可有C反应蛋白及血沉轻度增高,类风湿因子及抗核抗体阴性。

(六)鉴别诊断

1. 类风湿关节炎 常为多关节发病,而且累及手、足小关节,逐渐出现关节僵硬、肿胀、畸形。血清类风湿因子多为阳性。

2. 化脓性关节炎 常为细菌感染关节所致,表现为关节的红肿热痛,关节液为浆液性、血性、混浊或脓性。化验检查可见白细胞及中性粒细胞升高,血沉和C反应蛋白升高,关节液内可见大量白细胞、脓细胞。

3. 关节结核 早期全身症状不明显,发展缓慢,病程长,继而出现午后潮热、自汗、盗汗,关节肿胀但不红,溃破后脓液清稀且夹带干酪样絮状物。

三、治疗

膝骨关节炎应早期诊断、早期治疗。其治疗目的是缓解症状、改善功能、延缓进程和矫正畸形。目前对于膝骨关节炎总的治疗原则是药物与非药物治疗相结合,以非手术治疗为主,手术治疗为辅。

(一)非手术治疗

非手术治疗的目的是缓解疼痛,减轻症状,延缓关节退变,最大限度地改善患者的日常生活。疼痛明显时应适当休息,限制关节活动,症状严重时可扶拐助行,以减轻受累关节的负重。治疗应个体化,结合患者自身情况,如年龄、性别、体重、自身危险因素、病变部位及程度等选择合适的治疗方案。

1. 中药内服

(1)肝肾亏虚证 膝关节隐隐作痛,时作时止,腰膝酸软,遇劳更甚,神疲乏力。舌红少苔,脉沉细无力。治宜补益肝肾、强筋壮骨,方用左归丸加减。

(2)瘀血闭阻证 关节刺痛,固定不移,局部僵硬,压痛明显而拒按。舌质紫黯,苔薄,脉弦涩。治宜活血化瘀、舒筋止痛,方用身痛逐瘀汤加减。

(3)风寒湿痹证 关节酸楚疼痛,痛处固定,有如刀割,或明显重着感或肿胀感,关节活动欠灵活,畏风寒,得热则舒。舌淡,苔薄白腻,脉紧或濡。治宜祛风散寒、除湿止痛,方用防己黄芪汤合防风汤加减。

（4）**风湿热痹证**　起病较急，关节红肿、灼热、疼痛，甚至痛不可触，得冷则舒，可伴全身发热，或皮肤红斑、硬结。舌质红，苔黄，脉滑数。治则清热疏风、除湿止痛，方用大秦艽汤加减。

2. 中药外治　可采用外用药膏敷贴、中药熏洗、热敷、离子导入等方法，多选用活血通络止痛、祛风除湿散寒类中药以缓解症状。如桃红四物汤加伸筋草、透骨草煎汤，局部用毛巾热敷或熏洗。

3. 理筋手法　根据病情，可用点穴拨筋法、捏揉推髌法、活络关节法等手法，在压痛部位施术，以舒筋通络、减轻疼痛、松解粘连、改善功能。

4. 针灸治疗　可采用毫针刺法、刺络拔罐法、火针温灸拔罐法等，患部局部取穴或远侧循经取穴或远侧全息对应取穴。常用穴位有膝眼、血海、梁丘、阳陵泉、足三里、阴陵泉、委中等。

5. 针刀治疗　根据具体病情，在膝关节周围寻找高应力点（如韧带、肌肉起止点）或神经卡压点（如隐神经髌下支），局部可有明显压痛并可及痛性条索或筋结。在局部压痛点垂直进针，直达病灶处进行纵向剥离松解。注意进针及松解方向需与肌纤维、神经和血管走行方向一致。出针后针眼按压至不出血后，用无菌敷料包扎，24 小时保持局部清洁干燥。

6. 封闭治疗　有局限性压痛者，可用 1% 盐酸利多卡因加曲安奈德、醋酸泼尼松龙或复方倍他米松，行局部痛点注射，每周 1 次，2～3 次为一个疗程。

7. 西药治疗　治疗膝骨关节炎的西药主要分为控制症状的药物和改善病情的药物。抗炎镇痛药如对乙酰氨基酚主要用于缓解轻度疼痛；非甾体抗炎药如布洛芬、芬必得、塞来昔布等具有抗炎、止痛和解热作用，是治疗膝骨关节炎最常用的药物，可以缓解中重度疼痛；阿片类药如盐酸曲马多缓释片、可待因可缓解重度疼痛。但上述药物在使用过程中要注意药物的不良反应，根据患者的病情合理应用。改善病情的药物如氨基葡萄糖、硫酸软骨素等，可以保护软骨、延缓骨关节炎进展。此类药物起效较慢，一般需数周以上，但停药后疗效可持续一定时间。

8. 关节腔注射　是通过向关节腔注射透明质酸制剂，以恢复关节内滑液的弹性和黏滞度，从而缓解滑膜炎症、减轻软骨破坏、改善临床症状的一种黏弹性补充疗法。玻璃酸钠注射液，于关节腔注射，每周 1 次，国产制剂连续 5 周为 1 疗程，进口制剂连续 3 周为 1 疗程。对于炎症明显、口服非甾体抗炎药无效、持续疼痛者，可于关节腔内注射糖皮质激素类药物如复方倍他米松、曲安奈德等，以消除滑膜水肿、减轻炎症。但需注意严格掌握适应证，若长期多次使用糖皮质激素可加重关节软骨损害。

9. 物理治疗　通常可选用直流电离子导入法、超短波电疗法、超声波疗法或磁疗等，可促进炎症吸收、消除肿胀，有镇痛、缓解症状的作用。

10. 练功疗法　加强膝关节周围肌群的锻炼是预防和治疗膝骨关节炎、改善膝关节功能的一个重要方面。功能锻炼以主动不负重活动为主，如股四头肌等长收缩、直腿抬高运动、屈膝蹬空运动及机械性 CPM 运动等。

（二）手术治疗

对于持续性疼痛、非手术治疗无效，或关节畸形、功能障碍明显，或关节内游离体交锁者，可考虑手术治疗。手术方式的选择主要根据病情、年龄、职业、预期目标、患者期望值以及软骨破坏程度等多种因素而定。常用的手术方法有关节镜下清理术、软骨修复术、截骨术、关节成形术和人工关节置换术等。

第四节　膝关节侧副韧带损伤

一、概述

膝关节侧副韧带损伤多为强大外力迫使膝关节过度内翻或者外翻，超出侧副韧带或者其附着点的承受强度造成的。因膝关节有 0°～10° 的生理性外翻，且膝关节容易遭受外侧暴力的打击，因此内侧副韧带损伤较为多见。

膝关节内外侧均有坚强的副韧带附着，起着维持膝关节稳定的作用。膝关节内侧副韧带起于股骨内髁结节，止于胫骨内髁的侧面，分为深浅两层，外形为扁宽状，其深部纤维与关节囊及内侧半月板相连，起到限制膝关节外翻和胫骨外旋的作用，是膝关节内侧的主要稳定结构。外侧副韧带起于股骨外髁结节，止于腓骨头，为束状纤维，与外侧半月板之间有腘肌腱和滑膜囊相隔，起到限制膝关节内翻和防止膝关节过度伸直的作用。内侧副韧带损伤如果与交叉韧带和半月板同时损伤，则称为膝关节损伤三联征。外侧副韧带损伤时若暴力强大，可伴有关节囊的撕裂、腓骨头撕脱骨折、腘绳肌及腓总神经损伤。

二、临床诊断要领

（一）问诊

要询问患者损伤发生的时间、部位以及具体损伤的情况，多表现为局部的疼痛、肿胀和活动受限或不稳。特别要询问患者引起损伤的外力大小、作用部位和方向以及受伤体位。通过外伤的具体受力分析可以帮助诊断是内侧副韧带损伤还是外侧副韧带损伤，损伤发生的时间可以帮助判断是急性损伤还是慢性损伤。

（二）望诊

膝关节内侧或者外侧副韧带处肿胀，皮下有瘀斑，膝关节呈轻度屈曲位。如合并半月板、交叉韧带损伤或关节内撕脱骨折者，可因关节内血肿表现为全膝关节肿胀。

（三）触诊

内侧副韧带损伤时压痛点在股骨内上髁、关节间隙或胫骨内侧髁，外侧副韧带损伤时压痛点在腓骨头或者股骨外上髁。如合并腓总神经损伤则出现足下垂及小腿外侧下部及足背外侧皮肤感觉异常。

（四）特殊检查

膝关节侧方挤压试验具有重要意义。内侧副韧带损伤时，膝关节被动伸直位并外展小腿进行膝关节内侧分离试验时，可诱发疼痛及异常侧向运动。外侧副韧带损伤时，膝关节外侧分离试验阳性。

（五）影像学检查

X线检查应将膝关节置于外翻或者内翻位拍摄应力位片，应两侧膝关节同时拍摄，以便于对照。膝关节正位片可显示损伤侧关节间隙增宽，并可显示有无合并撕脱骨折。MRI是目前诊断膝关节侧副韧带损伤最准确的影像学检查方法，可同时明确有无交叉韧带和半月板等损伤，并为临床治疗方案的选择和手术方案的制定提供可靠依据。

三、治疗

本病应根据侧副韧带损伤程度来决定。不完全断裂者，可采取保守治疗；完全断裂者，应手术修复。

（一）非手术治疗

1. **药物治疗**　早期内服治疗以活血化瘀、消肿止痛为主，可采用桃红四物汤、七厘散等。外用可以使用消瘀止痛膏外敷，或海桐皮汤外洗。后期以温经活血、壮筋活络为主，可采用小活络丹，局部用四肢损伤洗方或海桐皮汤熏洗。

2. **理筋手法**　侧副韧带部分断裂者初诊时应予以伸屈膝关节1次，以舒顺筋膜。但手法不可多做，以免加重损伤。待急性期过后，运用手法可以帮助解除粘连、恢复关节功能。

3. **固定治疗**　侧副韧带部分断裂者先将膝关节内血肿抽吸干净，用弹力绷带包扎，然后予以石膏托或超膝关节支具固定于功能位3～4周。损伤轻者在第2～3天鼓励患者做股四头肌的功能锻炼。损伤重者在膝关节制动的情况下，主动练习肌力。

4. **物理治疗**　在侧副韧带损伤的后期，可以采用电疗、磁疗、超声波、远红外、体外冲击波方法等进行治疗。

（二）手术治疗

侧副韧带完全断裂者，应尽早做手术修补。术后屈膝20°位以石膏或者支具固定，4～6周解除固定。陈旧性损伤则需要进行韧带重建。

第五节　膝关节半月板损伤

一、概述

半月板是位于股骨髁与胫骨平台之间的半月状纤维软骨盘，切面呈三角形，仅表面覆以薄层纤维软骨，其内部为混有大量弹性纤维的致密胶原纤维，比较脆弱。半月板分为内侧半月板和外侧半月板，分别位于膝关节的内、外侧间隙内。

内侧半月板较大，弯如新月形，前后角间距较远，呈"C"形。前角附着于胫骨髁间隆起的前方，在前交叉韧带附着点之前；后角附着于胫骨髁间隆起和后交叉韧带附着点之间。其后半部分与内侧副韧带相连，故后半部固定，扭转外力易造成交界处损伤。

外侧半月板稍小，前后角间距较近，近似"O"形。前角附着于胫骨髁间隆起的前方，在前交叉韧带附着的后方；后角附着于胫骨髁间隆起的后方。外侧半月板不与外侧副韧带相连，因而外侧半月板活动度比内侧大。外侧半月板常有先天性盘状畸形，称为先天性盘状半月板。正常膝关节有轻度外翻，胫骨外侧髁负重较大，故外侧半月板承受压力也较大，易受损伤。

半月板周边较厚而中央部较薄，加深了胫骨髁的凹度，以适应股骨髁的凸度，因此半月板具有缓冲震荡和稳定关节的功能。

二、临床诊断要领

（一）问诊

患者往往有膝关节扭伤史。伤后膝关节立即发生剧烈的疼痛、关节肿胀、伸屈功能障碍，急性期由于剧痛，难以做详细的检查，故早期确诊比较困难。慢性期或无明显外伤史的患者，病程漫长，持续不愈，主要症状是膝关节活动痛，以行走和上下坡时明显，部分患者可出现跛行。伸屈膝关节时，膝部有弹响，或出现"交锁征"，即在行走的情况下突发剧痛，膝关节不能伸屈，状如交锁，将患膝稍作晃动，或按摩2～3分钟，即可缓解并恢复行走。

（二）望诊

急性损伤后可见膝关节肿胀，关节活动屈伸障碍，有时出现皮下瘀血。

（三）触诊

内侧半月板损伤时压痛在膝关节内侧间隙，外侧半月板损伤时压痛在膝关节外侧间隙。

（四）特殊检查

膝关节半月板旋转挤压试验及半月板研磨试验具有重要意义。半月板损伤患者往往上述查体表现为阳性体征。

（五）影像学检查

MRI检查可以帮助明确诊断。通过MRI检查结果，可将半月板损伤情况分为三度：Ⅰ度为半月板出现团片状信号，通常无临床意义，通过组织学观察可见半月板黏液样变性。Ⅱ度为半月板内线性信号增高，可延伸至半月板的关节囊缘，但未到关节缘。Ⅲ度为半月板内高信号累及到关节面缘，也就是半月板撕裂。

三、治疗

本病应根据损伤程度来决定。MRI提示半月板Ⅰ度、Ⅱ度损伤可采取保守治疗；MRI提示Ⅲ度损伤，应手术治疗。

（一）非手术治疗

1.**药物治疗** 初期治宜活血化瘀、消肿止痛，内服桃红四物汤加牛膝、防风，或舒筋活血汤，外敷消瘀止痛药膏等。后期治宜温经通络止痛，内服健步虎潜丸或补肾壮筋汤、大活络丸等，外用四肢损伤洗方或海桐皮汤熏洗患处。

2.**理筋手法** 急性损伤期，可作1次被动的伸屈活动，嘱患者仰卧，放松患肢，术者左拇指按摩痛点，右手握踝部，徐徐屈曲膝关节并内外旋转小腿，然后伸直患膝，可使局部疼痛减轻。慢性损伤期，每日或隔日作1次局部推拿，先用拇指按压关节边缘的痛点，然后在痛点周围推揉拿捏，促进局部气血流通，使疼痛减轻。

3.**固定方法** 急性损伤期膝关节功能位固定3周，以限制膝部活动，并禁止下床负重。

（二）手术治疗

因半月板边缘血运较好，所以损伤在边缘者，通过非手术治疗，多能获得治愈。对于其他类型的半月板损伤，如迁延不见好转者，可考虑采用膝关节镜手术治疗，以防止继发创伤性关节炎。

第六节　膝交叉韧带损伤

一、概述

交叉韧带位于膝关节之中，作为膝关节的稳定结构及旋转运动轴，除限制胫骨与股骨的前后运动外，还协助胫骨在股骨上的内、外旋。

交叉韧带有前后两条，交叉如十字，又名十字韧带。前交叉韧带起于股骨髁间窝的外后部，向前内止于胫骨髁间隆突的前部，以限制胫骨向前移位；后交叉韧带起于股骨髁间窝的内前部，向后外止于胫骨髁间隆突的后部，以限制胫骨向后移位。因此交叉韧带对稳定活动中的膝关节作用尤为重要。

二、临床诊断要领

（一）问诊

膝交叉韧带损伤往往有明确的外伤史。交叉韧带位置较深，非严重的暴力不易引起交叉韧带的损伤或断裂。一般单纯的膝交叉韧带损伤少见，多伴有膝关节脱位、半月板损伤、侧副韧带断裂等损伤。

前交叉韧带损伤最常见的是落地伤和外翻损伤。典型的病史是在起跳落地动作时，膝关节过伸，或者足固定时膝关节做扭转、外翻动作，常见于篮球、羽毛球等运动时受伤。

后交叉韧带损伤包括低能量伤和高能量伤。损伤往往是患者屈膝时，胫骨近端受后向的直接暴力所致，典型的病史是交通伤中急刹车损伤、重物砸伤、高处坠落等，多见于运动员足跖屈位时跌倒的跪地伤或车祸中的"仪表板损伤"。膝关节过伸伤也是导致后交叉韧带损伤的原因，这种情况多见于膝关节脱位，往往合并其他韧带损伤。

通过外伤的具体受力分析可以辅助诊断是前交叉韧带损伤还是后交叉韧带损伤，损伤发生的时间可以帮助判断是急性损伤还是慢性损伤。

交叉韧带损伤关节可自觉有撕裂感，损伤后剧烈疼痛并迅速肿胀，关节活动受限，负重或活动时自觉有不稳定感。

（二）望诊、触诊

膝关节可出现活动受限、伴有肿胀，可呈半屈曲状，腘窝处可能有瘀斑，甚至不能继续运动。反复损伤出现关节积液、肿胀及交锁表现。急性肿胀者局部皮温可能升高。

（三）特殊检查

前抽屉试验、Lachman 试验、轴移试验往往是检查前叉韧带损伤的常用手段。后交叉韧带损伤时，后抽屉试验、后向 Lachman 试验、胫骨后沉试验往往表现为阳性。

（四）影像学检查

X 线摄片检查有时可见胫骨隆突撕脱骨片或膝关节脱位。MRI 检查是诊断交叉韧带损伤的重要手段之一。前交叉韧带损伤 MRI 连续扫描，显示前交叉韧带正常信号消失，局部仅存杂乱信号；后交叉韧带损伤 MRI 连续扫描，显示后交叉韧带增粗，信号不均，胫骨附力点撕裂。膝关节造影及关节镜检查可协助诊断。

三、治疗

本病治疗应根据交叉韧带损伤程度来决定。不完全断裂者，可采取保守治疗；完全断裂者，应手术治疗。

（一）非手术治疗

1. 药物治疗　初期宜活血祛瘀、消肿止痛，内服桃红四物汤、舒筋活血汤。后期治宜补养肝肾、舒筋活络，内服补筋丸。肌力不足者可服用健步虎潜丸、补肾壮筋汤。局部外敷消瘀止痛膏或宝珍膏。

2. 理筋手法　适用于损伤后期，以膝部和股四头肌部做按摩推拿手法，并帮助膝关节做屈伸锻炼，改善膝关节屈伸功能活动度。

3. 固定方法　没有完全撕裂的交叉韧带损伤，抽尽血肿后将患膝固定于屈膝 20°～30°位 6 周，使韧带处于松弛状态，以便机体修复重建。

（二）手术治疗

对于交叉韧带完全断裂或伴有半月板、侧副韧带损伤者，应选择手术治疗，以确保膝关节稳定装置的修复，多采用膝关节镜微创手术治疗。

第七节　膝关节创伤性滑膜炎

一、概述

膝关节滑膜是一层薄而柔软的疏松结缔组织，其环绕膝关节形成一个密闭的囊腔，其内含有少量的关节液起到关节间隙的润滑作用。膝关节损伤后会引起的滑膜水肿、渗出和关节腔积液，形成以关节疼痛和积血、积液为主要表现的一种疾病，就是膝关节创伤性滑膜炎。

膝关节的关节囊滑膜层是构成关节内的主要结构之一，膝关节的关节腔除了股骨下端内外侧髁、胫骨平台及髌骨的关节软骨面之外，其余的大部分为关节囊滑膜所遮盖。滑膜富有血管，血运丰富。滑膜细胞分泌滑液，保持关节软骨面的润滑，并能吸收营养，排除代谢产物，增加关节活动的范围。一旦滑膜病变，如不及时、有效地处理，滑膜则发生功能障碍，影响关节活动而成为慢性滑膜炎，逐渐变成增生性关节炎。

膝关节创伤性滑膜炎，临床上分急性创伤性炎症和慢性劳损性炎症两种。急性创伤性炎症，多发生于爱好运动的青年人，以出血为主。慢性劳损性炎症多发于中老年人、身体肥胖者或过用膝关节负重的人，以渗出为主，多由急性创伤性滑膜炎失治转化而成，或其他慢性劳损而引起。

二、临床诊断要领

（一）问诊

急性滑膜炎有膝关节受到打击、碰撞、扭伤等明显的外伤史。慢性滑膜炎有劳损或关节疼痛的病史。急性滑膜炎者膝关节伤后出现肿胀、疼痛，一般呈膨胀性胀痛或隐痛，尤以伸直及完全屈曲时胀痛难忍。而慢性滑膜炎者表现为膝关节肿胀、胀满不适、下蹲困难，或上下楼梯疼痛，劳累后加重，休息后减轻。

（二）望诊

急性滑膜炎者可见膝关节淤血斑，多是在伤后即时或之后1～2小时内发生，膝部以及小腿多处出现紫色的血斑，关节穿刺可抽出血性液体；膝关节肿胀，膝关节受伤后迅速肿胀，逐渐加重。慢性者见膝关节肿胀，病久者见股四头肌萎缩，关节穿刺可抽出淡黄色清亮的渗出液，表面无脂肪滴。

（三）触诊、动诊

急性滑膜炎膝关节压痛点不定，压痛多位于损伤处，皮温可增高，按之有波动感，浮髌试验阳性。慢性滑膜炎者皮温正常，浮髌试验阳性，病久者摸之可有韧厚感，关节不稳，活动受限。

（四）影像学检查

慢性滑膜炎X线片示膝关节结构无明显异常，可见关节肿胀，有的患者可见骨质增生。

三、治疗

急性期应将膝关节固定于伸直位制动2周，卧床休息，抬高患肢，并禁止负重，以减轻症状。但不能长期固定，以免肌肉萎缩。对膝关节积血、积液较多者，可穿刺抽液，抽尽关节内的积血、积液后，用弹性绷带加压包扎，以促进消肿和炎症的吸收，纺织纤维化和关节粘连。手法和药物治疗也是膝关节滑膜炎的主要治疗方法，但在治疗时应注意手法的轻柔，尤其是急性期患者，以免加重损伤。

1. **理筋手法**　急性损伤时，应将膝关节伸屈1次。先伸直膝关节，然后充分屈曲，再自然伸直，可使局限的血肿消散，减轻疼痛。肿胀消退后手法以活血化瘀、消肿止痛、预防粘连为主，患者仰卧位，术者先点按髀关、伏兔、双膝眼、足三里、阴陵泉、三阴交、解溪等穴；然后将患者髋、膝关节屈曲90°，术者一手扶膝部，另一手握踝上，在牵引下摇晃膝关节6～7次；再将膝关节充分屈曲，然后将其伸直；最后，在膝部周围施以滚法、揉捻法、散法、抒顺法等。动作要轻柔，以防再次损伤滑膜组织。

2. **药物治疗**　急性期滑膜损伤，瘀血积滞，治宜散瘀生新为主，内服桃红四物汤加三七粉3g，外敷消瘀止痛膏等。慢性期水湿稽留，肌筋弛弱，治宜祛风燥湿、强壮肌筋，内服羌活胜湿汤加减或健步虎潜丸；若寒邪较盛，治宜散寒、祛风、除湿，内服乌头汤；若风邪偏盛，治宜祛风除湿，内服蠲痹汤，可外贴万应膏或用熨风散热敷，或用海桐皮汤熏洗患处。

3.练功活动 膝关节制动期间进行四头肌舒缩锻炼，防止肌肉萎缩。后期加强膝关节的伸屈锻炼。

第八节 踝关节扭伤

一、概述

踝关节扭伤是急诊常见的损伤，占所有踝关节损伤的85%。若治疗不当，踝关节扭伤往往遗留疼痛、肿胀、僵硬感和不稳等症状，甚至日常生活受限。

踝关节是一个铰链关节。主要由胫骨（下肢的基本负重骨）、腓骨（肌肉的附着区）、距骨（足的第二大骨）及四个重要韧带（三角韧带、距腓前韧带、跟腓韧带和距腓后韧带）组成。三角韧带位于内踝，比外踝韧带更坚强，相对不容易损伤（图8-10-1）。根据踝关节损伤的严重程度分为三度：Ⅰ度，轻微韧带拉伤，轻微肿胀和压痛，没有不稳定，几乎无功能丧失；Ⅱ度，韧带部分撕裂，肿胀和压痛明显，为轻到中度不稳定；Ⅲ度，韧带完全断裂，肿胀和压痛严重，功能丧失，关节呈现明显不稳定。

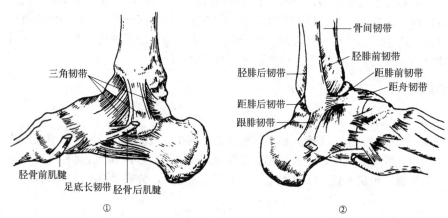

图 8-10-1 踝关节韧带结构
①内侧面；②外侧面

二、临床诊断要领

（一）问诊

踝部扭伤往往有明显的外伤史。与骨折不同的是，伤后踝关节肿胀逐步加重，早期功能障碍轻，随肿胀加重而加重。

（二）望诊

受伤后踝关节骤然出现肿胀、疼痛，伤后2～3天局部可出现瘀斑。

（三）触诊、动诊

损伤区存在压痛，Ⅱ度和Ⅲ度损伤可能伴有踝关节的主动活动（背伸、跖屈、内翻和外翻）受限。在不同方向活动踝关节，检查踝关节韧带及周围软组织，了解具体损伤结构及程度。

（四）影像学检查

严重扭伤疑有韧带断裂或合并骨折脱位者，应做与受伤姿势相同的内翻或外翻位X线摄片检查。一侧韧带撕裂往往显示患侧关节间隙增宽，下胫腓韧带断裂可显示内外踝间距增宽。

急性损伤期MRI检查可发现低信号的韧带中出现片状高信号，韧带连续性中断，周围软组织水肿以及关节腔积液等。

三、治疗

现代医学对踝关节扭伤的治疗既往多遵循RICE原则，即休息（Rest）、冰敷（Ice）、加压包扎（Compression）、抬高患肢（Elevation）。但因其具有一定的不合理性，近年来将踝关节损伤的治疗原则更改为POLICE，即保护

（Protect）、适当负重（Optimal Loading）、冰敷（Ice）、加压包扎（Compression）和抬高患肢（Elevation）。本病以非手术治疗为主，可以采用理筋、固定、药物与练功相结合的治疗方法。

（一）非手术治疗

1. 理筋手法 运用理筋手法治疗踝关节扭伤时应严格掌握适应证及手法的轻重，正确使用手法可获得明显的效果，否则容易加重损伤。对单纯韧带扭伤或韧带部分撕裂者，可进行理筋。瘀肿严重者，以摩法和缠法操作为宜，避免使用重手法按揉。患者平卧，术者一手托住足跟，一手握住足尖，缓缓做踝关节的背伸、跖屈及内翻、外翻动作，然后用两掌心对内外踝，轻轻用力按压，有散肿止痛的作用，并按韧带的走行方向由下而上理顺经络，反复进行数遍（图 8-10-2）。

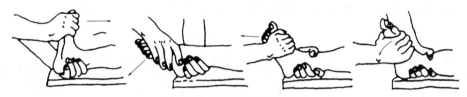

图 8-10-2 踝关节扭伤理筋手法

2. 固定方法 损伤严重者，根据其损伤程度可选用绷带、胶布、石膏或支具外固定，保持踝关节于受伤韧带松弛的位置。内翻扭伤采用外翻固定，外翻扭伤采用内翻固定，并抬高患肢，以利消肿，暂时限制行走，一般固定 3 周左右。若韧带完全断裂者，固定 4～6 周。

3. 药物治疗 初期治宜活血祛瘀、消肿止痛，内服七厘散及舒筋丸，外敷五黄散或三色敷膏。后期治宜舒筋活络、温经止痛，内服小活络丹，外用四肢损伤洗方熏洗。

4. 练功活动 固定期间做足趾伸屈活动；解除固定后开始锻炼踝关节的伸屈功能及本体感觉，并逐步练习行走。

（二）手术治疗

对于反复踝关节扭伤及运动要求较高的患者，可以根据情况进行手术治疗。

第九节　跟痛症

一、概述

跟痛症是指跟骨跖面由于慢性损伤所引起的以疼痛、行走困难为主的病症。影像学检查常见跟骨结节前缘骨质增生，但本质上却是跟骨骨质疏松，疼痛多与骨转换增高、跖腱膜炎、足跟脂肪垫炎、跟下滑囊炎等有关。本病好发生于 50 岁以上的女性。

跟骨的跖侧面有三个结节，前结节、外侧结节和内侧结节。前两者范围小、不负重。内侧结节较大，接触地面，承负体重。足底的跖腱膜起自跟骨内侧结节，向前伸展，分成 5 束分别止于 5 个足趾近节趾骨的骨膜上。当跖腱膜受到积累性的持续牵拉，可在跟骨结节附着处发生慢性劳损或骨质增生，致使局部无菌性炎症刺激引起疼痛。女性绝经后骨代谢处于高转换状态，跟骨是人体中最大的一块以松质骨为主的骨组织，发生骨质疏松较早且进展较快，是跟痛症的内在原因。脂肪垫是足跟底部皮肤和跟骨之间的一种特殊的弹性脂肪组织，在脂肪垫与跟骨之间有跟下滑囊，两者在人体负重时起着缓冲压力、减轻震动的作用。如体重过重或行走过多，可以造成脂肪垫充血肥厚、滑囊壁充血肥厚、囊腔积液，从而引起局部疼痛。

中医认为跟痛症多为老年肝肾不足或久病体虚，气血衰少，筋脉懈惰，加之体态肥胖，体重增加，久行久站造成足底部皮肤、皮下脂肪、跖腱膜负荷过重而致本病。

二、临床诊断要领

（一）问诊

要询问患者疼痛发生的部位、时间、程度、诱因以及加重和缓解因素。疼痛部位必须确定是在足底部还是在足跟后部，应与跟腱炎相鉴别。跟痛症起病缓慢，多为一侧发病，可有数月或数年的病史，表现为足跟部疼痛、行走加重。典型跟痛症患者晨起下床站立或久坐起身站立时足跟部疼痛剧烈，稍走动后明显缓解，但行走较多或站立久后疼痛又复明显，此后逐渐加重，有碍行走活动。

（二）望诊

多数患者步态自如，但疼痛剧烈时可有轻度行走跛行。少数患者有平足。跟骨跖面局部无明显肿胀或有轻度红肿，少数久病患者可有足跟部皮肤或脂肪垫萎缩。

（三）触诊

跟骨内侧结节处有局限性明显压痛点，若跟骨骨质增生较大时可触及骨性隆起。

（四）影像学检查

X 线检查常见跟骨结节部前缘有一尖锐骨刺形成，刺尖方向与跖腱膜一致。但临床表现与 X 线征象常不一致，不成比例，有骨质增生者可无症状，有症状者可无骨质增生。

三、治疗

跟痛症的治疗以药物、手法、针刀、封闭等非手术治疗为主，经上述治疗无效者，可考虑手术治疗。

（一）非手术治疗

1.药物治疗

（1）内服药　治宜养血舒筋、温经止痛，内服当归鸡血藤汤；肾虚者治宜滋补肝肾、强壮筋骨，内服六味地黄丸、金匮肾气丸。西药可以采用非甾体抗炎药口服或外用，必要时配合抗骨质疏松治疗。

（2）外用药　外用八仙逍遥汤熏洗泡足，或用熨风散热熨；亦可局部选用消瘀止痛膏药外敷。

2.理筋手法　在跖腱膜的跟骨结节附着处作点按、推揉等理筋手法治疗，以温运气血、疏通筋脉、缓解疼痛。

3.针刀疗法　在局部压痛点垂直进针，快速穿过皮肤、皮下组织直达骨面，根据病情进行一点式、多点式或线式松解。出针后按压至不出血用无菌敷料包扎，24 小时保持局部清洁干燥。

4.封闭治疗　用盐酸利多卡因联合曲安奈德或复方倍他米松行局部痛点注射，每周 1 次，2～3 次为一个疗程。

5.其他疗法　根据病情可选择局部热敷、超声波、离子导入、红外线以及冲击波等物理治疗方法，还可采用针刺、灸法等配合治疗。如患者有平足，可选用矫形垫，垫起足弓。

（二）手术治疗

顽固性跟骨疼痛，上述保守治疗 6 个月以上无效者可考虑手术治疗。手术治疗方法有跟骨骨刺及滑囊切除术、跟骨钻孔术等。

第十一章 其他骨病疾患

第一节 骨关节感染

骨关节感染主要包括化脓性骨髓炎、化脓性关节炎、骨关节结核等三类。

一、化脓性骨髓炎

（一）概述

化脓性细菌感染骨骼而引起的炎症称化脓性骨髓炎，属中医"无头疽""附骨疽"的范畴。化脓性骨髓炎为常见病，常反复发作，有些患者多年不愈，严重影响身体健康和劳动能力。本病的感染途径可由细菌从身体其他部位的化脓性病灶经血流传播至骨骼，称血源性骨髓炎；或由开放性骨折感染而引起，或由邻近软组织感染直接蔓延到骨骼。本病多见于 10 岁以下儿童好发于四肢长骨，尤以胫骨为最多，股骨、肱骨和桡骨次之。按病情发展可分为急性化脓性骨髓炎和慢性骨髓炎。

（二）临床诊断要点

1. 急性化脓性骨髓炎 起病急骤，持续高热在 39℃以上，寒战，汗出而热不退，全身不适，倦怠，食欲不振，局部疼痛剧烈，舌质红，苔黄腻，脉弦数。可出现恶心呕吐、肝脾大等全身中毒征象。患处搏动性疼痛，肢体不能活动，呈环状肿胀，皮肤红热，附近肌肉痉挛，骨的干骺端压痛明显，拒按及拒绝做被动活动检查。如骨膜下脓肿继续扩展，可穿破骨膜和皮下组织，自行破溃或经手术切开骨髓腔减压引流，则体温很快下降，疼痛减轻。

实验室检查：白细胞总数增高。血培养常为阳性。穿刺抽出的脓液可培养出致病菌。

X 线检查：急性脓化性骨髓炎起病 10～14 天内，X 线检查往往无明显异常，2 周后 X 线片可见到局部骨质稍有破坏，骨小梁开始紊乱，并有斑点状骨质吸收，髓腔内有透亮区，有骨膜反应，周围软组织肿胀，肌肉间隙模糊。3～4 周以上可见骨膜下反应新生骨，病变进一步发展，局部形成死骨。

2. 慢性骨髓炎 全身症状轻微，有反复发作史。局部一个或多个窦道，反复排出脓液或死骨，窦口周围皮肤色素沉着。患肢增粗、变形，或有肢体不等长等畸形，也可合并病理骨折或脱位。急性发作时窦道瘢痕处红肿，有明显压痛，局部出现波动性肿块，穿破后流出脓液或小死骨。可见形体瘦弱、面色苍白、神疲乏力，出虚汗，食欲减退，局部肌肉萎缩。舌质淡红，苔白，脉细弱。

实验室检查：慢性骨髓炎急性发作，局部肿块未破溃时，白细胞总数可能增高。若窦口经久不愈，大多数患者白细胞总数不增高。

X 线检查：可见骨膜下层状新骨形成，骨质硬化，密度增加，形成包壳，内有死骨或无效腔。死骨的密度高，边缘不规则，周边的密度较低。长骨可增粗，密度不均匀，轮廓不规则，可出现畸形。小儿可见骨骺被破坏甚至消失。

（三）治疗

1. 中药治疗 热毒注骨或创口红肿而脓未成者，以消法为主，治疗原则为清热解毒、活血通络。可选用仙方活命饮、黄连解毒汤、五味消毒饮加减。外用药可选用金黄散、双柏散，水调外敷，每天换 1 次。若脓已成而未溃者，治疗原则为托里透脓，可用托里消毒饮（散）。正虚邪侵，急性骨髓炎脓已溃或已转入慢性期者，治疗原则以气血双补为主，可选用八珍汤、十全大补汤。若无死骨，破溃创面肉芽红润，可用生肌膏（散）换药。

2. 西药治疗 治疗时可根据细菌培养及药物敏感试验选用抗生素，根据病情补液，补充维生素，加强营养，贫血者可采用少量多次输血等措施。

3. 手术治疗 急性化脓性骨髓炎早期，病变尚局限于髓腔内时，行局部骨质钻孔减压手术，对已形成骨膜下脓肿或穿破骨膜致软组织脓肿者，应及时做切开排脓引流手术。有死骨形成时，需手术凿开骨皮质摘除死骨。脓液流注进入关节者应早期手术切开排脓。对经久不愈的窦道可采用窦道搔刮术促进愈合。

二、化脓性关节炎

（一）概述

关节内的化脓性感染称为化脓性关节炎，属于中医"关节流注"和"骨痈疽"的范畴。本病多见于儿童，常见的病原菌为金黄色葡萄球菌，其次为链球菌、白色葡萄球菌、淋病双球菌、肺炎球菌、大肠杆菌、铜绿假单胞菌和伤寒杆菌等。感染途径有血源性感染、蔓延感染和直接感染。本病的好发部位为髋关节和膝关节，也可发生在肘、肩等关节，多为单关节发作。

本病的病程发展可分为浆液性渗出期、浆液纤维蛋白性渗出期、脓性渗出期。

中医学认为本病的病机是机体正气不足，邪毒壅滞关节。

（二）临床诊断要点

患病关节红、肿、热、痛，患肢处于关节囊较松弛的位置以减轻胀痛，改变此体位时，疼痛加剧。全身症状表现为高热，畏寒，全身不适，食欲减退，小便短赤，舌苔黄厚，脉洪数。随着关节内积液积脓增多，关节周围肌肉痉挛，可并发病理性脱位成半脱位。关节内积脓向外溃破，可形成窦道。未及时正确治疗者，最终可出现关节强直。关节部位压痛明显。关节内有积液，在膝关节则浮髌试验阳性、表浅的关节可扪及波动感。

实验室检查示白细胞及中性粒细胞计数增多，血培养可见致病菌生长，血沉增快，C反应蛋白升高。关节液检查阳性结果对确定诊断具有重要意义，关节液可呈浆液性、血性、混浊或脓性，显微镜下可见大量白细胞、脓细胞和细菌。

X线检查早期无骨改变，因关节腔积液可见关节间隙变宽及软组织肿胀影，严重者可因关节腔膨胀出现脱位。晚期关节软骨破坏，关节间隙变窄或消失，严重者出现纤维性强直或骨性强直表现。

（三）治疗

总的治疗原则应该是局部与全身兼顾，祛邪与扶正兼施。

1. 中药治疗

（1）初期　治宜清热解毒、利湿化瘀，方药用黄连解毒汤、五神汤加减。

（2）酿脓期　治宜清热解毒、凉血利湿，方药采用五味消毒饮、黄连解毒汤加减。

（3）溃脓期　初溃脓泄不畅者应托里透脓，方药采用托里消毒饮或透脓散加减；若溃后正虚为主，则应补益气血，选用八珍汤、十全大补丸等。

中药外治方面早期局部可以选用金黄膏、玉露膏等，溃后可用中药药线引流，外敷芒硝。

2. 西药治疗　早期使用足量有效的抗生素对于控制本病的发展非常重要，一旦确诊应立即使用，同时尽早做细菌培养和药敏试验，以便选用更敏感的抗生素。如果全身中毒反应严重，甚至出现中毒性休克，应积极抗休克治疗，及时补充血容量，注意水电解质和酸碱平衡失调的纠正，必要时输血。

关节穿刺抽出关节液后注入抗生素，每天1次连续3～4天。若局部状况缓解抽出液逐渐变清，可继续采用此方法至关节积液消失，体温正常，否则应及时改为灌洗或切开引流。

3. 手术治疗　目前多采用关节镜手术进行排脓及清理关节存在感染的滑膜等组织。然后进行关节腔持续灌洗。在关节腔内置入两根引流管，一根向关节腔内灌注液体，另一根将液体引流出关节腔外，待引流液转清且经培养无细菌生长后可先夹闭灌洗管，保留引流管畅通引流观察。如局部症状和体征都已消退，且引流液逐步减少，可以先拔出灌洗管，后将引流管拔出。

后期如关节强直于非功能位或有陈旧性病理脱位，则可施行关节融合术或关节置换术等。

三、骨关节结核

（一）概述

骨关节结核是结核杆菌主要经血行引起的继发性骨与关节慢性感染性疾病。中医认为此病可发生在骨关节及其附近，或在邻近的筋肉间隙处形成脓肿，破溃后脓液稀薄如痰，故发于环跳（髋关节）部称环跳痰，发于胸背部称龟背痰，发于腰椎两旁称肾俞虚痰，发于膝部称鹤膝痰。发于踝部称穿拐痰等，统称流痰。本病后期因耗损气血严重，呈虚劳征象，故又称骨痨。以青少年及10岁以下儿童多见，发病部位以脊柱最多见，其次为四肢大关节。长管状骨及脊柱附件少见。

骨关节结核多继发于肺结核，其次是消化道结核、淋巴结结核，或由邻近的结核病灶直接侵袭骨关节。

（二）临床诊断要点

1. 阳虚痰凝　初起患处红、肿、热不明显，病变处隐隐酸痛。继则关节活动障碍，动则疼痛加重。病变初期全身症状不明显。舌淡，苔薄，脉濡细。

2. 阴虚内热　病变发展，在发病部位形成脓肿，脓液可流向附近或远处，也形成脓肿。若部位表浅，可见漫肿，皮色微红，伴有午后潮热，颧红，夜间盗汗，口燥咽干，食欲减退或咳嗽痰血。舌红，苔少，脉细数。

3. 肝肾亏虚　脓肿破溃后排出稀薄脓液，有时夹有干酪样物、形成窦道。如病变部位在四肢关节，可见患肢肌肉萎缩、关节畸形。病变在颈、胸、腰椎者，可出现颈或背、腰强直，甚者可出现瘫痪。患者形体消瘦，面色无华，畏寒，心悸，失眠、自汗，盗汗。舌淡红，苔白，脉细数或虚数。

实验室检查：轻度贫血，活动期血沉增快、C反应蛋白升高，恢复期和稳定期可正常；结核菌素试验阳性，结明三项试验、脓液结核杆菌培养阳性。

影像学检查：X线表现为骨质破坏、关节间隙狭窄、周围软组织肿胀，除合并感染和修复外，骨质硬化少见。CT表现为多发骨破坏，边缘环绕骨硬化缘，冷脓肿形成，部分脓肿边缘可见钙化，增强后见边缘环行强化（称之为"边缘"征）；软组织内形成钙化及死骨。MRI表现为椎体骨质破坏和椎体骨炎，椎间隙破坏，裂隙样强化，椎旁及硬膜外脓肿，增强后脓肿壁呈环行强化，后纵韧带呈线条样强化。

（三）治疗

1. 中药治疗

（1）阳虚痰凝　治以温阳通脉，散寒化痰，方用阳和汤加减。外用回阳玉龙膏、阳和解凝膏，配合隔姜灸。

（2）阴虚内热　治以养阴清热托毒，方用六味地黄丸合清骨散、透脓散加减。脓已成可穿刺抽脓，或切开引流。

（3）肝肾亏虚　治以补养肝肾，方用左归丸。若窦道管口凹陷，周围皮色紫暗，虽脓尽而不易收口，可外用生肌玉红膏。

2. 抗结核药　抗结核药要用足够的疗程，选用异烟肼、对氨基水杨酸钠、利福平、吡嗪酰胺、乙胺丁醇等。

3. 手术治疗　包含病灶清除术、关节融合术、关节切除术及截骨术、微创关节镜技术、关节置换、植骨融合等术式，可根据患者具体情况进行选择。

第二节　骨质疏松症

一、概述

骨质疏松症是以全身性骨量减少，以单位体积骨量降低、矿盐和骨基质比例减少、骨的微观结构退化为特征的，致使骨的脆性增加及易于发生骨折的全身性骨骼疾病。根据临床表现，骨质疏松症属中医"痿证"范畴，病变在骨，其本在肾。骨质疏松症是由多种原因引起的骨骼的系统性、代谢性骨病之一，其病因和发病机制比较复杂，可概括为激素调控、营养因素、物理因素、遗传因素的异常，以及与某些药物因素的影响有关。

骨质疏松症分为原发性骨质疏松症、继发性骨质疏松症和特发性骨质疏松症。原发性骨质疏松症包括：绝经后骨质疏松症（Ⅰ型），多发生在女性绝经 5～10 年内；老年骨质疏松症（Ⅱ型），发生在 65 岁以上的老年人。继发性骨质疏松症，由其他疾病或药物等因素诱发。特发性骨质疏松症，多发生在青少年。本篇主要介绍原发性骨质疏松症。

二、临床诊断要领

（一）问诊

患者多为腰背部疼痛，也可表现为全身骨痛，伴有肌肉疲劳、肌痉挛的表现。应重点询问疼痛的性质、时间、加重因素及应用药物的反应情况等。既往的脊椎压缩性骨折或腕部、髋部、肱骨近端骨折史，多提示骨质疏松。

（二）望诊

身高缩短、驼背是骨质疏松症的重要临床表现，有的患者还出现脊柱后凸、鸡胸等胸廓畸形。

（三）辅助检查

1. 骨密度测定　骨密度的测定方法包括单光子、超声和双能 X 线测定法。目前常用的检测部位包括腰椎、股骨近端等。中华医学会骨质疏松和骨矿盐疾病分会拟定的《原发性骨质疏松症诊治指南（2017 年）》诊断标准认为符合以下三条中之一者，即可确诊为原发性骨质疏松症：①髋部或椎体脆性骨折；② DXA 测量的中轴骨骨密度或桡骨远端 1/3 骨密度的 $T-$ 值 $\leqslant -2.5$；③骨密度测量符合低骨量（$-2.5 < T-$ 值 < -1.0），伴肱骨近端、骨盆或前臂远端脆性骨折。另外 $T-$ 值 $\geqslant -1.0$ 为正常；$-2.5 < T-$ 值 < -1.0 为低骨量；$T-$ 值 $\leqslant -2.5$ 伴脆性骨折为严重骨质疏松。应注意对于儿童、绝经前女性和 50 岁以下男性的检查，其骨密度水平建议用同种族的 Z 值表示，$Z-$ 值 $\leqslant -2.0$ 为低于同年龄段预期范围或低骨量。

2. X 线检查 主要表现为骨密度减低，骨小梁减少、变细、分支消失，脊椎骨小梁水平方向的吸收较快，进而纵行骨小梁也被吸收，残留的骨小梁稀疏排列呈栅状。

3. 实验室检查 实验室检查包括血常规、尿常规、肝肾功能、血钙、血磷、碱性磷酸酶、血清蛋白电泳、尿钙、尿钠、肌酐和骨转换标志物等。为进一步鉴别诊断可根据情况选择血沉、CRP、性腺激素、血清泌乳素、25- 羟维生素 D、甲状旁腺激素、甲状腺功能、尿游离皮质醇或小剂量地塞米松抑制试验、血气分析、尿本周蛋白、血尿轻链等。原发性骨质疏松症患者的骨转换标志物水平往往正常或轻度升高。如果骨转换生化标志物水平明显升高，需排除继发性骨质疏松症或其他疾病的可能性，如原发性甲状旁腺功能亢进症、畸形性骨炎及某些恶性肿瘤骨转移等。

（四）鉴别诊断

1. 骨软化症 表现为脊椎、骨盆及下肢长骨可能产生各种压力畸形和不全骨折，骨骼的自发性疼痛、压痛出现较早并且广泛，以腰痛和下肢疼痛为甚。全身肌肉多无力，少数患者可发生手足抽搐。X 线片可见骨质广泛疏松；压力畸形如驼背、脊柱侧弯、髋内翻、膝内翻、膝外翻、长骨弯曲；假骨折线（Milkman 线或 Looser 线）；横骨小梁消失，纵骨小梁纤细，骨皮质变薄；不发生骨膜下骨皮质吸收。实验室检查示血钙、血磷较低而碱性磷酸酶则升高。

2. 多发性骨髓瘤 临床表现主要为贫血、骨痛、肾功能不全、出血、关节痛。骨骼疼痛是早期主要症状，常见部位在腰背部，其次是胸廓和肢体。弥漫性骨质疏松或局限性骨质破坏的骨骼病变多见于脊椎、颅骨、锁骨、肋骨、骨盆、肱骨及股骨近端。X 线片可见脊柱、肋骨和骨盆等处弥漫性骨质疏松；溶骨病变常见于颅骨、骨盆、脊椎、股骨、肱骨头、肋骨，呈圆形、边缘清楚如"穿凿状"的骨质缺损阴影。骨髓象呈增生性反应，骨髓中出现大量骨髓瘤细胞，为最主要的诊断依据。

3. 原发性甲状旁腺功能亢进症 是由于甲状旁腺腺瘤、增生肥大或腺癌所引起的甲状旁腺激素分泌过多而引起，发病年龄以 20 ～ 50 岁较多见，女性多于男性。临床表现为高钙血症、低磷血症。X 线片可见骨膜下皮质吸收、脱钙、弥漫性骨质疏松，骨囊性变；全身性骨骼如骨盆、颅骨、脊柱或长、短骨等处的脱钙、骨折、畸形等改变；多可出现指骨内侧骨膜下皮质吸收，颅骨斑点状脱钙，牙槽骨板吸收和骨囊肿形成。本病患者早期血钙大多增高，平均在 2.2 ～ 2.7mmol/L 以上，对诊断很有意义；血磷多数低于 1.0mmol/L；90% 的患者血清免疫活性甲状旁腺激素（IPTH）明显高于正常值；尿钙增高。

4. 成骨不全症 有家族遗传史者本病发病率高达 50% 左右，可见骨皮质菲薄，骨质脆弱，并出现蓝巩膜、耳聋。

三、治疗

骨质疏松症的主要治疗目标包括改善骨骼生长发育，促进成年期达到理想的峰值骨量；维持骨量和骨质量，预防增龄性骨丢失；避免跌倒和骨折。

（一）基础措施

基础措施包括调整生活方式和骨健康基本补充剂。调整生活方式包括加强营养、均衡膳食、充足日照、规律运动、戒烟、限酒、避免过量引用咖啡和碳酸饮料、尽量减少使用影响骨代谢的药物。骨健康基本补充剂为钙剂和维生素 D。但我们应该明白钙剂和维生素 D 无法替代其他抗骨质疏松药物。

（二）抗骨质疏松药物

抗骨质疏松药物可增加骨密度，改善骨质量，显著降低骨折的发生风险。药物的种类较多，主要分为骨吸收抑制剂、骨形成促进剂、其他机制类药物等。骨吸收抑制剂有双膦酸盐、降钙素、雌激素、选择性雌激素受体调节剂等，骨形成促进剂为甲状旁腺激素类似物，其他机制类有活性维生素 D 及其类似物、维生素 K_2 类、锶盐。各种药物有各自的适应证和禁忌证，在疗程、剂量等多方面均有明确规定，在临床中应适当选用。

（三）中药治疗

根据中医"肾主骨""脾主肌肉""不通则痛"的理论，治疗骨质疏松症的方法有补肾益精、健脾益气、活血化瘀等，但均应依据辨证结果遣方用药。

1. **肾虚精亏证** 治以补肾填精。方用左归丸加淫羊藿、鹿衔草；或用中成药骨疏康、仙灵骨葆、骨松宝等。

2. **正虚邪侵证** 治以扶正固本。方用鹿角胶丸，方中虎骨改用代用品。治疗应考虑继发疾病的病因，审因而治。

3. **先天不足证** 治以填精养血，助阳益气。方用龟鹿二仙胶汤。治疗亦需考虑患者的年龄、性别、原发病病因等辨证施治。

第三节　骨肿瘤

一、概述

骨肿瘤包括原发性骨肿瘤、继发性骨肿瘤及瘤样病变等。骨肿瘤来源于骨基本组织和骨附属组织。骨基本组织指软骨、骨、骨膜、髓腔纤维组织等；骨附属组织指骨内的神经、血管、骨髓等。骨肿瘤虽有良性或恶性之分，但并非截然分开，有些肿瘤表现为良性与恶性之间的中间型性质，故有"相对恶性"与"低度恶性"之称谓。骨肿瘤一般为单发，也有多发者，如骨软骨瘤、软骨瘤、骨髓瘤等。

唐代孙思邈的《千金要方》将肿瘤分为7种类型，"瘿瘤及骨瘤、脂瘤、石瘤、脓瘤、血瘤或息肉"，说明中医学对骨肿瘤早已有所认识。骨肿瘤的命名常与来源部位、构成肿瘤的主要细胞联系起来。骨肿瘤虽不是常见骨疾病，但恶性骨肿瘤对人体生命危害极大，值得重视。

二、临床诊断要领

（一）问诊

对于怀疑骨肿瘤者，首先应关注患者的年龄，发病年龄对骨肿瘤诊断有参考价值，临床应详细询问。如尤因肉瘤发病年龄在20岁以内者达90%以上；骨肉瘤发病年龄在10～20岁者占47.5%，20～30岁者占28.7%，说明该病以青少年多见。询问出现症状的时间、部位、进展情况和治疗经过。一般良性骨肿瘤发病病程长，进展速度慢；恶性骨肿瘤发病病程短，进展速度快。

大多数良性肿瘤患者疼痛表现不明显，但恶性骨肿瘤患者疼痛则是表现最早的症状，开始较轻，尚有间歇，随着病情的发展，呈进行性加剧，且难以忍受，大多数恶性肿瘤可出现夜间疼痛加剧，有时可沿周围神经走向出现放射性疼痛。

骨肿瘤有各自的好发部位，如骨肉瘤好发于长骨干骺端，而且多见于股骨下端及胫骨上端；尤因肉瘤好发于长骨干骺部、骨干部及骨盆；骨巨细胞瘤好发于四肢长骨的骨端，而且发生于股骨的远端多于近端，发生于胫骨的近端多于远端；骨转移性肿瘤发生在骨盆最多。

既往多种方法治疗无效且诊断尚未完全明确者，多应考虑肿瘤的可能。

（二）望诊

首先应观察患者的整体状态，骨肿瘤无论良性或恶性，早期全身症状一般不明显。恶性骨肿瘤后期出现全身衰弱，形体消瘦，精神萎靡，神疲乏力，面色苍白，甚至出现形如枯槁等表现，气血两虚者舌淡苔薄，阴虚火旺者舌红无苔，气滞血瘀者舌紫苔黄。病变局部应观察皮肤颜色、肿胀及周围软组织情况等。

（三）触诊

应注意检查肿物的部位、大小、硬度、活动度，边界是否清楚，有无搏动感。良性骨肿瘤肿块一般呈膨胀性，硬度如骨样，边界清楚，无活动度；恶性肿瘤的骨外形一般不膨胀，周围软组织肿胀，肿块硬度不如良性骨肿瘤，边界不清楚，有些血管丰富的恶性骨肿瘤晚期当骨质有破坏时可扪及搏动，肿块推之不活动。

（四）辅助检查

1. **实验室检查** 良性骨肿瘤患者的血、尿、骨髓检查一般都正常。恶性骨肿瘤可出现血沉加快，晚期大多数出现贫血。骨髓瘤患者40%～60%可有Bence-Jones蛋白尿，骨髓穿刺都可见到骨髓瘤细胞，其数量超过5%～10%，当数量超过20%时，可并见异型浆细胞，浆细胞呈小团状。骨肉瘤、成骨性转移瘤因形成大量新生骨，所以碱性磷酸酶数值增高。

2. X 线检查 X 线检查对诊断骨肿瘤是一项重要手段，检查结果是诊断的重要依据。良性骨肿瘤的阴影比较规则，密度均匀，外围边界整齐，轮廓比较清楚，骨膜无反应性阴影，软组织内也无阴影，溶骨型骨皮层的变薄和膨胀征象是良性骨肿瘤的一个特征；恶性骨肿瘤阴影多不规则，密度不均匀，边界不整齐，轮廓不清楚，骨皮层呈不规则破坏，无膨胀征象，多有骨膜反应，骨膜反应是恶性骨肿瘤的一个特征，可表现为考特曼（Codman）三角阴影、葱皮样阴影或放射状阴影，软组织有肿胀阴影。

3. 同位素骨扫描 虽然不能确诊良、恶性肿瘤，但它可早于 X 线片发现多发病灶，有助于早期诊断。

4. 病理组织检查 病理组织检查在骨肿瘤诊断中占有很重要的位置，但不能单凭病理组织检查结果就确定骨肿瘤的诊断，必须结合病史、症状、体征、实验室检查、X 线检查等综合分析加以诊断。

三、治疗

（一）非手术治疗

1. 中药治疗 对于增强体质、改善脏腑功能、调补气血、补正祛邪、行气活血均起到一定的作用。正虚邪侵，治宜补正祛邪，可选八珍汤、十全大补汤；气滞血瘀者治宜行气活血化瘀，方用桃红四物汤加枳壳、木香、香附等药；肾虚精亏者，治宜补肾填精，方用左归丸。临床实践中应用半枝莲、白花蛇舌草、山慈菇、姜黄、三棱、莪术等对骨肿瘤有一定疗效，还可根据证候加以辨证施治。

2. 放射治疗 放射治疗的有效作用在于组织的吸收量，对有些肿瘤较敏感，如原发性骨恶性淋巴瘤、血管瘤、动脉瘤样骨囊肿；对有些肿瘤中度敏感，如骨巨细胞瘤；对有些肿瘤不敏感，如骨肉瘤。因此，放射治疗可用于敏感肿瘤，对于中度敏感的肿瘤应作为辅助治疗，对于不敏感者只能用大剂量作为辅助治疗。

3. 化学药物治疗 化学药物治疗恶性肿瘤，不仅对局部肿瘤有效，对周身多发或转移病灶也起作用。根据作用机制分为干扰核酸合成的药物、干扰蛋白质合成的药物、直接与 DNA 结合影响其结构和功能的药物、通过改变机体激素状况而起作用的药物等四大类。

4. 免疫疗法 用免疫学的方法使机体产生免疫反应，用来遏制肿瘤细胞的生长。

（二）手术治疗

良性骨肿瘤可选用刮除术、切除术，根据情况加植骨术；恶性肿瘤未波及周围软组织时，可选用瘤段切除灭活再植术、瘤段切除人工假体植入术；恶性肿瘤病情严重者，可选用截肢术。

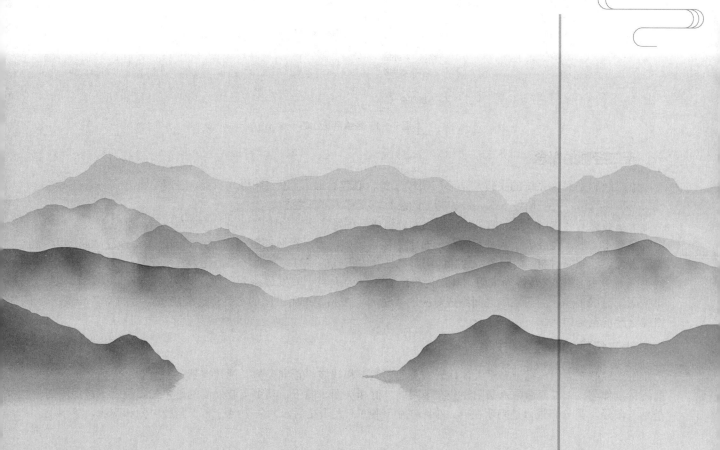

针灸推拿康复学

第一章 经络总论

第一节 经络系统的组成和概况

经络系统由经脉、络脉和连属于体表的十二经筋、十二皮部组成（图9-1-1），其中经脉包括十二经脉、奇经八脉、十二经别，络脉包括十五络脉和难以计数的浮络、孙络等。

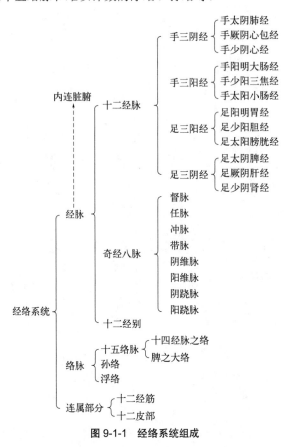

图 9-1-1 经络系统组成

一、十二经脉的概念

十二经脉是经络系统的主体，是手三阴经（肺、心包、心）、手三阳经（大肠、三焦、小肠）、足三阳经（胃、胆、膀胱）、足三阴经（脾、肝、肾）的总称，又称为"正经"。

十二经脉的名称由手足、阴阳和脏腑三部分组成。手足，表示经脉在上、下肢分布不同，手经表示其外行路线分布于上肢，足经表示其外行路线分布于下肢。脏腑，表示经脉的脏腑属性，如肺经表示该经脉属肺脏，胃经表示该经脉属胃腑。阴阳表示经脉的阴阳属性及阴阳气的多寡。一阴一阳衍化为三阴三阳，以区分阴阳气的盛衰（多少）：阴气最盛为太阴，其次为少阴，再次为厥阴；阳气最盛为阳明，其次为太阳，再次为少阳。根据阴阳气的多少，三阴三阳之间组成对应的表里相合关系。三阴三阳的名称广泛应用于经络的命名，经别、络脉、经筋也是如此。

二、十二经脉的体表分布规律

十二经脉左右对称地分布于人体体表的头面、躯干和四肢。正立姿势、两臂自然下垂、掌心向内、拇指向前为标准体位。十二经脉中六条阳经分布于四肢外侧和头面、躯干，其中上肢外侧的是手三阳经，下肢外侧的是足三阳经，其分布规律是阳明在前、少阳在中（侧）、太阳在后。六条阴经分布于四肢内侧和胸腹，其中上肢内侧是手三阴经，下肢内侧是足三阴经。手三阴经的分布规律是太阴在前、厥阴在中、少阴在后。足三阴经在内踝上 8 寸以下分布规律是厥阴在前、太阴在中、少阴在后，在内踝上 8 寸以上，太阴交出厥阴之前，分布规律为太阴在前、厥阴在中、少阴在后。

三、十二经脉的表里属络关系

脏腑有表里相合关系，十二经脉内属于脏腑，亦有相应的表里相合关系。阴经为里，属于脏，阳经为表，属于腑。互为表里的阴经与阳经在体内有属络关系，阴经属脏络腑，阳经属腑络脏，如手太阴肺经属肺络大肠，手阳明大肠经属大肠络肺。十二经脉如此构成六对表里属络关系：手太阴肺经与手阳明大肠经，手厥阴心包经与手少阳三焦经，手少阴心经与手太阳小肠经，足太阴脾经与足阳明胃经，足厥阴肝经与足少阳胆经，足少阴肾经与足太阳膀胱经。经脉的表里关系，除经脉一阴一阳的互相衔接、脏与腑的互相属络外，还通过经别和络脉的表里沟通而得到进一步的加强。

四、十二经脉与脏腑器官的联络、循行走向与交接规律

（一）十二经脉与脏腑器官的联络

十二经脉除了与属络的脏腑有特定联系外，还与其循行分布部位的其他脏腑或组织器官有着密切的联络（表 9-1-1）。临床上辨证分经，循经取穴，多以此为依据。

表 9-1-1　十二经脉与脏腑器官的联络

经脉名称	属络的脏腑	联络的器官
手太阴肺经	属肺，络大肠，起于中焦，还循胃口	喉咙
手阳明大肠经	属大肠，络肺	入下齿中，夹口、鼻
足阳明胃经	属胃，络脾	起于鼻，入上齿，环口夹唇，循喉咙
足太阴脾经	属脾，络胃，流注心中	夹咽，连舌本，散舌下
手少阴心经	属心，络小肠，上肺	夹咽，系目系
手太阳小肠经	属小肠，络心，抵胃	循咽，至目锐眦，入耳中，抵鼻，至目内眦
足太阳膀胱经	属膀胱，络肾	起于目内眦，至耳上角，入络脑
足少阴肾经	属肾，络膀胱，上贯肝，入肺中，络心	循喉咙，夹舌本
手厥阴心包经	属心包，络三焦	—
手少阳三焦经	属三焦，络心包	系耳后，出耳上角，入耳中，至目锐眦
足少阳胆经	属胆，络肝	起于目锐眦，下耳后，入耳中，出耳前
足厥阴肝经	属肝，络胆，夹胃，注肺	过阴器，连目系，环唇内

（二）十二经脉循行走向与交接规律

十二经脉循行走向的规律是：手三阴经从胸走手，手三阳经从手走头，足三阳经从头走足，足三阴经从足走腹（胸）。如《灵枢·逆顺肥瘦》所载："手之三阴，从脏走手；手之三阳，从手走头；足之三阳，从头走足；足之三阴，从足走腹。"

十二经脉相互交接的规律是：①相表里的阴经与阳经在四肢末端交接，如手太阴肺经与手阳明大肠经交接于示指端。②同名的阳经与阳经在头面部交接，如手阳明大肠经与足阳明胃经交接于鼻旁。③相互衔接的阴经与阴经在胸中交接，如足太阴脾经与手少阴心经交接于心中（图 9-1-2）。

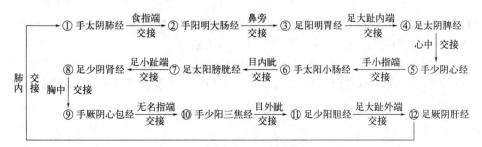

图 9-1-2　十二经脉循行走向与交接规律

（三）十二经脉气血流注规律

十二经脉气血流注顺序有一定规律。中焦受纳、腐熟水谷，化生水谷精微而生气血，所以十二经脉气血源于中焦。气血的运行，有赖于肺气的输送，因此十二经脉气血流注从手太阴肺经开始，由肺经逐经相传，形成周而复始、如环无端的流注系统，将气血周流全身，营养和维持各组织器官的功能活动。流注次序是：气血流注始于手太阴肺经，然后交手阳明大肠经，再交足阳明胃经、足太阴脾经、继交手少阴心经、手太阳小肠经、足太阳膀胱经、足少阴肾经、手厥阴心包经、手少阳三焦经、足少阳胆经、足厥阴肝经，自肝经上注肺，再返回至肺经，重新再循环，周而复始（图9-1-3）。如《灵枢·卫气》载："阴阳相随，外内相贯，如环之无端。"

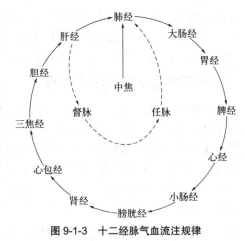

图9-1-3　十二经脉气血流注规律

五、奇经八脉的分布与功能

奇经八脉，包括督脉、任脉、冲脉、带脉、阳跷脉、阴跷脉、阳维脉、阴维脉。它们与十二正经不同，既不直属脏腑，又无表里配合关系，"别道奇行"。这是具有特殊作用的经脉，对其余经络起统率、联络和调节气血盛衰的作用。奇经八脉的分布部位与十二经脉纵横交互。督脉行于后正中线，任脉行于前正中线，任、督脉各有本经所属穴位，故与十二经相提并论，合称为"十四经"。其余的冲、带、跷、维六脉的穴位均交会于十二经和任、督脉中。冲脉行于腹部第一侧线，交会足少阴肾经穴。任、督、冲三脉皆起于胞中，同出会阴而异行，称为"一源三歧"。带脉横斜行于腰腹，交会足少阳经穴。阳跷脉行于下肢外侧及肩、头部，交会足太阳等经穴。阴跷脉行于下肢内侧及眼，交会足少阴经穴。阳维脉行于下肢外侧、肩和头项，交会足少阳等经及督脉穴。阴维脉行于下肢内侧、腹第三侧线和颈部，交会足少阴等经及任脉穴。见表9-1-2。

表9-1-2　奇经八脉分布与功能

奇经八脉	循行分布概况	功能
任脉	腹、胸、颏下正中	总任六阴经，调节全身阴经经气，故称"阴脉之海"
督脉	腰、背、头面正中	总督六阳经，调节全身阳经经气，故称"阳脉之海"
冲脉	与足少阴经并行，环绕口唇，且与任、督、足阳明经等有联系	涵蓄十二经气血，故称"十二经之海"，又称"血海"
带脉	起于胁下，环腰一周，状如束带	约束纵行躯干的诸条经脉
阴维脉	起于小腿内侧，并足太阴、厥阴上行，至咽喉合于任脉	维系全身阴经
阳维脉	起于足跗外侧，并足少阳经上行，至项后会于督脉	维系全身阳经
阴跷脉	起于足跟内侧，伴足少阴等经上行，至目内眦与阳跷脉会合	调节下肢运动，司寤寐
阳跷脉	起于足跟外侧，伴足太阳等经上行，至目内眦与阴跷脉会合	调节下肢运动，司寤寐

第二节　经络的标本、根结与气街、四海

经络的标本、根结和气街、四海理论是经络理论的重要内容之一。掌握这些理论，可以加深对经络分布及经气运行特殊规律的认识，从而有效地指导临床实践。

一、标本

标本中"标"原义指树梢，引申为上部，与人体头面胸背的位置相应；"本"原义指树根，引申为下部，与人体四肢下端相应。主要指经脉腧穴分布部位的上下对应关系。

十二经脉都有"标"部与"本"部。本在四肢肘膝以下的一定部位，标在头、胸、背部。如足太阳之本，在足跟以上5寸中，穴为跗阳，标在两络命门（目），穴为睛明。根据《灵枢·卫气》所载，十二经脉标本的位置及相应的腧穴如下（表9-1-3）。

二、根结

根结中"根"指根本、开始，即四肢末端井穴；"结"指结聚、归结，即头、胸、腹部。《标幽赋》指出："更

表 9-1-3　十二经脉标本

十二经脉	本		标	
	部位	相应腧穴	部位	相应腧穴
足太阳	跟以上 5 寸	跗阳	两络命门（目）	睛明
足少阳	窍阴之间	足窍阴	窗笼（耳）之前	听会
足阳明	厉兑	厉兑	人迎、颊，夹颃颡	人迎、地仓
足太阴	中封前上 4 寸中	三阴交	背俞与舌本	脾俞、廉泉
足少阴	内踝下上 3 寸中	交信、复溜	背俞与舌下两脉	肾俞、廉泉
足厥阴	行间上 5 寸	中封	背俞	肝俞
手太阳	手外踝之后	养老	命门（目）上 1 寸	攒竹
手少阳	小指次指之间上 2 寸	中渚	耳后上角，下外眦	丝竹空
手阳明	肘骨中，上至别阳	曲池、臂臑	颜下合钳上	扶突
手太阴	寸口之中	太渊	腋内动脉	中府
手少阴	锐骨之端	神门	背俞	心俞
手厥阴	掌后两筋之间 2 寸中	内关	腋下 3 寸	天池

穷四根三结，依标本而刺无不痊。""四根三结"指十二经脉以四肢为"根"，以头、胸、腹三部为"结"。主要反映经气的所起与所归，以及经气上下两极间的关系。《灵枢·根结》记载的足三阴三阳之根与结如下（表 9-1-4）。

表 9-1-4　足三阴三阳根结

经脉	根（井穴）	结
太阳	至阴	命门（目）
阳明	厉兑	颡大（钳耳）
少阳	窍阴	窗笼（耳中）
太阴	隐白	太仓（胃）
少阴	涌泉	廉泉（舌下）
厥阴	大敦	玉英（玉堂），络膻中

十二经脉的"根"与"本"，"结"与"标"位置相近或相同，意义也相似。"根"有"本"意，"结"有"标"意。"根"与"本"部位在下，皆经气始生始发之地，为经气所出；"结"与"标"部位在上，皆为经气所结、所聚之处，为经气之所归。但它们在具体内容上又有所区别，即"根之上有本""结之外有标"，"标本"的范围较"根结"为广。"标本"理论强调经脉分布上下部位的相应关系；而"根结"理论则强调经气两极间的联系。

标本根结理论补充说明了经气的流注运行状况，即经气循行的多样性和弥散作用，强调了人体四肢与头身的密切联系，为四肢肘膝以下的腧穴治疗远隔部位的脏腑及头面五官疾病提供了又一理论依据。

三、气街

气街是经气聚集运行的共同通路。《灵枢·卫气》记载："请言气街：胸气有街，腹气有街，头气有街，胫气有街。"《灵枢·动输》又指出："四街者，气之径路也。"说明了头、胸、腹、胫部有经脉之气聚集循行的通路。

《灵枢·卫气》对气街的部位有较详细记载："故气在头者，止之于脑。气在胸者，止之膺与背俞。气在腹者，止之背俞，与冲脉于脐左右之动脉者。气在胫者，止之于气街，与承山踝上以下。"由此可见，气街具有横向为主、上下分部、紧邻脏腑、前后相连的特点，横贯脏腑经络，纵分头、胸、腹、胫是其核心内容。气街理论从另一个角度阐述了经气运行的规律，为临床配穴处方提供了理论依据。

四、四海

四海即髓海、血海、气海、水谷之海的总称，"海"是江河之水归聚之处。四海为人体气血精髓等精微物质汇聚之所。经络学说认为十二经脉内流行的气血像大地上的水流一样，如百川归海，故《灵枢·海论》指出："人有髓海，有血海，有气海，有水谷之海，凡此四者，以应四海也。"

四海的部位与气街的部位类似，髓海位于头部，气海位于胸部，水谷之海位于上腹部，血海位于下腹部，各部之间相互联系。

四海主持全身的气血、津液，其中脑部髓海为元神之府，是神气的本源、脏腑经络活动的主宰；胸部为气海，宗气所聚之处，贯心脉而行呼吸；胃为水谷之海，是营气、卫气的化源之地，即气血生化之源；冲脉为血海，又称"十二经之海"，起于胞宫，与原气关系密切，为原气之所出，是人体生命活动的原动力。

四海理论进一步明确了经气的组成和来源。四海病变，主要分为有余、不足两大类，对临床辨证施治具有指导意义。

第三节　经络的作用

《灵枢·经脉》记载："经脉者，所以能决死生，处百病，调虚实，不可不通。"说明了经络在生理、病理和疾病的防治等方面的作用。其所以能决死生，是因为经络具有联系人体内外、运行气血的作用；处百病，是因为经络具有抗御病邪、反映证候的作用；调虚实，是因为刺激经络，有传导感应的作用。

（一）联系脏腑，沟通内外

经络具有联络和沟通作用。人体的五脏六腑、四肢百骸、五官九窍、皮肉筋骨等组织器官通过经络的联系而构成一个有机的整体，完成正常的生理活动。十二经脉及其分支等纵横交错、入里出表、通上达下，联系了脏腑器官，奇经八脉沟通于十二经之间，经筋、皮部联结了肢体筋肉皮肤，从而使人体的各脏腑组织器官有机地联系起来，正如《灵枢·海论》所说："夫十二经脉者，内属于腑脏，外络于肢节。"

（二）运行气血，营养全身

《灵枢·本脏》说："经脉者，所以行血气而营阴阳，濡筋骨，利关节者也。"气血必须通过经络的传注，才能输布全身，以濡润全身各脏腑组织器官，维持机体的正常功能。如营气之和调于五脏，洒陈于六腑，这就为五脏藏精、六腑传化的功能活动提供了物质条件。

（三）抗御病邪，反映病候

《素问·气穴论》说"孙络"能"以溢奇邪，以通营卫"，这是因为孙络的分布范围很广，最先接触到病邪。当疾病侵犯时，孙络和卫气发挥了重要的抗御作用。

经络又是传注病邪的途径，当体表受到病邪侵犯时，可通过经络由表及里、由浅入深。《素问·缪刺论》载："夫邪之客于形也，必先舍于皮毛，留而不去，入舍于孙脉，留而不去，入舍于络脉，留而不去，入舍于经脉，内连五脏，散于肠胃。"说明经络是外邪内传的渠道，外邪从皮毛腠理内传于脏腑。

经络也是病变相互传变的渠道，是脏腑之间、脏腑与体表组织器官之间相互影响的途径。如心热移于小肠、肝病影响到胃、胃病影响到脾等，是脏腑病变通过经络传注而相互影响的结果。此外，内脏病变可通过经络反映到体表组织器官，如《灵枢·邪客》说："肺心有邪，其气留于两肘；肝有邪，其气留于两腋；脾有邪，其气留于两髀；肾有邪，其气留于两腘。"

（四）传导感应，调和阴阳

针刺中的得气和气行现象都是经络传导感应的功能表现。人身经络之气发于周身腧穴，《灵枢·九针十二原》说："节之交，三百六十五会，所言节者，神气之所游行出入也。"所以针刺操作的关键在于调气，所谓"刺之要，气至而有效"。当经络或内脏机能失调时，通过针灸等刺激体表的一定穴位，经络可以将其治疗性刺激传导到有关的部位和脏腑，从而发挥其调节人体脏腑气血的功能，使阴阳平复，达到治疗疾病的目的。

第二章　腧穴总论

腧穴是人体脏腑经络之气输注于体表的特殊部位。腧，亦作"输"，或从简作"俞"，有转输、输注的含义，言经气转输之义；穴，即孔隙，言经气所居之处。

腧穴在《内经》中又称作"节""会""气穴""气府""骨空"等；后世医家还将其称为"孔穴""穴道"；宋代《铜人腧穴针灸图经》则通称"腧穴"。虽然"腧""输""俞"三者均指腧穴，但现代具体应用时却各有所指。腧穴，是对穴位的统称；输穴，是对五输穴中第三个穴位的专称；俞穴，专指特定穴中的背俞穴。

人体的腧穴既是疾病的反应点，又是针灸等治法的施术部位。腧穴与经络、脏腑、气血密切相关。经穴均分别归属于各经脉，经脉又隶属于一定的脏腑，故腧穴与经络、脏腑间形成了不可分割的联系。《灵枢·九针十二原》指出："五脏有疾也，应出十二原。"说明某些腧穴可以在一定程度上反映脏腑的病理状况。临床上，通过观察腧穴部位的形色变化、按压痛点、扪查阳性反应物等，可辅助诊断。《灵枢·九针十二原》载："欲以微针通其经脉，调其血气，营其逆顺出入之会……"说明针刺腧穴后，通过疏通经脉、调和气血，达到治疗疾病的目的。

第一节　腧穴的分类

人体的腧穴总体上可归纳为十四经穴、经外奇穴、阿是穴3类。

1. **十四经穴**　是指具有固定的名称和位置，且归属于十四经脉系统的腧穴。这类腧穴具有治疗本经和相应脏腑病证的共同作用，所以，归属于十四经脉系统中。十四经穴简称"经穴"，是腧穴体系中的主体。

2. **经外奇穴**　是指既有一定的名称，又有明确的位置，但尚未归入或不便归入十四经脉系统的腧穴。这类腧穴的主治范围比较单纯，多数对某些病证有特殊疗效，故又称"奇穴"。历代对经外奇穴记载不一，也有一些经外奇穴在发展过程中被归入十四经穴。

3. **阿是穴**　是指既无固定名称，亦无固定位置，而是以压痛点或病变局部或其他反应点等作为针灸施术部位的一类腧穴，又称"天应穴""不定穴""压痛点"等。唐代孙思邈的《备急千金要方》载："有阿是之法，言人有病痛，即令捏其上，若里当其处，不问孔穴，即得便快成痛处，即云阿是，灸刺皆验，故曰阿是穴也。"阿是穴无一定数目。

第二节　腧穴的主治特点

腧穴的主治特点主要表现在三个方面，即近治作用、远治作用和特殊作用。

1. **近治作用**　是指腧穴具有治疗其所在部位局部及邻近组织、器官病证的作用。这是一切腧穴主治作用所具有的共同的和最基本的特点，是"腧穴所在，主治所在"规律的体现。如眼区周围的睛明、承泣、攒竹、瞳子髎等经穴均能治疗眼疾；胃脘部周围的中脘、建里、梁门等经穴均能治疗胃痛；膝关节周围的鹤顶、膝眼等奇穴均能治疗膝关节疼痛；阿是穴均可治疗所在部位局部的病痛等。

2. **远治作用**　是指腧穴具有治疗其远隔部位的脏腑、组织器官病证的作用。腧穴不仅能治疗局部病证，而且还有远治作用。十四经穴，尤其是十二经脉中位于四肢肘膝关节以下的经穴，远治作用尤为突出，如合谷穴不仅能治疗手部的局部病证，还能治疗本经所过处的颈部和头面部病证，这是"经脉所过，主治所及"规律的体现。

3. **特殊作用**　是指有些腧穴具有双向良性调整作用和相对特异的治疗作用。所谓双向良性调整作用，是指同一腧穴对机体不同的病理状态，可以起到两种相反而有效的治疗作用。如腹泻时针天枢穴可止泻，便秘时针天枢穴可通便；内关可治心动过缓，又可治心动过速。又如实验证明，针刺足三里穴既可使原来处于弛缓状态或处于较低兴奋状态的胃运动加强，又可使原来处于紧张或收缩亢进状态的胃运动减弱。此外，腧穴的治疗作用还具有相对的特异性，如大椎穴退热、至阴穴矫正胎位、阑尾穴治疗阑尾炎等。特定穴更是腧穴相对特异治疗作用的集中体现，腧穴是疾病的反应点，也是针灸等治法的刺激点。腧穴有接受刺激、防治疾病的作用。

第三节　特定穴

特定穴是指十四经中具有特殊治疗作用，并按特定称号归类的腧穴。可分为 10 类，即主要分布在四肢肘膝关节以下的五输穴、原穴、络穴、郄穴、下合穴、八脉交会穴，在背腰和胸腹部的背俞穴、募穴，在四肢、躯干部的八会穴，以及全身经脉的交会穴。

一、五输穴

十二经脉分布在肘、膝关节以下的 5 个特定腧穴，即井、荥、输、经、合穴，称五输穴，简称"五输"。古人把经气在经脉中的运行比作自然界之水流，认为具有由小到大、由浅入深的特点。五输穴从四肢末端向肘膝方向依次排列。"井"，意为谷井，喻山谷之泉，是水之源头；井穴分布在指或趾末端，为经气初出之处。"荥"，意为小水，喻刚出的泉水微流；荥穴分布于掌指或跖趾关节之前，为经气开始流动之处。"输"，有输注之意，喻水流由小到大，由浅渐深；输穴分布于掌指或跖趾关节之后，其经气渐盛。"经"，意为水流宽大通畅；经穴多位于腕、踝关节以上之前臂、胫部，其经气盛大流行。"合"，有汇合之意，喻江河之水汇合入海；合穴位于肘膝关节附近，其经气充盛且入合于脏腑。《灵枢·九针十二原》指出："所出为井，所溜为荥，所注为输，所行为经，所入为合。"是对五输穴经气流注特点的概括。五输穴与五行相配，故又有"五行输"之称（表 9-2-1、表 9-2-2）。

表 9-2-1　六阴经五输穴与五行配属表

六阴经	井（木）	荥（火）	输（土）	经（金）	合（水）
肺（金）	少商	鱼际	太渊	经渠	尺泽
肾（水）	涌泉	然谷	太溪	复溜	阴谷
肝（木）	大敦	行间	太冲	中封	曲泉
心（火）	少冲	少府	神门	灵道	少海
脾（土）	隐白	大都	太白	商丘	阴陵泉
心包（相火）	中冲	劳宫	大陵	间使	曲泽

表 9-2-2　六阳经五输穴与五行配属表

六阳经	井（金）	荥（水）	输（木）	经（火）	合（土）
大肠（金）	商阳	二间	三间	阳溪	曲池
膀胱（水）	至阴	足通谷	束骨	昆仑	委中
胆（木）	足窍阴	侠溪	足临泣	阳辅	阳陵泉
小肠（火）	少泽	前谷	后溪	阳谷	小海
胃（土）	厉兑	内庭	陷谷	解溪	足三里
三焦（相火）	关冲	液门	中渚	支沟	天井

井荥输原经合歌

少商鱼际与太渊，经渠尺泽肺相连，商阳二三间合谷，阳溪曲池大肠牵。
隐白大都太白脾，商丘阴陵泉要知，厉兑内庭陷谷胃，冲阳解溪三里随。
少冲少府属于心，神门灵道少海寻，少泽前谷后溪腕，阳谷小海小肠经。
涌泉然谷与太溪，复溜阴谷肾所宜，至阴通谷束京骨，昆仑委中膀胱知。
中冲劳宫心包络，大陵间使传曲泽，关冲液门中渚焦，阳池支沟天井索。
大敦行间太冲看，中封曲泉属于肝，窍阴侠溪临泣胆，丘墟阳辅阳陵泉。

二、原穴、络穴

脏腑原气输注、经过和留止于十二经脉四肢部的腧穴，称为原穴，又称"十二原"（表 9-2-3）。"原"含本原、原气之意，是人体生命活动的原动力，为十二经脉维持正常生理功能之根本。十二原穴多分布于腕踝关节附近。阴经的原穴与五输穴中的输穴同穴名、同部位，实为一穴，即所谓"阴经以输为原""阴经之输并于原"。阳经的原穴位于五输穴中的输穴之后，即另置一原。

表 9-2-3　十二原穴表

经脉	经脉	穴位
手三阴经	肺　经	太渊
	心　经	神门
	心包经	大陵
手三阳经	大肠经	合谷
	小肠经	腕骨
	三焦经	阳池
足三阴经	脾　经	太白
	肾　经	太溪
	肝　经	太冲
足三阳经	胃　经	冲阳
	膀胱经	京骨
	胆　经	丘墟

在治疗方面，《灵枢·九针十二原》说："五脏有疾也，当取之十二原。"针刺原穴能使三焦原气通达，从而发挥其维护正气，抗御病邪的作用，说明原穴有调整其脏腑经络虚实各证的功能。

十五络脉从经脉分出处各有 1 个腧穴，称之为络穴，又称"十五络穴"（表 9-2-4）。络，有联络、散布之意。十二经脉的络穴位于四肢肘膝关节以下；任脉络穴鸠尾位于上腹部；督脉络穴长强位于尾骶部；脾之大络大包穴位于胸胁部。络穴各主治其络脉的病证。十二络穴能沟通表里两经，故有"一络通两经"之说。因此，络穴不仅能治本经病，也能治其相表里之经的病证。

表 9-2-4　十五络穴表

经脉	经脉	穴位
手三阴经	肺　经	列缺
	心　经	通里
	心包经	内关
手三阳经	大肠经	偏历
	小肠经	支正
	三焦经	外关
足三阴经	脾　经	公孙
	肾　经	大钟
	肝　经	蠡沟
足三阳经	胃　经	丰隆
	膀胱经	飞扬
	胆　经	光明
任、督、脾大络	任　脉	鸠尾
	督　脉	长强
	脾大络	大包

十五络穴歌

人身络脉一十五，我今逐一从头举，手太阴络为列缺，手少阴络即通里，
手厥阴络为内关，手太阳络支正是，手阳明络偏历当，手少阳络外关位，
足太阳络号飞扬，足阳明络丰隆记，足少阳络为光明，足太阴络公孙寄，
足少阴络名大钟，足厥阴络蠡沟配。阳督之络号长强，阴任之络为鸠尾，
脾之大络为大包，十五络名君须记。

原穴和络穴在临床上既可单独使用，也可相互配合使用。原络合用称"原络配穴"，如肺病取肺经的原

列缺和大肠经的络穴偏历。

三、郄穴

十二经脉和奇经八脉中的阴维、阳维、阴跷、阳跷脉之经气深聚的部位，称为郄穴（表9-2-5）。"郄"有空隙之意。郄穴共有16个，除胃经的梁丘之外，都分布于四肢肘膝关节以下。临床上郄穴常用来治疗本经循行部位及所属脏腑的急性病证。阴经郄穴多治血证，如孔最治咳血，中都治崩漏等。阳经郄穴多治急性疼痛，如颈项痛取外丘，胃脘痛取梁丘等。此外，当脏腑发生病变时，可按压郄穴进行检查，做协助诊断之用。

表9-2-5 十六郄穴表

阴经	郄穴	阳经	郄穴
手太阴肺经	孔最	手阳明大肠经	温溜
手厥阴心包经	郄门	手少阳三焦经	会宗
手少阴心经	阴郄	手太阳小肠经	养老
足太阴脾经	地机	足阳明胃经	梁丘
足厥阴肝经	中都	足少阳胆经	外丘
足少阴肾经	水泉	足太阳膀胱经	金门
阴维脉	筑宾	阳维脉	阳交
阴跷脉	交信	阳跷脉	跗阳

十六郄穴歌

郄义为孔隙，气血深部聚；肺郄孔最取，大肠温溜别；胃经是梁丘，脾经属地机；
心则取阴郄，小肠养老列；膀胱金门守，肾向水泉施；心包郄门穴，三焦会宗持；
胆郄在外丘，肝经中都是；阳跷跗阳走，阴跷交信期；阳维阳交穴，阴维筑宾知。

四、背俞穴、募穴

脏腑之气输注于背腰部的腧穴，称为背俞穴，又称为"俞穴"。俞，有输注、转输之意。六脏六腑各有一背俞穴，共12个。背俞穴均位于背腰部足太阳膀胱经第1侧线上，大体依脏腑位置的高低而上下排列，并分别冠以脏腑之名（表9-2-6）。

表9-2-6 脏腑背俞穴表

上部	背俞	下部	背俞
肺	肺俞	胃	胃俞
心包	厥阴俞	三焦	三焦俞
心	心俞	肾	肾俞
肝	肝俞	大肠	大肠俞
胆	胆俞	小肠	小肠俞
脾	脾俞	膀胱	膀胱俞

十二背俞穴歌

三椎肺俞四厥阴，心五肝九十胆俞，十一脾俞十二胃；
十三三焦十四肾，大肠十六小十八，膀胱俞与十九平。

脏腑之气汇聚于胸腹部的腧穴，称为募穴，又称为"腹募穴"（表9-2-7）。募，有聚集、汇合之意。六脏六腑各有一募穴，共12个。募穴均位于胸腹部有关经脉上，其位置与其相关脏腑所处部位相近。

表9-2-7 脏腑募穴表

两侧募穴	正中募穴	两侧募穴	正中募穴
肺—中府	心包—膻中	脾—章门	三焦—石门
肝—期门	心—巨阙	肾—京门	小肠—关元
胆—日月	胃—中脘	大肠—天枢	膀胱—中极

大肠天枢肺中府，小肠关元心巨阙；膀胱中极肾京门，肝募期门胆日月；

脾募章门胃中脘，气化三焦石门针；心包募穴在何处？胸前正中膻中寻。

《难经·六十七难》说："阳病行阴，故令募在阴。"《素问·阴阳应象大论》又说："阳病治阴。"说明治六腑病证多取募穴。滑伯仁《难经本义》说："阴阳经络，气相交贯，脏腑腹背，气相通应。"说明脏腑之气与俞募穴是相互贯通的。当脏腑发生病变时，常在其相应的俞募穴出现疼痛或过敏等病理反应。因此，临床上可通过观察、触扪俞募穴处的异常变化，以诊断相应脏腑疾病，又可刺灸俞募穴来治疗相应的脏腑疾病。募穴的主治性能与背俞穴有共同之处，募穴对于脏腑病证属于邻近取穴，临床上多与四肢远道穴配用，如脏病配用原穴，腑病配用下合穴等，又可与背俞穴配合使用，俞募同用属"前后配穴"。

五、下合穴

六腑之气下合于下肢足三阳经的腧穴，称为下合穴，又称"六腑下合穴"（表9-2-8）。下合穴共有6个，其中胃、胆、膀胱的下合穴位于本经，与本经五输穴中的合穴同名同位；大肠、小肠的下合穴都位于胃经，三焦的下合穴位于膀胱经。

《素问·咳论》说："治府（腑）者，治其合。"说明下合穴是治疗六腑病证的主要穴位。如足三里治胃脘痛，下巨虚治泄泻，上巨虚治肠痈、痢疾，阳陵泉治胆痛，委阳、委中治三焦气化失常而引起的癃闭、遗尿等。

表9-2-8　下合穴表

六腑	下合穴	六腑	下合穴
胃	足三里	三焦	委阳
大肠	上巨虚	膀胱	委中
小肠	下巨虚	胆	阳陵泉

下合穴歌

胃经下合足三里，上下巨虚大小肠；

膀胱当合委中穴，三焦下合属委阳；

胆经之合阳陵泉，腑病用之效显彰。

六、八会穴

脏、腑、气、血、筋、脉、骨、髓等精气会聚的8个腧穴，称为八会穴（表9-2-9）。八会穴分散在躯干部和四肢部，其中脏、腑、气、血、骨之会穴位于躯干部；筋、脉、髓之会穴位于四肢部。临床上，凡与此八者有关的病证均可选用相关的八会穴来治疗。另外，《难经·四十五难》还说："热病在内者，取其会之气穴也。"说明八会穴还能治某些热病。

表9-2-9　八会穴表

八会	穴位	八会	穴位
脏会	章门	筋会	阳陵泉
腑会	中脘	脉会	太渊
气会	膻中	骨会	大杼
血会	膈俞	髓会	绝骨

八会穴歌

腑会中脘脏章门，筋会阳陵髓绝骨；骨会大杼气膻中，血会膈俞脉太渊。

七、八脉交会穴

奇经八脉与十二经脉之气相通的8个腧穴，称为八脉交会穴，又称"交经八穴"（表9-2-10）。八脉交会穴均位于腕踝部的上下，原属于五输穴和络穴，因称为"流注"；通过十二经脉以交（通）于奇经八脉，因称"交经"。后来又称为"八脉交会穴"。

八脉交会穴，临床上可作为远道取穴单独选用，再配上头身部的邻近穴，成为远近配穴，又可上下配合应用，如公孙配内关，治疗胃、心、胸部病证；后溪配申脉，治内眼角、耳、项、肩胛部位病及发热恶寒等表证；外关配足临泣，治疗外眼角、耳、颊、颈、肩部病及寒热往来证；列缺配照海，治咽喉、胸膈、肺病和阴虚内热等症。

表 9-2-10　八脉交会穴表

经属	八脉交会穴	通八脉	会合部位
足太阴脾经	公孙	冲脉	胃、心、胸
手厥阴心包经	内关	阴维脉	
手少阳三焦经	外关	阳维脉	目外眦、颊、颈、耳后、肩
足少阳胆经	足临泣	带脉	
手太阳小肠经	后溪	督脉	目内眦、项、耳、肩胛
足太阳膀胱经	申脉	阳跷脉	
手太阴肺经	列缺	任脉	胸、肺、膈、喉咙
足少阴肾经	照海	阴跷脉	

八脉交会八穴歌

公孙冲脉胃心胸，内关阴维下总同；临泣胆经连带脉，阳维目锐外关逢；
后溪督脉内眦颈，申脉阳跷络亦通；列缺任脉行肺系，阴跷照海膈喉咙。

八、交会穴

交会穴是指两经或数经相交会合的腧穴。交会穴的记载始见于《甲乙经》。交会穴多分布于头面、躯干部。交会穴不但能治本经病，还能兼治所交经脉的病证。如关元、中极是任脉经穴，又与足三阴经相交会，故既可治任脉病证，又可治足三阴经的病证；大椎是督脉经穴，又与手足三阳相交会，既可治督脉的疾患，又可治诸阳经的全身性疾患。

第四节　腧穴的定位方法

腧穴定位法，又称取穴法，是指确定腧穴位置的基本方法。确定腧穴位置，要以体表标志为主要依据，在距离标志较远的部位，则于两标志之间折合一定的比例寸，称"骨度分寸"，用此"寸"表示上下左右的距离；取穴时，用手指比量这种距离，则有手指"同身寸"的应用。

常用的腧穴定位方法有以下四种。

一、体表解剖标志定位法

体表解剖标志定位法，是以人体解剖学的各种体表标志为依据来确定腧穴定位的方法。体表解剖标志，可分为固定标志和活动标志两种。

1. 固定标志　指在人体自然姿势下可见的标志，包括由骨节和肌肉所形成的突起或凹陷、五官轮廓、发际、指（趾）甲、乳头、肚脐等。借助固定标志来定位取穴是常用的方法，如鼻尖取素髎、两眉中间取印堂、两乳中间取膻中、脐中旁 2 寸取天枢、腓骨小头前下方凹陷处取阳陵泉等。

2. 活动标志　指在人体活动姿势下出现的标志，包括各部的关节、肌肉、肌腱、皮肤随着活动而出现的空隙、凹陷、皱纹、尖端等。如微张口，耳屏正中前缘凹陷中取听宫，闭口取下关；屈肘取曲池，展臂取肩髃；拇指上翘取阳溪，掌心向胸取养老等。

二、骨度折量定位法

骨度折量定位法，是指以体表骨节为主要标志折量全身各部的长度和宽度，定出分寸，用于腧穴定位的方法。即以《灵枢·骨度》规定的人体各部的分寸为基础，结合后世医家创用的折量分寸（将设定的两骨节点之间的长度折量为一定的等分，每 1 等分为 1 寸，10 等分为 1 尺），作为定穴的依据。全身主要骨度折量寸见表 9-2-11和图 9-2-1 所示。

三、指寸定位法

指寸定位法，又称手指同身寸定位法，是指依据被取穴者本人手指所规定的分寸以量取腧穴的方法。此法

表 9-2-11　常用骨度表

部位	起止点	折量寸	度量法	说明
头面部	前发际正中→后发际正中	12	直寸	用于确定头部腧穴的纵向距离
	眉间（印堂）→前发际正中	3	直寸	用于确定前或后发际及头部腧穴的纵向距离
	两额角发际（头维）之间	9	横寸	用于确定头前部腧穴的横向距离
	耳后两乳突（完骨）之间	9	横寸	用于确定头后部腧穴的横向距离
胸腹胁部	胸骨上窝（天突）→剑胸结合中点（歧骨）	9	直寸	用于确定胸部任脉腧穴的纵向距离
	剑胸结合中点（歧骨）→脐中	8	直寸	用于确定上腹部腧穴的纵向距离
	脐中→耻骨联合上缘（曲骨）	5	直寸	用于确定下腹部腧穴的纵向距离
	两肩胛骨喙突内侧缘之间	12	横寸	用于确定胸部腧穴的横向距离
	两乳头之间	8	横寸	用于确定胸腹部腧穴的横向距离
背腰部	肩胛骨内侧缘→后正中线	3	横寸	用于确定背腰部腧穴的横向距离
上肢部	腋前、后纹头→肘横纹（平尺骨鹰嘴）	9	直寸	用于确定上臂部腧穴的纵向距离
	肘横纹（平尺骨鹰嘴）→腕掌（背）侧远端横纹	12	直寸	用于确定前臂部腧穴的纵向距离
下肢部	耻骨联合上缘→髌底	18	直寸	用于确定大腿部腧穴的纵向距离
	髌底→髌尖	2	直寸	
	髌尖（膝中）→内踝尖	15	直寸	用于确定小腿内部腧穴的纵向距离
	胫骨内侧髁下方阴陵泉→内踝尖	13	直寸	
	股骨大转子→腘横纹（平髌尖）	19	直寸	用于确定大腿前外侧部腧穴的纵向距离
	臀沟→腘横纹	14	直寸	用于确定大腿后部腧穴的纵向距离
	腘横纹（平髌尖）→外踝尖	16	直寸	用于确定小腿外侧部腧穴的纵向距离
	内踝尖→足底	3	直寸	用于确定足内侧部腧穴的纵向距离

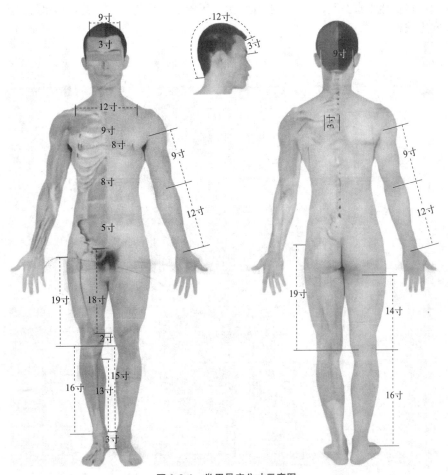

图 9-2-1　常用骨度分寸示意图

主要用于下肢部。在具体取穴时，医者应当在骨度折量定位法的基础上，参照被取穴者自身的手指进行比量，并结合一些简便的活动标志取穴方法，以确定腧穴的标准定位。

　　1. 中指同身寸　以被取穴者的中指中节桡侧两端纹头（拇指、中指屈曲成环形）之间的距离作为1寸（图9-2-2）。

　　2. 拇指同身寸　以被取穴者拇指的指间关节的宽度作为1寸（图9-2-3）。

　　3. 横指同身寸　被取穴者手四指并拢，以其中指中节横纹为准，其四指的宽度作为3寸（图9-2-4）。四指相并名曰"一夫"，用横指同身寸法量取腧穴，又名"一夫法"。

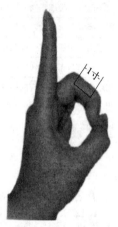

图9-2-2　中指同身寸

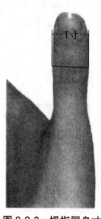

图9-2-3　拇指同身寸

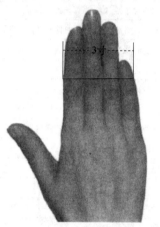

图9-2-4　横指同身寸

四、简便定位法

　　简便定位法，是临床中一种简便易行的腧穴定位方法。如立正姿势，手臂自然下垂，其中指端在下肢所触及处为风市；两手虎口自然平直交叉，一手示指压在另一手腕后高骨的上方，其示指尽端到达处取列缺等。此法是一种辅助取穴方法。

第三章　经络腧穴各论

　　十二经脉和奇经八脉都有一定的循行路线，十四经均有其所属腧穴。经脉的循行分布与该经的病候和腧穴的主治有内在的联系，熟悉经脉的体表循行路线及其在体内与脏腑和组织的联系，有助于理解各经病候和所属腧穴的主治范围和特点。

　　腧穴是针灸治疗疾病的特殊部位。掌握常用经穴的定位和主治，熟悉其操作方法，是针灸临床的基本要求。本章218个腧穴，是根据中医住院医师规范化培训结业理论考核大纲的要求所列。

第一节　手太阴肺经及其腧穴

一、经脉循行

　　手太阴肺经，起于中焦，向下联络大肠，再返回沿胃上口，穿过横膈，入属于肺。从肺系（气管喉咙部）向外横行至腋窝下，沿上臂内侧下行，循行于手少阴与手厥阴经之前，下至肘中，沿着前臂内侧桡骨尺侧缘下行，经寸口动脉搏动处，行至大鱼际，再沿大鱼际桡侧缘循行直达拇指末端。其支脉，从手腕后分出，沿着示指桡侧直达示指末端。

　　《灵枢·经脉》：肺手太阴之脉，起于中焦，下络大肠，还循胃口①，上膈属肺。从肺系②，横出腋下，下循臑内，行少阴、心主之前，下肘中，循臂内上骨③下廉，入寸口，上鱼，循鱼际，出大指之端。其支者：从腕后，直出次指内廉，出其端。

　　注释：①胃口：指胃之上口，贲门部。②肺系：肺及其相联系的组织器官。③上骨：指桡骨。

二、主治概要

　　1.肺系病证　咳嗽，气喘，咽喉肿痛，咯血，胸痛等。

　　2.经脉循行部位的其他病证　肩背痛，肘臂挛痛，手腕痛等。

三、本经重点腧穴

　　1.中府　肺之募穴

　　【定位】在胸部，横平第1肋间隙，锁骨下窝外侧，前正中线旁开6寸。

　　【解剖】当胸大肌、胸小肌处，内侧深层为第1肋间内、外肌；上外侧有腋动、静脉，胸肩峰动、静脉；布有锁骨上神经中间支，胸前神经分支及第1肋间神经外侧皮支。

　　【主治】①咳嗽、气喘、胸痛等胸肺病证；②肩背痛。

　　【操作】向外斜刺或平刺0.5～0.8寸，不可向内下深刺，以免伤及肺脏，引起气胸。

　　2.尺泽　合穴

　　【定位】在肘区，肘横纹上，肱二头肌腱桡侧缘凹陷中。

　　【解剖】在肘关节，当肱二头肌腱桡侧，肱桡肌起始部；有桡侧返动、静脉分支及头静脉；布有前臂外侧皮神经，直下为桡神经。

　　【主治】①咳嗽、气喘、咯血、咽喉肿痛等肺系实热病证；②肘臂挛痛；③急性吐泻、中暑、小儿惊风等急症。

　　【操作】直刺0.8～1.2寸，或点刺出血。

　　3.孔最　郄穴

　　【定位】在前臂前区，腕掌侧远端横纹上7寸，尺泽与太渊连线上。

　　【解剖】有肱桡肌及旋前圆肌，在桡侧腕长、短伸肌、肱桡肌内缘；有头静脉，桡动、静脉；布有前臂外侧皮神经、桡神经浅支。

　　【主治】①鼻衄、咯血、咳嗽、气喘、咽喉肿痛等肺系病证；②肘臂挛痛。

【操作】直刺 0.5～1 寸。

4. 列缺　络穴；八脉交会穴（通于任脉）

【定位】在前臂，腕掌侧远端横纹上 1.5 寸，拇短伸肌腱和拇长展肌腱之间，拇长展肌腱沟的凹陷中。

简便取穴法：两手虎口自然平直交叉，一手示指按在另一手桡骨茎突上，指尖下凹陷中是穴。

【解剖】在肱桡肌腱、拇长展肌腱与拇短伸肌腱之间，桡侧腕长伸肌腱内侧；有头静脉，桡动、静脉分支；布有前臂外侧皮神经和桡神经浅支的混合支。

【主治】①咳嗽、气喘、咽喉肿痛等肺系病证；②偏正头痛、齿痛、项强痛、口眼歪斜等头面部病证；③手腕痛。

【操作】向上斜刺 0.5～0.8 寸。

5. 太渊　输穴；原穴；八会穴之脉会

【定位】在腕前区，桡骨茎突与舟状骨之间，拇长展肌腱尺侧凹陷中。

【解剖】桡侧腕屈肌腱的外侧，拇长展肌腱内侧；有桡动、静脉；布有前臂外侧皮神经和桡神经浅支混合支。

【主治】①咳嗽、气喘等肺系病证；②无脉症；③腕臂痛。

【操作】避开桡动脉，直刺 0.3～0.5 寸。

6. 鱼际　荥穴

【定位】在手外侧，第 1 掌骨桡侧中点赤白肉际处。

【解剖】有拇短展肌和拇指对掌肌；布有前臂外侧皮神经和桡神经浅支混合支。

【主治】①咳嗽、咯血、咽干、咽喉肿痛、失音等肺系实热病证；②掌中热；③小儿疳积。

【操作】直刺 0.5～0.8 寸。治小儿疳积可用割治法。

7. 少商　井穴

【定位】在手指，拇指末节桡侧，指甲根角侧上方 0.1 寸（指寸）。

【解剖】有指掌侧固有动、静脉所形成的动、静脉网；布有前臂外侧皮神经和桡神经浅支混合支，及正中神经的掌侧固有神经的末梢神经网。

【主治】①咽喉肿痛、鼻衄、高热等肺系实热病证；②昏迷、癫狂等急症。

【操作】浅刺 0.1 寸，或点刺出血。

第二节　手阳明大肠经及其腧穴

一、经脉循行

手阳明大肠经，起于示指之尖端（桡侧），沿示指桡侧，经过第 1、2 掌骨之间，上行至腕后两筋之间，沿前臂外侧前缘，至肘部外侧，再沿上臂外侧前缘上行到肩部，经肩峰前，向上循行至背部，与诸阳经交会于大椎穴，再向前行进入缺盆，络于肺，下行穿过横膈，属于大肠。其支脉，从缺盆部上行至颈部，经面颊进入下齿之中，又返回经口角到上口唇，交会于人中（水沟），左脉右行，右脉左行，止于对侧鼻孔旁。

《灵枢·经脉》：大肠手阳明之脉，起于大指次指之端，循指上廉，出合谷两骨①之间，上入两筋②之中，循臂上廉，入肘外廉，上臑外前廉，上肩，出髃骨之前廉，上出于柱骨之会上，下入缺盆，络肺，下膈，属大肠。其支者：从缺盆上颈，贯颊，入下齿中；还出夹口，交人中——左之右、右之左，上夹鼻孔。

注释：①合谷两骨：指第 1、2 掌骨。②两筋：指拇长伸肌腱、拇短伸肌腱。

二、主治概要

1. 头面五官病　目病，齿痛，咽喉肿痛，鼻衄，口眼㖞斜，耳聋等。

2. 热病，神志病　热病昏迷，眩晕，癫狂等。

3. 肠腑病证　腹胀，腹痛，肠鸣，泄泻等。

4. 经脉循行部位的其他病证　手臂酸痛，半身不遂，手臂麻木等。

三、本经重点腧穴

1. 商阳　井穴

【定位】在手指，示指末节桡侧，指甲根角侧上方 0.1 寸（指寸）。

【解剖】有指及掌背动、静脉网；布有来自正中神经的指掌侧固有神经，桡神经的指背侧神经。

【主治】①齿痛、咽喉肿痛等五官病；②热病、昏迷等热证、急症。

【操作】浅刺 0.1 寸，或点刺出血。

2.二间　荥穴

【定位】在手指，第 2 掌指关节桡侧远端赤白肉际处。

【解剖】有指浅、深屈肌腱；有来自桡动脉的指背及掌侧动、静脉；布有桡神经的指背侧固有神经，正中神经的指掌侧固有神经。

【主治】①鼻衄、齿痛等五官病；②热病。

【操作】直刺 0.2 ～ 0.3 寸。

3.三间　输穴

【定位】在手背，第 2 掌指关节桡侧近端凹陷中。

【解剖】有第 1 骨间背侧肌，深层为拇内收肌横头；有手背静脉网（头静脉起始部）、指掌侧固有动脉；布有桡神经浅支。

【主治】①齿痛、咽喉肿痛等五官病；②腹胀、肠鸣等肠腑病证。

【操作】直刺 0.3 ～ 0.5 寸。

4.合谷　原穴

【定位】在手背，第 2 掌骨桡侧的中点处。

简便取穴法：以一手的拇指间关节横纹，放在另一手拇、示指之间的指蹼缘上，当拇指尖下是穴。

【解剖】在第 1、2 掌骨之间，第 1 骨间背侧肌中，深层有拇收肌横头；有手背静脉网，为头静脉的起始部，腧穴近侧正当桡动脉从手背穿向手掌之处；布有桡神经浅支的掌背侧神经，深部有正中神经的指掌侧固有神经。

【主治】①头痛、目赤肿痛、齿痛、鼻衄、口眼㖞斜、耳聋等头面五官病证；②发热恶寒等外感病证；③热病无汗或多汗；④痛经、经闭、滞产等妇产科病证；⑤各种痛证，为牙拔除术、甲状腺手术等五官及颈部手术针麻常用穴。

【操作】直刺 0.5 ～ 1 寸，针刺时手呈半握拳状。孕妇不宜针。

5.阳溪　经穴

【定位】在腕区，腕背侧远端横纹桡侧，桡骨茎突远端，解剖学"鼻烟窝"凹陷中。

【解剖】当拇短伸肌腱、拇长伸肌腱之间；有头静脉，桡动脉本干及其腕背支；布有桡神经浅支。

【主治】①头痛、目赤肿痛、耳聋等头面五官病证；②手腕痛。

【操作】直刺或斜刺 0.5 ～ 0.8 寸。

6.偏历　络穴

【定位】在前臂，腕背侧远端横纹上 3 寸，阳溪与曲池连线上。

【解剖】在桡骨远端，桡侧腕短伸肌腱与拇长展肌腱之间；有头静脉；掌侧为前臂外侧皮神经和桡神经浅支，背侧为前臂背侧皮神经和前臂骨间背侧神经。

【主治】①耳鸣，鼻衄；②手臂酸痛；③腹部胀满；④水肿。

【操作】直刺或斜刺 0.5 ～ 0.8 寸。

7.手三里

【定位】在前臂，肘横纹下 2 寸，阳溪与曲池连线上。

【解剖】在桡侧腕短伸肌肌腹与拇长展肌之间；有桡返动脉的分支；布有前臂背侧皮神经与桡神经深支。

【主治】①手臂无力，上肢不遂；②腹痛，腹泻；③齿痛，颊肿。

【操作】直刺 1 ～ 1.5 寸。

8.曲池　合穴

【定位】在肘区，在尺泽与肱骨外上髁连线中点凹陷处。

【解剖】桡侧腕长伸肌起始部，肱桡肌的桡侧；有桡返动脉的分支；布有前臂背侧皮神经，内侧深层为桡神经本干。

【主治】①手臂痹痛，上肢不遂；②热病；③眩晕；④腹痛、吐泻等肠胃病证；⑤咽喉肿痛、齿痛、目赤肿痛等五官热性病证；⑥瘾疹、湿疹、瘰疬等皮外科病证；⑦癫狂。

【操作】直刺 1 ～ 1.5 寸。

9.肘髎

【定位】在肘区，肱骨外上髁上缘，髁上嵴的前缘。

【解剖】在肱骨外上髁上缘肱桡肌起始部，肱三头肌外缘；有桡侧副动脉；布有前臂背侧皮神经及桡神经。

【主治】肘臂部疼痛、麻木、挛急等。

【操作】直刺 0.5 ～ 1 寸。

10. 臂臑

【定位】在臂部，曲池上 7 寸，三角肌前缘处。

【解剖】在肱骨桡侧，三角肌下端，肱三头肌外侧头的前缘；有旋肱后动脉的分支及肱深动脉；布有前臂背侧皮神经，深层有桡神经本干。

【主治】①肩臂疼痛不遂、颈项拘挛等痹证；②瘰疬；③目疾。

【操作】直刺或向上斜刺 0.8 ～ 1.5 寸。

11. 肩髃

【定位】在三角肌区，肩峰外侧缘前端与肱骨大结节两骨间凹陷中。

简便取穴法：屈臂外展，肩峰外侧缘呈现前后两个凹陷，前下方的凹陷即是本穴。

【解剖】有旋肱后动、静脉；布有锁骨上神经、腋神经。

【主治】①肩臂挛痛，上肢不遂；②瘾疹。

【操作】直刺或向下斜刺 0.8 ～ 1.5 寸。肩周炎宜向肩关节方向直刺，上肢不遂宜向三角肌方向斜刺。

12. 扶突

【定位】在胸锁乳突肌区，横平喉结，胸锁乳突肌前、后缘中间。

【解剖】在胸锁乳突肌、颈阔肌中，深层为肩胛提肌起始点；深层内侧有颈升动脉；布有耳大神经、颈皮神经、枕小神经及副神经。

【主治】①咽喉肿痛、暴喑、吞咽困难等咽喉病证；②瘿气，瘰疬；③呃逆；④咳嗽、气喘；⑤颈部手术针麻用穴。

【操作】直刺 0.5 ～ 0.8 寸。注意避开颈动脉，不可过深。一般不用电针，以免引起迷走神经中枢反应。

13. 口禾髎

【定位】在面部，横平人中沟上 1/3 与下 2/3 交点，鼻孔外缘直下。

【解剖】在上颌骨犬齿窝部，提上唇肌止端；有面动、静脉的上唇支；布有面神经与三叉神经第 2 支下支的吻合丛。

【主治】鼻塞、衄血、口歪、口噤等口鼻部病证。

【操作】直刺或斜刺 0.3 ～ 0.5 寸。

14. 迎香

【定位】在面部，鼻翼外缘中点旁，鼻唇沟中。

【解剖】在提上唇肌中；有面动、静脉及眶下动、静脉分支；布有面神经与眶下神经的吻合丛。

【主治】①鼻塞、衄血等鼻病；②口歪、面痒等口面部病证；③胆道蛔虫病。

【操作】略向内上方斜刺或平刺 0.3 ～ 0.5 寸。

第三节　足阳明胃经及其腧穴

一、经脉循行

足阳明胃经，起于鼻旁，上行鼻根，与足太阳经脉相交会，再沿鼻的外侧下行，入上齿龈中，返回环绕口唇，入下唇交会于承浆穴；再向后沿下颌下缘，至大迎穴处，再沿下颌角至颊车穴，上行到耳前，过足少阳经的上关穴处，沿发际至额颅部。其支脉，从大迎前下走颈动脉部（人迎），沿喉咙入缺盆，下横膈，入属于胃，联络于脾。其直行的经脉，从缺盆沿乳房内侧下行，经脐旁到下腹部的气冲部；一支脉从胃口分出，沿腹内下行，至气冲部与直行经脉相会合。由此经髀关、伏兔穴下行，至膝关节中。再沿胫骨外侧前缘下行，经足背到第 2 足趾外侧端（厉兑穴）；一支脉从膝下 3 寸处分出，下行到中趾外侧端；一支脉从足背分出，沿足大趾内侧直行到末端。

《灵枢·经脉》：胃足阳明之脉，起于鼻，交頞中，旁约太阳之脉，下循鼻外，入上齿中，还出夹口，环唇，下交承浆，却循颐后下廉，出大迎，循颊车，上耳前，过客主人^①，循发际，至额颅。其支者：从大迎前，下人迎，循喉咙，入缺盆，下膈，属胃，络脾。其直者：从缺盆下乳内廉，下夹脐，入气街^②中。其支者：起于胃口，下循腹里，下至气街中而合。以下髀关③，抵伏兔④，下膝髌中，下循胫外廉，下足跗，入中指内间⑤。其支者：下膝三寸而别，下入中指外间。其支者：别跗上，入大指间，出其端。

注释：①客主人：即上关穴，当耳前颧弓上缘。②气街：指气冲部，当腹股沟股动脉搏动处。③髀关：大腿前上端，即股四头肌之上端。髀关穴居此。④伏兔：大腿前正中部，股四头肌肌腹隆起处，其状如伏兔。⑤中指内间："指"通"趾"。内间指它的内侧趾缝，实则止于第2趾外侧端。

二、主治概要

1. **胃肠病**　食欲不振，胃痛，呕吐，噎膈，腹胀，泄泻，痢疾，便秘等。
2. **头面五官病**　目赤痛痒，目翳，眼睑瞤动，鼻衄，齿痛，耳病。
3. **神志病**　癫狂。
4. **热病**　热病汗出。
5. **经脉循行部位的其他病证**　下肢痿痹，转筋，腰膝冷痛，半身不遂。

三、本经重点腧穴

1. 承泣

【定位】在面部，眼球与眶下缘之间，目正视，瞳孔直下。

【解剖】在眶下缘上方，眼轮匝肌中，深层眶内有眼球下直肌、下斜肌；有眶下动、静脉分支，眼动、静脉的分支；布有眶下神经分支及动眼神经下支的肌支，面神经分支。

【主治】①眼睑瞤动、迎风流泪、夜盲、近视等目疾；②口眼㖞斜，面肌痉挛。

【操作】以左手拇指向上轻推眼球，紧靠眶缘缓慢直刺0.5～1.5寸，不宜提插捻转，以防刺破血管引起血肿。出针时按压针孔片刻，以防出血。

2. 四白

【定位】在面部，眶下孔处。

【解剖】在眶下孔处，当眼轮匝肌和提上唇肌之间；有面动、静脉分支，眶下动、静脉；布有面神经分支，当眶下神经处。

【主治】①目赤痛痒、眼睑瞤动、目翳等眼部病证；②口眼㖞斜、面痛、面肌痉挛等面部病证；③头痛，眩晕。

【操作】直刺或微向上斜刺0.3～0.5寸，不可深刺，以免伤及眼球，不可过度提插捻转。

3. 地仓

【定位】在面部，口角旁开0.4寸（指寸）。

【解剖】在口轮匝肌中，深层为颊肌；有面动、静脉；布有面神经和眶下神经分支，深层为颊神经的末支。

【主治】口角㖞斜、流涎、面痛、齿痛等局部病证。

【操作】斜刺或平刺0.5～0.8寸。可向颊车穴透刺。

4. 颊车

【定位】在面部，下颌角前上方一横指（中指），闭口咬紧牙时咬肌隆起，放松时按之有凹陷处。

【解剖】在下颌角前方，有咬肌；有咬肌动、静脉；有耳大神经、面神经颊支及下颌缘支分布。

【主治】齿痛、牙关不利、颊肿、口角㖞斜等局部病证。

【操作】直刺0.3～0.5寸，或平刺0.5～1寸。可向地仓穴透刺。

5. 下关

【定位】在面部，颧弓下缘中央与下颌切迹之间凹陷中。

【解剖】当颧弓下缘，皮下有腮腺，为咬肌起始部；有面横动、静脉，最深层为上颌动、静脉；正当面神经颧眶支、耳颞神经分支，最深层为下颌神经。

【主治】①牙关不利、面痛、齿痛、口眼㖞斜等面口病证；②耳聋、耳鸣、聤耳等耳疾。

【操作】直刺0.5～1寸。留针时不可做张口动作，以免弯针、折针。

6. 头维

【定位】在头部，额角发际直上0.5寸，头正中线旁开4.5寸。

【解剖】在颞肌上缘帽状腱膜中；有颞浅动、静脉的额支；布有耳颞神经的分支及面神经额、颞支。

【主治】头痛、目眩、目痛等头目病证。

【操作】平刺0.5～1寸。

7. 屋翳

【定位】在胸部，第2肋间隙，前正中线旁开4寸。

【解剖】有胸大肌、胸小肌，深层为肋间内、外肌；有胸肩峰动、静脉分支；布有胸前神经分支。

【主治】①咳嗽、气喘、咳唾脓血、胸胁胀痛等胸肺病证；②乳痈、乳癖等乳疾。

【操作】斜刺或平刺0.5～0.8寸。

8. 乳根

【定位】在胸部，第5肋间隙，前正中线旁开4寸。

【解剖】浅部为乳腺组织（男性主要由结缔组织构成，乳腺组织不明显），其下为胸大肌，深层有肋间内、外肌；有肋间动脉、胸壁浅静脉；有第5肋间神经外侧皮支，深层为肋间神经干。

【主治】①乳痈、乳癖、乳少等乳部疾患；②咳嗽，气喘，呃逆；③胸痛。

【操作】斜刺或平刺0.5～0.8寸。

9. 梁门

【定位】在上腹部，脐中上4寸，前正中线旁开2寸。

【解剖】当腹直肌及其鞘处；有第8肋间动、静脉分支及腹壁上动、静脉；当第8肋间神经分支处；右侧深部当肝下缘，胃幽门部。

【主治】腹胀、纳少、胃痛、呕吐等胃疾。

【操作】直刺0.8～1.2寸。过饱者禁针，肝大者右侧慎针或禁针，不宜做大幅度提插。

10. 天枢　大肠之募穴

【定位】在腹部，横平脐中，前正中线旁开2寸。

【解剖】当腹直肌及其鞘处；有第10肋间动、静脉分支及腹壁下动、静脉分支；布有第10肋间神经分支；深部为小肠。

【主治】①腹痛、腹胀、便秘、腹泻、痢疾等胃肠病证；②月经不调、痛经等妇科病证。

【操作】直刺1～1.5寸。

11. 水道

【定位】在下腹部，脐中下3寸，前正中线旁开2寸。

【解剖】当腹直肌及其鞘处；有第12肋间动、静脉分支，外侧为腹壁下动、静脉；布有肋下神经；深部为小肠。

【主治】①小腹胀满；②小便不利等水液输布排泄失常性疾患；③疝气；④痛经、不孕等妇科疾患。

【操作】直刺1～1.5寸。

12. 归来

【定位】在下腹部，脐中下4寸，前正中线旁开2寸。

【解剖】在腹直肌外缘，有腹内斜肌，腹横肌腱膜；外侧有腹壁下动、静脉；布有髂腹下神经。

【主治】①小腹痛，疝气；②月经不调、带下、阴挺等妇科疾患。

【操作】直刺1～1.5寸。

13. 髀关

【定位】在股前区，股直肌近端、缝匠肌与阔筋膜张肌3条肌肉之间凹陷中。

【解剖】在股直肌近端、缝匠肌和阔筋膜张肌之间；深层有旋股外侧动、静脉分支；布有股外侧皮神经。

【主治】下肢痿痹、腰痛、膝冷等腰及下肢病证。

【操作】直刺1～2寸。

14. 伏兔

【定位】在股前区，髌底上6寸，髂前上棘与髌底外侧端的连线上。

【解剖】在股直肌的肌腹中；有旋股外侧动、静脉分支；布有股前皮神经、股外侧皮神经。

【主治】①下肢痿痹、腰痛、膝冷等腰及下肢病证；②疝气；③脚气。

【操作】直刺1～2寸。

15. 阴市

【定位】在股前区，髌底上3寸，股直肌肌腱外侧缘。

【解剖】在股直肌和股外侧肌之间；有旋股外侧动脉降支；布有股前皮神经、股外侧皮神经。

【主治】①下肢痿痹，膝关节屈伸不利；②疝气。

【操作】直刺 1～1.5 寸。

16. 梁丘　郄穴

【定位】在股前区，髌底上 2 寸，股外侧肌与股直肌肌腱之间。

【解剖】在股直肌和股外侧肌之间；有旋股外侧动脉降支；布有股前皮神经、股外侧皮神经。

【主治】①急性胃痛；②膝肿痛、下肢不遂等下肢病证；③乳痈、乳痛等乳疾。

【操作】直刺 1～1.5 寸。

17. 犊鼻

【定位】在膝前区，髌韧带外侧凹陷中。

【解剖】在髌韧带外缘；有膝关节动、静脉网；布有腓肠外侧皮神经及腓总神经关节支。

【主治】膝痛、屈伸不利、下肢麻痹等下肢、膝关节病证。

【操作】屈膝，向后内斜刺 0.5～1 寸。

18. 足三里　合穴；胃下合穴

【定位】在小腿外侧，犊鼻下 3 寸，胫骨前嵴外 1 横指处，犊鼻与解溪连线上。

【解剖】在胫骨前肌、趾长伸肌之间；有胫前动、静脉；为腓肠外侧皮神经及隐神经的皮支分布处，深层当腓深神经。

【主治】①胃痛、呕吐、噎膈、腹胀、腹泻、痢疾、便秘等胃肠病证；②下肢痿痹；③癫狂等神志病；④乳痈、肠痈等外科疾患；⑤虚劳诸证，为强壮保健要穴。

【操作】直刺 1～2 寸。强壮保健常用温灸法。

19. 上巨虚　大肠下合穴

【定位】在小腿外侧，犊鼻下 6 寸，犊鼻与解溪连线上。

【解剖】在胫骨前肌中；有胫前动、静脉；布有腓肠外侧皮神经及隐神经的皮支，深层为腓深神经。

【主治】①肠鸣、腹痛、腹泻、便秘、肠痈、痢疾等胃肠病证；②下肢痿痹。

【操作】直刺 1～2 寸。

20. 下巨虚　小肠下合穴

【定位】在小腿外侧，犊鼻下 9 寸，犊鼻与解溪连线上。

【解剖】在胫骨前肌与趾长伸肌之间，深层为胫长伸肌；有胫前动、静脉；布有腓浅神经分支，深层为腓深神经。

【主治】①腹泻、痢疾、小腹痛等胃肠病证；②下肢痿痹；③乳痈。

【操作】直刺 1～1.5 寸。

21. 丰隆　络穴

【定位】在小腿外侧，外踝尖上 8 寸，胫骨前肌外缘；条口外侧一横指处。

【解剖】在趾长伸肌和腓骨短肌之间；有胫前动脉分支；当腓浅神经处。

【主治】①头痛，眩晕；②癫狂；③咳嗽、痰多等痰饮病证；④下肢痿痹；⑤腹胀，便秘。

【操作】直刺 1～1.5 寸。

22. 解溪　经穴

【定位】在踝区，踝关节前面中央凹陷中，长伸肌腱与趾长伸肌腱之间。

【解剖】在长伸肌腱与趾长伸肌腱之间；有胫前动、静脉；浅部当腓浅神经，深层当腓深神经。

【主治】①下肢痿痹、踝关节病、足下垂等下肢、踝关节疾患；②头痛，眩晕；③癫狂；④腹胀，便秘。

【操作】直刺 0.5～1 寸。

23. 内庭　荥穴

【定位】在足背，第 2、3 趾间，趾蹼缘后方赤白肉际处。

【解剖】有足背静脉网；布有足背内侧皮神经的趾背神经。

【主治】①齿痛、咽喉肿痛、鼻衄等五官热性病证；②热病；③吐酸、腹泻、痢疾、便秘等胃肠病证；④足背肿痛，跖趾关节痛。

【操作】直刺或斜刺 0.5～0.8 寸。

24. 厉兑　井穴

【定位】在足趾，第 2 趾末节外侧，趾甲根角侧后方 0.1 寸（指寸）。

【解剖】有趾背动脉形成的动脉网；布有足背内侧皮神经的趾背神经。

【主治】①鼻衄、齿痛、咽喉肿痛等实热性五官病证；②热病；③多梦、癫狂等神志病。

【操作】浅刺0.1寸。

第四节　足太阴脾经及其腧穴

一、经脉循行

足太阴脾经，起于足大趾末端，沿着大趾内侧赤白肉际，经过大趾本节后的第1跖趾关节后面，上行至内踝前面，再沿小腿内侧胫骨后缘上行，至内踝上8寸处交于足厥阴经之前，再沿膝股部内侧前缘上行，进入腹部，属脾，联络胃；再经过横膈上行，夹咽部两旁，连系舌根，分散于舌下。其支脉，从胃上膈，注心中。

《灵枢·经脉》：脾足太阴之脉，起于大指之端，循指内侧白肉际，过核骨后，上内踝前廉，上腨①内，循胫骨后，交出厥阴之前，上膝股内前廉，入腹，属脾，络胃，上膈，夹咽②，连舌本，散舌下。其支者：复从胃，别上膈，注心中。

注释：①腨：原作"踹"，据《太素》《脉经》《针灸甲乙经》改。指腓肠肌。②咽：指食道。

二、主治概要

1. **脾胃病**　胃痛，呕吐，腹痛，泄泻，便秘等。

2. **妇科病**　月经过多，崩漏等。

3. **前阴病**　阴挺，不孕，遗精，阳痿等。

4. **经脉循行部位的其他病证**　下肢痿痹，胸胁痛等。

三、本经重点腧穴

1. 隐白　井穴

【定位】在足趾，大趾末节内侧，趾甲根角侧后方0.1寸（指寸）。

【解剖】有趾背动脉；布有腓浅神经的足背支及足底内侧神经。

【主治】①月经过多、崩漏等妇科病；②便血、尿血等慢性出血证；③癫狂，多梦；④惊风；⑤腹满，暴泻。

【操作】浅刺0.1寸。

2. 太白　输穴；原穴

【定位】在跖区，第1跖趾关节近端赤白肉际凹陷中。

【解剖】在蹈趾展肌中；有足背静脉网，足底内侧动脉及足跗内侧动脉分支；布有隐神经及腓浅神经分支。

【主治】①肠鸣、腹胀、腹泻、胃痛、便秘等脾胃病证；②体重节痛。

【操作】直刺0.5～0.8寸。

3. 公孙　络穴；八脉交会穴（通于冲脉）

【定位】在跖区，第1跖骨底的前下缘赤白肉际处。

【解剖】在蹈趾展肌中；有足背静脉网、足底内侧动脉及足跗内侧动脉分支；布有隐神经及腓浅神经分支。

【主治】①胃痛、呕吐、腹痛、腹泻、痢疾等脾胃肠腑病证；②心烦、失眠、狂证等神志病证；③逆气里急、气上冲心（奔豚气）等冲脉病证。

【操作】直刺0.6～1.2寸。

4. 三阴交

【定位】在小腿内侧，内踝尖上3寸，胫骨内侧缘后际。

【解剖】在胫骨后缘和比目鱼肌之间，深层有趾长屈肌；有大隐静脉，胫后动、静脉；有小腿内侧皮神经，深层后方有胫神经。

【主治】①肠鸣、腹胀、腹泻等脾胃虚弱诸证；②月经不调、带下、阴挺、不孕、滞产等妇产科病证；③遗精、阳痿、遗尿等生殖泌尿系统疾患；④心悸，失眠，高血压；⑤下肢痿痹；⑥阴虚诸证。

【操作】直刺1～1.5寸。孕妇禁针。

5. 地机　郄穴

【定位】在小腿内侧，阴陵泉下3寸，胫骨内侧缘后际。

【解剖】在胫骨后缘和比目鱼肌之间，前方有大隐静脉及膝最上动脉的末支，深层有胫后动、静脉；布有小腿内侧皮神经，深层后方有胫神经。

【主治】①痛经、崩漏、月经不调等妇科病；②腹痛、腹泻等肠胃病证；③疝气；④小便不利、水肿等脾不运化水湿病证。

【操作】直刺 1 ～ 1.5 寸。

6. 阴陵泉　合穴

【定位】在小腿内侧，胫骨内侧髁下缘与胫骨内侧缘之间的凹陷中。

【解剖】在胫骨后缘和腓肠肌之间，比目鱼肌起点上；前方有大隐静脉、膝最上动脉，最深层有胫后动、静脉；布有小腿内侧皮神经本干，最深层有胫神经。

【主治】①腹胀，腹泻，水肿，黄疸；②小便不利，遗尿，尿失禁；③阴部痛，痛经，遗精；④膝痛。

【操作】直刺 1 ～ 2 寸。治疗膝痛可向阳陵泉或委中方向透刺。

7. 血海

【定位】在股前区，髌底内侧端上 2 寸，股内侧肌隆起处。

【解剖】在股骨内上髁上缘，股内侧肌中间；有股动、静脉肌支；布有股前皮神经及股神经肌支。

【主治】①月经不调、痛经、经闭等妇科病；②瘾疹、湿疹、丹毒等血热性皮肤病；③膝股内侧痛。

【操作】直刺 1 ～ 1.5 寸。

8. 腹结

【定位】在下腹部，脐中下 1.3 寸，前正中线旁开 4 寸。

【解剖】在腹内、外斜肌及腹横肌肌部；有第 11 肋间动、静脉；分布有第 11 肋间神经。

【主治】①腹痛，腹泻，食积；②疝气。

【操作】直刺 1 ～ 2 寸。

9. 大横

【定位】在腹部，脐中旁开 4 寸。

【解剖】在腹外斜肌肌部及腹横肌肌部；布有第 10 肋间动、静脉；分布有第 10 肋间神经。

【主治】腹痛、腹泻、便秘等脾胃病证。

【操作】直刺 1 ～ 2 寸。

10. 大包　脾之大络

【定位】在胸外侧区，第 6 肋间隙，在腋中线上。

【解剖】在第 6 肋间隙，前锯肌中；有胸背动、静脉及第 6 肋间动、静脉；布有第 6 肋间神经，当胸长神经直系的末端。

【主治】①气喘；②胸胁痛；③全身疼痛；④四肢无力。

【操作】斜刺或向后平刺 0.5 ～ 0.8 寸。

第五节　手少阴心经及其腧穴

一、经脉循行

手少阴心经，起于心中，出属心系（心与其他脏器相连的组织）；下行经过横膈，联络小肠。其支脉，从心系向上，夹着食道上行，连于目系（眼球连接于脑的组织）。其直行经脉，从心系上行到肺部，再向外下到达腋窝部，沿着上臂内侧后缘，行于手太阴经和手厥阴经的后面，到达肘窝；再沿前臂内侧后缘，至掌后豌豆骨部，进入掌内，止于小指桡侧末端。

《灵枢·经脉》：心手少阴之脉，起于心中，出属心系，下膈，络小肠。其支者：从心系，上夹咽，系目系。其直者：复从心系，却上肺，下出腋下，下循臑内后廉，行太阴、心主之后，下肘内，循臂内后廉，抵掌后锐骨[①]之端，入掌内后廉，循小指之内，出其端。

注释：①掌后锐骨：指豌豆骨。

二、主治概要

1. **心、胸、神志病**　心痛，心悸，癫狂痫等。

2. **经脉循行部位的其他病证**　肩臂疼痛，胁肋疼痛，腕臂痛等。

三、本经重点腧穴

1. 极泉

【定位】在腋区，腋窝中央，腋动脉搏动处。

【解剖】在胸大肌的外下缘，深层为喙肱肌；外侧为腋动脉；布有尺神经、正中神经、前臂内侧皮神经及臂内侧皮神经。

【主治】①心痛、心悸等心系病证；②肩臂疼痛、胁肋疼痛、臂丛神经损伤等痛证；③瘰疬；④腋臭；⑤上肢痿痹；⑥上肢针刺麻醉用穴。

【操作】避开腋动脉，直刺或斜刺 0.3～0.5 寸。

2. 少海　合穴

【定位】在肘前区，横平肘横纹，肱骨内上髁前缘。

【解剖】有旋前圆肌、肱肌；有贵要静脉，尺侧上、下副动脉，尺侧返动脉；布有前臂内侧皮神经，外前方有正中神经。

【主治】①心痛、癔症等心病、神志病；②肘臂挛痛，臂麻手颤；③头项痛，腋胁部痛；④瘰疬。

【操作】直刺 0.5～1 寸。

3. 通里　络穴

【定位】在前臂前区，腕掌侧远端横纹上 1 寸，尺侧腕屈肌腱的桡侧缘。

【解剖】在尺侧腕屈肌腱与指浅屈肌之间，深层为指深屈肌；有尺动脉通过；布有前臂内侧皮神经，尺侧为尺神经。

【主治】①心悸、怔忡等心系病证；②舌强不语，暴喑；③腕臂痛。

【操作】直刺 0.3～0.5 寸。不宜深刺，以免伤及血管和神经。

4. 阴郄　郄穴

【定位】在前臂前区，腕掌侧远端横纹上 0.5 寸，尺侧腕屈肌腱的桡侧缘。

【解剖】在尺侧腕屈肌腱桡侧缘，深层为指深屈肌；有尺动脉通过；布有前臂内侧皮神经，尺侧为尺神经。

【主治】①心痛、惊悸等心系病证；②骨蒸盗汗；③吐血，衄血。

【操作】直刺 0.3～0.5 寸。不宜深刺，以免伤及血管和神经。

5. 神门　输穴；原穴

【定位】在腕前区，腕掌侧远端横纹尺侧端，尺侧腕屈肌腱的桡侧缘。

【解剖】在尺侧腕屈肌腱桡侧缘，深层为指深屈肌；有尺动脉通过；布有前臂内侧皮神经，尺侧为尺神经。

【主治】①心痛、心烦、惊悸、怔忡、健忘、失眠、痴呆、癫狂痫等心与神志病证；②高血压；③胸胁痛。

【操作】直刺 0.3～0.5 寸。

6. 少府　荥穴

【定位】在手掌，横平第 5 掌指关节近端，第 4、5 掌骨之间。

【解剖】在 4、5 掌骨之间，有第 4 蚓状肌，指浅、深屈肌腱，深部为骨间肌；有指掌侧总动、静脉；布有第 4 指掌侧固有神经。

【主治】①心悸、胸痛等心胸病；②阴痒，阴痛；③痈疡；④小指挛痛。

【操作】直刺 0.3～0.5 寸。

7. 少冲　井穴

【定位】在手指，小指末节桡侧，指甲根角侧上方 0.1 寸（指寸）。

【解剖】有指掌固有动、静脉所形成的动、静脉网；布有指掌侧固有神经。

【主治】①心悸、心痛、癫狂、昏迷等心与神志病证；②热病；③胸胁痛。

【操作】浅刺 0.1 寸，或点刺出血。

第六节　手太阳小肠经及其腧穴

一、经脉循行

手太阳小肠经，起于手小指尺侧端，沿着手尺侧至腕部，出于尺骨头，直上沿着前臂外侧后缘，经尺骨鹰嘴与肱骨内上髁之间，沿上臂外侧后缘，到达肩关节，绕行肩胛部，交会于大椎，向下进入缺盆部，联络心，沿着食管，经过横膈，到达胃部，属于小肠。其支脉，从缺盆分出，沿着颈部，上达面颊，到目外眦，向后进入耳中。另一支脉，从颊部分出，上行目眶下，抵于鼻旁，至目内眦，斜行络于颧骨部。

《灵枢·经脉》：小肠手太阳之脉，起于小指之端，循手外侧上腕，出踝①中，直上循臂骨②下廉，出肘内侧两骨③之间，上循臑外后廉，出肩解④，绕肩胛，交肩上，入缺盆，络心，循咽下膈，抵胃，属小肠。其支者：从缺盆循颈，上颊，至目锐眦⑤，却入耳中。其支者：别颊上䪼⑥，抵鼻，至目内眦（斜络于颧）。

注释：①踝：此指手腕后方的尺骨头隆起处。②臂骨：指尺骨。③两骨：指尺骨嘴和肱骨内上髁。④肩解：指肩端之骨节解处，即肩关节。⑤目锐眦：指目外眦。⑥䪼：音拙，指眼眶下缘的骨。

二、主治概要

1. **头面五官病**　头痛，目翳，咽喉肿痛等。

2. **热病、神志病**　昏迷，发热，疟疾等。

3. **经脉循行部位的其他病证**　项背强痛，腰背痛，手指及肘臂挛痛等。

三、本经重点腧穴

1. **少泽**　井穴

【定位】在手指，小指末节尺侧，指甲根角侧上方 0.1 寸。

【解剖】有指掌侧固有动、静脉及指背动脉形成的动、静脉网；布有尺神经手背支。

【主治】①乳痈、乳少等乳疾；②昏迷、热病等急症、热证；③头痛、目翳、咽喉肿痛等头面五官病证。

【操作】浅刺 0.1 寸或点刺出血。孕妇慎用。

2. **后溪**　输穴；八脉交会穴（通于督脉）

【定位】在手内侧，第 5 掌指关节尺侧近端赤白肉际凹陷中。

【解剖】在小指尺侧，第 5 掌骨小头近端，当小指展肌起点外缘；有指背动、静脉，手背静脉网；布有尺神经手背支。

【主治】①头项强痛、腰背痛、手指及肘臂挛痛等痛证；②耳聋，目赤；③癫狂痫；④疟疾。

【操作】直刺 0.5 ～ 1 寸。治疗手指挛痛可透刺合谷穴。

3. **腕骨**　原穴

【定位】在腕区，第 5 掌骨底与三角骨之间的赤白肉际凹陷中。

【解剖】在手尺侧，小指展肌起点外缘；有腕背侧动脉（尺动脉分支），手背静脉网；布有尺神经手背支。

【主治】①指挛腕痛，头项强痛；②目翳；③黄疸；④热病，疟疾。

【操作】直刺 0.3 ～ 0.5 寸。

4. **阳谷**　经穴

【定位】在腕后区，尺骨茎突与三角骨之间的凹陷中。

【解剖】当尺侧腕伸肌的尺侧缘；有腕背侧动脉；布有尺神经手背支。

【主治】①颈颔肿痛、臂外侧痛、腕痛等痛证；②头痛、目眩、耳鸣、耳聋等头面五官病证；③热病；④癫狂痫。

【操作】直刺 0.3 ～ 0.5 寸。

5. **支正**　络穴

【定位】在前臂后区，腕背侧远端横纹上 5 寸，尺骨尺侧与尺侧腕屈肌之间。

【解剖】在尺骨尺侧，尺侧腕伸肌的尺侧缘；有骨间背侧动、静脉；分布有前臂内侧皮神经分支。

【主治】①头痛，项强，肘臂酸痛；②热病；③癫狂；④疣症。

【操作】直刺或斜刺 0.5 ～ 0.8 寸。

6. **小海**　合穴

【定位】在肘后区，尺骨鹰嘴与肱骨内上髁之间凹陷中。

【解剖】尺神经沟中，为尺侧腕屈肌的起始部；有尺侧上、下副动脉和副静脉以及尺返动、静脉；布有前臂内侧皮神经、尺神经本干。

【主治】①肘臂疼痛，麻木；②癫痫。

【操作】直刺 0.3 ～ 0.5 寸。

7. 肩贞

【定位】在肩胛区，肩关节后下方，腋后纹头直上 1 寸。

【解剖】在肩关节后下方，肩胛骨外侧缘，三角肌后缘，下层是大圆肌；有旋肩胛动、静脉；布有腋神经分支，深部上方为桡神经。

【主治】①肩臂疼痛，上肢不遂；②瘰疬。

【操作】直刺 1 ～ 1.5 寸。不宜向胸侧深刺。

8. 天宗

【定位】在肩胛区，肩胛冈中点与肩胛骨下角连线上 1/3 与下 2/3 交点凹陷中。

【解剖】冈下窝中央冈下肌中；有旋肩胛动、静脉肌支；布有肩胛上神经。

【主治】①肩胛疼痛、肩背部损伤等局部病证；②气喘。

【操作】直刺或斜刺 0.5 ～ 1 寸。遇到阻力不可强行进针。

9. 肩外俞

【定位】在脊柱区，第 1 胸椎棘突下，后正中线旁开 3 寸。

【解剖】在肩胛骨内侧角边缘，表层为斜方肌，深层为肩胛提肌和菱形肌；有颈横动、静脉；布有第 1 胸神经后支内侧皮支、肩胛背神经和副神经。

【主治】肩背疼痛、颈项强急等肩背、颈项痹证。

【操作】向外斜刺 0.5 ～ 0.8 寸，不宜直刺、深刺。

10. 颧髎

【定位】在面部，颧骨下缘，目外眦直下凹陷中。

【解剖】在颧骨下颌突的后下缘稍后，咬肌的起始部，颧肌中；有面横动、静脉分支；布有面神经及眶下神经。

【主治】口眼㖞斜、眼睑瞤动、齿痛、面痛等。

【操作】直刺 0.3 ～ 0.5 寸，斜刺或平刺 0.5 ～ 1 寸。

11. 听宫

【定位】在面部，耳屏正中与下颌骨髁突之间的凹陷中。

【解剖】有颞浅动、静脉的耳前支；布有面神经及三叉神经第 3 支的耳颞神经。

【主治】①耳鸣、耳聋、聤耳等耳疾；②齿痛。

【操作】张口，直刺 1 ～ 1.5 寸。留针时要保持一定的张口姿势。

第七节　足太阳膀胱经及其腧穴

一、经脉循行

足太阳膀胱经，起始于内眼角，向上过额部，与督脉交会于头顶。其支脉，从头顶分出到耳上角。其直行经脉，从头顶入颅内络脑，再浅出沿枕项部下行，从肩胛内侧脊柱两旁下行到达腰部，进入脊旁肌肉，入内络于肾，属于膀胱。一支脉从腰中分出，向下夹脊旁，通过臀部，进入腘窝中；一支脉从左右肩胛内侧分别下行，穿过脊旁肌肉，经过髋关节部，沿大腿外侧后缘下行，会合于腘窝内，向下通过腓肠肌，出外踝的后方，沿第 5 跖骨粗隆，至小趾的外侧末端。

《灵枢·经脉》：膀胱足太阳之脉，起于目内眦，上额，交巅①。其支者：从巅至耳上角。其直者：从巅入络脑，还出别下项，循肩髆②内，夹脊抵腰中，入循膂③，络肾，属膀胱。其支者：从腰中，下夹脊，贯臀，入腘中。其支者：从髆内左右别下贯胛，夹脊内，过髀枢④，循髀外后廉下合腘中——以下贯腨内，出外踝之后，循京骨⑤至小指外侧。

注释：①巅：指头顶最高处。②肩髆：指肩胛区。③膂：夹脊两旁的肌肉。④髀枢：指髋关节。⑤京骨：第 5 跖骨粗隆，其下为京骨穴。

二、主治概要

1. **脏腑病证**　十二脏腑及其相关组织器官病证。

2. **神志病**　癫、狂、痫等。

3. 头面五官病 头痛、鼻塞、鼻衄等。

4. 经脉循行部位的其他病证 项、背、腰、下肢病证等。

三、本经重点腧穴

1. 睛明

【定位】在面部，目内眦内上方眶内侧壁凹陷中。

【解剖】在眶内缘睑内侧韧带中，深部为眼内直肌；有内眦动、静脉和滑车上下动、静脉，深层上方有眼动、静脉本干；布有滑车上、下神经，深层为眼神经，上方为鼻睫神经。

【主治】①目赤肿痛、流泪、视物不明、目眩、近视、夜盲、色盲、干眼症等目疾；②急性腰扭伤，坐骨神经痛；③心悸，怔忡。

【操作】嘱患者闭目，医者押手轻推眼球向外侧固定，刺手缓慢进针，紧靠眶缘直刺 0.5～1 寸。遇到阻力时，不宜强行进针，应改变进针方向或退针。不捻转，不提插（或只轻微地捻转和提插）。出针后按压针孔片刻，以防出血。针具宜细，消毒宜严。禁直接灸。

2. 攒竹

【定位】在面部，眉头凹陷中，额切迹处。

【解剖】有额肌及皱眉肌；当额动、静脉处；布有额神经内侧支。

【主治】①头痛，眉棱骨痛；②眼睑瞤动、眼睑下垂、口眼㖞斜、目视不明、流泪、目赤肿痛等目疾；③呃逆。

【操作】可向眉中或向眼眶内缘平刺或斜刺 0.3～0.5 寸，或直刺 0.2～0.3 寸。禁直接灸。

3. 天柱

【定位】在颈后区，横平第 2 颈椎棘突上际，斜方肌外缘凹陷中。

【解剖】在斜方肌起始部外侧缘，深层为头半棘肌；有枕动、静脉干；布有枕大神经干。

【主治】①后头痛、项强、肩背腰痛；②鼻塞；③目痛；④癫狂痫；⑤热病。

【操作】直刺或斜刺 0.5～0.8 寸，不可向内上方深刺，以免伤及延髓。

4. 风门

【定位】在脊柱区，第 2 胸椎棘突下，后正中线旁开 1.5 寸。

【解剖】有斜方肌、菱形肌、上后锯肌，深层为最长肌；有第 2 肋间动、静脉后支；布有第 2、3 胸神经后支的内侧皮支，深层为第 2、3 胸神经后支的肌支。

【主治】①感冒、咳嗽、发热、头痛等外感病证；②项强，胸背痛。

【操作】斜刺 0.5～0.8 寸。热证宜点刺放血。

5. 肺俞 肺之背俞穴

【定位】在脊柱区，第 3 胸椎棘突下，后正中线旁开 1.5 寸。

【解剖】有斜方肌、菱形肌，深层为最长肌；有第 3、4 肋间动、静脉后支；布有第 3、4 胸神经后支的内侧皮支，深层为第 3、4 胸神经后支的肌支。

【主治】①咳嗽、气喘、咯血等肺系病证；②骨蒸潮热、盗汗等阴虚病证；③瘙痒、瘾疹等皮肤病。

【操作】斜刺 0.5～0.8 寸。热证宜点刺放血。

6. 厥阴俞 心包之背俞穴

【定位】在脊柱区，第 4 胸椎棘突下，后正中线旁开 1.5 寸。

【解剖】有斜方肌、菱形肌，深层为最长肌；有第 4 肋间动、静脉的分支；正当第 4 或第 5 胸神经后支的内侧皮支，深层为第 4、5 胸神经后支的肌支。

【主治】①心痛，心悸；②咳嗽，胸闷；③呕吐。

【操作】斜刺 0.5～0.8 寸。

7. 心俞 心之背俞穴

【定位】在脊柱区，第 5 胸椎棘突下，后正中线旁开 1.5 寸。

【解剖】有斜方肌、菱形肌，深层为最长肌；有第 5 肋间动、静脉后支；布有第 5、6 胸神经后支的内侧皮支，深层为第 5、6 胸神经后支的肌支。

【主治】①心痛、惊悸、失眠、健忘、癫痫等心与神志病证；②咳嗽、咯血等肺系病证；③盗汗，遗精。

【操作】斜刺 0.5～0.8 寸。

8. 膈俞　八会穴之血会

【定位】在脊柱区，第 7 胸椎棘突下，后正中线旁开 1.5 寸。

【解剖】在斜方肌下缘，有背阔肌、最长肌；有第 7 肋间动、静脉后支；布有第 7、8 胸神经后支的内侧皮支，深层为第 7、8 胸神经后支的肌支。

【主治】①血瘀诸证；②呕吐、呃逆、气喘、吐血等上逆之证；③瘾疹，皮肤瘙痒；④贫血；⑤潮热，盗汗。

【操作】斜刺 0.5～0.8 寸。

9. 肝俞　肝之背俞穴

【定位】在脊柱区，第 9 胸椎棘突下，后正中线旁开 1.5 寸。

【解剖】在背阔肌、最长肌和髂肋肌之间；有第 9 肋间动、静脉后支；布有第 9、10 胸神经后支的皮支，深层为第 9、10 胸神经后支的肌支。

【主治】①胁痛、黄疸等肝胆病证；②目赤、目视不明、目眩、夜盲、迎风流泪等目疾；③癫狂痫；④脊背痛。

【操作】斜刺 0.5～0.8 寸。

10. 胆俞　胆之背俞穴

【定位】在脊柱区，第 10 胸椎棘突下，后正中线旁开 1.5 寸。

【解剖】在背阔肌、最长肌和髂肋肌之间；有第 10 肋间动、静脉后支；布有第 10、11 胸神经后支的皮支，深层为第 10、11 胸神经后支的肌支。

【主治】①黄疸、口苦、胁痛等肝胆病证；②肺痨，潮热。

【操作】斜刺 0.5～0.8 寸。

11. 脾俞　脾之背俞穴

【定位】在脊柱区，第 11 胸椎棘突下，后正中线旁开 1.5 寸。

【解剖】在背阔肌、最长肌和髂肋肌之间；有第 11 肋间动、静脉后支；布有第 11、12 胸神经后支的皮支，深层为第 11、12 胸神经后支的肌支。

【主治】①腹胀、纳呆、呕吐、腹泻、痢疾、便血、水肿等脾胃肠腑病证；②多食善饥，身体消瘦；③背痛。

【操作】斜刺 0.5～0.8 寸。

12. 胃俞　胃之背俞穴

【定位】在脊柱区，第 12 胸椎棘突下，后正中线旁开 1.5 寸。

【解剖】在腰背筋膜、最长肌和髂肋肌之间；有肋下动、静脉后支；布有第 12 胸神经和第 1 腰神经后支的皮支，深层为第 12 胸神经和第 1 腰神经后支的肌支。

【主治】①胃脘痛、呕吐、腹胀、肠鸣等胃肠病证；②多食善饥，身体消瘦。

【操作】斜刺 0.5～0.8 寸。

13. 三焦俞　三焦之背俞穴

【定位】在脊柱区，第 1 腰椎棘突下，后正中线旁开 1.5 寸。

【解剖】在腰背筋膜、最长肌和髂肋肌之间；有第 1 腰动、静脉的分支；布有第 1、2 腰神经后支的皮支，深层为第 1、2 腰神经后支的肌支。

【主治】①肠鸣、腹胀、呕吐、腹泻、痢疾等脾胃肠腑病证；②小便不利、水肿等三焦气化不利病证；③腰背强痛。

【操作】直刺 0.5～1 寸。

14. 肾俞　肾之背俞穴

【定位】在脊柱区，第 2 腰椎棘突下，后正中线旁开 1.5 寸。

【解剖】在腰背筋膜、最长肌和髂肋肌之间；有第 2 腰动、静脉后支；布有第 2、3 腰神经后支的外侧皮支，深层为第 2、3 腰神经后支的肌支。

【主治】①头晕、耳鸣、耳聋、腰酸痛等肾虚病证；②遗尿、遗精、阳痿、早泄、不育等泌尿生殖系统疾患；③月经不调、带下、不孕等妇科病证；④消渴。

【操作】直刺 0.5～1 寸。

15. 气海俞

【定位】在脊柱区，第 3 腰椎棘突下，后正中线旁开 1.5 寸。

【解剖】在腰背筋膜、最长肌和髂肋肌之间；有第 3 腰动、静脉后支；浅层布有第 3、4 腰神经后支的皮支，深层为第 3、4 腰神经后支的肌支。

【主治】①肠鸣，腹胀；②痛经；③腰痛。

【操作】直刺 0.5 ～ 1 寸。

16. 大肠俞　大肠之背俞穴

【定位】在脊柱区，第 4 腰椎棘突下，后正中线旁开 1.5 寸。

【解剖】在腰背筋膜、最长肌和髂肋肌之间；有第 4 腰动、静脉后支；布有第 4、5 腰神经皮支，深层为第 4、5 腰神经后支的肌支。

【主治】①腰腿痛；②腹胀、腹泻、便秘等胃肠病证。

【操作】直刺 0.8 ～ 1.2 寸。

17. 膀胱俞　膀胱之背俞穴

【定位】在骶区，横平第 2 骶后孔，骶正中嵴旁开 1.5 寸。

【解剖】在骶棘肌起始部和臀大肌起始部之间；有骶外侧动、静脉后支；布有臀中皮神经、臀下神经的属支。

【主治】①小便不利、遗尿等膀胱气化功能失调病证；②腹泻，便秘；③腰脊强痛。

【操作】直刺或斜刺 0.8 ～ 1.2 寸。

18. 上髎

【定位】在骶区，正对第 1 骶后孔中。

【解剖】在骶棘肌起始部及臀大肌起始部；当骶外侧动、静脉后支处；布有第 1 骶神经后支。

【主治】①大小便不利；②月经不调、带下、阴挺等妇科病证；③遗精，阳痿；④腰骶痛。

【操作】直刺 1 ～ 1.5 寸。

19. 次髎

【定位】在骶区，正对第 2 骶后孔中。

【解剖】在臀大肌起始部；当骶外侧动、静脉后支处；为第 2 骶神经后支通过处。

【主治】①月经不调、痛经、带下等妇科病证；②小便不利、遗精、阳痿等；③疝气；④腰骶痛，下肢痿痹。

【操作】直刺 1 ～ 1.5 寸。

20. 承扶

【定位】在股后区，臀沟的中点。

【解剖】在臀大肌下缘；有坐骨神经伴行的动、静脉；布有股后皮神经，深层为坐骨神经。

【主治】①腰、骶、臀、股部疼痛；②痔疾。

【操作】直刺 1 ～ 2 寸。

21. 殷门

【定位】在股后区，臀沟下 6 寸，股二头肌与半腱肌之间。

【解剖】在半腱肌与股二头肌之间，深层为大收肌；外侧为股深动、静脉第 3 穿支；布有股后皮神经，深层正当坐骨神经。

【主治】腰痛，下肢痿痹。

【操作】直刺 1 ～ 2 寸。

22. 委阳　三焦之下合穴

【定位】在膝部，腘横纹上，股二头肌腱的内侧缘。

【解剖】在股二头肌腱内侧；有膝上外侧动、静脉；布有股后皮神经，有腓总神经经过。

【主治】①腹满，小便不利；②腰脊强痛，腿足挛痛。

【操作】直刺 1 ～ 1.5 寸。

23. 委中　合穴；膀胱之下合穴

【定位】在膝后区，腘横纹中点。

【解剖】在腘窝正中，有腘筋膜；皮下有股腘静脉，深层内侧为腘静脉，最深层为腘动脉；分布有股后皮神经，正当胫神经处。

【主治】①腰背痛、下肢痿痹等腰及下肢病证；②腹痛、急性吐泻等急症；③瘾疹，丹毒；④小便不利，遗尿。

【操作】直刺 1 ～ 1.5 寸，或用三棱针点刺腘静脉出血。针刺不宜过快、过强、过深，以免损伤血管和神经。

24. 魄户

【定位】在脊柱区，第 3 胸椎棘突下，后正中线旁开 3 寸。

【解剖】在肩胛骨脊柱缘，有斜方肌、菱形肌，深层为髂肋肌；有第 3 肋间动、静脉背侧支，颈横动脉降支；布有第 2、3 胸神经后支。

【主治】①咳嗽、气喘、肺痨等肺疾；②项强，肩背痛。

【操作】斜刺 0.5 ～ 0.8 寸。

25. 膏肓

【定位】在脊柱区，第 4 胸椎棘突下，后正中线旁开 3 寸。

【解剖】在肩胛骨脊柱缘，有斜方肌、菱形肌，深层为髂肋肌；有第 4 肋间动、静脉背侧支及颈横动脉降支；布有第 4、5 胸神经后支。

【主治】①咳嗽、气喘、肺痨等肺系虚损病证；②健忘、遗精、盗汗、羸瘦等虚劳诸证；③肩胛痛。

【操作】斜刺 0.5 ～ 0.8 寸。此穴多用灸法，每次 7 ～ 15 壮，或温灸 15 ～ 30 分钟。

26. 志室

【定位】在腰区，第 2 腰椎棘突下，后正中线旁开 3 寸。

【解剖】有背阔肌、髂肋肌；有第 2 腰动、静脉背侧支；布有第 2、3 腰神经后支。

【主治】①遗精、阳痿等肾虚病证；②小便不利，水肿；③腰脊强痛。

【操作】斜刺 0.5 ～ 0.8 寸。

27. 秩边

【定位】在骶区，横平第 4 骶后孔，骶正中嵴旁开 3 寸。

【解剖】有臀大肌，在梨状肌下缘；正当臀下动、静脉；布有臀下神经及股后皮神经，外侧为坐骨神经。

【主治】①腰骶痛、下肢痿痹等腰及下肢病证；②小便不利，癃闭；③便秘，痔疾；④阴痛。

【操作】直刺 1.5 ～ 2 寸。

28. 承山

【定位】在小腿后区，腓肠肌两肌腹与肌腱交角处。

【解剖】在腓肠肌两肌腹交界下端；有小隐静脉，深层为胫后动、静脉；布有腓肠内侧皮神经，深层为胫神经。

【主治】①腰腿拘急、疼痛；②痔疾，便秘；③腹痛，疝气。

【操作】直刺 1 ～ 2 寸。不宜做过强的刺激，以免引起腓肠肌痉挛。

29. 飞扬　络穴

【定位】在小腿后区，昆仑直上 7 寸，腓肠肌外下缘与跟腱移行处。

【解剖】有腓肠肌及比目鱼肌；有小隐静脉和胫后动、静脉分布；布有腓肠外侧皮神经。

【主治】①腰腿疼痛；②头痛，目眩；③鼻塞，鼻衄；④痔疾。

【操作】直刺 1 ～ 1.5 寸。

30. 昆仑　经穴

【定位】在踝区，外踝尖与跟腱之间的凹陷中。

【解剖】有腓骨短肌；有小隐静脉及腓动、静脉；有腓肠神经经过。

【主治】①后头痛，项强，目眩；②腰骶疼痛，足踝肿痛；③癫痫；④滞产。

【操作】直刺 0.5 ～ 0.8 寸。孕妇禁用，经期慎用。

31. 申脉　八脉交会穴（通于阳跷脉）

【定位】在踝区，外踝尖直下，外踝下缘与跟骨之间凹陷中。

【解剖】在腓骨长短肌腱上缘；有外踝动脉网及小隐静脉；布有腓肠神经的足背外侧皮神经分支。

【主治】①头痛，眩晕；②失眠、癫狂痫等神志病证；③腰腿酸痛。

【操作】直刺 0.3 ～ 0.5 寸。

32. 金门　郄穴

【定位】在足背，外踝前缘直下，第 5 跖骨粗隆后方，骰骨下缘凹陷中。

【解剖】在腓骨长肌腱和小趾外展肌之间；有足底外侧动、静脉；布有足背外侧皮神经，深层为足底外侧神经。

【主治】①头痛、腰痛、下肢痿痹、外踝痛等痛证、痹证；②癫痫；③小儿惊风。

【操作】直刺 0.3 ～ 0.5 寸。

33. 束骨　输穴

【定位】在跖区，第 5 跖趾关节的近端，赤白肉际处。

【解剖】在小趾外展肌下方；有第 4 趾跖侧总动、静脉；有第 4 趾跖侧神经及足背外侧皮神经分布。

【主治】①头痛、项强、目眩等头部疾患；②腰腿痛；③癫狂。

【操作】直刺 0.3 ～ 0.5 寸。

34. 至阴　井穴

【定位】在足趾，足小趾末节外侧，趾甲根角侧后方 0.1 寸（指寸）。

【解剖】有趾背动脉及趾跖侧固有动脉形成的动脉网；布有趾跖侧固有神经及足背外侧皮神经。

【主治】①胎位不正，滞产；②头痛，目痛；③鼻塞，鼻衄。

【操作】浅刺 0.1 寸。胎位不正用灸法。

第八节　足少阴肾经及其腧穴

一、经脉循行

足少阴肾经，起于足小趾下，斜走足心，行舟骨粗隆下，经内踝的后方，向下进入足跟中，沿小腿内侧上行，经腘窝内侧，沿大腿内侧后缘上行，贯脊柱，属于肾，络于膀胱。其直行支脉，从肾脏向上经过肝、膈，进入肺脏，沿着喉咙，夹舌根旁；另一支脉，从肺分出，联络心，流注于胸中。

《灵枢·经脉》：肾足少阴之脉，起于小指之下，邪①走足心，出于然谷②之下，循内踝之后，别入跟中，以上腨内，出腘内廉，上股内后廉，贯脊属肾，络膀胱。其直者：从肾上贯肝、膈，入肺中，循喉咙，夹舌本。其支者：从肺出，络心，注胸中。

注释：①邪：通斜。②然谷：内踝前下方隆起之大骨，即舟骨粗隆。

二、主治概要

1. **头和五官病证**　头痛，目眩，咽喉肿痛，齿痛，耳聋，耳鸣等。

2. **妇科病，前阴病**　月经不调，遗精，阳痿，小便频数等。

3. **经脉循行部位的其他病证**　下肢厥冷，内踝肿痛等。

三、本经重点腧穴

1. 涌泉　井穴

【定位】在足底，屈足卷趾时足心最凹陷中；约当足底第 2、3 趾蹼缘与足跟连线的前 1/3 与后 2/3 交点凹陷中。

【解剖】有趾短屈肌腱、趾长屈肌腱、第 2 蚓状肌，深层为骨间肌；有来自胫前动脉的足底弓；布有足底内侧神经分支。

【主治】①昏厥、中暑、小儿惊风、癫狂痫等急症及神志病证；②头痛，头晕，目眩，失眠；③咯血、咽喉肿痛、喉痹、失音等肺系病证；④大便难，小便不利；⑤奔豚气；⑥足心热。

【操作】直刺 0.5 ～ 1 寸，针刺时要防止刺伤足底动脉弓。临床常用灸法或药物贴敷。

2. 然谷　荥穴

【定位】在足内侧，足舟骨粗隆下方，赤白肉际处。

【解剖】有足大趾外展肌，有跗内侧动脉及跗内侧动脉分支；布有小腿内侧皮神经末支及足底内侧神经。

【主治】①月经不调、阴挺、阴痒等妇科证；②遗精、阳痿、小便不利、白浊等泌尿生殖系统疾患；③咯血，咽喉肿痛；④消渴；⑤下肢痿痹，足跗痛；⑥小儿脐风，口噤；⑦腹泻。

【操作】直刺 0.5 ～ 1 寸。

3. 太溪　输穴；原穴

【定位】在足踝区，内踝尖与跟腱之间凹陷中。

【解剖】有胫后动、静脉分布；布有小腿内侧皮神经、胫神经。

【主治】①头痛、目眩、失眠、健忘、遗精、阳痿等肾虚证；②咽喉肿痛、齿痛、耳鸣、耳聋等阴虚性五官病证；③咳嗽、气喘、咯血、胸痛等肺系疾患；④消渴，小便频数，便秘；⑤月经不调；⑥腰脊痛，下肢厥冷，内踝肿痛。

【操作】直刺 0.5 ～ 1 寸。

4. 大钟　络穴

【定位】在跟区，内踝后下方，跟骨上缘，跟腱附着部前缘凹陷中。

【解剖】有胫后动脉跟内侧支；布有小腿内侧皮神经及胫神经的跟骨内侧神经。

【主治】①痴呆；②癃闭，遗尿，便秘；③月经不调；④咯血，气喘；⑤腰脊强痛，足跟痛。

【操作】直刺 0.3 ～ 0.5 寸。

5. 照海　八脉交会穴（通于阴跷脉）

【定位】在踝区，内踝尖下 1 寸，内踝下缘边际凹陷中。

【解剖】在足大趾外展肌的止点处；后方有胫后动、静脉；布有小腿内侧皮神经，深部为胫神经本干。

【主治】①失眠、癫痫等神志病证；②咽喉干痛、目赤肿痛等五官热性病证；③月经不调、痛经、带下、阴挺等妇科病证；④小便频数，癃闭。

【操作】直刺 0.5 ～ 0.8 寸。

6. 复溜　经穴

【定位】在小腿内侧，内踝尖上 2 寸，跟腱的前缘。

【解剖】在比目鱼肌下端移行于跟腱处的内侧；前方有胫后动、静脉；布有腓肠内侧皮神经、小腿内侧皮神经，深层为胫神经。

【主治】①水肿、汗证（无汗或多汗）等津液输布失调病证；②腹胀、腹泻、肠鸣等胃肠病证；③腰脊强痛，下肢痿痹。

【操作】直刺 0.5 ～ 1 寸。

7. 交信　阴跷脉之郄穴

【定位】在小腿内侧，在内踝尖上 2 寸，胫骨内侧缘后际凹陷中；复溜前 0.5 寸。

【解剖】在趾长屈肌中；深层为胫后动、静脉；布有小腿内侧皮神经，后方为胫神经本干。

【主治】①月经不调、崩漏、阴挺、阴痒等妇科病证；②腹泻、便秘、痢疾等胃肠病证；③五淋；④疝气。

【操作】直刺 0.5 ～ 1 寸。

8. 阴谷　合穴

【定位】在膝后区，腘横纹上，半腱肌肌腱外侧缘。

【解剖】在半腱肌腱外侧缘；有膝上内侧动、静脉；布有股内侧皮神经。

【主治】①癫狂；②阳痿、小便不利、月经不调、崩漏等泌尿生殖系统疾患；③膝股内侧痛。

【操作】直刺 1 ～ 1.5 寸。

9. 大赫

【定位】在下腹部，脐中下 4 寸，前正中线旁开 0.5 寸。

【解剖】有腹内、外斜肌腱膜，腹横肌腱膜和腹直肌；有腹壁下动、静脉肌支；布有肋下神经及髂腹下神经。

【主治】①遗精，阳痿；②阴挺、带下、月经不调等妇科病证；③泄泻，痢疾。

【操作】直刺 1 ～ 1.5 寸。

10. 俞府

【定位】在胸部，锁骨下缘，前正中线旁开 2 寸。

【解剖】在胸大肌中，有胸内动、静脉的前穿支；布有锁骨上神经前支。

【主治】咳嗽、气喘、胸痛等胸肺疾患。

【操作】斜刺或平刺 0.5 ～ 0.8 寸，不可深刺，以免伤及心、肺。

第九节　手厥阴心包经及其腧穴

一、经脉循行

手厥阴心包经，起于胸中，浅出属心包络，向下经过横膈自胸至腹依次联络上、中、下三焦。其支脉，从胸部向外侧循行，至腋下 3 寸处，再向上抵达腋部，沿上臂内侧下行于手太阴、手少阴经之间，进入肘中，再向下到前臂，沿两筋之间，进入掌中，循行至中指的末端。一支脉从掌中分出，沿无名指到指端。

《灵枢·经脉》：心主手厥阴心包络^①之脉，起于胸中，出属心包络，下膈，历络三焦^②。其支者，循胸出胁，下腋三寸，上抵腋下，循臑内，行太阴、少阴之间，入肘中，下臂，行两筋^③之间，入掌中，循中指，出其端。其支者，别掌中，循小指次指^④出其端。

注释：①心包络：《甲乙经》无"心包络"三字。②历络三焦：指自胸至腹依次联络上、中、下三焦。③两筋：指掌长肌腱和桡侧腕屈肌腱。④小指次指：即无名指。

二、主治概要

1. **心胸、神志病**　心痛，心悸，心烦，胸闷，癫狂痫等。

2. **胃腑病证**　胃痛，呕吐等。

3. **经脉循行部位的其他病证**　上臂内侧痛，肘、臂、腕挛痛，掌中热等。

三、本经重点腧穴

1. 天池

【定位】在胸部，第4肋间隙，前正中线旁开5寸。

【解剖】浅部为乳腺组织（男性乳腺组织不明显），其下为胸大肌外下部，胸小肌下部起端，深部为第4肋间内、外肌；有胸腹壁静脉，胸外侧动、静脉分支；布有胸前神经肌支及第4肋间神经。

【主治】①咳嗽、痰多、胸闷、气喘、胸痛等心肺病证；②腋肿，乳痈，乳少；③瘰疬。

【操作】斜刺或平刺0.3～0.5寸，不可深刺，以免伤及心、肺。

2. 曲泽　合穴

【定位】在肘前区，肘横纹上，肱二头肌腱的尺侧缘凹陷中。

【解剖】在肱二头肌腱的尺侧；当肱动、静脉处；布有正中神经的主干。

【主治】①心痛、心悸、善惊等心系病证；②胃痛、呕血、呕吐等胃热病证；③暑热病；④肘臂挛痛，上肢颤动。

【操作】直刺1～1.5寸；或点刺出血。

3. 郄门　郄穴

【定位】在前臂前区，腕掌侧远端横纹上5寸，掌长肌腱与桡侧腕屈肌腱之间。

【解剖】在桡侧腕屈肌腱与掌长肌腱之间，浅部有指浅屈肌，深部为指深屈肌；有前臂正中动、静脉，深部为前臂掌侧骨间动、静脉；布有前臂内侧皮神经，其下为正中神经，深层有前臂掌侧骨间神经。

【主治】①急性心痛、心悸、心烦、胸痛等心胸病证；②咯血、呕血、衄血等热性出血证；③疔疮；④癫痫。

【操作】直刺0.5～1寸。

4. 间使　经穴

【定位】在前臂前区，腕掌侧远端横纹上3寸，掌长肌腱与桡侧腕屈肌腱之间。

【解剖】在桡侧腕屈肌腱与掌长肌腱之间，有指浅屈肌，深部为指深屈肌；有前臂正中动、静脉，深部为前臂掌侧骨间动、静脉；布有前臂内侧皮神经，其下为正中神经，深层有前臂掌侧骨间神经。

【主治】①心痛、心悸等心系病证；②胃痛、呕吐等胃热病证；③热病，疟疾；④癫狂痫；⑤腋肿，肘、臂、腕挛痛。

【操作】直刺0.5～1寸。

5. 内关　络穴；八脉交会穴（通于阴维脉）

【定位】在前臂前区，腕掌侧远端横纹上2寸，掌长肌腱与桡侧腕屈肌腱之间。

【解剖】在桡侧腕屈肌腱与掌长肌腱之间，浅部有指浅屈肌，深部为指深屈肌；有前臂正中动、静脉，深部为前臂掌侧骨间动、静脉；布有前臂内侧皮神经，其下为正中神经，深层有前臂掌侧骨间神经。

【主治】①心痛、胸闷、心动过速或过缓等心系病证；②胃痛、呕吐、呃逆等胃腑病证；③中风，偏瘫，眩晕，偏头痛；④失眠、郁证、癫狂痫等神志病证；⑤肘、臂、腕挛痛。

【操作】直刺0.5～1寸。

6. 大陵　输穴；原穴

【定位】在腕前区，腕掌侧远端横纹中，掌长肌腱与桡侧腕屈肌腱之间。

【解剖】在掌长肌腱与桡侧腕屈肌腱之间，有拇长屈肌和指深屈肌腱；有腕掌侧动、静脉网；布有前臂内侧皮神经、正中神经掌皮支，深层为正中神经本干。

【主治】①心痛，心悸，胸胁满痛；②胃痛、呕吐、口臭等胃腑病证；③喜笑悲恐、癫狂痫等神志疾患；④臂、手挛痛。

【操作】直刺 0.3 ～ 0.5 寸。

7. 劳宫　荥穴

【定位】在掌区，横平第 3 掌指关节近端，第 2、3 掌骨之间偏于第 3 掌骨。

简便取穴法：握拳，中指尖下是穴。

【解剖】在第 2、3 掌骨间，下为掌腱膜，第 2 蚓状肌及指浅、深屈肌腱，深层为拇指内收肌横头的起点，有骨间肌；有指掌侧总动脉；布有正中神经的第 2 指掌侧总神经。

【主治】①中风昏迷、中暑等急症；②心痛、烦闷、癫狂痫等心与神志病证；③口疮，口臭；④鹅掌风。

【操作】直刺 0.3 ～ 0.5 寸。

8. 中冲　井穴

【定位】在手指，中指末端最高点。

【解剖】有指掌侧固有动、静脉所形成的动、静脉网；为正中神经的指掌侧固有神经分布处。

【主治】①中风昏迷、舌强不语、中暑、昏厥、小儿惊风等急症；②热病，舌下肿痛；③小儿夜啼。

【操作】浅刺 0.1 寸；或点刺出血。

第十节　手少阳三焦经及其腧穴

一、经脉循行

手少阳三焦经，起于无名指尺侧末端，向上经小指与无名指之间、手腕背侧，上达前臂外侧，沿桡骨和尺骨之间，过肘尖，沿上臂外侧上行至肩部，交出足少阳经之后，进入缺盆部，分布于胸中，散络于心包，向下通过横膈，从胸至腹，依次属上、中、下三焦。其支脉，从胸中分出，进入缺盆部，上行经颈项旁，经耳后直上出于耳上方，再下行至面颊部，到达眼眶下部。另一支脉，从耳后分出、进入耳中，再浅出到耳前，经上关、面颊到目外眦。

《灵枢·经脉》：三焦手少阳之脉，起于小指次指之端，上出两指之间，循手表腕[①]，出臂外两骨之间[②]，上贯肘，循臑外上肩，而交出足少阳之后，入缺盆，布膻中[③]，散络心包，下膈，遍[④]属三焦。其支者，从膻中，上出缺盆，上项，系耳后，直上出耳上角，以屈下颊至顺。其支者，从耳后入耳中，出走耳前，过客主人前，交颊，至目锐眦。

注释：①手表腕：手背腕关节。②臂外两骨之间：前臂背侧，尺骨与桡骨之间。③膻中：此指胸中，不指穴名。④遍：《脉经》作"偏"，指自上而下依次联属三焦。

二、主治概要

1. 头面五官病　头、目、耳、颊、咽喉病等。

2. 热病　热病汗出。

3. 经脉循行部位的其他病证　胸胁痛，肩臂外侧痛，上肢挛急、麻木、不遂等。

三、本经重点腧穴

1. 关冲　井穴

【定位】在手指，第 4 指末节尺侧，指甲根角侧上方 0.1 寸（指寸）。

【解剖】有指掌侧固有动、静脉所形成的动、静脉网；布有尺神经的指掌侧固有神经。

【主治】①头痛、目赤、耳鸣、耳聋、喉痹、舌强等头面五官病证；②热病，中暑。

【操作】浅刺 0.1 寸；或点刺出血。

2. 中渚　输穴

【定位】在手背，第 4、5 掌骨间，第 4 掌指关节近端凹陷中。

【解剖】有第 4 骨间肌；皮下有手背静脉网及第 4 掌背动脉；布有尺神经的手背支。

【主治】①头痛、目赤、耳鸣、耳聋、喉痹等头面五官病证；②热病，疟疾；③肩背肘臂酸痛，手指不能屈伸。

【操作】直刺 0.3 ～ 0.5 寸。

3. 阳池　原穴

【定位】在腕后区，腕背侧远端横纹上，指伸肌腱的尺侧缘凹陷中。

【解剖】有皮下手背静脉网，第 4 掌背动脉；布有尺神经手背支及前臂背侧皮神经末支。

【主治】①目赤肿痛、耳聋、喉痹等五官病证；②消渴，口干；③腕痛，肩臂痛。

【操作】直刺 0.3 ～ 0.5 寸。

4. 外关　络穴；八脉交会穴（通于阳维脉）

【定位】在前臂后区，腕背侧远端横纹上 2 寸，尺骨与桡骨间隙中点。

【解剖】在桡骨与尺骨之间，指总伸肌与拇长伸肌之间；深层有前臂骨间背侧动脉和掌侧动、静脉；布有前臂背侧皮神经，深层有前臂骨间背侧神经及掌侧神经。

【主治】①热病；②头痛、目赤肿痛、耳鸣、耳聋等头面五官病证；③瘰疬；④胁肋痛；⑤上肢痿痹不遂。

【操作】直刺 0.5 ～ 1 寸。

5. 支沟　经穴

【定位】在前臂后区，腕背侧远端横纹上 3 寸，尺骨与桡骨间隙中点。

【解剖】在桡骨与尺骨之间，指总伸肌与拇长伸肌之间；深层有前臂骨间背侧动脉和掌侧动、静脉；布有前臂背侧皮神经，深层有前臂骨间背侧神经及掌侧神经。

【主治】①耳聋，耳鸣，暴喑；②胁肋痛；③便秘；④瘰疬；⑤热病。

【操作】直刺 0.5 ～ 1 寸。

6. 肩髎

【定位】在三角肌区，肩峰角与肱骨大结节两骨间凹陷中。

【解剖】在肩峰后下方，三角肌中；有旋肱后动脉；布有腋神经的肌支。

【主治】臂痛，肩重不能举。

【操作】向肩关节直刺 1 ～ 1.5 寸。

7. 翳风

【定位】在颈部，耳垂后方，乳突下端前方凹陷中。

【解剖】有耳后动、静脉，颈外浅静脉；布有耳大神经，深层为面神经干从茎乳孔穿出处。

【主治】①耳鸣、耳聋等耳疾；②口眼㖞斜、面痛、牙关紧闭、颊肿等面、口病证；③瘰疬。

【操作】直刺 0.5 ～ 1 寸。

8. 角孙

【定位】在头部，耳尖正对发际处。

【解剖】有耳上肌；颞浅动、静脉耳前支；布有耳颞神经分支。

【主治】①头痛，项强；②疳腮，齿痛；③目翳，目赤肿痛。

【操作】平刺 0.3 ～ 0.5 寸。

9. 耳门

【定位】在耳区，耳屏上切迹与下颌骨髁突之间的凹陷中。

【解剖】有颞浅动、静脉耳前支；布有耳颞神经，面神经分支。

【主治】①耳鸣、耳聋、聤耳等耳疾；②齿痛，颈颌痛。

【操作】微张口，直刺 0.5 ～ 1 寸。

10. 丝竹空

【定位】在面部，眉梢凹陷中。注：瞳子髎直上。

【解剖】有眼轮匝肌；有颞浅动、静脉额支；布有面神经颧眶支及耳颞神经分支。

【主治】①癫痫；②头痛、目眩、目赤肿痛、眼睑𥆧动等头目病证；③齿痛。

【操作】平刺 0.3 ～ 0.5 寸。

第十一节　足少阳胆经及其腧穴

一、经脉循行

足少阳胆经，起于目外眦，上行额角部，下行至耳后，沿颈项部至肩上，下入缺盆。耳部分支，从耳后进入耳中，出走耳前到目外眦后方。外眦部支脉，从目外眦下走大迎，会合于手少阳经到达目眶下，行经颊车，由颈部下行，与前脉在缺盆部会合，再向下进入胸中，穿过横膈，络肝，属胆，再沿胁肋内下行至腹股沟动脉部，绕外阴部毛际横行入髋关节部。其直行经脉，从缺盆下行，经腋部、侧胸部、胁肋部，再下行与前脉会合于髋关节部，再向下沿着大腿外侧、膝外缘下行经腓骨之前，至外踝前，沿足背部，进入第4趾外侧。足背部分支，从足背上分出，沿第1、2跖骨间，出于大趾端，穿过趾甲，出趾背毫毛部。

《灵枢·经脉》：胆足少阳之脉，起于目锐眦，上抵头角①，下耳后，循颈，行手少阳之前，至肩上，却交出手少阳之后，入缺盆。其支者，从耳后入耳中，出走耳前，至目锐眦后。其支者，别锐眦，下大迎，合于手少阳，抵于顄②，下加颊车③，下颈，合缺盆，以下胸中，贯膈，络肝，属胆，循胁里，出气街④，绕毛际⑤，横入髀厌中。其直者，从缺盆下腋，循胸，过季胁，下合髀厌中。以下循髀阳⑥，出膝外廉，下外辅骨⑦之前，直下抵绝骨之端，下出外踝之前，循足附上，入小指次指之间。其支者，别跗上，入大指之间，循大指歧骨⑧内，出其端，还贯爪甲，出三毛⑨。

注释：①头角：头顶两旁隆起之处，即顶骨结节部位。②顄：目下颧骨部。③下加颊车：指经脉向下经过颊车部位。④气街：此指气冲穴部，在腹股沟动脉旁。⑤毛际：指耻骨阴毛部。⑥髀阳：指大腿外侧。⑦外辅骨：即腓骨。⑧大指歧骨：指第1、2跖骨。⑨三毛：指足趾背短毛。

二、主治概要

1. **头面五官病** 侧头、目、耳、咽喉病等。

2. **肝胆病** 黄疸、口苦、胁痛等。

3. **热病、神志病** 发热、癫狂等。

4. **经脉循行部位的其他病证** 下肢痹痛、麻木、不遂等。

三、本经重点腧穴

1. 瞳子髎

【定位】在面部，目外眦外侧0.5寸凹陷中。

【解剖】有眼轮匝肌，深层为颞肌；当颧眶动、静脉分布处；布有颧面神经和颧颞神经，面神经的颞颧支。

【主治】①头痛；②目赤肿痛、羞明流泪、内障、目翳等目疾。

【操作】平刺0.3～0.5寸；或用三棱针点刺出血。

2. 听会

【定位】在面部，耳屏间切迹与下颌骨髁突之间的凹陷中。

【解剖】有颞浅动脉耳前支，深部为颈外动脉及面后静脉；布有耳大神经，皮下为面神经。

【主治】①耳鸣、耳聋、聤耳等耳疾；②齿痛、面痛、口眼㖞斜等面口病证。

【操作】微张口，直刺0.5～0.8寸。

3. 率谷

【定位】在头部，耳尖直上入发际1.5寸。

【解剖】在颞肌中；有颞动、静脉顶支；布有耳颞神经和枕大神经会合支。

【主治】①偏头痛，眩晕；②小儿急、慢惊风。

【操作】平刺0.5～0.8寸。

4. 阳白

【定位】在头部，眉上1寸，瞳孔直上。

【解剖】在额肌中；有额动、静脉外侧支；布有额神经外侧支。

【主治】①前头痛；②眼睑下垂、口眼㖞斜；③目赤肿痛、视物模糊、眼睑瞤动等目疾。

【操作】平刺0.5～0.8寸。

5. 头临泣

【定位】在头部，前发际上0.5寸，瞳孔直上。

【解剖】在额肌中；有额动、静脉；布有额神经内、外支会合支。

【主治】①头痛；②目痛、目眩、流泪、目翳等目疾；③鼻塞，鼻渊；④小儿惊痫。

【操作】平刺0.5～0.8寸。

6. 风池

【定位】在颈后区，枕骨之下，胸锁乳突肌上端与斜方肌上端之间的凹陷中。

注：项部枕骨下两侧，横平风府，胸锁乳突肌与斜方肌之间凹陷中。

【解剖】在胸锁乳突肌与斜方肌上端附着部之间的凹陷中，深部为头夹肌；有枕动、静脉分支；布有枕小神经分支。

【主治】①中风、癫痫、头痛、眩晕、耳鸣、耳聋等内风所致的病证；②感冒、鼻塞、鼽衄、目赤肿痛、口眼㖞斜等外风所致的病证；③颈项强痛。

【操作】针尖微下，向鼻尖斜刺 0.8 ～ 1.2 寸；或平刺透风府穴。深部中间为延髓，必须严格掌握针刺的角度与深度。

7. 肩井

【定位】在肩胛区，第 7 颈椎棘突与肩峰最外侧点连线的中点。

【解剖】有斜方肌，深部为肩胛提肌与冈上肌；有颈横动、静脉分支；布有腋神经及锁骨上神经分支。

【主治】①颈项强痛，肩背疼痛，上肢不遂；②滞产、乳痈、乳汁不下、乳癖等妇产科及乳房疾患；③瘰疬。

【操作】直刺 0.3 ～ 0.5 寸。内有肺尖，不可深刺；孕妇禁针。

8. 日月　胆之募穴

【定位】在胸部，第 7 肋间隙中，前正中线旁开 4 寸。

【解剖】有肋间内、外肌，肋下缘有腹外斜肌腱膜、腹内斜肌、腹横肌；有第 7 肋间动、静脉；布有第 7 或第 8 肋间神经。

【主治】①黄疸、胁肋疼痛等肝胆病证；②呕吐、吞酸、呃逆等肝胆犯胃病证。

【操作】斜刺或平刺 0.5 ～ 0.8 寸，不可深刺，以免伤及脏器。

9. 带脉

【定位】在侧腹部，第 11 肋骨游离端垂线与脐水平线的交点上。

【解剖】有腹内、外斜肌及腹横肌；有第 12 肋间动、静脉；布有肋下神经。

【主治】①月经不调、闭经、赤白带下等妇科病；②疝气；③腰痛，胁痛。

【操作】直刺 1 ～ 1.5 寸。

10. 居髎

【定位】在臀部，髂前上棘与股骨大转子最凸点连线的中点处。

【解剖】浅层为阔筋膜张肌，深部为股外侧肌；有旋髂浅动、静脉分支及旋股外侧动、静脉升支；布有股外侧皮神经。

【主治】①腰腿痹痛，瘫痪；②疝气，少腹痛。

【操作】直刺 1 ～ 1.5 寸。

11. 环跳

【定位】在臀区，股骨大转子最凸点与骶管裂孔连线的外 1/3 与内 2/3 交点处。

【解剖】在臀大肌、梨状肌下缘；内侧为臀下动、静脉；布有臀下皮神经、臀下神经，深部正当坐骨神经。

【主治】腰胯疼痛、下肢痿痹、半身不遂等腰腿疾患。

【操作】直刺 2 ～ 3 寸。

12. 风市

【定位】在股部，髌底上 7 寸：直立垂手，掌心贴于大腿时，中指尖所指凹陷中，髂胫束后缘。

【解剖】在阔筋膜下，股外侧肌中；有旋股外侧动、静脉肌支；布有股外侧皮神经，股神经肌支。

【主治】①下肢痿痹、麻木及半身不遂等下肢疾患；②遍身瘙痒，脚气。

【操作】直刺 1 ～ 1.5 寸。

13. 膝阳关

【定位】在膝部，股骨外上髁后上缘，股二头肌腱与髂胫束之间的凹陷中。

【解剖】在髂胫束后方，股二头肌腱前方；有膝上外侧动、静脉；布有股外侧皮神经末支。

【主治】①膝腘肿痛、挛急及小腿麻木等下肢、膝关节疾患；②脚气。

【操作】直刺 1 ～ 1.5 寸。

14. 阳陵泉　合穴；胆之下合穴；八会穴之筋会

【定位】在小腿外侧，腓骨头前下方凹陷中。

【解剖】在腓骨长、短肌中；有膝下外侧动、静脉；当腓总神经分为腓浅神经及腓深神经处。

【主治】①黄疸、胁痛、口苦、呕吐、吞酸等肝胆犯胃病证；②膝肿痛、下肢痿痹及麻木等下肢、膝关节疾患；③小儿惊风；④肩痛。

【操作】直刺 1 ～ 1.5 寸。

15. 光明　络穴

【定位】在小腿外侧，外踝尖上 5 寸，腓骨前缘。

【解剖】在趾长伸肌和腓骨短肌之间；有胫前动、静脉分支；布有腓浅神经。

【主治】①目痛、夜盲、近视、目花等目疾；②胸乳胀痛，乳少；③下肢痿痹。

【操作】直刺 1 ～ 1.5 寸。

16. 悬钟　八会穴之髓会

【定位】在小腿外侧，外踝尖上 3 寸，腓骨前缘。

【解剖】在腓骨短肌与趾长伸肌分歧处；有胫前动、静脉分支；布有腓浅神经。

【主治】①痴呆、中风等髓海不足疾患；②颈项强痛，胸胁满痛，下肢痿痹。

【操作】直刺 0.5 ～ 0.8 寸。

17. 丘墟　原穴

【定位】在踝区，外踝的前下方，趾长伸肌腱的外侧凹陷中。

【解剖】在趾短伸肌起点处；有外踝前动、静脉分支；布有足背外侧皮神经分支及腓浅神经分支。

【主治】①目赤肿痛、目翳等目疾；②颈项痛、腋下肿、胸胁痛、外踝肿痛等痛证；③足内翻，足下垂。

【操作】直刺 0.5 ～ 0.8 寸。

18. 足临泣　输穴；八脉交会穴（通于带脉）

【定位】在足背，第 4、5 跖骨底结合部的前方，第 5 趾长伸肌腱外侧凹陷中。

【解剖】有足背静脉网，第 4 跖背侧动、静脉；布有足背中间皮神经。

【主治】①偏头痛、目赤肿痛、胁肋疼痛、足跗疼痛等痛证；②月经不调，乳少，乳痛；③疟疾；④瘰疬。

【操作】直刺 0.3 ～ 0.5 寸。

19. 侠溪　荥穴

【定位】在足背，第 4、5 趾间，趾蹼缘后方赤白肉际处。

【解剖】有趾背侧动、静脉；布有足背中间皮神经的趾背侧神经。

【主治】①惊悸；②头痛、眩晕、颊肿、耳鸣、耳聋、目赤肿痛等头面五官病证；③胁肋疼痛、膝股痛、足跗肿痛等痛证；④乳痛；⑤热病。

【操作】直刺 0.3 ～ 0.5 寸。

20. 足窍阴　井穴

【定位】在足趾，第 4 趾末节外侧，趾甲根角侧后方 0.1 寸（指寸）。

【解剖】有趾背侧动、静脉，趾跖侧动、静脉形成的动、静脉网；布有趾背侧神经。

【主治】①头痛、目赤肿痛、耳鸣、耳聋、喉痹等头面五官病证；②胸胁痛，足跗肿痛；③不寐；④热病。

【操作】浅刺 0.1 ～ 0.2 寸；或点刺出血。

第十二节　足厥阴肝经及其腧穴

一、经脉循行

足厥阴肝经，起于足大趾背毫毛部，沿足背经内踝前上行，至内踝上 8 寸处交于足太阴经之后，上经腘窝内缘，沿大腿内侧，上入阴毛中，环绕阴器；再上行抵达小腹，夹胃，属于肝，络于胆；再上行通过横膈，分布于胁肋部；继续上行经喉咙的后面，上入鼻咽部，连目系，上出额部，与督脉在颠顶部交会。其支脉，从目系下循面颊，环绕唇内。另一支脉，从肝部分出，穿过横膈，注于肺。

《灵枢·经脉》：肝足厥阴之脉，起于大指丛毛①之际，上循足跗上廉，去内踝一寸，上踝八寸，交出太阴之后，上腘内廉，循股阴②，入毛中，环阴器，抵小腹，夹胃，属肝，络胆，上贯膈，布胁肋，循喉咙之后，上入颃颡③，连目系，上出于额部，与督脉会于巅。其支者，从目系下颊里，环唇内。其支者，复从肝别贯膈，上注肺。

注释：①丛毛：指足大趾爪甲后方有毫毛处。②股阴：大腿内侧。③颃颡：同吭嗓，此指上腭与鼻相通的部位，相当于鼻咽部。

二、主治概要

1. **肝胆病** 黄疸，胸胁胀痛，呕逆及肝风内动所致的中风、头痛、眩晕、惊风等。
2. **妇科病、前阴病** 月经不调、痛经、崩漏、带下、遗尿、小便不利等。
3. **经脉循行部位的其他病证** 下肢痹痛、麻木、不遂等。

三、本经重点腧穴

1.大敦　井穴

【定位】在足趾，大趾末节外侧，趾甲根角侧后方 0.1 寸（指寸）。

【解剖】有趾背动、静脉；布有腓深神经的趾背神经。

【主治】①疝气，少腹痛；②遗尿、癃闭、五淋、尿血等前阴病；③月经不调、崩漏、阴挺等妇科病；④癫痫。

【操作】浅刺 0.1 ～ 0.2 寸；或点刺出血。

2.行间　荥穴

【定位】在足背，第 1、2 趾间，趾蹼缘后方赤白肉际处。

【解剖】有足背静脉网；第 1 趾背动、静脉；正当腓深神经的跖背神经分为趾背神经的分歧处。

【主治】①中风、癫痫、头痛、目眩、目赤肿痛、青盲、口歪等肝经风热病证；②月经不调、痛经、闭经、崩漏、带下等妇科病；③阴中痛，疝气；④遗尿、癃闭、五淋等泌尿系病证；⑤胸胁满痛。

【操作】直刺 0.5 ～ 0.8 寸。

3.太冲　输穴；原穴

【定位】在足背，第 1、2 跖骨间，跖骨底结合部前方凹陷中，或触及动脉搏动。

【解剖】在长伸肌腱外缘；有足背静脉网、第 1 跖背动脉；布有腓深神经的跖背侧神经，深层为胫神经的足底内侧神经。

【主治】①中风、癫狂痫、小儿惊风、头痛、眩晕、耳鸣、目赤肿痛、口歪、咽痛等肝经风热病证；②月经不调、痛经、经闭、崩漏、带下、滞产等妇产科病证；③黄疸、胁痛、口苦、腹胀、呕逆等肝胃病证；④癃闭，遗尿；⑤下肢痿痹，足跗肿痛。

【操作】直刺 0.5 ～ 1 寸。

4.曲泉　合穴

【定位】在膝部，腘横纹内侧端，半腱肌肌腱内缘凹陷中。

【解剖】在胫骨内侧髁后缘，半膜肌、半腱肌止点前上方，缝匠肌后缘；浅层有大隐静脉，深层有腘动、静脉；布有隐神经、闭孔神经，深向腘窝可及胫神经。

【主治】①月经不调、痛经、带下、阴挺、阴痒、产后腹痛、腹中包块等妇科病；②遗精，阳痿，疝气；③小便不利；④膝髌肿痛，下肢痿痹。

【操作】直刺 1 ～ 1.5 寸。

5.章门　脾之募穴；八会穴之脏会

【定位】在侧腹部，在第 11 肋游离端的下际。

【解剖】有腹内、外斜肌及腹横肌；有第 10 肋间动脉末支；布有第 10、11 肋间神经；深部右侧当肝脏下缘，左侧当脾脏下缘。

【主治】①腹痛、腹胀、肠鸣、腹泻、呕吐等脾胃病证；②胁痛、黄疸、痞块等肝胆病证。

【操作】直刺 0.8 ～ 1 寸。

6.期门　肝之募穴

【定位】在胸部，第 6 肋间隙，前正中线旁开 4 寸。

【解剖】在腹内外斜肌腱膜中，有肋间肌；有肋间动、静脉；布有第 6、7 肋间神经。深部右侧当肝脏，左侧当脾脏。

【主治】①胸胁胀痛、呕吐、吞酸、呃逆、腹胀、腹泻等肝胃病证；②郁病，奔豚气；③乳痈。

【操作】斜刺或平刺 0.5 ～ 0.8 寸，不可深刺，以免伤及内脏。

第十三节　督脉及其腧穴

一、经脉循行

督脉，起于小腹内，下行于会阴部，向后从尾骨端上行脊柱的内部，上达项后风府，进入脑内，上行至颠顶，沿前额下行鼻柱，止于上唇系带处。

《难经·二十八难》：督脉者，起于下极之输①，并于脊里，上至风府，入属于脑②。

注释：①下极之输：指脊柱下端的长强穴。②脑：此下《针灸甲乙经·奇经八脉第二》有"上巅，循额，至鼻柱"七字。

二、主治概要

1. **脏腑病**　五脏六腑相关病证。
2. **神志病，热病**　失眠，健忘，癫痫，昏迷，发热，中暑，惊厥等。
3. **头面五官病**　头痛，眩晕，口、齿、鼻、目等疾患。
4. **经脉循行部位的其他病证**　头项、脊背、腰骶疼痛，下肢痿痹等。

三、本经重点腧穴

1. 长强　络穴

【定位】在会阴区，尾骨下方，尾骨端与肛门连线的中点处。

【解剖】在肛尾韧带中；有肛门动、静脉分支，棘突间静脉丛的延续部；布有尾神经后支及肛门神经。

【主治】①腹泻、痢疾、便血、便秘、痔疮、脱肛等肠腑病证；②癫狂痫；③腰脊和尾骶部疼痛。

【操作】紧靠尾骨前面斜刺0.8～1寸。不宜直刺，以免伤及直肠。

2. 腰阳关

【定位】在脊柱区，第4腰椎棘突下凹陷中，后正中线上。

【解剖】在腰背筋膜、棘上韧带及棘间韧带中；有腰动脉后支、棘间皮下静脉丛；布有腰神经后支的内侧支。

【主治】①腰骶疼痛，下肢痿痹；②月经不调、赤白带下等妇科病证；③遗精、阳痿等男科病证。

【操作】直刺或向上斜刺0.5～1寸。多用灸法。

3. 命门

【定位】在脊柱区，第2腰椎棘突下凹陷中，后正中线上。

【解剖】在腰背筋膜、棘上韧带及棘间韧带中；有腰动脉后支和棘间皮下静脉丛；布有腰神经后支的内侧支。

【主治】①腰脊强痛，下肢痿痹；②月经不调、赤白带下、痛经、经闭、不孕等妇科病证；③遗精、阳痿、精冷不育、小便频数等男子肾阳不足病证；④小腹冷痛，腹泻。

【操作】直刺或向上斜刺0.5～1寸。多用灸法。

4. 至阳

【定位】在脊柱区，第7胸椎棘突下凹陷中，后正中线上。

【解剖】在腰背筋膜、棘上韧带及棘间韧带中；有第7肋间动脉后支和棘间皮下静脉丛；布有第7胸神经后支的内侧支；深部为脊髓。

【主治】①黄疸、胸胁胀满等肝胆病证；②咳嗽，气喘；③腰背疼痛，脊强。

【操作】向上斜刺0.5～1寸。

5. 灵台

【定位】在脊柱区，第6胸椎棘突下凹陷中，后正中线上。

【解剖】在腰背筋膜、棘上韧带及棘间韧带中；有第6肋间动脉后支和棘间皮下静脉丛；布有第6胸神经后支的内侧支；深部为脊髓。

【主治】①咳嗽，气喘；②脊痛，项强；③疔疮。

【操作】向上斜刺0.5～1寸。

6. 身柱

【定位】在脊柱区，第3胸椎棘突下凹陷中，后正中线上。

【解剖】在腰背筋膜、棘上韧带及棘间韧带中；有第3肋间动脉后支和棘间皮下静脉丛；布有第3胸神经后支的内侧支；深部为脊髓。

【主治】①身热、头痛、咳嗽、气喘等外感病证；②惊厥、癫狂痫等神志病；③腰脊强痛；④疔疮发背。

【操作】向上斜刺 0.5 ～ 1 寸。

7. 大椎

【定位】在脊柱区，第 7 颈椎棘突下凹陷中，后正中线上。

【解剖】在腰背筋膜、棘上韧带及棘间韧带中；有颈横动脉分支和棘间皮下静脉丛；布有第 8 颈神经后支的内侧支；深部为脊髓。

【主治】①热病、疟疾、恶寒发热、咳嗽、气喘等外感病证；②骨蒸潮热；③癫狂痫证、小儿惊风等神志病；④项强，脊痛；⑤风疹，痤疮。

【操作】向上斜刺 0.5 ～ 1 寸。

8. 哑门

【定位】在颈后区，第 2 颈椎棘突上际凹陷中，后正中线上。

【解剖】在项韧带和项肌中，深部为弓间韧带和脊髓；有枕动、静脉分支及棘间静脉丛；布有第 3 颈神经和枕大神经支。

【主治】①暴喑，舌缓不语；②癫狂痫、癔症等神志病；③头痛，颈项强痛。

【操作】正坐位，头微前倾，项部放松，向下颌方向缓慢刺入 0.5 ～ 1 寸；不可向上深刺，以免刺入枕骨大孔，伤及延髓。

9. 风府

【定位】在颈后区，枕外隆凸直下，两侧斜方肌之间凹陷中。

【解剖】在项韧带和项肌中，深部为环枕后膜和小脑延髓池；有枕动、静脉分支及棘间静脉丛；布有第 3 颈神经和枕大神经分支。

【主治】①中风、癫狂痫、癔症等内风为患的神志病证；②头痛、眩晕、颈项强痛、咽喉肿痛、失音、目痛、鼻衄等头颈、五官病证。

【操作】正坐位，头微前倾，项部放松，向下颌方向缓慢刺入 0.5 ～ 1 寸；不可向上深刺，以免刺入枕骨大孔，伤及延髓。

10. 百会

【定位】在头部，前发际正中直上 5 寸。

【解剖】在帽状腱膜中；有左右颞浅动、静脉及左右枕动、静脉吻合网；布有枕大神经及额神经分支。

【主治】①痴呆、中风、失语、瘛疭、失眠、健忘、癫狂痫证、癔症等神志病；②头痛，眩晕，耳鸣；③脱肛、阴挺、胃下垂、肾下垂等气失固摄而致的下陷性病证。

【操作】平刺 0.5 ～ 0.8 寸；升阳举陷可用灸法。

11. 上星

【定位】在头部，前发际正中直上 1 寸。

【解剖】在左右额肌交界处；有额动、静脉分支，颞浅动、静脉分支；布有额神经分支。

【主治】①鼻渊、鼻衄、头痛、目痛等头面部病；②热病，疟疾；③癫狂。

【操作】平刺 0.5 ～ 0.8 寸。

12. 素髎

【定位】在面部，鼻尖的正中央。

【解剖】在鼻尖软骨中；有面动、静脉鼻背支；布有筛前神经鼻外支（眼神经分支）。

【主治】①昏迷、惊厥、新生儿窒息、休克、呼吸衰竭等急危重症；②鼻渊、鼻衄等鼻病。

【操作】向上斜刺 0.3 ～ 0.5 寸；或点刺出血。

13. 水沟

【定位】在面部，人中沟的上 1/3 与中 1/3 交点处。

【解剖】在口轮匝肌中；有上唇动、静脉；布有眶下神经的分支及面神经颊支。

【主治】①昏迷、晕厥、中风、中暑、休克、呼吸衰竭等急危重症，为急救要穴之一；②癔症、癫狂痫、急慢惊风等神志病；③鼻塞、鼻衄、面肿、口歪、齿痛、牙关紧闭等面鼻口部病证；④闪挫腰痛。

【操作】向上斜刺 0.3 ～ 0.5 寸，强刺激，或指甲掐按。

14. 印堂

【定位】在头部，两眉毛内侧端中间的凹陷中。

【解剖】在降眉间肌中，浅层有滑车上神经分布，深层有面神经颞支和内眦动脉分布。

【主治】①痴呆、痫证、失眠、健忘等神志病证；②头痛，眩晕；③鼻衄，鼻渊；④小儿惊风，产后血晕，子痫。

【操作】提捏局部皮肤，平刺 0.3～0.5 寸；或用三棱针点刺出血。

第十四节　任脉及其腧穴

一、经脉循行

任脉，起于小腹内，下出于会阴部，向前上行于阴毛部，循腹沿前正中线上行，经关元等穴至咽喉，再上行环绕口唇，经面部进入目眶下，联系于目。

《素问·骨空论》：任脉者，起于中极之下，以上毛际，循腹里，上关元，至咽喉，上颐，循面，入目。

二、主治概要

1. **脏腑病**　腹部、胸部相关内脏病。
2. **妇科病、前阴病**　月经不调，痛经，崩漏，带下，遗精，阳痿，小便不利，遗尿等。
3. **颈及面口病**　瘿气，梅核气，咽喉肿痛，暴喑，口歪，齿痛等。
4. **神志病**　癫痫，失眠等。
5. **虚证**　部分腧穴有强壮作用，主治虚劳、虚脱等证。

三、本经重点腧穴

1. 会阴

【定位】在会阴区，男性在阴囊根部与肛门连线的中点；女性在大阴唇后联合与肛门连线的中点。

【解剖】在海绵体的中央，有会阴浅、深横肌；有会阴动、静脉分支；布有会阴神经的分支。

【主治】①溺水窒息、昏迷、癫狂痫等急危症、神志病；②小便不利、遗尿、遗精、阴痛、阴痒、脱肛、阴挺、痔疮等前后二阴疾患。

【操作】直刺 0.5～1 寸；孕妇慎用。

2. 曲骨

【定位】在下腹部，耻骨联合上缘，前正中线上。

【解剖】在腹白线上，有腹壁下动脉及闭孔动脉的分支；布有髂腹下神经的分支。

【主治】①小便不利、遗尿等前阴病；②遗精、阳痿、阴囊湿痒等男科病；③月经不调、痛经、赤白带下等妇科病。

【操作】直刺 1～1.5 寸，需排尿后进行针刺；孕妇慎用。

3. 中极　膀胱之募穴

【定位】在下腹部，脐中下 4 寸，前正中线上。

【解剖】在腹白线上，有腹壁浅动、静脉分支和腹壁下动、静脉分支；布有髂腹下神经的前皮支；深部为乙状结肠。

【主治】①遗尿、小便不利、癃闭等前阴病；②遗精、阳痿、不育等男科病证；③月经不调、崩漏、阴挺、阴痒、不孕、产后恶露不尽、带下等妇科病。

【操作】直刺 1～1.5 寸，需排尿后进行针刺；孕妇慎用。

4. 关元　小肠之募穴

【定位】在下腹部，脐中下 3 寸，前正中线上。

【解剖】在腹白线上，有腹壁浅动、静脉分支和腹壁下动、静脉分支；布有第 12 肋间神经前皮支的内侧支；深部为小肠。

【主治】①中风脱证、虚劳冷惫、羸瘦无力等元气虚损病证；②少腹疼痛，疝气；③腹泻、痢疾、脱肛、便血等肠腑病证；④五淋、尿血、尿闭、尿频等前阴病；⑤遗精、阳痿、早泄、白浊等男科病；⑥月经不调、痛经、经闭、崩漏、带下、阴挺、恶露不尽、胞衣不下等妇科病；⑦保健灸常用穴。

【操作】直刺 1 ～ 1.5 寸，需排尿后进行针刺；多用灸法。孕妇慎用。

5. 气海
【定位】在下腹部，脐中下 1.5 寸，前正中线上。

【解剖】在腹白线上，有腹壁浅动、静脉分支和腹壁下动、静脉分支；布有第 11 肋间神经前皮支的内侧支；深部为小肠。

【主治】①虚脱、形体羸瘦、脏气衰惫、乏力等气虚病证；②水谷不化、绕脐疼痛、腹泻、痢疾、便秘等肠腑病证；③小便不利、遗尿等前阴病；④遗精，阳痿；⑤疝气，少腹痛；⑥月经不调、痛经、经闭、崩漏、带下、阴挺、产后恶露不尽、胞衣不下等妇科病；⑦保健灸常用穴。

【操作】直刺 1 ～ 1.5 寸；多用灸法。孕妇慎用。

6. 神阙
【定位】在脐区，脐中央。

【解剖】在脐窝正中；有腹壁下动、静脉；布有第 10 肋间神经前皮支的内侧支；深部为小肠。

【主治】①虚脱、中风脱证等元阳暴脱；②腹痛、腹胀、腹泻、痢疾、便秘、脱肛等肠腑病证；③水肿，小便不利；④保健灸常用穴。

【操作】一般不针，多用艾条灸或艾炷隔盐灸法。

7. 水分
【定位】在上腹部，脐中上 1 寸，前正中线上。

【解剖】在腹白线上，有腹壁下动、静脉；布有第 8、9 肋间神经前皮支的内侧支；深部为小肠。

【主治】①水肿、小便不利等水液输布失常病证；②腹痛、腹泻、反胃吐食等胃肠病。

【操作】直刺 1 ～ 1.5 寸；水病多用灸法。

8. 下脘
【定位】在上腹部，脐中上 2 寸，前正中线上。

【解剖】在腹白线上，有腹壁上、下动、静脉的分支；布有第 8 肋间神经前皮支的内侧支；深部为横结肠。

【主治】①腹痛、腹胀、腹泻、呕吐、完谷不化、小儿疳积等脾胃病；②痞块。

【操作】直刺 1 ～ 1.5 寸。

9. 中脘　胃之募穴；八会穴之腑会
【定位】在上腹部，脐中上 4 寸，前正中线上。

【解剖】在腹白线上，有腹壁上动、静脉；布有第 7、8 肋间神经前皮支的内侧支；深部为胃幽门部。

【主治】①胃痛、腹胀、纳呆、呕吐、吞酸、呃逆、小儿疳积等脾胃病；②黄疸；③癫狂，脏躁。

【操作】直刺 1 ～ 1.5 寸。

10. 上脘
【定位】在上腹部，脐中上 5 寸，前正中线上。

【解剖】在腹白线上，有腹壁上动、静脉分支；布有第 7 肋间神经前皮支的内侧支；深部为肝下缘及胃幽门部。

【主治】①胃痛、呕吐、呃逆、腹胀等胃腑病证；②癫痫。

【操作】直刺 1 ～ 1.5 寸。

11. 巨阙　心之募穴
【定位】在上腹部，脐中上 6 寸，前正中线上。

【解剖】在腹白线上，有腹壁上动、静脉分支；布有第 7 肋间神经前皮支的内侧支；深部为肝脏。

【主治】①癫狂痫；②胸痛，心悸；③呕吐，吞酸。

【操作】向下斜刺 0.5 ～ 1 寸；不可深刺，以免伤及肝脏。

12. 鸠尾　络穴
【定位】在上腹部，剑胸结合下 1 寸，前正中线上。

【解剖】在腹白线上，腹直肌起始部，有腹壁上动、静脉分支；布有第 6 肋间神经前皮支的内侧支；深部为肝脏。

【主治】①癫狂痫；②胸痛；③腹胀，呃逆。

【操作】向下斜刺 0.5 ～ 1 寸。

13. 膻中　心包之募穴；八会穴之气会
【定位】在胸部，横平第 4 肋间隙，前正中线上。

【解剖】在胸骨体上；有胸廓内动、静脉的前穿支；布有第4肋间神经前皮支的内侧支。

【主治】①咳嗽、气喘、胸闷、心痛、噎膈、呃逆等胸中气机不畅病证；②产后乳少、乳痈、乳癖等胸乳病证。

【操作】平刺 0.3 ～ 0.5 寸。

14. 天突

【定位】在颈前区，胸骨上窝中央，前正中线上。

【解剖】在胸骨切迹中央，左右胸锁乳突肌之间，深层为胸骨舌骨肌和胸骨甲状肌；皮下有颈静脉弓、甲状腺下动脉分支，深部为气管，向下胸骨柄后方为无名静脉及主动脉弓；布有锁骨上神经前支。

【主治】①咳嗽、哮喘、胸痛、咽喉肿痛、暴喑等肺系病证；②瘿气、梅核气、噎膈等气机不畅病证。

【操作】先直刺 0.2 ～ 0.3 寸，然后将针尖向下，紧靠胸骨柄后方刺入 1 ～ 1.5 寸。必须严格掌握针刺的角度和深度，以防刺伤肺和有关动、静脉。

15. 廉泉

【定位】在颈前区，喉结上方，舌骨上缘凹陷中，前正中线上。

【解剖】在舌骨上方，左右颏舌骨肌之间，深部为会厌，下方为喉门，有甲状舌骨肌、舌肌；有颈前浅静脉，甲状腺上动、静脉；布有颈皮神经的分支，深层为舌根，有舌下神经及舌咽神经的分支。

【主治】中风失语、暴喑、吞咽困难、舌缓流涎、舌下肿痛、口舌生疮、喉痹等咽喉口舌病证。

【操作】向舌根斜刺 0.5 ～ 0.8 寸。

16. 承浆

【定位】在面部，颏唇沟的正中凹陷处。

【解剖】在口轮匝肌和颏肌之间；有下唇动、静脉分支；布有面神经的下颌支及颏神经分支。

【主治】①口歪、齿龈肿痛、流涎等口部病证；②暴喑；③癫狂。

【操作】斜刺 0.3 ～ 0.5 寸。

第十五节　常用经外奇穴

一、头颈部穴

1. 四神聪

【定位】在头部，百会前后左右各旁开1寸，共4穴。

【解剖】在帽状腱膜中；有枕动脉、颞浅动脉、额动脉的吻合网分布；有枕大神经、滑车上神经、耳颞神经分布。

【主治】①头痛，眩晕；②失眠、健忘、癫痫等神志病；③目疾。

【操作】平刺 0.5 ～ 0.8 寸。

2. 鱼腰

【定位】在头部，瞳孔直上，眉毛中。

【解剖】在眼轮匝肌中；浅层有眶上神经分布，深层有面神经颞支和额动脉分布。

【主治】眉棱骨痛、眼睑瞤动、眼睑下垂、目赤肿痛、目翳、口眼㖞斜等。

【操作】平刺 0.3 ～ 0.5 寸。

3. 太阳

【定位】在头部，当眉梢与目外眦之间，向后约一横指的凹陷中。

【解剖】在颞筋膜及颞肌中；浅层有上颌神经颧颞支和颞浅动脉分布，深层有下颌神经肌支和颞浅动脉肌支分布。

【主治】①头痛；②目疾；③面瘫。

【操作】直刺或斜刺 0.3 ～ 0.5 寸；或点刺出血。

4. 球后

【定位】在面部，眶下缘外 1/4 与内 3/4 交界处。

【解剖】在眼轮匝肌中，深部为眼肌。浅层有上颌神经颧颞支和眶下神经分布；深层有面神经颧支和颞浅动脉肌支分布；进入眶内可刺及眶下神经干、下直肌、下斜肌和眶脂体，有眼神经和动眼神经分布。

【主治】目疾。

【操作】轻推眼球向上，向眶下缘缓慢直刺 0.5 ～ 1.5 寸，不提插。

5. 金津、玉液

【定位】在口腔内。舌下系带的静脉上。左侧为金津，右侧为玉液。

【解剖】布有下颌神经的颌神经，舌下神经和面神经鼓索的神经纤维及舌动脉的分支舌深动脉，舌静脉的属支舌深静脉。

【主治】①舌强，舌肿，口疮，喉痹，失语；②消渴，呕吐，腹泻。

【操作】点刺出血。

6. 牵正

【定位】在面部，耳垂前 0.5 ～ 1 寸的压痛处。

【解剖】在咬肌中。浅层有耳大神经分布；深层有面神经颊支、下颌神经咬肌支和咬肌动脉分布。

【主治】口歪，口疮。

【操作】向前斜刺 0.5 ～ 0.8 寸。

7. 翳明

【定位】在颈部，翳风后 1 寸。

【解剖】在胸锁乳突肌上。穴区浅层有耳大神经和枕小神经分布；深层有副神经、颈神经后支和耳后动脉分布；再深层有迷走神经干、副神经干和颈内动、静脉经过。

【主治】①头痛，眩晕，失眠；②目疾，耳鸣。

【操作】直刺 0.5 ～ 1 寸；可灸。

8. 颈百劳

【定位】在颈部，第 7 颈椎棘突直上 2 寸，后正中线旁开 1 寸。

【解剖】浅层布有第 4、第 5 颈神经后支的皮支；深层有第 4、第 5 颈神经后支的分支。

【主治】①颈项强痛；②咳嗽，气喘，骨蒸潮热，盗汗，自汗；③瘰疬。

【操作】直刺 0.5 ～ 1 寸。

9. 安眠

【定位】在项部，在翳风穴与风池穴连线之中点处。

【解剖】同翳明。

【主治】①失眠，头痛，眩晕；②心悸；③癫狂。

【操作】直刺 0.8 ～ 1.2 寸。

二、胸腹部穴

子宫

【定位】在下腹部，脐中下 4 寸，前正中线旁开 3 寸。

【解剖】在腹内、外斜肌中。穴区浅层有髂腹下神经和腹壁浅动脉分布；深层有髂腹股沟神经的肌支和腹壁下动脉分布；再深层可进入腹腔刺及小肠。

【主治】阴挺、月经不调、痛经、崩漏、不孕等妇科病。

【操作】直刺 0.8 ～ 1.2 寸。

三、背部穴

1. 定喘

【定位】在脊柱区，横平第 7 颈椎棘突下，后正中线旁开 0.5 寸。

【解剖】在斜方肌、菱形肌、上后锯肌、头夹肌、头半棘肌中。穴区浅层有颈神经后支的皮支分布；深层有颈神经后支的肌支、副神经和颈横动脉、颈深动脉分布。

【主治】①哮喘，咳嗽；②肩背痛，落枕。

【操作】直刺 0.5 ～ 0.8 寸。

2. 夹脊

【定位】在脊柱区，第 1 胸椎至第 5 腰椎棘突下两侧，后正中线旁开 0.5 寸，一侧 17 穴。

【解剖】在背肌浅层（斜方肌、菱形肌、胸腰筋膜、后锯肌）及背肌深层（竖脊肌）中。穴区浅层有胸或腰神经后支的皮支分布；深层有胸或腰神经后支和肋间后动脉、腰动脉分布。

【主治】适应范围较广，其中上胸部的穴位治疗心肺、上肢疾病；下胸部的穴位治疗脾胃肝胆疾病；腰部的穴位治疗肾病、腰腹及下肢疾病。

【操作】根据部位的不同直刺 0.3 ～ 1 寸，或用梅花针叩刺。

3. 胃脘下俞

【定位】在脊柱区，横平第 8 胸椎棘突下，后正中线旁开 1.5 寸。

【解剖】在斜方肌、背阔肌中。穴区浅层有第 8 胸神经后支的皮支分布；深层有第 8 胸神经后支的肌支和肋间后动脉分布。

【主治】①胃痛，腹痛，胸胁痛；②消渴。

【操作】斜刺 0.3 ～ 0.8 寸。

4. 腰眼

【定位】在腰区，横平第 4 腰椎棘突下，后正中线旁开约 3.5 寸的凹陷中。

【解剖】在背阔肌、腰方肌中。穴区浅层有第 3 腰神经后支的皮支分布；深层有第 4 腰神经后支的肌支和腰动脉分布。

【主治】①腰痛；②月经不调，带下；③虚劳。

【操作】直刺 1 ～ 1.5 寸。

5. 腰奇

【定位】在骶区，尾骨端直上 2 寸，骶角之间凹陷中。

【解剖】在棘上韧带中。穴区浅层有臀中皮神经分布；深层有骶神经后支和骶中动脉分布；再深可进入骶管裂孔。

【主治】①癫痫；②头痛，失眠；③便秘。

【操作】向上平刺 1 ～ 1.5 寸。

四、上肢部穴

1. 肩前

【定位】在肩前区，正坐垂肩，腋前皱襞顶端与肩髃连线的中点。

【解剖】在三角肌中。穴区浅层有锁骨上神经外侧支分布；深层有腋神经、肌皮神经和胸肩峰动脉分布。

【主治】肩臂痛，臂不能举。

【操作】直刺 1 ～ 1.5 寸。

2. 二白

【定位】在前臂前区，腕掌侧远端横纹上 4 寸，桡侧腕屈肌腱的两侧，一肢 2 穴。

【解剖】在指浅屈肌、拇长屈肌（桡侧穴）和指深屈肌（尺侧穴）中。穴区浅层有前臂内、外侧皮神经分布；深层有桡动脉干、桡神经浅支（桡侧穴）和正中神经（尺侧穴）经过，并有正中神经肌支和骨间前动脉分布。

【主治】①痔疾，脱肛；②前臂痛，胸胁痛。

【操作】直刺 0.5 ～ 0.8 寸。

3. 腰痛点

【定位】在手背，第 2、3 掌骨及第 4、5 掌骨之间，腕背侧横纹远端与掌指关节中点处，一手 2 穴。

【解剖】在桡侧腕短伸肌腱（桡侧穴）和小指伸肌腱（尺侧穴）中。穴区浅层有桡神经浅支的手背支（桡侧穴）和尺神经手背支（尺侧穴）分布；深层有桡神经肌支和掌背动脉分布。

【主治】急性腰扭伤。

【操作】由两侧向掌中斜刺 0.5 ～ 0.8 寸。

4. 外劳宫

【定位】在手背，第 2、3 掌骨间，掌指关节后 0.5 寸（指寸）凹陷中。

【解剖】在第 2 骨间背侧肌中，穴区有桡神经浅支的指背神经、手背静脉网和掌背动脉。

【主治】①落枕；②手臂肿痛；③脐风。

【操作】直刺 0.5 ～ 0.8 寸。

5. 八邪

【定位】在手背，第 1 ～ 5 指间，指蹼缘后方赤白肉际处，左右共 8 穴。

【解剖】在拇收肌（八邪1）和骨间肌（八邪2、3、4）中。穴区浅层有桡神经浅支的手背支、尺神经手背支和手背静脉网分布；深层有尺神经肌支和掌背动脉分布。

【主治】①手背肿痛，手指麻木；②烦热；③目痛；④毒蛇咬伤。

【操作】斜刺0.5～0.8寸；或点刺出血。

6. 四缝

【定位】在手指，第2～5指掌面的近侧指间关节横纹的中央，一手4穴。

【解剖】在指深屈肌腱中。穴区浅层有掌侧固有神经和指掌侧固有动脉分布；深层有正中神经肌支（桡侧两个半手指）和尺神经肌支（尺侧一个半手指）分布。

【主治】①小儿疳积；②百日咳。

【操作】点刺出血或挤出少许黄色透明黏液。

7. 十宣

【定位】在手指，十指尖端，距指甲游离缘0.1寸（指寸），左右共10穴。

【解剖】有指掌侧固有神经（桡侧3个半手指由正中神经发出，尺侧1个半手指由尺神经发出）和掌侧固有动脉分布。

【主治】①昏迷；②癫痫；③高热，咽喉肿痛；④手指麻木。

【操作】浅刺0.1～0.2寸；或点刺出血。

五、下肢部穴

1. 鹤顶

【定位】在膝前区，髌底中点的上方凹陷中。

【解剖】在股四头肌腱中，穴区浅层有股神经前皮支分布；深层有股神经肌支和膝关节动脉网分布。

【主治】膝痛，足胫无力，下肢瘫痪。

【操作】直刺0.8～1寸。

2. 内膝眼

【定位】在膝部，髌韧带内侧凹陷处的中央。

【解剖】浅层有隐神经和股神经前皮支分布；深层有股神经关节支和膝关节动脉网分布。

【主治】①膝痛，腿痛；②脚气。

【操作】向膝中斜刺0.5～1寸，或透刺犊鼻。

3. 胆囊

【定位】在小腿外侧，腓骨小头直下2寸。

【解剖】在腓骨长肌中。穴区浅层有腓肠外侧皮神经分布；深层有腓深神经干和胫前动、静脉经过，并有腓浅神经肌支和胫前动脉分布。

【主治】①胆囊炎，胆石症，胆道蛔虫病，胆绞痛；②下肢痿痹。

【操作】直刺1～2寸。

4. 阑尾

【定位】在小腿外侧，髌韧带外侧凹陷下5寸，胫骨前嵴外一横指（中指）。

【解剖】在胫骨前肌、小腿骨间膜、胫骨后肌中。穴区浅层有腓肠外侧皮神经分布；深层有腓深神经干和胫前动、静脉经过，并有腓深神经肌支、胫神经肌支和胫前动脉分布。

【主治】①阑尾炎，消化不良；②下肢痿痹。

【操作】直刺1.5～2寸。

5. 八风

【定位】在足背，第1～5趾间，趾蹼缘后方赤白肉际处，左右共8穴。

【解剖】有趾背神经（八风1为腓深神经终末支，八风2、3、4为腓浅神经终末支）和趾背动脉分布。

【主治】①足跗肿痛，趾痛；②毒蛇咬伤；③脚气。

【操作】斜刺0.5～0.8寸；或点刺出血。

第四章　推拿学基础知识

在现代推拿学的临床治疗中，在治疗不同系统疾病时应用的理论有一种多元现象。如在治疗内科、妇科疾病时，应用的是中医脏腑学说、经络学说等理论；治疗儿科疾病时，应用的是小儿推拿的特定穴位、小儿推拿复式操作法等独特理论；在治疗运动系统疾病时，也应用现代解剖学、生理学、病理学等理论，建立了"筋骨并重"的理论指导思想。由于从现代科学的角度来看，推拿学是一种以力学为特征的物理疗法，所以为了正确地掌握操作手法，推拿学十分重视现代生物力学的理论和应用。

目前运动系统疾病已经是推拿临床诊疗疾病谱的主要组成部分，其诊疗的主要指导理论是"筋骨并重"理论。该理论发端于先秦两汉时代。如《素问·生气通天论》曰："骨正筋柔，气血以流，腠理以密，如是则骨气以精。"《灵枢·本脏》曰："是故血利则经脉流行，营覆阴阳，筋骨劲强，关节清利矣。"而在浩瀚的医学典籍和文献中关于"筋出槽"与"骨错缝"的相关论述，对"筋骨并重"理论的形成具有深远的影响。其中《医宗金鉴·正骨心法要旨》宗《黄帝内经》之论，对"筋骨并重"理论的形成与发展具有重要意义。

"筋出槽"在《仙授理伤续断秘方》中有相应的描述，如"差爻""缝纵""乖纵""乖张""偏纵"等。所谓"手足久损，筋骨差爻，举动不得""筋骨缝纵，挛缩不舒""筋骨乖纵，挛缩不舒""筋骨乖张，挛缩不伸""筋骨偏纵，挛缩不伸"。而《伤科大成》对"筋出槽"阐释是筋"弛纵、卷挛、翻转、离合各门……""骨有截断、碎断、斜断之分，骱有全脱、半脱之别，筋有弛纵、卷挛、翻转、离合各门……""或因筋急难于转摇，或筋纵难运动……"认为筋有弛纵、卷挛、翻转、离合等有别于正常位置的改变。《伤科汇纂》提出"筋翻肿结脚跟整""筋横纵急搦安恬""筋翻筋结要分清"，指出"筋出槽"是筋翻转其位，那么治疗时就用手法整筋归位。《医宗金鉴·正骨心法要旨》"用手细细摸其所伤之处，或有骨断、骨碎、骨歪、骨整、骨软、骨硬、筋强、筋柔、筋歪、筋正、筋断、筋走、筋粗、筋翻、筋寒、筋热……"其中"筋歪""筋走""筋翻"，当属"筋出槽"的范围。

"骨错缝"的论述在文献中多为"骨缝开错""骨缝参差""骨缝裂开"以及"骨节间微有错落不合缝"等记述。《仙授理伤续断秘方》记载"骨缝""凡左右损处，只相度骨缝，仔细捻捺，忖度便见大概。"《医宗金鉴·正骨心法要旨》相关论述比较确切提出"骨错缝""若肿痛已除，伤痕已愈，其中或有筋急而转摇不甚便利，或有筋纵而运动不甚自如，又或有骨节间微有错落不合缝者，是伤虽平，而气血之流行未畅，不宜接、整、端、提等法，惟宜推拿以通经络气血也。"认为风寒湿邪是其外因："若素受风寒湿气，再遇跌打损伤……骨错者，臀努斜行，宜手法推按胯骨复位。"同时描述了相关症状和体征，"若脊椎筋隆起，骨缝必错，则不可能俯仰"；"若脊筋隆起，骨缝必错，则成伛偻之形"。指出"骨错缝"与"筋出槽"常同时出现"髃骨者，肩端之骨……若被跌伤，手必屈转向后，骨缝裂开，不能抬举，亦不能向前，惟扭于肋后而已……宜将突出之骨向后推入合缝，再将髆筋向内拨转，则髆、肘、臂、腕皆得复位矣"。也提到了"骨缝开错"按摩的作用："或因跌仆闪失，以致骨缝开错，气血郁滞，为肿为痛。宜用按摩法，按其经络，以通郁闭之气，摩其壅聚，以散瘀结之肿，其患可愈。"而在《伤科汇纂》中也提到了"筋出槽"致"骨错缝"的发生："脊背腰梁节节生，原无脱髎亦无倾。腰因挫闪身难动，背或伛偻骨不平。大抵脊筋离出位，至于骨缝裂开绷。将筋按捺归原处，筋若宽舒病体轻。"《伤科补要》谓："跗者，足背也，其受伤不一，轻者仅伤筋肉易治，重则骨缝参差难治，先以手轻轻搓摩，令其骨合筋舒。""若骨缝叠出，俯仰不能，疼痛难忍，腰筋僵硬。"认为伤筋肉易治，骨缝参差难治，当搓摩舒筋合骨。

从"筋出槽"与"骨错缝"的相关文献来看，两者往往同时发生。但"骨错缝"发生时，会有不同程度"筋出槽"的发生；而"筋出槽"发生时并不一定就兼有"骨错缝"的发生。如"脊筋陇起，骨缝必错"或筋长骨错，或筋聚或筋强骨随头低""筋骨缝纵，挛缩不舒"等描述则是"骨错缝"和"筋出槽"同时发生的情况；而"筋翻肿结脚跟整""筋横纵急搦安恬"等描述则是"筋出槽"不兼有"骨错缝"的情况。因此，临床运用推拿疗法治疗骨伤科疾患，应建立"筋骨并重"的理论指导思想，不应单纯坚持骨关节主导论。例如，临诊时对骨伤疾病病理变化的认识，过于强调骨质增生、关节软骨面破坏，以及脊柱椎间盘退变在疾病发病过程中的作用，忽视肌肉、韧带、肌腱和筋膜损伤在疾病发展过程中的作用；重影像学检查、轻体征检查，过于强调骨结构变化，对因软组织病变造成的脊柱与四肢骨关节整体动态功能改变认识不足；手法治疗时，多关节运动手法，轻视刺激性手法的应用，只认识骨关节空间位移效应的作用，对脊柱和四肢骨关节调整手法可以缓解或消除软组织内本体感受器的病理性神经电信号传入的内在机制存在片面认识，都是不可取的。

总之，"筋骨并重"是对人体中骨与软组织这一紧密相连的结构在临床治疗中的原则要求，其本质是始终在诊断、复位、康复等各个治疗阶段中都强调注重筋和骨的关系，就是要尽可能地减轻损伤程度及防止再损伤的发生，特别是对软组织要加以充分合理的维护。在骨折脱位、伤筋的治疗上不能顾骨失筋、治筋失骨，要筋骨并重。如对于脊柱病证，中医推拿治疗强调"筋骨并重"，提出了"筋骨失衡，以筋为先"是脊柱病中医学的病因基础，并建立了"先治筋、后调骨"的脊柱病预防与治疗思想，使临床医师和科学研究人员更加注重"筋"的重要地位。

第一节　小儿推拿特定穴

小儿推拿特定穴是指小儿推拿特有的穴位，这些穴位不仅有"点"状，还有"线"状及"面"状，且以两手居多，正所谓"小儿百脉汇于两掌"。以下"次数"一项，仅供6个月～1足岁患儿临床应用时参考，临诊时尚要根据患儿年龄大小，身体强弱，病情轻重等情况而有所增减。上肢部穴位，一般不分男女，习惯于推拿左手（亦可推拿右手）。小儿推拿操作的顺序，一般是先头面，次上肢，再胸腹、腰背，最后是下肢。亦有根据病情轻重缓急或患儿体位而定顺序先后，可以灵活掌握。

1. 坎宫

定位：自眉头起沿眉向眉梢成一横线。

操作：两拇指自眉心向眉梢做分推，称推坎宫（图9-4-1），又称推眉弓。30～50次。

作用：疏风解表，醒脑明目，止头痛。

应用：常用于外感发热、头痛，多与推攒竹、揉太阳等合用；若用于治疗目赤痛，多与清肝经、掐揉小天心、揉肾纹、清天河水等合用。

2. 天门（攒竹）

定位：两眉中间至前发际成一直线。

操作：两拇指自下而上交替直推，称开天门（图9-4-2），又称推攒竹。30～50次。

作用：发汗解表，镇静安神，开窍醒神。

应用：常用于风寒感冒，头痛、无汗、发热等症，多与推坎宫、揉太阳等合用；若惊惕不安，烦躁不宁多与清肝经、捣小天心、掐揉五指节、清肝经、揉百会等合用。

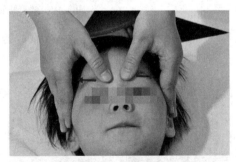

图9-4-1　推坎宫

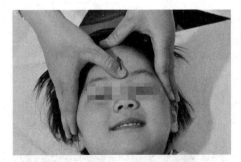

图9-4-2　开天门

3. 耳后高骨

定位：耳后入发际，乳突后缘高骨下凹陷中。

操作：两拇指或中指端揉，称揉耳后高骨（图9-4-3）。30～50次。

作用：疏风解表，安神除烦。

应用：治感冒头痛，多与推攒竹、推坎宫、揉太阳等合用；亦可治神昏烦躁等症。

4. 天柱骨

定位：颈后发际正中至大椎穴成一直线。

操作：用拇指或食中指自上向下直推，称推天柱骨（图9-4-4）。或用汤匙边蘸水自上向下刮。推100～500次。

作用：降逆止呕，祛风散寒。

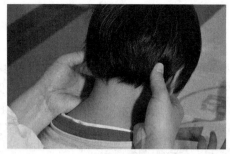

图 9-4-3 揉耳后高骨

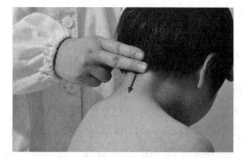

图 9-4-4 推天柱骨

应用：主要治疗呕吐、恶心和外感发热、项强等症。治疗呕恶多与横纹推向板门、揉中脘等合用；治疗外感发热、颈项强痛等症多与拿风池、掐揉二扇门等同用。

5. 乳根

定位：乳下 2 分。

操作：中指端揉，称揉乳根。20 ～ 50 次。

作用：宽胸理气，止咳化痰。

应用：见乳旁穴。

6. 乳旁

定位：乳外旁开 2 分。

操作：中指端揉，称揉乳旁。20 ～ 50 次。

作用：宽胸理气，止咳化痰。

应用：主要治疗胸闷、咳嗽、痰鸣、呕吐等症。临床上多与乳根两穴配用，以示、中两指同时操作。

7. 胁肋

定位：从腋下两胁至天枢处。

操作：以两手掌从两胁腋下搓摩至天枢处，称搓摩胁肋（图9-4-5），又称按弦走搓摩。50 ～ 100 次。

作用：顺气化痰，除胸闷，开积聚。

应用：本穴性开而降，多用于小儿由于食积、痰壅、气逆所致的胸闷、腹胀等。若肝脾肿大，则需久久搓摩，非一日之功，但对中气下陷，肾不纳气者宜慎用。

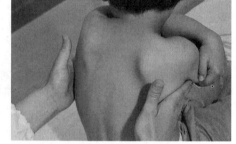

图 9-4-5 搓摩胁肋

8. 腹

定位：腹部。

操作：沿肋弓角边缘或自中脘至脐，向两旁分推，称分推腹阴阳（图 9-4-6 ①）；掌或四指摩称摩腹（图 9-4-6 ②）。分推 100 ～ 200 次；摩 5 分钟。

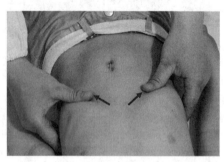

①分推腹阴阳

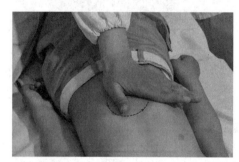

②摩腹

图 9-4-6 分推腹阴阳和摩腹

作用：健脾和胃，理气消食。

应用：对于小儿腹泻、呕吐、恶心、便秘、腹胀、厌食等消化功能紊乱效果较好，常与捏脊、按揉足三里合用，作为小儿保健手法。

9. 丹田

定位：小腹部（脐下 2 寸与 3 寸之间）。

操作：或揉或摩，称揉丹田（图9-4-7）或摩丹田。揉50～100次；摩5分钟。

作用：培肾固本，温补下元，分清别浊。

应用：多用于小儿先天不足，寒凝少腹及腹痛、疝气、遗尿、脱肛等症，常与补肾经、推三关、揉外劳等合用。揉丹田对尿潴留有一定效果，临床上常与推箕门、清小肠等合用。

10. 肚角

定位：脐下2寸（石门）旁开2寸之大筋。

操作：用拇、示、中三指做拿法，称拿肚角（图9-4-8）；或用中指端按，称按肚角。3～5次。

作用：止腹痛。

应用：对各种原因引起的腹痛均可应用，特别是对寒痛、伤食痛效果更好。为防止患儿哭闹影响手法的进行，可在诸手法推毕，再拿此穴。

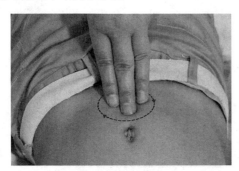

图9-4-7　揉丹田

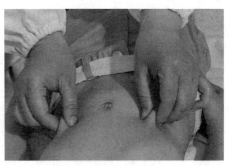

图9-4-8　拿肚角

11. 脊柱

定位：大椎至长强成一直线。

操作：用示、中二指面自上而下做直推，称推脊（图9-4-9）；用捏法自下而上称为捏脊。捏脊一般捏3～5遍，每捏三下再将背脊皮提一下，称为捏三提一法。推100～300次，捏3～5次。

作用：调阴阳，理气血，和脏腑，通经络，培元气，清热。

应用：捏脊法是小儿保健常用主要手法之一。临床上多与补脾经、补肾经、推三关、摩腹、按揉足三里等配合应用，治疗先、后天不足的一些慢性病证，均有一定的效果。本法单用名捏脊疗法，不仅常用于小儿疳积、腹泻等病证，还可应用于成人失眠、肠胃病、月经不调等病证。

推脊柱穴从上至下，能清热，多与清天河水、退六腑、推涌泉等合用。

12. 七节骨

定位：第四腰椎至尾椎骨端（长强）成一直线。

操作：用拇指桡侧面或示、中二指面自下向上或自上向下做直推，分别称为推上七节骨和推下七节骨（图9-4-10）。100～300次。

作用：温阳止泻，泻热通便。

应用：推上七节骨能温阳止泻，多用于虚寒腹泻、久痢等症。临床上常与按揉百会、揉丹田等合用治疗气虚下陷的脱肛、遗尿等症。若属实热证，则不宜用本法，用后多令儿腹胀或出现其他变症。

推下七节骨能泻热通便，多用于肠热便秘或痢疾等症。若腹泻属虚寒者，不可用本法，恐致滑泻。

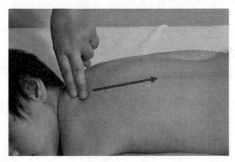

图9-4-9　推脊

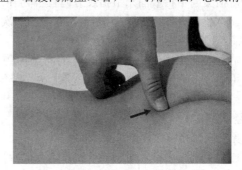

图9-4-10　推下七节骨

13. 龟尾

定位：尾椎骨端。

操作：拇指端或中指端揉，称揉龟尾（图9-4-11）。100～300次。

作用：调理大肠。

应用：本穴即督脉经之长强穴，揉之能通调督脉之经气。穴性平和，能止泻，也能通便。多与揉脐、推下七节骨配合应用，以治腹泻、便秘等症。

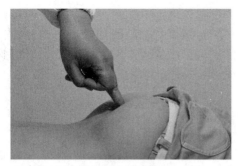

图9-4-11　揉龟尾

14. 脾经

定位：拇指末节罗纹面，另有一说，是拇指桡侧缘一线。

操作：将患儿拇指屈曲，循拇指桡侧缘向指根方向直推为补，称补脾经（图9-4-12）。由指根向指端方向直推为清，称清脾经（图9-4-13）。补脾经、清脾经，统称推脾经。100～500次。

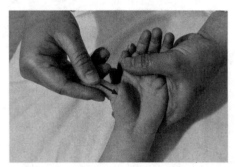

图9-4-12　补脾经

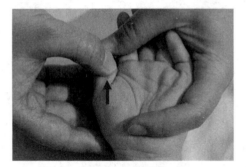

图9-4-13　清脾经

作用：补脾经可健脾胃，补气血；清脾经可清热利湿，化痰止呕。

应用：补脾经用于脾胃虚弱，气血不足而引起的食欲不振、肌肉消瘦、消化不良等症。清脾经用于湿热熏蒸、皮肤发黄、恶心呕吐、腹泻痢疾等症。小儿脾胃薄弱，不宜攻伐太甚，在一般情况下，脾经穴多用补法，体壮邪实者方能用清法。小儿体虚，正气不足，患斑疹热病时，推补本穴，可使隐疹透出，但手法宜快，用力宜重。

15. 肝经

定位：示指末节罗纹面。

操作：自指尖向示指掌面末节指纹方向直推为补，称补肝经；自示指掌面末节指纹推向指尖为清，称清肝经（图9-4-14）。补肝经和清肝经统称推肝经。100～500次。

作用：平肝泻火，息风镇惊，解郁除烦。

应用：清肝经常用于惊风、抽搐、烦躁不安、五心烦热等症。肝经宜清不宜补，若肝虚应补时则需补后加清，或以补肾经代之，称为滋肾养肝法。

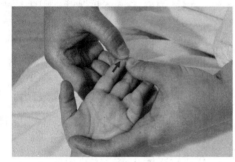

图9-4-14　清肝经

16. 心经

定位：中指末节罗纹面。

操作：自指尖向中指掌面末节指纹方向直推为补，称补心经。自中指掌面末节指纹向指尖方向直推为清，称清心经。补心经和清心经统称推心经。100～500次。

作用：清心经可清心泻火；补心经可养心安神。

应用：清心经常用于心火旺盛而引起的高热神昏、面赤口疮、小便短赤等，多与清天河水、清小肠等合用。本穴宜用清法，不宜用补法，恐动心火之故。若气血不足而见心烦不安，睡卧露睛等症，需用补法时，可补后加清，或以补脾经代之。

17. 肺经

定位：无名指末节罗纹面。

操作：自指尖向无名指掌面末节指纹方向直推为补，称补肺经；自无名指掌面末节指纹向指尖方向直推为清，称清肺经。补肺经和清肺经统称推肺经。100～500次。

作用：补肺经可补益肺气；清肺经可宣肺清热，疏风解表，化痰止咳。

应用：补肺经用于肺气虚损，咳嗽气喘，虚汗怕冷等肺经虚寒证。清肺经用于感冒发热及咳嗽、气喘、痰鸣等肺经实热证。

18. 肾经
定位：小指末节罗纹面。

操作：自指根向指尖方向直推为补，称补肾经；自指尖向指根方向直推为清，称清肾经。补肾经和清肾经统称为推肾经。100～500次。

作用：补肾经可补肾益脑，温养下元；清肾经可清利下焦湿热。

应用：补肾经用于先天不足、久病体虚、肾虚久泻、多尿、遗尿、虚汗喘息等症。清肾经用于膀胱蕴热，小便赤涩等症。临床上肾经穴一般多用补法，需用清法时，也多以清小肠代之。

19. 小肠
定位：小指尺侧边缘，自指尖到指根成一直线。

操作：自指尖直推向指根为补，称补小肠（图9-4-15）；反之为清，称清小肠。补小肠和清小肠统称为推小肠。100～300次。

作用：清利下焦湿热。

应用：清小肠可泌清别浊，多用于小便短赤不利，尿闭，水泻等证。若心经有热，移热于小肠，以本法配合清天河水，能加强清热利尿的作用。若属下焦虚寒，多尿、遗尿则宜用补小肠。

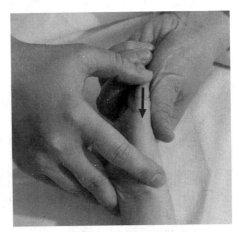

图9-4-15　补小肠

20. 大肠
定位：示指桡侧缘，自示指尖至虎口成一直线。

操作：从示指尖直推向虎口为补，称补大肠（图9-4-16）；反之为清，称清大肠。补大肠和清大肠统称推大肠。100～300次。

作用：补大肠可涩肠固脱，温中止泻；清大肠可清利肠腑，除湿热，导积滞。

应用：补大肠多用于虚寒腹泻、脱肛等病证。清大肠多用于湿热、积食滞留肠道，身热腹痛，痢下赤白，大便秘结等症。

本穴又称指三关，尚可用于诊断。

21. 肾纹
定位：手掌面，小指第二指间关节横纹处。

操作：中指或拇指端按揉，称揉肾纹（图9-4-17）。100～500次。

作用：祛风明目，散瘀结。

应用：揉肾纹主要用于目赤肿痛或热毒内陷，瘀结不散所致的高热，呼吸气凉，手足逆冷等症。

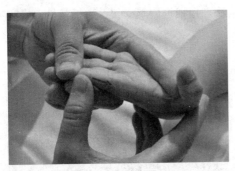

图9-4-16　补大肠

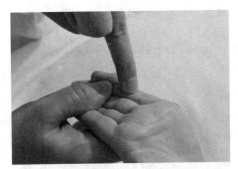

图9-4-17　揉肾纹

22. 肾顶
定位：小指顶端。

操作：以中指或拇指端按揉，称揉肾顶（图9-4-18）。100～500次。

作用：收敛元气，固表止汗。

应用：揉肾顶对自汗、盗汗或大汗淋漓不止等症均有一定的疗效。

23. 四横纹
定位：掌面示、中、无名、小指第一指间关节横纹处。

操作：拇指甲掐揉，称掐四横纹；四指并拢从示指横纹处推向小指横纹处，称推四横纹。掐各5次，推

$100 \sim 300$ 次。

作用：掐之能退热除烦，散瘀结；推之能调中行气，和气血，消胀满。

应用：临床上多用于疳积、腹胀、气血不和、消化不良等症。常与补脾经、揉中脘等合用。也可用毫针或三棱针点刺本穴出血以治疗疳积，效果也好。

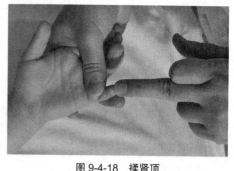

图 9-4-18　揉肾顶

24. 小横纹

定位：掌面示、中、无名、小指掌指关节横纹处。

操作：以拇指甲掐，称掐小横纹；拇指侧推，称推小横纹。掐各 5 次，推 $100 \sim 300$ 次。

作用：退热，消胀，散结。

应用：推掐本穴主要用于脾胃热结、口唇破烂及腹胀等症。临床上用推小横纹治疗肺部干啰音，有一定疗效。

25. 掌小横纹

定位：掌面小指根下，尺侧掌纹头。

操作：中指或拇指端按揉，称揉掌小横纹（图 9-4-19）。$100 \sim 500$ 次。

作用：清热散结，宽胸宣肺，化痰止咳。

应用：主要用于喘咳，口舌生疮等，为治疗百日咳、肺炎的要穴。临床上用揉掌小横纹治疗肺部湿啰音，有一定的疗效。

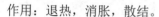

图 9-4-19　揉掌小横纹

26. 胃经

定位：拇指掌面近掌端第一节（或大鱼际桡侧赤白肉际处）。

操作：自拇指根向掌根方向直推为补，称补胃经；反之为清，称清胃经。补胃经和清胃经统称推胃经。$100 \sim 500$ 次。

作用：清胃经可清中焦湿热，和胃降逆，泻胃火，除烦止渴；补胃经可健脾胃，除运化。

应用：清胃经多与清脾经、推天柱骨、横纹推向板门等合用，治疗脾胃湿热，或胃气不和所引起的上逆呕恶等症；若胃肠实热、脘腹胀满、发热烦渴、便秘纳呆，多与清大肠、退六腑、揉天枢、推下七节骨等合用。补胃经多与补脾经、揉中脘、摩腹、按揉足三里等合用，治疗脾胃虚弱、消化不良、纳呆腹胀等症。

27. 板门

定位：手掌大鱼际平面。

操作：指端揉，称揉板门或运板门（图 9-4-20）；用推法自指根推向腕横纹，称板门推向横纹（图 9-4-21），反之称横纹推向板门。$100 \sim 300$ 次。

作用：健脾和胃，消食化滞，止泻，止呕。

应用：揉板门多用于乳食停积，食欲不振或嗳气、腹胀、腹泻、呕吐等症。板门推向横纹能止泻，横纹推向板门能止呕吐。

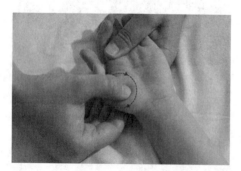

图 9-4-20　运板门

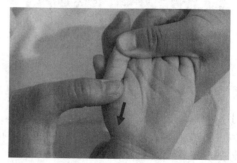

图 9-4-21　板门推向横纹

28. 内劳宫

定位：掌心中，屈指时中指、无名指之间中点。

操作：中指端揉，称揉内劳宫；自小指根掐运起，经掌小横纹、小天心至内劳宫，称运内劳宫（水底捞明月）。揉 100 ~ 300 次，运 10 ~ 30 次。

作用：清热除烦，清虚热。

应用：揉内劳宫用于心经有热而致口舌生疮、发热、烦渴等症。运内劳宫为运掌小横纹、揉小天心、揉内劳宫的复合手法，对心、肾两经虚热最为适宜。

29. 小天心

定位：大小鱼际交接处凹陷中。

操作：中指端揉，称揉小天心（图9-4-22）；拇指甲掐，称掐小天心；以中指尖或屈曲的指间关节捣，称捣小天心。揉 100 ~ 300 次，掐、捣 5 ~ 20 次。

作用：清热，镇惊，利尿，明目。

应用：揉小天心主要用于心经有热而致目赤肿痛、口舌生疮、惊惕不安或心经有热，移热于小肠而见小便短赤等症。此外对新生儿硬皮症、黄疸、遗尿、水肿、疮疖、痘疹欲出不透亦有效。掐、捣小天心主要用于惊风抽搐，夜啼，惊惕不安等症。若见惊风眼翻、斜视，可配合掐老龙、掐人中、清肝经等合用。眼上翻者则向下掐、捣；右斜视者则向左掐、捣；左斜视者向右掐、捣。

30. 运水入土、运土入水

定位：手掌面，大指根至小指根，沿手掌边缘一条弧形曲线。

操作：自拇指根沿手掌边缘，经小天心推运至小指根，称运土入水（图9-4-23）；反之，称运水入土（图9-4-24）。100 ~ 300 次。

作用：运土入水可清脾胃湿热，利尿止泻；运水入土可健脾助运，润燥通便。

应用：运土入水常用于新病、实证，如因湿热内蕴而见少腹胀满、小便赤涩、泄泻痢疾等症。运水入土多用于因脾胃虚弱而见完谷不化，腹泻痢疾，疳积，便秘等症。

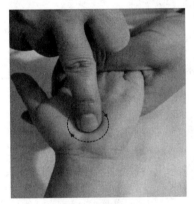
图 9-4-22　揉小天心

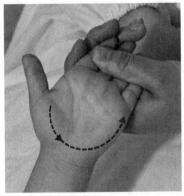
图 9-4-23　运土入水

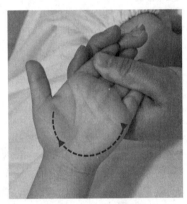
图 9-4-24　运水入土

31. 总筋

定位：掌后腕横纹中点。

操作：按揉本穴称揉总筋；用拇指甲掐称掐总筋（图9-4-25）。揉 100 ~ 300 次，掐 3 ~ 5 次。

作用：清心经热，散结止痉，通调周身气机。

应用：揉总筋临床上多与清天河水、清心经配合，治疗口舌生疮、潮热、夜啼等实热证。操作时手法宜快，并稍用力。治疗惊风抽搐多用掐法。

32. 大横纹

定位：仰掌，掌后横纹。近拇指端称阳池，近小指端称阴池。

操作：两拇指自掌后横纹中（总筋）向两旁分推，称分推大横纹（图9-4-26），又称分阴阳；自两旁（阴池、阳池）向总筋合推，称合阴阳。30 ~ 50 次。

作用：平衡阴阳，调和气血，行滞消食，行痰散结。

应用：分阴阳多用于阴阳不调，气血不和而致寒热往来，烦躁不安，以及乳食停滞、腹胀、腹泻、呕吐等症，亦有用治痢疾，有一定疗效。但在操作时，如实热证阴池宜重分，虚寒证阳池宜重分。合阴阳多用于痰结喘嗽、胸闷等症，若本法配揉肾纹、清天河水能加强行痰散结的作用。

33. 左端正

定位：中指甲根桡侧赤白肉际处，称左端正。

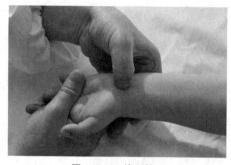

图 9-4-25　掐总筋

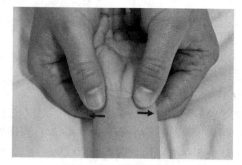

图 9-4-26　分推大横纹

操作：用拇指甲掐或拇指罗纹面揉称掐、揉左端正。掐 5 次，揉 50 次。

作用：升阳止泻。

应用：揉左端正功能升提，主要用于水泻、痢疾等症。

34.右端正

定位：中指甲根尺侧赤白肉际处，称右端正。

操作：用拇指甲掐或拇指罗纹面揉称掐、揉右端正。掐 5 次，揉 50 次。

作用：降逆止呕。

应用：揉右端正主要用于胃气上逆而引起的恶心呕吐等症。掐端正多用于治疗小儿惊风，常与掐老龙、清肝经等配合。同时本穴对鼻衄有效，方法用细绳由中指第三节横纹起扎至指端（不可太紧），扎好后患儿静卧即可。

35.老龙

定位：在中指背，距指甲根中点 1 分许。

操作：以拇指甲掐之，继以揉之，称掐老龙（图 9-4-27）。掐 3 ～ 5 次。

作用：息风镇惊，开窍醒神。

应用：本穴主要用于急救。若小儿急惊暴死或高热抽搐，掐之知痛有声音，可治；不知痛而无声音，难治。

36.五指节

定位：掌背五指第一指间关节。

操作：拇指甲掐，称掐五指节；用拇、示指揉搓称揉五指节。各掐 3 ～ 5 次，揉搓 30 ～ 50 次。

作用：安神镇惊，祛风痰，通关窍。

应用：掐五指节主要用于惊惕不安，惊风等症，多与清肝经、掐老龙等合用；揉五指节主要用于胸闷、痰喘、咳嗽等症，多与运内八卦、推揉膻中等合用。

37.二扇门

定位：掌背中指根本节两侧凹陷处。

操作：拇指甲掐，称掐二扇门；示、中指按揉，称揉二扇门（图 9-4-28）。掐 5 次，揉 100 ～ 500 次。

作用：发汗透表，退热平喘。

应用：掐、揉二扇门是发汗效法。揉时要稍用力，速度宜快，多用于风寒外感。本法与揉肾顶、补脾经、补肾经等配合应用，适宜于平素体虚外感者。

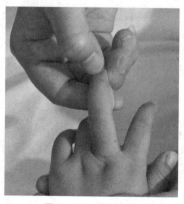

图 9-4-27　掐老龙

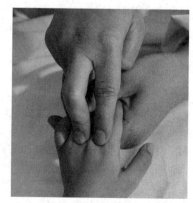

图 9-4-28　揉二扇门

38. 上马

定位：手背无名及小指掌指关节后凹陷中。

操作：拇指端揉或拇指甲掐称揉上马或掐上马。掐 3～5 次，揉 100～500 次。

作用：滋阴补肾，顺气散结，利水通淋。

应用：临床上用揉法为多，主要用于阴虚阳亢、潮热烦躁、牙痛、小便赤涩淋沥等症。本法对体质虚弱，肺部感染有干啰音，久不消失者配揉小横纹；湿啰音配揉掌小横纹，多揉有一定疗效。

39. 威灵

定位：手背二、三掌骨歧缝间。

操作：用掐法，称掐威灵（图 9-4-29）。掐 5 次，或醒后即止。

作用：开窍醒神。

应用：主要用于急惊暴死、昏迷不醒时的急救。

40. 精宁

定位：手背第四、第五掌骨歧缝间。

操作：用掐法，称掐精宁（图 9-4-30）。掐 5～10 次。

作用：行气，破结，化痰。

应用：多用于痰食积聚、气吼痰喘、干呕、疳积等症。本法于体虚者慎用，如必须应用时则多与补脾经、推三关、捏脊等同用，以免克削太甚，元气受损。用于急惊昏厥时，本法多与掐威灵配合，能加强开窍醒神的作用。

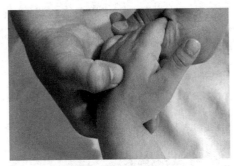
图 9-4-29　掐威灵

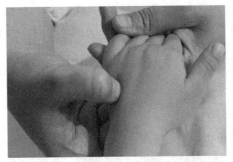
图 9-4-30　掐精宁

41. 膊阳池

定位：在手背一窝风后 3 寸处。

操作：拇指甲掐或指端揉，称掐膊阳池或揉膊阳池。掐 3～5 次，揉 100～300 次。

作用：止头痛，通大便，利小便。

应用：特别对大便秘结，多揉之有显效，但大便滑泻者禁用；用于感冒头痛，或小便赤涩短少多与其他解表、利尿法同用。

42. 一窝风

定位：手背腕横纹正中凹陷处。

操作：指端揉，称揉一窝风（图 9-4-31）。100～300 次。

作用：温中行气，止痹痛，利关节，发散风寒。

应用：常用于受寒、食积等原因引起的腹痛等症，多与拿肚角、推三关、揉中脘等合用。本法亦对寒滞经络引起的痹痛或感冒风寒等症也有效。

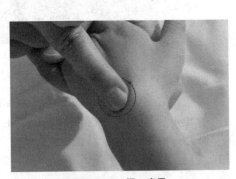
图 9-4-31　揉一窝风

43. 三关

定位：前臂桡侧，阳池至曲池成一直线。

操作：用拇指桡侧面或示、中指面自腕推向肘，称推三关（图 9-4-32）；屈患儿拇指，自拇指外侧端推向肘称为大推三关。100～300 次。

作用：补气行气，温阳散寒，发汗解表。

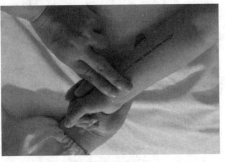
图 9-4-32　推三关

应用：本穴性温热，主治一切虚寒病证，对非虚寒病证者宜慎用。临床上治疗气血虚弱，命门火衰，下元虚冷，阳气不足引起的四肢厥冷、面色无华、食欲不振、疳积、吐泻等症。多与补脾经、补肾经、揉丹田、捏脊、摩腹等合用。对感冒风寒，怕冷无汗或疹出不透等症，多与清肺经、推攒竹、掐揉二扇门等合用。此外对疹毒内陷、黄疸、阴疽等症亦有疗效。

44. 六腑

定位：前臂尺侧，阴池至肘成一直线。

操作：用拇指面或示、中指面自肘推向腕，称退六腑（图9-4-33）或推六腑。100～300次。

作用：清热，凉血，解毒。

应用：本穴性寒凉，对温病邪入营血，脏腑郁热积滞，壮热烦渴，腮腺炎即肿毒等实热证均可应用。本穴与补脾经合用，有止汗的效果。若患儿平素大便溏薄，脾虚腹泻者，本法慎用。

本法与推三关为大凉大热之法，可单用，亦可合用。若患儿气虚体弱，畏寒怕冷，可单用推三关，如高热烦渴、发斑等可单用退六腑。而两穴合用能平衡阴阳，防止大凉大热，伤其正气。如寒热夹杂，以热为主，则可以退六腑三数，推三关一数之比推之；若以寒为重，则可以推三关三数，退六腑一数之比推之。

45. 天河水

定位：前臂正中，总筋至洪池（曲泽）成一直线。

操作：用示、中二指面自腕推向肘，称清（推）天河水（图9-4-34）；用示、中二指沾水自总筋处，一起一落弹打如弹琴状，直至洪池，同时一面用口吹气随之，称打马过天河。100～300次。

作用：清热解表，泻火除烦。

应用：本穴性微凉，较平和，主要用于治疗热性病证，清热而不伤阴分。多用于五心烦热、口燥咽干、唇舌生疮、夜啼等症；对于感冒发热、头痛、恶风、汗微出、咽痛等外感风热者，也常与推攒竹、推坎宫、揉太阳等合用。

打马过天河清热之力大于清天河水，多用于实热、高热等症。

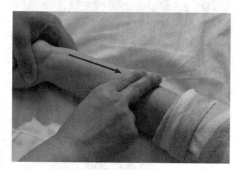
图9-4-33　退六腑

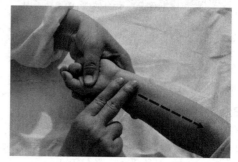
图9-4-34　清（推）天河水

46. 箕门

定位：大腿内侧，膝盖上缘至腹股沟成一直线。

操作：用示、中二指自膝盖内上缘至腹股沟部做直推法，称推箕门。100～300次。

作用：利尿。

应用：推箕门性平和，用于尿潴留多与揉丹田、按揉三阴交等合用，用于小便赤涩不利多与清小肠等合用。

第二节　推拿临床常用检查法

一、关节运动功能检测

关节的运动功能包括了主动运动和被动运动两种。关节的主动运动因年龄、性别、锻炼等情况而有所不同，儿童的关节活动范围较大，某些杂技演员、运动员的某些关节主动运动范围亦明显增大，相邻关节的主动运动范围亦有相互补偿功能，检查时应加以注意。关节的被动运动有两种形式，一类是与主动运动相一致的被动活动，其范围应稍大于主动运动。另一类为沿躯干或四肢纵轴的牵拉或挤压活动，及侧方牵拉或挤压活动。被牵拉或挤压的组织主要为肌肉、肌腱、韧带、关节囊、骨与关节以及神经根等。关节运动功能检查，对推拿临床疾病的诊断有重要意义：如关节内粘连成关节内病变者，关节向各个方向的活动均受限，而肌肉、韧带、筋膜等软组织损伤者，仅在某一方向某一范围内运动受限，如冈上肌肌腱炎的患者，肩关节仅在外展60°～120°时有疼痛，而在此范围以外则无疼痛。

（一）颈部

颈部的活动有屈伸、侧屈、旋转。①屈伸运动：前屈 35°～45°，后仰 35°～50°；②侧屈运动：左、右侧屈各 40°；③旋转运动：左、右旋转各 60°～80°。（图 9-4-35）

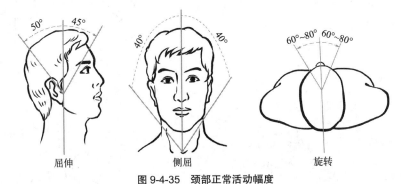

图 9-4-35　颈部正常活动幅度

（二）腰部

腰部主要的运动有屈伸、旋转、侧屈等。①屈伸运动：前屈可达 90°，后伸可达 30°；②旋转运动：左、右旋转各 30°；③侧屈运动：左、右侧屈各 20°。（图 9-4-36）

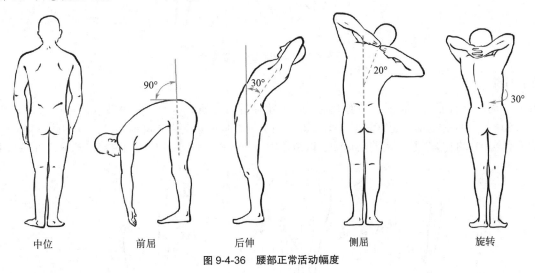

图 9-4-36　腰部正常活动幅度

（三）肩部

肩部的运动以上臂自由下垂时作为中立位，其运动有外展、内收、外旋、内旋、前屈、后伸等。①外展运动：可达 90°；②内收运动：可达 40°；③屈伸运动：前屈 90°，后伸 45°；④内旋运动：可达 70°～90°；⑤外旋运动：可达 30°；⑥上举运动：可达 180°。（图 9-4-37）

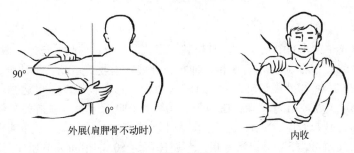

图 9-4-37

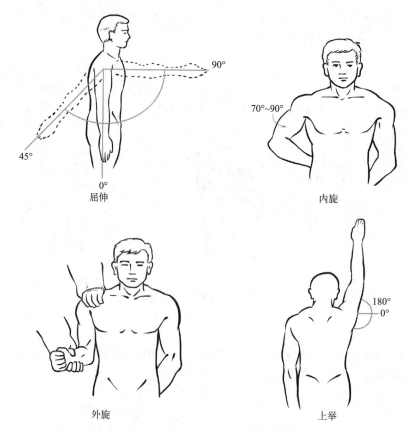

图 9-4-37　肩部正常活动幅度

屈伸

内旋

外旋

上举

（四）肘部

肘部的运动主要有屈肘、伸肘、前臂旋前、前臂旋后等。①屈肘运动：肘关节以伸直位为0°，正常时屈曲130°～150°；②伸肘运动：正常时肘关节有0°～10°的过伸肘运动；③旋前运动：以前臂中立位为0°，正常时肘关节有约90°的旋前范围；④旋后运动：以前臂中立位为0°，正常时肘部的旋后运动可达90°。（图9-4-38）

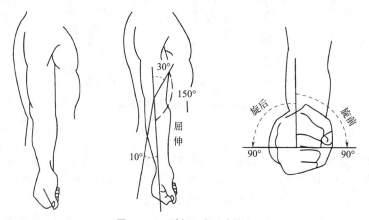

图 9-4-38　肘部正常活动幅度

屈伸

旋后　旋前

（五）腕掌指部

腕关节以掌骨与前臂成一直线为中立位0°，有伸腕、屈腕、外展、内收等运动。掌指关节与远、近端指间关节以掌骨、指骨成一直线为中立位0°，有屈指、伸指、外展、内收等运动。①伸腕运动：伸腕30°～60°；②屈腕运动：屈腕50°～60°；③外展运动：可达15°～20°；④内收运动：可达30°～40°；⑤屈指运动：掌指关节可屈曲80°～90°，近端指间关节屈曲60°～90°；⑥伸指运动：掌指关节伸直位为0°时，可过伸15°～25°；⑦手指外展、内收运动：小指、无名指、示指有20°的外展运动；⑧拇指背伸、屈曲运动：拇指背伸，拇指与示指之间的夹角可达50°，拇指掌指关节屈曲可达50°，指间关节屈曲可达90°；⑨拇指掌侧外展、背侧内收运动：拇指掌侧外展，拇指与掌平面构成的角度约为70°，背侧内收为0°。（图9-4-39）

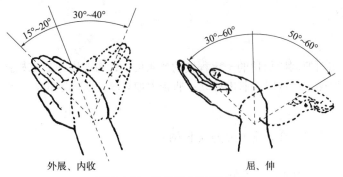

外展、内收   屈、伸

图 9-4-39   腕关节正常活动幅度

（六）髋部

髋部的运动有前屈、后伸、外展、内收、外旋、内旋运动等。①前屈运动：可达 130°～140°；②后伸运动：可达 10°～30°；③外展运动：可达 45°～60°；④内收运动：可达 20°～30°；⑤外旋运动：可达 40°～50°；⑥内旋运动：可达 30°～45°。（图 9-4-40）

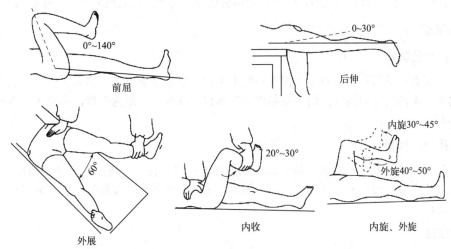

前屈   后伸

外展   内收   内旋、外旋

图 9-4-40   髋关节正常活动幅度

（七）膝部

膝关节的运动主要有屈曲、伸直、外旋、内旋等。①屈曲运动：可达 120°～150°（图 9-4-41）；②伸直运动：正常时膝关节的伸直角度为 0°，青少年及女性有 5°～10° 的过伸；③外旋、内旋运动：正常时膝关节在伸直位时无外旋、内旋运动，但在屈曲 90° 时，有 10°～20° 的内、外旋运动。

（八）踝及足部

踝及足部的主要运动有踝背伸，踝跖屈，踝内、外翻及足趾的运动。踝关节检查时以足长轴与小腿纵轴成 90° 角为中立位。①踝背伸运动：可达 35°；②踝跖屈运动：可达 45°（图 9-4-42 ①）。③足趾运动：跖趾关节屈曲可达 40°，背伸可达 40°（图 9-4-42 ②）。

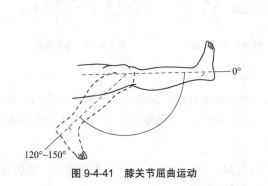

图 9-4-41   膝关节屈曲运动

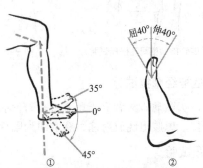

图 9-4-42   踝及足部正常活动幅度

①踝关节屈伸运动；②跖趾关节屈伸运动

二、肌张力与肌力检查

（一）肌张力

肌张力是指在静止状态时肌肉所保持的一定程度的紧张度。检查时嘱患者放松检查部位，医者用手轻捏所检查肌肉以体验其硬度。肌张力减低时，肌肉松软；肌张力增高时，肌肉紧张。

（二）肌力

肌力是指肌肉收缩时的力量，在临床上分为以下六级。

0级：肌肉无收缩。

1级：肌肉有微弱收缩，但不能移动关节。

2级：肌肉收缩可以带动关节水平方向运动，但不能对抗地球吸引力。

3级：能对抗地球引力移动关节，但不能对抗阻力。

4级：能对抗一定强度的阻力。

5级：能对抗较大强度的阻力移动肢体。

肌力检查时一般以嘱患者做抗阻力的运动，来大致判断肌力的强弱，如检查肱二头肌肌力时，患者取坐位，医者位于其前方，以一手握住患者腕关节，嘱患者做屈肘运动，医者施以对抗力量，观察肱二头肌肌力的强弱。

三、特殊功能检查

（一）椎间孔挤压试验

患者取坐位，医者位于其后方，双手手指互相嵌夹相扣，以手掌面下置于患者头顶，两前臂掌侧夹于患者头两侧保护，向各个不同的方向挤压，出现颈部或上肢疼痛或麻木加重即为阳性，多见于颈椎病、颈椎间盘突出等病变（图9-4-43）。

（二）椎间孔分离试验

患者坐位。医生双手分别托住患者下颌并以胸或腰部抵住患者枕部，逐渐向上牵引颈椎，以扩大椎间孔。如上肢麻木疼痛等症状减轻或颈部有松快感，则为阳性，多见于颈椎病（以根型颈椎病为多见，对颈型亦有诊断意义）（图9-4-44）。

（三）叩顶试验

患者取坐位，医者站立于其后方，以一手掌面置于患者头顶，另一手握拳轻叩垫手掌背，患者颈部或上肢部出现疼痛或麻木即为阳性，多见于颈椎病、颈椎间盘突出症、颈椎结核等病变（图9-4-45）。

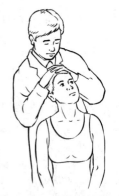
图9-4-43　椎间孔挤压试验

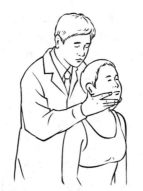
图9-4-44　椎间孔分离试验

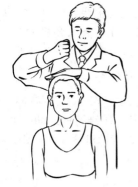
图9-4-45　叩顶试验

（四）臂丛神经牵拉试验

患者坐位，头微屈。医者立于患者被检查侧头部，推头部向对侧，同时另一手握该侧腕部做相对牵引，使臂丛神经受牵拉，患肢出现放射痛、麻木即为阳性，多见于颈椎病、颈椎间盘突出症等（图9-4-46）。

（五）旋颈试验

旋颈试验，又称椎动脉扭曲试验：患者坐位，头略后仰，并自动向左、右做旋颈动作。如患者出现头昏、头痛、视力模糊症状即为阳性，多见于椎动脉型颈椎病（图9-4-47）。

（六）深吸气试验（Adson's 试验）

患者取坐位，两臂自然下垂，医生首先触摸桡动脉，然后嘱患侧上肢外展90°、头转向对侧、吸气后屏住呼吸。若桡动脉搏动减弱或消失，即为阳性，此时疼痛往往增加；相反，抬高肩部，面转向前方，则脉搏恢复，疼痛缓解。多用于检查有无颈肋和前斜角肌综合征（图9-4-48）。

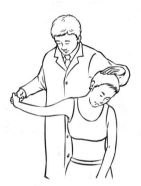 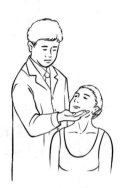 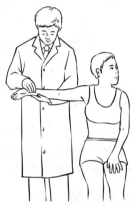

图 9-4-46　臂丛神经牵拉试验　　　　图 9-4-47　旋颈试验　　　　图 9-4-48　深吸气试验

（七）直腿抬高试验

患者仰卧位，两侧下肢伸直靠拢。医者位于其一侧，嘱患者先将一侧下肢伸直抬高到最大限度，然后放回检查床面，再将另一侧下肢伸直抬高到最大限度，两侧做对比，正常时，腿和检查床面之间的角度在60°以上，两侧对等。两侧抬高不等并且角度小于60°，一侧腿抬高过程中出现下肢放射性疼痛即为阳性，多见于腰椎间盘突出症、椎管内肿瘤等病变（图9-4-49）。

（八）直腿抬高加强试验

患者取仰卧位，医者位于其一侧，一手握患者踝部，在直腿抬高中如患者出现腰部或下肢的疼痛，此时将患腿放低5°～10°，直至疼痛减轻或消失，突然将足背伸，患者腰部疼痛及下肢放射痛再度出现即为阳性，多见于单纯性坐骨神经受压（图9-4-50）。

（九）仰卧屈膝屈髋试验

患者仰卧位，两腿靠拢，医者位于一侧，嘱其尽量屈髋、屈膝。医者双手按压患者双膝，使大腿尽量靠近腹壁，腰骶部出现疼痛即为阳性，多见于腰骶韧带有损伤或腰骶关节有病变（图9-4-51）。

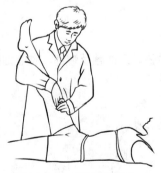 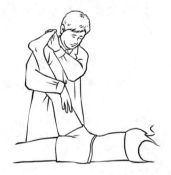 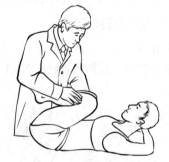

图 9-4-49　直腿抬高试验　　　　图 9-4-50　直腿抬高加强试验　　　　图 9-4-51　仰卧屈膝屈髋试验

（十）骨盆挤压试验

患者仰卧位，医者立于一侧，两手分别于髂骨翼两侧同时向中线挤压骨盆，骨盆发生疼痛即为阳性，多见于骨盆骨折或骶髂关节病变（图9-4-52）。

（十一）骨盆分离试验

患者仰卧位，医者两手分别置于两侧髂前上棘前面，两手同时向外下方推压时出现疼痛即为阳性，多见于骨盆骨折或骶髂关节的病变（图9-4-53）。

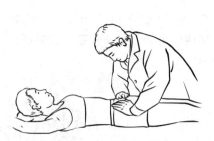
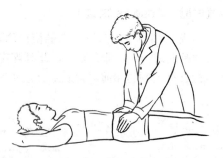

图 9-4-52 骨盆挤压试验　　　　　　　　图 9-4-53 骨盆分离试验

（十二）"4"字试验

患者仰卧，被检查一侧下肢膝关节屈曲，髋关节屈曲、外展、外旋，将足架在另一侧的膝关节上，双脚呈"4"字形，医者一手放在屈曲的膝关节内侧，另一手放在对侧髂前上棘前面，然后两手向下压，骶髂关节或髋关节处出现疼痛即为阳性，多见于骶髂关节或髋关节病变（图 9-4-54）。

（十三）床边试验

患者仰卧，医者将患者移至检查床边，一侧臀部放在床外，让该侧的腿在床边下垂，另一腿屈曲，固定骨盆，医者以身体保护患者，同时以一手按压下垂之大腿，使髋后伸，骶髂关节发生疼痛即为阳性，多见于骶髂关节病变（图 9-4-55）。

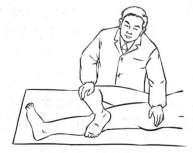
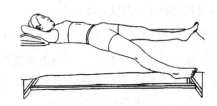

图 9-4-54 "4"字试验　　　　　　　　图 9-4-55 床边试验

（十四）单髋后伸试验

患者俯卧位，两下肢伸直，医者一手按住患者骶骨背面，另一手握住该侧膝盖上方向上提起下肢，使髋关节被动后伸，骶髂关节处疼痛即为阳性，多见于骶髂关节病变（图 9-4-56）。

（十五）跟臀试验

患者取俯卧位，两下肢伸直，医者站于一侧，一手握患者踝部，使其屈膝，跟部触及臀部，腰骶部出现疼痛，甚至骨盆、腰部随着抬起即为阳性，多见于腰骶关节病变（图 9-4-57）。

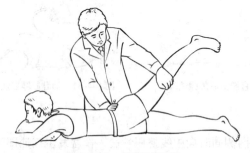
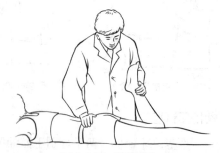

图 9-4-56 单髋后伸试验　　　　　　　　图 9-4-57 跟臀试验

（十六）股神经紧张试验

患者俯卧，医生一手固定患者骨盆，另一手握患肢小腿下端，膝关节伸直或屈曲，将大腿强力后伸，如出现大腿前方放射样疼痛即为阳性，表示可能有股神经根受压（图 9-4-58）。

（十七）屈颈试验

患者取坐位或仰卧位，两下肢伸直，医者位于一侧，患者做主动或被动的屈颈 1～2 分钟，腰部疼痛、下肢放射性痛即为阳性，多见于腰神经根受压（图 9-4-59）。

（十八）坐位屈颈试验

患者取坐位或半坐位，两腿伸直，使坐骨神经处于紧张状态，然后被动或主动向前屈颈，如出现患肢疼痛即为阳性（图 9-4-60）。

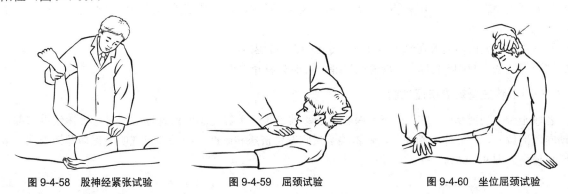

图 9-4-58　股神经紧张试验　　　　图 9-4-59　屈颈试验　　　　图 9-4-60　坐位屈颈试验

（十九）仰卧挺腹试验

患者仰卧，做抬臀挺腹动作，使臀部、背部离开床面，出现患肢放射痛，即为阳性，多见于腰椎间盘突出症。如做上述动作无放射痛时，则可做一些附加动作来加强对神经根的刺激。例如在仰卧挺腹的姿势下做咳嗽动作，或医生同时用手压迫患者的腹部或颈部两侧（图 9-4-61）。

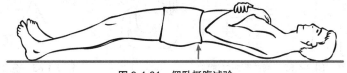

图 9-4-61　仰卧挺腹试验

（二十）肱二头肌抗阻力试验

患者取坐位，医者位于其前方，嘱患者屈肘 90°，医者一手扶住患者肘部，一手扶住腕部，给予阻力并嘱患者用力屈肘，出现肱二头肌腱滑出，或肱骨结节间沟处产生疼痛即为阳性，多见于肱二头肌长头腱滑脱、肱二头肌肌腱炎等病变（图 9-4-62）。

（二十一）网球肘试验

患者取坐位或站立位，医者位于其侧方，嘱患者前臂稍弯曲，手半握拳，腕关节尽量屈曲，然后将前臂完全旋前，再将肘伸直，在肘伸直时，肱桡关节的外侧发生疼痛即为阳性，多见于肱骨外上髁炎（图 9-4-63）。

（二十二）搭肩试验

患者屈肘，如手能搭到对侧肩部的同时，肘部能贴近胸壁为正常，若患者不能完成上述动作，或仅能完成两动作之一者为阳性，提示有肩关节脱位的可能（图 9-4-64）。

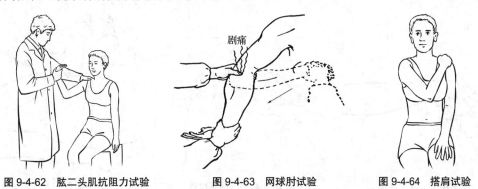

图 9-4-62　肱二头肌抗阻力试验　　　图 9-4-63　网球肘试验　　　图 9-4-64　搭肩试验

（二十三）肩关节外展试验

患者取立位或坐位，患侧上肢伸直下垂，然后缓慢外展上举，观察有无疼痛与活动受限。若在某一角度出现疼痛或疼痛加剧，即为阳性（图9-4-65）。

1. 外展始起即有疼痛，见于锁骨骨折、肩关节脱位、肱骨骨折、肩胛骨骨折或肩周炎等。

2. 外展越接近90°位越痛，可能为肩关节粘连。

3. 外展过程中有疼痛，但到上举时痛反轻或不痛，可能为肩峰下滑囊炎、三角肌下滑囊炎或三角肌损伤。

4. 外展至上举在60°～120°范围内出现疼痛，称"疼痛弧"，此范围外的活动反而不痛，可能为冈上肌腱炎或冈上肌损伤。

5. 肩锁关节病变的疼痛弧在肩关节外展150°～180°范围内。

6. 被动外展超过90°以上时，肩峰处有疼痛，可能有肩峰骨折。

（二十四）腕三角软骨挤压试验

患者取坐位，屈肘90°，掌心向下，医者位于其前方，一手握住患者前臂远端，另一手握住手掌部，使患手被动向尺侧偏斜，然后伸屈腕关节，使腕关节尺侧发生挤压和研磨，腕关节出现明显疼痛即为阳性，多见于三角软骨损伤（图9-4-66）。

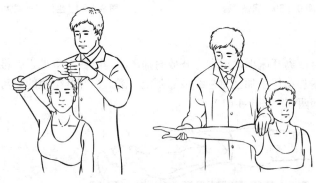
图9-4-65　肩关节外展试验

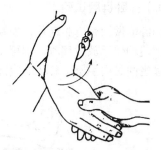
图9-4-66　腕三角软骨挤压试验

（二十五）握拳试验

患者取坐位，于屈肘90°前臂中立位握拳，并将拇指握在掌心中，医者位于其前方一手握住前臂远端，另一手握住患者手部使腕关节向尺侧屈腕，桡骨茎突部出现剧烈疼痛即为阳性，多见于桡骨茎突狭窄性腱鞘炎（图9-4-67）。

（二十六）屈腕试验

患者取坐位，医者位于其前方，嘱患者将腕关节极度屈曲，出现手指部的麻木，疼痛即为阳性，多见于腕管综合征（图9-4-68）。

（二十七）足跟叩击试验

患者仰卧位，两下肢伸直。医者位于一侧，一手将患者患肢稍作抬起，另一手以拳击其足跟，击足跟时髋关节处疼痛即为阳性，多见于髋关节病变（图9-4-69）。

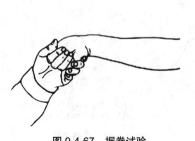
图9-4-67　握拳试验

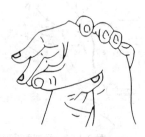
图9-4-68　屈腕试验

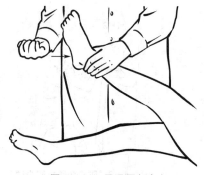
图9-4-69　足跟叩击试验

（二十八）回旋挤压试验

回旋挤压试验，又称麦氏征，患者仰卧，医者位于一侧，一手握足，一手固定膝关节，使患者膝关节极度屈曲，尽力使胫骨长轴内旋，医者固定膝关节的手放在膝外侧推挤膝关节使其外翻，小腿外展，慢慢伸直膝关节。按上述原理做相反方向动作，使膝关节外旋内翻，小腿内收，然后伸直膝关节，膝关节有弹响和疼痛即为阳性，多见于半月板损伤（图9-4-70）。

（二十九）研磨提拉试验

患者俯卧位，膝关节屈曲90°，医者一手固定足掌部，另一手握住患者足跟部，向下压足，使膝关节面靠紧，然后做小腿旋转动作，膝关节有疼痛即为阳性，多见于半月板破裂或关节软骨损伤。患者俯卧，使患膝屈曲90°，医生一手按住大腿下端，另一手握住患肢踝部提起小腿，使膝离开床面，做外旋和内旋活动。若出现膝外侧或内侧疼痛即为阳性，多见于内侧或外侧副韧带损伤（图9-4-71）。

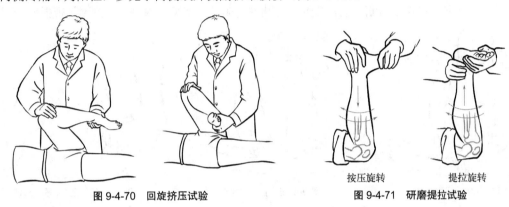

图9-4-70　回旋挤压试验　　　　按压旋转　　提拉旋转　　图9-4-71　研磨提拉试验

（三十）膝侧副韧带损伤试验

检查时患者仰卧位，膝关节伸直，医者一手扶膝侧面，另一手握住踝部，然后使小腿做被动的内收或外展动作。如检查内侧副韧带，则一手置于患者膝外侧推膝部向内，另一手拉小腿外展。若检查外侧副韧带，则一手置于膝内侧推膝部向外，另一手拉小腿内收，膝关节产生松动感，内侧（或外侧）有疼痛即为阳性，多见于膝关节内侧（或外侧）副韧带损伤或断裂（图9-4-72）。

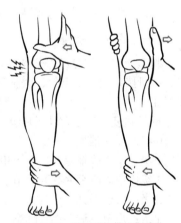

（三十一）抽屉试验

检查时患者仰卧位，双膝屈曲90°，医者坐在床边，用大腿压住患者的足背，双手握住小腿近端用力前后推拉，如果小腿近端向前移动即为阳性，多见于前交叉韧带断裂；反之，有向后过多的移动亦为阳性，多见于后交叉韧带断裂。注意，在检查移动时必须以正常解剖位置为起点，否则容易发生判断错误。如后十字韧带断裂时，小腿上端自然向后移位，检查时可以拉向前

图9-4-72　膝侧副韧带损伤试验

移动，这是恢复解剖位置的移动，不要误认为是胫骨向前移动，再向后推出现的移动才是异常活动（图9-4-73）。

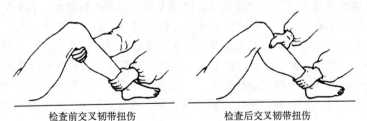

检查前交叉韧带扭伤　　　　　检查后交叉韧带扭伤

图9-4-73　抽屉试验

（三十二）浮髌试验

检查时患者腿伸直，医者一手压在髌上囊部，向下挤压使积液局限于关节腔，然后用另一手拇、中指固定髌骨内、外缘，示指按压髌骨，可感觉髌骨有漂浮感，重压时下沉，松指时浮起即为阳性，多见于膝关节腔内

积液（图9-4-74）。

（三十三）挺髌试验

患膝伸直，用拇、食两指将髌骨向远端推压，嘱患者用力收缩股四头肌。若引发髌骨部疼痛者为阳性，提示髌骨软化症（图9-4-75）。

（三十四）交锁征

患者坐位或仰卧位，让患者做膝关节屈伸活动数次，出现关节疼痛且不能屈伸即为阳性，多见于半月板撕裂、移位。

（三十五）足内、外翻试验

患者取坐位或仰卧位，医者一手固定小腿，另一手握足，将踝关节极度内翻或外翻，出现踝关节同侧疼痛即为阳性，多见于内踝或外踝的骨折；若出现对侧疼痛亦为阳性，多见于内侧或外侧副韧带损伤（图9-4-76）。

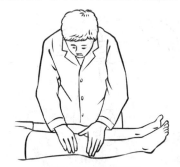 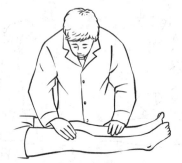 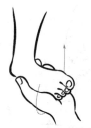

图9-4-74 浮髌试验　　　　图9-4-75 挺髌试验　　　　图9-4-76 足内、外翻试验

四、神经系统相关检查法

在推拿临床治疗的一些常见疾病中，常伴见有神经功能的损伤，因此，神经功能的检查在推拿临床上极为重要。

（一）深反射检查

刺激肌腱、骨膜经深部感受器完成的反射称为深反射，推拿临床上常用的有肱二头肌反射、肱三头肌反射、桡骨膜反射、膝反射、跟腱反射等。检查时患者要合作，肢体肌肉要放松。检查时叩击力量要均等，内侧要对比。

反射强度一般分为以下几级。

0级：反射消失。

1级：肌肉收缩存在，但无相应关节活动，为反射减弱。

2级：肌肉收缩并导致关节活动，为正常反应。

3级：反射增强，可为正常或病理状况。

4级：反射亢进并伴有阵挛，为病理状况。

1.肱二头肌反射　患者前臂弯曲，检查者以左手拇指置于患者肘部肱二头肌腱上，然后右手持叩诊锤叩击左手拇指，可使肱二头肌收缩，前臂快速弯曲。反射中枢为颈髓5～6节。

2.肱三头肌反射　患者外展上臂，半屈肘关节，检查者用左手托住其前臂，右手用叩诊锤直接叩击鹰嘴上方的肱三头肌腱，可使肱三头肌收缩，引起前臂伸展。反射中枢为颈髓6～7节。

3.桡骨膜反射　被检查者前臂置于半屈半旋前位，检查者以左手托住其腕部，并使腕关节自然下垂，随即以叩诊锤叩击桡骨茎突，可引起肱桡肌收缩，发生肘屈和前臂旋前动作。反射中枢在颈髓5～6节。

4.膝反射　坐位检查时，患者小腿完全松弛下垂与大腿成直角；卧位检查则患者侧卧，检查者以左手托起其膝关节使之屈曲约120°，用右手持叩诊锤叩击膝盖髌骨下方股四头肌腱，可引起小腿伸展。反射中枢在腰髓2～4节。

（二）浅反射检查

直接刺激皮肤、黏膜或角膜等引起的反射称为浅反射，推拿临床上常用的浅反射有腹壁反射、提睾反射、提肛反射等。

1.腹壁反射　检查时患者仰卧，下肢稍屈曲，使腹壁松弛，然后用钝头竹签分别沿肋缘下（胸髓7～8节）、脐平（胸髓 9 ～ 10 节）及腹股沟上（胸髓 11 ～ 12 节）的方向，由外向内轻划两侧腹壁皮肤，分别称为上、中、下腹壁反射。正常反应是上中或下部腹肌收缩。反射消失分别见于上述不同平面的胸髓病损。

2. 提睾反射 竹签由下而上轻划股内侧上方皮肤，可引起同侧提睾肌收缩，睾丸上提。双侧反射消失为腰髓 1 ～ 2 节病损。

3. 提肛反射 用大头针轻划肛门周围皮肤，可引起肛门外括约肌收缩。反射障碍为骶髓 4 ～ 5 节或肛尾神经损伤。

（三）病理反射检查

患者因中枢神经损害时，亦会出现一些病理反射，推拿临床常见的病理反射有下列几项。

1. 霍夫曼（Hoffmann）征 快速弹压被夹住的患者中指指甲，引起诸手指的掌屈反应为阳性（图 9-4-77）。

2. 巴宾斯基（Babinski）征 被检查者仰卧，下肢伸直，医生手持被检查侧踝部，用钝头竹签划足底外侧缘，由后向前至小趾跟部并转向为内侧，正常反应为呈跖屈曲，阳性反应为踇趾背伸，余趾呈扇形展开（图 9-4-78）。

3. 查多克（Chaddock）征 被检查者仰卧，下肢伸直，医生手持被检查侧踝部，由竹签在外踝下方足背外缘，由后向前划至趾跖关节处，反应同上为阳性（图 9-4-78）。

4. 奥本海姆（Oppenheim）征 被检查者仰卧，下肢伸直，医生以拇指及示指用力沿被检查者胫骨前缘从上而下刮划，反应同上为阳性（图 9-4-78）。

5. 戈登（Gordon）征 被检查者仰卧，医生用力捏压腓肠肌，反应同上为阳性（图 9-4-78）。

6. 踝阵挛 检查者一手托住腘窝，一手握足，用力使其踝关节突然背屈，然后放松，可以产生踝关节连续的交替的伸屈运动，则反应为阳性（图 9-4-79）。

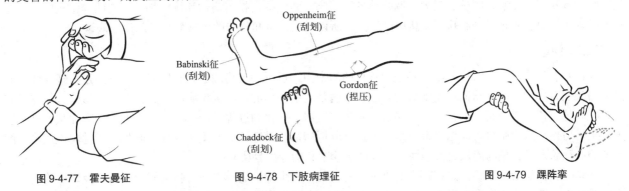

图 9-4-77 霍夫曼征　　　　图 9-4-78 下肢病理征　　　　图 9-4-79 踝阵挛

7. 髌阵挛 患者仰卧，检查者以一手的拇示二指抵住髌骨上极，用力向下急促推动髌骨，然后放松，引起髌骨连续交替的上下移动为阳性。

对患者神经反射的检查必须两侧进行对比，对称性的反射增强或减弱，不一定是神经损害的临床表现，不对称性的神经反射的增强或减弱，才更有临床意义。

（四）神经感觉检查

神经感觉检查主要有浅感觉和深感觉的检查。

1. 浅感觉 分为温觉、痛觉和触觉。检查时温觉分别以盛冷水（5 ～ 10℃）和热水（40 ～ 45℃）的两个试管，接触患者皮肤，询问其感觉。痛觉则以针尖轻刺皮肤，确定痛觉消失、减退和过敏区域，检查时注意掌握刺激强度，可从无痛觉区向正常区检查，自上而下，两侧相应位置对比。触觉则以棉签或软纸条轻触患者皮肤，询问其感觉。

2. 深感觉 分为位置觉、振动觉、实体感觉、两点分辨觉。位置觉检查时，嘱患者闭目，医者用手指从两侧轻轻夹住患者的手指或足趾，做屈伸运动，询问患者被夹指的名称和运动的方向。振动觉检查时，将音叉振动后放在患者骨突起处的皮肤上，询问患者有无振动感及其持续时间。实体感觉检查时，嘱患者闭目，用手触摸分辨物体的大小、形状、方向、硬度等。两点分辨觉检查时，嘱患者闭目，以圆规的两个尖端，触及身体的不同部位，测定患者分辨两点间距离的能力。

神经感觉的检查，有助于确定神经损害的部位。神经根损害时，深、浅感觉均异常，其范围与脊髓神经根的节段分布一致，常伴有放射痛、麻木感和感觉缺乏。神经干损害时，深、浅感觉均受累，其范围与损伤神经的感觉分布区相致。脊髓横断性损害时，损害节段以下深、浅感觉均受累。半侧脊髓损害时，损害节段以下对侧痛觉、温觉，同侧深感觉受累，触觉往往正常。

第五章　康复评定

一、中医诊法在康复评定中的应用

中医康复评定是建立在中医整体观念和辨证论治的基础上的综合评定。中医康复评定通过中医四诊收集患者的基本病情资料，然后得出中医的辨证结果，从而指导康复治疗。主要诊法包括望诊、闻诊、问诊和切诊。

（一）望诊

望诊是通过对患者全身的神色形态和局部的变化以及舌象、分泌物和排泄物的色质进行观察，从而对疾病的寒热虚实、病情的轻重缓急以及障碍发生的部位、性质、程度等情况做出初步诊断的一个过程。望诊的基本内容包括：全身望诊（望神、色、形体、姿态），局部望诊（望头面、五官、躯体、四肢、二阴、皮肤），望舌（望舌体、舌苔）和望排泄物（望痰涎、呕吐物、大便、小便等）。

（二）闻诊

闻诊是通过听声音和嗅气味来诊断疾病的方法。听声音是指诊察了解病人的声音、呼吸、语言、咳嗽、呕吐、呃逆、嗳气、太息、喷嚏、呵欠、肠鸣等各种声响。嗅气味是指嗅病体和排出物及病室的异常气味。声音和气味都是在脏腑生理活动和病理变化中产生的，所以通过声音和气味的异常变化可以诊断病证。

（三）问诊

问诊是医生通过对患者或其陪诊者进行有目的的询问，以了解疾病的起始、发展、治疗经过、现在症状和其他与疾病有关的情况，从而诊察疾病的方法。疾病是复杂多变的，影响疾病的因素很多。问诊的目的在于充分收集其他三诊无法取得的病情资料。如疾病发生、发展、变化的过程及治疗经过，患者的自觉症状、既往病史、生活习惯、饮食嗜好等。这些资料是医生正确分析病情和辨证论治的重要依据。此外，通过问诊还可了解患者的心理状态及其他与疾病有关的情况，有助于诊断和指导患者康复。

问诊要根据患者的主诉，进行科学的思维，有目的、有步骤地进行询问。临床问诊要做到及时、恰当、准确，简要而无遗漏，主要是对患者进行病史调查，而病史调查的核心内容是障碍史。

问诊的内容主要包括：一般情况、主诉、现病史、既往史、个人生活史、家族史等。

（四）切诊

切诊是通过切脉和触按病人身体有关部位，测知脉象变化及有关异常征象，以了解病体的变化情况。切诊包括脉诊和按诊两方面。此处仅介绍按诊。

根据按诊的目的和准备检查的部位不同，应采取不同的体位和手法。诊前首先需选择适当体位，然后充分暴露按诊部位。一般病人应取坐位或仰卧位。病人取坐位时，医生可面对病人而坐或站立进行。用左手稍扶病体，右手触摸按压某一局部。这种体位多用于对皮肤、手足、腧穴的按诊。按胸腔时，病人须采取仰卧位，全身放松，两腿自然伸直，两手臂放在身旁，医生站在病人右侧，用右手或双手对病人胸腹某些部位进行切按。在切按腹内肿块或腹肌紧张度时，可让病人屈起双膝，使腹肌松弛或做深呼吸，以便于切按。

按诊的手法主要是触、摸、按、叩四法。触是以手指或手掌轻轻接触病人局部皮肤，如额部、四肢及胸腹部的皮肤，以了解肌肤的凉热、润燥等情况。摸是以手指稍用力寻抚局部，如胸腹、腧穴、肿胀部位等，来探明局部的感觉情况，有无疼痛及肿物的形态、大小等。按是用重手按压或推寻局部，如胸腹或其他肿胀部位，了解深部有无肿块及肿块的形态、质地、大小、活动程度等。以上三法的区别表现在指力轻重不同，所达部位浅深有别。临床操作时可综合运用。一般是先触摸，后按压，由轻而重，由浅而深，先远后近，先上后下地进行诊察。叩即叩击法，是医生用手叩击病人身体某部，使之震动产生叩击音、波动感或震动感，以确定病变性质和程度的检查方法。叩击法有直接叩击法、间接叩击法两种。

在康复评定中，按诊主要是触摸和按压障碍局部的情况，如皮肤的冷热、肌张力的大小、关节功能活动的范围、有无疼痛、肿块、压痛等。

二、肌力评定

肌力评定是测定受试者在主动运动时肌肉或肌群产生的力量，藉以评定肌肉的功能状态。肌力评定在肌肉骨骼系统、神经系统，尤其是周围神经系统的病变评价中十分重要。

（一）肌力评定的主要目的

1. 检查肌肉本身的发育和营养状况，注意肌肉有无萎缩、痉挛或挛缩。
2. 判断有无肌力低下及肌力低下的程度与范围。
3. 发现导致肌力低下的原因。
4. 为制定治疗计划和训练计划提供依据。
5. 检验治疗和训练的效果。

（二）常用的评定方法

临床上常用的肌力评定方法有：徒手肌力检查、应用简单器械的肌力测试。

1. 徒手肌力检查

（1）分级标准　Lovett 的 6 级分级法将肌力分为 0、1、2、3、4、5 级，其中 3 级是手法检查的中心，以各级能否抵抗所在肢体的重力而达到正常关节全范围活动，作为是否达到 3 级肌力的标准（表 9-5-1）。

表 9-5-1　Lovett 肌力分级标准

级别	名称	标准	相当于正常肌力的 %
0	零（zero，O）	无可测知的肌肉收缩	0
1	微缩（trace，T）	有轻微收缩，但不能引起关节活动	10
2	差（poor，P）	在减重状态下能做关节全范围的活动	25
3	可（fair，F）	能抗重力做关节全范围运动，但不能抗阻力	50
4	良好（good，G）	能抗重力，抗一定阻力运动	75
5	正常（normal，N）	能抗重力，抗充分阻力运动	100

目前，国际上普遍应用的肌力分级方法是手法肌力检查的补充 6 级分级法（表 9-5-2）。

表 9-5-2　手法肌力检查补充分级法

分级	标准
0	没有可以测到的肌肉收缩
1	有轻微肌肉收缩，但不产生关节运动
1+	有较强肌肉收缩，但没有关节运动
2−	不抗重力时关节能完成大部分活动范围（ROM > 50%）
2	不抗重力时关节能完成全范围活动
2+	抗重力时可完成小部分活动范围（ROM < 50%）
3−	抗重力时关节不能完成全活动范围（ROM < 100%，但 > 50%）
3	抗重力时关节能完成全范围活动
3+	抗重力关节能完成全范围活动，抗较小阻力时关节能完成部分范围活动（ROM ≤ 50%）
4−	抗部分阻力时关节能完成大部分范围活动（ROM > 50%，但 < 100%）
4	抗部分阻力时关节能完成全范围活动
4+	抗充分阻力时关节能完成小部分范围活动（ROM ≤ 50%）
5−	抗充分阻力时关节能完成大部分范围活动（ROM > 50%，但 < 100%）
5	抗充分阻力时关节能完成最大活动范围（ROM=100%）

注：ROM，range of motion，指关节活动度。

（2）注意事项

① 徒手肌力检查前，先检查患者的被动关节活动范围和主动运动情况。
② 采取正确的测试姿势和肢体位置。
③ 固定近侧关节，防止某些肌肉对受试无力肌肉替代动作的发生。

④ 对于 4 级以上肌力测试时，抗阻力不能应用于 2 个关节以上，应施加在被测关节远端，并与患者主动运动的方向相反。

⑤ 中枢神经系统病损所致痉挛性瘫痪患者不宜做徒手肌力检查。

⑥ 测试时应做左右两侧对比。

⑦ 做好检查记录：姓名、年龄、日期、检查者等。

2. 应用简单器械的肌力测试　应用简单器械的肌力测试，适用于 3 级以上肌力的检查，可以获得较准确的定量资料。包括等长肌力测试、等张肌力测试以及等速肌力测试。

（1）等长肌力测试

① 握力测试：将把手调至适当宽度，使用握力计测定 2～3 次，取其最大值。握力指数 = 握力（kg）/ 体重（kg）×100%，正常值应大于 50%。

② 捏力测试：可用捏力计测试拇指与其他手指的捏力大小。正常值约为握力的 30%。

③ 背肌力测试：一般使用拉力计测背部肌肉的力量。拉力指数 = 拉力（kg）/ 体重（kg）×100%。正常值男性为 150%～200%，女性为 100%～150%。

④ 四肢各组肌群肌力测试：在拟测定肌肉的标准姿势下，通过钢丝绳及滑轮拉动固定的测力计，可测定四肢各组肌群的等长肌力。

（2）等张肌力测试　等张肌力测试是测定肌肉进行等张收缩使关节做全范围运动时所能克服的最大阻力。只适用于 3 级以上肌力。只能完成 1 次运动的最大阻力称为 1 次最大阻力（1 repetition maximum，1 RM），能完成 10 次连续运动的阻力称为 10 次最大阻力（10 RM）。

（3）等速肌力测试　等速肌力测试是借助于特定的等速测试仪，对肌肉运动功能进行动态评定，并记录分析其各种力学参数。等速运动是在整个运动过程中运动速度（角速度）保持不变的一种肌肉收缩方式，预先可在等速测定系统上设置使运动的角速度保持恒定。

三、肌张力评定

肌张力是指肌肉在静息状态下所保持紧张状态的程度。肌张力是维持身体各种姿势以及正常活动的基础。

（一）分类

1. 正常肌张力　被动活动肢体时，没有阻力突然增高或降低的感觉。

2. 高张力　肌肉张力增加，高于正常休息状态下的肌肉张力。

3. 低张力　肌肉张力降低，低于正常休息状态下的肌肉张力。

4. 张力障碍　肌肉张力紊乱，或高或低，无规律地交替出现。

（二）评定方法

肌张力评定方法有手法检查、摆动和屈曲维持试验、电生理技术等。手法检查是检查者通过对患者进行关节的被动运动时所感受到的阻力进行分级评估的方法。在临床上较为常用，操作简单方便。

痉挛的评定大多采用手法快速检查被活动范围评定法或改良 Ashworth 痉挛评定量表（表 9-5-3）。手法检查时，一般由检查者给患者进行有关关节的被动活动范围检查，用所感受的阻力来做出判断。检查者做有关关节的被动活动范围检查时，最好从被检者肌肉处于最短位置开始。

表 9-5-3　改良 Ashworth 痉挛评定量表

分级	标准
0 级	无肌张力增加
1 级	轻微增加，表现为在抓握中被动屈或伸至最后有小阻力
1+ 级	轻度增加，表现为在抓握至一半 ROM 以上有轻度阻力增加
2 级	肌张力在大部分 ROM 中有较大阻力增加，但肢体被动活动容易
3 级	肌张力明显增加，被动运动困难
4 级	受累部分肢体强直性屈曲或伸直

四、关节活动度评定

关节活动度（range of motion，ROM）又称关节活动范围，是指关节运动时所通过的运动弧。因关节活动本身有主动和被动之分，故关节活动度也分为主动关节活动度和被动关节活动度。前者是指作用于关节的肌肉随意收缩使关节产生的运动弧，称之为主动关节活动度；后者则完全由外力作用使关节产生的运动弧，称之为被动关节活动度。

（一）测量工具

1. 通用量角器 它由一个半圆形或全圆形量角器连接一条固定臂及一条可旋转、上有指针的移动臂构成，两臂以活动轴固定，轴为量角器中心。

2. 方盘量角器 是一个中央有圆形分角刻度的正方形盘，可用木质、金属或塑料等材料制成。其底部绘有左右对称的从0°～180°的刻度，中心安装一个可旋转的指针，此指针因重心在下而始终指向正上方，当方盘与地面垂直时，指针指于0°位。方盘后方固定有把手，把手与刻度上的0°～180°连线平行。

（二）测量方法

主要介绍采用通用量角器测量的方法。首先使身体处于标准的测量姿位下，使待测关节按待测方向运动到最大幅度，把量角器的轴心放置在代表关节旋转中心的骨性标志点上，将固定臂与关节近端骨的长轴平行，移动臂与关节远端骨的长轴平行并随之移动，移动臂所移动的弧度即为该关节的活动范围，然后在圆形量角器上读出关节所处角度。通常对所有关节来说，0°位是开始位置，所有关节运动均是从0°开始并向180°方向活动。

（三）测量注意事项

1. 同一测试对象应由专人测量，严格操作程序，提高准确性。
2. 检查前对患者说明目的及方法，以取得患者的合作。
3. 患者应充分暴露受检部位，保持舒适的体位，测定时不得移动，防止邻近关节的替代动作。
4. 检查者应熟悉各关节解剖位和正常活动范围，熟练掌握测定技术，以取得较精确的结果。
5. 避免在按摩、运动及其他治疗后立即进行检查。
6. 应同时检查主动和被动两种关节活动度，应先测量关节主动活动范围，后测量关节被动活动范围。关节活动度有个体差异，评价应与健侧（对侧）相应关节做对比检查。
7. 使用通用量角器时，注意轴心、固定臂和移动臂的放置。关节活动时，要防止量角器轴心和固定臂的移动。
8. 不同器械、不同方法测得的关节活动度值有差异，不宜互相比较。

（四）结果分析

临床常见以下异常情况。
1. 关节被动活动正常，主动活动不能者，可见于神经麻痹、肌肉或肌腱断裂。
2. 关节主动与被动活动均部分受限者，为关节僵硬，多由关节内粘连、肌肉痉挛或挛缩及关节长时间固定所致。
3. 关节主动与被动活动均不能者，为关节强直，由构成关节的骨骼间有骨性或牢固的纤维连接所致。
4. 关节活动超过正常范围，多见于周围神经损伤所致的肌肉弛缓性瘫痪、关节支持韧带松弛以及关节骨质破坏等疾病。

五、平衡与协调能力评定

（一）平衡功能评定

1. 分类

（1）静态平衡 指的是人体或人体某一部位处于某种特定的姿势，通常需要肌肉的等长收缩，如坐、站等姿势保持稳定状态的能力。

（2）自动态平衡 指的是人体在进行各种自主运动姿势转换时，例如由坐到站或由站到坐等各种姿势间的转换运动时，能重新获得稳定状态的能力。通常需要肌肉的等张收缩。

（3）他动态平衡 指的是人体对推拉等外界干扰所产生反应、调整姿势并恢复稳定状态的能力，需要肌肉的等张收缩。

2. 评定方法

（1）评定目的 了解是否存在平衡障碍，找出引起平衡障碍的原因，为制定治疗方案提供可靠依据。

（2）评定内容 ①在静止状态下能否保持平衡，如睁眼、闭眼坐；睁眼、闭眼站；双足并拢站立；两足一前一后，足尖接足跟站立；单足交替站立等。②在活动状态下能否保持平衡，如坐、站立时移动身体；在不同条件下（如足尖碰足跟、足跟行走、足尖行走；走直线、侧方走、倒退走、走圆圈、绕障碍物）行走等。

（3）评定的具体方法　包括主观评定和客观评定两个方面。主观评定以观察和量表为主，客观评定主要是指平衡测试仪评定。

①观察法：a.坐位平衡：在静止状态下能否保持平衡，如睁眼、闭眼坐。b.站立位反应：闭目直立检查法，双足并拢直立，观察在睁眼、闭眼时身体摇摆的情况。c.单腿直立检查法：要求检查者单腿站立，观察其睁眼、闭眼的情况下维持平衡的时间长短。

②量表法：虽然属于主观评定，但由于不需要专门的设备，评分简单，应用方便，临床仍普遍使用。信度和效度较好的量表是 Berg 平衡量表（Berg Balance Scale）（表 9-5-4）。

③平衡测试仪：能精确地测量人体重心位置、移动的面积和形态，评定平衡功能障碍或病变的部位和程度，平衡测试仪本身也可以用作平衡训练。

表 9-5-4　Berg 平衡量表

项目	评分标准
1. 从坐位站起 （要求患者从坐位起立，尽量不用手扶帮助）	4 分 = 不用手扶，能够独立地站起，并保持稳定
	3 分 = 用手扶，能够独立地站起，无他人帮助
	2 分 = 若干次尝试后，用手扶，能够独立地站起，无他人帮助
	1 分 = 需他人小量的帮助，才能站起来或保持稳定
	0 分 = 需他人中量以上的帮助，才能站起来或保持稳定
2. 无支持站位 （要求患者独立站立 2 分钟） （如果满分可直接做第 4 项）	4 分 = 能够独立安全站立 2 分钟
	3 分 = 在监护下，能够独立站立 2 分钟
	2 分 = 能够独立站立 30 秒
	1 分 = 需要若干次尝试后，才能独立站立 30 秒
	0 分 = 不能独立站立 30 秒
3. 无支持坐位 （要求患者双手交叉胸前，无依靠坐位，保持 2 分钟）	4 分 = 能够安全地保持坐位 2 分钟
	3 分 = 在监护下，能够保持坐位 2 分钟
	2 分 = 能坐 30 秒
	1 分 = 能坐 10 秒
	0 分 = 没有靠背支持，不能独立坐 10 秒
4. 从站立位坐下 （要求患者从站立位坐下时，尽量不用手扶）	4 分 = 能安全地坐下，仅用手稍微帮助
	3 分 = 坐下过程中，用手控制身体的下降
	2 分 = 用腿的后部顶住椅子，来控制身体的下降
	1 分 = 虽然独立地坐下，但不能控制身体下降
	0 分 = 需要他人帮助坐下
5. 来回转移 （要求患者椅—椅，或者床—椅，来回转移）	4 分 = 能安全地转移，仅用手稍微帮助
	3 分 = 能安全地转移，但一定要用手帮助
	2 分 = 需要口头提示和 / 或监护，才能够完成转移
	1 分 = 需要一人帮助完成
	0 分 = 需要两人帮助完成
6. 闭目独立站立 （要求患者闭目独立站立 10 秒钟，可分开腿站）	4 分 = 能够安全地站立 10 秒
	3 分 = 监护下，能安全地站立 10 秒
	2 分 = 能站 3 秒
	1 分 = 闭眼不能达 3 秒，睁眼了，但站立稳定
	0 分 = 为了不摔倒而需要人的帮助

项目	评分标准
7. 双脚并拢站立 （要求患者双足并拢站立 1 分钟，不要扶持物体）	4 分 = 能独立将双脚并拢，并安全地站立 1 分钟
	3 分 = 能独立将双脚并拢，在监视下，站立 1 分钟
	2 分 = 能独立将双脚并拢，但不能保持 30 秒
	1 分 = 需要别人帮助才能达到双足并拢体位，并此体位可维持 15 秒
	0 分 = 需要别人帮助才能达到双足并拢体位，并此体位不能保持 15 秒
能够独立站立的患者继续下述评定，否则以下各项为 0 分	
8. 站立位上肢向前伸展 （要求患者一侧靠墙站立，双手指尽量前伸，尺贴墙面测量距离）	4 分 = 能够安全地向前伸出 > 25.4cm
	3 分 = 能够安全地向前伸出 > 12.7cm
	2 分 = 能够安全地向前伸出 > 5.1cm
	1 分 = 能向前伸出，但需要监护
	0 分 = 向前伸展时，需要帮助以防摔倒，或失去平衡
9. 站立位时从地面捡起物品 （要求患者捡物品时不能跨步，物品距离患者前方 30cm）	4 分 = 能够轻易且安全地完成任务
	3 分 = 能够完成，但需要监护
	2 分 = 不能完成任务，手距离物品 2 ~ 5cm，且独立地保持平衡
	1 分 = 不能完成任务，试图做捡物品动作，需要监护
	0 分 = 不能完成任务，试图做捡物品动作，需要帮助以防摔倒
10. 站立位转身并转头，分别向双侧肩上后方看	4 分 = 能从双侧向后看，重心转移良好
	3 分 = 仅从一侧向后看，另一侧重心转移较差
	2 分 = 仅能转向侧面，可以维持平衡
	1 分 = 转身时需要监护
	0 分 = 需要帮助以防摔倒
11. 双向转身 360° （要求患者原地转圈，停一会，再相反方向转圈）	4 分 = 安全地转身 360°，每个方向在 4 秒钟内
	3 分 = 单方向转圈，时间在 4 秒钟内
	2 分 = 能安全地转身 360°，但动作缓慢
	1 分 = 需要监护或口头提示
	0 分 = 转身时需要帮助
12. 站立时，交替踩踏台阶或凳子 （要求患者双足交替中间不能停顿，直至每侧都能放上台阶 4 次）	4 分 = 能够安全且独立站立，在 20 秒的时间内完成 8 次
	3 分 = 能够安全且独立站立，完成 8 次 > 20 秒
	2 分 = 无帮助下，能够完成 4 次，但需要监护
	1 分 = 需要少量帮助，能够完成 > 2 次
	0 分 = 需要帮助以防摔倒，或完全不能做此动作
13. 双足前后位站立 （示范给患者看，如果患者感到不能无间距达到该体位，可指导患者足跟和足尖离开一些距离）	4 分 = 能够独立地将双脚无间距地一前一后地排列，并保持 30 秒
	3 分 = 能够独立地将双脚有间距地一前一后地排列，并保持 30 秒
	2 分 = 能够独立地迈一小步，并保持 30 秒
	1 分 = 向前迈步需要帮助，但能够保持前后位站立 15 秒
	0 分 = 迈步或站立时失去平衡
14. 单腿站立 （要求患者用优势单腿站立 10 秒钟以上，不要扶持物体）	4 分 = 能够独立抬一侧腿，并保持 > 10 秒
	3 分 = 能够独立抬一侧腿，并保持 5 ~ 10 秒
	2 分 = 能够独立抬一侧腿，并保持 ≥ 3 秒
	1 分 = 试图抬一侧腿，不能保持 3 秒，但能独立站立
	0 分 = 不能抬腿，或需要帮助以防摔倒
总分（0 ~ 56 分）	

（二）协调功能评定

协调功能障碍又称为共济失调。小脑、脊髓和锥体外系共同参与而完成精确的协调运动。

1. 分类

（1）小脑性共济失调　小脑半球损害导致同侧肢体的共济失调，表现为辨距不良、意向性震颤、快复及轮替运动异常、大写症及蹒跚步态。

（2）大脑性共济失调　包括额叶性共济失调、顶叶性共济失调、颞叶性共济失调。

（3）感觉性共济失调　振动觉、关节位置觉缺失，闭目难立（Romberg）征阳性。

2. 评定方法

（1）指鼻试验　让被测试者肩外展90°，肘伸展，然后用自己示指指鼻尖。

（2）指-指试验　检查者与被测试者相对而坐，检查者将示指举在被测试者面前，让其用示指接触检查者的示指。检查者可改变示指位置，来判定被测试者对方向、距离改变时的应变能力。

（3）对指试验　让被测试者用拇指尖依次触及该手的其他各指尖，可逐渐加快速度。

（4）轮替试验　让被测试者双手张开，一手掌朝上，一手掌朝下交替翻转；也可一侧手在对侧手背上交替转动。

（5）跟-膝-胫试验　让被测试者仰卧位，抬起一侧下肢，将足跟放在对侧下肢的膝部，沿胫骨向下滑动。

（6）其他　①示指对指试验：让被测试者先双肩外展90°，伸肘，再向中线靠拢，双手示指相对。②交替指鼻和手指试验：让被测试者用示指交替指鼻尖和检查者的手指尖。检查者可变换位置来测试其对变换距离和方向的应变能力。③握拳试验：交替地用力握拳和伸开，可逐渐加快速度。④旋转试验：让被测试者上肢紧靠躯体侧，屈肘90°，前臂交替旋前、旋后，并逐渐加快速度。⑤拍膝试验：让被测试者一侧用手掌，对侧握拳拍膝。⑥拍地试验：被测试者坐位，用足掌在地板上拍打，膝不能抬起，足跟不能离开地面，可双足同时或分别做等。

3. 功能分级

（1）正常完成。

（2）轻度残损：能完成活动，但较正常速度及技巧稍有差异。

（3）中度残损：能完成活动，但动作慢、笨拙、不稳非常明显。

（4）重度残损：仅能启动活动，不能完成。

（5）不能活动。

六、日常生活活动能力和生存质量评定

（一）日常生活活动能力评定

日常生活活动（activities of daily living，ADL）是指人们为了独立生活而每天必须反复进行的、最基本的、具有共性的一系列活动。它包括衣、食、住、行，个人卫生，独立的社区活动等方面内容。

1. 分类

（1）基础性或躯体性日常生活活动（basic or physical ADL，BADL or PADL）　基础性或躯体性ADL是指人们为了维持基本的生存、生活需要而每天必须反复进行的基本活动，包括进食、更衣、个人卫生等自理活动和转移、行走、上下楼梯等身体活动。

（2）工具性日常生活活动（instrumental ADL，IADL）　工具性ADL是指人们为了维持独立的社会生活所需的较高级的活动，包括购物、炊事、洗衣、交通工具的使用、处理个人事务、休闲活动等，大多需借助工具进行。

BADL评定反映较粗大的运动功能，适用于较重的残疾，常用于住院患者；IADL评定反映较精细的功能，适用于较轻的残疾，常用于社区残疾患者及老年人。

2. 评定方法

（1）直接观察　检查者通过直接观察患者ADL各项活动的实际完成情况来进行评定。

（2）间接评定　通过询问的方式来收集资料和进行评定。

（3）常用评定量表

① BADL量表：包括Barthel指数、PULSES评定、Katz指数，其中Barthel指数最为常用。

Barthel指数评定（Barthel index，BI）：包括日常生活活动的十项内容，根据被评定者能否独立及需要帮助

的程度分为自理、较小依赖、较大依赖、完全依赖四个功能等级。Barthel 指数评定满分为 100 分，表示患者各项基本日常生活活动能力良好，不需依赖他人；＞60 分评定为良，患者虽有轻度功能障碍，但日常生活基本能够自理；60～41 分表示患者有中度功能障碍，日常生活需要一定帮助；40～21 分表示患者有重度功能障碍，日常生活明显依赖他人；＜20 分为完全残疾，日常生活完全依赖他人。Barthel 指数＞40 分的患者康复治疗效益最大。Barthel 指数评定量表见表 9-5-5。

表 9-5-5 Barthel 指数评定量表

项目	评分标准	评定日期			说明
1. 大便	0 分 = 失禁或昏迷				尽管无失禁，昏迷者积分为 0；偶尔失禁（5 分）= 每周少于 1 次
	5 分 = 偶尔失禁				
	10 分 = 能控制				
2. 小便	0 分 = 失禁或昏迷或需由他人导尿				偶尔失禁（5 分）= 每天 <1 次，导尿患者视为尿失禁
	5 分 = 偶尔失禁				
	10 分 = 能控制				
3. 修饰	0 分 = 需要帮助				指个人卫生，如刷牙（包括固定假牙）、梳头、剃须、洗脸等
	5 分 = 自理				
4. 用厕	0 分 = 依赖他人				能去厕所或用便桶，无助手能解衣或完成便后处理卫生
	5 分 = 需部分辅助				
	10 分 = 自理				
5. 吃饭	0 分 = 依赖他人				
	5 分 = 需部分辅助（夹菜、盛饭、切面包、抹黄油）				
	10 分 = 全面自理				
6. 转移	0 分 = 完全依赖别人，不能坐起				完全依赖：需两人以上帮忙，或用提升机，不能坐起；大量帮助：需两人或一个强壮且动作娴熟的人帮助；少量帮助：为保安全需一个人搀扶或语言指导
	5 分 = 能坐，但需大量（2 人）帮助				
	10 分 = 需少量（1 人）帮助或指导				
	15 分 = 自理（从床到椅子上并返回）				
7. 活动	0 分 = 不能步行				指在家中或病房周围活动，不是走远路，步行可用任何辅助器，如坐轮椅，无需辅助并能拐弯应划为能独立，任何辅助都应由未经特殊训练者提供
	5 分 = 在轮椅上能独立行动				
	10 分 = 需 1 人辅助步行（体力或语言指导）				
	15 分 = 独立步行（可用辅助器）				
8. 穿衣	0 分 = 依赖他人				在无人指导情况下能穿好全部适合身体的衣服，检查患者能否系扣子、开关拉锁、穿拖鞋及乳罩
	5 分 = 需一半帮助				
	10 分 = 自理（系、开纽扣，开闭拉锁和穿鞋等）				
9. 上楼梯（上下一段楼梯，用手杖也算独立）	0 分 = 不能				必须携带有效的辅助器才能上楼梯者，仍视为能独立进行
	5 分 = 需帮助（体力或语言指导）				
	10 分 = 自理				
10. 洗澡	0 分 = 依赖他人				无须指导能进出浴池并能自理洗澡
	5 分 = 自理				
总分				ADL 缺陷程度：0～20 分 = 极严重功能缺陷；25～45 分 = 严重功能缺陷；50～70 分 = 中度功能缺陷；75～95 分 = 轻度功能缺陷；100 分 = ADL 能自理	
ADL 缺陷程度					

②IADL 量表：功能活动问卷（the functional activities questionnaire，FAQ）包括与日常生活密切相关的 10 项内容，如理财、工作、娱乐等活动。根据患者完成各项活动的难易程度评分，所得总分越高，表示障碍越重，＜5 分为正常，≥5 分为异常。FAQ 评定项目较全面，且效度是目前 IADL 量表中最高的，提倡在 IADL 评定时首先使用。

3. 评定注意事项

（1）进行 ADL 评定前应了解患者的一般病情和肌力、肌张力、关节活动范围、平衡能力、感觉、知觉及认知状况等整体情况。

（2）进行 ADL 评定时评定的是患者现有的实际能力，而不是潜在能力或可能到达的程度，故评定时应注重观察患者的实际活动，而不是仅依赖其口述或主观推断。对动作不理解时可以由检查者进行示范。

（3）分析评定结果时应考虑有关因素，如患者的生活习惯、文化素质、工作性质、所处的社会和家庭环境，所承担的社会角色以及患者残疾前的功能状况、评定时的心理状态和合作程度等，这些都可能对评定结果产生影响。

（4）评定中注意加强对患者的保护，避免发生意外。

（5）重复评定时应尽量在同一环境下进行。

（6）结果记录按照时间顺序记录每次评定的时间和详细结果。

（二）生存质量评定

生存质量（quality of life，QOL）也称为生活质量，生命质量。世界卫生组织生存质量研究组对 QOL 的定义是：在不同的文化背景及价值体系中，生活的个体对与他们的目标、愿望、标准以及所关心的事情有关的生存状况的体验。

常用量表包括世界卫生组织生存质量评定量表（WHOQOL）（包括 WHOQOL-100 和 WHOQOL-BREF）、简表 SF-36（36-item short-form）、健康生存质量表（quality of well-being，QWB）及生活满意指数 A（life satisfaction index A，LSIA）。

七、言语功能评定

语言是指人类社会中约定俗成的符号系统。包括对符号的运用（表达）、接受（理解），也包括对文字语言符号的运用（书写）、接受（阅读）以及姿势语言和哑语。常见障碍是失语症。

言语是音声语言（口语）形成的机械过程，是掌握和使用语言的活动，即说话能力。常见障碍是构音障碍。

1. 失语症的评定方法 波士顿诊断性失语症检查（Boston diagnostic aphasia examination，BDAE），西方失语症成套测验（western aphasia battery，WAB），汉语标准失语症检查（China rehabilitation research center aphasia examination,CRRCAE），汉语失语成套测验（asphasia battery of Chinese，ABC）等。

2. 构音障碍的评定方法 构音器官功能性检查 Frenchay 评定法。

八、认知功能评定

认知功能属于大脑皮质的高级活动范畴，包括感觉、知觉、注意、记忆、理解和智能等。认知功能评定是通过对患者的病史询问、动作或行为的观察、标准化认知功能评定量表的应用，做出相应的脑功能诊断的系统方法。下面将简要介绍几种认知功能的评定方法。

（一）简易精神状态评定

简易的精神状态测定量表（mini-mental status examination，MMSE）可进行痴呆的筛选，作为神经系统疾病患者简易认知功能状态的初步评定。共 30 项，正确完成或回答正确得 1 分，回答错误或不能完成得 0 分。评定痴呆的标准：根据文化程度而不同，文盲＜17 分，小学程度＜20 分，中学以上程度＜24 分。

（二）LOTCA 认知功能评定

进一步的认知评定应采用 Loewenstein 认知障碍成套测验评定法（Loewenstein occupational therapy cognitive assessment，LOTCA）。其最先用于脑损伤后患者认知功能的评定。操作简便，应用方便和可靠，具有良好的效度和信度。检查内容分为四大类：定向检查、知觉检查、视运动组织检查和思维运作检查。需时仅 30～40 分钟，整个测验可分 2～3 次完成。

（三）神经心理成套测验

常用的神经心理成套测验为 HRB（Halstead-Reitan neuropsychological test battery）测验，是通过心理测验，研究和观察人类大脑与行为之间的相互关系，帮助医师和治疗师了解脑损伤患者的神经心理状态，做出准确的诊断与评定。成套测验分为成年、少年、幼儿三种测验形式，分别适用于 15 岁以上、9～14 岁、5～8 岁受试者。

（四）注意功能的评定

应采用功能活动行为观察进行评定，评定者可留意患者做一些基本自我照顾活动时的注意、瞬时/短期记忆能力和长期记忆能力、定向力、应变能力及判断力等。也可利用日常生活问卷来向家属取得更多患者日常生活的资料。

许多因素影响注意的评定，如记忆、环境等。为了确定患者注意功能的真实水平，除神经心理学评定、行为观察外，家属、雇主的报告也应考虑，通过综合分析，做出正确评价。

（五）记忆功能评定

常用的评定表包括韦氏记忆评分修订版量表、Rivermead 行为记忆能力测试量表、成人记忆和信息处理量表、Luria-Nebraska 记忆评分量表、记忆检查量表、William's 记忆量表和一些专病性量表等。

（六）知觉功能评定

知觉功能是脑部的高级功能，主要包括脑部对各种外界事物识别和处理的过程。当大脑损伤后，即使无感觉功能缺陷、智力衰竭、意识障碍、言语困难，患者对自己以往熟悉的事物不能以相应感官感受而加以识别，这种现象称为失认症。失认症中发病率最高的为单侧忽略、疾病失认和 Gerstman 综合征（包括左右手失认、手指失认、失写、失算）。在运动、感觉、反射均无障碍的情况下，不能按命令完成熟悉的动作称之为失用症，其中以结构失用、运动失用和穿衣失用发病率最高。

九、心肺功能评定

（一）心功能评定

常用的心功能评定方法包括对体力活动的主观感觉分级和心脏负荷试验。主观感觉分级主要采用美国纽约心脏病学会（NYHA）提出的一项分级方案，根据患者自觉的活动能力划分为四级。心脏负荷试验包括心肺运动试验和心电图运动试验，其中最常用的是心电图运动试验。

（二）肺部功能评定

呼吸功能评定常沿用临床的检查评估方法，分主观症状和客观检查。主观症状评估按日常生活中出现气短、气促症状采用 6 级制。客观评估采用肺容积与肺通气功能测定等气体代谢指标。肺容积包括八项，其中潮气量、补呼气量、补吸气量和残气量称为基础肺容积；深吸气量、功能残气量、肺活量和肺总量称为基础肺活量。除残气量和肺总量需先测定功能残气量后求得外，其余指标均可用肺量计直接测定。通气功能常用指标包括生理无效腔（VD）、肺泡通气量（VA）、每分钟通气量（VE）、最大通气量（MVV）、用力肺活量（FVC）、肺泡通气量（VA）。临床上主要根据肺活量（VC）或 MVV 实测值占预计值的百分比和一秒率（FEV1%）判断肺功能情况和通气功能障碍类型。此外，还可行运动气体代谢测定，包括摄氧量（oxygen uptake，VO_2）、最大摄氧量（maximal oxygen uptake，VO_{2max}）、无氧阈（anaerobic threshold，AT）和代谢当量（metabolic equivalents，MET）。其中代谢当量是康复医学中常用的运动强度指标。血气分析、呼吸气分析也是常用的气体代谢测定方法。

第六章　刺灸法各论

第一节　毫针刺法

毫针刺法是指运用不同的毫针针具，通过一定的手法，刺激人体特定部位（腧穴），以防治疾病的方法。毫针刺法是古今针灸临床中运用最多、手法最丰富、应用最广泛的针灸治疗方法。

一、毫针的构造、规格、检查和保养

（一）毫针的构造

毫针是针灸临床最常用的一种针具，由针尖、针身、针根、针柄、针尾5部分构成（图9-6-1）。针尖指针身的尖端部分，是毫针刺入腧穴的关键部位；针身亦称针体，指针尖至针根的部分，是毫针刺入腧穴内相应深度的主要部分；针根指针身与针柄的连接处，是观察针身刺入腧穴深度和提插幅度的外部标志；针柄指从针根到针尾的部分，常用金属丝缠绕呈螺旋状，是医者持针、运针的主要部位，也是温针灸装置艾绒之处；针尾是针柄的末端部分，多为缠柄金属丝的延续。

毫针多以不锈钢制作而成，因其强度高、韧性好，具有耐高温、防锈、不易被腐蚀等优点，且所制针身挺直滑利，故为制作毫针的最常用材料。也有以金、银材质制作的毫针，虽传热、导电性能优于不锈钢针，但针身较粗，强度、韧性不及不锈钢针适中，加之价格昂贵，临床一般很少使用。

根据针柄与针尾的构成和形状不同（图9-6-2），毫针可分为：①环柄针，又称圈柄针，即针柄用镀银或经氧化处理的金属丝缠绕成环形者；②花柄针，又称盘龙针，即针柄中间用两根金属丝交叉缠绕呈盘龙形者；③平柄针，又称平头针，即针柄用金属丝缠绕，其尾部平柄者；④管柄针，即针柄用金属薄片制成管状者。其中，平柄针和管柄针主要在进针器和进针管的辅助下使用。

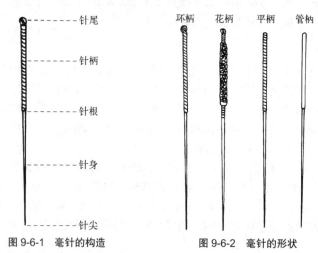

图9-6-1　毫针的构造　　　　图9-6-2　毫针的形状

（二）毫针的规格

毫针的规格，以针体的直径和长度予以区分（表9-6-1、表9-6-2）。

表9-6-1　毫针直径规格表

规格（号数）	直径（mm）	规格（号数）	直径（mm）
26	0.45	30	0.32
27	0.42	31	0.30
28	0.38	32	0.28
29	0.34	33	0.26

表 9-6-2　毫针长度规格表

规格（寸）	长度（mm）	规格（寸）	长度（mm）
0.5	13	2.5	60
1	25	3	75
1.5	40	4	100
2	50	5	125

临床上使用的毫针，以直径为 28 ～ 30 号（0.32 ～ 0.38mm）和长度为 1 ～ 3 寸（25 ～ 75mm）者最为常用。短毫针主要用于皮肉浅薄部位的腧穴或耳穴，作浅刺之用；长毫针多用于肌肉丰厚部位的针刺，作深刺、透刺之用。

（三）毫针的检查

为确保针刺操作顺利进行，针刺前，应对拟选用的毫针进行检查。检查时主要注意：针尖应端正不偏，形如"松针"，尖而不锐，圆而不钝，无毛钩；针身应光滑挺直，圆正匀称，富有弹性，无弯曲、折痕、斑剥、锈痕；针根应牢固，无剥蚀、损伤及毛刺；针柄的金属丝应缠绕均匀、牢固而无松动或断丝。

（四）毫针的保养

除了一次性使用的毫针外，需反复使用的毫针都应注意保养，以防止针尖受损、针身弯曲或锈蚀、污染等。存放毫针的器具有针盒、针管和针夹等。存放时的基本要求是用纱布、干棉球等柔软之物，将毫针与存放器具的四壁分隔开，以防针尖受损。已经消毒备用的毫针，存放时应避免受到污染。

二、毫针刺法的练习

针刺练习，包括对指力和手法的锻炼。良好的指力是施行针刺手法的基础，熟练的手法是针刺治病获效的保证。通过经常练习，使指力充足、手法熟练后，则在针刺时可以做到进针时快而不痛，行针时各种手法运用自如。反之，若指力不足，手法生疏，则在施术时难以控制针体，进针困难，患者痛感明显，行针时动作不协调，影响针刺治疗效果。因此，初学者必须勤练指力和手法。针刺的练习，一般分指力练习、手法练习和手感练习。

（一）指力练习

指力练习主要在纸垫上进行。用松软的纸张，折叠成长约 8cm，宽约 5cm，厚 2 ～ 3cm 的纸垫，用线呈"井"字形扎紧，做成纸垫。练习时，押手平执纸垫，刺手拇、示指或拇、示、中三指持针柄，使针身垂直于纸垫，然后捻动针柄，并逐渐加力，将针刺入纸垫内。待针穿透纸垫后，再捻转退针，另换一处，反复练习（图 9-6-3）。练习初期，可选用 1 ～ 1.5 寸、24 ～ 30 号的毫针，待有了一定指力后，可再改用其他型号的毫针。

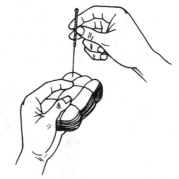

图 9-6-3　指力练习

（二）手法练习

手法练习主要在棉团上进行。将棉花塞入白色布袋，或用棉线或毛线缠绕后外包白布，做成直径 6 ～ 7cm 的圆球，即可练习。因棉团松软，可以练习提插、捻转、进针、出针等各种毫针操作手法。持针方法同指力练习。做提插练习时，将针刺入棉团，在原处做上提下插的动作，要求深浅适宜，幅度均匀，针身垂直，动作连贯。在此基础上，可将提插与捻转动做配合练习，要求提插幅度上下一致、捻转角度来回一致、操作频率快慢一致，逐步达到动作协调、运用自如的程度（图 9-6-4）。

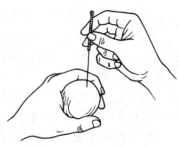

图 9-6-4　手法练习

三、毫针的选择

临床实践中，应根据患者的性别、年龄、胖瘦、体质强弱、病情虚实、病变部位深浅，以及拟选腧穴所在部位，选择长短、粗细适宜的毫针。如男性患者、体壮、形胖、病变部位较深者，可选较粗、稍长的毫针；反之，若女性患者、体弱、形瘦，且病变部位较浅者，就应选用稍短、较细的毫针。此外，若拟选腧穴的所在部位皮薄肉少，针刺宜浅，宜选短而细的毫针；若所选腧穴处于皮厚肉多的部位，针刺较深，则宜选用针身稍长、稍粗的毫针。所选毫针的针身应稍长于腧穴应该针至的深度，且有部分露于皮肤之外。如应刺入 1 寸时，可选用 1.5～2 寸的毫针。总之，选择毫针应适宜，否则，难以取得满意的治疗效果。

四、毫针基本操作技术

（一）进针法

进针法指将毫针刺入腧穴的操作方法。在进行针刺操作时，一般是双手协同，紧密配合。《灵枢·九针十二原》云："右主推之，左持而御之。"临床上一般以右手持针操作，以拇、示、中指夹持针柄，其状如持毛笔（图 9-6-5），将针刺入穴位，故称右手为"刺手"；左手爪切按压所刺部位或辅助固定针身，故称为"押手"。

临床常用进针方法有以下几种。

1. 单手进针法　指仅运用刺手将针刺入穴位的方法，多用于较短毫针的进针。用刺手拇、示指持针，中指指端紧靠穴位，指腹抵住针身中部，当拇、示指向下用力时，中指也随之屈曲，将针刺入，直至所需的深度（图 9-6-6）。此外，还有用拇、示指夹持针身，中指指端抵触穴位，拇、示指所夹持的毫针沿中指尖端迅速刺入。

2. 双手进针法　指刺手与押手相互配合，将针刺入穴位的方法。常用的双手进针法有以下几种。

（1）**指切进针法**　又称爪切进针法，用押手拇指或示指指端切按在腧穴皮肤上，刺手持针，紧靠押手切按腧穴的手指指甲面将针刺入腧穴（图 9-6-7）。此法适用于短针的进针。

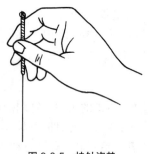

图 9-6-5　持针姿势

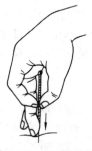

图 9-6-6　单手进针法

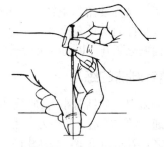

图 9-6-7　指切进针法

（2）**夹持进针法**　又称骈指进针法。即用押手拇、示二指持捏无菌干棉球夹住针下端，将针尖固定在拟刺腧穴的皮肤表面，刺手向下捻动针柄，押手同时向下用力，将针刺入腧穴（图 9-6-8）。此法适用于长针的进针。

（3）**舒张进针法**　用押手示、中二指或拇、示二指将拟刺腧穴处的皮肤向两侧撑开，使皮肤绷紧，刺手持针，使针从押手示、中二指或拇、示二指的中间刺入（图 9-6-9）。此法主要用于皮肤松弛部位的腧穴。

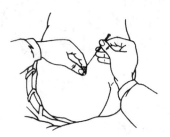

图 9-6-8　夹持进针法

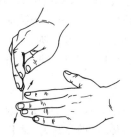

图 9-6-9　舒张进针法

（4）**提捏进针法**　用押手拇、食二指将拟刺腧穴部位的皮肤提起，刺手持针，从捏起皮肤的上端将针刺入（图 9-6-10）。此法主要用于印堂穴等皮肉浅薄部位的腧穴。

临床上应根据腧穴所在部位的解剖特点、针刺深浅和手法要求，灵活选用以上各种进针法，使进针顺利并减轻患者的疼痛。

3. 针管进针法　指利用针管将针刺入穴位的方法。针管多用玻璃、塑料或金属制成，长度应比毫针短 3 分左右。针管的直径，以不阻碍针尾顺利通过为宜。使用时，先将针插入针管内，针尖与针管下端平齐，置于拟刺腧穴上，针管上端露出针柄 3 分左右。押手持针管，用刺手示指叩打或用中指弹击针尾，即可使针刺入皮肤，然后退出针管，再将针刺入穴内（图 9-6-11）。也可用安装弹簧的特制进针器进针。此法进针不痛，多用于儿童和惧针者。

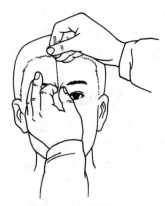

图 9-6-10　提捏进针法

（二）针刺的方向、角度和深度

在针刺操作过程中，掌握正确的针刺方向、角度和深度，既是确保腧穴深层次定位正确性的基础，也是增强针感、提高疗效、防止意外的关键。同一腧穴，由于针刺的方向、角度、深度的不同，所产生针感的强弱、感传方向和治疗效果常有明显差异。针刺的方向、角度和深度，应根据针刺腧穴所在位置、患者体质、病情需要和针刺手法等实际，灵活运用。

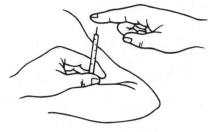

图 9-6-11　针管进针法

1.方向　针刺的方向是指进针时针尖的朝向，一般依经脉循行的方向、腧穴部位的特点和治疗的需要而确定。

（1）依经脉循行定方向　根据经脉循行走向，或顺经而刺，或逆经而刺，以达到疏通经气、提高疗效的目的。

（2）依腧穴部位特点定方向　根据腧穴部位的特点，针刺某些腧穴时必须朝向某一特定方向，方能保证治疗效果和针刺安全。如针刺哑门时，针尖应朝向下颌方向；针刺某些背部腧穴时，针尖应朝向脊柱方向。

（3）依治疗需要定方向　根据治疗需要，针刺时针尖朝向病所，促使针刺感应达到病变部位，通过气至病所以提高治疗效果。

2.角度　针刺的角度是指进针时针身与皮肤表面所形成的夹角（图 9-6-12）。它是根据腧穴所在的位置和医者针刺时所要达到的目的而确定的。一般分为以下 3 种角度。

（1）直刺　指针身与皮肤表面呈 90°垂直刺入体内。此法适用于人体大部分腧穴。

（2）斜刺　指针身与皮肤表面呈 45°左右刺入体内。此法适用于肌肉浅薄处或内有重要脏器，或不宜直刺、深刺的腧穴。

（3）平刺　又称横刺、沿皮刺，指针身与皮肤表面呈 15°左右或以更小的角度刺入体内。此法适用于皮薄肉少部位的腧穴，如头部、胸胁部的腧穴等。

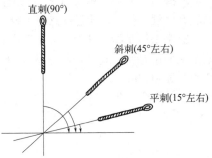

图 9-6-12　针刺的角度

3.深度　针刺的深度是指针身刺入腧穴内的深浅度。针刺深度的确定以安全且取得针感为原则。各腧穴的针刺深度，在经络腧穴各论中已有详述，临床上还需结合患者的体质、年龄、病情、部位等情况来调整。

（1）年龄　年老体弱、气血虚衰、小儿稚嫩者，均不宜深刺；中青年身强体壮者，可适当深刺。

（2）体质　形瘦体弱者，宜浅刺；形胖体强者，宜深刺。

（3）病情　阳证、新病者，宜浅刺；阴证、久病者，宜深刺。

（4）部位　头面、胸背及皮薄肉少处腧穴，宜浅刺；四肢、臀、腹及肌肉丰厚处腧穴，宜深刺。

此外，不同季节对针刺深浅的要求也不同，一般"春夏宜刺浅，秋冬宜刺深"。

透穴刺法是一种将针刺方向、角度和深度有机结合，从一个穴位刺向另一个穴位的特殊针刺方法。腧穴确定后，将针尖朝向欲透刺的腧穴方向，针身与皮肤呈一定角度，将针刺入腧穴，针下得气后，再将针刺向并抵达另一个腧穴。透刺形式可分为直透、横透和斜透；根据透刺穴位，又可分为本经穴透刺、表里经穴透刺、相邻经穴透刺等。

针刺的角度和深度关系极为密切。一般来说，深刺多用直刺，浅刺多用斜刺、平刺。

五、行针手法

行针亦称运针，是指毫针刺入穴位后，为使患者产生针刺感应，或进一步调整针感的强弱，以及使针感向某一方向扩散、传导而采取的操作方法。行针手法包括基本手法和辅助手法两类。

（一）基本手法

行针的基本手法包括提插法和捻转法。临床施术时这两者既可单独应用，又可配合使用。

1.提插法　是指将毫针刺入腧穴一定深度后，施以上提下插的操作手法。将针向上引退为提，将针向下刺入为插。如此反复运针做上下纵向运动，就构成了提插法（图 9-6-13）。

提插幅度的大小、层次的变化、频率的快慢和操作时间的长短，应根据患者的体质、病情、腧穴部位和针刺目的等灵活掌握。使用提插法时的指力一定要均匀一致，幅度不宜过大，一般以 3～5 分为宜，频率不宜过快，每分钟 60 次左右，保持针身垂直，不改变针刺方向、角度。

2. 捻转法 是指将毫针刺入腧穴一定深度后，施以向前向后捻转动作，使针在腧穴内反复来回旋转的行针手法（图 9-6-14）。捻转角度的大小、频率的快慢、时间的长短等，需根据患者的体质、病情、腧穴部位和针刺目的等灵活掌握。使用捻转法时，指力要均匀，角度要适当，捻转角度一般在 180°～360°，不能单向捻针，以免针体被肌纤维缠绕，引起局部疼痛或滞针。

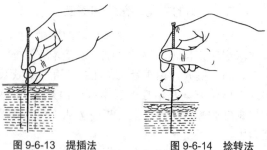

图 9-6-13　提插法　　　　图 9-6-14　捻转法

（二）辅助手法

行针的辅助手法是行针基本手法的补充，是以促使得气和加强针刺感应为目的的操作手法。临床常用的行针辅助手法有以下 6 种。

1. 循法 是指针刺后在留针过程中，医者用手指顺着经脉的循行路径，在针刺腧穴的上下部位轻柔循按的方法。此法能推动气血运行，激发经气，促使针后得气。

2. 弹法 是指针刺后在留针过程中，医者以手指轻弹针尾或针柄，使针体微微振动的方法（图 9-6-15）。此法有催气、行气、加强针感的作用。

3. 刮法 是指毫针刺入一定深度后，以拇指或示指的指腹抵住针尾，用示指或中指或拇指指甲，由下而上或由上而下频频刮动针柄的方法（图 9-6-16）。本法在针刺不得气时用之可激发经气，如已得气者可以加强针感的传导和扩散。

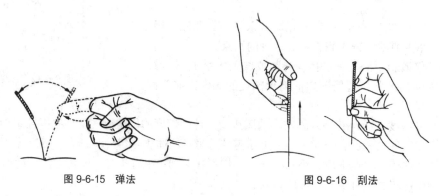

图 9-6-15　弹法　　　　　　　　图 9-6-16　刮法

4. 摇法 是指毫针刺入一定深度后，医者手持针柄，将针轻轻摇动的方法。其法有二：一是直立针身而摇，以加强得气的感应；二是卧倒针身而摇，使经气向一定方向传导。

5. 飞法 毫针刺入一定深度后，医者用刺手拇、示指执持针柄，细细捻搓数次，然后张开两指，一搓一放，反复数次，状如飞鸟展翅，故称飞法（图 9-6-17）。本法具有催气、行气、增强针感的作用。

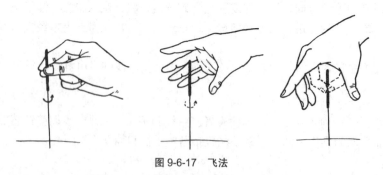

图 9-6-17　飞法

6. 震颤法 是指毫针刺入一定深度后，医者刺手持针柄，用小幅度、快频率的提插、捻转手法，使针身轻微震颤的方法。本法可促使针下得气，增强针刺感应。

毫针行针手法以提插法、捻转法为基本操作方法，根据临证情况，选用相应的辅助手法。刮法、弹法可应用于不宜施行大角度捻转的腧穴；飞法可应用于某些肌肉丰厚部位的腧穴；摇法、震颤法可用于部位较为浅表的腧穴。通过各种行针手法的运用，促使针后气至或加强针刺感应，以起到疏通经络、调和气血、防治疾病的作用。

六、得气

（一）得气的概念

得气，古称"气至"，近又称"针感"，是指毫针刺入腧穴一定深度后，施以一定的行针手法，使针刺部位获得经气感应。针下是否得气，可以从患者对针刺的感觉和医者刺手指下的感觉两个方面分析判断。当针刺得气时，患者自觉针刺部位有酸、麻、胀、重等反应，有时出现热、凉、痒、痛、抽搐、蚁行等反应，有时出现沿着一定的方向和部位传导、扩散等现象。医者的刺手则能体会到针下沉紧、涩滞或针体颤动等反应。若针刺后未得气，患者则无任何特殊感觉或反应，医者刺手亦感觉到针下空松、虚滑。《标幽赋》中所说的"轻滑慢而未来，沉涩紧而已至……气之至也，如鱼吞钩饵之浮沉；气未至也，如闲处幽堂之深邃"，是对得气与否的形象描述。

（二）得气的意义

得气与否以及得气迟速，是能否获得针刺疗效的关键。《灵枢·九针十二原》说："刺之要，气至而有效。"临床上一般是得气迅速时，起效较快；得气迟缓时，起效较慢；若不得气时，则疗效较差。诚如《金针赋》所言："气速效速，气迟效迟。"

得气是施行补泻手法的基础和前提。只有在得气的基础上施行补泻手法，才可能取得预期的效果。得气与否以及得气迟速，还可协助判断病情轻重和预后。除去人体禀赋因素，一般来说，得气速者，病情较为轻浅，预后较佳；得气慢甚至久久不能得气者，病情较重，预后欠佳。

（三）影响得气的因素

影响得气的因素主要包括医者、患者和环境因素三个方面。腧穴定位不准，针刺角度有误、深浅失度，或手法运用不当等，均可影响得气的产生。患者体质虚弱、病久体虚、正气虚衰，以致经气不足，或因其他病因，感觉迟钝、丧失，则不易得气。气候寒冷、阴雨潮湿，不易得气；气候温暖、天气晴朗，较易得气。

七、毫针补泻手法

施行一定的针刺手法，可以达到补虚泻实的目的。针刺补泻是通过针刺腧穴，运用一定的手法激发经气以鼓舞正气、疏泄病邪而防治疾病的方法。所谓针刺补泻，是针对患者不同的机能状态和疾病性质而言的：针刺补法鼓舞人体正气，使低下的功能恢复旺盛；针刺泻法可疏泄病邪，使亢进的功能恢复正常。毫针补泻手法是实现针刺补泻最主要的手段和方法，可分为单式补泻手法和复式补泻手法。

（一）单式补泻手法

1.捻转补泻 针下得气后，拇指向前用力重，向后用力轻者为补法；拇指向后用力重，向前用力轻者为泻法。

2.提插补泻 针下得气后，先浅后深，重插轻提，以下插用力为主者为补法；先深后浅，轻插重提，以上提用力为主者为泻法。

3.徐疾补泻 进针时徐徐刺入，疾速出针者为补法；进针时疾速刺入，徐徐出针者为泻法。

4.迎随补泻 此处指针向补泻。进针时针尖随着经脉循行去的方向刺入为补法，针尖迎着经脉循行来的方向刺入为泻法。

5.呼吸补泻 在患者呼气时进针，吸气时出针为补法；在患者吸气时进针，呼气时出针为泻法。

6.开阖补泻 出针后迅速按闭针孔为补法；出针时摇大针孔而不按为泻法。

7.平补平泻 进针得气后均匀地提插、捻转，即为平补平泻。

在上述单式补泻手法中，捻转补泻和提插补泻是基本的补泻手法。

（二）复式补泻手法

1.烧山火 将穴位的可刺深度分为浅、中、深三层（天、人、地三部），先浅后深，每层各做紧按慢提（或用捻转补法）九数，然后退回至浅层，称为一度。如此反复操作数度，再将针按至深层留针。在操作过程中，可配合呼吸补泻中的补法，出针时按压针孔。多用于治疗顽麻冷痹、虚寒性疾病等。

2.透天凉 针刺入后直插深层，按深、中、浅的顺序，在每一层中紧提慢按（或用捻转泻法）六数，称为一度。如此反复操作数度，将针紧提至浅层留针。在操作过程中，可配合呼吸补泻中的泻法，出针时摇大针孔而不按压。多用于治疗热痹、急性痈肿等实热性疾病。

（三）影响针刺补泻效应的因素

1. 患者的机体功能状态　患者的病理状态不同，针刺产生的调整作用（即补泻效果）也不同。当患者处于正虚状态时，针刺可以起到扶正补虚作用，若患者处于虚脱状态时，针刺还可以起到回阳固脱作用；当患者处于邪盛状态时，针刺可以起到祛邪泻实作用。如针刺足三里可以缓解胃痛，对于实证患者，可以发挥消积导滞、行气止痛的作用；对于虚证患者，可以达到补中益气、养胃止痛的效果。临床实践和实验研究表明，针刺时的机体功能状态，是影响针刺补泻效果的主要因素。

2. 腧穴作用的相对特异性　腧穴的主治功用，不仅具有普遍性，而且具有相对特异性。人体不少腧穴，如关元、气海、命门、膏肓等穴，能鼓舞人体正气，促使功能旺盛，具有强壮作用，适宜于补虚；也有很多腧穴，如人中、委中、十宣等穴，能疏泄病邪，抑制人体功能亢进，具有祛邪作用，适宜于泻实。当施行针刺补泻时，应结合腧穴作用的相对特异性，以便取得较好的针刺补泻效果。

3. 针刺手法的选择和运用　针刺补泻手法是促使机体虚实状态转化的主要手段。针对患者虚实的性质和程度，选择适宜的补泻手法，并恰当运用，才能达到预期的补泻效应。若针刺补泻手法选择或运用不当，将会影响针刺治疗效果，甚或产生不良后果，如《灵枢·邪气脏腑病形》指出："补泻反，则病益笃。"

八、留针与出针

（一）留针

毫针刺入腧穴并施行手法后，将针留置于腧穴内，称为留针。留针的目的是加强针刺的作用和便于继续行针施术。一般留针时间为15～30分钟。留针期间若不再施行任何手法，称为静留针；若施行一定的守气、行气和补泻手法，称为动留针。在临床实践中，留针与否及留针时间长短应根据患者具体病情而定，不可一概而论。

（二）出针

出针又称起针、退针。在施行针刺手法或留针达到针刺治疗目的后，即可出针。出针的方法，一般是以押手持无菌干棉球轻轻按压于针刺部位，刺手持针做小幅度捻转，并随势将针缓慢提至皮下（不可用力过猛），静留片刻，然后出针。

出针后，除特殊需要外，都要用无菌干棉球轻压针孔片刻，以防出血，也可减轻疼痛。当针退出后，要仔细查看针孔是否出血，询问针刺部位有无不适感，核对针数有无遗漏，还应注意患者有无晕针延迟现象。

九、针刺异常情况的处理和预防

毫针刺法虽然比较安全，但如操作疏忽大意，或犯刺禁，或针刺手法不当，或对针刺部位解剖结构缺乏全面了解，有时也会出现一些异常情况。常见者有以下几种。

（一）晕针

晕针是指在针刺过程中患者发生的晕厥现象。

1. 原因　患者体质虚弱，精神紧张，或疲劳、饥饿、大汗、大泻、大出血之后，或体位不当，或医者在针刺时手法过重，均可能引起晕针。

2. 表现　患者突然出现精神疲倦，头晕目眩，面色苍白，恶心欲吐，多汗，心慌，四肢发冷，血压下降等现象，重者神志不清，仆倒在地，唇甲青紫，二便失禁，脉细微欲绝，甚至晕厥。

3. 处理　立即停止针刺，将针全部起出。让患者平卧，松开衣带，注意保暖。轻者仰卧片刻，给饮温开水或糖水；重者可选人中、内关、足三里等穴针刺或指压，或灸百会、关元、气海等穴；若仍不省人事，可考虑配合其他治疗或采用急救措施。

4. 预防　对初次接受针刺治疗，或精神过度紧张、身体虚弱者，应先做好解释，消除其对针刺的顾虑。同时选择舒适持久的体位，初次接受针刺者最好采用卧位。选穴宜少，手法要轻。饥饿、疲劳、大渴的患者，应令进食、休息、饮水后少时再予针刺。医者在针刺治疗过程中，精神要专一，随时注意观察患者的神色，询问患者的感觉，一旦患者有身心不适等晕针先兆，应及早采取处理措施，防患于未然。

（二）滞针

滞针是指在行针时或留针过程中，医者感觉针下涩滞，捻转、提插、出针均感困难，而患者感觉疼痛的现象。

1. 原因　患者精神紧张，当针刺入腧穴后，患者局部肌肉强烈收缩；或行针手法不当，向单一方向捻针太过，以致肌肉组织缠绕针体而成滞针。患者体位改变，留针时间过长，也可导致滞针。

2.**表现** 针在体内难以捻转，提插、出针均感困难，若勉强捻转、提插时，则患者痛不可忍。

3.**处理** 若患者精神紧张，局部肌肉过度收缩时，可稍延长留针时间，或循按滞针腧穴附近，或叩弹针柄，或在附近再刺一针，以宣散气血，缓解肌肉的紧张；若行针不当，或单向捻针而致者，可向相反方向将针捻回，并用刮法、弹法，使缠绕的肌纤维回缩，即可消除滞针。

4.**预防** 对精神紧张者，应先做好解释工作，消除其顾虑，选择合适的体位，确定合理的留针时间；行针时应避免单向捻转，以防肌纤维缠绕针身而发生滞针现象。

（三）弯针

弯针是指将针刺入腧穴后，针身在体内弯曲的现象，轻者形成钝角弯曲，重者形成直角弯曲。

1.**原因** 医者进针手法不熟练，用力过猛、过速，以致针尖碰到坚硬的组织器官，或患者在针刺或留针时移动体位，或因针柄受到某种外力压迫、碰击等，均可造成弯针。

2.**表现** 针柄改变了进针或留针时的方向和角度，提插、捻转及出针均感困难，甚至无法出针，而患者感到疼痛。

3.**处理** 出现弯针后，不得再行提插、捻转等手法。如属轻微弯曲，应慢慢将针起出；若弯曲角度过大，应顺着弯曲方向将针起出；如弯曲不止一处，应视针柄扭转倾斜的方向，逐步分段退出；若由患者移动体位所致，应使患者慢慢恢复原来体位，局部肌肉放松后，再将针缓缓起出。切忌强行拔针，以免将针身折断，留在体内。

4.**预防** 医者进针手法要熟练，指力要均匀，并要避免进针过速、过猛。体位选择要适当，在留针过程中，嘱患者不要随意变动体位，注意保护针刺部位，针柄不得受外物硬碰和压迫。

（四）断针

断针又称折针，是指针身折断在体内。

1.**原因** 针具质量欠佳，针身或针根有损伤剥蚀，进针前失于检查；针刺时将针身全部刺入腧穴，行针时强力提插、捻转，肌肉猛烈收缩；或弯针、滞针未能及时正确处理等。

2.**表现** 行针时或出针后发现针身折断，其断端部分针身浮露于皮外，或断端全部没于皮下。

3.**处理** 医者应沉着冷静，安抚患者。嘱患者切勿变更原有体位，以防断针向肌肉深部陷入。若断端针身显露于皮外，可用手指或镊子将针起出；若断端与皮肤相平，可用押手拇、食二指垂直向下挤压针孔两旁，使断针暴露于皮外，刺手持镊子将针取出；若断针完全没入皮下，应采用外科手术方法取出。

4.**预防** 针刺前应认真检查针具，尤其是针根，对不符合质量要求的针具应剔出不用；凡接过脉冲电针仪的毫针，应定期更换淘汰；避免过猛、过强地行针。在行针或留针时，应嘱患者不要随意更换体位；针刺时不宜将针身全部刺入穴内，应留部分针身在体外，以便于针根折断时取针；在进针、行针过程中，如发现弯针时，应立即出针，切不可强行刺入或行针；对于滞针、弯针等异常情况应及时正确地处理，不可强行出针。

（五）血肿

血肿是指针刺部位皮下出血引起的肿痛。

1.**原因** 刺伤血管。

2.**表现** 出针后，针刺部位肿胀疼痛，继则皮肤呈现青紫色。

3.**处理** 若微量的皮下出血而呈现局部小块青紫时，一般不必处理，可以自行消退。若局部肿胀疼痛较剧，青紫面积大而且影响到活动功能时，可先做冷敷止血，24小时后再做热敷或在局部轻轻揉按，以促使瘀血消散吸收。

4.**预防** 仔细检查针具，熟悉人体解剖部位，避开血管针刺，出针后立即用无菌干棉球按压针孔，切勿揉动。

（六）刺伤内脏

刺伤内脏指由于针刺的角度和深度不当，造成内脏损伤。

1.**气胸**

（1）**原因** 由于针刺胸、背、腋、胁、缺盆等部位腧穴时，刺入过深，伤及肺脏，引起创伤性气胸。

（2）**表现** 轻者出现胸闷、心慌、呼吸不畅，严重者可见呼吸困难、唇甲发绀、出汗、血压下降等症状。体检时，可见患侧胸肋部间隙饱满，胸部叩诊呈鼓音，气管向健侧移位，听诊时呼吸音明显减弱或消失。有部分病例针刺当时并无明显异常现象，隔数小时后才逐渐出现胸闷、呼吸困难等症状。

（3）处理 一旦发生气胸，应立即起针，并让患者采取半卧位休息，切勿翻转体位，并安慰患者以消除其紧张恐惧心理。漏气量少者，可自行吸收。医者要密切观察，随时对症处理，一般首先给患者吸氧，并根据气胸的严重程度，给予休养观察或胸腔穿刺抽气及其他治疗。对严重病例，如出现张力性气胸者，需及时组织抢救。

（4）预防 为患者选择合适体位；在针刺过程中，医者精神必须高度集中，严格掌握进针的角度、深度，避免伤及肺脏。

2. 刺伤其他内脏

（1）原因 施术者对腧穴和脏器的部位不熟悉，因针刺过深，或提插幅度过大，造成相应的内脏损伤。

（2）表现 疼痛和出血。刺伤肝、脾，可引起内出血，肝区或脾区疼痛，有的可向背部放射；若出血量过大，会出现腹痛、腹肌紧张，并有压痛及反跳痛等急腹症体征。刺伤心脏时，轻者可出现强烈刺痛，重者有剧烈撕裂痛，引起心外射血，导致休克等危重情况。刺伤肾脏，可出现腰痛、血尿，严重时血压下降、休克。刺伤胆囊、膀胱、胃、肠等空腔脏器时，可引起疼痛，甚至急腹症等症状。

（3）处理 轻者，卧床休息一段时间后，一般即可自愈。如损伤较重，或有继续出血倾向者，应用止血药等对症处理。密切观察病情及血压变化。若损伤严重，出血较多，出现失血性休克时，则必须迅速进行输血等急救或外科手术治疗。

（4）预防 熟悉人体解剖部位，明确腧穴下的脏器组织。针刺胸腹、腰背部的腧穴时，掌握好针刺方向、角度、深度，行针幅度不宜过大。

（七）刺伤脑脊髓

刺伤脑脊髓是指由于针刺过深造成脑及脊髓的损伤。

1. 原因 针刺项部穴时，若针刺的方向及深度不当，容易伤及延髓，造成脑组织损伤，严重者出现脑疝等严重后果；针刺胸腰段以及棘突间腧穴时，若针刺过深，或手法太强，可误伤脊髓。

2. 表现 误伤延髓时，可出现头痛、恶心、呕吐、呼吸困难、休克和神志不清等。如刺伤脊髓，可出现触电样感觉向肢端放射，甚至引起暂时性肢体瘫痪，有时可危及生命。

3. 处理 及时出针。轻者需安静休息，经过一段时间后，可自行恢复。重者请神经外科及时抢救。

4. 预防 针刺头项及背腰部腧穴时，注意掌握正确的针刺角度和方向，不宜大幅度提插，禁深刺。

（八）外周神经损伤

外周神经损伤是指针刺操作不当造成相应的外周神经损伤。

1. 原因 针刺或使用粗针强刺激出现触电感后仍然大幅度提插。

2. 表现 当神经受损后，多出现麻木、灼痛等症状，甚至出现神经分布区域及所支配脏器的功能障碍或末梢神经炎等症状。

3. 处理 勿继续提插捻转，应缓慢出针，做相应处理。可应用 B 族维生素类等药物治疗。如在相应经络腧穴上用 B 族维生素类药物穴位注射，严重者可根据病情需要进行临床救治。

4. 预防 针刺神经干附近穴位时，手法宜轻；出现触电感时，不可再使用强刺激手法。

第二节 电针法

电针法是在毫针针刺得气的基础上，应用电针仪输出接近人体生物电的微量电流，通过毫针作用于人体一定部位，以防治疾病的一种疗法。该疗法于 20 世纪 50 年代开始在我国推广和普及。电针法将毫针与电刺激有机结合，既能减少行针工作量，又能提高毫针治疗效果，扩大毫针治疗范围，并能准确控制刺激量。

一、操作方法

（一）选穴处方

电针法的处方配穴与毫针刺法相同。按电流回路要求，选穴宜成对，一般选用同侧肢体的 1～3 对穴位为宜，当选择单个腧穴进行治疗时，应加用无关电极。

（二）电针方法

毫针刺入穴位得气后，将输出电位器调至"0"位，两根导线分别接在两个针柄上。打开电源开关，选好波型，慢慢调高至所需输出电流量。根据病情决定电针治疗时间，一般为 5 ～ 20 分钟，用于镇痛则一般在 15 ～ 45 分钟之间。如感觉减弱，可适当加大输出电流量，或暂断电 1 ～ 2 分钟后再行通电。当达到预定时间后，先将输出电位器退至"0"位，然后关闭电源开关，取下导线，最后按毫针起针常规将针取出。

（三）电流刺激强度

当电流达到一定强度时，患者有麻、刺感觉，这时的电流强度称为"感觉阈"；如电流强度再稍增加，患者会突然产生刺痛感，这时的电流强度称为"痛阈"。感觉阈和痛阈因人而异，在不同病理状态下其差异也较大。一般情况下，在感觉阈和痛阈之间的电流强度，是最适宜的刺激强度，但此范围较小，需仔细调节。超过痛阈的电流强度，患者不易接受，应以患者能接受的强度为宜。当患者对电流刺激量产生耐受时，需及时调整电流刺激量。

二、刺激参数

电针刺激参数包括波型、波幅、波宽、频率和持续时间等，综合体现为刺激量。电针的刺激量就像针刺手法和药物剂量一样，对临床疗效有着重要影响。

（一）波型

临床常用的电针输出波型为连续波、疏密波和断续波等。

1. 连续波　连续波由基本脉冲波简单重复，中间没有停顿，频率连续可调，每分钟几十次至每秒钟几百次不等。一般频率低于 30Hz 的连续波叫疏波，频率高于 30Hz 的叫密波，可用频率旋钮选择疏波或密波。密波易抑制感觉神经和运动神经，常用于止痛、镇静、缓解肌肉和血管痉挛等；疏波短时兴奋肌肉，提高肌肉韧带的张力，调节血管的舒缩功能，改善血液循环，促进神经肌肉功能的恢复，长时间使用则抑制感觉神经和运动神经，常用于治疗瘫痪、慢性疼痛以及各种肌肉、关节、韧带、肌腱的损伤等。

2. 疏密波　疏密波是疏波、密波交替出现的一种波型，疏、密波交替持续的时间各约 1.5 秒。疏密波能克服单一波型易产生耐受现象的缺点，刺激作用较大，治疗时兴奋效应占优势，能引起肌肉有节奏的收缩，刺激各类镇痛介质的释放，促进血液循环和淋巴循环，增强组织的营养代谢，消除炎性水肿等，常用于各种痛症、软组织损伤、关节周围炎、腰背筋膜劳损、面瘫、肌无力、针刺麻醉、局部冻伤等。

3. 断续波　断续波是节律性时断时续的一种波型。断时，在 1.5 秒时间内无脉冲电输出；续时，密波连续工作 1.5 秒。该波型不易使机体产生耐受，对神经肌肉的兴奋作用较疏密波和连续波更强，对横纹肌有良好的刺激收缩作用，常用于治疗痿证、瘫痪等。

（二）波幅

波幅一般指脉冲电压或电流的最大值与最小值之差，也指它们从一种状态变化到另一种状态的跳变幅度值。电针的刺激强度主要取决于波幅的高低。波幅的计量单位是伏特（V）。

（三）波宽

波宽指脉冲的持续时间，脉冲宽度与刺激强度亦相关，宽度越大意味着给患者的刺激量越大。临床使用的电针仪波宽大都固定不可调节，一般采用适合人体的输出脉冲宽度，为 0.4 毫秒左右。

（四）频率

频率是指每秒钟内出现的脉冲个数，其单位是赫兹（Hz）。通过频率的调节可组合成不同的刺激波组。脉冲的频率不同，其治疗作用也不同，临床使用时应根据不同病情来选用。不同频率的电刺激能促进不同中枢神经递质的释放。2Hz 电刺激使脑脊液中脑啡肽和内啡肽的含量增高；100Hz 电刺激使强啡肽含量增高；2/100Hz 交替进行的疏密波可使内啡肽和强啡肽同时释放，二者协同发挥镇痛作用。

三、适用范围

电针法有止痛、镇静、改善血液循环、调整肌张力等作用，适用范围基本和毫针刺法相同。临床常用于治疗各种痛证、痹证，心、胃、肠、胆、膀胱、子宫等器官的功能失调，以及癫狂和肌肉、韧带、关节的损伤性疾病等，并可用于针刺麻醉。

四、注意事项

除遵循针灸施术的注意事项外，运用电针法还应注意以下几点。

1. 电针仪在首次使用前应仔细阅读产品使用说明书，掌握电针仪的性能、参数、使用方法、注意事项及禁忌等内容。

2. 使用电针仪前，需检查其性能是否正常。如果电流输出时断时续，需检查导线接触是否良好。干电池使用一段时间后输出电流微弱，应及时更换。

3. 毫针的针柄经过温针灸火烧之后，表面氧化不导电；有的毫针针柄是用铝丝烧制而成的，并经氧化处理成金黄色，导电性差，均不宜使用。若使用，输出导线应夹持针身。

4. 电针仪最大输出电压在40V以上者，最大输出电流应限制在1mA以内，以防止触电。

5. 靠近延髓、脊髓等部位使用电针时，电流量宜小，并注意电流的回路不要横跨中枢神经系统，不可刺激过强。禁止电流回路通过心脏，例如左右上肢的两个穴位不可连接于同一对电极。

6. 电针刺激量较大，要防止晕针。体质虚弱、精神紧张者，尤应注意电流不宜过大。

7. 调节电流时，不可突然增强，以防引起肌肉强烈收缩，造成弯针或折针。

8. 要注意"电针耐受"现象的发生。"电针耐受"是长期多次应用电针，使机体对电针刺激产生耐受，从而降低电针疗效的现象。

9. 心脏附近、安装心脏起搏器者、颈动脉窦附近禁用电针。

第三节 灸 法

灸，灼烧的意思。灸法主要是指借灸火的热力和药物的作用，对腧穴或病变部位进行烧灼、温熨，达到防治疾病目的的一种方法。《医学入门·针灸》指出："药之不及，针之不到，必须灸之。"说明灸法在临床上具有重要作用，常与针刺合用，相互补充，相辅相成。

一、灸法的作用

1.温经散寒 灸火的温和热力具有温通经络、驱散寒邪的功用。《素问·异法方宜论》说："脏寒生满病，其治宜灸焫。"说明灸法更适合治疗寒性病证。临床上常用于治疗寒凝血滞、经络痹阻所引起的寒湿痹痛、痛经、经闭、胃脘痛、腹痛、泄泻、痢疾等病证。

2.扶阳固脱 灸法具有扶助阳气、举陷固脱的功能。《扁鹊心书·须识扶阳》记载："真阳元气虚则人病，真阳元气脱则人死，保命之法，灼艾第一。"说明阳气下陷或欲脱之危证，可用灸法。临床上多用于治疗脱证和中气不足、阳气下陷而引起的遗尿、脱肛、阴挺、崩漏、带下、久泻等病证。

3.消瘀散结 灸法具有行气活血、消瘀散结的作用。《灵枢·刺节真邪》说："脉中之血，凝而留止，弗之火调，弗能取之。"气为血帅，血随气行，气得温则行，气行则血亦行。灸能使气机通调，营卫和畅，故瘀结自散。所以，临床常用于治疗气血凝滞之疾，如乳痈初起、瘰疬、瘿瘤等病证。

4.防病保健 灸法可以激发人体正气，增强抗病能力。未病施灸有防病保健、益寿延年的作用，古人称之为"逆灸"，今人称之为"保健灸"。《备急千金要方·灸例》也记载："凡入吴蜀地游宦，体上常须三两处灸之；勿令疮暂瘥，则瘴疬瘟疟毒气不能着人也。"《医说·针灸》提出的"若要安，三里莫要干"，更说明常灸强壮要穴能够强身健体，抵御外邪。

5.引热外行 艾火的温热能使皮肤腠理开放，毛窍通畅，使热有去路，从而引热外行。《医学入门·针灸》说："热者灸之，引郁热之气外发。"故临床上可用灸法治疗疖肿、带状疱疹、丹毒、甲沟炎等某些实热病证。对阴虚发热，也可使用灸法，但要注意施灸量不宜过大。如选用膏肓、四花穴等治疗骨蒸潮热、虚痨咳喘。

二、灸法的种类及其应用

灸法种类很多，常用灸法见图9-6-18。

（一）艾灸法

1.艾炷灸 用手工或器具将艾绒制成的圆锥状物，称为艾炷。

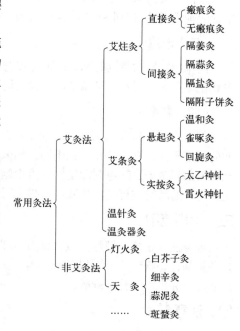

图9-6-18 灸法的种类

将艾炷置于穴位或病变部位上，点燃施灸的方法称为艾炷灸。每燃1个艾炷，称为灸1壮。艾炷灸又分直接灸与间接灸两类。

（1）直接灸　又称为着肤灸，是将艾炷直接置于皮肤上施灸的方法。施灸时如将皮肤烧伤化脓，愈后留有瘢痕者，称为瘢痕灸，又称化脓灸；施灸时不使皮肤烧伤化脓，不留瘢痕者，称为无瘢痕灸，又称非化脓灸。

①瘢痕灸：施灸前可先将拟灸腧穴部位涂以少量大蒜汁，以增强黏附和刺激作用。然后将大小适宜的艾炷置于腧穴上，从上端点燃施灸。每壮艾炷必须燃尽，除去灰烬后，方可继续易炷再灸，直至拟灸壮数灸完为止。施灸时，由于艾火烧灼皮肤，因此可能产生剧痛，此时可用手在施灸腧穴周围轻轻拍打，以缓解疼痛。正常情况下，灸后1周左右，施灸部位无菌性化脓（脓液色白清稀）形成灸疮，经5～6周，灸疮自行痊愈，结痂脱落后留下瘢痕。瘢痕灸会损伤皮肤，施灸前必须征求患者同意方可使用。在灸疮化脓期间，需注意局部清洁，避免继发感染。临床上常用于治疗哮喘、风湿顽痹、瘰疬等慢性顽疾。

②无瘢痕灸：施灸前可先在拟灸腧穴部位涂以少量凡士林，便于艾炷黏附。然后将大小适宜的艾炷置于腧穴上，从上端点燃施灸，当艾炷燃剩1/3左右而患者感到微有灼痛时，即用镊子将艾炷夹去，易炷再灸，直至拟灸壮数灸完为止。一般应灸至局部皮肤出现红晕而不起疱为度。因皮肤无灼伤，故灸后不化脓，不留瘢痕。一般虚寒性疾患均可采用此法。

（2）间接灸　是指用药物或其他材料将艾炷与施灸腧穴皮肤之间隔开而施灸的方法，故又称隔物灸、间隔灸。间隔所用药物或其他材料因病证而异。现将临床常用的几种间接灸法介绍如下。

①隔姜灸：将鲜姜切成直径2～3cm，厚约0.3cm的薄片，中间以针刺数孔，置于腧穴或患处，再将艾炷放在姜片上点燃施灸。若患者有灼痛感可将姜片提起，使之离开皮肤片刻，再行灸治。艾炷燃尽，易炷再灸，直至灸完应灸壮数。一般应以局部皮肤出现红晕而不起疱为度。此法有温胃止呕、散寒止痛的作用，常用于因寒而致的呕吐、腹痛以及风寒痹痛等。

②隔蒜灸：将鲜大蒜头切成厚约0.3cm的薄片，中间以针刺数孔，置于腧穴或患处，再将艾炷放在蒜片上点燃施灸，操作方法与隔姜灸相同。此法有清热解毒、杀虫等作用，多用于治疗瘰疬、肺结核及肿疡初起等。

③隔盐灸：用干燥的食盐填敷于脐部，或于盐上再置一薄姜片，上置大艾炷施灸。此法有回阳、救逆、固脱之功，多用于治疗伤寒阴证或吐泻并作、中风脱证等。注意要连续施灸，不拘壮数，以期脉起、肢温、证候改善。

④隔附子饼灸：将附子研成粉末，用酒调和做成直径约3cm，厚约0.8cm的药饼，中间以针刺数孔，放在应灸腧穴或患处，上置艾炷，点燃施灸，直至灸完应灸壮数为止。此法有温补肾阳等作用，多用于治疗命门火衰而致的阳痿、早泄、宫寒不孕或疮疡久溃不敛等。

2. 艾条灸　以艾绒为主要成分卷成的圆柱形长条称为艾条。点燃艾条施灸的方法称为艾条灸。艾条灸可分为悬起灸和实按灸两种方式。

（1）悬起灸　将艾条的一端点燃，悬于腧穴或患处一定高度之上，使热力较为温和地作用于施灸部位，称为悬起灸。根据操作方法的不同，可分为温和灸、雀啄灸和回旋灸。

①温和灸：施灸时，将艾条点燃的一端对准应灸部位，距皮肤2～3cm使患者局部有温热感而无灼痛为宜（图9-6-19）。一般每处灸10～15分钟，至皮肤红晕为度。对于昏厥、局部知觉迟钝的患者，医者可将示、中两指分开置于施灸部位两侧，以医者手指感知患者局部受热程度，以便及时调节艾条高度，防止烫伤。

②雀啄灸：施灸时，艾条点燃的一端与施灸部位皮肤的距离并不固定，而是如鸟雀啄食一样上下活动（图9-6-20），至皮肤红晕为度。

③回旋灸：施灸时，艾条点燃的一端与施灸部位皮肤虽然保持一定距离，但艾条并不固定，而是左右移动或反复旋转施灸（图9-6-21）。

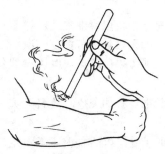

图9-6-19　温和灸

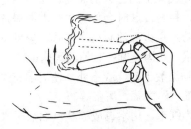

图9-6-20　雀啄灸

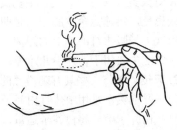

图9-6-21　回旋灸

悬起灸适用于多种可灸病证，其中温和灸多用于灸治慢性病，雀啄灸、回旋灸多用于灸治急性病。

（2）实按灸　将点燃的艾条隔数层布或绵纸实按在穴位上，使热力透达深部，火灭热减后重新点火按灸，称为实按灸（图9-6-22）。若患者感到按灸局部灼烫、疼痛，即移开艾条，并增加隔层。灸量以反复灸熨7～10次为度。若在艾绒内另加药物后，用纸卷成艾卷施灸，名为"太乙神针"和"雷火神针"。

① 太乙神针：历代医家之药物配方记载有所不同，一般处方为：人参250g，参三七250g，山羊血62.5g，千年健500g，钻地风500g，肉桂500g，川椒500g，乳香500g，没药500g，炮甲250g，小茴香500g，蕲艾2000g，甘草1000g，防风2000g，人工麝香少许。加工炮制后，共研为末，每支艾条加药末25g。此法治疗风寒湿痹、肢体顽麻、痿弱无力、半身不遂等均有效。

② 雷火神针：历代医家之药物配方记载有所不同，一般处方为：沉香、木香、乳香、茵陈、羌活、干姜、炮甲各9g，人工麝香少许。加工炮制后共研为细末，将药末混入94g艾绒，用棉皮纸卷成圆柱形长条，外用鸡蛋清涂抹，再糊上桑皮纸6～7层，阴干待用。临床主治急性扭挫伤及寒湿气痛，其他大体与"太乙神针"主治相同。

3. 温针灸　毫针留针时在针柄上置以艾绒（或艾条段）施灸的方法，称为温针灸。操作时，先将毫针刺入腧穴，得气并施行适当的补泻手法后，将针留在适当的深度，再将纯净细软的艾绒包裹于针尾，或将2～3cm长的艾条段直接插在针柄上，点燃施灸（图9-6-23），待艾绒或艾条燃尽后除去灰烬，将针取出。应用时须注意防止艾火脱落烧伤皮肤。此法将针刺与艾灸结合应用，适用于既需要留针而又适宜用艾灸的病证。

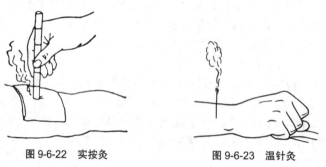

图9-6-22　实按灸　　　　　　　　　图9-6-23　温针灸

4. 温灸器灸　温灸器又称灸疗器，指专门用于施灸的器具。临床常用的温灸器有灸架（图9-6-24）、灸盒（图9-6-25）和灸筒（图9-6-26）。用温灸器施灸的方法称为温灸器灸。施灸时，将艾绒或艾条装入温灸器，点燃后置于腧穴或应灸部位进行熨灸，以所灸部位的皮肤红晕为度。具有调和气血、温中散寒的作用，临床需要灸治者，一般均可应用，对小儿、妇女及畏灸者尤为适宜。

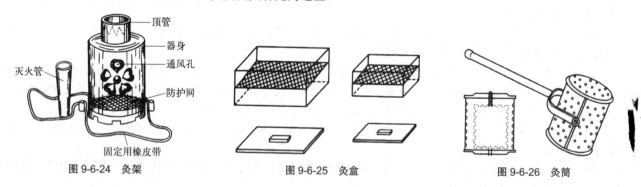

图9-6-24　灸架　　　　　　图9-6-25　灸盒　　　　　　图9-6-26　灸筒

（二）非艾灸法

1. 灯火灸　又称灯草灸、油捻灸，是民间沿用已久的简便灸法。用灯心草一根，以麻油浸之，燃着后对准穴位或患处，迅速点灸皮肤，一触即起，接触皮肤时会伴有"叭"的爆焠声，如无爆焠声可重复一次。注意燃火前用软绵纸吸去灯心草上的浮油，以防止点火后油滴烫伤皮肤。灸后皮肤出现黄褐色斑点或斑块，偶尔会起小疱。此法主要用于治疗小儿疟腮、乳蛾、吐泻、麻疹、惊风等病证。

2. 天灸　是将一些具有刺激性的药物涂敷于穴位或患处，使局部充血、起疱，犹如灸疮，故名天灸，又称药物灸、发疱灸。常用中药有白芥子、细辛、大蒜、斑蝥等。

（1）白芥子灸　将白芥子适量，研为细末，用水调成糊状，贴敷于穴位或患处，以活血止痛膏固定。贴敷1～3小时，以局部皮肤灼热疼痛为度。一般可用于治疗咳喘、关节痹痛、口眼㖞斜等症。

（2）细辛灸　取细辛适量，研为细末，加醋少许，调成糊状，敷于穴位或患处，以活血止痛膏固定。贴敷1～3小时，以局部皮肤灼热疼痛为度。可敷涌泉或神阙治小儿口腔炎等。

（3）蒜泥灸　将大蒜捣烂如泥，取3～5g贴敷于穴位或患处，以活血止痛膏固定。贴敷1～3小时，以局部皮肤灼热疼痛为度。如敷涌泉治疗咯血、鼻衄，敷合谷治疗乳蛾，敷鱼际治疗喉痹等。

（4）斑蝥灸　将芫菁科昆虫南方大斑蝥或黄黑小斑蝥的干燥全虫研末，用醋或甘油、乙醇等调和。使用时先取胶布一块，中间剪一小孔（如黄豆大），对准应灸部位粘贴，将斑蝥粉少许置于孔中，上面再贴一层胶布固定，以局部起疱为度。可治疗癣痒等症。

三、灸感及灸法补泻

（一）灸感

灸感是指施灸时患者的自我感觉。由于灸法主要是靠灸火直接或间接地在体表施以适当的温热刺激来达到治病和保健的作用，除瘢痕灸外，一般以患者感觉灸处局部皮肤及皮下温热或有灼痛为主，温热刺激可直达深部，经久不消，或可出现循经感传现象。

（二）灸法补泻

艾灸的补泻，始载于《内经》。《灵枢·背腧》说："气盛则泻之，虚则补之。以火补者，毋吹其火，须自灭也。以火泻者，疾吹其火，传其艾，须其火灭也。"灸法的补泻亦需根据辨证施治的原则，虚证用补法，实证用泻法。艾灸补法，无需以口吹艾火，让其自然缓缓燃尽为止，以补其虚；艾灸泻法，应当快速吹艾火至燃尽，使艾火的热力迅速透达穴位深层，以泻邪气。

四、施灸的先后顺序

对于施灸的先后顺序古人有明确的论述，如《备急千金要方·灸例第六》说："凡灸，当先阳后阴……先上后下。"《明堂灸经》也指出："先灸上，后灸下；先灸少，后灸多。"就是说应先灸阳经，后灸阴经；先灸上部，再灸下部；就壮数而言，先灸少而后灸多；就大小而言，先灸艾炷小者而后灸大者。上述施灸的顺序是指一般的规律，不能拘泥不变。如脱肛的灸治，则应先灸长强以收肛，后灸百会以举陷，便是先灸下而后灸上。此外，施灸应注意在通风环境中进行。

五、施灸的注意事项

1. 面部穴位、乳头、大血管等处均不宜使用直接灸，以免烫伤形成瘢痕。关节活动部位亦不适宜用化脓灸，以免化脓溃破，不易愈合，甚至影响功能活动。

2. 一般空腹、过饱、极度疲劳和对灸法恐惧者，应慎施灸。

3. 孕妇的腹部和腰骶部不宜施灸。

4. 施灸过程要防止燃烧的艾绒脱落烧伤皮肤和衣物。

5. 灸后的处理：施灸过量，时间过长，局部会出现水疱，只要不擦破，可任其自然吸收，如水疱较大，可用消毒毫针刺破，放出水液，再涂以烫伤油或消炎药膏等。瘢痕灸者，在灸疮化脓期间，要保持局部清洁，并用敷料保护灸疮，以防感染；若灸疮脓液呈黄绿色或有渗血现象者，可用消炎药膏或玉红膏涂敷。

第四节　拔罐法

拔罐法也称吸筒疗法，古称角法，是一种以罐为工具，利用加热、抽吸等方法，造成罐内负压，使罐吸附于腧穴或体表的一定部位，使局部皮肤充血甚至瘀血，以调整机体功能，达到防治疾病目的的方法。最早以兽角为罐具，现已逐步发展为竹罐、金属罐、陶瓷罐、玻璃罐、抽气罐、多功能罐等多种材质的罐具（图9-6-27），操作方法也有改进和发展，治疗范围逐渐扩大，成为针灸临床常用治疗手段之一。

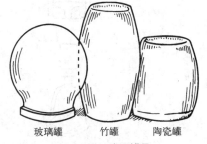

玻璃罐　　竹罐　　陶瓷罐

图9-6-27　常用罐具

一、罐的吸附方法

（一）火罐法

火罐法是指通过燃烧加热罐内空气，利用罐内空气冷却时形成的负压，将罐吸附于体表的方法。临床常用以下 3 种方法。

1. **闪火法**　用止血钳或镊子夹住 95% 乙醇棉球，点燃后在火罐内旋绕数圈后抽出，迅速将罐扣于应拔部位（图 9-6-28）。此法较安全，不受体位限制，是最常用的拔罐方法。注意操作时不要烧灼罐口，以免烫伤皮肤。

2. **投火法**　将易燃纸片或 95% 乙醇棉球点燃后投入罐内，迅速将罐扣于应拔部位（图 9-6-29）。此法由于罐内有燃烧物，容易落下烫伤皮肤，故适宜于侧面横拔。

3. **贴棉法**　用直径 1 ~ 2cm 的 95% 乙醇棉片贴于罐内壁，点燃后迅速将罐扣于应拔部位。此法也多用于侧面横拔，注意避免乙醇过多，滴下烫伤皮肤（图 9-6-30）。

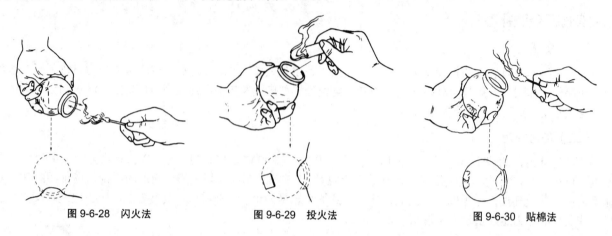

图 9-6-28　闪火法　　　　　图 9-6-29　投火法　　　　　图 9-6-30　贴棉法

（二）水罐法

水罐法是指通过蒸汽、水煮等方法加热罐内空气，利用罐内空气冷却时形成的负压，使罐吸附于体表的方法。此法多选用竹罐，将罐放在水中煮沸 2 分钟左右，然后用镊子将罐口朝下夹出，迅速用折叠干毛巾捂紧罐口，以吸去罐内的水液，降低罐口温度。同时保持罐内空气温度，待罐口冷却至人体能接受的程度后，将罐拔于应拔部位并固定数分钟，吸牢即可。水罐法有较强的温热刺激，还可根据病情需要在水中放入适量的祛风活血等药物，以增强疗效。

（三）抽气罐法

抽气罐法是通过机械装置抽出罐内部分空气，形成罐内负压，使罐吸附于体表的方法（图 9-6-31）。操作时，先将抽气罐紧扣在应拔部位，用抽气筒从罐内抽气，使罐吸附于皮肤上。

二、拔罐的操作方法

临床上，可根据病情和病变部位选择不同的方法。常用的有以下 5 种。

1. **留罐法**　留罐法又称坐罐法，是指将罐具吸拔在皮肤上留置 5 ~ 15 分钟，然后将罐起下。此法是最常用的拔罐方法，一般疾病均可应用。

2. **走罐法**　走罐法又名推罐法，即先在拟操作部位涂上凡士林等润滑剂，再用上述方法将罐吸住，然后医生手握罐体，均匀用力，将罐沿着一定路线往返推动（图 9-6-32），直至走罐部位皮肤红润、充血甚至瘀血时，将罐起下。此法适宜于脊背、腰臀、大腿等面积较大、肌肉丰厚的部位。

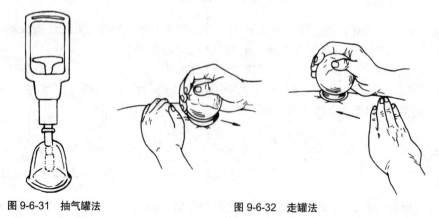

图 9-6-31　抽气罐法　　　　　图 9-6-32　走罐法

3. **闪罐法**　闪罐法是将罐吸拔于所选部位，立即取下，再迅速吸拔、取下，如此反复，直至皮肤潮红。闪罐动作要迅速、准确，手法要轻巧，吸附力适中，多用于局部皮肤麻木、疼痛或功能减退等疾患，尤其适用于不宜留罐的部位及儿童患者。需注意一罐多次闪罐后，罐口温度升高，应及时换罐，以免烫伤。

4. **刺络拔罐法**　刺络拔罐法是指在局部消毒，并用三棱针、粗毫针等点刺或皮肤针叩刺出血后，再在出血部位拔罐、留罐，以加强刺血治疗效果的方法。留罐时间一般在 5～15 分钟。此法多用于治疗各种急慢性软组织损伤、神经性皮炎、痤疮、皮肤瘙痒、丹毒、坐骨神经痛等。

5. **留针拔罐法**　留针拔罐法是指在毫针留针过程中，在留针部位加用拔罐的方法。操作时，先以毫针针刺得气后留针、再以毫针为中心，加用拔罐并留置 10～15 分钟，然后起罐、起针（图9-6-33）。

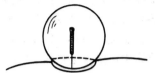

图 9-6-33　留针拔罐法

三、起罐的方法

起罐时，一手握住罐体中下部，另一手拇指或示指按压罐口边缘的皮肤，使罐口与皮肤之间产生空隙，空气进入罐内，即可将罐取下（图9-6-34）。抽气罐则提起其上方的阀门使空气进入罐内，罐具即自行脱落。

四、拔罐的作用和适用范围

1. **拔罐的作用**　拔罐法具有开泄腠理、祛风散寒、通经活络、行气活血、祛瘀生新、消肿止痛等作用。拔罐产生的真空负压有较强的吸拔之力，其吸拔力作用在经络穴位上，使体内的病理产物通过皮肤毛孔而排出体外，从而使经络气血得以疏通，脏腑功能得以调整，达到防治疾病的目的。

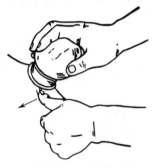

图 9-6-34　起罐法

2. **拔罐的适用范围**　拔罐的适用范围较广，常用于腹痛、颈肩腰腿痛、关节痛、软组织闪挫扭伤等局部病证，也可用于伤风感冒、头痛、面瘫、咳嗽、哮喘、消化不良、泄泻、月经不调、痛经等病证，以及目赤肿痛、麦粒肿、丹毒、疮疡初起未溃等外科病证。随着现代多种罐具的问世，以及对拔罐法作用机制研究的不断深入，临床中拔罐法与其他多种疗法结合使用，使得拔罐法的适用范围越来越广，也成为常用的保健疗法。

五、拔罐的注意事项

除遵循针灸施术的注意事项外，运用拔罐法还应注意：

1. 拔罐时，要选择适当体位和肌肉相对丰满的部位。若体位不当、移动、骨骼凹凸不平，毛发较多者，罐体容易脱落，均不适用。

2. 拔罐手法要熟练，动作要轻、快、稳、准。用于燃火的乙醇棉球，不可吸含过量乙醇，以免拔罐时乙醇滴落到患者皮肤上形成烫伤。留罐过程中如出现拔罐局部疼痛，可减压放气或立即起罐。起罐时不可硬拉或旋转罐具，以免引起疼痛，甚至损伤皮肤。

3. 带有心脏起搏器等金属物体的患者，禁用电磁拔罐器具。

4. 留针拔罐，选择罐具宜大，毫针针柄宜短，以免吸拔时罐具碰触针柄而致损伤。

第五节　耳针法

耳针法是指采用针刺或其他方法刺激耳穴，以诊断防治疾病的一类方法。耳针法以耳穴为刺激部位，耳穴是指分布在耳郭上的一些特定区域。耳针法治疗范围较广，操作方便，对疾病诊断也有一定的参考价值。

运用耳穴治疗疾病的历史很悠久，《灵枢·五邪》记载："邪在肝，则两胁中痛……取耳间青脉以去其掣。"《灵枢·厥病》称："耳聋无闻，取耳中。"唐代《备急千金要方》中有取耳穴治疗黄疸、寒暑疫毒等病的记载。后世文献常见用针、灸、熨、按摩、耳道塞药等方法刺激耳郭，以防治疾病的记载，亦有以望、触耳郭的方法以诊断疾病的论述。

为了便于交流和研究，我国制定了中华人民共和国国家标准 GB/T 13724—2008《耳穴名称与定位》。

一、耳与经络脏腑的关系

1. **耳与经络的联系**　耳与经络联系密切。《阴阳十一脉灸经》记述了"耳脉"，《内经》对耳与经络的关系做了较详细的阐述，如《灵枢·口问》所言："耳者，宗脉之所聚也。"手太阳、手足少阳、手阳明等经脉、络脉都入耳中，足阳明、足太阳的经脉则分别上耳前、至耳上角。六阴经虽不直接入耳，但都通过经别与阳经相合，而与耳相联系。因此，十二经脉都直接或间接上达于耳。奇经八脉中阴跷、阳跷脉并入耳后，阳维脉循头入耳。

2. 耳与脏腑的联系　耳与脏腑的生理功能、病理变化也密切相关。《内经》《难经》记载了耳与五脏之间生理功能上的联系。如《灵枢·脉度》言："肾气通于耳，肾和则耳能闻五音矣。"《难经·四十难》说："肺主声，故令耳闻声。"后世医家更为详细地论述了耳与脏腑的关系，如《证治准绳》说："肾为耳窍之主，心为耳窍之客。"《厘正按摩要术》将耳郭分属五脏："耳珠属肾，耳轮属脾，耳上轮属心，耳皮肉属肺，耳背玉楼属肝。"人体脏腑或躯体有病变时，往往在耳郭的相应部位出现压痛敏感、变形、变色和皮肤电阻特异性改变等反应，临床中可参考这些现象来诊断疾病，并通过刺激这些部位防治疾病。

二、耳郭表面解剖

耳郭可分为耳郭正面、耳郭背面和耳根 3 部分，与耳穴相关的耳郭表面解剖见图 9-6-35。

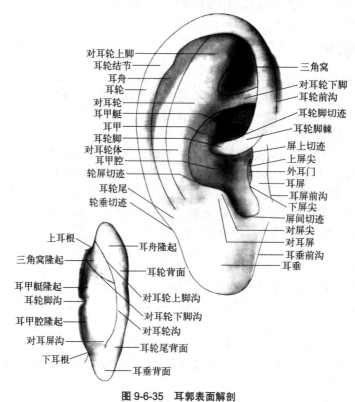

图 9-6-35　耳郭表面解剖

（一）耳郭正面

耳垂　耳郭下部无软骨的部分。

耳轮　耳郭外侧边缘的卷曲部分。

耳轮脚　耳轮深入耳甲的部分。

耳轮脚棘　耳轮脚和耳轮之间的隆起。

耳轮脚切迹　耳轮脚棘前方的凹陷处。

耳轮结节　耳轮外上方的膨大部分。

轮垂切迹　耳轮和耳垂后缘之间的凹陷处。

对耳轮　与耳轮相对呈"Y"字形的隆起部，由对耳轮体、对耳轮上脚和对耳轮下脚 3 部分组成。

对耳轮体　对耳轮下部呈上下走向的主体部分。

对耳轮上脚　对耳轮向上分支的部分。

对耳轮下脚　对耳轮向前分支的部分。

轮屏切迹　对耳轮与对耳屏之间的凹陷处。

耳舟　耳轮与对耳轮之间的凹沟。

三角窝　对耳轮上、下脚与相应耳轮之间的三角形凹窝。

耳甲　部分耳轮和对耳轮、对耳屏、耳屏及外耳门之间的凹窝。由耳甲艇、耳甲腔两部分组成。

耳甲艇　耳轮脚以上的耳甲部。

耳甲腔　耳轮脚以下的耳甲部。

耳屏　耳郭前方呈瓣状的隆起。

屏上切迹　耳屏与耳轮之间的凹陷处。

对耳屏　耳垂上方、与耳屏相对的瓣状隆起。

对屏尖　对耳屏游离缘隆起的顶端。

屏间切迹　耳屏和对耳屏之间的凹陷处。

外耳门　耳甲腔前方的孔窍。

（二）耳郭背面

耳轮背面　耳轮背部的平坦部分。

耳轮尾背面　耳轮尾背部的平坦部分。

耳垂背面　耳垂背部的平坦部分。

耳舟隆起　耳舟在耳背呈现的隆起。

三角窝隆起　三角窝在耳背呈现的隆起。

耳甲艇隆起　耳甲艇在耳背呈现的隆起。

耳甲腔隆起　耳甲腔在耳背呈现的隆起。

对耳轮上脚沟　对耳轮上脚在耳背呈现的凹沟。

对耳轮下脚沟　对耳轮下脚在耳背呈现的凹沟。

对耳轮沟　对耳轮体在耳背呈现的凹沟。

耳轮脚沟　耳轮脚在耳背呈现的凹沟。

对耳屏沟　对耳屏在耳背呈现的凹沟。

（三）耳根

上耳根　耳郭与头部相连的最上处。

下耳根　耳郭与头部相连的最下处。

三、耳穴的分布

耳穴在耳郭的分布犹如一个倒置在子宫内的胎儿（图9-6-36），其分布规律是：与面颊相应的穴位在耳垂，与上肢相应的穴位在耳舟，与躯干和下肢相应的穴位在对耳轮体部和对耳轮上、下脚，与内脏相应的穴位集中在耳甲，其中与消化道相应的耳穴弧形排列在耳轮脚周围。

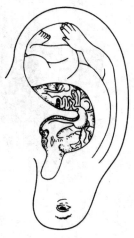

图 9-6-36　耳穴分布规律图

四、耳穴的部位和主治

耳穴共 93 个，耳郭分区及耳穴定位见图 9-6-37、图 9-6-38。

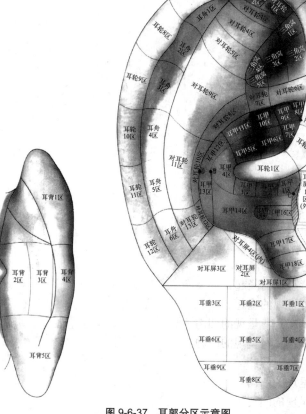

图 9-6-37 耳郭分区示意图

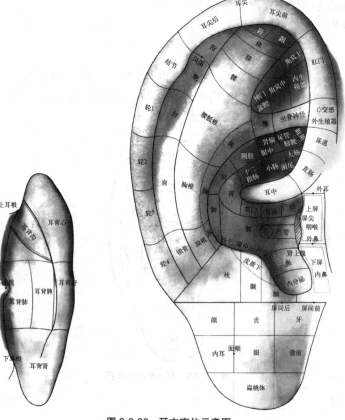

图 9-6-38 耳穴定位示意图

（一）耳轮穴位

耳轮分为 12 个区。耳轮脚为耳轮 1 区；耳轮脚切迹到对耳轮下脚上缘之间的耳轮分为 3 等分，自下而上依次为耳轮 2 区、3 区、4 区；对耳轮下脚上缘到对耳轮上脚前缘之间的耳轮为耳轮 5 区；对耳轮上脚前缘到耳尖之间的耳轮为耳轮 6 区；耳尖到耳轮结节上缘为耳轮 7 区；耳轮结节上缘到耳轮结节下缘为耳轮 8 区；耳轮结节下缘到轮垂切迹之间的耳轮分为 4 等分，自上而下依次为耳轮 9 区、10 区、11 区、12 区。

耳轮的穴位名称、部位及主治见表 9-6-3。

表 9-6-3　耳轮的穴位名称、部位及主治

穴位名称	部位	主治
耳中	在耳轮脚处，即耳轮 1 区	呃逆、荨麻疹、皮肤瘙痒症、小儿遗尿、咯血、出血性疾病
直肠	在耳轮脚棘前上方的耳轮处，即耳轮 2 区	便秘、腹泻、脱肛、痔疮
尿道	在直肠上方的耳轮处，即耳轮 3 区	尿频、尿急、尿痛、尿潴留
外生殖器	在对耳轮下脚前方的耳轮处，即耳轮 4 区	睾丸炎、附睾炎、外阴瘙痒症
肛门	在三角窝前方的耳轮处，即耳轮 5 区	痔疮、肛裂
耳尖前	在耳郭向前对折上部尖端的前部，即耳轮 6 区	发热、感冒、头痛、痔疮、肛裂、急性结膜炎、麦粒肿
耳尖	在耳郭向前对折的上部尖端处，即耳轮 6 区、7 区交界处	发热、高血压、急性结膜炎、麦粒肿、牙痛、失眠、睑腺炎
耳尖后	在耳郭向前对折上部尖端的后部，即耳轮 7 区	发热、扁桃体炎、高血压、急性结膜炎、上呼吸道感染
结节	在耳轮结节处，即耳轮 8 区	头晕、头痛、高血压
轮 1	在耳轮结节下方的耳轮处，即耳轮 9 区	发热、扁桃体炎、上呼吸道感染
轮 2	在轮 1 下方的耳轮处，即耳轮 10 区	发热、扁桃体炎、上呼吸道感染
轮 3	在轮 2 下方的耳轮处，即耳轮 11 区	发热、扁桃体炎、上呼吸道感染
轮 4	在轮 3 下方的耳轮处，即耳轮 12 区	发热、扁桃体炎、上呼吸道感染

（二）耳舟穴位

耳舟分为 6 个区。将耳舟分为 6 等分，自上而下依次为耳舟 1 区、2 区、3 区、4 区、5 区、6 区。

耳舟的穴位名称、部位及主治见表 9-6-4。

表 9-6-4　耳舟的穴位名称、部位及主治

穴位名称	部位	主治
指	在耳舟上方处，即耳舟 1 区	甲沟炎、手指麻木和疼痛
腕	在指区的下方处，即耳舟 2 区	腕部疼痛
风溪	在耳轮结节前方，指区与腕区之间，即耳舟 1、2 区交界处	荨麻疹、皮肤瘙痒症、过敏性鼻炎、哮喘
肘	在腕区的下方处，即耳舟 3 区	肱骨外上髁炎、肘部疼痛
肩	在肘区的下方处，即耳舟 4、5 区	肩关节周围炎、肩部疼痛
锁骨	在肩区的下方处，即耳舟 6 区	肩关节周围炎

（三）对耳轮穴位

对耳轮分为 13 个区。对耳轮上脚分为上、中、下 3 等分，下 1/3 为对耳轮 5 区，中 1/3 为对耳轮 4 区；上 1/3 又分为上、下 2 等分，下 1/2 为对耳轮 3 区；再将上 1/2 分为前后 2 等分，后 1/2 为对耳轮 2 区，前 1/2 为对耳轮 1 区。

对耳轮下脚分为前、中、后 3 等分，中、前 2/3 为对耳轮 6 区，后 1/3 为对耳轮 7 区。

对耳轮体从对耳轮上、下脚分叉处至轮屏切迹分为 5 等分，再沿对耳轮耳甲缘将对耳轮体分为前 1/4 和后 3/4 两部分，前上 2/5 为对耳轮 8 区，后上 2/5 为对耳轮 9 区，前中 2/5 为对耳轮 10 区，后中 2/5 为对耳轮 11 区，前下 1/5 为对耳轮 12 区，后下 1/5 为对耳轮 13 区。

对耳轮的穴位名称、部位及主治见表 9-6-5。

表 9-6-5　对耳轮的穴位名称、部位及主治

穴位名称	部位	主治
跟	在对耳轮上脚前上部，即对耳轮 1 区	足跟痛
趾	在耳尖下方的对耳轮上脚后上部，即对耳轮 2 区	甲沟炎、趾部疼痛
踝	在趾、跟区下方处，即对耳轮 3 区	踝关节扭伤
膝	在对耳轮上脚中 1/3 处，即对耳轮 4 区	膝关节疼痛、坐骨神经痛
髋	在对耳轮上脚的下 1/3 处，即对耳轮 5 区	髋关节疼痛、坐骨神经痛、腰骶部疼痛
坐骨神经	在对耳轮下脚的前 2/3 处，即对耳轮 6 区	坐骨神经痛、下肢瘫痪
交感	在对耳轮下脚前端与耳轮内缘交界处，即对耳轮 6 区前端	胃肠痉挛、心绞痛、胆绞痛、输尿管结石、自主神经功能紊乱
臀	在对耳轮下脚的后 1/3 处，即对耳轮 7 区	坐骨神经痛、臀筋膜炎
腹	在对耳轮体前部上 2/5 处，即对耳轮 8 区	腹痛、腹胀、腹泻、急性腰扭伤、痛经、产后宫缩痛
腰骶椎	在腹区后方，即对耳轮 9 区	腰骶部疼痛
胸	在对耳轮体前部中 2/5 处，即对耳轮 10 区	胸胁疼痛、肋间神经痛、胸闷、乳腺炎
胸椎	在胸区后方，即对耳轮 11 区	胸痛、经前乳房胀痛、乳腺炎、产后泌乳不足
颈	在对耳轮体前部下 1/5 处，即对耳轮 12 区	落枕、颈椎疼痛
颈椎	在颈区后方，即对耳轮 13 区	落枕、颈椎综合征

（四）三角窝穴位

三角窝分为 5 个区。将三角窝由耳轮内缘至对耳轮上、下脚分叉处分为前、中、后 3 等分，中 1/3 为三角窝 3 区；再将前 1/3 分为上、中、下 3 等分，上 1/3 为三角窝 1 区，中、下 2/3 为三角窝 2 区；再将后 1/3 分为上、下 2 等分，上 1/2 为三角窝 4 区，下 1/2 为三角窝 5 区。

三角窝的穴位名称、部位及主治见表 9-6-6。

表 9-6-6　三角窝的穴位名称、部位及主治

穴位名称	部位	主治
角窝上	在三角窝前 1/3 的上部，即三角窝 1 区	高血压
内生殖器	在三角窝前 1/3 的下部，即三角窝 2 区	痛经、月经不调、白带过多、功能失调性子宫出血、阳痿、遗精、早泄
角窝中	在三角窝中 1/3 处，即三角窝 3 区	哮喘
神门	在三角窝后 1/3 的上部，即三角窝 4 区	失眠、多梦、戒断综合征、癫痫、高血压、神经衰弱
盆腔	在三角窝后 1/3 的下部，即三角窝 5 区	盆腔炎、附件炎

（五）耳屏穴位

耳屏分为 4 个区。耳屏外侧面分为上、下 2 等分，上部为耳屏 1 区，下部为耳屏 2 区；将耳屏内侧面分为上、下 2 等分，上部为耳屏 3 区，下部为耳屏 4 区。

耳屏的穴位名称、部位及主治见表 9-6-7。

表 9-6-7　耳屏的穴位名称、部位及主治

穴位名称	部位	主治
上屏	在耳屏外侧面上 1/2 处，即耳屏 1 区	咽炎、鼻炎
下屏	在耳屏外侧面下 1/2 处，即耳屏 2 区	鼻炎、鼻塞
外耳	在屏上切迹前方近耳轮部，即耳屏 1 区上缘处	外耳道炎、中耳炎、耳鸣
屏尖	在耳屏游离缘上部尖端，即耳屏 1 区后缘处	发热、牙痛、斜视
外鼻	在耳屏外侧面中部，即耳屏 1、2 区之间	鼻前庭炎、鼻炎
肾上腺	在耳屏游离缘下部尖端，即耳屏 2 区后缘处	低血压、风湿性关节炎、腮腺炎、链霉素中毒、眩晕、哮喘、休克
咽喉	在耳屏内侧面上 1/2 处，即耳屏 3 区	声音嘶哑、咽炎、扁桃体炎、失语、哮喘
内鼻	在耳屏内侧面下 1/2 处，即耳屏 4 区	鼻炎、上颌窦炎、鼻衄
屏间前	在屏间切迹前方耳屏最下部，即耳屏 2 区下缘处	咽炎、口腔炎

（六）对耳屏穴位

对耳屏分为 4 个区。由对屏尖及对屏尖至轮屏切迹连线之中点，分别向耳垂上线做两条垂线，将对耳屏外侧面及其后部分成前、中、后 3 区，前为对耳屏 1 区，中为对耳屏 2 区，后为对耳屏 3 区。对耳屏内侧面为对耳屏 4 区。

对耳屏的穴位名称、部位及主治见表 9-6-8。

表 9-6-8　对耳屏的穴位名称、部位及主治

穴位名称	部位	主治
额	在对耳屏外侧面的前部，即对耳屏 1 区	前额痛、偏头痛、头晕、失眠、多梦
屏间后	在屏间切迹后方对耳屏前下部，即对耳屏 1 区下缘处	额窦炎
颞	在对耳屏外侧面的中部，即对耳屏 2 区	偏头痛、头晕
枕	在对耳屏外侧面的后部，即对耳屏 3 区	头晕、头痛、癫痫、哮喘、神经衰弱
皮质下	在对耳屏内侧面，即对耳屏 4 区	痛证、间日疟、神经衰弱、假性近视、失眠
对屏尖	在对耳屏游离缘的尖端，即对耳屏 1、2、4 区交点处	哮喘、腮腺炎、睾丸炎、附睾炎、神经性皮炎
缘中	在对耳屏游离缘上，对屏尖与轮屏切迹之中点处，即对耳屏 2、3、4 区交点处	遗尿、内耳性眩晕、尿崩症、功能失调性子宫出血
脑干	在轮屏切迹处，即对耳屏 3、4 区之间	眩晕、后头痛、假性近视

（七）耳甲穴位

将耳甲用标志点、线分为 18 个区。在耳轮的内缘上，设耳轮脚切迹至对耳轮下脚间中、上 1/3 交界处为 A 点；在耳甲内，由耳轮脚消失处向后做一水平线与对耳轮耳甲缘相交，设交点为 D 点；设耳轮脚消失处至 D 点连线的中、后 1/3 交界处为 B 点；设外耳道口后缘上 1/4 与下 3/4 交界处为 C 点。从 A 点向 B 点做一条与对耳轮耳甲艇缘弧度大体相仿的曲线；从 B 点向 C 点做一条与耳轮脚下缘弧度大体相仿的曲线。

将 BC 线前段与耳轮脚下缘间分成 3 等分，前 1/3 为耳甲 1 区，中 1/3 为耳甲 2 区，后 1/3 为耳甲 3 区。ABC 线前方，耳轮脚消失处为耳甲 4 区。将 AB 线前段与耳轮脚上缘及部分耳轮内缘间分成 3 等分，后 1/3 为耳甲 5 区，中 1/3 为耳甲 6 区，前 1/3 为耳甲 7 区。将对耳轮下脚下缘前、中 1/3 交界处与 A 点连线，该线前方的耳甲艇部为耳甲 8 区。将 AB 线前段与对耳轮下脚下缘间耳甲 8 区以后的部分，分为前、后 2 等分，前 1/2 为耳甲 9 区，后 1/2 为耳甲 10 区。在 AB 线后段上方的耳甲艇部，将耳甲 10 区后缘与 BD 线之间分成上、下 2 等分，上 1/2 为耳甲 11 区，下 1/2 为耳甲 12 区。由轮屏切迹至 B 点做连线，该线后方、BD 线下方的耳甲腔部为耳甲 13 区。以耳甲腔中央为圆心，圆心与 BC 线间距离的 1/2 为半径做圆，该圆形区域为耳甲 15 区。过耳甲 15 区最高点及最低点分别向外耳门后壁做两条切线，切线间为耳甲 16 区。耳甲 15、16 区周围为耳甲 14 区。将外耳门的最低点与对耳屏耳甲缘中点相连，再将该线以下的耳甲腔部分为上、下 2 等分，上 1/2 为耳甲 17 区，下 1/2 为耳甲 18 区。

耳甲的穴位名称、部位及主治见表 9-6-9。

表 9-6-9　耳甲的穴位名称、部位及主治

穴位名称	部位	主治
口	在耳轮脚下方前 1/3 处，即耳甲 1 区	面瘫、口腔炎、胆囊炎、胆石症、戒断综合征、牙周炎、舌炎
食道	在耳轮脚下方中 1/3 处，即耳甲 2 区	食管炎、食管痉挛
贲门	在耳轮脚下方后 1/3 处，即耳甲 3 区	贲门痉挛、神经性呕吐
胃	在耳轮脚消失处，即耳甲 4 区	胃痉挛、胃炎、胃溃疡、消化不良、恶心呕吐、前额痛、牙痛、失眠
十二指肠	在耳轮脚及部分耳轮与 AB 线之间的后 1/3 处，即耳甲 5 区	十二指肠溃疡、胆囊炎、胆石症、幽门痉挛、腹胀、腹泻、腹痛
小肠	在耳轮脚及部分耳轮与 AB 线之间的中 1/3 处，即耳甲 6 区	消化不良、腹痛、腹胀、心动过速
大肠	在耳轮脚及部分耳轮与 AB 线之间的前 1/3 处，即耳甲 7 区	腹泻、便秘、咳嗽、牙痛、痤疮

穴位名称	部位	主治
阑尾	在小肠区与大肠区之间，即耳甲6、7区交界处	单纯性阑尾炎、腹泻
艇角	在对耳轮下脚下方前部，即耳甲8区	前列腺炎、尿道炎
膀胱	在对耳轮下脚下方中部，即耳甲9区	膀胱炎、遗尿、尿潴留、腰痛、坐骨神经痛、后头痛
肾	在对耳轮下脚下方后部，即耳甲10区	腰痛、耳鸣、神经衰弱、肾盂肾炎、遗尿、遗精、阳痿、早泄、哮喘、月经不调
输尿管	在肾区与膀胱区之间，即耳甲9、10区交界处	输尿管结石绞痛
胰胆	在耳甲艇的后上部，即耳甲11区	胆囊炎、胆石症、胆道蛔虫病、偏头痛、带状疱疹、中耳炎、耳鸣、急性胰腺炎
肝	在耳甲艇的后下部，即耳甲12区	胁痛、眩晕、经前期紧张症、月经不调、更年期综合征、高血压、近视、单纯性青光眼
艇中	在小肠区与肾区之间，即耳甲6、10区交界处	腹痛、腹胀、胆道蛔虫病
脾	在BD线下方，耳甲腔的后上部，即耳甲13区	腹胀、腹泻、便秘、食欲不振、功能失调性子宫出血、白带过多、内耳性眩晕
心	在耳甲腔正中凹陷处，即耳甲15区	心动过速、心律不齐、心绞痛、无脉症、神经衰弱、癔症、口舌生疮
气管	在心区与外耳门之间，即耳甲16区	哮喘、支气管炎
肺	在心、气管区周围处，即耳甲14区	咳嗽、胸闷、声音嘶哑、皮肤瘙痒症、荨麻疹、便秘、戒断综合征
三焦	在外耳门后下，肺与内分泌区之间，即耳甲17区	便秘、腹胀、上肢外侧疼痛、水肿、耳鸣、耳聋、糖尿病
内分泌	在屏间切迹内，耳甲腔的底部，即耳甲18区	痛经、月经不调、更年期综合征、痤疮、间日疟、甲状腺功能减退或亢进症

（八）耳垂穴位

耳垂分为9个区。在耳垂上线（经屏间切迹与轮垂切迹所做的直线）至耳垂下缘最低点之间做两条等距离平行线，于上平行线上引两条垂直等分线，将耳垂分为9个区。上部由前到后依次为耳垂1区、2区、3区；中部由前到后依次为耳垂4区、5区、6区；下部由前到后依次为耳垂7区、8区、9区。

耳垂的穴位名称、部位及主治见表9-6-10。

表9-6-10 耳垂的穴位名称、部位及主治

穴位名称	部位	主治
牙	在耳垂正面前上部，即耳垂1区	牙痛、牙周炎、低血压
舌	在耳垂正面中上部，即耳垂2区	舌炎、口腔炎
颌	在耳垂正面后上部，即耳垂3区	牙痛、颞颌关节功能紊乱症
垂前	在耳垂正面前中部，即耳垂4区	神经衰弱、牙痛
眼	在耳垂正面中央部，即耳垂5区	急性结膜炎、电光性眼炎、麦粒肿、假性近视、睑腺炎
内耳	在耳垂正面后中部，即耳垂6区	内耳性眩晕症、耳鸣、听力减退、中耳炎
面颊	在耳垂正面眼区与内耳区之间，即耳垂5、6区交界处	周围性面瘫、三叉神经痛、痤疮、扁平疣、面肌痉挛、腮腺炎
扁桃体	在耳垂正面下部，即耳垂7、8、9区	扁桃体炎、咽炎

（九）耳背穴位

耳背分为个5区。分别过对耳轮上、下脚分叉处耳背对应点和轮屏切迹耳背对应点做两条水平线，将耳背分为上、中、下3部，上部为耳背1区，下部为耳背5区，再将中部分为内、中、外3等分，内1/3为耳背2区，中1/3为耳背3区，外1/3为耳背4区。

耳背的穴位名称、部位及主治见表9-6-11。

（十）耳根穴位

耳根的穴位名称、部位及主治见表9-6-12。

表 9-6-11　耳背的穴位名称、部位及主治

穴位名称	部位	主治
耳背心	在耳背上部，即耳背1区	心悸、失眠、多梦
耳背肺	在耳背中内部，即耳背2区	哮喘、皮肤瘙痒症
耳背脾	在耳背中央部，即耳背3区	胃痛、消化不良、食欲不振
耳背肝	在耳背中外部，即耳背4区	胆囊炎、胆石症、胁痛
耳背肾	在耳背下部，即耳背5区	头痛、头晕、神经衰弱
耳背沟	在对耳轮沟和对耳轮上、下脚沟处	高血压、皮肤瘙痒症

表 9-6-12　耳根的穴位名称、部位及主治

穴位名称	部位	主治
上耳根	在耳郭与头部相连的最上处	鼻衄
耳迷根	在耳轮脚沟的耳根处	胆囊炎、胆石症、胆道蛔虫病、腹痛、腹泻、鼻塞、心动过速
下耳根	在耳郭与头部相连的最下处	低血压、下肢瘫痪、小儿麻痹后遗症

五、耳针法的临床应用

（一）耳穴的诊查

疾病发生时往往会在耳郭的相应区域出现不同的病理反应（阳性反应），如皮肤色泽、形态改变，局部压痛明显，耳穴电阻下降等。对这些病理反应点进行诊查，既可以结合临床症状辅助诊断，又可以为拟定耳穴处方提供依据。常用的耳穴诊查方法有以下3种。

1. 望诊法　在自然光线下，用肉眼或放大镜直接观察耳郭有无变形或变色等征象，如脱屑、丘疹、硬结、水疱、充血、色素沉着以及血管的形状、颜色变异等。

2. 压痛法　用弹簧探棒、毫针针柄或火柴棒等，以均匀的压力，在与疾病相应的耳郭部位，从周围逐渐向中心探压；或自上而下、自外而内对整个耳郭进行普查。当探查至痛点时，患者会出现皱眉、眨眼、呼痛或躲闪等反应。

3. 皮肤电阻测定法　用耳穴探测仪测定耳郭皮肤电阻、电位等变化。如电阻值降低，形成良导点者，一般即为病理反应点。

（二）适用范围

1. 疼痛性疾病　如各种扭挫伤等外伤性疼痛，头痛、肋间神经痛等神经性疼痛，手术后伤口痛及胃痛、胆绞痛等内脏痛。

2. 炎性疾病及传染病　如急慢性结肠炎、牙周炎、咽喉炎、扁桃体炎、胆囊炎、流感、百日咳、菌痢、腮腺炎等。

3. 功能紊乱性疾病　如胃肠神经官能症、心脏神经官能症、心律不齐、高血压、眩晕症、多汗症、月经不调、遗尿、神经衰弱、癔症等。

4. 过敏及变态反应性疾病　如荨麻疹、哮喘、过敏性鼻炎、过敏性结肠炎、过敏性紫癜等。

5. 内分泌代谢紊乱性疾病　如甲状腺功能亢进或减退症、糖尿病、肥胖症、围绝经期综合征等。

6. 其他　耳针可用于催乳、催产，预防和治疗输血、输液反应，还可用于美容、戒烟、戒毒、延缓衰老、防病保健等。

（三）选穴原则

1. 按相应部位选穴　即选用与病变部位相对应的耳穴。如胃病取胃穴，痤疮取面颊穴等。

2. 按脏腑辨证选穴　根据脏腑理论，按各脏腑的生理功能和病理反应辨证取穴。如脱发取肾穴，皮肤病取肺、大肠穴等。

3. 按经络辨证选穴　根据十二经脉循行和其病候取穴。如坐骨神经痛，取膀胱或胰胆穴，牙痛取大肠穴等。

4. 按西医理论选穴　耳穴中一些穴名是根据西医理论命名的，如交感、肾上腺、内分泌等。这些穴位的功能基本与西医理论一致，选穴时应予以考虑。如炎性疾病取肾上腺穴。

5. 按临床经验选穴　临床实践发现有些耳穴具有治疗本部位以外疾病的作用，如外生殖器穴可以治疗腰腿痛。

（四）操作方法

耳针所使用的刺激方法较多，目前临床常用的方法主要有以下几种。

1. 毫针法

（1）选穴和消毒　根据病情选择拟针刺耳穴（包括用探棒或耳穴探测仪所测得的敏感点）。针刺前必须以0.5%～1%碘伏严格消毒耳穴。

（2）进针和行针　患者一般采用坐位，如年老体弱、病重或精神紧张者宜采用卧位。针具选用26～30号0.3～0.5寸的不锈钢毫针。进针时，医者押手固定耳郭，刺手拇、示二指持针，用快速插入的速刺法或慢慢捻入的慢刺法进针。针刺深度以0.1～0.3cm为宜，可刺入皮下或软骨浅层。进针后，如局部感应强烈，患者症状往往有即刻减轻感；如局部无针感，应调整针刺的方向、深度和角度，或以捻转法行针，刺激强度和手法依患者病情、体质、证型、耐受度等综合考虑。

（3）留针和出针　得气后留针一段时间，慢性病、疼痛性疾病留针时间适当延长。留针期间，可间隔10～15分钟行针1次。出针时，医者一手固定耳郭，另一手将针拔出，再用无菌干棉球或棉签按压针孔，以免出血。

2. 电针法　毫针针刺获得针感后，连接电针仪进行治疗，具体操作参照电针法。通电时间一般以10～20分钟为宜。电针法适用于神经系统疾患、内脏痉挛、哮喘等症的治疗。

3. 埋针法　是将揿钉型皮内针埋入耳穴以防治疾病的方法，主要用于慢性疾病和疼痛性疾病，其刺激持续时间长、有巩固疗效和防止复发的作用。

操作时，耳穴常规消毒后，医者押手固定耳郭，刺手用镊子或止血钳夹住揿钉型皮内针针柄，轻轻将其刺入所选耳穴，再用医用胶布固定并适度按压。一般选用患侧耳郭，必要时双耳同时埋针。每次留针1～3日，留针期间嘱患者每日自行按压3次。起针时应再次消毒埋针部位。

4. 压丸法　是使用丸状物贴压耳穴以防治疾病的方法。此法能持续刺激穴位，疼痛轻微，无副作用，是目前最常用的方法。操作时，耳郭常规消毒，医者一手固定耳郭，另一手用镊子夹取耳穴压丸贴片，贴压耳穴并适度按揉。宜留置3～5天，根据病情嘱患者定时按揉。

压丸材料多为王不留行籽、油菜籽、小米、莱菔子等表面光滑、大小和硬度适宜、易于获取的丸状物。目前，临床上广泛使用的是王不留行籽和磁珠。应用时，将压丸贴附在0.6cm×0.6cm大小医用胶布中央，用镊子夹住胶布，贴敷在选用的耳穴上。刺激强度视患者情况而定，一般儿童、孕妇、年老体弱、神经衰弱者用轻刺激，急性疼痛性病证宜用强刺激。

5. 刺血法　是用针具点刺耳穴出血以防治疾病的方法。常用于头面部炎性疾病和疼痛性疾病，有清热解毒、行气活血的作用。

刺血前应按摩耳郭使针刺部位充血，常规消毒。操作时医者押手固定耳郭，刺手持针点刺耳穴，挤压使之适量出血。施术后用无菌干棉球或棉签压迫止血，止血后再次消毒刺血处。

6. 穴位注射法　是将微量药物注入耳穴的治疗方法。一般使用1mL注射器和26号注射针头，依病情选用相应的药物和耳穴。操作时，押手固定耳郭，刺手持注射器刺入已消毒的耳穴皮内或皮下，缓缓推入0.1～0.3mL药物，耳郭可有痛、胀、红、热等反应。注射完毕后，用无菌干棉球轻轻按压针孔。

（五）注意事项

除遵循针灸施术的注意事项外，运用耳针法还应注意以下几点。

1. 针刺后如果针孔发红、肿胀，应及时涂碘伏消毒，防止化脓性软骨膜炎的发生。

2. 湿热天气，耳穴压丸、埋针留置时间不宜过长，耳穴压丸宜3～5日，耳穴埋针宜1～3日。对普通胶布过敏者宜改用脱敏胶布。

3. 耳穴刺血施术时，医者应避免接触患者血液。

4. 对扭伤和运动障碍的患者，进针后嘱其适当活动患部，有助于提高疗效。

第六节　头针法

头针法，又称头皮针法，是指采用毫针或其他针具刺激头部特定部位，以防治疾病的方法。其理论依据有二：一是中医脏腑经络理论，二是大脑皮质功能定位。

头针法是在传统针灸理论基础上发展而来的。《素问·脉要精微论》指出："头者，精明之府。"头为诸阳之会，手足六阳经皆上循于头面，所有阴经经别和阳经相合后亦上达于头面。头针治疗疾病的记载始于《内经》，后世《针灸甲乙经》《针灸大成》等文献记载头部腧穴治疗全身疾病的内容则更加丰富。随着医学理论的发展和临床实践的积累，头针的穴线定位、适用范围和刺激方法渐成体系，头针已成为世界范围针灸临床常用的治疗方法之一。

为促进头针应用的发展与研究，1984年世界卫生组织西太区会议通过了中国针灸学会依照"分区定经，经上选穴，结合传统穴位透刺方法"的原则拟定的《头皮针穴名标准化国际方案》，2008年国家质量监督检验检疫总局和标准化管理委员会再次颁布和实施了国家标准《针灸技术操作规范第2部分：头针》。

一、标准头穴线的定位和主治

标准头穴线均位于头皮部位，按颅骨的解剖分额区、顶区、颞区、枕区4个区，共14条标准穴线（表9-6-13～表9-6-16）。

表9-6-13　额区

穴名	定位	主治
额中线（MS1）	在额部正中，从督脉神庭穴向前引一条长1寸的线（图9-6-39）	头痛、强笑、自哭、失眠、健忘、多梦、癫狂痫、鼻病等
额旁1线（MS2）	在额部，从膀胱经眉冲穴向前引一条长1寸的线（图9-6-39）	冠心病、心绞痛、支气管哮喘、支气管炎、失眠等上焦病证
额旁2线（MS3）	在额部，从胆经头临泣穴向前引一条长1寸的线（图9-6-39）	急慢性胃炎、胃十二指肠溃疡、肝胆疾病等中焦病证
额旁3线（MS4）	在额部，从胃经头维穴内侧0.75寸起向下引一条长1寸的线（图9-6-39）	功能失调性子宫出血、阳痿、遗精、子宫脱垂、尿频、尿急等下焦病证

表9-6-14　顶区

穴名	定位	主治
顶中线（MS5）	在头顶部，督脉百会穴至前顶穴之间的连线（图9-6-40）	腰腿足病证如瘫痪、麻木、疼痛，皮质性多尿、小儿夜尿，脱肛，胃下垂，子宫脱垂，高血压，头顶痛等
顶颞前斜线（MS6）	在头部侧面，从督脉前顶至胆经悬厘穴的连线（图9-6-41）	对侧肢体中枢性运动功能障碍。将全线分5等分，上1/5治疗对侧下肢中枢性瘫痪，中2/5治疗对侧上肢中枢性瘫痪，下2/5治疗对侧中枢性面瘫、运动性失语、流涎、脑动脉硬化等
顶颞后斜线（MS7）	在头部侧面，从督脉百会穴至胆经曲鬓穴的连线（图9-6-41）	对侧肢体中枢性感觉障碍。将全线分为5等分，上1/5治疗对侧下肢感觉异常，中2/5治疗对侧上肢感觉异常，下2/5治疗对侧头面部感觉异常
顶旁1线（MS8）	在头顶部，督脉旁1.5寸，从膀胱经承光穴向后引一条长1.5寸的线（图9-6-40、图9-6-41）	腰腿足病证，如瘫痪、麻木、疼痛等
顶旁2线（MS9）	在头顶部，督脉旁开2.25寸，从胆经正营穴向后引一条长1.5寸的线到承灵穴（图9-6-40、图9-6-41）	肩、臂、手病证，如瘫痪、麻木、疼痛等

表9-6-15　颞区

穴名	定位	主治
颞前线（MS10）	在头部侧面，颞部两鬓内，胆经颔厌穴与悬厘穴的连线（图9-6-41）	偏头痛、运动性失语、周围性面神经麻痹及口腔疾病等
颞后线（MS11）	在头部侧面，颞部耳上方，胆经率谷穴与曲鬓穴的连线（图9-6-41）	偏头痛、眩晕、耳聋、耳鸣等

表9-6-16　枕区

穴名	定位	主治
枕上正中线（MS12）	在枕部，即督脉强间穴至脑户穴之间的一条长1.5寸的线（图9-6-42）	眼病

穴名	定位	主治
枕上旁线（MS13）	在枕部，由枕外粗隆督脉脑户穴旁开0.5寸起，向上引一条长1.5寸的线（图9-6-42）	皮质性视力障碍、白内障、近视眼、目赤肿痛等眼病
枕下旁线（MS14）	在枕部，从膀胱经玉枕穴向下引一条长2寸的线（图9-6-42）	小脑疾病引起的平衡障碍、后头痛、腰背两侧痛

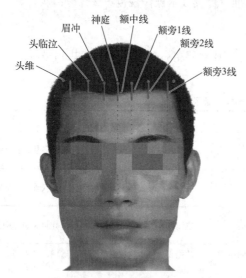

图9-6-39 额区

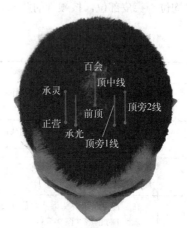

图9-6-40 顶区

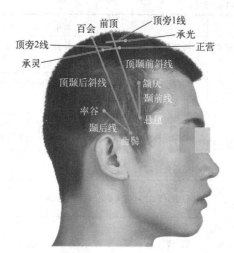

图9-6-41 顶区与颞区

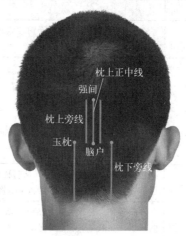

图9-6-42 枕区

二、适用范围

头针法临床适应证较广泛，尤以脑源性疾病为主（以神经、精神科疾病为主）。

1.中枢神经系统疾患 如脑血管病引起的偏瘫、失语、假性球麻痹，小儿神经发育不全和脑性瘫痪，颅脑外伤后遗症，脑炎后遗症，癫痫，舞蹈症，震颤麻痹等。

2.精神病证 如精神分裂症、紧张综合征、更年期精神紊乱、抑郁症、癔症、失眠等。

3.疼痛和感觉异常 如头痛、三叉神经痛、肩周炎、腰腿痛等各种急、慢性疼痛病证，亦可用于多发性神经炎引起的肢体远端麻木，以及皮肤瘙痒症、荨麻疹、皮炎等。

4.皮质内脏功能失调 如高血压、冠心病、溃疡病、男子性功能障碍、妇女功能性月经不调，以及神经性呕吐、功能性腹泻、脱发、眩晕、耳鸣等。

三、操作方法

（一）施术前准备

明确诊断后，选定头穴线，并取得患者合作。取坐位或卧位，局部常规消毒。

（二）施术方法

1. 进针　一般根据操作部位选择不同型号的毫针，针体与头皮成15°～30°夹角，针尖向穴线方向，快速将针刺入头皮下。当针尖到达帽状腱膜下层时，针下阻力减小，再将针体沿帽状腱膜下层按穴线方向进针。根据不同穴线长度，刺入不同深度。

2. 行针

（1）捻转　施术时，医者押手按压进针点以固定头皮，刺手肩、肘、腕和拇指固定不动，以保持毫针相对稳定，用拇指掌侧面和示指桡侧面夹持针柄，以示指的掌指关节快速连续屈伸，使针体左右旋转，捻转速度每分钟可达200次左右，持续捻转2～3分钟。

（2）提插　医者押手按压进针点以固定头皮，刺手拇、示指紧捏针柄，针身平卧进行提插，注意指力应均匀一致，幅度不宜过大，可持续提插3～5分钟，提插的幅度与频率视患者的病情与针感而定。

3. 留针　得气后留针15～30分钟。留针期间宜间歇行针2～3次，每次2分钟左右。按病情需要可适当延长留针时间，增加行针次数。偏瘫患者行针或留针期间可嘱其活动肢体（重症患者可做被动运动），有助于提高疗效。

4. 出针　押手固定穴线周围头皮，刺手夹持针柄轻轻捻转以松动针身，如针下无紧涩感，即可出针。出针后应用无菌干棉球按压针孔，以防出血。

四、注意事项

除遵循针灸施术的注意事项外，运用头针法还应注意以下几点。

1. 头皮有毛发，必须严格消毒，以防感染。

2. 中风患者急性期，如因脑出血引起昏迷、血压过高时，暂不宜用头针治疗，须待血压和病情稳定后方可用头针。

3. 患有严重心脏病、重度糖尿病、重度贫血、高热、急性炎症或心力衰竭者，禁用头针治疗。

4. 头部颅骨有缺损处、开放性脑损伤部位、头部严重感染、溃疡、瘢痕部位及小儿囟门未闭合者，禁用头针。

5. 由于头皮血管丰富，容易出血，故出针时必须用无菌干棉球按压针孔1～2分钟。头发较密部位易遗忘所刺毫针，故起针时需反复检查。

6. 头针除选用毫针刺激外，尚可配合电针、艾灸、按压等法施治。

第七节　穴位注射法

穴位注射法，又称"水针"，是以中西医理论为指导，依据穴位作用和药物性能，在穴位内注入药物以防治疾病的方法。该方法将针刺和药物的双重刺激作用有机结合起来，具有操作简便、用药量小、适应证广、作用迅速等特点。

一、操作方法

（一）针具选择

针具多使用一次性注射器。根据使用药物剂量大小以及针刺深浅，选用不同规格的注射器和针头，一般可使用1mL、2mL、5mL注射器，若肌肉肥厚部位可使用5mL或10mL注射器。针头可选用5～7号普通注射针头、牙科用5号长针头等。

（二）选穴处方

一般根据针灸治疗的选穴原则辨证选穴，亦可选取阳性反应点，如在背俞穴、募穴和四肢部特定穴出现的条索、结节、压痛，以及皮肤凹陷、隆起、色泽变异等，软组织损伤可选取最明显的压痛点。在阳性反应点进行穴位注射，效果更好。选穴以精为要，一般每次2～4穴。

（三）药物剂量

药物剂量取决于药物种类、浓度和注射部位。根据药物说明书规定的肌内注射剂量，可以少用，不得过量。5%～10%葡萄糖每次可注射1～2mL，而刺激性较大的药物（如乙醇）和特异性药物（如激素、阿托品等）只宜小剂量注射，每次用量多为常规的1/10～1/3。中药注射液的穴位注射常规剂量为0.5～2mL。依穴位部位来分，耳穴每穴注射0.1mL，头面部每穴0.3～0.5mL，四肢部每穴1～2mL，胸背部每穴0.5～1mL，腰臀部每穴2～5mL。

（四）操作程序

患者取舒适体位。根据所选穴位、用药剂量选择合适的注射器及针头。局部皮肤常规消毒，快速将注射针头刺入腧穴或阳性反应点，然后慢慢推进或上下提插、针下得气后回抽，若无回血，即可将药液注入（图9-6-43）。

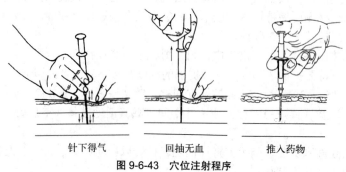

针下得气　　　　　回抽无血　　　　　推入药物

图9-6-43　穴位注射程序

根据穴位所在部位及病变组织确定针刺深度，一般轻压即痛、病变在浅表的注射宜浅；用力按压出现疼痛、病变在深层的注射宜深。通常使用中等速度推入药物；慢性病、体弱者用轻刺激，将药物缓慢推入；急性病、体壮者用强刺激，将药物快速推入。如果注射药量较多，可由深至浅，边退针边推药，或将注射器变换不同的方向进行注射。

（五）治疗周期

急症患者每日1～2次，慢性病一般每日或隔日1次，6～10次为1疗程。同一穴位两次注射宜间隔1～3天。每个疗程间可休息3～5天。

（六）适用范围

穴位注射法的适用范围很广泛，针灸疗法的适应证大部分可用本法治疗。

二、常用药物

常用中药注射剂包括复方当归注射液、丹参注射液、川芎嗪注射液、银黄注射液、柴胡注射液等；常用西药注射剂包括维生素B_1、维生素B_6、维生素B_{12}等维生素类制剂，以及5%～10%葡萄糖、生理盐水、注射用水、三磷酸腺苷、辅酶A、神经生长因子、胎盘组织液、硫酸阿托品、山莨菪碱、加兰他敏、泼尼松龙、盐酸普鲁卡因、利多卡因、氯丙嗪等。

三、注意事项

除遵循针灸施术的注意事项外，运用穴位注射法还应注意以下几点。

1.治疗前应对患者说明治疗的特点和可能出现的反应。如注射后局部可能有酸胀感，4～8小时内局部有轻度不适，有时持续时间较长，但一般不超过2日。

2.注意药物的性能、药理作用、剂量、配伍禁忌、副作用及过敏反应，并检查药物的有效期、药液有无沉淀变质等情况。凡能引起过敏反应的药物，如青霉素、链霉素、普鲁卡因等，均应在药敏试验结束并合格的前提下方可使用。副作用较强的药物，亦当慎用。

3.初次治疗及小儿、老人、体弱、敏感者，药物剂量应酌减。体质过分虚弱或有晕针史的患者不宜采用本法。

4.严格消毒，防止感染，如注射后局部红肿、发热等，应及时处理。

5.禁止将药物注射入血管内，一般也不宜注射入关节腔或脊髓腔，以免产生不良后果。此外，应注意避开神经干，以免损伤神经。

6.回抽针芯见血或积液时应立即出针，用无菌棉签或干棉球按压针孔0.5～2分钟，更换注射器和药液后重新注射。

7. 耳穴注射宜选用易于吸收、无刺激性的药物。注射深度以达皮下为宜，不可过深，以免注入软骨膜内。

第八节　三棱针法

三棱针法是用三棱针刺破血络或腧穴，放出适量血液，或挤出少量液体，或挑断皮下纤维组织，以治疗疾病的方法。《灵枢·官针》称之为"络刺""赞刺""豹纹刺"等，现代称之为"放血疗法"。

三棱针古称"锋针"，是一种"泻热出血"的常用工具。现用的三棱针多由不锈钢材料制成，针长约 6cm，针柄稍粗呈柱体，针身呈三棱状，尖端三面有刃，针尖锋利（图 9-6-44）。

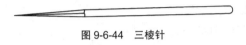

图 9-6-44　三棱针

一、操作方法

（一）持针方法

一般医者右手持针，用拇、示二指捏住针柄、中指指腹紧靠针身下端，针尖露出 3～5mm。

（二）针刺方法

三棱针的针刺方法一般分为点刺法、散刺法、刺络法、挑刺法四种。

1. **点刺法**　是用三棱针快速刺入腧穴放出少量血液或挤出少量黏液的方法（图 9-6-45）。点刺前，可在拟刺部位或其周围用推、揉、挤、捋等方法，使局部充血，再常规消毒。点刺时，押手固定点刺部位，刺手持针，对准所刺部位快速刺入退出，然后轻轻挤压针孔周围，使出血少许，再以无菌干棉球按压针孔。此法多用于指、趾末端和头面、耳部，如十宣、十二井穴、印堂、攒竹、耳尖等穴。

2. **散刺法**　又称豹纹刺，是在病变局部及其周围进行连续点刺以治疗疾病的方法（图 9-6-46）。操作时，根据病变部位大小的不同，可刺 10～20 针，由病变外缘呈环形向中心点刺，点刺后可配合挤压或拔罐等方法，以促使瘀血或水肿的排除，达到祛瘀生新、通经活络的目的。此法多用于局部瘀血、血肿或水肿、顽癣等。

3. **刺络法**　是刺入浅表血络或静脉放出适量血液的方法（图 9-6-47）。操作时，先用松紧带或橡皮带结扎在针刺部位上端（近心端），然后常规消毒，针刺时，左手拇指压在被针刺部位下端，右手持三棱针对准针刺部位的静脉，斜向上刺入脉中 2～3mm，立即出针，使其流出一定量的血液，待出血停止后，再用消毒干棉球按压针孔。当出血时，也可轻轻按压静脉上端，以助瘀血排出、毒邪得泻。此法多用于曲泽、委中等肘膝关节附近等有较明显浅表血络或静脉的部位。治疗急性吐泻、中暑、发热等。

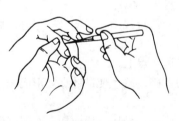

图 9-6-45　点刺法

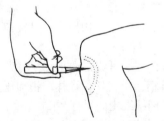

图 9-6-46　散刺法

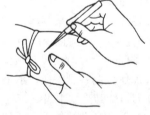

图 9-6-47　刺络法

4. **挑刺法**　是用三棱针挑断穴位皮下纤维样组织以治疗疾病的方法。操作时，医者用左手按压施术部位两侧，或捏起皮肤，使皮肤固定，右手持针速刺入皮肤 1～2mm，随即将针身倾斜挑破表皮，再刺入 5mm 左右深，将针身倾斜并使针尖轻轻挑起，挑断皮下白色纤维样组织，尽量将施术部位的纤维样组织挑尽，然后出针，覆盖消毒敷料。由于挑提牵拉伴有疼痛，可根据情况配合局部表浅麻醉。此法常用于比较平坦的利于挑提牵拉的部位，如背俞穴。该法多用于治疗肩周炎、胃病、颈椎病、失眠、支气管哮喘、血管神经性头痛等较顽固的反复发作性疾病。

（三）出血量及疗程

每日或隔日治疗 1 次，1～3 次为 1 个疗程，出血量多者，每周 1～2 次。一般每次出血量以数滴至 3～5mL 为宜。

二、适用范围

三棱针法具有通经活络、开窍泻热、调和气血、消肿止痛作用。临床上适应范围广泛，多用于实证、热证、瘀血、疼痛等，如高热、中暑、中风闭证、咽喉肿痛、目赤肿痛、顽癣、痈疖初起、扭挫伤、疳证、痔疮、顽痹、头痛、丹毒、指（趾）麻木等。

三、注意事项

除遵循针灸施术的注意事项外，运用三棱针法还应注意以下几点。

1.施术前，应做好必要的解释工作，以消除患者疑虑。

2.出血量较大时，可用敞口器皿盛接，所出血液应做无害化处理，患者宜适当休息后才可离开。

3.医者须避免直接接触患者血液。

4.血管瘤部位、不明原因的肿块部位禁刺。

5.应注意避免伤及大动脉。

6.凝血功能障碍的患者禁用。

第九节　针刀疗法

应用针刀以治疗疾病的方法和技术，称为针刀疗法。针刀疗法是在古代"九针"基础上发展而成的，具有针刺和局部微创手术的双重治疗作用。

常用针刀刀具因针刀柄形状、针刀身直径不同分为Ⅰ型和Ⅱ型针刀。Ⅰ型针刀，刀柄为扁平葫芦形，刀身直径1mm；Ⅱ型针刀，刀柄为梯形葫芦状，刀身直径3mm。两者刀身均为圆柱形，刀头为楔形，末端扁平带刃，刀口为齐平口，刀口线和刀柄在同一平面内（图9-6-48）。Ⅰ型针刀主要适用于治疗各种软组织损伤、骨关节损伤等病证；Ⅱ型针刀主要适用于深层大范围软组织松解、骨折固定及骨折畸形愈合的折骨术。

一、操作方法

（一）针刀的持针方法

以术者的刺手示指和拇指捏住刀柄，以中指托住针体，置于针体的中上部位，无名指和小指置于施术部位的皮肤上作为刀身在刺入时的一个支撑点。另一种持针方法是在刺入较深部位使用长型号针刀时应用，其基本持针方法和前者相同，但要用押手拇、示指捏紧刀身下部，从而起控制作用，防止针刀刺入时，由于针身过长而引起刺入方向偏离。

（二）针刀进针的四步规程

所谓四步规程，就是针刀刺入时，必须遵循的4个步骤。具体如下（图9-6-49）。

1.**定点**　在确定病变部位和掌握该处的解剖结构后，在进针部位用甲紫溶液或用记号笔做一记号，局部碘伏消毒后，覆盖上无菌小洞巾。

2.**定向**　使刀口线和大血管、神经及肌肉纤维走向平行，将刀口压在进针点上。

3.**加压分离**　刺手拇、示指捏住针柄，中指托住针体，稍加压力不使刺破皮肤，使进针点处形成一个长形凹陷，刀口线与重要血管、神经以及肌肉纤维走向平行。

4.**刺入**　当继续加压，感到一种坚硬感时，说明刀口下皮肤已被推挤到接近骨质，稍一加压，即可穿过皮肤。穿过皮肤后，进针点处凹陷基本消失，此时可根据需要施行手术方法进行治疗。

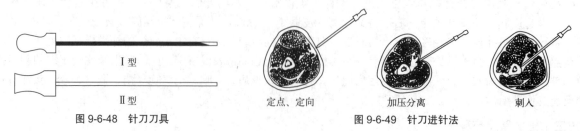

图9-6-48　针刀刀具　　　　　　图9-6-49　针刀进针法

Ⅰ型

Ⅱ型

定点、定向　　　加压分离　　　刺入

（三）针刀手术入路的定位标志

1.**按骨性标志定位**　骨性标志是在人体体表可以触知的骨性突起，是针刀手术体表定位的重要标志。

2. 按肌性标志定位 肌性标志是在人体体表可以看到和触知的肌肉轮廓和行经路线，是针刀手术体表定位的常用标志之一。

3. 按局部的条索硬节定位 病变局部的条索、硬节、压痛点是针刀手术体表定位的参考标志。

（四）常用针刀刀法

1. 纵行疏通法 针刀刀口线与重要神经、血管走行一致，刀身以皮肤为圆心，刀刃端在体内做纵向的弧形运动。主要以刀刃及接近刀锋的部分刀身为作用部位。其运动距离以厘米为单位，范围根据病情而定，进刀至剥离处组织，实际上已经做了粘连等病变组织的切开，如果疏通阻力过大，可以沿着肌或腱等病变组织的纤维走行方向再予切开，然后可顺利进行纵行疏通。

2. 横行剥离法 横行剥离法是在纵行疏通法的基础上进行的，针刀刀口线与重要神经、血管走行一致，刀身以皮肤为圆心，刀刃端在体内做横向的弧形运动。横行剥离使粘连、瘢痕等组织在纵向松解的基础上进一步加大其松解度，其运动距离以厘米为单位，范围根据病情而定。

纵行疏通法与横行剥离法是针刀手术操作的最基本和最常用的刀法。临床上常将纵行疏通法与横行剥离法相结合使用，简称纵疏横剥法，纵疏横剥 1 次为 1 刀。

3. 提插切开剥离法 用一只针刀，刀口线与重要神经、血管走行一致，刀刃到达病变部位以后，切开第 1 刀，然后当针刀提至病变组织外，再向下插入，切开第 2 刀，一般提插 3 ～ 5 刀为宜。适用于粘连面大、粘连重的病变，如韧带粘连、肌腱挛缩、关节囊病变等。

4. 骨面铲剥法 针刀到达骨面，刀刃沿骨面或骨嵴切开与骨面连接的软组织的方法称为铲剥法。铲剥法适用于骨质表面或骨质边缘的软组织（肌肉起止点、韧带及筋膜的骨附着点）病变，如肩周炎、肱骨外上髁炎、第 3 腰椎横突综合征等。

5. 通透剥离法 将刀锋及刀身深入至粘连组织的两层之间，在两层组织之间（有大片粘连病变时）以扇形的轨迹予以剥离的方法。适用于腱鞘囊肿、滑囊积液、肩峰下滑囊炎、髌下脂肪垫损伤等疾病。

二、适用范围

针刀疗法的适用范围比较广泛，主要用于各种慢性软组织损伤疾病、部分骨质增生性疾病与骨关节病、常见脊柱疾病、神经卡压综合征、某些脊柱相关性内脏疾病、部分关节内骨折和骨折畸形愈合、瘢痕挛缩等。

三、注意事项

除遵循针灸施术的注意事项外，运用针刀疗法还应注意以下几点。

1. 针刀操作时，要严格执行无菌操作，防止晕针和断针，准确选择适应证，严格掌握禁忌证。

2. 对于凝血机制异常者，施术部位有皮肤感染、深部有脓肿及全身急性感染性疾病者，一切严重内脏病的发作期，施术部位有重要神经、血管或重要脏器而施术时无法避开者，血压较高且情绪激动者，以及恶性肿瘤患者均禁用本法。

3. 体质极度虚弱者，在身体有所恢复后再施行针刀手术。

4. 注意术后出血的处理。

第十节　穴位埋线法

穴位埋线法是指将可吸收性外科缝线置入穴位内，利用线对穴位产生的持续刺激作用防治疾病的方法。具有操作简便、作用持久、适应证广等特点，可广泛应用于临床各科病证。

一、操作方法

（一）埋线用品

包括皮肤消毒用品、洞巾、注射器、止血钳、镊子、各种可吸收性外科缝线（羊肠线）、套管针（图 9-6-50）或埋线针（图 9-6-51）、皮肤缝合针、2% 利多卡因、手术剪刀、无菌纱布及敷料等。

套管针是内有针芯的管型埋线针具，由针管、衬芯、针座、衬芯座、保护套组成，针尖锋利，斜面刃口好。

（二）埋线方法

1. 套管针埋线法 局部皮肤消毒后，取一段适当长度已消毒的可吸收性外科缝线，放入套管针的前端，后

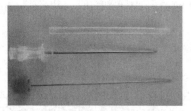

图 9-6-50　套管针

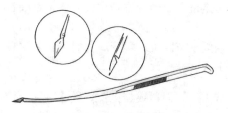

图 9-6-51　埋线针

接针芯，用一手拇指和示指固定穴位，另一手持针刺入穴位，达到所需的深度，施以适当的提插捻转手法，当出现针感后，边推针芯边退针管，将线埋置在穴位的肌层或皮下组织内。拔针后用无菌干棉球按压针孔片刻。

2. 埋线针埋线法　局部皮肤消毒后，以利多卡因做局部浸润麻醉，一手镊取 1cm 左右已消毒的可吸收性外科缝线，将线中央置于麻醉点上，另一手持埋线针，缺口向下压线，以 15°～45° 角刺入皮下，将线推入。也可将线套在埋线针尖后的缺口上，两端用止血钳夹住，一手持针，另一手持钳，切口向下，以 15°～45° 角将针刺入皮下（图 9-6-52）。缝线完全被置入皮下后，再适当进针 0.5cm，然后退针，用无菌干棉球按压针孔片刻，再用无菌敷料包扎，保护创口 3～5 天。

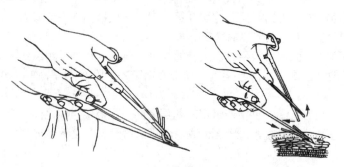

图 9-6-52　埋线针埋线法

3. 医用缝合针埋线法　在穴位两侧 1～2cm 处，用碘伏做进针点标记。皮肤消毒并做局部麻醉后，用持针器夹住带有可吸收性外科缝线的皮肤缝合针，从一侧局麻点刺入，穿过穴位皮下组织或肌层，从对侧局麻点穿出，捏起两针孔之间的皮肤并紧贴皮肤剪断两端线头，放松皮肤，轻揉局部，使线头完全进入皮下。用无菌干棉球按压针孔片刻，再用无菌敷料包扎，保护创口 3～5 天。

（三）选穴与疗程

一般根据针灸治疗的处方原则辨证选穴，取穴宜少而精，每次埋线 1～3 穴为宜，多取背、腰及腹等肌肉比较丰厚部位的穴位。在同一穴位做多次治疗时应偏离前次治疗部位。每 2～4 周埋线 1 次，3～5 次为 1 个疗程。

（四）术后反应及处理

1. 正常反应　无菌性炎症反应，一般无需处理。少数反应较重的病例，埋线处有少量渗出液，亦属正常，可不做处理。若渗液较多，可用 75% 乙醇棉球擦拭，覆盖无菌纱布。少数患者可于埋线后 4～24 小时内体温轻度上升（38℃左右），但无感染征象，一般无需处理，持续 2～4 日后可恢复正常。

2. 异常反应　治疗时无菌操作不严，或治疗后伤口保护不好，易致感染。一般在治疗后 3～4 日出现埋线局部红肿、疼痛加剧，并可伴有发热，应予局部热敷或抗感染处理。个别患者对外科缝线过敏，出现局部红肿、瘙痒、发热，甚至出现脂肪液化、外科缝线溢出等反应，应予抗过敏处理。埋线过程中若损伤神经，可出现神经所支配的肌肉群瘫痪或感觉异常，应及时抽出外科缝线，并予适当处理。

二、适用范围

穴位埋线法主要用于慢性病证，如哮喘、萎缩性胃炎、腹泻、便秘、面神经麻痹、腰腿痛、颈椎病、单纯性肥胖症、眩晕、癫痫、阳痿、月经不调、小儿遗尿、神经性皮炎、视神经萎缩等。

三、注意事项

除遵循针灸施术的注意事项外，运用穴位埋线法还应注意以下几点。

1. 操作过程中应保持无菌操作，埋线后创面应保持干燥、清洁，防止感染。

2. 埋线宜埋在皮下组织与肌肉之间，不能埋在脂肪层或过浅，肌肉丰满的部位可埋入肌层，以防不易吸收、溢出或感染，避免伤及内脏、大血管和神经干，不应埋入关节腔内。埋线后线头不可暴露在皮肤外面。

3. 肺结核活动期、骨结核、严重心脏病或妊娠期等均不宜使用本法。

4. 不同材质的外科缝线选用不同的消毒灭菌方法；尽量用一次性外科缝线；用剩余的外科缝线必须废弃，不得重复使用。

5. 埋线后应定期随访，注意术后反应，有异常现象应及时处理。

第十一节　火针法

将特制针具的针身用火烧红后，迅速刺入一定部位，给身体局部以灼热性刺激，以治疗疾病的方法，称为火针法。火针法古称"焠刺"。《灵枢·官针》曰："焠刺者，刺燔针则取痹也。"

火针古称"燔针"，以耐受高温且高温下不易折、硬度高、对人体无害的金属为材料。常用火针有单头火针、平头火针、三头火针、三棱火针等（图9-6-53）。其中，单头火针外观形似毫针但比毫针粗，根据粗细不同，又可分为细火针（针身直径约0.5mm）、中火针（针身直径约0.75mm）和粗火针（针身直径约1.2mm）三种规格。

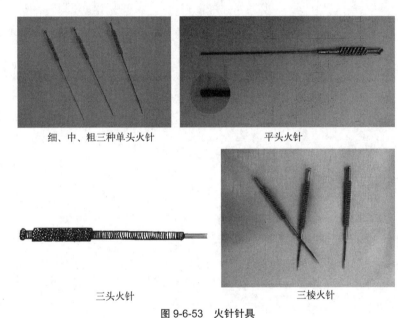

细、中、粗三种单头火针　　　　平头火针

三头火针　　　　三棱火针

图 9-6-53　火针针具

一、操作方法

（一）烧针

一手持点燃的酒精灯，另一手持针烧灼。烧针时应靠近施治部位，一般先烧针身，后烧针尖。火针烧灼的程度，可根据针刺深浅来把握：若针刺较深，需烧至白亮；若针刺较浅，可烧至通红；若仅使针身在表皮部位轻而稍慢地烙熨，则烧至微红即可。

（二）针刺方法

烧针完毕后，应立即垂直点刺已消毒的腧穴，疾进疾退，也可刺入后留针5～15分钟再出针。出针后用无菌干棉球按压针孔，以减少疼痛并防止出血。根据治疗需要，又可分为以下5种刺法。

1. **点刺法**　在腧穴上施以单针电刺。
2. **密刺法**　在体表病灶上施以多针密集刺激，每针间隔不超过1cm。
3. **散刺法**　在体表病灶上施以多针疏散刺激，每针间隔2cm左右。
4. **围刺法**　围绕体表病灶周围施以多针刺激，针刺点在病灶与正常组织的交界处。
5. **刺络法**　用火针刺入体表血液瘀滞的血络，放出适量的血液。

（三）针刺深度

应根据病情、体质和针刺部位等情况而定。一般而言，四肢、腰腹部针刺稍深，可刺 5 ~ 12mm 深；胸背部针刺宜浅，可刺 1.5 ~ 5mm 深；痣、疣的针刺深度应以达其基底的深度为宜。

二、适用范围

本法具有温经散寒、活血化瘀、软坚散结、祛腐生肌等作用。主要用于痹证、网球肘、颈椎病、漏肩风、肉刺、腱鞘囊肿、慢性结肠炎、癫痫、阳痿、淋证、痛经、痈疽、痔疮、瘰疬、蛇串疮、浸淫疮、腋臭、丹毒、牛皮癣、象皮腿、静脉曲张、历节风、疣、瘊和痣等。

三、注意事项

除遵循针灸施术的注意事项外，运用火针法还应注意以下几点。

1. 施术时应注意安全，防止烧伤或火灾等事故的发生。

2. 医者应向患者说明术后针刺部位的护理事项，针孔局部若出现微红、灼热、轻度疼痛、瘙痒等症状属正常现象，可不做处理；应注意针孔局部清洁，忌用手搔抓，不宜用油、膏类药物涂抹；当天避免针孔着水。

3. 糖尿病患者、瘢痕体质或过敏体质者慎用。大失血、凝血机制障碍的患者，以及不明原因的肿块部位禁用。

第七章　推拿手法

第一节　推拿流派

一、一指禅推拿流派

（一）流派简介

一指禅推拿流派是在我国江、浙一带流传的较大的推拿流派之一。百余年来，在推拿学术界有着重要的地位及广泛的影响。一指禅推拿流派起源于何时，到目前尚无确凿的文献记载，其师承关系可上溯到清同治年间（1862～1874年）河南的李鉴臣。李鉴臣擅长一指禅推拿法，当时因客居江苏扬州，便授技于当地丁凤山。从此以后，代代相传，直至现在。

（二）学术思想

一指禅推拿流派的手法有着自己独特的风格，它既不像我国北方的流派那样大刀阔斧、以力为主，也不同欧美国家的按摩师仅仅在人体局部使用一些粗犷的或机械性的刺激。一指禅推拿流派借鉴《医宗金鉴·正骨心法要旨》所云："法之所施，使患者不知其苦，方称为手法也。"特别强调手法既要柔和深透，又要均匀有力，尤其是以柔和为贵，即柔中有刚，刚中有柔，刚柔相济。然而，一指禅推拿流派的手法也比其他派别的手法要难以掌握。它首先要求学习者必须练功，如练"易筋经"及在米袋（或沙袋）上练指力等，除此之外，一指禅推拿流派是以中医基础理论和经络学说为指导，学习者必须掌握经络学说在临床上的意义，只有这样，才能在临床治疗中根据患者不同的病情、不同的部位，使用不同的手法，做到"有的放矢"，从而提高治疗效果。

（三）临床应用

由于一指禅推法深透、柔和的特点，因此在临床治疗中，适应证也比较广泛。一指禅推拿流派尤其擅长治疗内科杂病，如头痛、失眠、眩晕、劳倦内伤、高血压及月经不调等病症；胃肠道疾病，如胃脘痛、胃下垂、久泄、便秘、肠粘连等病症；骨伤科疾病，如漏肩风、颈椎病、腰痛、膝痛、关节酸痛等病症；也适用于小儿疾病，如婴儿泄泻、遗尿，小儿肌性斜颈、近视、小儿麻痹后遗症等病症。

（四）代表著作

一指禅推拿流派的代表著作有《一指定禅》手抄本，成书于1894年，作者自喻为"邗江钓叟"，又名趾禅、趾道人。著作《推拿名家朱春霆学术经验集》（1996年）也在一定程度上反映了一指禅推拿流派的学术渊源和发展概况。

二、滚法推拿流派

（一）流派简介

20世纪40年代，丁季峰（1914—1998）在一指禅推拿的基础上，潜心研究诸家手法的特点，吸收了祖传一指禅推拿流派及其他流派各种手法的长处，结合中医经络学说及西医学有关运动系统软组织的解剖、生理及病理学知识，创造了滚法推拿手法，即用第五掌指关节背面、小鱼际和掌背作为接触面，并增加了腕关节的屈伸运动，既增加了刺激量，又富有柔和感，为与一指禅原来的滚法相区别，故取名滚法。后来又将该法与关节被动运动相结合，并辅以揉法和按、拿、捻、搓等法，形成了风格独特的滚法推拿流派。滚法以其对软组织损伤、运动系统与神经系统疾病独特的疗效，逐渐得到了患者的欢迎和推拿界的认可，成为中国最有影响的手法之一。滚法推拿亦被应用于临床各科，丰富了推拿的流派体系。

（二）学术思想

丁季峰认为，手法使用贵精不宜多，应讲究实效，目的性明确，针对性强。其滚法推拿学术流派是从一指禅推拿基础上发展而来的，因而保留了传统的一指禅推拿的特点。滚法推拿在理论方面不但有传统的中医经络学说，而且融合了现代生理、解剖、病理学知识，在辨证与辨病方面，更注重于辨病，探究发病机制，做出明确诊断，从而指导临床实践。

㨰法推拿流派的学术观点主要体现在三个方面。一是在手法的操作应用上，提出"柔为贵，刚柔相济"的观点。二是在手法的作用部位上，提出"点为主，点面结合"的观点。三是在治疗方式上，提出"动为先，动静结合"的观点。

"柔为贵，刚柔相济"：柔和是维持手法良性刺激的基本前提。㨰法推拿均强调以柔和为贵。手法要求持久、有力、均匀、柔和、深透，把柔和作为手法的最高要求，追求"法之所施，令患者不知其苦"。实际操作时，还需要刚中寓柔、柔中寓刚、刚柔相济。

"点为主，点面结合"：点是穴位点和压痛点（经外奇穴），面是经筋和皮部，点面结合就是经脉和经筋的结合。按法是点状刺激的标志性手法；㨰法推拿流派的代表性手法㨰法是面状刺激的标志性手法，是在保持点状良性刺激的特性基础上发展起来的，保持了一指禅推法的柔和性和持续性，又扩大了刺激面。

"动为先，动静结合"：㨰法推拿流派运动的范围包括肢体运动、呼吸运动和精神运动，也可以分被动运动和主动运动。一方面通过医师的运动促进患者的运动，另一方面需要患者的主动运动，结合功法训练健身强体，促进疾病尽快愈合。

（三）临床应用

㨰法推拿适应证广泛，适用于神经系统、运动系统的某些疾病和损伤，如各种慢性关节炎、腰背及四肢部软组织扭挫伤、颈椎病、腰椎间盘突出症、肩关节周围炎、腱鞘炎、头痛、半身不遂、小儿麻痹后遗症、周围神经损伤性疾病、面神经麻痹、躯干及四肢关节各部的各种慢性疼痛和功能障碍、小儿斜颈、先天性马蹄足、脊柱侧弯等各种早期畸形等。其中法适用于颈项、肩、四肢及腰背等部位软组织损伤和疾病的治疗；揉法是胸腹部及头面部软组织损伤和疾病治疗的主要手法；而按法、捻法、拿法和搓法则是根据病理及患病部位不同来配合的辅助手法。治疗运动包括被动运动和自主运动两种。㨰法推拿流派中的㨰法具有刺激面积大、刺激力量强的特点，因而手法渗透力强，加强了经络的感应，促进了气血的运行，有利于解除肌痉挛，消除软组织粘连，改善肢体之功能，加之配合治疗运动，所以对神经系统、运动系统中如关节僵硬、强直、肌肤麻木、萎缩等病症及气滞血瘀所致的疼痛效果尤为见长。

（四）代表著作

㨰法推拿流派的代表性著作包括丁季峰的《中国医学百科全书·推拿学》，曹仁发的《中医推拿学》，金义成的《小儿推拿学》和《海派小儿推拿》，严隽陶的《推拿学》，以及沈国权的《推拿手法图谱》等。

三、内功推拿流派

（一）流派简介

内功推拿是以自我锻炼配合整体推拿治疗来防治疾病的一种推拿疗法，是在锻炼"少林内功"以强身健体和武术锻炼之后进行恢复活动的基础上，再加上对内外伤的治疗经验，经过历代辗转相传，逐渐形成和发展起来的。内功推拿流派的师承脉络可追溯到清末山东济宁的李嘉树。李氏擅长武艺，且精于手法疗伤。李嘉树传同乡马万起（1884—1941），20世纪20年代，马万起以内功推拿行医于上海，以后马万龙、邓德峰、李锡九等进一步发扬光大了内功推拿，之后逐渐发展而形成内功推拿流派，该流派以内功锻炼与推拿治疗相结合为主要特色，以作用面大和温通疏导经络作用较强的擦法为主要代表手法。

（二）学术思想

内功推拿流派的特点是强调整体观念，扶正强身，并要求患者练习"少林内功"的有关功式，结合整体推拿治疗，达到扶正祛邪的功效。

营卫气血学说是内功推拿流派的理论基础，临床上通过"四诊""八纲"以辨明疾病，审因求证，运用刚柔相济之功，将循经络、揉穴道等手法施治于患者，达到祛邪治病之目的。

内功推拿有以下几点学术特色。

1. 先练后推，功法锻炼和手法治疗有机结合　内功推拿在治疗内科虚损性疾病时，有先练后推的要求，即先指导患者练习少林内功，待患者脏腑和气血功能增强后再增加手法治疗。

2. 扶正祛邪，强调整体观念　内功推拿治病的原则强调扶正祛邪和整体观念。少林内功的锻炼是为了扶助正气，正强则邪自去，其他手法操作的应用同样贯彻了扶正祛邪的思想。如平推法中的平推督脉、平推膀胱经，以及平推肾俞、命门、左侧脾胃区都是建立在补后天之本和先天之本即脾肾二脏的基础之上的。

3. 擅长热敷，以综合疗法取胜　内功推拿在临床上的另一特色是热敷法的应用。热敷在内功推拿中又称为上水。热敷法主要用于治疗关节风湿痹痛，治疗时间多选择夏季。由于热敷把具有祛风散寒、温通经络、理气活血止痛的中草药外治结合在一起，其疗效明显优于清水热敷。

4. 以力带气，练气不见气　少林内功是一种非常特殊的功法，它不强调呼吸吐纳，而是讲究练气不见气，以力带气，气贯四肢。锻炼时，要求两下肢用足劲，以五趾抓地，足跟踏实，脚尖内收，两股夹紧，下肢挺直；躯干挺拔，收腹含颌；上肢在做各式功法练习时，凝劲于肩、臂、肘、腕、指，气达于四末腰背。这样，气血就会应力而行，注于经脉，荣贯四肢九窍、五脏六腑，使阴阳平衡，气血充沛。

从运动生理学观点来看，少林内功的这种锻炼方法是以关节拮抗肌同时做强制性静力收缩的运动方式，属于肌肉等长收缩运动，是一种最有效地提高肌肉力量和耐力、增长肌肉有效生理截面积，以及增加肌纤维收缩蛋白合成的锻炼法。

（三）临床应用

内功推拿临床治疗强调整体观念，扶正祛邪，并要求患者以自我锻炼少林内功为主，手法治疗为辅，并有一套从头面到腰骶，涉及十二经和奇经八脉的全身推拿常规操作方法，具有疏通经络、调和气血、调整脏腑之功效。临床应用时根据不同疾病适当改变，治疗范围不仅包括骨伤科疾病，还广泛应用于内科的虚劳杂病，以及妇科经、带诸症。手法轻重，因人而异。体弱者，手法宜轻柔，体壮者，手法可略重。具有平肝健脾、和胃安神、温补胃阳的作用，以达到扶正祛邪、解除疾痛的目的，适用于劳倦内伤、胸胁屏伤、头痛失眠、高血压、神经衰弱，以及部分呼吸道、消化道的疾病。

（四）代表著作

内功推拿的传人主要有马万龙、邓德峰、李锡九、俞大方、肖文贵等。其代表性著作主要有全国高等医药院校教材《推拿学》《中医推拿学》等。

第二节　成人推拿手法

"手法"是指用手或肢体的其他部分，按照各种特定的技巧和规范化的动作，以力的形式作用于体表的特定部位或穴位，以达到防病治病、强身健体和延年益寿目的的一种治疗方法，属中医外治疗法范畴。"手法"是推拿防治疾病的主要手段，是一种治疗方法的特定称谓，这种特定的技巧动作根据需要可以用手操作，也可以用肢体的其他部分操作，如用脚操作的"踩跷法"，也属"手法"之一。"手法"以"力"的形式表现，但不是蛮力和暴力，而是柔和之力、巧力，这种动作技巧有别于日常生活中的按、拿、捏等动作，它是一种具有医疗保健作用的治疗手段，故称为"法"。

由于历史的原因，手法的种类繁多，为习练和研究的需要，历代医家将手法进行了较为合理的分类。如根据手法的动作形态，即动作结构的运动学及动力学特征进行分类，可分为摆动类、摩擦类、挤压类、叩击类、振动类和运动关节类六大类手法；若按手法的主要作用进行分类，可分为松解类、温通类和整复类；若按手法作用力的方向进行分类，可分为垂直用力类、平面用力类、对称合力类、对抗用力类和复合用力类；若按作用对象进行分类，可分为成人推拿手法和小儿推拿手法。一般来说，凡具有松解和温通作用的手法，要求做到"持久、有力、均匀、柔和、深透"的基本技术要求；凡具有整复作用的手法，要求做到"稳、准、巧、快"的技术要求。

"持久"指手法能够持续操作一定的时间而不间断，保持动作和力量的连贯性，以保证手法对人体的刺激量积累到一定的程度，足以达到相应的防治作用。"有力"指手法必须具备一定的力度和功力，达到一定的层次。这种力量不是蛮力、暴力，而是根据治疗对象、病证虚实、施治部位的不同而辨证运用的巧力。"均匀"指手法的力量、速度及操作幅度要保持均匀一致，用力不能时轻时重，速度不可时快时慢，幅度不能时大时小。需要改变力量、速度、幅度时要逐渐、均匀地改变。"柔和"指手法动作要轻柔和缓，稳柔而富有节律感，用力要"轻而不浮、重而不滞"，刚中有柔、柔中带刚、刚柔相济，不可生硬粗暴或使用蛮力，正如《医宗金鉴》所言"法之所施，使患者不知其苦，方称为法也"。"深透"指手法的刺激可透入皮内，深达皮下深层及脏腑组织，适达病所。以上几个方面关系密切，相辅相成，持续运用的手法可以逐渐降低患者肌肉的张力，使手法力量能够逐渐深透到深层组织。均匀协调的动作，能使手法更趋柔和。而力量与技巧相结合，则使手法既有力，又柔和，达到"刚柔相济"的境界。可以说，手法具备了持久、有力、均匀、柔和这四项基本要求，才能具备一定的渗透力。柔和是基础，深透为目的。

"稳"指操作要平稳，关节的固定要稳；"准"指诊断要明确，定位要准确；"巧"指用力要轻巧，既要使错缝的关节得到整复，又不能损伤关节及其周围的组织，要用巧力，以柔克刚，以巧制胜，以达到"四两拨千斤"的效果；"快"指整复动作要快，用力要疾发疾收，要用所谓的"短劲""寸劲"。

手法质量的优劣是判定推拿防治疾病疗效的关键因素之一，"一分功夫，一分疗效"，故手法的学习不仅要掌握动作要领，深刻领会技术要求，还要刻苦练习，才能达到运用自如、心手合一的境界。正如《医宗金鉴·正骨心法要旨》所言："一旦临证，机触于外，巧生于内，手随心转，法从手出。"

一、一指禅推法

以拇指着力，通过前臂的主动摆动，带动腕部的往返摆动，使所产生的力通过拇指持续地作用于治疗部位，称为一指禅推法。

（一）操作

拇指自然伸直，余指的掌指关节和指间关节自然屈曲，以拇指端或罗纹面或偏峰着力于治疗部位上，沉肩、垂肘、悬腕、掌虚、指实，前臂摆动，带动腕关节有节律地内、外摆动，使所产生的功力通过拇指，持续地作用于治疗部位上。手法频率 120～160 次／分。

1. 一指禅指端推法　以拇指指端着力，前臂摆动，带动腕关节及拇指掌指、指间关节做如上所述的联合动作（图 9-7-1）。

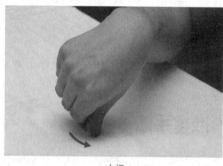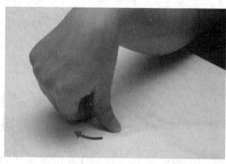

内摆　　　　　　　　　　　　　外摆

图 9-7-1　一指禅指端推法

2. 一指禅罗纹面推法　以拇指罗纹面着力于治疗部位，做如上所述的联合动作。本法以拇指罗纹面着力于治疗部位，其余四指附着于肢体的另一侧，通过腕关节的摆动和拇指罗纹面的左右推揉，使产生的力持续作用在治疗部位上（图 9-7-2）。

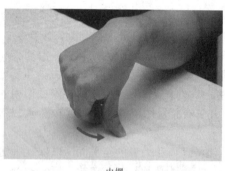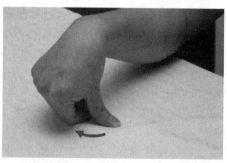

内摆　　　　　　　　　　　　　外摆

图 9-7-2　一指禅罗纹面推法

3. 一指禅偏锋推法　以拇指偏锋部着力于治疗部位，做如上所述的联合动作。操作时拇指伸直并内收，腕关节微屈或自然伸直，腕部摆动幅度较小，紧摆慢移（图 9-7-3）。

4. 跪推法　以拇指指间关节的背侧着力于治疗部位，通过腕关节的摆动，使产生的力持续作用在治疗部位上（图 9-7-4）。

（二）动作要领

1. 沉肩　肩关节放松，肩部自然下沉，不要耸肩用力，不要外展。

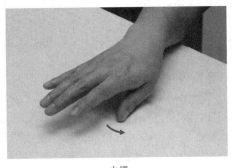

内摆   外摆

图 9-7-3   一指禅偏锋推法

2. 垂肘   肘部自然下垂。肘关节不要向外支起，低于腕关节，亦不宜过度夹紧内收。

3. 悬腕   腕关节自然屈曲，使拇指垂直于治疗部位。

4. 掌虚   手握成空拳，四指及掌部均应放松（如握鸡蛋）。

5. 指实   着力部位要吸定在治疗部位上。

6. 紧推慢移   紧推是指腕部的摆动频率较快，120～160次/分；慢移是指拇指在治疗部位上移动的速度要慢，指下不可出现滑动或摩擦。

7. 蓄力于掌，发力于指   本法产生的力应从掌而发，通过手指作用于受术者的体表。

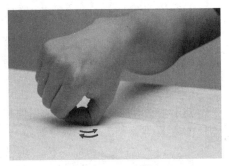

图 9-7-4   跪推法

（三）作用及应用

一指禅推法具有健脾和胃、宽胸理气、镇静安神、舒筋通络等作用。可治疗胃脘痛、冠心病、头痛、面瘫、颈椎病、关节炎等病证。

本法适用于全身各部穴位。一指禅指端推法接触面最小，易于施力，刺激相对较强。一指禅罗纹面推法接触面相对较大，刺激亦相对较平和，以上两者多用于躯干部及四肢部及经络腧穴。一指禅偏锋推法接触面小而窄，轻快柔和，多用于颜面部。跪推法接触面亦小，刺激却刚劲有力，多用于腹部。

（四）注意事项

1. 指间关节的屈伸和腕关节的摆动要协调一致。

2. 拇指在治疗部位上要相对固定。

二、㨰法

以手背部小指侧着力，通过前臂的旋转和腕关节的屈伸运动，使着力部在治疗部位上持续不断地来回滚动，称为㨰法。

（一）操作

沉肩、垂肘，以小指掌指关节背侧为吸定点，手背部第4至第5掌骨基底部背侧着力于治疗部位，肘关节微屈并放松，腕关节放松，通过前臂主动推旋，带动腕关节屈伸的复合运动，使产生的力持续作用在治疗部位上（图9-7-5）。手法频率每分钟120～160次。

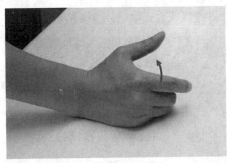

内摆   外摆

图 9-7-5   㨰法

（二）动作要领

1. 肩关节宜放松下垂，屈肘成140°，上臂中段距胸壁约一拳远，松腕，示、中、无名和小指的掌指关节屈曲幅度逐渐增加，其中无名指与小指应达到90°。

2. 操作过程中，腕关节屈伸幅度应达到120°，即前滚至极限时屈腕约80°，回滚至极限时伸腕约40°，使手背部1/2面积（尺侧）依次接触治疗部位。

3. 㨰法对体表应产生轻重交替的滚动刺激，前滚和回滚时着力轻重之比为3∶1，即"滚三回一"。

4. 操作时不宜拖动、碾动、跳动和摆动。拖动是由于吸定点不牢而形成拖擦；碾动是由吸定点位置错误，将滚动的中心点移到了小鱼际处，且手法操作频率过慢而形成碾压；跳动是由于前滚时推旋力过大，回滚时回旋力过小而形成跳弹；摆动则是腕关节屈伸幅度过小所致。

5. 㨰法在移动操作时，移动的速度不宜过快。即在滚动的频率不变的情况下，于所施部位上缓慢移动。

（三）作用及应用

㨰法具有缓解肌肉痉挛、消除疲劳等作用。多用于治疗腰肌劳损、腰椎间盘突出症、颈椎病、肩周炎、半身不遂等病证。主要适用于颈、肩、腰、背及四肢肌肉丰厚处。

（四）注意事项

使用本法时应注意腕关节的屈伸和前臂的旋转要协调一致。同时也应注意在施用本法时着力部位要吸定于治疗部位上。

附：滚法

滚法是用第2、3、4、5手指的近端1、2指节及第1指间关节背侧突起部着力于治疗部位，前臂带动腕关节屈伸，使产生的力持续作用在治疗部位上（图9-7-6）。

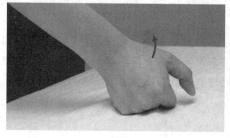
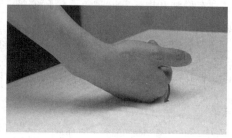

内摆　　　　　　　　　　　　　　　　外摆

图9-7-6　滚法

三、擦法

用指、掌贴附于体表施术部位，做较快速的往返直线运动，使之摩擦生热，称为擦法。擦法包括掌擦法、大鱼际擦法和小鱼际擦法。

（一）操作

以手掌的全掌、大鱼际、尺侧小鱼际着力于治疗部位，腕关节伸直，使前臂与手掌相平。以肘或肩关节为支点，前臂或上臂做主动运动，使手的着力部分在体表做适度均匀的直线往返快速擦动。

1. **掌擦法**　用掌着力于施治部位，做上述往返直线快速擦动（图9-7-7）。

2. **大鱼际擦法**　用大鱼际着力于施治部位，做上述往返直线快速擦动（图9-7-8）。

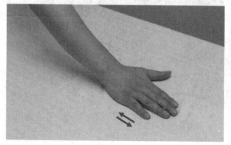
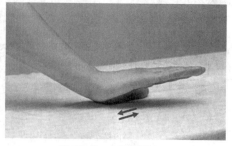

图9-7-7　掌擦法　　　　　　　　　图9-7-8　大鱼际擦法

3. 小鱼际擦法　用手的小鱼际侧着力于施治部位，做上述往返直线快速擦动（图9-7-9）。

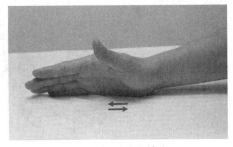

图9-7-9　小鱼际擦法

（二）动作要领

1. 着力部分要紧贴体表，压力适中。

2. 沿直线往返操作，不可歪斜。

3. 往返的距离应尽量拉长，动作要连续不断。

4. 速度要均匀且快，不可擦破皮肤。

（三）作用及应用

擦法具有温经散寒的作用，治疗寒性疾病。作用于胸腹部能宽胸理气，止咳平喘，健脾和胃，治疗咳嗽、胸闷气喘、胃脘痛等病证。作用于背腰部能温肾壮阳，行气活血，治疗小腹冷痛、不孕不育、阳痿早泄等病证。作用于肢体能舒筋通络，消肿止痛，治疗外伤肿痛等病证。掌擦法接触面积大，产热低且慢，主要适用于腰骶、四肢部；大鱼际擦法接触面积小，产热较快，主要用于上肢及颈肩部；小鱼际擦法接触面积小，产热高且快，主要用于腰骶、肩背及四肢部。临床中根据治疗部位的不同要求，可分别选择全掌擦法、大鱼际擦法和小鱼际擦法。

（四）注意事项

1. 治疗部位应充分暴露，涂适量润滑剂，如冬青膏、按摩乳等，以保护皮肤。

2. 压力适中，如压力过大，则手法重滞，且易擦破皮肤。压力过小则不宜生热。

3. 透热为度。因每一种擦法的着力面积不同，所以擦法产热的快慢强弱也不一样，但均以热达深层组织为度。

4. 本法多用在最后。擦法操作完毕，不可再于所擦之处使用其他手法，以免擦伤皮肤。

5. 术者要注意呼吸自然，不要憋气。

6. 要注意保持室内温暖，防止受术者着凉。

四、推法

以指、掌、肘着力于治疗部位上，做单方向直线推动，称推法。推法分为指推法、掌推法和肘推法三种。

（一）操作

1. 指推法　指推法包括拇指端推法、拇指平推法和三指推法。

（1）拇指端推法　以拇指端着力于治疗部位，余四指置于对侧或相应的位置以固定，腕关节略屈。拇指做短距离、单方向直线推动（图9-7-10①）。

（2）拇指平推法　以拇指罗纹面着力于治疗部位，余四指置于其前外方以助力，腕关节略屈。拇指向其示指方向做短距离、单方向直线推动（图9-7-10②）。

（3）三指推法　示、中、无名指自然并拢，以指端部着力于治疗部位，腕关节略屈。前臂施力，通过腕关节及掌部使示、中及无名三指做单方向直线推动（图9-7-10③）。

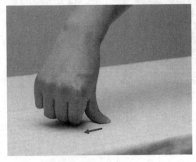

①拇指端推法

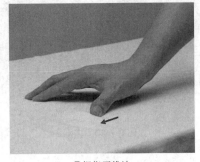

②拇指平推法

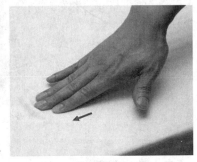

③三指推法

图9-7-10　指推法

2. 掌推法　以掌着力于治疗部位，腕关节略背伸，使掌部做单方向直线推动（图9-7-11）。

3. 肘推法　屈肘，以肘部着力于治疗部位，以肩关节为支点，上臂施力，做缓慢的单方向直线推动（图9-7-12）。

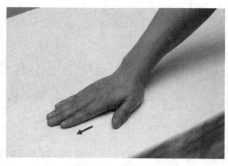

图 9-7-11 掌推法

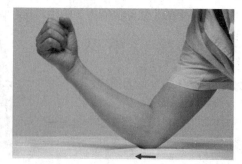

图 9-7-12 肘推法

（二）动作要领

1. 着力部要紧贴体表，压力平稳适中，做到轻而不浮，重而不滞。

2. 要单方向直线推进，速度宜缓慢均匀。

3. 应按经络走行、气血运行以及肌纤维方向推动。

4. 非两手同时在身体两侧做推法时，应单手推。

（三）作用及应用

推法有通经活血、化瘀消肿、祛风散寒、通便消积的作用。治疗腰腿痛、风湿痹痛、感觉迟钝、头痛失眠、腹胀便秘等病证。

指推法接触面小，推动距离短，适用于面部、项部、手部和足部；掌推法接触面大，推动距离长，多用于背腰部、胸腹部及四肢部。肘推法多用于背部脊柱两侧及下肢后侧。

（四）注意事项

1. 在做推法时压力应适中，方向要正确。

2. 为防止推破皮肤，可使用凡士林、冬青膏、滑石粉等润滑剂。

3. 拇指端推法与拇指平推法推动的距离宜短，其他推法则推动的距离宜长。

五、拿法

以拇指和其余手指相对用力，提捏或揉捏肌肤，称为拿法，即"捏而提之谓之拿"。可单手操作，亦可双手同时操作。拿法可柔可刚，但临床所用以"刚"为多；刺激量较大时，每次每个部位所拿时间不宜过长。

（一）操作

以拇指指腹与其余四指指腹对合呈钳形，施以夹力，逐渐将捏住的肌肤收紧、提起放松，有节律地捏拿治疗部位。以拇指和示、中两指对合用力为三指拿法，拇指和其余四指对合用力为五指拿法（图 9-7-13）。

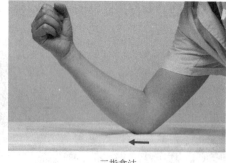

三指拿法   五指拿法

图 9-7-13 拿法

（二）动作要领

1. 手掌空虚，指腹贴紧治疗部位，拇指间关节与其他四指指间关节相对用力。

2. 动作要有连贯性。

3. 用力由轻到重，不可突然用力。

（三）作用及应用

拿法有舒筋活血、缓解肌肉痉挛、通调气血、发汗解表、开窍醒脑等作用。用于治疗颈椎病、肩周炎、恶寒头痛等病证。适用于颈、肩及四肢部，也是保健时常用手法。

（四）注意事项

操作时应注意以指面着力，忌以指端着力，否则易造成掐或抠的感觉，从而影响放松效果。

附：拿揉法

拿揉法为拿法与揉法的复合运用。操作时在拿法动作的基础上，使拇指与其他手指在做捏、提时增加适度的旋转揉动，所产生的拿揉之力连绵不断地作用于治疗部位上。拿揉法在拿中含有一定的旋转揉动，以拿为主，以揉为辅。操作时要自然流畅，不可呆滞僵硬（图9-7-14）。

拿揉法较拿法的力量更趋缓和，舒适自然，用于颈椎病、肩周炎、四肢酸痛等病证。主要适用于四肢部及颈项部。

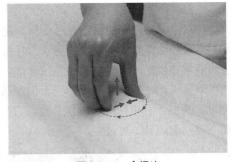

图 9-7-14 拿揉法

六、按法

以指或掌着力于体表，逐渐用力下压，称为按法。按法刺激强而舒适，常与揉法结合运用，组成"按揉"复合手法。分为指按法和掌按法两种。

（一）操作

1. **指按法**　以拇指端或罗纹面着力，余四指张开置于相应位置以支撑助力，拇指垂直向下按压（图9-7-15），可双拇指重叠按压。

2. **掌按法**　以单手或双手掌面置于治疗部位，以肩关节为支点，利用身体上半部的重量，通过上臂、前臂传至手掌部，垂直向下按压（图9-7-16）。

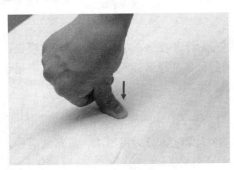

图 9-7-15 指按法

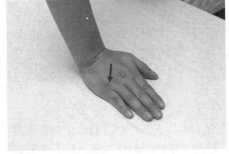

图 9-7-16 掌按法

（二）动作要领

1. 用力由轻渐重，稳而持续，使刺激充分达到深层组织。用力由轻到重，按而留之，再由重到轻。
2. 在治疗部位上垂直下压，操作应缓慢且有节律性。
3. 着力部位要紧贴体表，不可移动。
4. 不可突施暴力。

（三）作用及应用

按法具有放松肌肉、开通闭塞、活血止痛等作用。治疗腰痛、颈椎病、肩周炎、肢体酸痛麻木、偏瘫、头痛、胃脘痛等病证。

指按法适用于全身各部，尤以经络、穴位常用；掌按法适用于背腰部、下肢后侧及胸部等面积较大而又较为平坦的部位。

（四）注意事项

1. 不论指按法，还是掌按法，其用力原则是由轻而重，再由重而轻，手法操作忌突发突止，暴起暴落。
2. 诊断必须明确，要掌握受术者骨质情况，避免造成骨折。

3. 指按法接触面积较小，刺激较强，常在按后施以揉法，有"按一揉三"之说，即重按一下，轻揉三下，形成有规律的按后即揉的连续手法操作。

4. 掌按法应以肩关节为支点。当肩关节形成支点后，身体上半部的重量很容易通过上肢传到手掌部，使操作者不易疲劳，用力沉稳着实。如将肘关节作为支点，则须上肢用力，既容易使操作者疲乏，力度又难以控制。

5. 作用于背部时，不可在吸气过程中按压，以免造成损伤，同时应使受术者俯卧于平坦、柔软的床上，受术者的胸前不要有硬物（如扣子），以免损伤。

附：按揉法

按揉法是按法与揉法的复合动作。包括指按揉法和掌按揉法两种。

指按揉法是用手指罗纹面置于治疗部位，前臂和手指施力，进行节律性按压揉动。掌按揉法分为单掌按揉法和双掌按揉法。单掌按揉法是以掌部着力于治疗部位，手指自然伸直，前臂与上臂用力，进行节律性按压揉动。双掌按揉法则双掌重叠，置于治疗部位，以掌中部或掌根部着力，进行节律性按压揉动图 9-7-17。要将按法与揉法进行有机结合，按揉并重，做到按中含揉，揉中寓按，刚柔相济，绵绵不绝。注意按揉法的节奏性，既不要过快，又不可过慢。

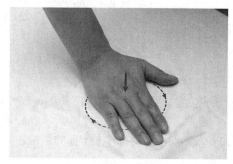 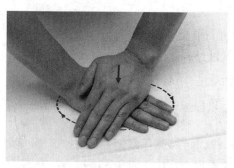

单掌按揉法　　　　　　　　　　　　双掌按揉法

图 9-7-17　掌按揉法

本法具有松肌解痉、行气活血、调整脏腑功能等作用。治疗颈椎病、肩周炎、腰背筋膜炎、腰椎间盘突出症、高血压、糖尿病、痛经等多种病证。指按揉法适用于全身各部经络腧穴。单掌按揉法适用于背部、下肢后侧和肩部；双掌按揉法适用于背、腰、臀部及下肢后侧。

七、摩法

用指或掌在受术者体表做环形而有节律的轻抚摩动，称为摩法。分为指摩法、掌摩法两种。古代应用摩法还常配以药膏，以加强手法的治疗效果，称为"膏摩"。

（一）操作

1. **指摩法**　示指、中指、无名指与小指并拢，指掌自然伸直，腕关节略屈，以四指面附着在治疗部位上，做环形而有节律的抚摩（图 9-7-18）。

2. **掌摩法**　手掌自然伸直，腕关节略背伸，将手掌平置于治疗部位上，使手掌随腕关节连同前臂做环旋摩动（图 9-7-19）。

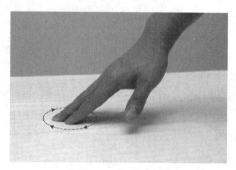 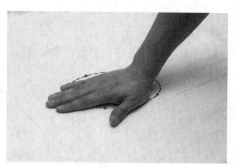

图 9-7-18　指摩法　　　　　　　　　图 9-7-19　掌摩法

（二）动作要领

1. 上肢及腕掌要放松，轻放于治疗部位。
2. 前臂带动腕及着力部位做环旋活动。
3. 动作要缓和协调。
4. 用力宜轻不宜重，速度宜缓不宜急。
5. 指摩法操作时腕关节应保持一定的紧张度，掌摩法则腕部放松。

（三）作用及应用

摩法有和中理气、消积导滞、温肾壮阳、行气活血、散瘀消肿等作用。常用于治疗脘腹疼痛、食积胀满、泄泻、便秘、遗精、阳痿、外伤肿痛等病证。也常用于保健推拿。

指摩法适用于颈项、面部、四肢等部位；掌摩法多适用于腹部。

（四）注意事项

1. 指摩法作用于颜面、眼周时常用一些供美容使用的按摩乳、磨砂膏，以保护皮肤并使得皮肤更具有活力。
2. 指摩法宜稍轻快，掌摩法宜稍重缓。

八、揉法

以手掌大鱼际或掌根、手指罗纹面等部位着力，吸定于体表治疗部位上，带动皮肤、皮下组织一起，做轻柔和缓的环旋动作，称为揉法。揉法是众多推拿流派常用手法之一，分为指揉法、掌揉法、鱼际揉法、掌根揉法、前臂揉法和肘揉法等。

（一）操作

1. **指揉法** 用手指着力于治疗部位，做轻柔和缓的环旋活动，亦可二指、三指揉（图 9-7-20）。

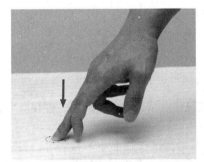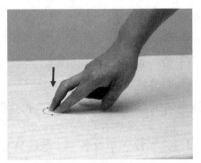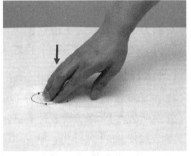

指揉法　　　　　　　　　　二指揉法　　　　　　　　　　三指揉法

图 9-7-20　指揉法

2. **掌揉法** 用掌着力于治疗部位，做轻柔和缓的环旋活动。亦可双掌重叠，着力于治疗部位用力按揉（图 9-7-21）。

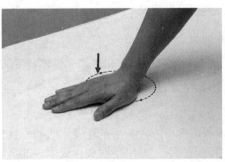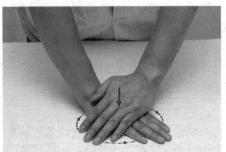

单掌揉法　　　　　　　　　　　　叠掌揉法

图 9-7-21　掌揉法

3. **鱼际揉法** 用大鱼际或小鱼际着力于治疗部位，做轻柔缓和的环旋活动（图 9-7-22）。
4. **掌根揉法** 用掌根着力于治疗部位，做轻柔和缓的环旋活动（图 9-7-23）。
5. **前臂揉法** 用前臂的尺侧着力于治疗部位，用力做环旋揉动或左右揉动（图 9-7-24）。

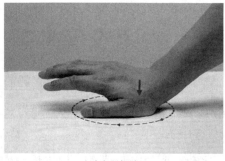

大鱼际揉法

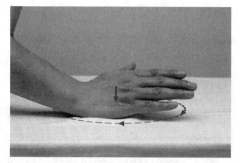

小鱼际揉法

图 9-7-22　鱼际揉法

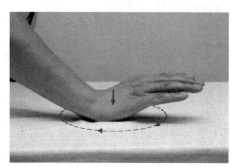

图 9-7-23　掌根揉法

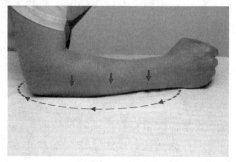

图 9-7-24　前臂揉法

6.肘揉法　用肘部着力于治疗部位，用力做环旋揉动或左右揉动。

（二）动作要领

1.应以肢体的近端带动远端做小幅度的环旋揉动，如用前臂带动腕、掌做掌揉法。

2.着力部位要吸定于治疗部位，并带动深层组织，不能在体表有摩擦运动。

3.揉动的幅度要适中，不宜过大或过小。

（三）作用及应用

揉法具有宽胸理气、消积导滞、活血祛瘀、消肿止痛等作用；治疗脘腹痛、胸闷胁痛、腹泻、便秘、背腰痛、外伤所致红肿疼痛等多种病证。

本法接触面可大可小，压力可轻可重，适用于全身各部，老幼皆宜。指揉法接触面小，力弱，适用于穴位；鱼际揉法因其腕部的旋动、摆动，而使治疗部位产生揉压动作，适用于腹部、面部及四肢等部位；前臂揉法、掌根揉法、肘揉法面积较大，多用于背、腰、臀等部位。

（四）注意事项

1.在应用本法时着力部位应吸定在治疗部位上，动作灵活协调而有节律。

2.环旋揉动的幅度应适中，如果幅度过大或过小均会影响放松效果。

九、摇法

使关节做被动的环转运动，称为摇法。分为颈项部、腰部、肩部、肘部、腕部、髋部、膝部和踝部等摇法。

（一）颈项部摇法

1.操作

（1）方法一　受术者坐位，颈部放松。术者站在受术者的侧后方，一手扶住受术者的后枕部，另一手托住受术者下颌，做缓慢的环旋摇动，并使颈项部摇动的范围逐渐加大。亦可用肘夹住受术者的下颌，另一手托住受术者的后枕部，做缓慢的环旋摇动（图 9-7-25 ①）。

（2）方法二　受术者坐位。术者站在受术者的后方，两手托住受术者的头部，两前臂的尺侧压住受术者的肩部，两肘与两手相对用力，向上拔伸，缓慢环旋摇动，并使颈项部摇动的范围逐渐加大（图 9-7-25 ②）。

2.动作要领

（1）摇动时速度宜慢不宜快，以免引起受术者头晕。

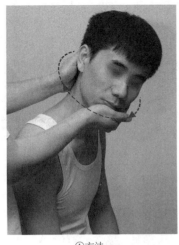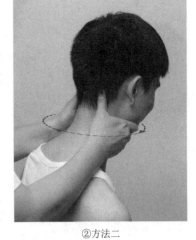

①方法一 　　　　　　　　　　②方法二

图 9-7-25　颈项部摇法

（2）摇动的幅度不宜过大，仅在受限区域内摇动即可。

（3）做"方法一"时，随着摇动范围的加大，术者应从受术者的侧方移向受术者的后方。

（4）做"方法一"时，若以下颌做参照，应使下颌向下→对侧→上→术者所站的方向摇动。

3. 作用及应用　本法可增加颈部活动范围，治疗颈椎病、落枕。

4. 注意事项

（1）眩晕的受术者应慎用。

（2）摇动的速度不宜快，摇动幅度在关节的生理活动范围内进行，应由小到大，逐渐增加。

（3）摇动时应嘱受术者睁开两眼以免头晕。

（二）腰部摇法

1. 操作

（1）方法一　受术者坐于床上。一助手双手按压受术者的大腿以固定。术者站于受术者背后，双手从腋下穿过抱住受术者，然后环旋摇动受术者的腰部，并使腰部摇动的范围逐渐加大（图 9-7-26 ①）。

（2）方法二　受术者站立，弯腰扶住床边。术者站在受术者的侧后方，一手扶住受术者的腹部，另一手扶住受术者的腰部，两手相对用力，环旋摇动受术者的腰部，并使腰部摇动的范围逐渐加大（图 9-7-26 ②）。

（3）方法三　受术者仰卧位，双腿自然伸直并拢，屈膝屈髋，术者一手前臂按受术者膝关节下方，另一手握住足踝部，双手协同用力，带动腰部做顺时针或逆时针方向的环转运动（图 9-7-26 ③）。

（4）方法四　受术者俯卧位，两下肢并拢自然伸直，施术者一手托起双下肢，另一手按压受术者腰部，双臂协调用力，带动腰部做顺时针或逆时针方向的环转运动（图 9-7-26 ④）。

2. 动作要领　腰部摇法幅度宜大，速度宜慢。

3. 作用及应用　本法可增加腰部活动范围，用于治疗腰部软组织损伤引起的腰功能受限，如急性腰肌损伤、

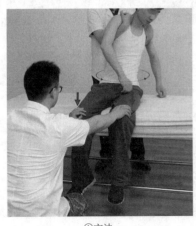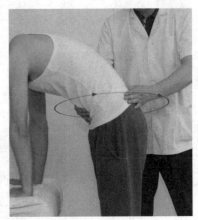

①方法一 　　　　　　　　　　②方法二

图 9-7-26

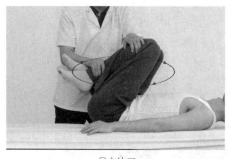
③方法三

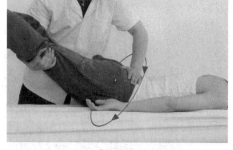
④方法四

图 9-7-26　腰部摇法

腰椎间盘突出症。

4. 注意事项

（1）摇动过程中应使受术者腰部充分活动。

（2）摇动的速度不宜快。

（3）摇动幅度在生理活动范围内进行，应由小到大，逐渐增加。

（三）肩部摇法

1. 操作（以右肩为例）

（1）方法一　受术者取坐位，肩部放松。术者面对右肩侧立，一手扶住右肩，一手托住右肘部，使受术者的前臂搭在术者的前臂上。在外展体位下，按顺时针或逆时针方向使右肩关节做适度的缓慢摇动 8～10 次（图 9-7-27 ①）。

（2）方法二　术者站在受术者的右后方，左手扶按受术者的右肩，右手握住受术者的右腕部或右肘，环旋摇动受术者的肩关节（图 9-7-27 ②）。

（3）方法三　术者站在受术者的右后方，左手扶住受术者的右肩，右手虎口经受术者的腋下握住受术者右前臂下段的桡侧，做前下→前上→后上→后下的摇动，亦可做水平方向的摇动（图 9-7-27 ③）。

（4）方法四　术者站在受术者的右后方，左手置于受术者的右肩后，右手从受术者的腋下绕过置于受术者的右肩前，受术者的右上肢搭在术者的右侧肘窝中，术者左右手与右臂协同用力摇动受术者的肩关节，并使其摇动的范围逐渐加大（图 9-7-27 ④）。

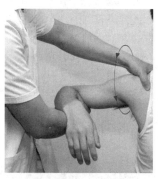
①方法一

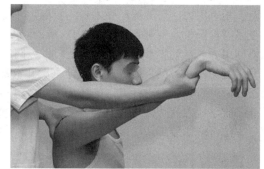
②方法二

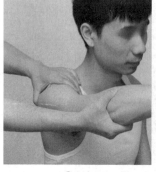
③方法三

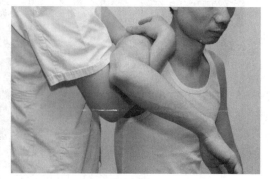
④方法四

图 9-7-27　肩部摇法

2. 动作要领

（1）术者腹部应顶住受术者背部。

（2）摇动的方向应为前下→前上→后上→后下→前下。

（3）摇动幅度应由小到大，逐渐增加。

3. 作用及应用 本法可恢复肩关节正常运动范围，治疗肩周炎及因创伤后固定导致的肩关节粘连。

4. 注意事项

（1）摇动过程中应使肩关节充分活动。

（2）摇动的范围应在受限区域内，从小到大，不超过生理活动范围。

（四）肘部摇法

1. 操作 术者一手托住受术者的肘关节，拇指按于肱骨外上髁处，另一手握住受术者的腕部，旋前或旋后摇动受术者的前臂（图 9-7-28）。

2. 动作要领 摇动的范围要逐渐加大。

3. 作用及应用 本法可恢复前臂旋转运动功能，用于治疗前臂旋转功能受限，如前臂骨折引起的前臂旋转功能受限、肱骨外上髁炎等。

4. 注意事项 重点在功能受限区域进行操作。

（五）腕部摇法

1. 操作 术者一手握住患肢前臂下段，另一手五指与受术者的五指交叉扣住，环旋摇动腕关节（图 9-7-29）。

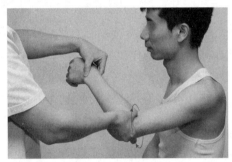
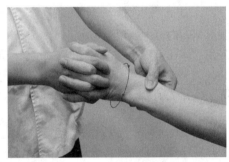

图 9-7-28　肘部摇法　　　　　　　图 9-7-29　腕部摇法

2. 动作要领 摇动的范围要逐渐加大，充分做腕关节的背伸→尺偏→屈曲→桡偏动作。

3. 作用及应用 本法可恢复腕关节运动范围，用于治疗腕部伤筋、前臂下段及腕部骨折所致腕部运动功能受限。

4. 注意事项 重点在功能受限的角度进行操作。

（六）髋部摇法

1. 操作 受术者仰卧位，两下肢伸直。术者站在患侧，一手扶患侧膝部，另一手扶踝。先使膝关节屈曲，同时使患侧髋关节外展、外旋至最大限度，再使髋、膝关节极度屈曲。然后使髋关节极度内收、内旋，最后伸直患侧下肢（图 9-7-30）。

2. 动作要领 在摇动时，术者始终不将患肢抬起，而使患肢尽量在床上，并用推的力量使患肢运动，最后运用下肢自身重量使下肢从内收、内旋位伸直并回置床上。

3. 作用及应用 本法可增加髋关节活动范围，治疗髋关节功能受限，还可治疗小儿髋关节一过性滑膜炎。

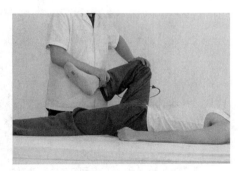

图 9-7-30　髋部摇法

4. 注意事项 治疗髋关节周围的骨折后遗症导致的髋关节功能障碍时，摇动范围应适当，避免强力牵拉摇动，以防再次骨折。

（七）膝部摇法

1. 操作 受术者仰卧位，术者站在其患侧，一手扶膝，另一手托踝，环旋摇动膝关节。或受术者俯卧位，术者站在其侧方，一手扶受术者大腿后侧，另一手扶其足跟部或小腿下段，环旋摇动受术者的膝关节，并使膝部摇动的范围逐渐加大（图9-7-31）。

2. **动作要领** 摇动的范围要逐渐加大，若以足跟做参照，摇动的方向应为向对侧→向上→术者所站的一侧→向下。

3. **作用及应用** 本法可加大膝关节屈伸、旋转幅度。用于治疗膝关节骨性关节炎等引起的膝关节屈曲受限。

4. **注意事项** 用于骨折后遗症导致的膝关节功能障碍者，摇动范围应适当，避免强力牵拉摇动，以防再次骨折。

（八）踝部摇法

1. **操作** 受术者仰卧位。术者一手托受术者的足跟部，另一手握受术者的足前部，环旋摇动踝关节，并使其摇动的范围逐渐加大（图9-7-32）。

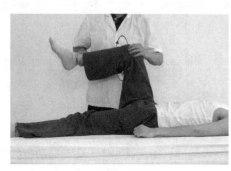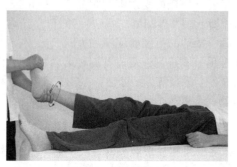

图9-7-31 膝部摇法　　　　　　　　　　图9-7-32 踝部摇法

2. **动作要领** 摇动的范围要逐渐加大。

3. **作用及应用** 本法可加大踝关节屈伸、旋转运动的幅度。用于治疗踝关节扭挫伤等引起的踝关节运动功能障碍。

4. **注意事项** 对于骨折后遗症导致的踝关节功能障碍，摇动范围应适当，避免强力牵拉摇动，以防再次骨折。

十、搓法

以双手夹持肢体或以单手、双手着力于治疗部位，做快速的交替运动或往返运动，称为搓法。包括夹搓法和推搓法两种。

（一）操作

1. **夹搓法** 以双手掌面夹住治疗部位，嘱受术者肢体放松，前臂与上臂部施力，带动双手做相反方向的快速搓动，同时沿治疗部位缓慢地上下往返移动（图9-7-33）。

2. **推搓法** 以单手或双手掌面着力于治疗部位，前臂施力，做较快速的推去拉回的搓动（图9-7-34）。

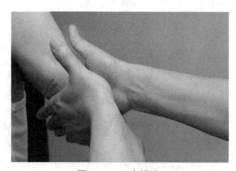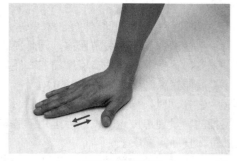

图9-7-33 夹搓法　　　　　　　　　　图9-7-34 推搓法

（二）动作要领

1. 双手用力要对称。

2. 搓动要快，移动要慢，紧搓慢移。

（三）作用及应用

搓法具有舒筋通络、调和气血、疏肝理气的作用。治疗肢体酸痛、筋脉不利及胸胁胀痛满闷等病证。

夹搓法适用于上肢、下肢及胸胁两侧等部位，推搓法适用于背腰部及下肢后侧。

（四）注意事项

施力不可过重。夹搓时如夹得太紧、推搓时下压力过大，会造成手法呆滞。

十一、抹法

用拇指罗纹面或掌面在治疗部位做上下或左右直线或曲线的移动，称为抹法。分为指抹法与掌抹法两种。

（一）操作

1. 指抹法　以单手或双手拇指罗纹面着力于治疗部位上，余指置于相应的位置以固定助力。以拇指的近端带动远端做上下或左右直线或曲线的移动。可根据治疗部位的不同而灵活运用（图9-7-35）。

指抹法亦可以示指、中指与无名指罗纹面置于受术者额颞部操作。受术者仰卧位，术者坐于其头端方凳上。以两手示指、中指和无名指罗纹面分置于前额部正中线两侧，自前额部向两侧分抹，经太阳穴至耳上角，如此反复操作。

2. 掌抹法　以单手或双手掌面置于治疗部位上，腕关节放松，前臂与上臂部协调用力，做上下或左右直线或曲线移动（图9-7-36）。

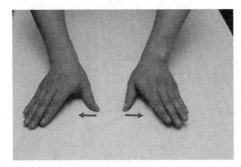

图9-7-35　指抹法

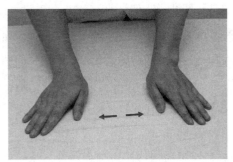

图9-7-36　掌抹法

（二）动作要领

1. 指掌面要紧贴治疗部位，不宜带动深部组织。
2. 用力要均匀适中，动作要和缓灵活。
3. 指抹法用拇指近端带动远端进行操作。
4. 两手的速度要对称，宜缓不宜急。

（三）作用及应用

抹法有镇静安神、提神醒脑的作用，作用于颜面又有保健、美容的作用。治疗头痛、失眠、眩晕、眼周疾病。多在手法开始时应用。

指抹法活动范围小，多用于面部、项部；掌抹法操作的范围较大，一般多用于背腰部。

（四）注意事项

本法应用时不要用力按压局部。注意抹法同推法的区别，推法是单向、直线。而抹法则是或上或下，或左或右，或直线往来，或曲线运转，可根据不同的部位灵活变化运用。

十二、捏法

用拇指和其他手指在治疗部位做相对性挤压，称为捏法。捏法可单手操作，亦可双手同时操作。分为二指捏法、三指捏法、五指捏法。

（一）操作

用拇指和示指、中指指面或拇指与其余四指指面夹住治疗部位，进行相对用力挤压，随即放松，如此有节律地不断挤压、放松，并循序移动（图9-7-37）。

（二）动作要领

1. 拇指与其余手指以指面着力，用力对称。

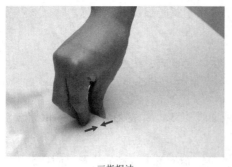

三指捏法   五指捏法

图 9-7-37   捏法

2. 动作要连贯而有节奏性，用力要均匀而柔和。

3. 捏拿肌肤松紧要适宜。

（三）作用及应用

捏法具有疏通经络、行气活血、缓解肌肉痉挛等作用。治疗头痛、中风偏瘫、颈椎病、四肢酸痛等病证。适用于颈部、肩部、四肢、背部等。

（四）注意事项

操作时不可用指端着力，避免使受术者产生抠的感觉。

附：捏脊

用拇指或示指桡侧缘顶住皮肤，拇指或示、中指前按，三指同时用力提拿皮肤，双手交替捻动向前。

（一）操作

1. **三指捏脊法**   用拇指桡侧缘顶住皮肤，示、中指前按，三指同时用力提拿皮肤，双手交替捻动向前（图 9-7-38）。

2. **二指捏脊法**   用示指桡侧顶住皮肤，拇指前按，两指同时用力提拿皮肤，双手交替捻动向前（图 9-7-39）。

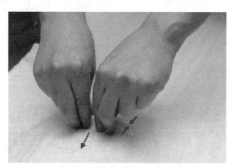

图 9-7-38   三指捏脊法

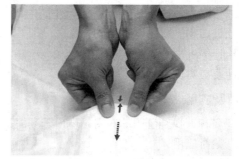

图 9-7-39   二指捏脊法

（二）动作要领

操作时间的长短和手法强度的轻重及挤捏面积的大小要适中，用力要均匀。既要有节律性，又要有连贯性。操作时，可捏三下提拿一下，称之为"捏三提一法"。

（三）作用及应用

本法具有调和阴阳、健脾和胃、疏通经络、行气活血的功效。可治疗消化不良、食欲不振、亚健康-慢性疲劳综合征、营养不良、小儿疳积等。用于脊背部之督脉、膀胱经。

（四）注意事项

捏脊时要用指面或桡侧着力，不能以指端着力挤捏，更不能将肌肤拧转，或用指甲掐压肌肤，否则容易产生疼痛。

捏拿肌肤多少要适度，捏拿过多，则动作呆滞不易向前推进，过少则易滑脱。用力过重也易导致疼痛，过轻又不易得气。

十三、捻法

用拇指、示指夹住治疗部位，进行往返有节律搓揉的手法，称为捻法。本法动作幅度小，主要是靠拇指、示指的力量对指、趾和耳部进行捻动搓揉。

（一）操作

用拇指罗纹面与示指桡侧缘或罗纹面相对夹住治疗部位，拇指、示指做对称性快速搓揉的动作，如捻线状（图9-7-40）。

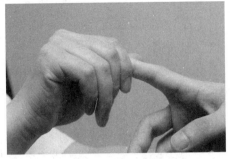

图9-7-40　捻法

（二）动作要领

1. 捻动要快，移动要慢。

2. 动作要有连贯性，不能呆滞、僵硬。

（三）作用及应用

捻法有疏通皮部、理筋通络的作用。治疗指间关节扭挫伤、类风湿关节炎、腱鞘炎等病证。适用于指、趾和耳部。

（四）注意事项

施用捻法时，应注意捻动要快，移动要慢。

十四、点法

术者以指端或关节突起部点按治疗部位，称之为点法。主要包括指端点法、屈指点法、肘点法。亦可借助器械进行操作，如用点穴棒。点法具有着力点小、刺激强、操作省力的特点。本法具有类似针刺效应，故也称为"指针"。

（一）操作

1. **拇指端点法**　以拇指端着力于治疗部位，进行持续点按（图9-7-41）。

2. **屈拇指点法**　拇指屈曲，以拇指间关节桡侧或背侧着力于治疗部位，拇指端可抵于示指中节桡侧缘以助力，进行持续点按（图9-7-42）。

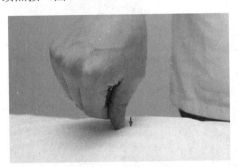

图9-7-41　拇指端点法

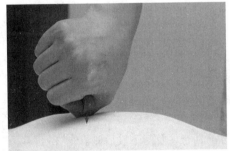

图9-7-42　屈拇指点法

3. **屈示指点法**　示指屈曲，其他手指相握，以示指近侧指间关节突起部着力于治疗部位进行持续点按（图9-7-43）。

4. **肘点法**　屈肘，以肘部着力于治疗部位，进行持续点按（图9-7-44）。

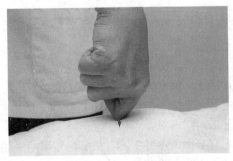

图9-7-43　屈示指点法

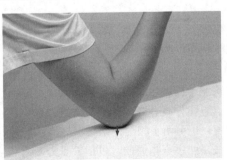

图9-7-44　肘点法

5. 点穴棒点法　以点穴棒着力于治疗部位，进行持续点按。点穴棒材料有木质、牛角、金属等，其着力端比较圆钝，点按时没有刺痛。

（二）动作要领

1. 取穴要准，着力部位吸定，要由轻而重，平稳持续地施力，使刺激力量充分传到机体组织深部。

2. 无论何种点法，手指都应用力保持一定姿势，避免在点的过程中出现手指过伸或过屈，造成损伤。

（三）作用及应用

点法有通经活络、调理气机的作用。多用于止痛、急救、调理脏腑功能。

拇指端点法与屈指点法适用于面部、四肢、胸腹部、背部。肘点法力量沉稳厚重，易于施力，主要适用于腰、臀部及下肢后侧。点穴棒应用方便，定位准确，适用于全身各部。

（四）注意事项

1. 施力时不可突施暴力，应逐渐用力点按。

2. 要注意保护自己手指，也应注意保护受术者皮肤。

3. 对儿童、年老体弱、久病虚衰的受术者用点法时用力宜轻。

4. 点法后宜用揉法放松局部，以避免气血积聚或点法所施部位的局部软组织损伤。

十五、拍法

用虚掌拍打体表，称为拍法。拍法可单手操作，亦可双手同时操作。

（一）操作

五指自然并拢，掌指关节微屈，使掌心空虚，腕关节放松，以前臂带动腕关节自由屈伸，指先落，腕后落；腕先抬，指后抬，用虚掌拍打体表。用双掌拍打时，宜交替操作（图9-7-45）。

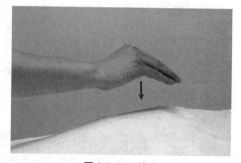

图 9-7-45　拍法

（二）动作要领

1. 应虚掌拍打受术者体表，腕关节要自由摆动，且肘关节也要自由屈伸。

2. 动作要平稳，使整个掌、指周边同时接触体表，声音清脆而无疼痛。

3. 拍击力量不可偏移，否则易拍击皮肤而疼痛。

（三）作用及应用

拍法具有疏通经络、宣通气血、振奋阳气的作用。用于颈椎病、肩周炎、腰椎间盘突出症、月经不调、痛经等病证。

适用于肩背部、脊柱及两下肢后侧。

（四）注意事项

1. 直接拍打皮肤时，以皮肤轻度充血发红为度。

2. 要掌握好适应证，对严重的骨质疏松、骨结核、骨肿瘤、冠心病等，禁用拍法。

十六、击法

用掌根、小鱼际、指尖、拳背或桑枝棒等器具击打治疗部位，称为击法。击法包括掌根击法、侧击法、指尖击法、拳击法和棒击法等。

（一）操作

1. **掌根击法**　手指微屈，腕略背伸，以掌根着力，有弹性、有节律地击打体表（图9-7-46）。

2. **侧击法**　五指伸直分开，腕关节伸直，以手的尺侧（包括第5指和小鱼际）着力，双手交替有弹性、有节律地击打体表。也可两手相合，同时击打治疗部位（图9-7-47）。

3. **指尖击法**　两手五指屈曲，以指尖着力，有弹性、有节律地击打受术者头部，亦可两手侧立，五指伸直分开，腕关节伸直，以小指远端第3指节的尺侧有节律地击打受术者头部（图9-7-48）。

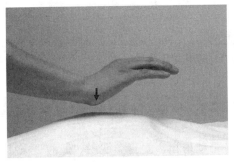

图 9-7-46　掌根击法

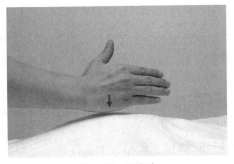

图 9-7-47　侧击法

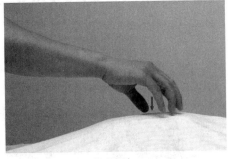

指尖击法一

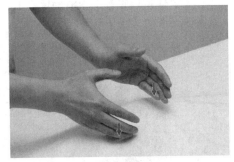

指尖击法二

图 9-7-48　指尖击法

4.**拳击法**　以拳心、拳背、拳底有弹性地击打受术者的体表（图 9-7-49）。

5.**棒击法**　术者手握拍打棒的手柄，有弹性、有节律地击打治疗部位。

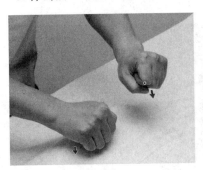

拳心击法

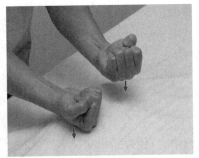

拳背击法

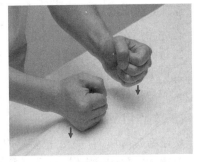

拳底击法

图 9-7-49　拳击法

（二）动作要领

1.腕关节要放松，以肘关节的屈伸带动手部击打。

2.击打时要有弹性，触及治疗部位后即迅速弹起，一击即起，不要停顿或拖拉。

3.操作时应有一定节律，使受术者感到轻松舒适。

4.击打的力量要适中，应因人、因病而异。

5.做指尖击法时，若两手交替击打，应击打在相近的部位，并缓慢移动。

（三）作用及应用

击法具有舒筋通络、行气活血、开窍醒脑、缓解肌肉痉挛、消除肌肉疲劳等作用。治疗颈腰椎疾患引起的肢体酸痛麻木、风湿痹痛、疲劳酸痛等病证。

掌根击法适用于背腰部、臀部等处；侧击法适用于颈肩部、腰背及下肢后侧；指尖击法适用于头部；拳击法适用于大椎、腰骶部；棒击法适用于腰背部及下肢后侧和小腿外侧部。

（四）注意事项

击法多在治疗结束时应用。应严格掌握各种击法的适用部位和适应证，因人、因部位选择击法的种类，同时也应注意保护皮肤，避免暴力击打。棒击时不可用棒尖着力。

十七、拨法

以拇指、手掌或肘深按于治疗部位，进行单向或往返的移动，称为拨法。又称"拨络法""指拨法""弹拨法"等。拨法力量沉实，拨动有力，临床有"以痛为腧，不痛用力"之说。

（一）操作

以拇指、手掌或肘着力于治疗部位，向下按压，做与肌腹、肌腱、腱鞘、韧带、条索等成垂直方向的单向拨动或来回拨动。

1. 拇指拨法 以拇指罗纹面按于治疗部位，以上肢带动拇指，垂直于肌腱、肌腹、条索往返用力推动（图9-7-50）。也可以两手拇指重叠进行操作。

2. 掌指拨法 以一手拇指指腹置于施治部位，另一手手掌置于该拇指之上，以掌发力，以拇指着力，垂直于肌腱、肌腹、条索往返推动（图9-7-51）。

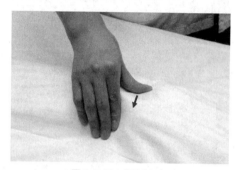 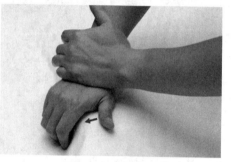

图9-7-50 拇指拨法　　　　图9-7-51 掌指拨法

3. 肘拨法 以肘部着力于治疗部位，垂直于肌腹往返用力推动（图9-7-52）。

（二）动作要领

1. 先按后拨，用力由轻渐重。
2. 拨动时应垂直于肌腱、肌腹、条索。
3. 以上肢带动着力部位，掌指关节及指间关节不动。
4. 做拇指拨法时，拇指应做对掌运动。

（三）作用及应用

拨法有缓解肌肉痉挛、松解粘连等作用。治疗颈椎病、肩周炎、腰背筋膜炎、梨状肌损伤综合征等病证。

拇指拨法、掌指拨法适用于肌腱、肌腹、腱鞘等部位；肘拨法适用于臀部环跳穴等。

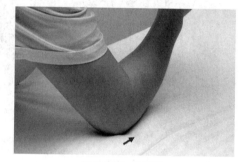

图9-7-52 肘拨法

（四）注意事项

应注意垂直于肌腱、肌腹、条索拨动，不能在皮肤表面有摩擦移动。拇指拨法应避免掌指关节和指间关节的屈伸，防止有抠的感觉。

十八、抖法

用双手或单手握住患肢远端，做连续抖动，称为抖法。抖法依据抖动部位及姿势、体位的不同可分为上肢抖法、下肢抖法、腰抖法。

（一）操作

1. 上肢抖法 以右上肢为例。受术者坐位或站立位，右肩臂部放松。术者站其前外侧，身体略微前倾。用双手或单手握住受术者右前臂的远端，将其上肢慢慢向前外上方抬起至60°左右，然后腕部稍用力做连续的小幅度的上下抖动，并使抖动所产生的抖动波似波浪般传到肩部（图9-7-53）。

2. 下肢抖法 以右侧下肢为例。受术者俯卧位，右下肢放松。

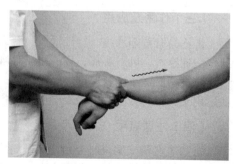

图9-7-53 上肢抖法

术者站其足端，用单手或双手握住受术者的右踝部，将右下肢抬起，离开床面约30cm，然后在拔伸状态下，腰部带动上肢施力做连续的小幅度的上下抖动，使髋部和下肢有舒松感（图9-7-54）。

3. 腰抖法 受术者俯卧位，一助手固定受术者腋下。术者双手托住受术者两个踝关节，两臂伸直，身体后仰。先与助手相对用力，牵引受术者的腰部，待受术者腰部放松后，术者身体先向前倾，然后身体后仰，腰部用力，上下抖动，使受术者腰部抖动的幅度最大（图9-7-55）。如此反复操作3~5次。

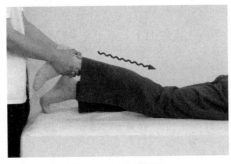
图9-7-54 下肢抖法

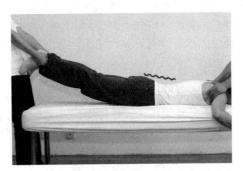
图9-7-55 腰抖法

（二）动作要领

1. 被抖动的肢体要自然伸直，并使肌肉处于最佳松弛状态。

2. 抖动所产生的抖动波应从肢体的远端传向近端。

3. 抖上肢和抖下肢时，抖动的幅度要小，频率要快。上肢抖法抖动频率每分钟250次左右，下肢抖法抖动频率每分钟100次左右。腰抖法应使抖动传至腰部。

4. 在抖动过程中，始终要有牵引的力量。

（三）作用及应用

抖法具有疏经通络、滑利关节、松解粘连等作用。治疗肩周炎、颈椎病、髋部伤筋、腰椎间盘突出症等病证，为辅助治疗手段。适用于四肢部及腰部。抖法作用和缓，通常为上、下肢治疗的结束手法。

（四）注意事项

1. 肩关节习惯性脱位受术者禁用。

2. 上肢抖法对于年老体弱的受术者亦可嘱受术者仰卧位进行操作。

3. 术者与助手牵引受术者腰部时，受术者的下肢与床面的角度不宜太大。

十九、振法

以掌或指在体表治疗部位静止性用力，产生快速而强烈振动的手法，称为振法。分为掌振法与指振法两种。

（一）操作

1. 掌振法 以掌着力于治疗部位，通过前臂和手掌肌肉强力的静止性用力，产生快速而强烈的振动（图9-7-56）。

2. 指振法 以示指、中指指端置于穴位，通过前臂和手的肌肉强力的静止性用力，产生快速而强烈的振动（图9-7-57）。

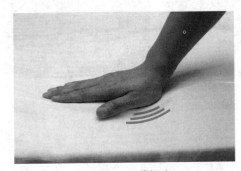
图9-7-56 掌振法

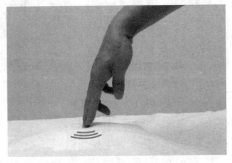
图9-7-57 指振法

（二）动作要领

1. 以指掌部自然压力为度，靠肌肉静止性用力，即前臂和手部肌肉绷紧用力。
2. 着力部位应紧贴皮肤，频率要快。

（三）作用及应用

振法有镇静安神、健脾和胃、宽胸理气、调经活血等作用。治疗头痛失眠、脘腹疼痛、咳嗽气喘、月经不调等病证。

掌振法接触面大，适于头顶部、腹部、背部等部位；指振法接触面小，适于全身腧穴。

（四）注意事项

1. 施用本法时，术者的手不应离开治疗部位。
2. 应以意领气，运气至手，发出振颤，并将振颤传达至治疗部位的深层。
3. 操作时手臂不要有主动运动。即除手臂静止性用力外，不能故意摆动或颤动，也不要向治疗部位施加压力。
4. 振法易使术者感到疲劳，应注意自身保护。

二十、扳法

扳动关节使其做被动的旋转或屈伸、收展等称为扳法。扳法应用于关节，多以"巧力寸劲"使关节产生旋转或屈伸、收展等运动形式，且多数情况下为短暂的、快速的运动。

（一）操作

1.颈部扳法

（1）颈椎旋转定位扳法　以棘突向左偏为例。受术者坐位，颈项部放松。术者站其左后方，以右手拇指顶住偏歪棘突的左侧，先使受术者头部前屈至要扳动椎骨的棘突开始运动时，再使受术者头向右侧屈，面部向左旋转至最大限度，然后术者用左手托住受术者下颌，待受术者放松后，做一个有控制的、稍增大幅度的、瞬间的旋转扳动。同时右手拇指向右推按偏歪的棘突，此时常可听到"喀"的弹响声（图9-7-58①）。

（2）颈部侧扳法　以头向左侧屈受限为例。术者站在受术者的右侧，右肘压住受术者右肩，左手从其头后钩住受术者的颈部，左手置于其头侧（右耳上方）。先使受术者头左侧屈至最大限度，然后瞬间用力，加大侧屈5°～10°，随即松手（图9-7-58②）。

（3）颈部斜扳法　受术者坐位，颈项部放松，头略前倾或中立位，术者站其侧后方。一手扶按头顶后部，另一手扶托其下颏部，手协同动作，使其头部向侧方旋转，当旋转至有阻力时，随即以"巧力寸劲"做一个有控制的、稍增大幅度的、瞬间的旋转扳动，常可听到"喀"的弹响声（图9-7-58③）。

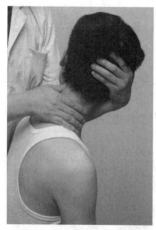
①颈椎旋转定位扳法

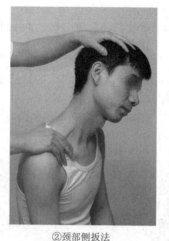
②颈部侧扳法

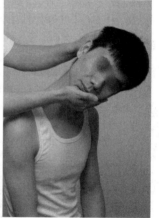
③颈部斜扳法

图9-7-58　颈部扳法

2.胸背部扳法

（1）胸椎对抗复位法　受术者坐位，两手十指交叉扣住并抱于枕后部。术者站其后方，以一侧膝关节抵住其背部病变处，两手分别握扶其两肘部。先嘱受术者做前俯后仰运动，并配合深呼吸，即前俯时呼气，后仰时吸气。如此活动数遍后，待受术者身体后仰至最大限度时，随即以"巧力寸劲"将其两肘部向后方做一个有控制的、稍增大幅度的、瞬间的拉动，与此同时膝部向前顶抵，常可听到"喀"的弹响声（图 9-7-59 ①）。

（2）扩胸牵引扳法　受术者坐位，两手交叉扣住并抱于枕后部。术者站于受术者后方，用一侧膝关节顶住偏歪的棘突，两手臂自其两腋下伸入，并握住其两前臂下段。术者膝关节向前顶，两前臂及手向后上方提拉，至最大限度时，做一有控制的、稍增大幅度的、瞬间的快速扳动，常可听到"喀"的弹响声（图 9-7-59 ②）。

（3）胸椎后伸扳肩法　以棘突向左偏为例。受术者俯卧位，术者站在其左侧，以右手掌根顶住偏歪棘突的左侧，左手置于右肩前，两手相对用力，使背部后伸并且旋转至最大限度时，两手瞬间用力扳动，常可听到"喀"的弹响声（图 9-7-59 ③）。

（4）胸部提抖法　受术者坐位，两手交叉扣住置于颈后。术者站在受术者身后，胸部顶住受术者背部，两上肢从上臂之前绕至颈后，并且交叉扣住置于受术者两手背侧，先环旋摇动受术者，待受术者放松后，术者两上肢迅速向后上方提拉，同时术者胸部向前顶，常可听到"喀"的弹响声（图 9-7-59 ④）。

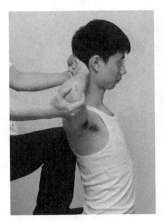
①胸椎对抗复位法

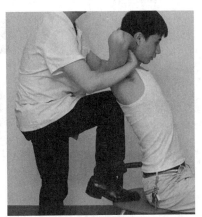
②扩胸牵引扳法

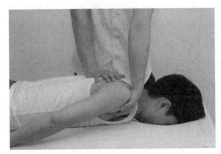
③胸椎后伸扳肩法

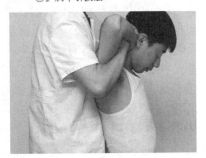
④胸部提抖法

图 9-7-59　胸背部扳法

3. 腰部扳法

（1）腰部斜扳法　受术者侧卧位，患侧下肢在上，屈髋屈膝，健侧下肢在下，自然伸直。术者站在受术者腹侧，以一肘或手抵住其肩前部，另一肘或手抵于臀部。术者两肘或两手协调施力，先做数次腰部小幅度的旋转活动，使其腰部放松，然后相对用力并逐渐加大受术者腰部旋转角度，至最大限度时，瞬间用力，加大旋转的角度，常可听到"喀"的弹响声（图 9-7-60 ①）。

（2）腰椎定位旋转扳法　以棘突向右偏为例。受术者坐位，右手置于颈后。一助手固定受术者的大腿部，术者坐在受术者右后方，左手拇指置于偏歪棘突的右侧，右手从受术者右上臂之前绕至前臂之后，并且置于受术者颈后。先使受术者腰部前屈至所要扳动的椎骨棘突，开始运动时，再使受术者腰部左侧屈并且右旋至最大限度（以上 3 个动作在腰部旋转过程中同时进行）后，做一个有控制的、稍增大幅度的、瞬间的旋转扳动，同时左手拇指向左推按偏歪的棘突，常可听到"喀"的弹响声（图 9-7-60 ②）。

（3）直腰旋转扳法　以腰部向左旋转受限为例。受术者坐位，两下肢分开，与肩同宽，腰部放松。术者站在受术者的右前方，用两腿夹住受术者的右膝部以固定，左手置于受术者的左肩前，右手置于受术者的右肩后。术者两手协调用力，使受术者腰部左旋至最大限度后，瞬间用力，做加大受术者腰部左旋角度的扳动。常可听到"喀"的弹响声（图 9-7-60 ③）。

（4）腰部后伸扳法　受术者俯卧位，两下肢并拢。术者一手按压于受术者腰部，另一手臂托住其两膝关节上方，并缓缓上抬，使受术者腰部后伸；当后伸至最大限度时，两手瞬间用力，做一个增大幅度的下按腰部与上抬下肢的相反方向的用力扳动（图9-7-60④）。

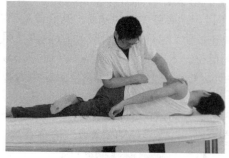
①腰部斜扳法

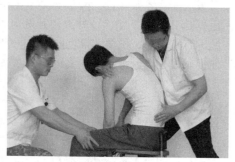
②腰椎定位旋转扳法

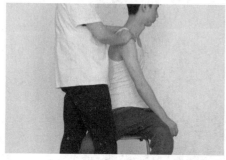
③直腰旋转扳法

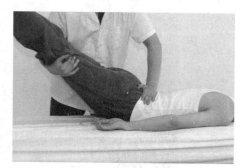
④腰部后伸扳法

图9-7-60　腰部扳法

4. 肩关节扳法

（1）肩关节前屈扳法　以右侧受限为例。受术者坐位，右侧肩关节前屈30°～50°。术者在受术者肩前外侧以两手从前后方向将其患肩固定，受术者右上臂置于术者右前臂上。术者手臂部协调施力，将其患臂缓缓上抬，至肩关节前屈至有阻力时，以"巧力寸劲"，做一稍增大幅度的快速扳动。在扳动之前，亦可使其肩关节小幅度前屈数次或进行小范围的环转摇动数次，以使其肩关节尽量放松（图9-7-61①）。

（2）肩关节外展扳法　以右侧受限为例。受术者坐位。术者站于右侧，呈半蹲位，将受术者右侧肘关节上部置于右侧肩上，以两手从前后方向将患肩固定。然后术者缓缓立起，使其肩关节外展，至有阻力时，略停片刻，然后双手与身体及肩部协同施力，以"巧力寸劲"，在肩关节外展位做一个稍增大幅度的快速扳动（图9-7-61②）。

（3）肩关节内收扳法　以右侧为例。受术者坐位，右侧上肢屈肘置于胸前，手搭扶于左侧肩部。术者站其后，以左手牵拉患者右手腕部，右手拖其肘部并缓慢向对侧胸前上托，至有阻力时，以"巧力寸劲"，做一稍增大幅度的快速扳动（图9-7-61③）。

（4）肩关节内旋扳法　以右侧为例。受术者坐位，右手与前臂置于腰部后侧。术者站其右侧后方，以右手扶按患肩以固定，左手握住其腕部将前臂沿其腰背部缓缓上抬，使其肩关节逐渐内旋，至有阻力时，以"巧力寸劲"，做一快速的、有控制的上抬其前臂动作，以加大肩关节旋转角度（图9-7-61④）。

5. 肘关节扳法
术者坐于右侧，以左手托握其肘关节上部，右手握住其前臂远端，先使肘关节做缓慢的屈

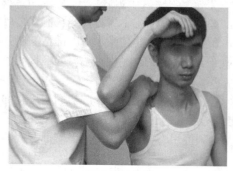
①肩关节前屈扳法

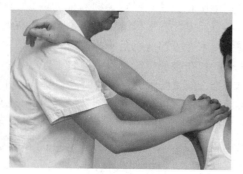
②肩关节外展扳法

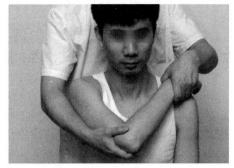
③肩关节内收扳法

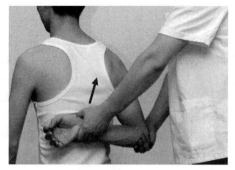
④肩关节内旋扳法

图 9-7-61　肩关节扳法

伸运动，如肘关节屈曲受限，将肘关节置于屈曲位，缓慢施加压力，使其进一步屈曲，当遇到明显阻力时，两手协调用力，以右手施加一个快速的使肘关节屈曲的压力，以"巧力寸劲"，做一小幅度的、快速的扳动。如为肘关节伸直受限，则反方向施法（图 9-7-62）。

（二）动作要领

1. 定位要准，用力要稳、要轻巧。

2. 要顺应、符合关节的生理功能和运动规律。要把握好各关节的结构特征、活动范围、活动方向及其特点。

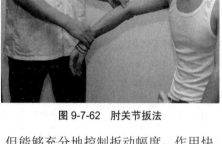
图 9-7-62　肘关节扳法

3. 扳法所施之力须为"巧力寸劲"。所谓"巧力"指手法的技巧力，是与蛮力相对而言；所谓"寸劲"指短促之力。即所施之力较快，但能够充分地控制扳动幅度，作用快，结束快，做到中病即止。

4. 操作时要分阶段进行。扳法操作首先要使关节放松，可使关节做小范围的活动或结合摇法而使关节逐渐放松；其次要将关节极度地伸展或屈曲、旋转，在保持这一位置的基础上，再实施扳法。

5. 要把握好扳法的发力时机。如发力时机过早，关节还有松弛的运动余地，则未尽其法；如发力时机过迟，关节在极度伸展或屈曲、旋转的状态下停留时间过长，易使松弛的关节变得紧张，而不易操作。

6. 用力要适当。若用力过小，则达不到治疗效果，用力过大，则易致不良反应，甚至损伤。

7. 不可逾越关节运动的生理范围，超越关节生理活动范围的扳动容易使关节自身及附着于关节的肌肉、韧带等软组织受到损伤。

（三）作用及应用

扳法具有滑利关节、整复错位、松解粘连、缓解肌肉痉挛的作用。治疗颈椎病、腰椎间盘突出症、脊柱小关节紊乱、肩周炎、四肢关节外伤后功能障碍等病证。适用于全身各关节。

颈部扳法可调整颈椎间关节的紊乱，治疗颈椎病、落枕、寰枢椎半脱位及颈部扭伤致椎间关节紊乱症。

胸背部扳法可治疗胸椎椎间关节和肋椎关节的紊乱，治疗胸胁屏伤，对因胸椎椎间关节紊乱导致的消化系统及心血管疾病也有很好的治疗作用。

腰部扳法可纠正腰椎椎间关节紊乱，治疗腰椎间盘突出症、各种急慢性损伤导致的腰椎椎间关节紊乱等。

肩关节扳法有助于增加肩关节运动范围，治疗肩周炎。

肘关节扳法有助于增加肘关节运动范围，治疗肘关节功能障碍。

（四）注意事项

1. 扳之前应使受术者充分放松，不可强求有弹响声。

2. 诊断不明时禁用扳法。

3. 对于椎动脉型颈椎病、脊髓型颈椎病、严重心肺疾患，以及骨关节结核、骨肿瘤者慎用或禁用扳法。

4. 不可粗暴用力和使用蛮力。粗暴用力是指操作时手法粗糙，无准备动作，不分操作过程的阶段性，入手即扳，且扳动时未能有效控制所施力量。使用蛮力是指所施扳法力量有余而灵巧不足，呆板笨拙。

二十一、拔伸法

固定关节或肢体的一端，沿纵轴方向牵拉另一端，应用对抗的力量，使关节得到伸展，称为拔伸法。

（一）操作

1. 颈椎拔伸法

（1）颈椎掌托拔伸法 受术者坐位。术者站于其后方，以双手拇指端及罗纹面分别顶住其枕后部，两掌分置于两侧下颌部以助力，两前臂置于其两侧肩上部。两手臂部协调用力，即拇指上顶，双掌上托，同时前臂下压，以肩为支点，缓慢地向上拔伸颈椎（图9-7-63①）。

（2）颈椎肘托拔伸法 以左侧为例。受术者坐位。术者站于其左侧后方，右手扶于受术者枕后部以固定助力，左上肢的肘弯部托住其下颏部。左肘臂与右手协调用力，向上缓缓拔伸（图9-7-63②）。

（3）颈椎仰卧位拔伸法 受术者仰卧位。术者一手托其后枕部，另一手置于其下颏部，两手同时用力拔伸颈椎（图9-7-63③）。

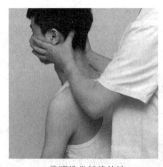 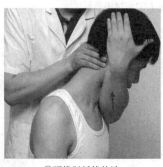 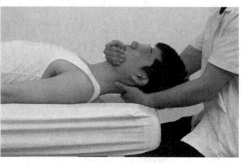

①颈椎掌托拔伸法　　②颈椎肘托拔伸法　　③颈椎仰卧位拔伸法

图9-7-63　颈椎拔伸法

2. 腰椎拔伸法 受术者俯卧位，双手抓住床头。助手固定其肩部。术者站于其足端，以双手分别握住其两个踝关节，两臂伸直，身体后仰，拔伸受术者的腰部（图9-7-64）。

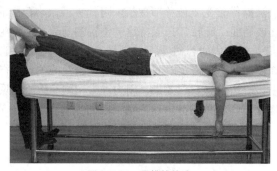

图9-7-64　腰椎拔伸法

3. 肩关节拔伸法（以右侧为例）

（1）肩关节对抗拔伸法 受术者坐位。术者站于其右侧，以两手分别握住其腕部和前臂上段，于肩关节外展位逐渐用力牵拉，同时嘱其身体向左侧倾斜或由助手协助固定其身体上半部，以牵拉之力相对抗，拔伸肩关节（图9-7-65①）。

（2）肩关节上举拔伸法 受术者取坐位。术者站在受术者患侧的前方，双手握住受术者腕部（受术者手掌朝里），逐渐向上拔伸患肢。拔伸过程中，也可瞬间加大拔伸的力量（图9-7-65②）。

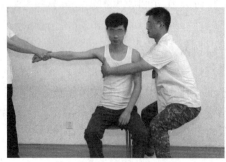 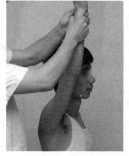

①肩关节对抗拔伸法　　②肩关节上举拔伸法

图9-7-65　肩关节拔伸法

4. **腕关节拔伸法** 受术者坐位。术者站于其右侧，以左手握住其前臂中段，右手握其手掌部，两手对抗施力进行拔伸（图9-7-66）。

5. **指间关节拔伸法** 术者一手握住受术者腕部或手掌，另一手捏住受术者手指，两手同时向相反方向用力，拔伸掌指关节。或者一手捏住手指近端指骨，另一手捏住同一手指的远端，两手同时向相反方向用力，拔伸指间关节（图9-7-67）。

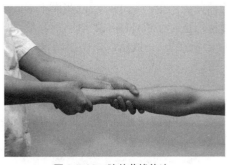 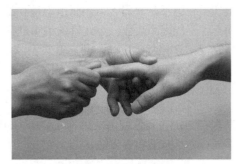

图9-7-66　腕关节拔伸法　　　　　　　　图9-7-67　指间关节拔伸法

6. **膝关节拔伸法** 受术者仰卧位。术者一手握住受术者足跟，另一手握患肢足部。先使患侧膝关节屈曲，然后迅速拔伸膝关节，使患膝伸直，如此反复进行数次（图9-7-68）。

7. **踝关节拔伸法** 受术者仰卧位。术者以一手握其足跟，另一手握住足掌部，两手对抗用力，拔伸踝关节（图9-7-69）。

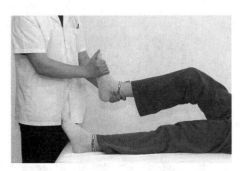 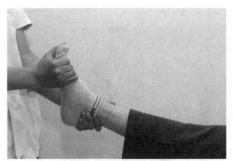

图9-7-68　膝关节拔伸法　　　　　　　　图9-7-69　踝关节拔伸法

（二）动作要领

1. 拔伸动作要稳而缓，用力要均匀而持续。
2. 根据治疗部位的不同，控制好拔伸的方向。
3. 力要由小到大，拔伸到一定程度后，则需要一个稳定的持续牵引力。
4. 肩关节拔伸法和膝关节拔伸法，速度要稍快。

（三）作用及应用

拔伸法具有舒筋通络、整复错位和滑利关节的作用。用于治疗软组织损伤性疾病。

颈椎拔伸法可增大颈椎间隙，主要用于治疗颈椎病。腰椎拔伸法可增大腰椎间隙，减小椎间盘内的压力，常用于治疗腰椎间盘突出症、退行性脊柱炎等。四肢关节的拔伸法可分解粘连，滑利关节，治疗关节僵硬疼痛、活动不利以及关节扭伤、陈旧性踝关节扭伤等。临床上颈椎或腰椎的拔伸法可用机械牵引方法代替。

（四）注意事项

1. 不可用突发性的暴力拔伸，以免造成牵拉损伤。
2. 颈部肘托拔伸时，应注意肘部夹住的是受术者的下颌，而不是颈部。
3. 腰部拔伸时，应注意受术者下肢与床面的角度不可太大。

第三节　小儿推拿手法

小儿推拿手法种类较少，常包括两大类，一类是基本手法，一类是复式操作法。清·张振鋆《厘正按摩要术》对明代以来流行的"按、摩、掐、揉、推、运、搓、摇"小儿推拿八种基本手法做了全面总结。随着小儿推拿的发展，许多成人推拿手法也演变运用到小儿推拿疗法中来。

由于小儿具有"脏腑娇嫩、形气未充，生机蓬勃、发育迅速"的特殊的生理特点和"发病容易、传变迅速，脏器清灵、易趋康复"的病理特点，小儿推拿手法的基本技术要求特别强调"轻快柔和，平稳着实，补泻有度"。"轻快柔和"指手法用力要轻柔和缓，灵活协调，轻而不浮，重而不滞，快而不乱，柔而有力；"平稳着实"强调手法操作柔和但不是软弱无力，而是力量和技巧的完美结合，稳柔灵活，实而不滞，使力量深透，但又能适达病所而止，不能竭力攻伐；小儿特殊的生理病理特点决定了机体感应的敏感性，故小儿推拿临床注重补虚泻实，即所谓"推拿掐揉，性与药同，寒热温凉，取效指掌"。一般情况下，小儿推拿的补泻与所选手法的性质、手法的刺激量、手法操作的方向等关系密切。

一、按法

以拇指或掌根在一定的穴位或部位上，逐渐用力向下按压，按而留之或一压一放地持续进行，称为按法。根据着力部位不同分为指按法和掌按法。

（一）操作

1.指按法 分为拇指按法和中指按法。

（1）拇指按法 拇指伸直，其余四指自然屈曲，用拇指罗纹面或指端着力，吸定在施术部位上，垂直用力，向下按压，持续一定的时间，然后放松，再逐渐用力向下按压，反复操作（图9-7-70①）。

（2）中指按法 用中指罗纹面或指端着力，吸定在施术部位上，垂直用力，向下按压（图9-7-70②）。余同拇指按法。

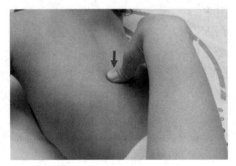
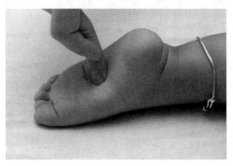

①拇指按法　　　　　　②中指按法

图9-7-70　指按法

2.掌按法 腕关节背伸，掌面或掌根着力，附着在施术部位上，垂直用力，向下按压，并持续一定的时间，按而留之（图9-7-71）。余同拇指按法。

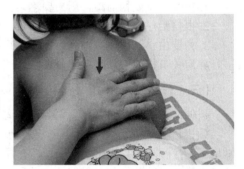

图9-7-71　掌按法

（二）动作要领

操作时，着力部分要紧贴施术部位或穴位上，不能移动。按压的方向要垂直向下用力。按压的力量要由轻到重，力量逐渐增加，平稳而持续。

（三）注意事项

操作时，切忌用迅猛的暴力，以免造成组织损伤。按法结束时，不宜突然撤力，而应逐渐减轻按压的力量。

（四）适用部位

指按法适用于全身各部的经络和穴位；掌按法适用于面积大而又较为平坦的部位，如胸腹部、腰背部等。

二、摩法

以示指、中指、无名指、小指四指指面或掌面着力，附着在体表一定的部位或穴位上，做环形而有节律的移动摩擦，称为摩法。根据着力部位不同分为指摩法与掌摩法。

（一）操作

1. 指摩法　示指、中指、无名指、小指四指并拢，掌指关节自然伸直，腕部微悬屈，以四指指面着力，附着在施术部位上，做顺时针或逆时针方向的环形移动摩擦（图 9-7-72）。

2. 掌摩法　指掌自然伸直，腕关节微背伸，用掌面着力，附着在施术部位上，以前臂连同腕关节及着力部分做顺时针或逆时针方向的环形移动摩擦（图 9-7-73）。

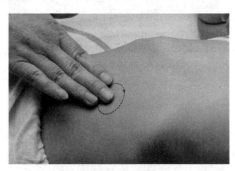
图 9-7-72　指摩法

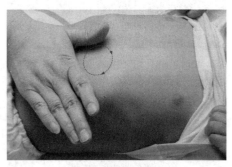
图 9-7-73　掌摩法

（二）动作要领

操作时，肩、肘、腕均要放松，前臂主动运动，通过放松的腕关节而使着力部分形成摩动。

（三）注意事项

同成人推拿手法中的摩法。

（四）适用部位

指摩法和掌摩法主要适用于头面部及胸腹部。

三、掐法

用拇指指甲重刺穴位，称为掐法。又称"切法""爪法"。

（一）操作

医者手握空拳，拇指伸直，指腹紧贴在示指中节桡侧缘，以拇指指甲着力，吸定在施术穴位上，逐渐用力进行切掐（图 9-7-74）。

（二）动作要领

操作时，应垂直用力切掐，可持续用力，也可间歇性用力以增强刺激，取穴要准。

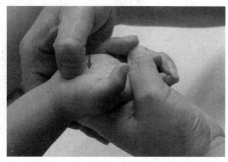
图 9-7-74　掐法

（三）注意事项

掐法是强刺激手法之一，掐时要逐渐用力，以达深透为止，不宜反复长时间应用，更不能掐破皮肤。掐后常继用揉法，以缓和刺激，减轻局部的疼痛或不适感。

（四）适用部位

适用于头面部和手足部的穴位。

四、揉法

以手指的罗纹面或指端、手掌大鱼际、掌根等部位着力，吸定于一定的施术部位或穴位上，做轻柔缓和的顺时针或逆时针方向的旋转揉动，称为揉法。根据着力部位的不同，可分为指揉法、鱼际揉法、掌根揉法 3 种。

（一）操作

1. 指揉法　以拇指或中指的罗纹面或指端，或示指、中指、无名指指面着力体表，做轻柔缓和的顺时针或逆时针方向的旋转揉动。根据着力部位的不同，可分为拇指揉法、中指揉法，用示指、中指操作的双指揉法和用示指、中指、无名指操作的三指揉法（图 9-7-75）。

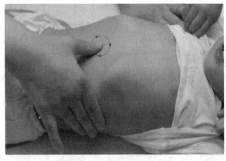
拇指揉法

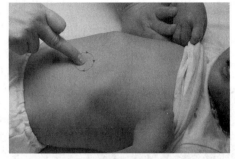
中指揉法

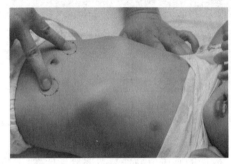
双指揉法

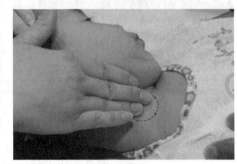
三指揉法

图 9-7-75　指揉法

2.鱼际揉法　以大鱼际着力于施术部位上，稍用力下压，做轻柔缓和的顺时针或逆时针方向的旋转揉动（图 9-7-76）。

3.掌根揉法　以掌根部分着力，吸定在施术部位上，稍用力下压，腕部放松，以肘关节为支点，做轻柔缓和的顺时针或逆时针方向的旋转揉动（图 9-7-77）。

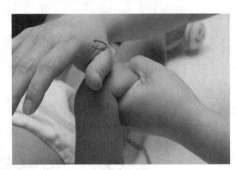
图 9-7-76　鱼际揉法

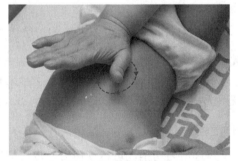
图 9-7-77　掌根揉法

（二）动作要领

同成人推拿手法的揉法，但动作宜轻柔。

（三）注意事项

操作时，医者的着力部分不能与患儿皮肤发生摩擦运动，压力要轻柔而均匀。

（四）适用部位

指揉法适用于全身各部位或穴位；鱼际揉法适用于头面部、胸腹部、胁肋部、四肢部；掌根揉法适用于腰背部、腹部及四肢部。

五、推法

以拇指或示指、中指的罗纹面着力，附着在体表一定的部位或穴位上，做单方向的直线或环旋移动，称为推法。临床上根据操作方向的不同，可分为直推法、旋推法、分推法、合推法。

（一）操作

1.直推法　以拇指桡侧或罗纹面，或示指、中指指面在穴位上做直线单方向推动（图 9-7-78）。频率每分钟 160 ～ 200 次为宜。

2. **旋推法**　以拇指罗纹面在穴位上做顺时针或逆时针单方向旋转推动（图 9-7-79）。频率每分钟 160 ～ 200 次为宜。

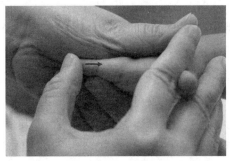

图 9-7-78　直推法

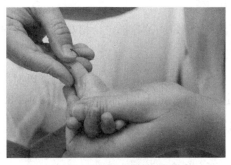

图 9-7-79　旋推法

3. **分推法**　以双手拇指罗纹面或其桡侧缘，或示指、中指指面自穴位中间向两旁做分向推动或做"八"字形推动（图 9-7-80）。一般可连续分推 30 ～ 50 次为宜。

4. **合推法**　合推法是与分推法相对而言，是用拇指罗纹面自穴两旁向中间做相对方向的直线推动。一般可连续合推 30 ～ 50 次。

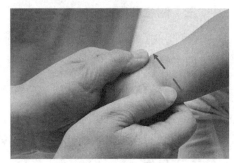

图 9-7-80　分推法

（二）动作要领

1. 用拇指着力做直推法时，主要是拇指做内收和外展活动。用示指、中指着力做直推法时，主要依靠肘部小幅度的屈伸活动带动示指、中指的推动。推动时要有节律，用力要均匀连续。

2. 分推法操作时主要依靠肘关节的屈伸活动带动指、掌着力部分做横向直线分推。依靠腕部和拇指掌指关节的内收、外展活动带动拇指着力部分做弧线分推。双手用力要均匀，动作要协调，节奏要平稳。

3. 合推法其动作和要求与分推法基本相同，但推动方向相反，主要是做直线合推，不做弧线合推，动作幅度较小，不要使皮肤向中间起皱。

（三）注意事项

一般需要辅以介质，随蘸随推，以免推破皮肤。根据病情、部位和穴位的需要，注意掌握手法的方向、轻重、快慢，以求手法的补泻作用达到预期的效果。

（四）适用部位

直推法常适用于小儿推拿特定穴中的线状穴位和五经穴，多用于上肢部、脊柱部；旋推法常用于手部五经穴；分推法常用于头面部、胸腹部、腕掌部及肩胛部等；合推法常用于腕掌部大横纹。

六、运法

以拇指或中指的罗纹面在一定穴位上做环形或弧形推动，称为运法。

（一）操作

以一手托握住患儿手臂，使被操作的部位或穴位平坦向上，另一手以拇指或中指的罗纹面着力，轻附着在治疗部位或穴位上，做由此穴向彼穴的弧形运动，或在穴周做周而复始的环形运动（图 9-7-81）。频率为每分钟 60 次左右。

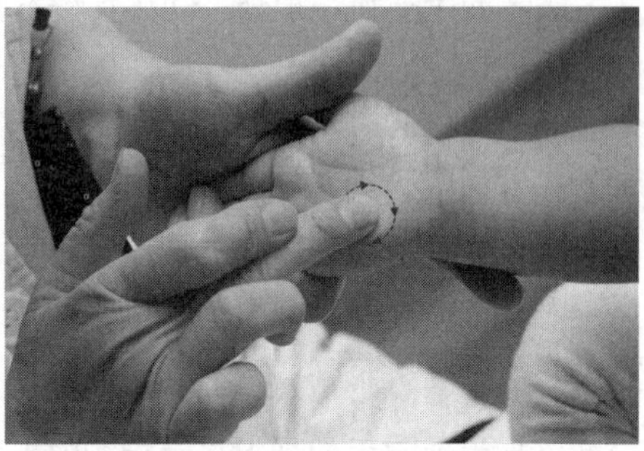

（二）动作要领

操作时，医者着力部分要轻贴体表。用力宜轻不宜重，操作频率宜缓不宜急。

图 9-7-81　运法

（三）注意事项

运法的方向常与补泻有关，操作时应视病情需要而选用。

（四）适用部位

适用于弧线形穴位或圆弧形穴位。

七、搓法

用双手掌面挟住一定的治疗部位，相对用力做快速地搓动，并同时上下往返移动，称为搓法。

（一）操作

以双手掌面夹住一定的治疗部位相对用力，以肘关节和肩关节为支点，前臂与上臂部主动施力，两手做相反方向的快速搓动，并做上下来回往返移动（图9-7-82）。操作时间一般在1分钟左右。

（二）动作要领

医者双手用力要对称，搓动要快，移动要慢。搓法用于上肢时，要使上肢随手法而略微转动；搓法用于腰背、胁肋时，主要是搓摩动作。

（三）注意事项

操作时动作要协调、连贯，重而不滞，轻而不浮。被操作者肢体要放松。

（四）适用部位

适用于腰背、胁肋及四肢部。一般常作为推拿治疗的结束手法。

八、摇法

将患儿肢体关节做被动性的环形旋转运动，称为摇法。

（一）操作

医者一手托握住患儿需摇动关节的近端肢体，另一手握住患儿需摇动关节的远端肢体，做和缓的顺时针或逆时针方向的环形旋转运动（图9-7-83）。

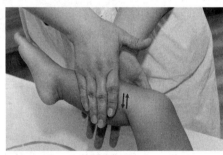
图 9-7-82　搓法

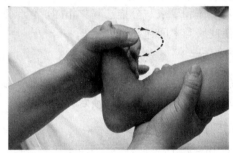
图 9-7-83　摇法

（二）动作要领

医者两手要协调配合，动作宜缓不宜急，宜轻不宜重，用力要稳。

（三）注意事项

不宜使用暴力，摇动的速度不可过快，摇动的幅度在生理范围之内。

（四）适用部位

适用于肩、肘、腕关节及膝关节等。

九、捏法

以单手或双手的拇指与示指、中指两指或拇指与四指的指面做对称性着力，夹持住患儿的肌肤，相对用力挤压并一紧一松逐渐移动，称为捏法。捏法主要用于脊背部，故又称捏脊法。临床上根据操作方法的不同，可分为三指捏脊法和二指捏脊法。

（一）操作

1. 三指捏脊法　用拇指桡侧缘顶住皮肤，示、中指前按，三指同时用力提拿皮肤，双手交替捻动向前

（图 9-7-84）。

2.**二指捏脊法**　用示指桡侧顶住皮肤，拇指前按，两指同时用力提拿皮肤，双手交替捻动向前（图 9-7-85）。

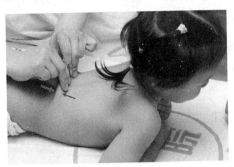

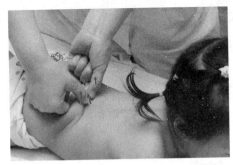

图 9-7-84　三指捏脊法　　　　　　　图 9-7-85　二指捏脊法

（二）动作要领

操作时间的长短和手法强度的轻重及挤捏面积的大小要适中，用力要均匀。既要有节律性，又要有连贯性。操作时，可捏三下提拿一下，称之为"捏三提一法"。

（三）注意事项

捏脊时要用指面或桡侧着力，不能以指端着力挤捏，更不能将肌肤拧转，或用指甲掐压肌肤，否则容易产生疼痛。捏拿肌肤多少要适度，捏拿过多，则动作呆滞不易向前推进，过少则易滑脱。用力过重也易导致疼痛，过轻又不易得气。

（四）适用部位

脊背部之督脉、膀胱经。

十、拿法

用拇指罗纹面和示、中两指指面，相对用力，提拿一定部位和穴位，进行一紧一松的拿捏，称为拿法。

（一）操作

医者以拇指罗纹面与示、中两指指面着力，相对用力捏住施术部位的皮肤连同筋肌，逐渐用力内收并上提，做轻重交替的持续揉捏动作（图 9-7-86）。

（二）动作要领

操作时腕部要放松，手指面着力，用巧劲提拿施术部位的深层筋肌，揉捏时双手交替操作。

（三）注意事项

拿法动作要缓和连绵，不要断断续续，用力由轻到重，再由重到轻，不可突然用力。

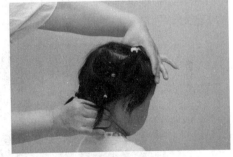

图 9-7-86　拿法

（四）适用部位

拿法刺激较强，常配合其他手法使用于颈项、肩部和四肢等部位。

十一、擦法

用示、中、无名指指面、手掌、鱼际等部位紧贴体表一定的部位，做直线来回摩擦，使局部产生热量的手法，称为擦法。

（一）操作

医者用示、中、无名指指面、手掌、鱼际等部位紧贴体表治疗部位，腕关节伸直，使前臂与手掌基本相平，以肘关节为支点，前臂做主动屈伸运动，使着力部位在体表做直线来回摩擦移动，使产生的热能深透到深层组织（图 9-7-87）。

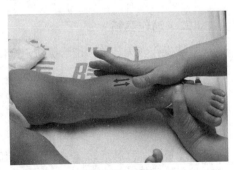

图 9-7-87　擦法

（二）动作要领

医者呼吸自然，不可屏气。压力适中，直线往返，距离拉长，不可歪斜。着力部分要紧贴皮肤。

（三）注意事项

治疗部位应充分暴露，并涂少许润滑介质，并且在擦法使用后，一般不再在该部位施行其他手法，以免破皮。

（四）适用部位

应根据施术部位的不同和产生温热效应的大小有所选择。常用于胸腹部、两胁部、背腰部及四肢部操作。

十二、捣法

用中指指端或示指、中指屈曲的指间关节，做有节奏的叩击穴位的方法，称捣法。

（一）操作

医者沉肩、垂肘，以腕关节的屈伸带动中指指端或示指、中指屈曲的近侧指间关节，有节奏地叩击穴位（图9-7-88）。

（二）动作要领

操作时指间关节要自然放松，以腕关节屈伸为主动，捣击时位置要准确，用力要有弹性。

（三）注意事项

捣法要有节律性，频率适中，一般以每分钟60次左右为宜。

（四）适用部位

本法常用于点状穴位，如小天心穴等。

十三、黄蜂入洞

为小儿推拿复式操作法之一。用示、中两指指端在患儿两鼻孔下缘揉动，称为黄蜂入洞。

（一）操作

患儿坐位或仰卧位。医者一手轻扶患儿头部，使患儿头部相对固定，另一手示、中两指指端紧贴患儿两鼻孔下缘处，或放于两侧迎香穴处，以腕关节为主动，带动着力部位做反复揉动50～100次（图9-7-89）。

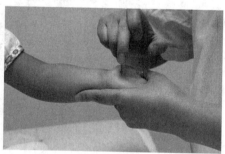 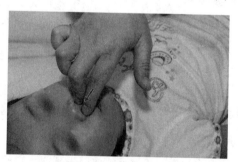

图9-7-88　捣法　　　　　　　　　　图9-7-89　黄蜂入洞

（二）动作要领

本法操作较为简单，仅用揉法。操作时要均匀、持续、用力要轻柔和缓。

（三）注意事项

示、中两指仅贴于患儿两鼻孔下缘，不要伸入鼻孔。

（四）临床应用

发汗解表，宣肺通窍。用于治疗外感风寒、鼻塞流涕、呼吸不畅、急慢性鼻炎等病证。尤其对婴儿期风寒表实证有显著疗效。

十四、运水入土

为小儿推拿复式操作法之一。用拇指罗纹面沿着手掌边缘在患儿小指根和拇指根间进行运法操作，称为运水入土。

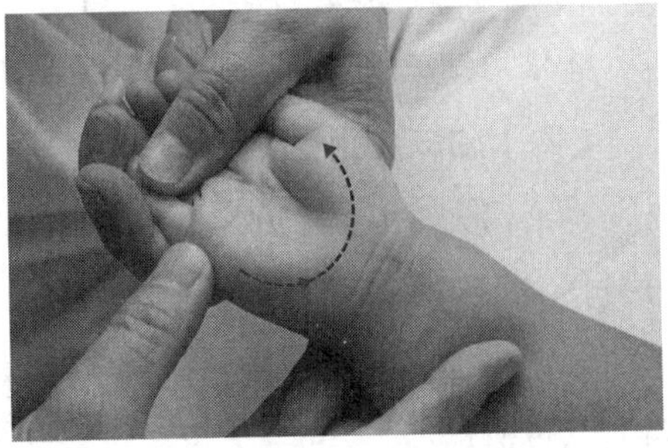

（一）操作

患儿坐位或仰卧位。医者一手握住患儿四指，使掌面向上，另一手拇指用运法，自患儿小指根起，沿手掌边缘，经大小鱼际交接处，运至拇指根止，呈单方向反复运100～300次（图9-7-90）。

图9-7-90 运水入土

（二）动作要领

操作时要轻贴体表。用力宜轻不宜重，频率宜缓不宜急。

（三）注意事项

根据文献记载，本法亦可从小指罗纹面的肾经穴运至拇指罗纹面的脾经穴止。

（四）临床应用

健脾助运，润燥通便。用于久病、虚证。治疗脾虚食欲不振、便秘、腹胀、厌食、疳积等病证。

十五、运土入水

为小儿推拿复式操作法之一。用拇指罗纹面沿着手掌边缘在患儿拇指根和小指根间进行运法操作，称为运土入水。

（一）操作

操作与运水入土方向相反。患儿坐位或仰卧位。医者一手握住患儿四指，使掌面向上，另一手拇指用运法，自患儿拇指根起，沿手掌边缘，经大小鱼际交接处，运至小指根止，呈单方向反复运100～300次（图9-7-91）。

（二）动作要领

操作时要轻贴体表。用力宜轻不宜重，频率宜缓不宜急。

（三）注意事项

根据文献记载，本法亦可从拇指罗纹面的脾经穴运至小指罗纹面的肾经穴止。

（四）临床应用

清脾胃湿热，利尿止泻。用于新病、实证。治疗小便赤涩、小腹胀满、泄泻、痢疾等病证。

十六、水底捞月

为小儿推拿复式操作法之一。用拇指罗纹面沿着手掌边缘在患儿小指根和掌心内劳宫之间进行运法操作，称为水底捞月。又称水底捞明月、水中捞月、水里捞月、水中捞明月。

（一）操作

患儿坐位或仰卧位。医者一手握住患儿四指，将掌面向上，另一手示、中二指固定患儿的拇指，然后用拇指运法自患儿小指根沿小鱼际尺侧缘运至小天心处，再转入内劳宫为一遍，一般操作50～100遍（图9-7-92）。

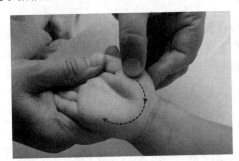
图9-7-91 运土入水

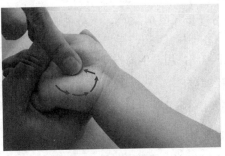
图9-7-92 水底捞月

（二）动作要领

操作时要轻贴体表。用力宜轻不宜重，频率宜缓不宜急。

（三）注意事项

本法可滴凉水于患儿手掌心，运法至内劳宫处，可做一拂而起状，形如捕捞之势。

（四）临床应用

清心泻火，退热除烦。用于治疗一切高热神昏、烦躁不安、口渴、便秘等实热病证。凡虚热证、寒证勿用。

十七、打马过天河

为小儿推拿复式操作法之一。用示、中两指罗纹面沿患儿前臂内侧面进行弹打操作，称为打马过天河。又称打马过河。

（一）操作

患儿坐位或仰卧位。医者一手握住患儿四指，使掌面向上，另一手先用中指运内劳宫，然后再以示、中二指罗纹面自总筋、内关、间使，循天河水向上一起一落地弹打至洪池穴为1遍。一般弹打10～20遍（图9-7-93）。

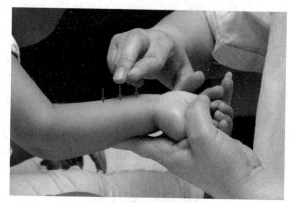

图9-7-93　打马过天河

（二）动作要领

运时宜轻不宜重，宜缓不宜急。弹打时连续、轻快、富有弹性。

（三）注意事项

操作时可蘸凉水，边弹打边吹气。

（四）临床应用

清实热，通经络，行气血。主治高热神昏、一切实热病证。虚热者不宜用本穴。

十八、开璇玑

为小儿推拿复式操作法之一。先从璇玑穴处，沿胸肋自上而下向左右两旁分推，再从鸠尾穴向下直推至脐部，然后由脐部向左右推摩，最后由脐中推至小腹的操作，称为开璇玑。

（一）操作

本法操作分4步（图9-7-94）：①分推璇玑膻中，用两拇指罗纹面从璇玑穴处，沿胸肋自上而下向左右两旁分推50次；②推中脘，用一手拇指罗纹面从鸠尾穴向下直推至脐部50次；③推摩神阙，由脐部向左右推摩100次；④推下神阙，用一手拇指罗纹面从脐中向下直推至小腹50次。

（二）动作要领

分推璇玑膻中时要推在肋间隙，手法要持续均匀，一气呵成。

（三）注意事项

操作时注意避风寒，室内要温暖，医者在操作前要搓热双手，尤其是在天冷时，更加要注意。

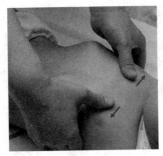
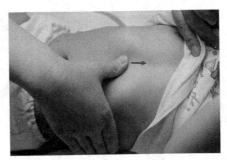

分推璇玑膻中   推中脘

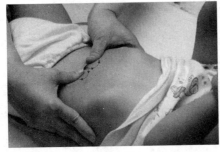
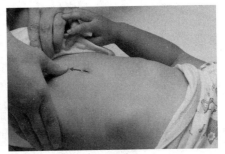

推摩神阙   推下神阙

图 9-7-94 开璇玑

（四）临床应用

开通上焦，宣通中焦。主治胸闷气促、气息喘急、咳痰不畅、食积腹痛、积滞胀满、呕吐腹泻及发热不退等实热症。

十九、按弦走搓摩

为小儿推拿复式操作法之一，又称按弦搓摩。因手掌贴紧皮肤如按弦之状而得名。

（一）操作

患儿坐位或家长将患儿抱坐怀中，将患儿两手交叉搭在对侧肩上。医者位于其身后，用两手掌面着力，轻贴在患儿两侧胁肋部，对称性地搓摩，并自上而下搓摩至天枢处 50 ～ 100 次（图 9-7-95）。

（二）动作要领

操作时可以先自上而下推抹，然后再从腋下起来回搓摩直到腹部。

（三）注意事项

操作时呼吸自然，不可屏气。

（四）临床应用

理气化痰，除胸闷，开积聚。主治胸闷、气促、咳嗽、积滞等症。

图 9-7-95 按弦走搓摩

二十、揉脐及龟尾并擦七节骨

为小儿推拿复式操作法之一。为治痢疾水泻之良法。具体操作如名。

（一）操作

本法操作分 3 步（图 9-7-96）：①揉脐。患儿仰卧位，医者先用中指指端揉神阙穴 50 次；②揉龟尾。令患儿俯卧位，医者用拇指指端揉龟尾穴 50 次；③擦七节骨。用直推法操作 200 次，自龟尾穴推至七节骨穴为补，反之为泻。

（二）动作要领

手法宜轻柔，不可过重。揉龟尾穴时注意拇指指面朝上，以免引起肛门不适。

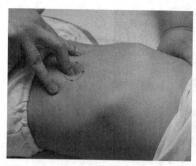
揉脐

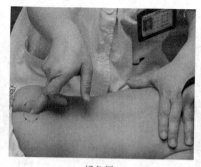
揉龟尾

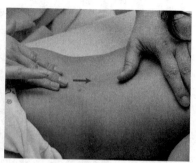
擦七节骨

图 9-7-96　揉脐及龟尾并擦七节骨

（三）注意事项

虽名曰擦七节骨，实为直推法，操作时根据患儿情况向上或向下单方向进行，不可来回操作。

（四）临床应用

止泻止痢，升举阳气。主治腹泻、痢疾、脱肛等病证。本法的补泻主要取决于推擦七节骨的方向，推上七节骨为补，能温阳止泻；推下七节骨为泻，能泄热通便。

第八章　康复治疗技术

第一节　物理治疗

物理治疗是通过功能训练、物理因子和手法治疗，重点改善肢体功能的治疗方法。

一、运动治疗

运动治疗是以功能训练为主要手段，运用徒手治疗技术及训练器械，以运动治疗处方为训练依据的治疗方法，目的是恢复、改善或重建躯体功能。

（一）关节活动技术

1. 主动运动　常用各种徒手训练或器械训练。动作的设计原则是根据患者关节活动受限的方向和程度、肌力的大小及可以使用的器械，设计出一些有针对性的动作，内容可简可繁，可以个人训练，也可以将有相同关节活动障碍的患者分组集体训练。

2. 主动助力运动　常用的有悬吊训练、滑轮训练和器械训练。悬吊训练是利用挂钩、绳索和吊带组合将拟活动的肢体悬吊起来，使肢体在去重力的前提下主动活动，类似于钟摆样运动。滑轮训练是利用滑轮和绳索，通过健侧肢体的活动来帮助或带动患侧肢体的活动。器械训练是利用杠杆原理，以器械为助力，带动活动受限的关节进行活动。

3. 被动运动　根据力量来源分为两种，一种是由经过专门培训的治疗人员完成的被动运动，如关节可动范围内的运动和关节松动技术；另一种是借助外力由患者自己完成的被动活动，如滑轮训练、关节牵引、持续性被动活动等。

（二）关节松动技术

1. 定义　关节松动技术（joint mobilization）是治疗关节功能障碍，如僵硬、可逆性的关节活动度受限、关节疼痛的一门徒手治疗技术，具有针对性强、见效快、患者痛苦小，容易接受等特点。

2. 原理　关节松动技术的基本原理是利用关节的生理运动和附属运动作为治疗手段。

（1）生理运动（physiological movement）　关节在生理范围内完成的运动，如屈、伸、内收、外展、旋转等。生理运动可以由患者主动完成，也可以在治疗者帮助下患者被动完成。

（2）附属运动（accessory movement）　关节在自身及其周围组织允许范围内完成的运动，是维持关节正常活动不可缺少的，一般不能主动完成，需要由其他人帮助才能完成。

3. 手法分级　澳大利亚 Maitland 关节松动技术 4 级分法比较完善，应用较广。

（1）Ⅰ级　治疗者在关节活动的起始端，小范围、节律性地来回推动关节。

（2）Ⅱ级　治疗者在关节活动允许范围内，大范围、节律性地来回推动关节，不接触关节活动的起始端和终末端。

（3）Ⅲ级　治疗者在关节活动允许范围内，大范围、节律性地来回推动关节，到关节活动的终末端，并能感觉到关节周围软组织的紧张。

（4）Ⅳ级　治疗者在关节活动的终末端，小范围、节律性地来回推动关节，每次均接触到关节活动的终末端，并能感觉到关节周围软组织的紧张。

上述 4 级手法中，Ⅰ级、Ⅱ级用于治疗因疼痛引起的关节活动受限；Ⅲ级用于治疗关节疼痛并伴有僵硬；Ⅳ级用于治疗因周围组织粘连、挛缩而引起的关节活动受限。

4. 治疗作用

（1）缓解疼痛。

（2）改善关节活动范围。

（3）增加本体感觉反馈。

5.适应证与禁忌证

（1）适应证　适用于任何力学因素（非神经性）引起的关节功能障碍，包括关节疼痛、肌肉紧张及痉挛、可逆性关节活动降低、进行性关节活动受限、功能性关节制动。

（2）禁忌证　关节脱位及半脱位、外伤或疾病引起的关节肿胀（渗出增加）、关节的炎症急性期、恶性疾病及未愈合的骨折。

（三）软组织牵伸技术

1.定义　是指利用徒手或机械设备提供持续或间断的外力，做轻微超过组织阻力和关节活动范围内的运动，牵伸短缩或挛缩组织并使其延长。

2.目的　主要为改善或重新获得关节周围软组织的伸展性，降低肌张力，增加或恢复关节的活动范围，防止发生组织挛缩，预防或降低运动时出现的肌肉、肌腱损伤。

3.分类　根据牵伸力量的来源、牵伸方式和持续时间，可以将牵伸分为手法牵伸、机械牵伸和自我牵伸三种。手法牵伸是治疗者对发生紧张或挛缩的组织或活动受限的关节，通过手力牵伸，并通过控制牵伸的方向、速度和持续时间来增加挛缩组织的长度和关节活动范围。机械牵伸是利用小强度的外部力量较长时间作用于挛缩组织。自我牵伸是一种由患者自己完成的肌肉伸展性训练，可以利用自身重量作为牵伸力量。

4.适应证　凡是由于软组织挛缩、粘连或瘢痕形成引起肌肉、结缔组织和皮肤短缩、关节活动范围降低均可采用牵伸治疗。

5.禁忌证　①关节内或关节周围组织有炎症（如结核、感染，特别在急性期）。②新近发生的骨折。③新近发生的肌肉、韧带损伤，组织内有血肿或有其他创伤体征。④神经损伤经吻合术后1个月内。⑤关节活动或肌肉被拉长时有剧痛。⑥严重的骨质疏松。⑦当挛缩或缩短的组织具有维持关节稳定或使肌肉保持一定的力量时，牵伸应慎重。

（四）肌力训练

1.定义　肌力训练是根据超量恢复的原理，通过肌肉的主动收缩来增强肌肉的力量。

2.分类　根据肌肉的收缩方式可以分为等长运动和等张运动；根据是否施加阻力可分为非抗阻力运动和抗阻力运动。非抗阻力运动包括主动运动和主动助力运动，抗阻力运动包括等张性（向心性、离心性）、等长性、等速性抗阻力运动。

3.方法选择　当肌力为1级或2级时，可进行徒手助力肌力训练；当肌力达3级或以上时，可进行主动抗重力或抗阻力肌力训练。

4.运动处方　运动处方是医生对准备接受运动治疗的患者或从事体育锻炼者进行必要的临床检查和功能评定，根据检查资料和患者的健康状况，用处方的形式规定运动种类、运动强度、运动时间及运动频率，提出运动中的注意事项的一种方法。

（五）牵引技术

牵引是应用力学中作用力与反作用力的原理，通过徒手、器械或电动牵引装置，对身体某一部位或关节施加牵引力，使关节面发生一定的分离，缓解软组织的紧张和回缩，并得到适当的牵伸，从而达到复位、固定、减轻神经根压迫、纠正关节畸形的一种物理治疗方法。

（六）神经发育疗法（neurodevelopmental treatment，NDT）

神经发育疗法是20世纪40年代开始出现的治疗脑损伤后肢体运动障碍的方法，其典型代表为Bobath技术、Brunnstrom技术、神经肌肉本体感觉促进技术、Rood技术、Vojta治疗技术、引导式教育。这些技术以神经系统作为重点治疗对象，将神经发育学、神经生理学的基本原理和法则应用到脑损伤后运动障碍的康复治疗中，应用多种感觉刺激，包括躯体、语言、视觉等，并认为重复强化训练对动作的掌握、运动控制及协调具有十分重要的作用。强调早期治疗、综合治疗及各相关专业的全力配合。

（七）运动再学习疗法（motor relearning program，MRP）

该疗法将中枢神经系统损伤后运动功能的恢复训练视为一种再学习或再训练的过程，以神经生理学、运动科学、生物力学、行为科学等为理论基础，以脑损伤后的可塑性和功能重组为理论依据，并以作业和功能性运动为向导，按照科学的运动学习方法对患者进行再教育、再训练，使患者尽早恢复运动功能。

（八）强制性使用运动治疗（constraint-induced movement therapy，CIMT）

CIMT 是 20 世纪 60～70 年代美国亚拉巴马大学神经科学研究人员通过动物实验而发展起来的治疗脑损伤的一种训练方法。其基本概念是在生活环境中限制脑损伤患者使用健侧上肢，强制性反复使用患侧上肢，使对侧大脑半球皮层支配上肢的区域扩大，同时同侧皮层出现新的募集。

（九）悬吊治疗技术（sling exercise training，SET）

SET 是一种使身体处在高度不稳定状态下进行核心肌群激活训练，通过增强核心力量和核心稳定性来提高体能水平及运动能力的训练方法。常用于脑卒中、脑瘫、腰腿痛、颈源性头痛、成人特发性脊柱侧弯等的康复治疗中。

二、物理因子治疗

利用声、光、电、磁、水等物理因子作用于人体以治疗疾病的方法，称为物理因子治疗，简称"理疗"。

（一）电疗法

电疗法（electrotherapy）是应用各种电流治疗疾病的方法。根据所采用电流的不同频率，电疗法可分为直流电、低频电疗法（0～1000Hz）、中频电疗法（1000～100000Hz）和高频电疗法（大于100000Hz）。

1. 直流电疗法（galvanization）与直流电药物离子导入疗法（electrophoresis）　直流电疗法可使神经肌肉兴奋性增高，抗感染，松解软组织，促进组织再生和修复，促进静脉血栓机化、退缩，使血管重开放，促进骨生长及骨折愈合等作用。直流电药物离子导入疗法兼有直流电与药物的双重治疗作用。

2. 经皮神经电刺激疗法（transcutaneous electrical nerve stimulation，TENS）　是应用频率1～150Hz、波宽2～500μs 的低频脉冲电流经过皮肤输入人体，用于治疗急慢性疼痛的方法。镇痛是 TENS 的主要治疗作用，此外 TENS 还可改善周围血液循环，改善心肌血供，缓解心绞痛，促进骨折愈合，加速溃疡愈合。

3. 神经肌肉刺激疗法（neuromuscular electrical stimulation，NMES）　是应用低频脉冲电流刺激神经或肌肉使其收缩以达到恢复其运动功能的方法，又称电体操疗法。NMES 可以改善血液循环和营养代谢，延缓病变肌肉的萎缩，防止肌肉纤维化和挛缩，预防肩关节半脱位和足下垂，并促进神经再生，恢复神经传导功能。

4. 功能性电刺激（functional electrical stimulation，FES）　是使用低频脉冲电流，刺激失神经支配的肌肉，使其收缩，以替代或矫正器官或肢体已丧失的功能的方法。

5. 等幅中频电疗法　应用频率为1000～20000Hz 的等幅正弦电流治疗疾病的方法称为等幅中频电疗法。由于这种电流处于音频段，因此又有音频电疗法之称。等幅中频电疗法具有镇痛、消炎、加速浸润吸收，促进神经血管功能恢复的作用，也可消散硬结、松解粘连。

6. 调制中频电疗法　调制中频电是一种由低频电流调制的中频电流，中频电流的幅度和频率随着低频电流的变化而变化，应用这种电流治疗疾病的方法称为调制中频电疗法。调制中频电流具有低频电与中频电两种电的特点和治疗作用。其主要治疗作用包括镇痛、促进局部组织血液循环及炎症吸收、引起骨骼肌收缩、提高平滑肌张力、作用于神经节与神经节段，可产生反射作用，调节自主神经。

7. 干扰电疗法　使用4个电极将频率相差0～100Hz 的两路中频正弦交流电交叉输入人体，在交叉的部位形成干扰场，产生差频变化为0～100Hz 的低频调制"内生"中频的电流，利用这种干扰电流治疗疾病的方法为干扰电疗法。这种电流克服了低频电流不能深入组织内部的缺陷，又兼有低频电与中频电的特点。其治疗作用主要有促进局部血液循环，加快对渗出和水肿的吸收，良好的镇痛作用，对骨骼肌及平滑肌有刺激作用，调节内脏功能，改善上肢或下肢的神经血管功能，加速骨折愈合。

8. 短波疗法（short wave therapy）与超短波疗法（ultrashort wave therapy）　短波的波长范围为10～100m，频率范围为3～30MHz。超短波的波长范围为1～10m，频率范围为30～300MHz。短波与超短波疗法的作用有两个方面，首先是以热效应为主的作用，包括改善局部血液循环、加速水肿的消散、镇痛、促进炎症的吸收和消散、降低肌肉张力、缓解痉挛、促进组织生长修复、调节神经功能及内分泌腺、内脏器官的功能。其次是以非热效应为主的作用，用于治疗急性炎症。

9. 微波疗法（microwave therapy）　是应用微波治疗疾病的方法。微波按波长可分为3个波段：分米波（波长10cm～1m，频率300～3000MHz），厘米波（波长1～10cm，频率3000～30000MHz），毫米波（波长1～10mm，频率30000～300000MHz）。分米波疗法与厘米波疗法的治疗作用相似，但分米波作用深度较厘米波深。两者均具有较明显的温热效应，此外，两者还具有非热效应，如影响神经的兴奋性、增强免疫系统的功能等。毫米波作用于机体时产生非热效应，具有促进血液循环、改善组织血供、利于增强组织营养、加速炎症产物和水肿的消散、加速伤口及骨痂愈合、增强免疫功能、抑制肿瘤细胞、镇痛等作用。

（二）光疗法

应用人工光源或日光的辐射能作用于人体治疗疾病的方法称为光疗法（light therapy）。

1. 红外线疗法（infrared therapy） 是应用红外线治疗疾病的方法。红外线是不可见光，红外线辐射于人体时主要产生温热效应，远红外线达到表皮的浅层，近红外线可达真皮皮下组织。红外线具有改善组织血液循环、消炎、消肿、镇痛、缓解痉挛等作用。

2. 紫外线疗法（ultraviolet therapy） 是应用人工紫外线治疗疾病的方法。紫外线照射于人体皮肤主要产生光化学效应，故又有光化学射线之称。一定剂量的紫外线照射皮肤后，可出现皮肤红斑，红斑持续数天后出现色素沉着，并有脱皮。其治疗作用有杀菌、消散炎症、镇痛、脱敏、加速伤口愈合、促进维生素D形成、调节机体免疫功能、光敏作用等。

3. 激光疗法（laser therapy） 应用受激辐射发出的光作用于人体以治疗疾病的方法，称为激光疗法。低强度激光主要为刺激作用，具有改善血液循环、镇痛、提高免疫功能、促进组织修复、降低血脂的作用。高强度激光对组织作用时产生高热效应，可使组织止血、黏着、切割、分离。光敏治疗时可用于对肿瘤的诊断定位和损伤杀灭肿瘤细胞。

（三）超声波疗法（ultrasound therapy）

超声波是每秒振动频率高于20000Hz的机械振动波。超声波的机械振动作用于人体，可引起细胞按摩作用、温热效应及多种理化效应，具有较好的镇痛、解痉作用，促进水肿消散，促进骨痂生长愈合，松解粘连，软化瘢痕，增强胃肠分泌功能和蠕动功能，改善心肌供血等作用。

（四）传导热疗法

将加热后的各种介质直接作用于人体以治疗疾病的方法称为传导热疗法。常用的传导热疗法有石蜡疗法、泥疗法、砂疗法、蒸汽疗法，以及化学热袋疗法、电热疗法和传统中药热熨、炒盐、酒醋疗法等。传导热疗法可以促进皮肤血液循环，促进皮肤伤口愈合，改善皮肤功能，缓解肌肉痉挛。传导热还可引起心率增加、心肌收缩力增强、血压上升，神经系统兴奋性提高，但长时间则起抑制作用。

（五）冷疗法与冷冻疗法

应用低温以治疗疾病的方法称为低温疗法。利用低于体温与周围空气温度，但在0℃以上的低温治疗疾病的方法称为冷疗法（cold therapy）；利用0℃以下的低温来治疗疾病的方法称为冷冻疗法（cryotherapy）。冷疗法可使组织温度下降，毛细血管收缩，降低感觉神经末梢的兴奋性和神经传导速度，从而减轻疼痛、缓解肌肉痉挛，冷疗法还可使组织代谢率降低，耗氧量亦降低，利于急性炎症、水肿的控制。

（六）水疗法

利用水的温度、压力、浮力及其所含成分等进行疾病治疗的方法称为水疗法（hydrotherapy）。水疗的作用包括水温作用、机械作用和化学作用。

（七）压力疗法

通过对病患部位施加适当的压力以达到治疗疾病目的的方法称为压力疗法（compression therapy）。其治疗作用主要有促进组织间液向静脉和淋巴管回流，从而减轻或限制组织肿胀；保温、隔热，提高组织温度；限制组织增生、变形，改善外形等。

（八）磁疗法

应用磁场作用于机体病变部位或穴位以治疗疾病的方法称为磁疗法（magnetotherapy）。磁疗具有镇痛、镇静、消炎、消肿、降压、软化瘢痕、松解粘连、促进骨痂生长等作用。此外，磁疗还可使良性肿瘤缩小或消失。

（九）生物反馈疗法

生物反馈疗法（biofeedback therapy，BFT）是将识别不到的肌电、皮温、血压、心率、脑电等体内活动变化，借助专门电子仪器，转变为能被识别的视、听信号，根据这种信号的提示和反馈来训练患者控制自身不随意的功能，以达到康复训练和调节生理功能及治疗某些疾病目的的治疗方法。目前常用的有肌电生物反馈、手指温度生物反馈、血压生物反馈、心率生物反馈、脑电生物反馈、皮肤电生物反馈等。

第二节　作业治疗

一、定义

作业治疗（occupational therapy，OT）是通过系统的活动行为分析，设计有治疗目的的活动并运用特殊的治疗技巧，或配备、改装辅助器具、生活环境改造等方法，来提高个人自理、工作及休闲活动的能力；帮助他们重新回归到自己的生活环境中，维持或提高其生活质量。

二、作业治疗常用方法

1. 日常生活活动训练　日常生活活动是维持一个人的日常生活所必需的基本活动。日常生活活动训练（ADL 训练）可分为基本日常生活活动训练（BADL 训练）和工具性日常生活活动训练（IADL 训练）两部分。

（1）主要 BADL 训练　①床上活动训练：包括桥式运动、床上翻身、床上坐起。②转移训练：主要包括在床、轮椅、室等之间的转移，在病房、治疗室及家庭环境中都可以进行此项训练。③更衣训练：训练的内容包括穿脱上衣、穿脱裤子、穿脱鞋袜等。④进食训练：进食前应充分评估患者进食的姿势、头的位置和活动范围、视觉范围、上肢活动的范围、餐具的持握和操作、手的活动范围和协调性、口的张开程度等情况，针对不同性状的食物确定适当的进食方法。⑤个人卫生训练：包括修饰（刷牙、洗脸、梳头、修剪指甲等）、洗澡、如厕。

（2）部分 IADL 训练　IADL 训练考虑的是人与社会环境之间互动的关系，根据患者的需要，治疗师在提供基本日常生活活动训练的基础上，还可以协助患者进行家务、外出交流等 IADL 训练，使他们选择有意义的生活，达到进一步提升独立生活能力的目的。

（3）其他　包括家务训练、使用交通工具、购物训练及使用网络。

2. 职业康复　职业康复是一种让残疾人士（尤其是工伤患者）从"病人角色"转变为"工作者角色"的过程。职业康复训练的内容包括工作能力强化训练，如体能训练、职能训练（工作模拟训练）、工具模拟训练、工作行为训练等，还有技能培训，如电脑技能培训、手工艺技能培训等。

3. 环境改造　由康复医师和作业治疗师根据治疗目标和需要及设备技术的条件进行选择，对环境适当调整，如对门口、轮椅通道、楼梯、坐便器、洗手池、浴盆、室内布置、环境条件等进行适宜的改造，使环境能够适应残疾人的生活、学习和工作的需要。

第三节　言语治疗

一、失语症的治疗

（一）失语症的定义、临床表现与分类

1. 定义　由于各种原因导致大脑的语言中枢受损，使已经获得的语言功能受损或丧失。通常表现为在听、说、读、写等一个或多个模块出现功能障碍。

2. 临床表现　失语症患者临床表现为在意识清醒、没有精神及严重的智力障碍、没有感觉缺失和发音器官功能等障碍的情况下，听不懂别人或自己讲的话，说不出要表达的意思，不能理解病前能理解、朗读的字句，写不出病前会写的字句。

3. 分类　目前我国的失语症分类参照 Benson 失语症分类法，并结合我国的实际情况，制定了汉语失语症主要类型。

（1）外侧裂周围失语综合征　病灶位于外侧裂周围区。包括 Broca 失语即运动性失语、Wernicke 失语即感觉性失语、传导性失语。

（2）分水岭区失语综合征　病灶位于分水岭区，又称经皮质性失语。包括经皮质运动性失语、经皮质感觉性失语、经皮质混合性失语。

（3）完全性失语　病灶位于优势侧额、顶、颞叶。

（4）命名性失语　病灶位于优势侧顶、枕、额叶结合区。

（5）皮质下失语综合征　包括丘脑性失语和基底节性失语。

（二）失语症的治疗方法

失语症的治疗方法主要分为两大类：一类是以改善语言功能为目的，包括 Schuell 刺激法、阻断去除法、旋律语调治疗法；另一类是以改善日常生活交流能力为目的，包括交流效果促进法、代偿手段训练。小组治疗是一种有益的选择，这种治疗模式可为失语患者宣泄情感和学习处理心理冲突提供支持气氛、增进个人之间的了解，改善患者的观察能力，提高现实生活中交流沟通功能，并且帮助成员适应离院的社会情绪，减少孤独感，增加自我意识。

二、构音障碍的治疗

（一）构音障碍的定义及临床表现

1.定义　构音障碍是指由于神经肌肉的器质性病变引起发音器官的肌肉无力、肌张力异常或运动不协调等所致的言语障碍。

2.临床表现　吐字不清、说话费力甚至丧失发音能力等。患者通常听理解正常并能正确选择词汇及按语法排列词句，但不能很好地控制重音、音量和音调等。

（二）构音障碍的训练方法

构音障碍的训练方法主要有：颈部放松训练、呼吸训练、口部运动治疗、构音运动治疗、构音语音训练、克服鼻音化训练、韵律训练、言语改良训练、代偿手段训练等多种方法。

第四节　吞咽障碍治疗技术

一、吞咽障碍的定义与分期

1.定义　吞咽障碍是指食物从口腔至胃运送过程中受阻而产生的咽部、胸骨后或食管部位的梗阻停滞感觉，患者会伴有吞咽后食物残留在口腔、咽部等情况，严重的吞咽困难患者可发生误吸，当食物进入气管后可引发肺炎，危及患者生命。

2.分期　吞咽障碍可分为口期吞咽障碍、咽期吞咽障碍、口咽期混合吞咽障碍、食道期吞咽障碍。

二、吞咽障碍的治疗方法

治疗可分为间接训练、直接训练、代偿训练和其他治疗。

1.间接训练　间接训练是指患者不进食，即不做吞咽动作，通过其他动作的训练，提高与吞咽有关的神经肌肉的控制能力。常用的方法包括口部运动治疗、冷刺激、呼吸训练、构音训练、咳嗽训练、声门上吞咽训练、促进吞咽反射训练和中医治疗方法。

2.直接训练　直接训练又称进食训练，是指直接做吞咽动作，改善吞咽的病理生理状况。主要包括饮食器具的选用、进食体位、食团入口位置、食团性质（大小、结构、温度和味道等）和进食环境等。

3.代偿训练　可用改变食物通过的渠道使吞咽变得安全，如鼻饲饮食、胃肠造瘘技术等，适用于各类吞咽障碍患者，包括身体虚弱、有认知障碍的患者。

4.其他治疗　使用药物缓解某些吞咽困难的症状。对于口咽分泌物过多的患者，可采用抗胆碱能药物抑制口咽分泌。对环咽肌痉挛造成的吞咽困难，可注射肉毒杆菌毒素 A 型。对于管饲饮食也出现误吸的患者可采用手术方法。

第五节　心理疗法

一、心理疗法定义

心理疗法是在病残康复过程中，应用心理学的原则和方法，通过治疗者与被治疗者的相互作用医治病残患者心理、情绪、认知行为等方面存在的问题。心理治疗一般是治疗者通过语言、表情、行为向病残者施加心理上的影响，解决其心理上的问题，达到治疗疾病的目的。

二、康复心理治疗的常用方法

1. 支持性心理治疗 通过治疗者对患者的指导、劝解、鼓励、安慰和疏导等方法来支持和协助患者处理问题，使其适应所面对的现实环境，渡过心理危机，称为支持性心理治疗。

2. 行为疗法 行为问题是脑创伤或其他脑部疾病后的常见问题，包括不适当的行为过多和适当的行为过少。行为疗法是指帮助患者消除或建立某种行为，从而达到治疗目的。

3. 社会技能训练 用于矫正各种行为问题，增进社会适应能力。

4. 生物反馈疗法 是通过生理仪器，训练患者学习利用反馈信息调整自身的心理、生理活动，使疾病得到治疗和康复。

第六节　康复工程

一、定义

康复工程技术是指借助助康复辅助器的帮助，来改善患者的活动和参与日常生活活动的能力。康复辅助器又称康复辅具，是指预防残疾，改善、补偿、替代人体功能和辅助性治疗的产品，包括器具、设备、仪器、技术和软件。

二、辅助具分类

国际标准化组织将残疾人辅助器具分为12类，包括个人医疗辅助器具、技能训练辅助器具、矫正器和假肢、个人生活自理和防护辅助器具、个人移动辅助器具等。2016年国家民政部颁布的《中国康复辅助器具目录》也参照规定了12大类，其中已广泛应用的康复辅助器具，主要包括矫形器、假肢、助行器、轮椅、自助器具等。

（一）矫形器

矫形器是指装配于人体四肢、躯干等部位，通过力的作用以提供稳定、预防或矫正畸形、补偿功能，治疗骨关节及神经肌肉等伤病的支具、支架、夹板等器械。主要作用包括以下几个方面：稳定、支持和保护，预防和矫正畸形，转移负荷，代偿或改进功能。

（二）假肢

假肢是为恢复截肢者原有四肢的形态缺损，代偿截肢造成肢体功能障碍而制作和装配的人工肢体。假肢的最终功能决定于骨科、康复科与康复工程技术人员的合作，受残肢条件、残肢训练、假肢的制作装配、假肢训练等多个环节的影响。主要有上肢假肢和下肢假肢两大类别。

（三）助行器

助行器是指能辅助人体稳定站立和行走的工具，包括拐杖、步行器等。

1. 拐杖 适用于下肢功能障碍而行动不便者，主要有手杖、臂杖、腋杖、平台杖等几个类型。

2. 步行器 步行器可以支撑体重，增加支撑面积，便于站立及行走。主要分为固定型、交互型、两轮型、平台型、腋窝型等几个类型。

（四）轮椅

轮椅是被肢体伤残者广泛使用的重要的代步工具。轮椅的选择涉及不同使用对象和尺寸。偏瘫患者应选择单手驱动的轮椅。截瘫者宜选择质轻和驱动灵活、侧板可拆卸、轮椅靠背可调整的轮椅。下肢伤残者要根据患者的病情选择腿架可调屈膝角度的轮椅。年老体弱者一般只需要使用普通标准轮椅。脑瘫患儿根据患儿的年龄、体型选择合适的儿童轮椅，可以考虑配置泡沫垫来维持患儿在轮椅中的正常姿势或减轻痉挛。为儿童选择轮椅时应当考虑到他们生长发育阶段身高、体型的变化。

（五）自助器具

自助器具是利用患者残存功能，在无需外界帮助下，凭其自身功能即可独立完成日常生活活动而设计的一类器具。自助器具种类繁多，包括进食类、洗澡用具类、修饰类、穿着类、如厕类、阅读书写类、通信交流类、炊事类、取物类、文娱类及其他自助器具等。

第七节 中医康复治疗技术

一、中医康复治疗技术概述

中医康复治疗技术是以中医传统疗法为主要治疗手段的康复方法。中医传统疗法建立在阴阳学说、五行学说、脏象学说、经络学说及中医体质学说等中医理论的基础上，其内容丰富，历史悠久，适用范围广泛。经过历代医家的不断探索，其理论体系和技术方案日趋完善。目前常用于临床康复的中医传统疗法主要包括针刺疗法、艾灸疗法、推拿疗法、拔罐疗法、刮痧疗法、中药热敷疗法、情志疗法、饮食疗法及传统运动疗法。

二、针刺疗法

（一）针刺疗法的定义和作用

针刺疗法是以中医理论为指导，经络腧穴理论为基础，运用针刺防治疾病的一种方法。针刺疗法具有疏通经络、扶正祛邪、调和阴阳的作用，具备适应证广、操作方便、疗效明显、经济安全等优点。

（二）针刺疗法的分类

针刺疗法一般分为毫针刺法、电针法、三棱针法、皮肤针法、皮内针法、火针法、头针法、穴位注射法、割治法、埋线法等。

（三）针刺操作要求与注意事项

1. **操作要求** 毫针是临床应用最广泛的一种针具，毫针刺法是针刺疗法的主体，也是各种针法的基础，其基本操作技术包括持针法、进针法、行针法、留针法和出针法等。

2. **注意事项** 患者在过度饥渴、暴饮暴食、醉酒及精神过度紧张时，禁止针刺。重要脏器所在部位，如胁肋部、背部、肾区、肝区不宜直刺、深刺，孕妇的少腹部、腰骶部、会阴部、三阴交等部位禁止针刺。在针刺治疗过程中，由于患者心理准备不足等多种原因，可能出现晕针、滞针、弯针、断针、血肿、气胸等异常情况，应及时处理并加以预防。

（四）常用针刺方法与作用

详见第六章刺灸法各论部分。

三、艾灸疗法

（一）艾灸疗法的定义和作用

艾灸疗法，又称灸焫（ruò）、攻法、火法，是指采用艾绒或其他药物制成的灸炷或灸条，点燃后熏熨，或采用光、电等其他方法刺激体表的一定部位，以起防治疾病作用的方法。最常用的施灸材料是艾叶，此外还有桑枝、灯心草等，施灸的方法也有不同种类。

艾灸疗法具有局部温热作用，使局部的皮肤组织代谢能力加强，增强血液循环与淋巴循环，缓解和消除平滑肌痉挛，促进炎症、粘连、渗出物、血肿等病理产物的消散吸收。同时，还可引起大脑皮质抑制作用的扩散，降低神经系统的兴奋性，发挥镇静止痛作用。艾灸疗法还具有经络调节作用，在穴位上施灸时，由于艾火的温热刺激，通过腧穴、经络传导，起到温通气血、扶正祛邪的作用。

（二）艾灸疗法的分类

艾灸疗法历史悠久，单纯的艾灸出现最早，随后衍化出多种灸法，一般可分为艾灸和非艾灸两大类。艾灸类如艾炷灸、艾条灸和温针灸等；非艾灸类如灯火灸、药物灸、电热灸等临床较为常用，具体分类详见第六章第三节灸法部分。

（三）艾灸操作要求与注意事项

1. **操作要求** 不同类型艾灸疗法的操作方法不同，但适应证大致相同，其临床应用各有侧重，临床上应结合病情，因病制宜。施灸程序临床上一般遵循先上后下，先阳后阴，即先背部后胸腹，先头身后四肢；壮数先少后多，艾炷先小后大。

2. **注意事项** 艾灸的施灸量应当因人、因病和因穴制宜。如艾炷大小、壮数多少及疗程长短均需视具体情况而定。艾灸补泻一般遵循慢火为补，急火为泻的原则，即"以火补者，毋吹其火，须自灭也。以火泻者，疾吹其火，传其艾，须其火灭也"。目前临床上也不必拘泥于此，可根据患者的具体情况，结合腧穴性能酌情运用。

（四）常用艾灸疗法与作用

详见第六章第三节灸法部分。

四、推拿疗法

推拿疗法是在中医学理论指导下，通过在人体体表一定的部位或穴位施以各种手法，或配合某些特定的肢体活动，防治疾病的方法。古称"拊""按摩""按跷""挢引""案扤"等。治疗范围涉及内、外、妇、儿、骨伤与五官、眼等各科病证。

（一）推拿疗法的定义和作用

推拿防治疾病的主要手段是手法和功法。推拿手法，是指用手或肢体的其他部位，按照各种特定的技巧和规范化的动作在体表进行操作，用以防治疾病和强身健体的一种中医外治疗法。推拿功法既是推拿医师作为增强体质、提高推拿持续操作力量负荷能力且有助于掌握手法技巧的自我锻炼手段，也是借以指导和帮助病员进行功能训练，防治疾病的手段。

推拿的作用主要是疏通经络，行气活血；理筋整复，滑利关节；调整脏腑功能，增强抗病能力等几个方面。

（二）推拿手法的分类

推拿手法的分类主要按其手法操作的动作形态、用力方向、应用对象、手法组合等不同特点进行划分，目前临床多以手法的动作形态分类，主要分为摩擦类手法，如推法、摩法、擦法等；摆动类手法，如一指禅推法、滚法、揉法等；挤压类手法，如按法、点法、拿法等；振动类手法，如抖法、振法等；叩击类手法，如拍法、击法、扣法等；运动关节类手法，如摇法、扳法、拔伸法等。

（三）推拿操作要求与注意事项

1. 操作要求　手法是推拿治疗疾病的主要手段，推拿医师在临床上能否恰到好处地运用手法技术，是一个非常重要的问题。手法的操作要求主要包括明确诊断、辨证施治、补虚泻实和因人、因病、因时、因地制宜等几个方面。

2. 注意事项　手法在临床上作为外治手段，对很多疾病都有良好的治疗效果，但有时个别患者也会出现一些异常现象或不良反应。所以，推拿医师在临床操作过程中必须注意事先解释、集中精力、体位舒适、手法准确、力量适当、治疗有序、时间灵活等。

（四）常用推拿手法与作用

详见第七章第二节成人推拿手法部分。

五、拔罐疗法

（一）拔罐疗法的定义和作用

拔罐疗法，又称吸筒疗法、火罐气，古代称为"角法"，是指用燃火、抽气等方法使罐内的气压低于大气压，并使罐吸附于病痛部位、经穴处的体表，以治疗疾病的方法。拔罐疗法的作用原理包括负压作用、温热作用、调节作用等几个方面。

（二）拔罐疗法的分类

罐因材料及使用方法的不同各有所异，常用的有竹罐、陶罐、玻璃罐、塑料抽气罐、多功能罐等。拔罐疗法可分为火罐法、水罐法、抽气法等。

（三）拔罐的操作要求与注意事项

1. 操作要求

（1）火罐法

① 闪火法：用镊子或止血钳夹住酒精棉球或手持闪火器点燃，在罐内绕 1～3 圈后，立刻将火退出，并迅速将罐扣于施术部位。此法可留罐、闪罐、走罐等，适用于各部位，临床最为常用。

② 投火法：将纸折成宽条状，点燃后投入罐内，在纸条熄灭前，迅速将罐扣于施术部位，注意纸条放入

罐内时未燃的一端朝向罐口，可避免烫伤皮肤。

③ 贴棉法：将直径约 2cm 的薄棉片蘸少量酒精后贴于罐体内壁下 1/3 处，用火将酒精棉片点燃后迅速将罐扣于施术部位。

④ 架火法：即用不易燃烧、不易传热的物体，如瓶盖等（直径小于罐口）置于施术部位，并在其上放置酒精棉球，点燃后迅速将罐扣下。此法不易烫伤皮肤，适用于肌肉丰厚而平坦部位留罐、排罐。

（2）水罐法　指拔罐时用水热排出罐内空气的方法，一般选用竹罐放入水中或药液中煮沸，使用时用镊子夹罐底（罐口朝下），迅速用凉毛巾捂住罐口片刻，吸去罐内的水液，使罐口温度降低但保持罐内热气，将罐扣于施术部位。此法消毒彻底，温热作用强，且可罐药结合。

（3）抽气法　将抽气罐紧扣在施术部位上，通过活塞抽出罐内空气，使罐内产生负压的方法。

（4）起罐的操作要点　起罐又称启罐，即将吸拔稳牢的罐取下的方法。一手握住罐体腰底部稍倾斜，另一手拇指或示指按住罐口边缘的皮肤，使罐口与皮肤之间形成空隙，当空气进入罐内，则罐自动脱落。

2.注意事项

（1）应用闪火法须注意勿烧热罐口，以免烫伤。

（2）应用投火法时罐内燃烧物易坠落烫伤皮肤，故多用于身体侧面横向的拔罐。

（3）贴棉法操作时棉片蘸酒精必须适量，酒精过多或过少均易发生棉片坠落，且酒精过多易淌流于罐口，引起烫伤。

（4）水罐法的扣罐时机须严格控制，出水后扣罐过快易烫伤皮肤，过慢又使吸拔力不足；起罐时，切不可硬拉或旋转罐具，否则会引起疼痛，甚至损伤皮肤。水罐起罐时，应防止水（药）液漏出，若吸拔部位呈水平面，应先将拔罐部位调整为侧面后再起罐。

（四）常用拔罐疗法与作用

详见第六章第四节拔罐法部分。

六、刮痧疗法

刮痧疗法是指用边缘光滑的工具在患者体表部位由上而下、由内向外反复刮动，使局部充血（形成瘀斑），以达到扶正祛邪、防病治病作用的疗法。

（一）刮痧疗法的作用原理

刮痧通过刺激体表的经络穴位，起到调整阴阳、疏通经络、活血止痛的功效。

（二）刮痧疗法的分类

根据刮拭方法的不同，主要分为刮痧法、撮痧法和拍痧法。

1.刮痧法　患者取舒适体位，充分暴露被刮部位，用刮痧板或其他工具（光滑的硬币、瓷碗、药匙等），蘸取油性介质（如刮痧油、香油或中药提取浓缩液等）或水，在体表特定部位按一定顺序反复刮拭的治疗方法。本法是最常用的一种方法。

2.撮痧法　又称扯痧法，在患者的一定部位，以大拇指与示指（或示指与中指）用力提扯患者的皮肤，使扯痧部位表皮出现紫红色或暗红色的痛点，以达到治疗疾病的方法。

3.拍痧法　指用虚掌拍打或用刮痧板拍打患者身体某部位，使之出痧的方法。

（三）刮痧疗法的注意事项

选择边缘光滑的物品作为刮痧工具，患者取舒适体位，清洁皮肤，在皮肤上涂一层润滑剂，从上向下、从内向外刮拭，手法由轻到重，以患者耐受为度。

（四）刮痧疗法的适应证与禁忌证

1.适应证　刮痧疗法的适应证较为广泛，临床应用于内外妇儿各科病证。如感受风寒、暑湿引起的感冒发热、咳嗽、中暑、哮喘；急性扭伤、感受风寒湿邪导致的各种软组织疼痛、各种骨关节疾病；痛经、闭经、月经不调；小儿营养不良、食欲不振；牙痛、鼻炎、咽喉肿痛等。

2.禁忌证　凡危重病，心、肝、肾功能衰竭，饱食后或饥饿，刮治部位皮肤有溃烂、破损、炎症，孕妇的腹部、腰骶部，妇女的乳头等均禁刮。

七、中药热敷疗法

（一）中药热敷疗法的作用原理

中药热敷疗法是联合热力与中药药力作用于肌表，通过经络血脉输布全身，直达病所，以治疗疾病的一种传统方法。中药热敷疗法可以促进血液循环，增加局部药物浓度，并改善周围组织营养代谢，具有温经通络、镇痛消肿、祛湿散寒、调整脏腑阴阳的作用。

（二）中药热敷疗法的适应证

1. 骨科或脑卒中患者肢体关节活动不利，痉挛僵硬等。
2. 风湿类疾病，如风湿性关节炎、类风湿关节炎、肩周炎、强直性脊柱炎。
3. 痛证，如腰椎间盘突出症、退行性骨关节病、各种急慢性软组织损伤。
4. 皮肤类疾病，如银屑病、硬皮病、皮肤瘙痒症、脂溢性皮炎等。
5. 内科疾病，如感冒、咳嗽、糖尿病、失眠、神经官能症、血栓闭塞性脉管炎、慢性肠炎等。
6. 妇科疾病，如痛经、闭经等。
7. 五官科疾病，如近视、远视、泪囊炎、过敏性鼻炎、鼻窦炎等。

（三）中药热敷疗法的注意事项

严格掌握热熨的温度和手法力量的大小，操作过程经常询问患者的感受；由于治疗时要充分暴露患处或治疗部位，寒冷季节应该有取暖设备；年老体弱者热敷后适当饮温开水；孕妇腰骶部、腹部慎用中药热敷；热敷后，如果患处出现水疱，小的水疱应避免刺破或者挤压，待其自然吸收即可。

八、情志疗法

情志疗法又称为精神康复法，古称"意疗""心疗"，是指康复工作者在整体观念的指导下，通过制订康复计划，运用语言、表情、姿势、行为等手段，影响心身功能障碍患者的感受、认识、情绪和行为，改善异常情志反应，消除致病的情志因素，达到形神调和，促使心身功能康复的一类方法。

（一）情志疗法的作用原理

1. **改善异常情志反应** 促进原有功能障碍的康复，并且预防出现新的功能障碍。
2. **消除致病精神因素** 提高患者的心理风险抵御能力，消除致病的精神因素。

（二）情志疗法的常用方法

情志疗法主要包括情志相胜法、说理开导法、移精变气法、娱乐疗法等。

1. **情志相胜法** 是根据《内经》的五脏情志相胜理论，即悲胜怒，恐胜喜，怒胜思，喜胜忧，思胜恐，有目的地通过语言或非语言的多种手段，激起患者的某些情志活动，以达到纠正其异常的情志活动，减轻和消除某些躯体症状，或促使某些情志病证痊愈的目的。

2. **说理开导法** 指通过劝说、指导、安慰、保证等手段来疏泄情感，主要适用于焦虑、紧张、恐惧等心理障碍的患者，可以为其提供精神支持。

3. **移精变气法** 移精变气法是我国古代一种祝由形式的情志疗法。主要适用于因惊惧迷惑所致的精神障碍。

4. **娱乐疗法** 是将心身功能康复置于人的正常活动中，充分利用人体的自我康复能力达到形神调和目的的治疗方法。主要适用于与心理因素有关的疾病，如高血压、冠心病、中风病等。

九、饮食疗法

饮食疗法是在中医理论指导下，有目的地选择有关饮食，或将食物与药物配合制成药膳，来治疗或辅助治疗疾病，以助患者康复的治疗方法。

（一）饮食疗法的作用原理及治疗原则

1. **饮食疗法的作用原理** 基本原理是"药食同源"，饮食疗法的作用取决于食物本身的性、味、归经、升降浮沉等特性。其作用主要有滋养作用、调整作用、防衰作用、抗病作用等几个方面。

2. **饮食疗法的治疗原则** 主要原则有平衡阴阳、协调整体，协调脏腑、注重脾肾，辨证辨病、相互结合，三因制宜。

（二）药膳方剂的临床分类及注意事项

1.临床分类　对于处方制定者来说，最重要的还是根据效用进行分类。不同效用的药膳方剂，其适应证也不同。大体可分为保健类药膳、治疗类药膳、康复类药膳三类。

2.饮食疗法的注意事项

（1）防止误食　《金匮要略》曰："六畜自死，皆疫死，则有毒，不可食之。"人们还发现河豚、发芽的土豆、野生蘑菇等，对人体有毒，如果误食也会危害健康。除此之外，在日常生活中要控制腌制品、烟熏和炭烤食物的摄入。

（2）疾病的饮食禁忌　在发生疾病时，应结合病情，对食物有所选择。《灵枢·五味》曰："肝病禁辛，心病禁咸，脾病禁酸，肺病禁苦，肾病禁甘。"如内热证患者忌食烟、酒、姜、蒜、辣椒、葱、花椒等辛辣之品等。

（3）服药期间的饮食禁忌　根据中医中药的传统说法，中药学有"十八反""十九畏"，是指某些药物不能同时使用，否则不但降低原有功效，还会产生毒副作用，危害患者健康。

十、传统运动疗法

（一）传统运动疗法概述

1.概念　传统运动疗法通常又称为传统体育疗法，是指进行具有我国特色和优良传统的运动锻炼形式，通过练意、练息、练形，以调养患者的精、气、神，进而促使其身心康复的一类方法，通常是以太极拳、五禽戏、八段锦和易筋经为主。

2.特点

（1）注重体验，不求争先　传统运动疗法大多不是竞技型运动，没有争夺输赢的目的。

（2）三才兼修，融会贯通　中医学天人相应的理论要求修习传统运动者要将自己的个体放在天、地之间，个人的形体、精神、气息都要和自然界进行信息交换，以达到信息互通，状态同步，形成天、地、人三位一体。

3.应用原则　主要有因人制宜、因时制宜、持之以恒、循序渐进。运动时要排除杂念，放松精神，排净二便，宽衣松带。另外，锻炼前先做热身活动。切忌在思未静、体未松、肢未动的情况下，便立即进入运动状态。

（二）简化太极拳

"太极拳"，就是以"太极"哲理为依据，以太极图形组编动作的一种拳法。其形在"太极"，意在"太极"，故而得名。

1.要领

（1）意气相合，气沉丹田　就是用意与呼吸相配合，呼吸要用腹式呼吸，一吸一呼正好与动作一开一合相配。

（2）意体相随，用意不用力　是用意念引出肢体动作来，随意用力，劲虽大，外表却看不出来，即随着意而暗用劲的意思，切不可片面理解为不用力。

（3）手眼相应，以腰为轴，移步似猫行，虚实分清　指打拳时必须上下呼应，融为一体，要求动作出于意，发于腰，动于手，眼随手转，两下肢弓步和虚步分清而交替，练到腿上有劲，轻移慢放没有声音。

（4）含胸拔背、沉肩垂肘　指胸、背、肩、肘的姿势，胸要含不能挺，肩不能耸而要沉，肘不能抬而要下垂，全身要自然放松。

（5）虚领顶颈　头颈似向上提升，并保持正直，要松而不僵可转动，颈正直了，身体的重心就能保持稳定。

（6）动中求静，动静结合　即肢体动而脑子静，思想要集中于打拳，所谓形动于外，心静于内。

（7）式式均匀，连绵不断　指每一指一式的动作快慢均匀，而各式之间又是连绵不断，全身各部位肌肉舒松协调而紧密衔接。

2.作用　增强血管的弹性，增强呼吸功能，扩大肺活量，锻炼神经系统，提高感官功能，畅通经络，培补正气。

（三）五禽戏

五禽，是指虎、鹿、熊、猿、鸟5种禽兽。戏，即游戏、戏耍之意。所谓五禽戏，就是指模仿虎、鹿、熊、猿、鸟5种禽兽的动作，组编而成的一套锻炼身体的方法。

1.要领

（1）专注意守　要排除杂念，精神专注，将意志集中于意守部位，以保证意、气相随。

（2）全身放松　练功时首先要全身放松，情绪要轻松乐观。

（3）呼吸均匀　呼吸要平静自然，用腹式呼吸，均匀和缓。吸气时，口要闭合，舌尖轻抵上腭。吸气用鼻，呼气用嘴。

（4）动作自然　五禽戏动作各有不同，如熊之沉缓、猿之轻灵、虎之刚健、鹿之温驯、鹤之活泼等。练功时，应据其动作特点而进行，动作宜自然舒展，不要拘紧。

2.作用　五禽戏具有强壮身体的作用，尤其是对中风后遗症，时常选择五禽戏锻炼，能改善患者的异常步态和行走姿势，防止肌肉萎缩，提高人体的平衡能力。此外，五禽戏对于肺气肿、哮喘、高血压、冠心病、神经衰弱、消化不良等，也有预防及防止复发的功效。

（四）八段锦

八段锦动作简单，易学易练，运动量不大，人人可行，随时可做，站地可练，特别适合各脏腑组织或全身功能的衰减者，尤其受到老年人、慢性病患者喜爱。

1.要领

（1）意守丹田　八段锦的运动要求"用意引导动作"。意到身随，动作不僵不拘。要心情舒坦，精神安定，意练重于体练。

（2）刚柔结合　根据动作要领，有轻缓、有用力的动作。练功时始终注意松中有紧，松力时要轻松自然，用力时要均匀，稳定而且含蓄在内。

（3）呼吸均匀　八段锦同样要配合呼吸。初学者呼吸自然、平稳，用鼻做腹式呼吸。练久练熟后，逐步有意识地用呼吸与动作配合。一般动作开始吸气为多，动作终了呼气为多，做到呼吸深、长、匀、静。

2.作用　八段锦除有强身益寿作用外，对于头痛、眩晕、肩周炎、腰腿痛、消化不良、神经衰弱诸症也有防治功效。

3.八段锦内容　包括八节连贯的传统运动，具体如下。

双手托天理三焦；左右开弓似射雕；调理脾胃须单举；五劳七伤往后瞧；

摇头摆尾去心火；两手攀足固肾腰；攒拳怒目增气力；背后七颠百病消。

（五）易筋经

易，改变的意思；筋，泛指肌肉，筋骨；经，方法。易筋经是一种改变肌肉、筋骨质量的特殊锻炼方法，除练肌肉、筋骨外，同时也练气和意，是一种意念、呼吸、动作紧密结合的功法。

1.要领　就是调身、调息、调心。如用六个字加以概括的话，那就是形松、气平、心定。

（1）形松是调身的关键　指的是形体状态自然放松，不能用劲。这里讲的松，不是指松松垮垮，弛而不张，而是指松而不懈，柔和不僵。

（2）气平是调息的关键　指的是呼吸自然平和，在自然平和的原则指导下，尽力要做到深、长、匀、细。深，指呼吸之气深达下焦（丹田）；长，指一呼一吸的时间较长；匀，指呼吸之气出入均匀，无忽快忽慢现象；细，指呼吸之气出入细微，这里必须指出的是，深、长、匀、细的呼吸并不是每一个习练者一开始均能达到的，而是在练习过程中安定情绪，集中意念的基础上慢慢出现的。

（3）心定是调心的关键　即是把注意力（意念）集中到身体的某一特定的部位，或者把意念集中到某一事物上，再通过特定的呼吸，逐步使外驰的心神集中起来，练功杂念不断地得到排除，渐至杂念平息，进入入静状态（介于醒觉与睡眠之间的中间时相）。

2.内容　以十二势为主，即韦驮献杵、掌托天门、横担降魔杵、摘星换斗、倒拽九牛尾、出爪亮翅、九鬼拔马刀、三盘落地、青龙探爪、卧虎扑食、打躬势、掉尾势。

3.作用　易筋经具有"伸筋拔骨，以形引气；动作舒展，意随形走；呼吸自然，柔和流畅"的特点，可以达"筋挛者易之以舒，筋弱者易之以强，筋弛者易之以和，筋缩者易之以长，筋靡者易之以壮"之效，对习练者的呼吸系统、心血管系统、骨骼肌、脊柱、体质及心理等都有一定的作用。

第九章 内科病证

第一节 中 风

一、概述

中风又称脑卒中，是以突然昏倒、不省人事，伴口角㖞斜、语言不利、半身不遂，或不经昏仆，仅以口歪、半身不遂为主症的病证。

中风的发生与饮食不节、五志过极、年老体衰等因素有关，风、火、痰、瘀为主要病因。本病病位在脑，病变涉及心、肝、脾、肾等脏。基本病机是脏腑阴阳失调，气血逆乱，上扰清窍，窍闭神匿，神不导气。

中风多属于西医学的急性脑血管病，包括出血性（脑出血和蛛网膜下腔出血）和缺血性（脑血栓形成、脑栓塞）。

二、临床诊断要领

（一）四诊要点

1. 问诊 中风患者需仔细询问其症状及起病情况，包括起病时间、起病缓急，起病诱因。询问发病前有无头晕、头痛、肢体一侧麻木等先兆症状。询问既往史及高危因素，详细了解患者既往史及生活方式，对中风病的诊断有一定的参考价值。

2. 望诊 中风病的望诊包括望神志、望面色、望舌、望呼吸、望步态、望瞳孔等内容，准确的望诊对病情轻重判断、证候类型的确定和预后的判断具有指导意义。

3. 闻诊 中风常见舌强语謇或舌强不语。中经络者多舌强语謇，中脏腑则多见昏愦不语；闭证患者如见气粗鼻鼾、痰声如拽锯，则属阳闭；恢复期及后遗症期患者，如语声高亢、烦躁易怒，多属实热，见于痰火扰心、肝阳上亢之证；如语声低微、少言懒语、话语断续不连贯，多属气虚之证。

4. 切诊 中风初期的患者脉象可见浮数、弦或弦细而数；进入恢复期的患者，病理因素属痰、瘀、虚，脉象多呈弦、滑、细涩。如风痰瘀阻证脉见弦滑，气虚络瘀证可见脉细涩，肝肾阴虚证可见脉细或沉细。

（二）辅助检查选择

1. 脑实质检查

（1）头 CT 检查 急性发病时首选头 CT 平扫以鉴别出血性卒中和缺血性卒中。多模式 CT 如灌注 CT 可区别可逆性和不可逆性缺血改变，指导急性脑梗死溶栓治疗及血管内取栓治疗。

（2）常规 MRI 包括 T_1 加权、T_2 加权及质子相，其在识别急性小梗死灶及后循环缺血方面明显优于 CT 平扫。多模式 MRI 包括弥散加权成像（DWI）、灌注加权成像（PWI）、水抑制成像和梯度回波、磁敏感加权成像（SWI）等。其中 DWI 对早期发现小梗死灶较常规 MRI 更敏感。

2. 颅内、外血管病变检查 常用检查包括颈动脉超声、经颅多普勒（TCD）、磁共振脑血管造影（MRA）、高分辨磁共振成像（HRMRI）、CT 血管造影（CTA）和数字减影血管造影（DSA）等。

3. 实验室检查 ①血糖、肝肾功能、电解质；②心电图和心肌缺血标志物；③全血计数，包括血小板计数；④凝血酶原时间（PT）/国际标准化比率（INR）和活化部分凝血活酶时间（APTT）；⑤氧饱和度。

（三）诊断标准

1. 以半身不遂，口舌㖞斜，舌强言謇，偏身麻木，甚则神志恍惚、迷蒙、神昏、昏愦为主症。

2. 发病急骤，有渐进发展过程。病前多有头晕头痛，肢体麻木等先兆。

3. 常有年老体衰，劳倦内伤，嗜好烟酒，膏粱厚味等因素。每因恼怒、劳累、酗酒、感寒等诱发。

4. 做血压、神经系统、脑脊液及血常规、眼底等检查。有条件做 CT、磁共振检查，可有异常表现。

5. 发病轻重不同，故有中脏腑（闭证、脱证）和中经络的不同。

（四）辨证要点

1. 辨中经络、中脏腑　中经络者意识清楚，中脏腑则昏不知人。

2. 中脏腑辨闭证与脱证　闭证属实，症见神志昏迷、牙关紧闭、口噤不开、两手握固、肢体强痉；脱证属虚，症见昏愦无知、目合口开、手撒肢冷、四肢瘫软、二便自遗。

3. 闭证当辨阳闭和阴闭　阳闭者具有身热面赤、气粗鼻鼾、痰声高亢、便秘溲黄、舌质干、苔黄腻、脉弦滑数等瘀热痰火之征；阴闭者具有面白唇紫、痰涎壅盛、四肢不温、舌苔白腻、脉沉滑等寒湿痰浊之征。

4. 辨病期　发病2周以内为急性期，中脏腑可至1个月；发病2周或1个月至半年内为恢复期；发病半年以上为后遗症期。

三、鉴别诊断

本病主要与痫症、厥证、口僻、痿病相鉴别。

1. 痫症　痫症以发作性神昏、肢体抽搐为主要表现，神昏时四肢抽搐：口吐涎沫或发出异样叫声、醒后一如常人。中风病神昏者常伴有半身不遂，神志转清后多留有半身不遂、口舌喎斜、言语謇涩等。

2. 厥证　厥证以突然神昏、面色苍白、四肢厥冷、移时苏醒为主要表现，醒后无半身不遂等症，与中风之神昏而半身不遂不同。

3. 口僻　口僻以口眼喎斜为主症，主要表现为病侧额纹消失、闭目不能、鼻唇沟变浅、口角下垂，患者发病前可有同侧耳后疼痛，但不伴有半身不遂、偏身麻木等症。部分中风病患者也可出现口眼喎斜，但多伴有眩晕、偏身麻木或肢体力弱等症状。

4. 痿病　痿病以肢体痿软无力、肌肉萎缩为主要特征，多发病缓慢，渐进加重；少数患者亦可急性起病，但多表现为双侧肢体无力，与中风病之半身不遂不同。

四、临床治疗

（一）针灸疗法

1. 治则治法　针灸治疗中风疗效满意，尤其对肢体运动、语言、吞咽等功能的康复具有明显促进作用。中风的治疗应注重针灸的早期干预，开始越早效果越好。针灸领域对缺血性中风急性期治疗的研究显示，针灸对于改善缺血局部及周围组织的血供、缩小梗死面积及保护缺血性脑损伤有显著的作用。对于中经络患者，针灸治疗主要是疏通经络、调神导气，而中脏腑患者，则治以醒脑开窍、启闭固脱为主。

2. 分证论治

（1）中经络

治法：调神导气，疏通经络。以督脉、手厥阴及足太阴经穴为主。

主穴：水沟、内关、三阴交、极泉、尺泽、委中。

配穴：肝阳暴亢配太冲、太溪；风痰阻络配丰隆、风池；痰热腑实配曲池、内庭、丰隆；气虚血瘀配足三里、气海；阴虚风动配太溪、风池。口角喎斜配颊车、地仓；上肢不遂配肩髃、手三里、合谷；下肢不遂配环跳、阳陵泉、阴陵泉、风市、足三里、解溪；头晕配风池、完骨、天柱；足内翻配丘墟透照海；便秘配天枢、丰隆、支沟；复视配风池、天柱、睛明、球后；尿失禁、尿潴留，配中极、曲骨、关元。

方义：脑为元神之府，督脉入络脑，水沟为督脉穴，可醒脑开窍，调神导气；心主血脉藏神，内关为心包经络穴，可调理心神，疏通气血；三阴交为足三阴经交会穴，可滋补肝肾；极泉、尺泽、委中，疏通肢体经络。

操作：水沟用雀啄法，以眼球湿润为佳；刺三阴交时，沿胫骨内侧缘与皮肤呈45°角，使针尖刺到三阴交穴，用提插补法；刺极泉时，在该穴位置下2寸心经上取穴，避开腋动脉，直刺进针，用提插泻法，以患者上肢有麻胀和抽动感为度；尺泽、委中直刺，用提插泻法使肢体有抽动感。可在患侧上、下肢各选2个穴位，采用电针治疗。

（2）中脏腑

治法：醒脑开窍，启闭固脱。以督脉穴和手厥阴经穴为主。

主穴：水沟、百会、内关。

配穴：闭证配十二井穴、合谷、太冲；脱证配关元、气海、神阙等。

方义：脑为元神之府，督脉入络脑，水沟、百会为督脉穴，可醒脑开窍；内关为心包经络穴，可调理心神，疏通气血。

操作：内关用泻法，水沟用强刺激，以眼球湿润为度。十二井穴用三棱针点刺出血。关元、气海用大艾炷灸，神阙用隔盐灸，不计壮数，以汗止、脉起、肢温为度。

（二）推拿疗法

1. 治疗原则 平肝息风，行气活血，舒筋通络，滑利关节。

2. 取穴及部位 大椎、肩井、臂臑、曲池、手三里、合谷、居髎、环跳、殷门、承扶、委中、承山、昆仑、血海、足三里、阳陵泉、风市、梁丘、肾俞、大肠俞、命门等穴位。

3. 手法 一指禅推法、滚法、按法、揉法、拿法、摇法、捻法，配合患肢关节的被动运动。

4. 操作

（1）患者取俯卧位。医师先以按法作用于背部脊柱两侧为时5～8分钟，在腰骶部时配合腰后伸被动运动；接着臀部、下肢后侧及跟腱为时3分钟，在臀部时配合髋外展被动运动；然后按揉大椎、膈俞、肾俞、命门、大肠俞、环跳、委中、承山诸穴，以酸胀为度，擦腰骶部以透热为度。

（2）患者取侧卧位。医师施滚法于居髎、风市、阳陵泉穴3分钟，并按揉上述穴位，以酸胀为度。

（3）患者取仰卧位。医师施滚法于大腿前侧、小腿前外侧至足背部，并使患侧膝关节做极度屈曲，背伸踝关节，然后按揉伏兔、梁丘、内外膝眼、足三里、丘墟、解溪、太冲诸穴位，以酸胀为度，拿委中、承山、昆仑、太溪穴位，以有酸、胀、麻的感觉为佳。

（4）患者取坐位。医师施滚法于肩井和肩关节周围到上肢掌指部5分钟，在肩前缘时结合肩关节上举、外展的被动运动，在腕部时结合腕关节屈伸被动运动，按揉肩内陵穴以酸胀为度，拿曲池、合谷穴以酸胀为度，摇掌指关节，捻指关节，最后搓肩部及上肢。

（5）患者取坐位或仰卧位。医师施一指禅推法于下关、颊车、地仓、水沟、承浆穴5～8分钟，拿两侧风池、肩井穴结束治疗。

（三）康复疗法

1. 康复评定 中风康复治疗前、治疗期间和治疗结束时都要进行康复评定，对患者各种功能障碍的性质、部位、范围、程度做出准确的评定。中风的中医康复评定涉及的内容包括中医辨证和现代康复评定两部分。

（1）中医辨证 中风急性期分为中经络和中脏腑，病情稳定后进入恢复期，可辨证分为肝阳上亢证、风痰阻络证、痰热腑实证、气虚血瘀证、阴虚风动证。

（2）现代康复评定 中风的现代康复评定主要包括运动功能、日常生活活动评定，以及心理、职业评定，老年患者还要注意心肺功能的评定，为制定合适的康复处方提供依据。

① 运动功能评定

a. Brunnstrom运动功能评定法：本法是基于中风患者恢复的六阶段理论设计的。评定时要分别对手、上肢、下肢进行评价。

b. 上田敏偏瘫功能评价法：在Brunnstrom运动功能评定法的基础上，进一步细化了偏瘫功能评定分，分为12级。

c. 简化Fugl-Meyer运动功能评定法：采用Fugl-Meyer评定法的运动功能评价部分，满分100分，其中上肢66分，下肢34分。

d. 肌张力评定：采用改良Ashworth痉挛评定法，将肌张力分为0级、1级、1+级、2级、3级、4级，共6级。

② 日常生活活动评定：采用Barthel指数进行评价。其中包括二便控制、修饰、用厕、吃饭、转移、活动、穿衣、上楼梯和洗澡，总分100分。

③ 认知功能障碍的评定：常用简易的精神状态测定量表（MMSE）进行认知功能筛查，也可采用Loewenstein认知障碍成套测验评定法（LOTCA）评定。

④ 平衡功能评定：采用三级平衡检测法和Berg平衡量表。

⑤ 言语功能评定：国内多采用汉语标准失语症检查（CRRCAE）来评价失语症，国外多采用波士顿诊断性失语症检查（BDAE）中的失语症严重程度分级标准进行。

⑥ 心理评定：常采用汉密尔顿抑郁评定量表和汉密尔顿焦虑评定量表评定。

2. 康复原则和目标

（1）康复原则 中风的康复治疗早期介入效果好，在生命体征平稳后即可进行早期康复。康复的最佳时期是发病3个月内。脑血管病的中医康复技术包括针灸、推拿、中药和传统运动疗法等。临床常根据病情和功能障碍情况，综合应用多种中医康复技术，并与现代康复技术联合应用，可提高康复疗效。

（2）康复目标　按照中风病恢复不同阶段的特点，进行分期康复治疗。

① 软瘫期：脑血管病发病 1～2 周，本期的康复目标是促进患侧肢体肌张力的恢复和主动运动出现，防止压疮、关节挛缩、下肢深静脉血栓形成、尿路感染、吸入性肺炎等并发症的出现，为下一步的康复奠定良好的基础。

② 痉挛期：脑血管病发病后 3～4 周，患者出现屈肌或伸肌的共同运动，痉挛逐渐加重。本期的康复目标是抑制异常增高的肌张力，避免异常运动模式的强化，促进分离运动出现，提高患肢主动运动能力和日常生活活动能力。

③ 恢复期：发病 4～12 周为恢复初期，此阶段的目标是加强患者协调性和选择性随意运动。4～6 个月为恢复中期，此阶段的目标是抑制痉挛，改善运动控制能力，促进精细运动，提高运动速度和实用步行能力，提高生活自理能力。发病 6 个月以后为恢复后期，此期应加强残存和已有的功能，应用矫形器、助行器帮助患者完成日常活动，可进行家庭环境改造和职业技能训练以适应日常生活，达到回归家庭、回归社会的目标。

3. 康复治疗方法

（1）现代康复治疗方法

① 软瘫期：行良肢位摆放，避免肌张力异常增高。物理治疗以训练躯体各部位功能训练及翻身、起坐训练为主，以维持关节活动度、防止肌肉萎缩；作业治疗以病房内的日常生活活动练习为主；此外针对伴有的功能障碍进行吞咽训练、言语训练、认知训练；注意改善情绪障碍，预防肺炎、压疮、深静脉血栓等并发症。

② 痉挛期：运动疗法在此前的基础上加用运动再学习、减重步行训练和运动想象疗法；作业治疗以手功能训练、强制性使用运动训练和使用 ADL 辅具练习；继续行认知训练、言语训练、吞咽训练、心理治疗；根据病情采用康复工程方法，即矫形器及辅具。

③ 恢复期：加强患者的协调性和选择性随意运动，进行肢体的实用功能训练，重点是提高正常运动模式和运动控制能力，同时抑制异常的肌张力。

（2）中医康复治疗方法

① 针灸疗法：详见针灸疗法部分。

② 推拿疗法：详见推拿疗法部分。

③ 中药疗法：中药疗法包括辨证应用中药汤剂内服和中药外治法。风痰阻络证采用化痰通络汤加减；肝阳上亢证采用天麻钩藤饮加减；痰热腑实证采用麻子仁丸加减；气虚血瘀者采用补阳还五汤加减；阴虚风动证采用镇肝熄风汤加减。如出现高热不退、痰热内闭清窍者，可用安宫牛黄丸；痰湿蒙蔽清窍者，可灌服苏合香丸；出现脱证者，可应用扶助正气的中药制剂，如生脉注射液、参脉注射液、参附注射液；腹气不通、大便秘结者，急用承气汤煎服或清洁灌肠；患肢痉挛者，采用活血通络类中药热敷或熏洗患侧肢体，结合其温热作用，可起到缓解肌痉挛的作用。

④ 传统运动疗法：中风先兆或者症状较轻者，可练习太极拳、八段锦、易筋经、五禽戏等中医功法，达到推动气血循行、调畅气机、调畅情志的作用。

第二节　痹　证

一、概述

痹证是以肌肉、筋骨、关节酸痛、麻木、重着、屈伸不利或关节灼热、肿大为主症的一类病证。

痹证的发生与外感风、寒、湿、热等邪气及人体正气不足等因素有关。外邪侵入机体，痹阻关节肌肉经络，导致气血运行不畅而发病。基本病机是经络不通，气血痹阻。

痹证常见于西医学的痛风、风湿性关节炎、类风湿关节炎、强直性脊柱炎、骨性关节炎等病。

二、临床诊断要领

（一）四诊要点

1. 问诊

（1）疼痛部位　辨别疼痛部位，有助于鉴别所属经脉。

（2）疼痛特点　问疼痛属于刺痛、酸痛、重痛、肿痛、寒痛、热痛、游走不定还是固定不移等，有助于判断病邪的性质。

（3）疼痛变化的因素　问疼痛遇风、寒、湿、热等加重或缓解的情况，有助于鉴别本病的中医证候。

2. 望诊

（1）望局部　望局部是否有肿胀、皮下结节、变形以及其特点，有助于判断其中医证型。

（2）望舌　行痹者多见舌质淡，苔薄白；痛痹者多见苔白滑；着痹者多见苔白腻；热痹者多见舌红、苔黄燥。

3. 切诊　行痹者多见脉浮，痛痹者多见脉弦紧，着痹者多见脉濡缓，热痹者多见脉滑数。

（二）辅助检查选择

1. 病变相关部位的骨关节 X 线和 CT 等影像学检查常有助于本病的诊断和了解骨关节疾病的病变部位与损伤程度。

2. 实验室检查，如抗链球菌溶血素"O"、红细胞沉降率、C 反应蛋白、黏蛋白、血清免疫球蛋白、类风湿因子、血清抗核抗体、血清蛋白电泳、血尿酸盐以及关节镜等检查，有助于西医相关疾病的诊断与鉴别诊断。

3. 心电图、有关血清酶及心脏彩色多普勒超声等检查可提示痹证是否内舍入心。

（三）诊断标准

1. 以四肢大关节走窜疼痛为主，伴重着、酸楚、麻木、关节屈伸不利。多有恶寒、发热等症。

2. 病前多有咽痛乳蛾史，或涉水淋雨、久居湿地史。

3. 部分患者可有低热，四肢环形红斑，或结节性红斑。常可心脏受累。

4. 血沉增快，抗链球菌溶血素"O"大于 500 单位。

（四）辨证要点

1. 主症　关节肌肉疼痛。

2. 辨证

（1）行痹（风痹）　疼痛游走，痛无定处，时见恶风发热，舌淡，苔薄白，脉浮。

（2）痛痹（寒痹）　疼痛较剧，痛有定处，遇寒痛增，得热痛减，局部皮色不红，触之不热，苔薄白，脉弦紧。

（3）着痹（湿痹）　肢体关节重着疼痛，或有肿胀，肌肤麻木不仁，阴雨天加重或发作，苔白腻，脉濡缓。

（4）热痹　关节疼痛，局部灼热红肿，痛不可触，关节活动不利，可累及多个关节，伴有发热、恶风、口渴烦闷，舌红，苔黄，脉滑数。

三、鉴别诊断

痹证主要与痿证相鉴别。

痹证与痿证在病因病机及临床表现上虽有相似之处，但究其缘由，深入观察不难鉴别。痹证的病因是由于风、寒、湿、热之邪侵袭肌腠经络，而痹阻筋脉关节所致；而痿证是由于邪热伤阴，导致脏腑精血亏虚，经脉肌肉失养为患。临床的症状表现：痹证以关节疼痛为主，痿证以肢体痿弱无力瘫软于床为主要表现；另外，二者均表现为活动障碍，痿证是以肢体无力运动而致，痹证是因关节疼痛难忍而出现活动障碍；最后，痿证日久会出现肢体萎缩变形之象，痹证日久因疼痛痿废不用也会转变成痿证。

四、临床治疗——针灸疗法

1. 基本治疗

治法：疏经活络，通痹止痛。以局部穴位为主，配合循经及辨证选穴。

主穴：肩部为阿是穴、肩髃、肩髎、肩贞、臑俞。

肘部为阿是穴、曲池、天井、尺泽、少海。

腕部为阿是穴、阳池、外关、阳溪、腕骨。

脊背为阿是穴、大杼、身柱、腰阳关、夹脊。

髀部为阿是穴、环跳、居髎、秩边、髀关。

膝部为阿是穴、血海、梁丘、膝眼、阳陵泉。

踝部为阿是穴、申脉、照海、昆仑、丘墟。

配穴：行痹配膈俞、血海；痛痹配肾俞、关元；着痹配阴陵泉、足三里；热痹配大椎；另可根据痹痛部位循经远端取穴。

方义：病痛局部取穴及循经选穴可疏通经络气血，使营卫调和而风寒湿热等邪无所依附，经络通畅，痹痛遂解，达到"通则不痛"之目的。

操作：毫针常规刺，可用电针。风寒湿痹可加用灸法，热痹可局部点刺出血。

2. 其他治疗

（1）皮肤针法　用皮肤针重叩脊背两侧和关节病痛部位，使出血少许并拔罐。

（2）穴位注射法　以上主穴每次取 2～3 穴。选用当归注射液或威灵仙注射液，每穴注入药液 0.5～1mL。

第三节　痿　证

一、概述

痿证是指以肢体筋脉弛缓、软弱无力，日久因不能随意运动而致肌肉萎缩的一类病证。临床以下肢痿弱多见，故又有"痿躄"之称。

痿证的发生常与感受外邪、饮食不节、久病房劳、跌打损伤、药物损伤等因素有关。本病病位在筋脉肌肉，根于五脏虚损。基本病机实证多为筋脉肌肉受损，气血运行受阻；虚证多为气血阴精亏耗，筋脉肌肉失养。

西医学中，痿证多见于运动神经元疾病、周围神经损伤、急性感染性多发性神经根炎、重症肌无力、进行性肌营养不良、外伤性截瘫等疾病中。

二、临床诊断要领

（一）四诊要点

1. 问诊

（1）起病情况　问起病缓急，有助于判断虚实病证。起病急者，多属实证；起病缓者，多属虚证。

（2）兼症特点　问兼症特点，有助于判断涉及的脏腑经络病位。兼见发热，咳嗽，咽痛，或在热病之后出现肢体软弱不用，心烦口渴者，病位多在肺；兼见食少纳呆，腹胀便溏，神疲乏力，病位多在脾胃；兼见腰脊酸软，头晕耳鸣，遗精阳痿，月经不调，咽干目眩，病位多在肝肾；兼见手足麻木不仁者，病位多在脉络。

2. 望诊

（1）望兼症　肺热伤津者，多见小便短黄；湿热浸淫者，可见下肢微肿，小便赤；脾胃虚弱者，多见面色㿠白；肝肾亏虚者，多见腿胫肌肉萎缩严重；脉络瘀阻者，多见肌肉瘦削，四肢青筋显露。

（2）望舌　肺热伤津者，多见舌红，苔黄；湿热浸淫者，多见舌红，苔黄腻；脾胃虚弱者，多见舌淡或有齿印，苔腻；肝肾亏虚者，多见舌红，苔少；脉络瘀阻者，多见舌质暗淡或瘀点、瘀斑。

3. 切诊　肺热伤津者，多见脉细数；湿热浸淫者，多见脉滑数；脾胃虚弱者，多见脉细无力；肝肾亏虚者，多见脉沉细；脉络瘀阻者，多见脉细涩。

（二）辅助检查选择

痿证与西医学中神经肌肉系统的许多疾病有关。

1. 检测血液中血清谷草转氨酶（AST）、谷丙转氨酶（ALT）、乳酸脱氢酶（LDH）、醛缩酶、肌酸磷酸肌酶（CPK）的含量以及尿中肌酸排泄量，有助于鉴别痿证肌肉萎缩的病因。

2. 脑脊液检查、肌电图检查、肌肉活组织检查等，有助于对与痿证有关的神经系统疾病的定位定性诊断。

3. 测定血中乙酰胆碱受体抗体，对神经、肌肉接头部位疾病有较高的诊断价值。

4. CT、MRI 检查有助于疾病的鉴别诊断。

（三）诊断标准

1. 肢体经脉弛缓，软弱无力，活动不利，甚则肌肉萎缩，弛纵瘫痪。

2. 可伴有肢体麻木、疼痛，或拘急痉挛。严重者可见排尿障碍，呼吸困难，吞咽无力等。

3. 常有久居湿地、涉水淋雨史。或有药物史，家族史。

4. 可结合西医相关疾病做相应理化检查，如有条件应做 CT、MRI 等。

（四）辨证要点

1. 主症　肢体软弱无力，甚则肌肉萎缩或瘫痪。

2. 辨证

（1）肺热津伤　发热多汗，热退后突然出现肢体软弱无力，皮肤干燥，心烦口渴，呛咳咽燥，便干，小便短黄。舌质红，苔黄，脉细数。

（2）湿热浸淫　肢体逐渐痿软无力，下肢为重，麻木不仁。或发热，小便赤涩热痛。舌红，苔黄腻，脉滑数。

（3）脾胃虚弱　起病缓慢，渐见下肢痿软无力，时好时差，甚则肌肉萎缩。神倦，气短自汗，食少便溏，面色少华。舌淡或有齿痕，苔腻，脉细缓无力。

（4）肝肾亏虚　病久肢体痿软不用，肌肉萎缩，形瘦骨立，腰膝酸软，头晕耳鸣，或二便失禁。舌红，苔少，脉沉细。

（5）脉络瘀阻　四肢痿软，麻木不仁，肌肤甲错，时有拘挛疼痛感。舌质暗淡或有瘀点、瘀斑，苔薄白，脉细涩。

三、鉴别诊断

痿证主要与偏枯、痹证相鉴别。

1. 偏枯　偏枯亦称半身不遂，是中风症状，病见一侧上下肢偏废不用，常伴有语言謇涩、口眼㖞斜，久则患肢肌肉枯瘦，其瘫痪是由于中风而致，二者临床不难鉴别。

2. 痹证　痹证后期，由于肢体关节疼痛，不能运动，肢体长期废用，亦有类似痿证之瘦削枯萎者。但痿证肢体关节一般不痛，痹证则均有疼痛，其病因病机、治法也不相同，应予鉴别。

四、临床治疗——针灸疗法

1. 基本治疗

治法：调和气血，濡养筋肉。以手足阳明经穴和相应夹脊穴为主。

主穴：上肢为肩髃，曲池，合谷，颈、胸夹脊。

下肢为髀关、足三里、阳陵泉、三阴交、腰夹脊。

配穴：肺热津伤配鱼际、尺泽；湿热浸淫配阴陵泉、中极；脾胃虚弱配脾俞、胃俞；肝肾亏虚配肝俞、肾俞；脉络瘀阻配膈俞、血海。

方义：阳明经多气多血，选上、下肢阳明经穴位，可疏通经络，调理气血，取"治痿独取阳明"之意；夹脊穴位于督脉之旁，可调脏腑阴阳，通行气血；阳陵泉乃筋之会穴，能通调诸筋；三阴交可健脾、补肝、益肾，以达强筋壮骨之目的。

操作：鱼际、尺泽针用泻法，或三棱针点刺出血；上肢肌肉萎缩手阳明经排刺；下肢肌肉萎缩足阳明经排刺。余穴均常规操作。

2. 其他治疗

（1）灸法　取神阙、中脘、关元、气海、足三里。每次选2～3穴，重灸。

（2）电针法　取穴参考基本治疗之主穴。针刺得气后选2～3组接电针仪，用断续波中强度刺激，刺激量宜逐渐加强，以患肢出现规律性收缩为佳。每次20～30分钟。

（3）穴位注射法　取肩髃、曲池、合谷、足三里、阳陵泉、三阴交。每次选用2～3穴，用黄芪注射液或维生素B_1注射液、维生素B_{12}注射液，常规穴位注射。

（4）皮肤针法　取肺俞、脾俞、胃俞、膈俞和手、足阳明经线。用皮肤针反复叩刺上述腧穴和部位至潮红或微出血。隔日1次。

第四节　头　痛

一、概述

头痛是患者自觉头部疼痛的一类病证，又称"头风"，是临床上常见的病证。多种急慢性疾病均可出现头痛。

头痛的发生常与外感风邪，以及情志、饮食、体虚久病等因素有关。本病病位在头，头为"髓海"，又为诸阳之会、清阳之府，且足厥阴肝经、督脉均行头部，故手足三阳经、肝经、督脉与头痛密切相关。基本病机是气血失和、经络不通或脑络失养。无论是外感还是内伤等因素，凡导致头部经络功能失常、气血失调、脉络不通或脑窍失养等，均可导致头痛。

西医学认为，头痛多见于高血压、偏头痛、丛集性头痛、紧张性头痛等，也可为脑炎、脑膜炎、感染性发热、急性脑血管疾病、脑外伤、脑肿瘤以及部分五官科等疾病的兼症。本节主要讨论外感和内伤杂病以头痛为主症者，若为某一疾病发生过程中的兼症，也可参照治疗。

二、临床诊断要领

（一）四诊要点

1.问诊

（1）诱因　头痛发生前是否存在精神紧张，压力过大，家庭纠纷，受风、受凉，淋雨，失眠，旅游以及疲劳过度等突发事件、残留效应。问诱因利于分析头痛的发病机制。

（2）既往史　是否存在神经系统疾病、心脑血管疾病、消化系统疾病、内分泌系统疾病等，是否存在精神障碍。问既往史有助于分析患者基础状况对头痛的影响。

（3）用药史　问既往用药情况，如抗抑郁药、非甾体抗炎药、抗生素、中枢兴奋药、茶碱类药、类固醇类药等。问用药史以排除是否存在用药对头痛的影响。

（4）头痛程度及伴随症状　头痛是轻微的还是剧烈的，疼痛时间的长短，头痛的时间是否固定，疼痛的性质，常见有胀痛、闷痛、针刺样痛、撕裂样痛、电击样痛等。头痛是否伴有恶心、呕吐，是否发热、手脚麻木，是否出现视物不清、语言謇涩等。问头痛的程度及伴随症状以明确头痛的性质加以鉴别诊断。

（5）头痛的部位　头痛是在额头部、枕后部、颞部，还是颠顶部。问部位有助于做出正确的辨证诊断，指导针灸临证选穴。

2.望诊　包括望面色、望舌、望神态动作等。舌淡红，苔薄白，多为风寒头痛；面红目赤，舌尖红，苔薄黄，多为风热头痛；舌淡苔白腻，多为风湿头痛；舌红苔薄黄，多为肝阳头痛；面色少华，舌质淡，苔薄白，多为血虚头痛；舌质淡，苔薄白，多为气虚头痛；舌淡苔白腻，也可为痰浊头痛；舌红少苔，多为肾虚头痛；舌质紫暗，可见瘀斑、瘀点，苔薄白，多为瘀血头痛。

3.切诊　脉浮或浮紧多为风寒头痛，脉浮数多为风热头痛，脉濡多为风湿头痛，脉弦数也可为肝阳头痛，脉细弱多为血虚头痛，脉细弱也可为气虚头痛，脉滑或弦滑多为痰浊头痛，脉细无力多为肾虚头痛，脉细或细涩多为瘀血头痛。

（二）查体要点

1.头皮触痛　是偏头痛、硬膜下血肿、巨细胞动脉炎和疱疹病毒感染后神经痛的特点。颞动脉表面的结节、红斑或触痛提示巨细胞动脉炎，颞动脉表面局限性触痛也可见于急性偏头痛。近期的头外伤或占位病变可引起局部区域的触痛。

2.颈肌疼挛　可伴发于紧张性头痛及偏头痛、颈椎损伤、颈关节炎或脑膜炎。颈动脉杂音可与脑血管疾病有关。

3.脑膜刺激征　必须详细检查，尤其是新近发生的头痛。脑膜刺激征引起颈强直，主要在前后方向，而颈椎疾病各个方向活动均受限。屈颈时的不适感或髋和膝关节屈曲，即可提示脑膜受刺激。

4.脑神经异常　可提示和定位颅内肿瘤或其他占位病变。视神经盘水肿作为颅内压增高的金指标，可见于颅内占位病变、颈动脉 - 海绵窦瘘、假性脑瘤或高血压脑病。

5.进行性动眼神经麻痹　尤其是引起瞳孔扩大时，可为后交通动脉瘤扩张出现的体征，或可反映颅内压增高和脑疝早期。对光反射减弱见于视神经炎。

6.疼痛区感觉减退　见于疱疹病毒感染后神经痛，最常见于三叉神经第一支。引发面部和咽部或其临近区域的扳机点可分别提示三叉神经痛和舌咽神经痛。

7.运动检查　具有亚急性头痛病史的患者出现运动功能不对称或步态共济失调，需全面评价以除外颅内占位病变。

（三）辅助检查选择

头痛的诊断应注意病史及临床症状特点。此外，还应常规做血压、血常规等项检查，必要时可做经颅多普勒、脑电图、头颅 CT 或 MRI 等项检查以明确头痛的病因。如疑为眼、耳、鼻、口腔疾病所导致者，可做五官科相应检查。

（四）诊断标准

1.头痛部位多在头部一侧额颞、前额、颠顶，或左或右辗转发作，或呈全头痛。头痛的性质多为跳痛、刺痛、胀痛、昏痛、隐痛，或头痛如裂等。头痛每次发作可持续数分钟、数小时、数天，也有持续数周者。

2. 隐袭起病，逐渐加重或反复发作。

3. 应查血常规，测血压，必要时做腰穿、骨穿、脑电图。有条件时做经颅多普勒、头颅 CT、磁共振等检查，以明确头痛的病因，排除器质性疾病。

（五）辨证要点

1. **主症** 头部疼痛。

发病较急，痛无休止，外感表证明显，为外感头痛；反复发作，时轻时重，常伴头晕，遇劳或情志刺激而发作、加重，为内伤头痛。

十二经脉中，六阳经及足厥阴经循行于头的不同部位，故临床上可分别将前头痛、侧头痛、后头痛、颠顶痛辨位归经为阳明头痛、少阳头痛、太阳头痛和厥阴头痛。

2. **辨经络**

（1）阳明头痛　疼痛位于前额、眉棱、鼻根部，又称前额痛、正头痛。

（2）少阳头痛　疼痛位于头侧部，常为单侧，又称侧头痛。

（3）太阳头痛　头痛位于后枕部，常连及于项，也称后枕痛、后头痛。

（4）厥阴头痛　疼痛位于颠顶部，常连及目系，也称颠顶痛、头顶痛。

3. **辨兼证**

（1）头胀痛或抽痛、跳痛，目眩，心烦易怒，面赤口苦，舌红，苔黄，脉弦数，为肝阳头痛。

（2）头空痛，头晕，神疲乏力，面色无华，劳则加重，舌淡，脉细弱，为血虚头痛。

（3）头痛昏蒙，脘腹痞满，呕吐痰涎，苔白腻，脉滑，为痰浊头痛。

（4）头痛迁延日久，或头部有外伤史，痛处固定不移，痛如锥刺，舌暗，脉细涩，为瘀血头痛。

三、鉴别诊断

1. **偏头痛**　头痛部位多为一侧，常局限于额部、颞部及枕部，但也有部分呈双侧，反复发作；开始常呈激烈的搏动性疼痛，后转为持续性钝痛，中或重度头痛常持续 4～72 小时；常伴有恶心（严重者可呕吐）及对声、光、气味过敏；有先兆症状的偏头痛可出现闪烁暗点、视野缺损、单盲或同侧偏盲。

2. **紧张性头痛**　主要为两颞部，部分为枕部、头顶部及全头部的束带样、紧箍感，轻中度的持续性钝痛，还有胀痛、压迫痛及麻木感，患者常有疼痛围绕头颈部感觉；工作紧张、眼过度疲劳及姿势不正确常可引起，多见于中青年女性，心理因素可加重头痛症状。

3. **丛集性头痛**　是较少见的一侧眼眶周围发作性剧烈疼痛，持续 15 分钟到 3 小时，疼痛突然发作，无先兆，性质为剧烈的爆炸性、不变的疼痛；伴随症状包括流泪、结膜充血、鼻塞、流涕或流涎。

4. **血管性头痛**　包括高血压，未破裂颅内动脉瘤或动、静脉畸形，慢性硬膜下血肿等均可出现类偏头痛症状，但无典型偏头痛发作过程，部分病例伴局限性神经功能缺失体征，颅脑 CT、MRI 及 DSA 检查可显示病变。

四、临床治疗

（一）针灸疗法

1. **基本治疗**

治法：调和气血，通络止痛。以局部穴位为主，配合循经远端取穴。

主穴：阳明头痛为头维、印堂、阳白、阿是穴、合谷、内庭。

少阳头痛为太阳、丝竹空透率谷、风池、阿是穴、外关、侠溪。

太阳头痛为天柱、后顶、风池、阿是穴、后溪、申脉。

厥阴头痛为百会、四神聪、阿是穴、太冲、中冲。

配穴：外感头痛配风府、列缺；肝阳头痛配行间、太溪；血虚头痛配三阴交、足三里；痰浊头痛配丰隆、中脘；瘀血头痛配血海、膈俞。

方义：取头部腧穴调和气血，通络止痛。合谷与内庭、外关与侠溪、后溪与申脉、中冲与太冲分属于手足阳明经、手足少阳经、手足太阳经、手足厥阴经，每组两穴为同名经穴配合，一上一下，同气相求，疏导阳明、少阳、太阳、厥阴经气血。

操作：毫针常规针刺。风池穴应严格掌握针刺方向和深度，防止伤及延髓；瘀血头痛可点刺出血。头痛急性发作时每日治疗 1～2 次，慢性头痛每日或隔日治疗 1 次。

2. 其他治疗

（1）耳针法　取枕、额、脑、神门。毫针刺法，或埋针法、压丸法。对于顽固性头痛可在耳背静脉点刺出血。

（2）皮肤针法　取太阳、印堂及阿是穴。用皮肤针中、重度叩刺。适用于外感头痛及瘀血头痛。

（3）穴位注射法　取风池穴。选用 1% 盐酸利多卡因注射液或维生素 B$_{12}$ 注射液，穴位常规注射。适用于顽固性头痛。

（二）推拿疗法

1. 治则　疏经，通络，止痛。

2. 部位及取穴　印堂、神庭、鱼腰、攒竹、头维、太阳、百会、四神聪等穴位，头面部六阳经及督脉循行部位。风府、风池、新设、项根、肩井、大椎，项肩部太阳经、少阳经及督脉循行部位。

3. 手法　一指禅推法、㨰法、擦法、摩法、分推法、平推法、按揉法、叩击法、拿法、抹法、拨法、扫散法。

4. 操作

（1）患者取坐位或仰卧位。医师行一指禅"小∞字"和"大∞字"推法，反复分推 3～5 遍。继之指按、指揉印堂、神庭、攒竹、鱼腰、太阳、百会、四神聪等穴位，每穴约 1 分钟；结合抹前额 3～5 遍；从前额发际处至风池穴处做五指拿法，反复 3～5 遍。行双手扫散法，约 1 分钟；指尖击前额部至头顶，反复 3～6 遍。

（2）患者取坐位或俯卧位。用一指禅推法沿项部膀胱经、督脉上下往返操作，结合揉、拨、推上述穴位，3～5 分钟。继之拿风池穴、项部两侧肌群、肩井，各半分钟；在项、肩、上背部施以㨰法，约 2 分钟。

（3）在太阳、头维穴区行一指禅推法，以较重力量按揉风池穴 3～5 分钟。

（4）肝阳头痛按揉肝俞、阳陵泉、太冲、行间，每穴约 1 分钟；推眉弓 30 次左右，两侧交替进行；扫散法操作 20 次。血虚头痛指按揉中脘、气海、关元、足三里、三阴交、膈俞，每穴约 1 分钟；掌摩腹部 5 分钟左右；擦背部督脉，以透热为度。痰浊头痛用一指禅推法推中脘、天枢穴，每穴约 2 分钟；摩腹部 5 分钟左右；指按揉脾俞、胃俞、大肠俞、足三里、丰隆穴，每穴约 1 分钟。肾虚头痛指按揉肾俞、命门、腰阳关、气海、关元、太溪，每穴 1～2 分钟；擦背部督脉、腰骶部，以透热为度。瘀血头痛分抹前额 1～2 分钟；指按揉攒竹、太阳，每穴 1～2 分钟；指按揉合谷、血海、太冲，每穴约 1 分钟；擦前额部，以透热为度。

第五节　眩　晕

一、概述

眩是指眼花或眼前发黑，晕是指自身不稳感或外界环境的旋转、摆动感。二者常同时并见，故统称为眩晕。清代医家李用粹在《证治汇补·眩晕》指出："盖眩者，言视物皆黑。晕者，言视物皆转。二者兼有，方曰眩晕。"轻者发作短暂，平卧闭目即可复常；重者如坐车船、旋转起伏、摇摆不止；又或时轻时重，兼见他证，如恶心呕吐、耳鸣耳聋、难以站立等而迁延不愈，反复发作。

眩晕的发生常与忧郁恼怒、恣食厚味、劳伤过度、跌仆损伤、瘀血内阻等因素有关。本病病位在清窍，与肝、脾、肾三脏相关。病性以虚居多，气血亏虚、肾精不足所致的眩晕多属虚证；因痰湿中阻、瘀血阻窍、肝阳上亢所致的眩晕属实证或本虚标实。风、痰、瘀、虚是眩晕最常见的病理因素。

西医学认为，眩晕可见于多种疾病。如心律失常、血压异常波动、椎-基底动脉供血不足、梅尼埃病、颈椎病、贫血以及神经衰弱等，临床以眩晕为主症者，均可参考本节有关内容辨证论治。

二、临床诊断要领

（一）四诊要点

1. 问诊

（1）病史　眩晕发作的起病时间，或急性起病，或逐渐加重，或反复发作。

（2）病因　是否存在引起眩晕的诱因或脏腑疾病。如与人争执，情绪太过；或先见视物模糊、耳鸣耳聋；或劳累过度，气血太虚；或酒食无度、暴饮暴食；或曾外伤跌仆、瘀血阻络；或既往已有的疾病发展恶化等因素导致。

（3）病性　眩晕的症状有轻重之别，轻者发作短暂，平卧闭目即可复常；重者如坐车船、旋转起伏、摇摆不止；又或时轻时重，兼见他证，如恶心呕吐、耳鸣耳聋、难以站立、甚则跌仆等而迁延不愈，反复发作。

（4）**症状** 眩晕伴有耳鸣，头目胀痛，口苦，失眠多梦，遇烦恼郁怒而加重，甚至仆倒，急躁易怒，肢麻震颤，多为肝阳上亢；如疲乏无力，动则增剧，或心悸少寐，纳少腹胀，多为气血亏虚；如经久不愈，精神萎靡，腰膝酸软，形寒肢冷，或健忘，两目干涩，视力减退，或遗精滑泄，耳鸣齿摇，或五心烦热，颧红咽干，则多为肾精不足；若头重而昏蒙，伴视物旋转，胸闷恶心，呕吐痰涎，少食多寐，则多为痰湿中阻；若眩晕急发而兼有头痛，则可能是瘀血阻窍。

2.**望诊** 面红目赤，肢体震颤，舌红，苔黄，多为肝阳上亢；呕恶频出，舌淡，苔白腻，多为痰湿中阻；面唇紫暗，舌暗有瘀斑，多为瘀血阻窍；面色㿠白或萎黄，唇甲不华，发色不泽，舌淡，苔薄白，多为气血亏虚；神倦行缓，舌淡嫩，苔白，多为肾精不足。

3.**切诊** 肝阳上亢脉象多弦或数，痰湿中阻脉象多濡滑，瘀血阻窍多见脉涩或细涩，气血亏虚多见脉细弱，肾精不足脉象多见弱尺甚。

（二）查体要点

1.**眼球运动** 眩晕是否伴有眼球震颤对判断前庭性眩晕很有价值，还可根据眼球震颤的方向推断是周围性还是中枢性前庭病变。若周围性病变，眼球震颤多呈水平性和发作性，而持续存在的垂直性眼震多提示中枢性病变。

2.**共济运动** 因小脑、前庭系统、感觉系统、锥体外系均参与人体肌群的协调运动，系统性眩晕的出现往往不是孤症，可能伴随某一项共济运动障碍。

（三）辅助检查选择

1.颈椎 X 线片或 CT 检查有助于颈椎病检查，对椎 - 基底动脉、脑动脉病变可行经颅多普勒检查，有条件的可做头颅、颈部 CT 血管造影检查。

2.测血压、血糖、血红蛋白、肾功能、心电图、超声心动图、心脏 B 超、眼底照相等，有助于明确病因诊断。

3.眼震电图、电测听、前庭功能试验、脑干听觉诱发电位，有助于梅尼埃病、中耳性眩晕、脑干病变的鉴别诊断。但前庭功能试验和眼震电图可能会诱发或加重眩晕，有必要给患者事先解释。

4.若怀疑颅内病变时，需行头颅 MRI。

（四）诊断标准

1.以头晕目眩、视物旋转为主要表现；轻者闭目即止，重者如坐车船，甚则仆倒。

2.可伴有恶心呕吐、眼球震颤、耳鸣耳聋、面色苍白、汗出等。

3.慢性起病逐渐加重，或急性起病，或反复发作。

4.检查血压、血红蛋白、红细胞计数及心电图、电测听、脑干诱发电位、眼震电图及颈椎 X 线片、经颅多普勒等有助于明确诊断，有条件者行 CT、MRI。

5.应注意除外肿瘤、严重血液病等。

（五）辨证要点

1.**辨标本虚实** 凡病程较长，反复发作，遇劳即发，伴两目干涩，腰膝酸软，或面色㿠白，神疲乏力，脉细或弱者，多属虚证，由肾精不足或气血亏虚所致。凡病程短，或突然发作，眩晕重，视物旋转，伴呕恶痰涎，头痛，面赤，形体壮实者，多属实证。其中，痰湿所致者，头重昏蒙，胸闷呕恶，苔腻脉滑；瘀血所致者，头昏头痛，痛点固定，唇舌紫暗，舌有瘀斑；肝阳上亢所致者，眩晕，面赤，烦躁，口苦，肢麻震颤，甚则仆倒，脉弦有力。

2.**辨相关脏腑** 眩晕病在清窍，但与肝、脾、肾三脏功能失调密切相关。肝阳上亢之眩晕兼见头胀痛、面色潮红、急躁易怒、口苦脉弦等症状。脾胃虚弱，气血不足之眩晕，兼有纳呆、乏力、面色㿠白等症状。脾失健运，痰湿中阻之眩晕，兼见纳呆呕恶、头痛、苔腻诸症。肾精不足之眩晕，多兼有腰酸腿软、耳鸣如蝉等症。

三、鉴别诊断

（一）中医主要与中风、厥证相鉴别

1.**中风** 以卒然昏仆，不省人事，失语，或不经昏仆，仅以口眼㖞斜，半身不遂为特征；中风昏仆与眩晕之仆倒很相似，但眩晕之仆倒无半身不遂、不省人事、口舌歪斜等表现。两者虽有不同，但有部分中风患者，以眩晕、头痛为其先兆表现，故临证当注意眩晕和中风的区别与联系。

2. 厥证 以突然昏仆，不省人事，或兼四肢厥冷为特征，发作后可在短时间内苏醒。严重者也可一厥不复而死亡。眩晕严重者也有欲仆或晕旋仆倒的表现，但一般意识清楚。

（二）西医主要将系统性及非系统性眩晕进行鉴别

1. 系统性眩晕 前庭系统病变所致，是眩晕的主要病因，可伴眼球震颤、平衡及听力障碍等。根据病变部位又分为以下两种。

（1）**周围性眩晕** 是前庭感受器和内听道内前庭神经颅外段病变引起。临床常以眩晕突然发作、持续时间短，发作时伴恶心、呕吐、汗出、耳鸣等症，症状多与体位改变有关，闭目不能缓解，查体一般可见与发作相关的水平性眼球震颤等。

（2）**中枢性眩晕** 是前庭神经颅内段、前庭神经核及核上纤维、内侧纵束、大脑皮质及小脑前庭代表区病变所致。临床常以眩晕持续存在，但症状较周围性轻，一般无恶心、呕吐、汗出、耳鸣等症，与体位改变无关，闭目可缓解，查体一般可见持续存在的垂直性眼球震颤等。

2. 非系统性眩晕 是由前庭系统以外的全身系统性疾病引起。如眼部疾病、高血压、脑动脉硬化症、贫血、冠心病等。一般无恶心、呕吐、汗出、耳鸣等症，也无典型的眼球震颤。

四、临床治疗

（一）针灸疗法

1. 实证基本治疗

治法：平肝潜阳，和胃化痰。以足厥阴、足阳明及督脉穴为主。

主穴：百会、风池、太冲、内关、丰隆。

配穴：肝阳上亢配行间、率谷；痰湿中阻配中脘、阴陵泉；瘀血阻窍配膈俞、阿是穴。

方义：眩晕病位在脑，脑为髓之海，督脉入络脑，故治疗首选位于颠顶之百会穴，可清头目、止眩晕；风池位于头部，局部取穴，疏调头部气机；太冲为肝之原穴，可平肝潜阳；内关为八脉交会穴，通阴维脉，既可宽胸理气，和中止呕，又与太冲同名经配穴，加强平肝之力；丰隆健脾除湿、化痰定眩。

操作：针刺风池穴应正确把握进针的方向、角度和深浅。其他腧穴常规针刺。

2. 虚证基本治疗

治法：补益气血，益精填髓。以督脉穴及肝、肾的背俞穴为主。

主穴：百会、风池、肾俞、肝俞、足三里。

配穴：气血亏虚配脾俞、气海；肾精不足配悬钟、太溪。

方义：眩晕病位在脑，脑为髓之海，督脉入络脑，故治疗首选位于颠顶之百会穴，可清头目、止眩晕；风池位于头部，局部取穴，疏调头部气机；肾俞、肝俞可调补肝肾，益精填髓；足三里补益气血、充髓止晕。

操作：针刺风池穴应正确把握进针的方向、角度和深浅。其他腧穴常规针刺。

3. 其他治疗

（1）**三棱针法** 眩晕剧烈时取印堂、太阳、百会、头维等穴。用三棱针点刺出血1～2滴。

（2）**耳针法** 取肾上腺、皮质下、枕、脑、神门、额、内耳。每次取3～5穴，毫针刺法或压丸法。

（3）**头针法** 取顶中线、枕下旁线。头针常规针刺。

（二）推拿疗法

1. 治疗原则 补虚泻实，调整阴阳。

2. 部位及取穴 印堂、攒竹、鱼腰、睛明、四白、百会、太阳穴，前额、头顶、眼眶、风府、风池、新设、肩井、大椎、项肩部太阳经、少阳经及督脉循行部位。

3. 手法 一指禅推法、揉法、抹法、推法、按法、揉法、平推法、拿法、拨法、扫散法。

4. 操作

（1）患者坐位或仰卧位。医师行一指禅"小∞字"和"大∞字"推法，反复分推3～5遍。继之指按、指揉印堂、攒竹、鱼腰、四白等穴位，每穴约1分钟；结合抹前额3～5遍；从前额发际处至风池穴处做五指拿法，反复3～5遍。行双手扫散法，约1分钟；指尖击前额部至头顶，反复3～6遍。

（2）患者取坐位或俯卧位。用一指禅推法沿项部膀胱经、督脉上下往返操作，结合揉、拨、推上述穴位3～5分钟。拿风池、风府3～5分钟。继之拿风池穴、项部两侧肌群、肩井，各半分钟；在项、肩、上背部施以擦法，约2分钟。

第六节　面　瘫

一、概述

面瘫是以口角向一侧㖞斜，眼睑闭合不全为主症的病证，又称为"口眼㖞斜"。

面瘫多与劳作过度、情绪郁结、面部络脉空虚，风寒或风热之邪乘虚而入有关。本病病位在面部，与太阳、阳明经筋密切相关。《灵枢·经筋》曰："经气闭阻，面部失于濡养，筋肉失于约束，筋肌迟缓不收发为本病。"若病久不愈，气血虚损，面部筋肉（肌肉）失去濡养而枯槁萎缩，终致口眼㖞斜难以恢复。

本病相当于西医学中的特发性面神经麻痹，或称贝尔（Bell）麻痹。

二、临床诊断要领

（一）四诊要点

1. 问诊

（1）诱因　问清与起病相关的因素，是否吹风、受凉、熬夜、劳累等。

（2）病程　询问发病时间，是否首次发生。如非首次，要询问首次发生的部位、时间、发病原因。

（3）就诊情况　询问患者是否有诊治经历，如有做过什么检查。

（4）症状　询问当时出现的症状，是否有一侧面部肌肉板滞、麻木，是否发生饮水漏水、流涎，是否有舌头麻木，味觉减退或消失，是否有耳鸣、耳闷、听力下降或听觉过敏等症状，是否有畏光、流泪、干涩、酸胀等症。

（5）既往史　是否有糖尿病、卒中、外伤、结缔组织病、面部或颅底肿瘤以及特殊感染病史或接触史。排除中枢性面瘫及其他面瘫。

2. 望诊

（1）望面部　观察面部表情有助于判断患者的病情轻重缓急。观察面部是否对称，是否有口角㖞斜，歪向哪一侧，望鼻唇沟、额纹是否变浅，眼裂是否增大，望外耳道、头面部、耳郭周边皮肤有无疱疹。

（2）望舌　舌淡苔薄白，病程较短者多属风寒外袭；舌红苔黄，多属风热侵袭；舌淡苔白，病程长者多属气血不足。

3. 切诊　脉浮紧多为风寒外袭，脉浮数多为风热侵袭，脉细弱多为气血不足。

（二）查体要点

嘱患者抬眉、蹙额、闭眼、耸鼻、示齿、努嘴、鼓腮等。

（三）辅助检查选择

1. 肌电图检查能估计预后。

2. 味觉试验、听觉试验、泪腺试验等方法也为临床常用的检查手段，用于损伤定位辅助检查。

味觉检查：伸舌用纱布固定，擦干唾液，以棉签蘸糖水或盐水涂于患侧的舌前 2/3，嘱患者以手示意，但不要言语回答，以免沾至健侧影响检查结果。

听觉检查：检查镫骨肌功能状态。以音叉对患、健侧进行由远到近的比较，了解听觉是否改变。

泪腺检查：检查膝状神经节是否受损。用滤纸放置于两侧下眼睑结膜囊内做泪量测试，5 分钟内观测沾泪长度是否超过 5mm。

根据味觉、听觉及泪液检查结果，还可以明确面神经损害部位，从而做出相应的损害定位诊断。

（1）茎乳孔　一侧表情肌瘫痪。

（2）鼓索支　一侧表情肌瘫痪 + 味觉减退或丧失 + 泪腺分泌障碍。

（3）镫骨肌支　一侧表情肌瘫痪 + 味觉减退或丧失 + 泪腺分泌障碍 + 听觉改变（过敏或减退）。

（4）膝状神经节　面瘫 + 味觉减退或丧失 + 唾液腺、泪腺分泌障碍 + 听觉改变（过敏或减退）。

（5）脑桥　除一侧表情肌瘫痪外，往往还伴有其他颅神经损害表现，同时伴有面瘫对侧肢体瘫痪。

（四）诊断标准

急性起病，通常 3 天左右达到高峰；单侧周围性面瘫，伴或不伴耳后疼痛、舌前味觉减退、听觉过敏、泪液或唾液分泌异常；排除继发原因。

诊断特发性面神经麻痹时需要注意以下几点。

（1）该病的诊断主要依据临床病史和体格检查。详细的病史询问和仔细的体格检查是排除其他继发原因的主要方法。

（2）检查时应要特别注意确认临床症状出现的急缓。

（3）注意寻找是否存在神经系统其他部位病变表现（特别是脑桥小脑角区和脑干），如眩晕、复视、共济失调、锥体束征、听力下降、面部或肢体感觉减退；是否存在耳科疾病的表现，如外耳道、腮腺、头面部、颊部皮肤有无疱疹、感染、外伤、溃疡、占位性病变等；注意有无头痛、发热、呕吐。

（4）注意询问既往史，如糖尿病、卒中、外伤、结缔组织病、面部或颅底肿瘤以及有无特殊感染病史或接触史。

（五）辨证要点

1. 主症　以口眼㖞斜为主要特点。本病发病急骤，表现为一侧面部肌肉板滞、麻木、瘫痪，额纹消失，眼裂变大，露睛流泪，鼻唇沟变浅，口角下垂歪向健侧，患侧不能抬眉、蹙额、闭眼、耸鼻、示齿、努嘴、鼓腮等；部分患者初起时有耳后疼痛，还可出现患侧舌前 2/3 味觉减退或消失，听觉过敏等症状。病程日久，可因瘫痪肌肉出现挛缩，口角反牵向患侧，其则出现面肌痉挛，形成"倒错"现象。

2. 辨经络　本病与阳明、太阳经筋有关。足太阳、足阳明经筋分别为"目上冈"和"目下冈"，故眼睑不能闭合与之有关；口颊部为手太阳和手、足阳明经筋所主，故口㖞者系此三条经筋功能失调所致。

3. 辨病期　急性期以实为主，后遗症期以虚为主。部分患者病程迁延日久，可因瘫痪肌肉出现挛缩，口角反牵向患侧，甚则出现面肌痉挛，形成"倒错"现象。

4. 辨兼证

（1）风寒外袭　见于发病初期，面部有受凉史。舌淡，苔薄白，脉浮紧。

（2）风热侵袭　见于发病初期，伴有发热，咽痛，耳后乳突部疼痛。舌红，苔薄黄，脉浮数。

（3）气血不足　多见于恢复期或病程较长者，兼肢体困倦无力，面色淡白，头晕等。舌淡，苔薄，脉细弱。

三、鉴别诊断

主要与以下疾病相鉴别。

1. 吉兰 - 巴雷综合征　多为双侧周围性面瘫，伴对称性四肢迟缓性瘫和感觉障碍，脑脊液检查有特征性的蛋白 - 细胞分离。

2. 莱姆病　多为单侧或者双侧面神经麻痹，常伴发热、皮肤游走性红斑，常可累及其他颅神经。

3. 糖尿病性神经病变　常伴其他脑神经麻痹，以动眼、外展及面神经麻痹居多，可单独发生。

4. 继发性面神经麻痹　腮腺炎或腮腺肿瘤、颌后化脓性淋巴结炎、中耳炎及麻风均可累及面神经，但多有原发病的特殊性。

5. 中枢性面瘫　常表现为眼裂以下的表情肌瘫痪，额纹存在，无眼睑闭合不全、流泪等，常伴有偏瘫、失语等症状。

四、临床治疗

（一）针灸疗法

1. 基本治疗

治法：祛风通络，疏调经筋。以局部穴、手足阳明经穴为主。

主穴：阳白、四白、颧髎、颊车、地仓、翳风、牵正、太阳、合谷。

配穴：风寒外袭配风池、风府；风热侵袭配外关、关冲；气血不足配足三里、气海。味觉减退配足三里；听觉过敏配阳陵泉；抬眉困难配攒竹；鼻唇沟变浅配迎香；人中沟歪斜配水沟；颏唇沟歪斜配承浆；流泪配太冲。

方义：面部腧穴可疏调局部经筋气血，活血通络；"面口合谷收"，合谷为循经选穴，与近部腧穴翳风相配，祛风通络。

操作：毫针刺，面部腧穴均行平补平泻法，翳风宜灸；恢复期主穴多加灸法；在急性期，面部穴位手法不宜过重，肢体远端的腧穴行泻法且手法宜重；在恢复期，合谷行平补平泻法，足三里行补法。

2. 其他治疗

（1）皮肤针法　取阳白、颧髎、地仓、颊车、翳风。叩刺以局部潮红为度。适用于恢复期。

（2）电针法　取太阳、阳白、地仓、颊车。断续波，刺激 20 分钟，刺激强度以患者面部肌肉微见跳动且耐受为宜。

（3）刺络拔罐法　皮肤针取阳白、颧髎、地仓、颊车、翳风，用皮肤针叩刺或以三棱针点刺出血后加拔火罐。

（4）闪罐法　取阳白、颧髎、地仓、颊车，选取适用于面部的小罐，用棉花棒蘸 95% 酒精点燃，在罐内绕一周后抽出，立即将罐按在拔罐的部位上，再马上拔下，再吸再拔，反复多次，直至局部皮肤微红。

（5）穴位敷贴法　取太阳、阳白、颧髎、地仓、颊车。将马钱子锉成粉末，取 1 ～ 2 分，撒于胶布上，然后贴于穴位处，5 ～ 7 日换药 1 次；或用蓖麻仁捣烂加麝香少许，取绿豆粒大一团，贴敷穴位上，3 ～ 5 日换药 1 次；或用白附子研细末，加冰片少许做面饼，贴敷穴位，每日 1 次。

（二）推拿疗法

1. 治则　舒筋通络，活血化瘀。

2. 取穴及部位　印堂、睛明、阳白、四白、迎香、下关、颊车、地仓、风池、合谷。

3. 手法　一指禅推法、按法、揉法、擦法、拿法。

4. 操作　以患侧颜面部为主，健侧做辅助治疗。

（1）患者取坐位或仰卧位，医师立于患侧，用一指禅推法自印堂、阳白、睛明、四白、迎香、下关、颊车、地仓穴进行往返治疗，并可用揉法或按法先患侧后健侧，配合擦法治疗，但在施手法时应防止颜面部破皮。

（2）患者取坐位，医师站于患者背后，用一指禅推法施于风池及项部，随后拿风池、合谷穴 1 ～ 2 分钟，结束治疗。

第七节　面　痛

一、概述

面痛是以眼、面颊部出现放射性、烧灼样抽掣疼痛为主症的疾病。又称"面风痛""面颊痛"。本病多发于 40 岁以上，女性多见，以右侧面部为主（占 60% 左右）。

面痛的发生常与外感邪气、外伤、情志不调等因素有关。本病病位在面部，与手、足三阳经，足厥阴肝经有密切关系。基本病机是面部经络气血阻滞，不通则痛。无论是外感邪气，还是情志内伤、久病或外伤成瘀，导致面部经络气血痹阻，经脉不通，均可产生面痛。

面痛常见于西医学的三叉神经痛疾病中。三叉神经分眼支、上颌支和下颌支，临床中上、下颌支同时发病者最多见，极少出现三支同时受累，且多为单侧。本节主要讨论原发性三叉神经痛。

二、临床诊断要领

（一）四诊要点

1. 问诊

（1）诱因与起病缓急　问清与起病相关的因素和起病缓急，是否常因说话、吞咽、刷牙、洗脸、冷刺激、情绪变化等诱发。是否有发作次数不定，突发突止，间歇期无症状等。

（2）疼痛性质及持续时间　面部疼痛突然发作，为阵发性，呈闪电样、刀割样、针刺样、电灼样剧烈疼痛，每次发作持续数秒至 1 ～ 2 分钟，间歇期完全正常。

（3）疼痛部位　疼痛常局限于三叉神经第 2 或第 3 支分支区，以上颌支、下颌支多见，发作时表现在面颊上下颌及舌部。问疼痛部位有助于鉴别三叉神经痛属于哪一支。

（4）年龄　问发病年龄，本病多发生于中老年人，40 岁以上起病者占 70% ～ 80%，女性居多。

（5）病程　病程可呈周期性，每次发作数日、数周或数月，缓解期数日至数年。病程愈长，发作愈频繁严重，很少自愈。

（6）兼症　问疼痛同时伴发症状，如烦躁易怒，口渴便秘，形体消瘦，神疲乏力，颧红盗汗；痛点是否固定，情志变化是否可诱发，是否有感受风寒史等。问兼症有助于正确的辨证诊断。

2. 望诊　包括望面色、望舌、望神态动作等。苔白多为风寒；目赤流泪，苔薄黄，多为风热；舌红苔黄多为肝胃郁热；颧红，舌红多为阴虚阳亢；舌暗或有瘀斑多为气血瘀滞。

3. 切诊　风寒证脉象多浮紧，风热证和肝胃郁热证脉象多数，阴虚阳亢证脉象多细数无力，气血瘀滞证脉象多细涩。

（二）查体要点

1. 视诊 疼痛时面部肌肉抽搐，伴痛苦状，部分病人可见面部潮红、流泪、流涎、流涕等。

2. 触诊 神经系统检查通常无阳性体征，部分患者口角、鼻翼、颊部或舌部为敏感区，轻触可诱发，称为扳机点或触发点。

（三）辅助检查选择

1. 神经电生理检查 通过电刺激三叉神经分支并观察眼轮匝肌及咀嚼肌的表面电活动，判断三叉神经的传入及脑干三叉神经中枢路径的功能，主要用于排除继发性三叉神经痛。V_1 反射为电刺激三叉神经眼支出现瞬目反射，V_2 反射、V_3 反射分别为刺激三叉神经上颌支、下颌支出现咬肌抑制反射。

2. 影像学检查 头颅 MRI 检查可排除器质性病变所致继发性三叉神经痛，如颅底肿瘤、多发性硬化、脑血管畸形等。

（四）诊断标准

《三叉神经痛诊疗中国专家共识》将三叉神经痛按病因分为原发性、继发性，按症状分为典型、非典型。

原发性三叉神经痛：典型的原发性三叉神经痛根据疼痛发作部位、性质、面部扳机点及神经系统无阳性体征，不难确诊。

典型三叉神经痛：原发性三叉神经痛多为典型三叉神经痛。

（1）疼痛为阵发性反复发作。

（2）有明确的间歇期且间歇期完全正常。

（3）有"扳机点"和明确的诱发动作。

（4）三叉神经功能正常。

非典型三叉神经痛：继发性三叉神经痛多为非典型三叉神经痛。

（1）疼痛时间延长甚至为持续性疼痛，但可有阵发性加重。

（2）无"扳机点"现象。

（3）出现了三叉神经功能减退的表现，如面部麻木、感觉减退、角膜反射迟钝、咀嚼肌无力和萎缩。

（五）辨证要点

1. 辨主症 面部疼痛突然发作，呈闪电样、刀割样、针刺样、电灼样剧烈疼痛，持续数秒到数分钟。痛时面部肌肉抽搐，伴面部潮红、流泪、流涎、流涕等，常因说话、吞咽、刷牙、洗脸、冷刺激、情绪变化等诱发。发作次数不定，间歇期无症状。

2. 辨兼症 遇寒则甚，舌淡，苔白，脉浮紧，为外感风寒；痛处有灼热感，舌红，苔薄黄，脉浮数者，为外感风热；烦躁易怒，口渴便秘，舌红，苔黄，脉数，为肝胃郁热；形体消瘦，颧红，脉细数无力，为阴虚阳亢；有外伤史，或病变日久，痛点多固定，舌暗或有瘀斑，脉细涩，为气血瘀滞。

3. 辨经络 面痛表现为眼部呈电灼样疼痛，属足太阳经病证；表现为上颌、下颌部电击样疼痛，属手、足阳明和手太阳经病证。

三、鉴别诊断

主要与继发性三叉神经痛、牙痛、舌咽神经痛相鉴别。

1. 继发性三叉神经痛 疼痛为持续性，伴患侧面部感觉减退、角膜反射迟钝等，常合并其他脑神经损害症状。常见于多发性硬化、延髓空洞症、原发性或转移性颅底肿瘤等。

区别原发性三叉神经痛和继发性三叉神经痛参考以下几点。

（1）三叉神经反射电生理学检测可能有助于诊断原发性三叉神经痛。

（2）存在三叉神经感觉减退或双侧同时起病可能为继发性三叉神经痛，但是由于特异度较差，不存在上述特征的患者也不能排除继发性三叉神经痛。

（3）微血管减压术前影像学检查（MRI、CT 等）有助于确诊继发性三叉神经痛，但对于原发性三叉神经痛，术前影像学检查（MRI、CT 等）并不能确诊或者排除是否存在责任血管对三叉神经的压迫，但是仍然推荐三叉神经痛患者术前行影像学检查。

（4）患者起病年龄较轻、异常的三叉神经诱发电位、药物治疗效果不佳及三叉神经第 1 支分布区域疼痛者并不提示为原发三叉神经痛。

2. 牙痛 牙痛常为持续性钝痛，局限于牙龈部，可因进食冷、热食物加剧。X 线检查可发现龋齿、肿瘤等有助鉴别。

3. 舌咽神经痛 较少见，常见于年轻妇女。局限于扁桃体、舌根、咽及耳道深部即舌咽神经分布区的阵发性疼痛，性质类似三叉神经痛。咀嚼、吞咽、讲话、呵欠、咳嗽常可诱发。在咽喉、舌根扁桃体窝等触发点用 4% 可卡因或 1% 丁卡因喷涂可阻止发作。

四、临床治疗——针灸疗法

1. 基本治疗

治法：通经活络止痛。取手、足阳明经穴为主。

主穴：四白、下关、地仓、合谷、内庭、太冲。

配穴：眉棱骨及眼部疼痛配攒竹、阳白、外关；上颌部疼痛配巨髎、颧髎；下颌部疼痛配承浆、颊车。风寒证配风池、列缺；风热证配曲池、尺泽；肝胃郁热配行间、内庭；阴虚阳亢配风池、太溪；气血瘀滞配三阴交。

方义：四白、下关、地仓，疏通面部经络。合谷、太冲分属手阳明、足厥阴经，两经均循行于面部，两穴相配为四关穴，可祛风通络止痛；内庭为足阳明经荥穴，与面部腧穴相配，疏通阳明经气血。

操作：毫针泻法。针刺时宜先取远端穴，用重刺激手法，局部穴宜深刺、久留针。在急性发作期，局部穴宜轻刺激。外感风寒可加灸。

2. 其他治疗

（1）耳针法 取面颊、颌、额、神门。毫针刺法，或用埋针法，压丸法。

（2）拔罐法 取颊车、地仓、颧髎。用三棱针点刺后拔罐，本法适用于气血滞瘀型面痛。

（3）皮内针法 在面部寻找扳机点，将揿针刺入，外以胶布固定，每 2～3 日更换揿针。

第八节　震颤麻痹

一、概述

震颤麻痹又称"帕金森病"，是指以静止性震颤、肌强直、运动徐缓、姿势步态异常为主要特征的锥体外系疾病。分为原发性和继发性两种。原发性震颤麻痹好发于 50～60 岁，男多于女，少数人有家族史。继发性震颤麻痹多见于脑炎、多发性脑梗死、颅脑损伤、基底节肿瘤、甲状旁腺功能减退或基底节钙化、慢性肝脑变性、精神类药及降压药等药物副作用及一氧化碳或二氧化碳等化学物质中毒等。

震颤麻痹属中医学"颤证"范畴，其发生与年老体虚、情志过极、饮食不节和劳逸失当等有关。本病病位在脑，病变脏腑主要在肝，涉及脾、肾。基本病机为虚风内动，或痰热动风。

二、临床诊断要领

（一）四诊要点

1. 问诊

（1）诱因 问患者出现震颤的诱因，有无饮食偏嗜，情志过激或明显波动，劳逸失度等因素诱发本病或使病情加重。

（2）主症 问震颤及运动徐缓的进展程度及发展过程。问肌强直或姿势步态异常的发展过程和加重原因。

（3）兼症 除主症外是否兼有其他症状，以助于疾病的诊治。如神疲乏力，语声沉重迟缓，动则气短，心悸健忘，失眠心烦，畏寒肢冷，四肢麻木，烦躁易怒，口苦咽干，尿赤便干，眩晕耳鸣，腰膝酸软，筋脉拘挛，自汗，小便清长或自遗，胸脘痞闷，纳呆便溏，口苦口黏等。

（4）诊治经过 既往是否因震颤就诊，考虑到的相关疾病，治疗经过及治疗效果。经治疗症状是否缓解，还是没有变化或渐进性加重，明确疾病的进展的程度，评估针灸治疗的预后。

（5）个人习惯 是否抽烟、饮酒，病情变化与抽烟或饮酒有无关系；是否定期检查身体，积极治疗；是否参加体育锻炼和户外活动；患者的营养和体质等对疾病的转归有直接影响。

（6）既往史 是否存在神经系统疾病、免疫系统疾病、心血管系统、肝胆系统或精神系统等疾病，考虑是否存在其他疾病影响本病变化。

（7）家族史　家族有无相关震颤类疾病的遗传病。

2.望诊

（1）望神色　患者运动缓慢；或在持续运动中运动幅度或速度下降，或者逐渐出现迟疑、犹豫或暂停等动作。震颤表现为肢体处于完全静止状态时出现细微震颤，其特点为运动起始后被抑制，可以出现运动迟缓症状的各个部位中，包括发声、面部、步态、中轴、四肢等。如面赤烦躁，心情紧张时颤动加重，多为风阳内动。如面红身热，多为痰热风动。如面色无华、表情淡漠、神疲乏力，多为气血亏虚。如面色㿠白、畏寒肢冷、懒言、气短自汗，多为阳气虚衰。

（2）望舌　如舌红苔黄，多为风阳内动。如舌体胖大，有齿痕，舌质红，苔黄腻，多为痰热风动。如舌淡，苔薄，多为气血亏虚。如舌质淡，苔薄白，多为阳气虚衰。

3.闻诊　语言不清，多为风阳内动；语声低微，多为气血亏虚；气短懒言，多为阳气虚衰。

4.切诊　风阳内动者脉弦，痰热风动者脉弦滑数，气血亏虚或髓海不足者脉细弱，阳气虚衰者脉沉迟无力。

（二）查体要点

1.视诊　静止性震颤常为首发症状，始于一侧上肢远端，典型表现为"搓丸样"动作。渐至下肢，然后波及对侧上下肢。随意运动减少，动作缓慢、笨拙。可见"面具脸""小字征"。走路时患侧上肢摆臂幅度减小或消失，下肢拖拽，病情进展，步伐逐渐变小变慢，启动、转弯时步态障碍明显，可见"冻结"现象、前冲步态或慌张步态。躯干、四肢、肌强直使患者出现特殊的屈曲体姿，表现为头部前倾，躯干俯曲，肘关节屈曲，腕关节伸直，前臂内收，髋及膝关节略微弯曲。

2.触诊　当患者处于放松体位时，四肢及颈部主要关节的被动运动缓慢。当做被动运动时出现肌强直，可见"铅管样强直"或"齿轮样强直"。

（三）辅助检查选择

1.生化代谢指标检测　黑色素抗体、α-共核蛋白抗体、多巴胺及其代谢产物、氧化应激标记物、线粒体复合物Ⅰ的活性等。

2.生物学标记物检测　如运动蛋白组学、转录因子检测等。

3.基因检测　部分家族性帕金森病发病与单基因突变密切相关，包括parkin、FTEN诱导激酶1、富亮氨酸重复序列激酶2等基因。此外基因多态性检测也有重要意义。

4.物理检测　嗅觉检查、视觉检查、睡眠障碍、认知障碍和精细运动障碍检查对早期诊断有一定价值。

5.影像学检查　经颅多普勒（TCD）、颅脑核磁（MRI）、单光子发射计算机断层成像术（SPECT）和正电子发射断层成像术（PET）。

（四）诊断标准

临床确诊的帕金森病需要具备：①不存在绝对排除标准；②至少存在2条支持标准；③没有警示征象。

临床很可能的帕金森病需要具备：①不符合绝对排除标准；②如果出现警示征象则需要通过支持标准来抵消：如果出现1条警示征象，必须至少1条支持标准抵消；如果出现2条警示征象，必须至少2条支持标准抵消；如果出现2条以上警示征象，则诊断不能成立。

支持标准如下。

1.患者对多巴胺能药物的治疗明确且显著有效。在初始治疗期间，患者的功能可恢复或接近至正常水平。在没有明确记录的情况下，初始治疗的显著应答可定义为以下两种情况：①药物剂量增加时症状显著改善，剂量减少时症状显著加重。②存在明确且显著的开/关期症状波动，并在某种程度上包括可预测的剂末现象。

2.出现左旋多巴诱导的异动症。

3.临床体检观察到单个肢体的静止性震颤（既往或本次检查）。

4.以下辅助检测阳性有助于鉴别帕金森病与非典型性帕金森综合征：存在嗅觉减退或丧失，或头颅超声显示黑质异常高回声（＞20mm），或心脏间碘苄胍闪烁显像法显示心脏去交感神经支配。

绝对排除标准如下。

1.出现下列任何1项即可排除帕金森病的诊断（但不应将有明确其他原因引起的症状算入其中，如外伤等）：存在明确的小脑性共济失调，或者小脑性眼动异常（持续的凝视诱发的眼震、巨大方波跳动、超节律扫视）。

2.出现向下的垂直性核上性凝视麻痹，或者向下的垂直性扫视选择性减慢。

3.在发病后5年内，患者被诊断为高度怀疑的行为变异型额颞叶痴呆或原发性进行性失语。

4. 发病 3 年后仍局限于下肢的帕金森样症状。

5. 多巴胺受体阻滞剂或多巴胺耗竭剂治疗诱导的帕金森综合征，其剂量和时程与药物性帕金森综合征相一致。

6. 尽管病情为中等严重程度，但患者对高剂量（不少于 600mg/d）左旋多巴治疗缺乏显著的治疗应答。

7. 存在明确的皮质复合感觉丧失（如在主要感觉器官完整的情况下出现皮肤书写觉和实体辨别觉损害），以及存在明确的肢体观念运动性失用或进行性失语。

8. 分子神经影像学检查突触前多巴胺能系统功能正常。

9. 存在明确可导致帕金森综合征或疑似与患者症状相关的其他疾病，或者基于全面诊断评估，由专业医师判断其可能为其他综合征，而非帕金森病。

警示征象如下。

1. 发病后 5 年内出现快速进展的步态障碍，以至于需要经常使用轮椅。

2. 运动症状或体征在发病后 5 年内或 5 年以上完全不进展，除非这种病情的稳定是与治疗相关。

3. 发病后 5 年内出现球麻痹症状，表现为严重的发音困难、构音障碍或吞咽困难（需进食较软的食物，或通过鼻胃管、胃造瘘进食）。

4. 发病后 5 年内出现吸气性呼吸功能障碍，即在白天或夜间出现吸气性喘鸣或者频繁的吸气性叹息。

5. 发病后 5 年内出现严重的自主神经功能障碍，包括：①直立性低血压，即在站起后 3 分钟内，收缩压下降至少 30mmHg（1mmHg=0.133kPa）或舒张压下降至少 20mmHg，并排除脱水、药物或其他可能解释自主神经功能障碍的疾病；②发病后 5 年内出现严重的尿潴留或尿失禁（不包括女性长期存在的低容量压力性尿失禁），且不是简单的功能性尿失禁（如不能及时如厕）。对于男性患者，尿潴留必须不是由前列腺疾病所致，且伴发勃起障碍。

6. 发病后 3 年内由于平衡障碍导致反复（＞ 1 次 / 年）跌倒。

7. 发病后 10 年内出现不成比例的颈部前倾或手足挛缩。

8. 发病后 5 年内不出现任何一种常见的非运动症状，包括嗅觉减退、睡眠障碍（睡眠维持性失眠、日间过度嗜睡、快动眼期睡眠行为障碍）、自主神经功能障碍（便秘、日间尿急、症状性直立性低血压）、精神障碍（抑郁、焦虑、幻觉）。

9. 出现其他原因不能解释的锥体束征。

10. 起病或病程中表现为双侧对称性的帕金森综合征症状，没有任何侧别优势，且客观体检亦未观察到明显的侧别性。

（五）辨证要点

1. **主症**　静止性震颤肌强直，运动徐缓，姿势、步态异常。

2. **辨证**　眩晕耳鸣，面赤烦躁，心情紧张时颤动加重，语言不清，尿赤便干，舌红苔黄，脉弦，为风阳内动。兼见胸脘痞闷，口苦口黏，舌体胖大，有齿痕，舌质红，苔黄腻，脉弦滑数，为痰热风动。兼见面色无华，表情淡漠，神疲乏力，心悸健忘，舌淡，苔薄，脉细弱，为气血亏虚。兼见腰膝酸软，失眠心烦，头晕耳鸣，舌淡，苔薄白，脉细，为髓海不足。兼见畏寒肢冷，心悸懒言，气短自汗，小便清长，大便溏，舌质淡，苔薄白，脉沉迟无力，为阳气虚衰。

三、鉴别诊断

特发性震颤：隐匿起病，缓慢进展，多见于 40 岁以上的人；主要表现为姿势性震颤和动作性震颤，往往见于一侧或双侧上肢，头面部也常累及，下肢较少受累。部分患者饮酒后震颤可暂时减轻，情绪激动或紧张、劳累、寒冷可使震颤加重。

四、临床治疗——针灸疗法

1. 基本治疗

治法：柔肝息风，宁神定颤。以督脉、足厥阴经穴为主。

主穴：百会、四神聪、风池、太冲、合谷、阳陵泉。

配穴：风阳内动配肝俞、三阴交；痰热风动配丰隆、阴陵泉；气血亏虚配气海、血海；髓海不足配悬钟、肾俞；阳气虚衰配大椎、关元。

方义：本病病位在脑，百会、四神聪均位于颠顶部，通过督脉入络脑，可醒脑、宁神、定颤；风池属足少阳胆经，位近大脑，可祛风定颤；合谷、太冲为四关穴，可息风止痉；阳陵泉为筋之会穴，可柔筋止颤。诸穴合用，共奏柔肝息风，宁神定颤之效。

操作：毫针常规刺。气血亏虚、髓海不足、阳气虚衰可加灸。

2. 其他治疗

（1）耳针法　取肝、肾、皮质下、缘中、神门、枕。每次选用 3 ～ 5 穴，毫针刺法，或压丸法。

（2）头针法　取顶中线、顶旁 1 线、顶旁 2 线。头针常规针刺。

第九节　不　寐

一、概述

不寐是以经常不能获得正常睡眠，或入睡困难，或睡眠不深，严重者甚至彻夜不眠为特征的病证，亦称"失眠""不得卧"。

中医认为其发生常与饮食不节、情志失常、劳逸失调、病后体虚等因素有关。不寐的病位在心，与肝、脾、肾、胆、胃等脏腑密切相关。基本病机是心神失养或心神被扰，心神不宁，或阴、阳跷脉功能失衡，阳盛阴衰，阴阳失交。

不寐相当于西医的失眠症，是指尽管有合适的睡眠机会和睡眠环境，依然对睡眠时间和（或）质量感到不满足，并且影响日间社会功能的一种主观体验。主要症状表现为入睡困难（入睡潜伏期超过 30 分钟）、睡眠维持障碍（整夜觉醒次数 ≥ 2 次）、早醒、睡眠质量下降和总睡眠时间减少（通常少于 6.5 小时），同时伴有日间功能障碍。失眠引起的日间功能障碍主要包括疲劳、情绪低落或激惹、躯体不适、认知障碍等。流行病学研究显示，中国有 45.4% 的被调查者在过去 1 个月中曾经历过不同程度的失眠。

二、临床诊断要领

（一）四诊要点

1. 问诊

（1）诱因　睡眠障碍发生前是否存在精神紧张，压力过大，家庭纠纷，睡眠规律改变，旅游以及疲劳过度等突发事件、残留效应。问诱因利于分析失眠的发病机制。

（2）既往史　是否存在神经系统疾病、心血管疾病、消化系统疾病、内分泌系统疾病等，是否存在精神障碍。问既往史有助于分析患者基础状况对睡眠的影响。

（3）用药史　问既往用药情况，如抗抑郁药、镇痛药、中枢兴奋药、镇静药、茶碱类药、类固醇类药等。问用药史以排除是否存在用药对睡眠的影响。

（4）睡眠习惯　包括睡眠参数（睡眠潜伏期、觉醒次数、早醒、睡眠持续时间，睡眠质量，噩梦等）；失眠发生的频度及持续时间；睡眠卫生（午休、睡眠形式和习惯、工作及节假日时的就寝和起床时间等）；既往治疗效果（自我调节的方法及能力）。问睡眠习惯利于综合分析失眠的病因病机，指导治疗。

（5）睡眠障碍的类型　第一类入睡困难型，是指半小时以上不能入睡者。第二类睡眠易醒型，是指睡眠时间短，缺乏深睡眠者。第三类睡眠短暂型，是指睡眠时间与同龄人睡眠时间不相符。问清睡眠障碍的类型有助于指导临床治疗。

（6）兼症　问失眠同时伴发症状，如心烦易怒，口苦咽干，头晕目眩，潮热盗汗，神疲乏力，食欲不振，心悸易惊等。问兼症有助于做出正确的辨证诊断，指导针灸临证选穴。

2. 望诊　望舌：舌红苔黄，多为肝火扰心；苔厚腻，多为脾胃不和；舌淡苔薄，多为心脾两虚；舌红少苔，多为心肾不交；舌淡苔白，多为心胆气虚。

3. 切诊　脉弦而数，结合心俞、肝俞有压痛者，多为肝火扰心；脉滑数，结合脾俞、胃俞有压痛者，多为脾胃不和；脉细而无力，结合心俞、脾俞有压痛者，多为心脾两虚；脉细数，结合心俞、肾俞有压痛者，多为心肾不交；脉弦细，结合心俞、胆俞有压痛者，多为心胆气虚。

（二）辅助检查选择

1. 整夜多导睡眠图（polysomnography，PSG）监测　测定其平均睡眠潜伏期时间、实际睡眠时间、觉醒时间等，主要用于失眠的鉴别诊断和疗效评估。

2. PSG 多次睡眠潜伏期试验（multiple sleep latency test，MSLT）　用于鉴别发作性睡病和日间睡眠增多等疾病。

3. 体动记录仪（actigraph） 用于鉴别昼夜节律失调性睡眠觉醒障碍（circadian rhythm sleep-wake disorders, CRSWDs），也可以在无 PSG 条件时作为替代手段评估患者夜间总睡眠时间和睡眠模式。

（三）诊断标准

1. 轻者入寐困难或寐而易醒，醒后不寐，重者彻夜难眠。
2. 常伴有头痛，头昏，心悸，健忘，多梦等症。
3. 经各系统和实验室检查未发现异常。

（四）辨证要点

1. **主症** 入睡困难，或寐而易醒，甚则彻夜不眠。
2. **辨证** 兼见情绪不宁，急躁易怒，头晕头痛，胸胁胀满，舌红，脉弦，为肝火扰心；心悸健忘，纳差倦怠，面色无华，易汗出，舌淡，脉细弱，为心脾两虚；五心烦热，头晕耳鸣，腰膝酸软，遗精盗汗，舌红，脉细数，为心肾不交；多梦易惊，心悸胆怯，善惊多恐，多疑善虑，舌淡，脉弦细，为心胆气虚；脘闷嗳气，嗳腐吞酸，心烦口苦，苔厚腻，脉滑数，为脾胃不和。

三、鉴别诊断

许多疾病可表现为失眠，本病应与一时性失眠、生理性少寐、他病痛苦引起的失眠相区别。不寐是指单纯以失眠为主症，表现为持续的、严重的睡眠困难。其他疾病导致失眠是以失眠为兼症。若因一时性情志影响或生活环境改变引起失眠者，则应以祛除有关病因为主。在临床上主要与以下疾病相鉴别。

1. 失眠与脏躁 从临床表现看，失眠者的难以入睡与脏躁严重者的难以入睡症状很相似，但失眠以不易入睡甚至彻夜难眠为主症，心烦不安为兼症，脏躁以心烦不安、哭笑无常为主症，睡眠不安为兼症。从病因看，失眠是因外感、内伤、脑失所养、心肾不交等所致，而脏躁多与情志抑郁，思虑过度，日久心神失养，上扰脑神有关。

2. 失眠与郁症 郁症患者易常表现为失眠，但郁症多表现为神情恍惚、多疑善虑、精神不振、失眠多梦等，失眠在郁症中是兼症，病情相对较轻，失眠症则以失眠为主要表现，其他是伴发症状。

四、临床治疗

（一）针灸疗法

1. 基本治疗

治法：调和阴阳，安神利眠。以督脉、手少阴及足太阴经穴、八脉交会穴为主。

主穴：百会、神门、三阴交、照海、申脉、安眠。

配穴：肝火扰心配太冲、行间、侠溪；心脾两虚配心俞、脾俞、足三里；心神不交配心俞、肾俞、太溪；心胆气虚配心俞、胆俞；脾胃不和配丰隆、中脘、足三里。噩梦多配厉兑、隐白；头晕配风池、悬钟；重症不寐配神庭、印堂、四神聪。

方义：督脉入络脑，百会为督脉穴，可调神安神、清利头目；心之原穴神门宁心安神；三阴交为肝、脾、肾经的交会穴，可益气养血安神；照海通于阴跷，申脉通于阳跷，针刺可调和阴阳；安眠穴安神利眠，为治疗失眠的经验效穴。

操作：毫针刺，泻申脉，补照海，其他按虚补实泻操作。

2. 其他治疗

（1）**耳针法** 皮质下、心、神门、肝、肾、脾、垂前、交感。毫针刺，或埋线法或压丸法，每次选 3～5 穴，双耳交替使用。

（2）**皮肤针法** 从项部至腰部，沿督脉和足太阳膀胱经第 1 侧线，用皮肤针自上而下叩刺，以皮肤潮红为度。

（3）**拔罐法** 从项部至腰部，循足太阳膀胱经第 1、2 侧线，自上而下行走罐，以背部潮红为度。

（二）推拿疗法

1. 治疗原则 宁心安神，平衡阴阳。

2. 取穴及部位 印堂、神庭、太阳、睛明、攒竹、鱼腰、角孙、百会、风池、安眠、心俞、肝俞、脾俞、胃俞、肾俞、命门等穴位，背部督脉、华佗夹脊等部位。

3. **手法** 一指禅推法、抹法、按揉法、扫散法、拿法、捏法、掌推法。

4. **操作**

（1）患者坐位或仰卧位。医师行一指禅"小∞字"和"大∞字"推法，反复分推3～5遍。继之指按、指揉印堂、攒竹、睛明、鱼腰、太阳、神庭、角孙、百会，每穴1分钟；结合抹前额3～5遍；从前额发际处至风池穴处做五指拿法，反复3～5遍。行双手扫散法，约1分钟；指尖击前额部至头顶，反复3～6遍。

（2）患者俯卧位。医师用法在患者背部、腰部操作，重点治疗心俞、肝俞、脾俞、胃俞、肾俞、命门等部位，时间约5分钟。自下而上捏脊，3～4遍。自上而下掌推背部督脉，3～4遍。

第十节 胸 痹

一、概述

胸痹，又称"真心痛""卒心痛""厥心痛"。是以胸部闷痛，甚至胸痛彻背，喘息不得卧为主症的疾病，轻者仅感胸闷如窒，呼吸欠畅，重者则有胸痛，严重者心痛彻背，背痛彻心。真心痛，是胸痹进一步发展的严重病证，其特点为剧烈而持久的胸骨后疼痛，伴心悸、水肿、肢冷、喘粗、汗出、面色苍白等症状，甚至危及生命。

本病多由寒邪内侵、饮食失调、情志失节、劳倦内伤、年迈体虚等引起。病机有虚实两方面，实为寒凝、血瘀、气滞、痰浊，痹阻胸阳，阻滞心脉；虚为气虚、阴伤、阳衰，肺、脾、肝、肾亏虚，心脉失养。本病大多因实致虚，亦有因虚致实者。

西医学中冠状动脉粥样硬化性心脏病之心绞痛、心肌梗死与本病密切相关。

二、临床诊断要领

（一）四诊要点

1. **问诊**

（1）**诱因** 与起病相关的内伤或外感因素，应根据起病特点全面而有重点的询问，并问清诱因与胸痹起病或加重的时间关系，有助于判断疾病的证型以及制定治疗方案。如七情诱发为气滞血瘀；遇寒诱发为寒邪凝滞。

（2）**持续时间与病程** 胸部疼痛的持续时间，休息或用药后是否可缓解；是否为突然发病，时作时止，反复发作，有助于做出正确的辨证诊断，判断预后，指导针灸辨证选穴。

（3）**疼痛性质及伴随症状** 如伴胸闷及心前区压榨性疼痛，烦躁不宁，为气滞血瘀；心痛如刺，心痛彻背，喘不得卧并伴形寒，手足不温为寒邪凝滞；胸中痞闷而痛，痛彻肩背，喘不得卧，痰多气短，肢体沉重，伴有倦怠乏力，纳呆便溏，咳吐痰涎，为痰浊阻络；心胸绞痛，心痛彻背，胸中憋闷或有窒息感，喘粗不宁，心慌，为阳气虚衰。问疼痛性质及伴随症状有助于做出正确的辨证诊断，指导针灸辨证选穴。

2. **望诊** 舌质紫暗，为寒邪凝滞；舌质紫暗或有瘀斑，为气滞血瘀；舌胖，苔腻，为痰浊阻络；舌淡，苔薄白，为阳气虚衰。

3. **闻诊** 喘不得卧，喉中痰鸣，为痰浊阻络；气促息微，为阳气虚衰。

4. **切诊** 脉弦紧为气滞血瘀，脉涩为寒邪凝滞，脉滑为痰浊阻络，脉沉细微为阳气虚衰。

（二）辅助检查选择

1. **心电图** 心电图应作为必备的常规检查，也可通过观察服用硝酸甘油的疗效和发作时心电图的变化来辅助诊断。

2. **动态心电图** 连续24小时记录心电图，结合ECG负荷试验及心肌酶谱测定可进一步明确诊断。

3. **冠状动脉计算机断层扫描血管造影（CCTA）** 检查若存在负荷试验禁忌证或功能试验尚不能确定诊断或确定危险程度的患者可进行造影检查以明确诊断。

（三）诊断标准

1. 膻中或心前区憋闷疼痛，甚则痛彻左肩背、咽喉、左上臂内侧等部位。呈发作性或持续不解。常伴有心悸气短，自汗，甚则喘息不得卧。

2. 胸闷胸痛一般几秒到几十分钟而缓解。严重者可疼痛剧烈，持续不解，汗出肢冷，面色苍白，唇甲青紫，心跳加快，或心律失常等危象，可发生猝死。

3. 多见于中年以上，常因操劳过度，抑郁恼怒或多饮暴食，感受寒冷而诱发。

4.查心电图、动态心电图、运动试验等以明确诊断。必要时做心肌酶谱测定，心电图动态观察。

（四）辨证要点

1. **主症** 突发胸闷及胸骨后或心前区压榨性或窒息性疼痛，或心痛如绞，心痛彻背。伴心悸、胸闷、气短、出汗、面色苍白、焦虑或恐惧感。

2. **辨证** 七情诱发，胸闷及心前区压榨性疼痛，烦躁不宁，舌质紫暗或有瘀斑，脉弦紧，为气滞血瘀；遇寒诱发，唇甲青紫，心痛如刺，心痛彻背，舌质紫暗，脉涩为寒邪凝滞；胸中痞闷而痛，痛彻肩背，喘不得卧，喉中痰鸣，舌胖，苔腻，脉滑为痰浊阻络；面色苍白或表情淡漠，甚至心痛彻背，大汗淋漓，气促息微，四肢厥冷，唇甲青紫或淡白，舌淡，苔薄白，脉沉细微为阳气虚衰。

三、鉴别诊断

本病主要与悬饮、胃脘痛、真心痛相鉴别。

1. **悬饮** 主要表现为胸胁胀痛，持续不解，多伴有咳唾，转侧、呼吸时疼痛加重，肋间饱满，并有咳嗽、咳痰等肺系证候。

2. **胃脘痛** 发病前除情志变化、劳累等诱因外，多与饮食情况相关，以上腹近心窝处胃脘部疼痛为主，局部压痛明显，持续时间较长，常伴有泛酸、嘈杂、嗳气、呃逆等胃部症状。

3. **真心痛** 是胸痹的进一步发展，症见心痛剧烈，甚则持续不解，伴有汗出、肢冷、面白、唇紫、手足青至节、脉微或结代等的危重急症。

四、临床治疗——针灸疗法

1.基本治疗

治法：通阳行气，活血止痛。以手厥阴、手少阴经穴为主。

主穴：内关、膻中、郄门、阴郄。

配穴：气滞血瘀配太冲、血海；寒邪凝滞配神阙、至阳；痰浊阻络配丰隆、中脘；阳气虚衰配心俞、至阳。

方义：内关为手厥阴经之络穴，又是八脉交会穴之一，通阴维脉，"阴维为病苦心痛"，故胸痹心痛不论寒热虚实皆可用之；膻中为心包之募穴，又为气会，可疏调气机，化瘀止痛；郄门、阴郄分别为手厥阴经和手少阴经郄穴，善治心系急症。

操作：膻中向下平刺，以有麻胀感为度。寒邪凝滞、阳气虚衰宜用灸法。

2.其他治疗 耳针法：取心、小肠、交感、神门、内分泌。每日1次，每次选3～5穴毫针刺，中等刺激强度。

第十一节 感 冒

一、概述

感冒是以鼻塞、咳嗽、头痛、恶寒发热、全身不适为主症的外感病证，又称伤风。

感冒的发生常与风邪或时行疫毒之邪、体虚等因素有关。本病病位在肺卫。基本病机是卫阳被遏，营卫失和，肺失宣肃。以风邪为主因，每与当令之气（寒、热、暑湿）或非时之气（时行病毒）夹杂为患。

西医学的普通感冒、急性上呼吸道感染属于本病范畴，可参照本病辨证论治；流行性感冒属于时行感冒范畴，可部分参考本节辨证论治。

二、临床诊断要领

（一）四诊要点

1.问诊

（1）**病史** 感冒前是否发生过寒温失宜、生活失调、起居不当、过度劳累及其他原因导致抗病能力下降等病史。如气候突然变化，有伤风受凉，淋雨冒风的经过，或时行感冒正流行之际。

（2）**主症** 本病以恶寒发热，头痛，鼻塞流涕，脉浮为主症。问体温多少了解热势的高低，是否持续发热，有无寒战；鼻涕的颜色为清涕还是浊涕，色白还是色黄；问头痛的具体部位，后头连项痛病在太阳经，前额痛病在阳明经，头两侧痛病在少阳经，颠顶痛病在厥阴经。

（3）**兼症** 问是否有汗来辨虚实，表实无汗，表虚有汗；问咳嗽的程度，痰量的多少；是否伴有咽痛；是否口渴，喜热饮还是喜冷饮；是否伴随全身乏力，肌肉酸痛；有无恶心呕吐，胸闷，口中黏腻，食欲减退，大便稀溏等症。

2.**望诊** 苔薄白，多为风寒感冒；苔薄黄，多为风热感冒。

3.**切诊** 脉浮紧，结合风门、肺俞有压痛者，多为风寒感冒；脉浮数，结合曲池、大椎有压痛者，多为风热感冒。

（二）辅助检查选择

1.**血象** 病毒性感冒可见白细胞计数正常或偏低，淋巴细胞比例升高。细菌感染者有白细胞计数与中性粒细胞增多及核左移现象。

2.**胸部X线检查** 胸片X线显示血管阴影增多，但无肺浸润阴影（急性病毒性支气管炎），或双肺弥漫性、结节性阴影（流感病毒肺炎）。

3.**病毒和病毒抗原的测定**

（三）诊断标准

1.鼻塞流涕，喷嚏，咽痒或痛，咳嗽。

2.恶寒发热，无汗或少汗，头痛，肢体酸楚。

3.四时皆有，以冬春季节为多见。

4.血白细胞总数正常或偏低，中性粒细胞减少，淋巴细胞相对增多。

（四）辨证要点

1.**主症** 恶寒发热，头痛，鼻塞流涕，脉浮。

2.**辨证** 兼见恶寒重，发热轻或不发热，无汗，鼻痒喷嚏，鼻塞声重，咳痰清稀，肢体酸楚，苔薄白，脉浮紧，为风寒感冒；微恶风寒，发热重，有汗，鼻塞涕浊，咳痰稠或黄，咽喉肿痛，口渴，苔薄黄，脉浮数，为风热感冒；夹湿则头痛如裹，胸闷纳呆；夹暑则汗出不解，心烦口渴，小便短赤。

三、鉴别诊断

主要与风温、时行感冒、鼻渊相鉴别。

1.**风温** 感冒与诸多温病早期症状相类似，尤其是风热感冒与风温初起颇为相似，但风温病势急骤，寒战发热甚至高热，汗出后热虽暂降，但脉数不静，身热旋即复起，咳嗽胸痛，头痛较剧，甚至出现神志昏迷、惊厥、谵妄等传变入里的证候。而感冒发热一般不高或不发热，病势轻，不传变，服解表药后，多能汗出热退，脉静身凉，病程短，预后良好。

2.**时行感冒** 普通感冒病情较轻，全身症状不重，少有传变。在气候变化时发病率可以升高，但无明显流行特点。若感冒在1周以上不愈，发热不退或反见加重，应考虑感冒继发他病，传变入里。时行感冒病情较重，发病急，全身症状显著，可以发生传变，化热入里，继发或合并他病，具有广泛的传染性、流行性。

3.**鼻渊** 两者均可见鼻塞流涕，或伴头痛等症。但鼻渊多流浊涕腥臭，感冒一般多流清涕或浊涕，并无腥臭味；鼻渊眉额骨处胀痛、压痛明显，一般无恶寒发热，感冒寒热表证不明显，头痛范围不限于前额或眉骨处；鼻渊病程漫长，反复发作，不易断根，感冒预后不再遗留鼻塞、流腥臭浊涕等症状。

四、临床治疗

（一）针灸疗法

1.基本治疗

治法：祛风解表。以手太阴、手阳明经穴为主。

主穴：列缺、合谷、风池、太阳、外关。

配穴：风寒感冒配风门、肺俞；风热感冒配曲池、大椎。夹湿者配阴陵泉；夹暑者配委中。头痛甚配印堂、头维；鼻塞甚配迎香；咽痛甚配少商；全身酸楚配身柱；体虚感冒配足三里、关元。

方义：感冒为外邪侵犯肺卫所致，太阴、阳明互为表里，故取手太阴、手阳明经列缺、合谷以祛邪解表；风池、外关为足少阳经与阳维脉的交会穴，"阳维为病苦寒热"，故风池既可疏散风邪，又与太阳穴相配可清利头目。

操作：毫针刺，用泻法。配穴中足三里、关元用补法或灸法，少商、委中用点刺放血法，余穴用泻法。

2. 其他治疗

（1）拔罐法　取大椎、身柱、大杼、肺俞。留罐 10 分钟或用闪罐法。本法适用于风寒感冒。

（2）三棱针法　取大椎、尺泽、耳尖、少商。消毒后，点刺出血，大椎可加拔火罐。本法适用于风热感冒。

（3）耳针法　取肺、内鼻、下屏尖、额。毫针刺，用中、强刺激。咽痛加咽喉、扁桃体。

（二）推拿疗法

1. 治疗原则　疏散风邪，发汗解表。

2. 取穴及部位　印堂、阳白、太阳、头维、百会、迎香、风池、风府、肩井、曲池、合谷、天突、膻中、肺俞等。

3. 手法　一指禅推法、抹法、按揉法、扫散法、拿法。

4. 操作

（1）患者取坐位，医者先以一指禅推法推风池、风府、风门、肺俞诸主穴；接着推印堂、阳白、太阳、头维至百会穴，往返 3～5 次；然后抹印堂至太阳，再由太阳经头维至风池穴；最后按百会，拿风池、风府、肩井、曲池、合谷诸穴。

（2）风寒者，加头颞部扫散法，按风池、肺俞穴。风热者，加揉太阳，按肩井穴。咳嗽加揉天突、膻中、肺俞穴。鼻塞加揉迎香穴。

第十二节　哮　喘

一、概述

哮喘是以反复发作的呼吸急促，喉间哮鸣，甚则张口抬肩，不能平卧为主症的病证。哮以呼吸急促，喉间有哮鸣音为特征；喘以呼吸困难，甚则张口抬肩为特征。临床上哮必兼喘，喘未必兼哮。本病可发于任何年龄和季节，尤以寒冷季节和气候骤变时多发。

中医认为其发生多因痰饮伏肺，由外邪侵袭、饮食不当、情志刺激、体虚劳倦等诱发。哮喘的病位在肺，与肾、脾、心等密切相关。基本病机是痰饮阻塞气道，肺气宣降失常。发作期多表现为邪实证；缓解期多见虚象。

哮喘可见于西医学的支气管哮喘、慢性喘息性支气管炎、肺炎、肺气肿、心源性哮喘等疾病中。

二、临床诊断要领

（一）四诊要点

1. 问诊

（1）诱因　哮喘发作前有无气候突然改变、饮食不当、情志刺激、疲劳过度等事件发生。问诱因利于分析哮喘的发病机制。

（2）既往史　是否有过敏史或哮喘家族史。问既往史有助于分析患者病情。

（3）症状　是否呈反复发作性，发作前有无鼻痒、喷嚏、咳嗽、胸闷等先兆。问症状以确定当前患者病情进展。

（4）兼症　问哮喘同时伴发症状，如恶寒发热、心烦口苦、咳痰无力、神疲乏力、食少便溏、腰酸腿软等。问兼症有助于做出正确的辨证诊断，指导针灸临证选穴。

2. 望诊　痰多，色白，稀薄或多泡沫，苔薄白而滑，为风寒外袭；痰黄或白，黏着稠厚，舌红，苔黄腻，为痰热阻肺；痰稀，舌淡，苔白，为肺气虚；舌淡，苔薄白，为肾气虚。

3. 切诊　脉浮紧，为风寒外袭；脉滑数，为痰热阻肺；脉细弱者为肺气虚；脉沉细者为肾气虚。

（二）辅助检查选择

1. 肺功能　临床上用于哮喘诊断和评估的通气功能指标主要为 FEV1 和 PEF。FEV1 和 PEF 能反映气道阻塞的严重程度，是客观判断哮喘病情最常用的评估指标。

2. 呼出气一氧化氮（ fractional concentration of exhaled nitric oxide，FeNO）　一氧化氮是一种气体分子，可由气道表面多种固有细胞和炎症细胞在一氧化氮合成酶氧化作用下产生。哮喘未控制时一氧化氮升高，糖皮质激素治疗后降低。FeNO 测定可作为评估气道炎症和哮喘控制水平的指标，FeNO 也可以用于判断吸入激素治疗的反应。

3. 痰嗜酸粒细胞计数 大多数哮喘患者诱导痰液中嗜酸粒细胞计数增高（＞2.5%），且与哮喘症状相关。抗炎治疗后可使痰嗜酸粒细胞计数降低，诱导痰嗜酸粒细胞计数可作为评价哮喘气道炎性指标之一，也是评估糖皮质激素治疗反应性的敏感指标。

4. 外周血嗜酸粒细胞计数 外周血嗜酸粒细胞计数增高＞3%，提示嗜酸粒细胞增高为主的哮喘炎症表型，也可以作为判断抗炎治疗是否有效的哮喘炎症指标之一。

（三）诊断标准

1. 发作时喉中哮鸣有声，呼吸困难，甚则张口抬肩，不能平卧，或口唇指甲发绀。
2. 呈反复发作性。常因气候突变、饮食不当、情志失调、劳累等因素诱发。发作前多有鼻痒、喷嚏、咳嗽、胸闷等先兆。
3. 有过敏史或家族史。
4. 两肺可闻及哮鸣音，或伴有湿啰音。
5. 血嗜酸性粒细胞可增高。
6. 痰液涂片可见嗜酸细胞。
7. 胸部 X 线检查一般无特殊改变，久病可见肺气肿征。

（四）辨证要点

1. 主症 呼吸急促，喉中哮鸣，甚则张口抬肩，鼻翼扇动，不能平卧。

2. 辨证

（1）实证 病程短，或当发作期，表现为哮喘声高气粗，呼吸深长有余，呼出为快，体质较强，脉象有力。兼见喉中哮鸣如水鸡声，痰多，色白，稀薄或多泡沫，常伴风寒表证，苔薄白而滑，脉浮紧，为风寒外袭；喉中痰鸣如吼，声高气粗，痰黄或白，黏着稠厚，伴口渴，便秘，舌红，苔黄腻，脉滑数，为痰热阻肺。

（2）虚证 病程长，反复发作或当缓解期，表现为哮喘声低气怯，气息短促，深吸为快，体质虚弱，脉弱无力。兼见喘促气短，动则加剧，喉中哮鸣，痰稀，神疲，汗出，舌淡，苔白，脉细弱者为肺气虚；气息短促，呼多吸少，动则喘甚，耳鸣，腰膝酸软，舌淡，苔薄白，脉沉细者为肾气虚。

三、鉴别诊断

本病主要与喘证、支饮相鉴别。

1. 喘证 二者都有呼吸急促的表现。哮必兼喘，但喘未必兼哮。哮指声响言，以发作时喉中哮鸣有声为主要临床特征；喘指气息言，以呼吸气促困难为主要临床特征。哮喘是一种反复发作的独立性疾病，而喘证是并发于多种急慢性疾病的一个症状。

2. 支饮 支饮为饮留胸膈，虽然也可表现痰鸣气喘的症状，但多由慢性咳嗽经久不愈，逐渐加重而成咳喘，病势时轻时重，发作与间歇的界限不清，以咳嗽和气喘为主。而哮喘反复间歇发作，突然起病，迅速缓解。

四、临床治疗——针灸疗法

1. 基本治疗

（1）实证

治法：祛邪肃肺，化痰平喘。以手太阴经穴及相应俞募穴为主。

主穴：列缺、尺泽、肺俞、中府、定喘。

配穴：风寒外袭配风门、合谷；痰热阻肺配丰隆、曲池。喘甚者配天突。

方义：手太阴经络穴列缺可宣通肺气，祛邪外出，合穴尺泽肃肺化痰，降逆平喘；肺俞、中府乃肺之俞、募穴，调理肺脏，宣肺祛痰，止哮平喘，虚实之证皆可用之；定喘为止哮平喘的经验效穴。

操作：毫针泻法。风寒者可加灸；痰热阻肺者定喘穴用刺络拔罐法。

（2）虚证

治法：补益肺肾，止哮平喘。以相应背俞穴及手太阴、足少阴经穴为主。

主穴：肺俞、膏肓、肾俞、太渊、太溪、足三里、定喘。

配穴：肺气虚配气海、膻中；肾气虚配阴谷、关元。

方义：肺俞、膏肓针灸并用，可补益肺气；补肾俞以纳肾气；肺之原穴太渊配肾之原穴太溪，可充肺肾真元之气；足三里调和胃气，以资生化之源，使水谷精微上归于肺，肺气充则自能卫外；定喘为平喘之效穴。

操作：毫针补法。可酌用灸法或拔罐。

2.其他治疗

（1）穴位贴敷法　肺俞、膏肓、肾俞、膻中、定喘。用炒白芥子20g、甘遂15g、细辛15g共为细末，用生姜汁调药粉成糊状，制成药饼如蚕豆大，上放少许丁桂散或麝香，敷于穴位上，用胶布固定。贴30～90分钟后取掉，以局部红晕微痛为度。若起疱，消毒后挑破，保持局部干燥，防止感染。一般常在三伏天贴敷，即所谓冬病夏治。（注意：本处方药物峻烈，皮肤敏感者、小儿及孕妇禁用）

（2）穴位埋线法　取膻中、定喘、肺俞、脾俞、足三里、丰隆。每次选1～3穴，每2～4周1次。

（3）穴位割治法　膻中常规消毒后，局部浸润麻醉，切开穴位1cm，割去皮下脂肪，外用无菌敷料覆盖即可。每10～15天1次，一般1～2次。

（4）刺络拔罐法　取定喘、肺俞、大椎。适用于风热犯肺及痰热壅肺等热证。

（5）皮肤针法　取鱼际至尺泽穴手太阴肺经循行部、第1～2胸椎旁开1.5寸足太阳膀胱经循行部，循经叩刺，以皮肤潮红或微渗血为度。

（6）耳针法　取对屏尖、肾上腺、气管、肺、皮质下、交感。每次选用3～5穴，毫针刺法。发作期每日1～2次；缓解期用弱刺激，每周2次。

第十三节　胃　痛

一、概述

胃痛是指上腹胃脘部发生的疼痛，又称"胃脘痛"。古代文献中的"心痛""心下痛"，多指胃痛而言。

胃痛的发生常与寒邪客胃、饮食伤胃、情志不畅和脾胃虚弱等因素有关。本病病位在胃，与肝、脾关系密切。基本病机是胃气失和、胃络不通或胃失温养。无论是胃腑本身病变还是其他脏腑的病变影响到胃腑，使胃络不通或胃失温煦濡养均可导致胃痛。

西医学中，胃痛多见于急慢性胃炎、消化性溃疡、胃肠神经官能症、胃黏膜脱垂、胃痉挛、胃扭转、胃下垂等疾病中。

二、临床诊断要领

（一）四诊要点

1.问诊

（1）诱因　因受寒引起者多为寒邪犯胃；因暴饮暴食引起者多为饮食伤胃；因情志不遂引起者多为肝气犯胃等。

（2）主症特点　以上腹胃脘部近心窝处疼痛为主症的病证。临床主要表现为上腹疼痛不适。

（3）兼症　①伴得温痛减，遇寒痛增。恶寒喜暖，口不渴，喜热饮多为寒邪犯胃；②伴嗳腐吞酸，嘈杂不舒，呕吐或矢气后痛减，大便不爽多为饮食伤胃；③伴脘痛连胁，嗳气频频，吞酸，大便不畅，每因情志不畅而诱发，心烦易怒，喜太息多为肝气犯胃；④伴泛吐清水，喜暖畏寒，大便溏薄，神疲乏力，或手足不温多为脾胃虚寒；⑤伴似饥而不欲食，口燥咽干，大便干结多为胃阴不足。

（4）既往史　既往是否有急性胃炎、慢性胃炎、胃溃疡、十二指肠溃疡等病史。

（5）诊疗过程　是否行上消化道钡餐X线检查、纤维胃镜及组织病理活检、^{14}C呼气试验等相关检查；是否长期服用治胃病药或止痛药，具体药物名称，剂量，次数，效果如何。

2.望诊　望舌：舌质淡，苔薄白为寒邪犯胃或肝气犯胃；苔厚腻为饮食伤胃；舌质紫暗或有瘀斑为瘀血停胃；舌淡、苔白为脾胃虚寒；舌红少津为胃阴不足。

3.切诊

（1）切脉　寒邪犯胃脉象多弦紧，饮食伤胃多脉滑，肝气犯胃多脉弦，瘀血停胃脉象多细涩，脾胃虚寒脉象多虚弱或迟缓，胃阴不足脉象多弦细或细数。

（2）按诊　实证多痛处拒按，虚证多痛处喜按。

（二）查体要点

腹部按诊：实者多痛剧，固定不移，拒按；虚者多痛势徐缓，痛处不定，喜按。

（三）辅助检查选择

1. 上消化道钡餐 X 线检查、纤维胃镜及组织病理活检等，可见胃、十二指肠黏膜炎症、溃疡等病变。

2. 大便或呕吐物隐血试验强阳性者，提示并发消化道出血。

3. B 超、肝功能、胆道 X 线造影有助于鉴别诊断。

4. ^{14}C 呼气试验阳性可提示幽门螺杆菌感染。

（四）诊断标准

1. 胃脘部疼痛，常伴痞闷或胀满、嗳气、泛酸、嘈杂、恶心呕吐等症。

2. 发病常与情志不畅、饮食不节、劳累、受寒等因素有关。

3. 必要时做上消化道 X 线钡餐检查、纤维胃镜及组织病理活检、^{14}C 呼气试验等检查。

（五）辨证要点

1. **主症** 上腹胃脘部疼痛。若暴发疼痛，痛势较剧，痛处拒按，饥时痛减，纳后痛增者为实证；痛势隐隐，痛处喜按，空腹痛甚，纳后痛减者为虚证。

2. **辨证**

（1）寒邪犯胃 胃痛暴作，得温痛减，遇寒痛增。恶寒喜暖，口不渴，喜热饮。苔薄白，脉弦紧。

（2）饮食伤胃 胃脘胀满疼痛，嗳腐吞酸，嘈杂不舒，呕吐或矢气后痛减，大便不爽。苔厚腻，脉滑。

（3）肝气犯胃 胃脘胀满，脘痛连胁，嗳气频频，吞酸，大便不畅，每因情志不畅而诱发，心烦易怒，喜太息。苔薄白，脉弦。

（4）瘀血停胃 胃痛拒按，痛有定处，或有呕血、黑便。舌质紫暗或有瘀斑，脉细涩。

（5）脾胃虚寒 泛吐清水，喜暖畏寒，大便溏薄，神疲乏力，或手足不温。舌淡，苔薄，脉虚弱或迟缓。

（6）胃阴不足 胃脘灼热隐痛，似饥而不欲食，口燥咽干，大便干结。舌红少津，脉弦细或细数。

三、鉴别诊断

主要与真心痛、胁痛、腹痛鉴别。

1. **真心痛** 真心痛部位常在左侧胸膺，痛彻胸背或向左臂内侧放射，疼痛如绞，或如割如刺，突然发病，其痛剧烈难忍，常伴胸憋汗出、心悸气短，甚则出现面色苍白、四肢厥冷、唇甲手足青紫、大汗淋漓、脉细或结代等危急病证；多见于老年人，一般病情较重，预后较差。胃痛始终在上腹胃脘部，疼痛不如真心痛之剧烈，同时伴有胃胀、纳差、嘈杂、嗳气、呃逆、泛酸或呕吐清涎等脾胃证候，多见于中青年，一般病情较缓，预后良好。部分真心痛患者，以胃脘痛为主诉而到医院就诊，对中老年的剧烈胃痛患者应做心电图、肌钙蛋白（TNT）及心肌酶谱检测以排除真心痛证。

2. **胁痛** 胁痛是指一侧或两侧胁部发生疼痛为主的病证。有时也可出现和胃痛相似的症状，但两胁是足厥阴肝经和足少阳胆经循行所过，故胁痛多与肝胆胰腺疾患有关。一般疼痛较剧，多因油腻饮食诱发或加重，临床常伴有寒热往来、口苦心烦、胸闷纳呆、目黄肤黄等症。胃痛病变在胃，虽肝气胃痛可病连两胁，但仍以胃脘部疼痛为主。

3. **腹痛** 胃痛的病位在上腹胃脘近心窝处，疼痛部位较局限，病变在胃，常伴有嗳气、泛酸、纳差、呕吐等症状。腹痛的病位则在胃脘以下，耻骨毛际以上，整个腹部发生疼痛，疼痛范围较广，可见于多种疾病，除腹部疼痛外，可伴有腹部痞硬胀满等。由于胃腑位于腹中，与肠相连，故胃痛可影响及腹，腹痛也可牵连于胃，有些病例也可胃痛和腹痛并存，临证之时，要详问病史、细心检查，以辨析病情。

四、临床治疗

（一）针灸疗法

1. 基本治疗

治法：和胃止痛。以胃的募穴、下合穴为主。

主穴：中脘、足三里、内关、公孙。

配穴：寒邪犯胃配梁丘、胃俞；饮食伤胃配下脘、梁门；肝气犯胃配太冲、期门；瘀血停胃配三阴交、膈俞；脾胃虚寒配脾俞、关元；胃阴不足配胃俞、内庭。

方义：本病病位在胃，中脘为胃之募、腑之会，穴居胃脘部，故可健运中州，调理胃气；足三里为胃的下合穴，可通调胃气，两穴远近相配，可通调腑气，和胃止痛，凡胃脘疼痛，不论寒热虚实，均可使用；内关为手厥阴心包经的络穴，又为八脉交会穴，通于阴维脉，"阴维为病苦心痛"，可畅达三焦气机，理气降逆，和胃止痛；公孙为足太阴脾经的络穴，也为八脉交会穴，通于冲脉，"冲脉为病，逆气里急"可调理脾胃，平逆止痛，与内关相配，专治心、胸、胃的病证。

操作：毫针常规刺法。寒邪犯胃和脾胃虚寒者，可加用灸法。急性胃痛每日治疗 1～2 次，慢性胃痛每日或隔日治疗 1 次。

2. 其他治疗

（1）穴位按压　取至阳、灵台。俯伏位，用双手拇指按揉 3～5 分钟。用于急性胃痛。

（2）耳针法　取胃、十二指肠、脾、肝、神门、交感。每次选用 3～5 穴，毫针刺法或压丸法。

（3）拔罐法　取中脘、脾俞、胃俞、肝俞、至阳。每日治疗 1 次。

（4）穴位注射法　取中脘、足三里、胃俞、脾俞。根据中医辨证，可分别选用当归注射液、丹参注射液、参附注射液或生脉注射液等，也可选用维生素 B_1 或维生素 B_{12} 注射液。每次取 2～3 穴，常规穴位注射。

（二）推拿疗法

1. 治疗原则　"理气止痛"为临床通用之法，但还需辨证论治。寒邪客胃者宜温胃散寒，饮食停滞者宜消食导滞，肝气郁滞者宜疏肝理气，脾胃虚寒者宜温中健脾。

2. 部位及穴位　两胁部；中脘、气海、天枢、足三里、肝俞、脾俞、胃俞、三焦俞、肩井、手三里、内关、合谷等穴位。

3. 手法　一指禅推、摩、按、揉、弹拨、拿、搓、抹等法。

4. 操作

（1）患者仰卧位，医师以一指禅推法作用于中脘、气海、天枢穴，每穴 1～2 分钟。

（2）掌摩胃脘部 5 分钟，使热量深透于胃腑。

（3）中指揉中脘、气海、天枢穴，每穴 1 分钟，按揉足三里 1～2 分钟。

（4）患者俯卧位。医师以一指禅推法作用于背部脊柱两旁膀胱经第 1 侧线，从肝俞至三焦俞，往返 3 遍。

（5）按揉肝俞、脾俞、胃俞、三焦俞穴，每穴 1～2 分钟；拇指弹拨脾俞、胃俞穴，以左侧为主，以患者能忍受为度，每穴 1 分钟。

（6）患者坐位。医师以拿法作用于肩臂部，从肩井穴循臂肘而下至腕部 2 遍。

（7）按揉手三里、内关、合谷穴，每穴 1 分钟。

（8）搓肩臂，从肩部至腕部 2 遍；搓两胁，由上而下 3 遍；抹两胁，由上而下 3 遍。

第十四节　呃　逆

一、概述

呃逆是以气逆上冲，喉间呃呃连声，声短而频，不能自控为主要表现的病证，俗称"打嗝"，古称"哕"，又称"哕逆"。

呃逆的发生常与饮食不当、情志不畅、正气亏虚等因素有关。本病病位在膈，关键病变脏腑在胃，与肝、脾、肺、肾等脏腑相关。基本病机是胃气上逆动膈。凡上、中、下三焦诸脏腑气机上逆或冲气上逆均可动膈而致呃逆。

西医学中，呃逆多见于单纯性膈肌痉挛、胃肠神经官能症、胃炎、胃癌、肝硬化晚期、脑血管病、尿毒症，以及胃、食道手术后等疾病。

二、临床诊断要领

（一）四诊要点

1. 问诊

（1）起病及诱因　问清与起病相关因素，包括询问有无饮食不节、情志不遂或大病久病史等。饮食不节，如进食太快，或滥服寒凉药物，寒气蕴蓄于胃，循手太阴之脉上动于膈，导致呃逆。或过食辛热煎炸，醇酒厚味，或过用温补之剂，燥热内生，腑气不行，气逆动膈，发生呃逆。情志不遂，恼怒伤肝，气机不利，横逆犯胃，逆气动膈；或气郁化火，灼津成痰，痰火蕴胃；或肝郁克脾，或忧思伤脾，运化失职，滋生痰浊；或素有痰饮内停，复因恼怒气逆，逆气夹痰浊上逆动膈，发生呃逆。或素体不足，年高体弱，或大病久病，正气未复，或吐下太过，虚损误攻，均可损伤中气，或胃阴耗伤，胃失和降，发生呃逆。甚则病深及肾，肾气失于摄纳，浊气上乘，上逆动膈，均可发生呃逆。

（2）主症特点　呃逆为持续性或间歇发作，发病时间长或短，呃逆时的声音是洪亮或沉缓，有无受情志、气候、饮食影响等。

（3）伴随症状　①伴进食减少，喜食热饮，得热则减，遇寒则甚，多属胃中寒冷。②伴口臭烦渴，多喜冷饮，脘腹满闷，大便秘结，小便短赤，多属胃火上逆。③伴情志不畅，胸胁满闷，脘腹胀满，嗳气纳减，多属气机郁滞。④伴泛吐清水，脘腹不舒，喜温喜按，面色㿠白，手足不温，食少乏力，大便溏薄，多属脾胃阳虚。⑤伴口干咽燥，烦躁不安，不思饮食，或食后饱胀，大便干结，多属胃阴不足。

（4）诊疗过程　是否行胃镜等相关检查。

（5）既往史　是否有肝硬化、胸腹腔肿瘤、尿毒症等其他疾病，是否曾行胃肠胸腹部手术。

2.望诊

（1）望神色　精神良好伴面唇色青或白，多为胃中寒冷；精神良好伴唇红面赤，多为胃火上逆；精神良好但面露焦虑，眉头不舒，为气机郁滞；精神不振伴神疲气怯、面色㿠白，多为脾胃阳虚；精神一般伴口唇干燥，甚或两颧潮红，为胃阴不足。

（2）望舌　舌苔白润，多属胃中寒冷；苔黄燥，多属胃火上逆；苔薄白，多属气机郁滞；舌质淡，苔薄白，多属脾胃阳虚；舌质红，苔少而干，多属胃阴不足。

3.闻诊　呃声沉缓有力，多属胃中寒冷；呃声洪亮有力，冲逆而出，多属胃火上逆；呃逆连声，多属气机郁滞；呃声低长无力，气不得续，多属脾胃阳虚；呃声短促而不得续，多属胃阴不足。

4.切诊　脉迟缓，多属胃中寒冷；脉滑数，多属胃火上逆；脉弦，多属气机郁滞；脉细弱，多属脾胃阳虚；脉细数，多属胃阴不足。

（二）查体要点

首先要判别是生理性还是器质性疾病引起的呃逆，如疑有器质性疾病则需做进一步的检查。

1.全身及神经系统检查　注意生命体征、局部体征和脑膜刺激征的有无。

2.局部体查　头颈部、胸部、腹部体征，各部位有无炎症和肿块。

（三）辅助检查选择

发作时胸部 X 线透视可判断膈肌痉挛为一侧性或两侧性，必要时做胸部 CT 排除膈神经受刺激的疾病，做心电图判断有无心包炎和心肌梗死。疑中枢神经病变时可做头部 CT、磁共振、脑电图等。疑有消化系统病变时，进行腹部 X 线透视、B 型超声、胃肠造影，必要时做腹部 CT 和肝胰功能检查，为排除中毒与代谢性疾病时可做临床生化检查。

（四）诊断标准

1.呃逆以气逆上冲，喉间呃呃连声，声短而频，不能自主为主症，其呃声或高或低，或疏或密，间歇时间不定。

2.常伴有胸膈痞闷、脘中不适、情绪不安等症状。

3.多由情志刺激、受凉、饮食等诱发因素，起病多较急。

（五）辨证要点

1.主症　气逆上冲，喉间呃呃连声，声短而频，不能自控。偶然发作者多短时间内自愈；也有持续数日甚至数月、数年不停者。

2.辨证　呃逆的辨证当分清虚、实、寒、热。如呃逆声高，气涌有力，连续发作，多属实证；呃声洪亮，冲过而出，多属热证；呃声沉缓有力，得寒则甚，得热则减，多属寒证；呃逆时断时续，气怯声低乏力，多属虚证。

三、鉴别诊断

呃逆与干呕、嗳气鉴别。

呃逆与干呕、嗳气三者同属胃气上逆的表现。呃逆为胃气上逆动膈，气从膈间上逆，气冲喉间，呃呃连声，声短而频，不能自制。干呕乃胃气上逆，发出呕吐之声，属于有声无物的呕吐。嗳气为胃气阻郁，气逆于上，冲咽而出，发出沉缓的嗳气声，常伴酸腐气味，食后多发，故张景岳称之为"饱食之息"。在预后方面，干呕与嗳气只是脾胃疾病的症状，与疾病预后无明显关系，而呃逆若出现于危重病人，往往为临终先兆，应予警惕。

四、临床治疗——针灸疗法

1. 基本治疗

治法：理气和胃，降逆止呃。以胃的募穴、下合穴为主。

主穴：中脘、足三里、内关、膻中、膈俞。

配穴：胃中寒冷配胃俞、建里；胃火上逆配内庭、天枢；气机郁滞配期门、太冲；脾胃阳虚或胃阴不足配脾俞、胃俞。

方义：本病的基本病机为胃气上逆动膈，中脘为胃之募、腑之会，穴居胃脘部，足三里为胃的下合穴，二穴相配可和胃降逆，不论胃腑寒热虚实所致胃气上逆动膈者均可用之；内关穴通阴维脉，且为手厥阴心包经的络穴，可宽胸利膈，畅通三焦气机；膻中穴位置近膈，为气会穴，可理气降逆；本病病位在膈，故不论何种呃逆，均可用膈俞利膈止呃。

操作：毫针常规刺法。胃火上逆、气机郁滞只针不灸，泻法；胃中寒冷、脾胃阳虚可加灸。

2. 其他治疗

（1）穴位按压　取攒竹、翳风。用拇指按揉 1～3 分钟。

（2）耳针法　取耳中、胃、神门、相应病变脏腑（肺、脾、肝、肾）。每次选用 3～5 穴，毫针刺法或埋针法、压丸法。

（3）穴位贴敷法　麝香粉 0.5g，放入神阙穴内，适用于实证呃逆，尤其以气机郁滞者取效更捷。吴茱萸10g，研细末，用醋调成膏状，敷于双侧涌泉穴，适用于各种呃逆，对下焦冲气上逆引起的呃逆尤为适宜。

第十五节　呕　吐

一、概述

呕吐是因外感或内伤导致胃失和降，气逆于上，引起胃内容物从口中吐出的病证。有物有声谓之呕，有物无声谓之吐，无物有声谓之干呕。临床上呕与吐常同时出现，故并称为呕吐。

西医认为呕吐是通过胃的强力收缩迫使胃内容物经口排出的病理生理反射，可单独出现，但多见于许多疾病的过程中。如急慢性胃炎、幽门梗阻、食源性呕吐、神经性呕吐、十二指肠壅积症、肠梗阻、急性胰腺炎、急性胆囊炎、尿毒症、颅脑疾病、代谢紊乱以及一些急性传染病早期等。对于喷射性呕吐应重视查找病因，采取综合诊疗措施。

二、临床诊断要领

（一）四诊要点

1. 问诊

（1）诱因　问清起病相关的外感或内伤因素，可因外感邪气、饮食不节而发，也可因情志失调、素体脾胃虚弱诱发。因外感、饮食而发多为邪实，因情志不畅、脾胃虚弱而发的多为正虚。问诊时应根据起病特点全面的询问，并问清诱因与呕吐起病或加重的时间关系，是诱发呕吐还是加重呕吐，消除诱因呕吐是否缓解或消失。育龄女性是否处于妊娠期，妊娠呕吐多发生于妊娠期 5～6 周，一般持续数周后消失。

（2）饮食习惯　是否喜食生冷或辛辣刺激之物，有无进食不洁之物，有无暴饮暴食。

（3）伴随症状　①伴恶寒发热，头身疼痛，多为外邪犯胃；②伴嗳气厌食，脘腹胀满，多为饮食停滞；③伴胃部如囊裹水，脘痞满闷，食欲不佳，眩晕，心悸，多为痰饮内阻；④伴脘胁胀痛，心情烦躁，多为肝气犯胃；⑤伴面色㿠白，倦怠乏力，四肢不温，多为脾胃虚寒；⑥伴胃脘嘈杂，似饥不能食，口干舌燥，多为胃阴不足。

（4）既往史　是否有颅脑外伤、脑膜炎、脑部肿瘤、肠梗阻、病毒性肝炎、神经官能症性呕吐等病史，以及服药史、食物药物过敏史。

2. 望诊

（1）望神志　精神不振伴倦怠乏力，少气懒言，多为脾胃虚寒，中阳不足，运化失司；精神萎靡，反应迟钝，目无光泽，多为精亏神衰，见于各种病因病机引起的呕吐的病重状态。

（2）**望面色**　面红耳赤多见于外感发热；面色青黄，多为肝郁脾虚，肝气犯胃；面色㿠白，多为脾胃虚寒，运化失司；面色黄而虚浮者，多为中阳不振，痰饮内停。

（3）**望舌**　舌苔白腻，多为外感寒湿秽浊；舌苔厚腻，多为饮食停滞；舌苔白滑而腻，多为痰饮内停；舌边红，苔薄黄，多为肝失疏泄，横逆犯胃；舌质淡，苔薄白，多为脾胃虚寒；舌红少津，苔少，多为胃阴不足。

（4）**望呕吐物**　呕吐物清稀，多属于寒呕，因脾胃阳虚、寒邪犯胃，损伤胃阳，水饮内停，导致胃失和降所致；呕吐物秽浊，多属热呕，因邪热犯胃所致；呕吐清水痰涎，为痰饮内停所致；呕吐不消化、气味酸腐的食物，多属伤食，所致食积不化，胃气上逆所致；呕吐黄绿苦水，多属于肝胆湿热、肝气犯胃所致。

3.**闻诊**　呕吐徐缓，声音微弱，无臭味者，多属于虚寒证；呕吐较猛，声音壮厉，呕吐出黏稠黄水，或酸或苦者，多属于实热证；呕吐呈喷射状，多为热扰神明；呕吐酸腐食物，多属于伤食；共同进食者多人发生吐泻，可能是食物中毒。

4.**切诊**　脉濡，多为外邪犯胃；脉滑实有力，多为饮食停滞；脉沉弦滑，多为痰饮内停；脉弦，多为肝气犯胃；脉濡弱，多为脾胃虚寒；脉细数，多为胃阴不足。

（二）辅助检查选择

1.**X线及内镜检查**　根据X线下是否可见胃影增大、气液平面，内镜下是否可见幽门痉挛、黏膜水肿或脱垂，来判断是否存在幽门梗阻、胃扩张、肠梗阻等疾病。

2.**大便检查**　当患者出现腹泻时，需要进行粪便常规、粪便隐血试验、粪便培养等检查，判断是否是急性胃肠炎、霍乱等疾病。

3.**头颅CT、MRI及脑脊液检查**　有助于识别是否是脑血管疾病、脑肿瘤等中枢神经系统疾病引起的呕吐。

4.**呕吐物毒理学实验**　有助于识别是否是药物反应、中毒引起的呕吐。

5.**尿液及肾功能检查**　有助于识别是否是慢性肾功能衰竭、糖尿病酮症酸中毒等代谢障碍性疾病引起的呕吐。

6.**尿妊娠实验**　有助于识别是否是怀孕引起的早孕反应。

（三）诊断标准

1.呕吐食物残渣，或清水痰涎，或黄绿色液体，甚则兼夹少许血丝，一日数次不等，持续或反复发作。

2.伴有恶心，纳谷减少，胸脘痞胀，或胁肋疼痛。

3.多有骤感寒凉、暴伤饮食、劳倦过度及情志刺激等诱发因素，或有服用化学制品药物，误食毒物史。

4.上腹部压痛或有振水声，肠鸣音增强或减弱。

5.呕吐控制后，胃肠X线摄片及内窥镜检查可明确病变部位及性质。

6.抽血查肝、肾功能，电解质，血气分析，B超探查肝、胆、胰等有助于鉴别诊断。

（四）辨证要点

1.**辨虚实**　本病的辨证以虚实为纲，如病程短，来势急，吐出物较多，多偏于邪实，属实者应进一步辨别外感、食滞、痰饮及气火的不同。反之，若病程较长，来势徐缓，吐出物较少，或伴有倦怠乏力等症者，多属于虚证，属虚者有脾胃气虚和胃阴不足之区别。

2.**辨呕吐特点**　若发病急，伴有表证者，属于外邪犯胃；呕吐酸腐量多，气味难闻者，为宿食留胃；呕吐清水痰涎，胃脘如囊裹水者，属痰饮内停；呕吐泛酸，抑郁善怒者，则多属肝气郁结；呕吐苦水者，多因胆热犯胃；反复发作，纳多即吐者，属脾胃气虚；干呕嘈杂，或伴有口干、似饥而不欲食者，为胃阴不足。

3.**辨证**

（1）**外邪犯胃**　突发呕吐，呕吐量多。伴有发热恶寒、头身疼痛等表证。舌苔白，脉濡缓。

（2）**饮食停滞**　因暴饮暴食或饮食不洁而呕吐酸腐，脘腹胀满，吐后反快，苔厚腻，脉滑实。

（3）**肝气犯胃**　每因情志不畅而呕吐或吐甚，嗳气吞酸，胸胁胀满，脉弦。

（4）**痰饮内停**　呕吐清水痰涎，脘痞纳呆，眩晕心悸，苔白滑或白腻，脉滑。

（5）**脾胃虚弱**　素来脾虚胃弱，饮食稍有不慎即发呕吐，时作时止，吐而无力，面色无华，少气懒言，纳呆便溏，舌淡，苔薄，脉弱。

（6）**胃阴不足**　呕吐反复发作，呕吐量不多或时作干呕，饥不欲食，咽干口燥，舌红少津，脉细数。

三、鉴别诊断

中医病证中主要与反胃、噎膈、呕逆、霍乱相鉴别。

1. 反胃 患者常有食后脘腹胀满，朝食暮吐，暮食朝吐，宿食不化，吐后转舒等症状。本病起病缓慢，病情反复，迁延不愈，久则损伤脾胃，气血生化乏源，可伴有形体消瘦、面色少华、神疲乏力等症状。反胃与呕吐病机均是胃失和降，气逆于上。但呕吐分虚实，实证呕吐，多数起病急，食后即吐或不食亦吐；虚证呕吐，多为时吐时止，吐无定时，或恶心干呕，呕吐物常属于当日食物或清水痰涎。由此可见，反胃属于呕吐的一种特殊类型，西医多见于幽门梗阻。

2. 噎膈 患者常有进食不畅，饮食难下，食后即吐等症状。由于长期饮食不下，生化无源，津液枯槁，多伴有形体消瘦，面色苍黄，大便秘结如羊屎等症。噎膈的病机为气、痰、瘀交结，阻隔于食道、胃脘部，病位主要在食道、贲门。本病预后较差，西医多见于食管癌、食管 - 贲门失弛缓症、食管狭窄等疾病。

3. 呃逆 患者常有喉间呃呃连声，声短而频，难以自制等症状。病机为胃失和降，膈间气机不利，气逆动膈，病位在膈。西医多见于胃肠神经官能症、肝硬化晚期、脑血管病等引起的膈肌痉挛。

4. 霍乱 患者常有吐泻交作，腹痛，泻下如米泔等症状。本病起病急骤，来势凶险，病人迅速消瘦，肢冷脉沉微。病机为秽浊之气，郁遏中焦，气机升降失司，病位在胃肠。

与西医疾病的鉴别：呕吐最常见于消化系统疾病，如急性胃炎、慢性胃炎急性发作、急性胃肠炎、各种原因的幽门梗阻、肠系膜上动脉综合征、肠梗阻、病毒性肝炎等。其次，呕吐可见于神经系统病变，如颅脑外伤、各种脑炎、脑膜炎、脑部肿瘤等，神经性呕吐主要由于颅内压升高所致，呕吐多呈喷射样，伴有头痛等其他症状。妊娠呕吐约见于半数的孕妇，多发生于妊娠期 5～6 周，一般可持续数周后消失。其他，如放射性呕吐、化学药物所致呕吐、神经官能症性呕吐等。在临床上当详细询问病史，根据相关辅助检查鉴别诊断。

四、临床治疗——针灸疗法

1. 基本治疗

治法：和胃止呕。以胃的募穴、下合穴为主。

主穴：中脘、内关、足三里。

配穴：外邪犯胃配外关、合谷；食滞内停配下脘、梁门；肝气犯胃配太冲、期门；痰饮内阻配丰隆、公孙；脾胃虚弱配脾俞、胃俞。

方义：本病病位在胃，中脘乃胃之募、腑之会，穴居胃脘部，可理气和胃止呕；足三里为胃的下合穴，"合治内腑"，可疏理胃肠气机，与中脘远近相配，通降胃气；内关为手厥阴经络穴，又为八脉交会穴，通于阴维脉，可宽胸理气，和胃降逆，为止呕要穴。三穴合用，共奏和胃降逆止呕之功。

操作：毫针常规刺法，虚证可加灸。

2. 其他治疗

（1）耳针法　取胃、贲门、食道、交感、神门、脾、肝。每次选用 3～4 穴，毫针刺法，或埋针法、压丸法。

（2）穴位注射法　取足三里。选用甲氧氯普胺片（胃复安）或维生素 B$_6$ 注射液，常规穴位注射。

（3）穴位贴敷法　取神阙、中脘、内关、足三里。生姜切片贴敷。

（4）拔罐法　取中脘、胃俞、膈俞。常规拔罐。

第十六节　便　秘

一、概述

便秘，又称"脾约""闭""阴结""阳结"，是以大便排出困难，排便周期延长，或周期不长，但粪质干结，排出艰难，或粪质不硬，虽频有便意，但排便不畅为主要表现的病证。排便困难包括排便费力、排出困难、排便不尽感、排便费时以及需手法辅助排便。

便秘主要是由外感寒热之邪，内伤饮食情志，病后体虚，阴阳气血不足等，热结、气滞、寒凝、气血阴阳亏虚，致使邪滞胃肠、壅塞不通；肠失温润，推动无力，糟粕内停，大便排出困难，发为便秘，其病位在大肠，基本病机是大肠传导失常。

西医学中，便秘可见于多种急、慢性疾病中，如功能性便秘、肠易激综合征、药物性便秘、内分泌及代谢性疾病所致便秘。

二、临床诊断要领

（一）四诊要点

1. 问诊

（1）起病及诱因　问清与起病相关因素，包括询问饮食习惯、生活习惯等，如平素喜食辛辣厚味、煎炒酒食者多致肠道实热；长期忧郁思虑过度或久坐久卧多导致气机郁滞；或平素嗜食生冷寒凉者多致寒凝肠道，还需问清病程的长短与起病急缓，症状的发生是否存在诱因，有无加重与缓解因素，例如是否有精神紧张、工作压力、饮食及生活习惯改变等。

（2）主症特点　便秘为持续性或间歇发作，排便的频率与每次排便量，排便时间的长短，排便时是否费力，是否与腹泻交替出现，大便是否成型、软硬情况等。

（3）伴随症状　①伴发热，小便短赤，心烦口苦者，多属热秘。②伴肠鸣矢气，嗳气频作，或胁腹痞满胀痛者，多属气秘。③伴腹痛拘急，胀满拒按，胁下偏痛，手足不温者多属冷秘。④伴气短，便后乏力，肢倦懒言，面白神疲者，多属气虚秘。⑤伴面色无华，皮肤干燥，头晕目眩，心悸气短，健忘者，多属血虚秘。⑥伴消瘦，头晕耳鸣，两颧红赤，心烦不寐，潮热盗汗，腰膝酸软者，多属阴虚秘。⑦伴小便清长，面色㿠白，四肢不温，腹中冷痛，腰膝酸冷者，多属阳虚秘。

（4）诊疗过程　是否行 X 线钡餐造影、结肠镜等相关检查，是否长期服用泻剂，具体药物名称、剂量、次数、效果如何。

（5）既往史　有无代谢相关疾病、内分泌系统疾病等，有无服用镇痛药、麻醉药、抗抑郁药、抗胆碱能药物或钙通道阻滞剂等药物，及使用情况。

2. 望诊

（1）望舌　舌红，苔黄燥，多属热秘；舌苔薄腻，多属气秘；舌苔白腻，多属冷秘；舌淡，苔白，多属气虚秘；舌淡，苔少，多属血虚秘；舌红，苔少，多属阴虚秘；舌质淡，苔白，也可为阳虚秘。

（2）望粪便　粪质多不甚干结，排出续断不畅者多属实证；粪质不干硬，伴有便意但临厕难出者属气虚秘或阳虚秘；大便燥结难下者属血虚秘；大便干结，如羊屎状者属阴虚秘。

3. 闻诊　大便臭秽难闻者多属热秘，大便气味腥臭者多属阳虚秘，嗳气频作、肠鸣矢气频繁者多属气秘。

4. 切诊、按诊

（1）切诊　脉滑数，多属热秘；脉弦，多属气秘；脉弦紧，多属冷秘；脉弱，多属气虚秘；脉细，多属血虚秘；脉细数，多属阴虚秘；脉沉迟，多属阳虚秘。

（2）腹部按诊　左腹作痛，按之累累有硬块，大便秘结者为肠中有宿便。一般来说，腹痛喜按，按之痛减，腹壁柔软者，多属虚证；腹痛拒按，按之痛甚，并伴有腹部硬满者，多属实证。

（二）查体要点

1. 腹部按诊　左腹作痛，按之累累有硬块，大便秘结者为肠中有宿便。

2. 肛门指检　以戴有手套或指套的右手示指涂上润滑油，轻轻插入肛门，进行触诊检查。可以发现肛管和直肠下端有无异常改变，如触痛、变硬、波动感、肿块、狭窄及括约肌紧张度等。如便秘时大便带血者多为肛裂，便秘并肛周红肿热痛者多为肛周脓肿，便秘且便时滴较多鲜血者多为内痔，有助于便秘的诊断。

（三）辅助检查选择

常用的检查包括 X 线钡剂透视、纤维结肠镜、排粪造影以及结肠运输试验等有关检查，常有助于便秘的诊断和鉴别诊断。

1. X 线钡剂透视检查　当怀疑便秘病人有消化道病变时，行 X 线钡剂透视，可显示消化道有无狭窄、息肉、肿瘤、扩张肠道及憩室等，有助于排除消化道器质性病变造成的便秘。

2. 纤维结肠镜检查　纤维结肠镜可直观病变部位并可进行活体组织检查，对 X 线钡剂透视发现可疑病变但无法确诊，需要进一步检查明确器质性病变部位及性质者适用。

3. 排粪造影　通过向直肠注入造影剂，对"排便"时肛管直肠部位进行动、静态结合观察的检查方法，根据造影剂不同，分为钡液法、钡糊法，可显示肛管直肠部位的功能性及器质性病变，为临床上便秘的诊断治疗提供依据。

4. 结肠运输试验　口服不透 X 线标记物，摄片下观察结肠运动情况，是目前诊断结肠无力型便秘的重要检查方法，可以区别不同类型便秘，对确定慢性便秘病因、选择治疗方法有重要意义。

5. 肛管直肠压力测定　利用压力测定装置置入直肠内，令肛门收缩、放松，检查肛门内、外括约肌、盆底、直肠功能及协调情况，对分辨出口梗阻型便秘的类型有帮助。

6. 肛门肌电图检查　利用电生理技术检查盆底肌中耻骨直肠肌、外括约肌的功能，可帮助识别便秘是否为肌源性。

（四）诊断标准

1. 排便时间延长，2 日以上大便一次，粪便干燥坚硬。

2. 重者大便艰难，干燥如栗，可伴少腹胀急，神倦乏力，胃纳减退。

3. 排除肠道器质性疾病。

（五）辨证要点

1. 辨虚实　便秘辨证，当先辨虚实，实证便秘粪质多不甚干结，排出续断不畅，舌苔多厚，脉实，病程较短，伴随阳热亢盛、气机阻滞或阴寒内盛之象；虚证便秘粪质干燥或不干燥，排便欲排不出，或排出不畅，病程较长，伴随气、血、阴、阳亏虚之象。因此实者当辨热秘、气秘、冷秘不同，虚者当辨气虚秘、血虚秘、阴虚秘、阳虚秘。

（1）实证

热秘：大便干结，腹胀或痛，口干口臭，面红心烦，或有身热，小便短赤；舌质红，苔黄燥，脉滑数。

气秘：大便干结，或不甚干结，欲便不得出，或便后不爽，肠鸣矢气，嗳气频作，胁腹痞满胀痛；舌苔薄腻，脉弦。

冷秘：大便艰涩，腹痛拘急，胀满拒按，胁下偏痛，手足不温，呃逆呕吐；苔白腻，脉弦紧。

（2）虚证

气虚秘：大便干或不干，虽有便意，但排出困难，用力努挣则汗出短气，便后乏力，面白神疲，肢倦懒言；舌淡苔白，脉弱。

血虚秘：大便干结，面色无华，皮肤干燥，头晕目眩，心悸气短，健忘少寐，口唇色淡；舌淡苔少，脉细。

阴虚秘：大便干结，形体消瘦，头晕耳鸣，两颧红赤，心烦少寐，潮热盗汗，腰膝酸软；舌红少苔，脉细数。

阳虚秘：大便干或不干，排出困难，小便清长，面色㿠白，四肢不温，腹中冷痛，腰膝酸冷；舌淡苔白，脉沉迟。

2. 辨脏腑　便秘的基本病机为大肠传导失常，其病位主要在大肠，与肺、脾、胃、肝、肾等脏腑功能失调有关。平素喜食辛辣厚味、煎炒酒食，致胃热过盛，下传大肠，津液耗伤，肠失濡润，可成便秘；或长期忧郁思虑过度或久坐久卧，致肝气郁结，腑气不能畅通；或脾肺气虚，大肠传导无力；或肠道实热日久、热病之后，津液耗伤，损及肾阴，肾主五液而司二便，肾阴不足，肠道失润。

三、鉴别诊断

主要与积聚、肠结相鉴别。

1. 积聚　两者均可在腹部出现包块。但便秘者，常出现在左下腹，而积聚的包块在腹部各处均可出现；便秘多可扪及条索状物，积聚则形状不定；便秘之包块排便后消失，积聚之包块则与排便无关。

2. 肠结　两者皆有大便秘结。但肠结多为急病，因大肠通降受阻所致，表现为腹痛拒按，大便完全不通，且无矢气与肠鸣音，严重者可吐出粪便；而便秘多为慢性久病，因大肠传导失常所致，表现为大便干结难行，偶伴腹胀，饮食减少，恶心欲吐，有矢气与肠鸣音。

四、临床治疗

（一）针灸疗法

1. 基本治疗

治法：调肠通便。以大肠的背俞穴、募穴及下合穴为主。

主穴：天枢、大肠俞、上巨虚、支沟、照海。

配穴：热秘加曲池、合谷、腹结；气秘加中脘、行间、太冲；冷秘加关元、神阙、肾俞；诸虚证便秘可辨证配脾俞、胃俞、足三里、气海、关元、三阴交；大便干结甚加关元、下巨虚。

方义：天枢为大肠募穴，与大肠俞同用为俞募配穴，上巨虚为大肠之下合穴，"邪在腑，治其合"，刺上巨虚可通调腑气，三穴合用通调大肠腑气，腑气通则大肠传导功能复常；支沟宣通三焦气机，照海滋阴，取之增液行舟，为治疗便秘之经验效穴。

操作：毫针常规操作。冷秘、虚秘可加用灸法。

2. 其他治疗

（1）耳针法　取大肠、直肠、交感、皮质下。毫针刺法，或埋针、压丸法。

（2）穴位注射法　取大肠俞、上巨虚。选用生理盐水或维生素B_1、维生素B_{12}注射液，常规穴位注射。

（3）穴位埋线法　取天枢、大肠俞、气海、足三里。以特制埋线针将羊肠线埋入穴位内，每15日1次。

（4）穴位敷贴法　取神阙。芒硝30g，冰片10g，研末布包敷于穴位，纱布固定。1～2日一换，用于实证便秘。

（5）皮内针法　取左腹结。皮内针常规操作。

（二）推拿疗法

1. 治疗原则　"和肠通便"为总法。胃肠燥热者宜清热降浊；气机郁滞者宜疏肝理气；气血亏损者宜健脾胃，和气血；阳虚阴寒凝结者宜壮阳散寒。

2. 部位及穴位　腹部及背腰部；中脘、天枢、大横、关元、肝俞、脾俞、胃俞、肾俞、大肠俞、八髎、长强等穴位。

3. 手法　一指禅推、㨰法、摩、按、揉等手法。

4. 操作

（1）患者仰卧位。医师以一指禅推法作用于中脘、天枢、大横穴，每穴2～3分钟。

（2）顺时针方向摩腹8分钟。

（3）患者俯卧位。医师以一指禅推法作用于肝俞、脾俞、胃俞、肾俞、大肠俞、八髎穴，每穴1～2分钟。

（4）㨰法沿脊柱两侧从肝俞、脾俞到八髎穴往返治疗，约5分钟。

（5）按揉肾俞、大肠俞、八髎、长强穴，每穴1分钟。

第十七节　泄　泻

一、概述

泄泻是以排便次数增多，粪便稀溏，甚至泻出如水样为主症的病证，多由脾胃运化失职，湿邪内盛所致。泄者，泄漏之意，大便稀溏，时作时止，病势较缓；泻者，倾泻之意，大便如水倾注而直下，病势较急。故前贤以大便溏薄势缓者为泄，大便清稀如水而直下者为泻。古代文献中的"飧泄""濡泄""洞泄""溏泄"等，多指泄泻而言。

本病是一种常见的脾胃肠病证，一年四季均可发生，但以夏秋两季为多见。其发生常与饮食不节、感受外邪、情志失调、脾胃虚弱、年老体弱、久病体虚等因素有关。本病病位在肠，与脾、胃、肝、肾等脏腑密切相关。基本病机是脾虚湿盛，肠道分清泌浊、传化功能失常，脾失健运是关键。泄泻是临床常见病证之一，临床上应注意与霍乱加以鉴别，以防贻误了对病患本质的认识及病因治疗。

泄泻是一个病证，常见于西医学的急性肠炎、炎症性肠病、吸收不良综合征、肠道肿瘤、肠结核、肠易激综合征、功能性腹泻等疾病中。

二、临床诊断要领

（一）四诊要点

1. 问诊

（1）诱因　问清与起病相关的内伤或外感因素，可因情志不畅、饮食不节而发，或因外感而诱发。问诊时应根据起病特点全面而有重点的询问，并问清诱因与泄泻起病或加重的时间关系，是诱发泄泻还是加重泄泻，诱因消除泄泻是否可渐缓甚至消失。

（2）持续时间与病程　问清腹泻持续的时间，一日多少次，大便的性状是水样还是溏薄，有无夹杂不消化食物，颜色呈黄色还是褐色。急性暴泻多属实证，慢性久泻多属虚证。急性暴泻以湿盛为主，多因湿盛伤脾，或食滞生湿，壅滞中焦，脾不能运，脾胃不和，水谷清浊不分所致，病属实证；慢性久泻以脾虚为主，多由脾虚健运无权，水谷不化精微，湿浊内生，混杂而下，发生泄泻。如肝气乘脾或肾阳虚衰所引起的泄泻，也多在脾虚的基础上产生，病属虚证或虚实夹杂证。

（3）既往史　询问既往病史如有无胃炎、肠炎、肠道肿瘤、肝炎、甲状腺功能亢进症、糖尿病、甲状腺功能减退症等，以及有无胃肠道手术史。

（4）饮食习惯　患者平素嗜食辛辣，则易感受湿热；暴饮暴食，则易饮食积滞；嗜食瓜果生冷，则易运化失责。

（5）伴随症状　伴腹痛、纳差、鼻塞者，多属外感寒湿之邪；伴泄下急迫、黄臭、烦热口渴者，多为感受湿热之邪、肠腑传化失常；伴腹痛、泄后痛减、嗳腐酸臭者，多为食滞；伴面色少华、乏力等，多属脾胃虚弱；伴胸胁胀闷、矢气频作者，多属肝气乘脾；伴完谷不化、形寒肢冷、腰膝酸软者，多属肾阳虚衰。

2. 望诊

（1）望神志　精神不振伴倦怠乏力、少气懒言，多为脾胃虚弱；见于各种病因病机引起的慢性泄泻。

（2）望面色　面红耳赤多外感湿热之邪；面色晦暗多属外感寒湿之邪；面色㿠白多属肾阳虚衰；面色青紫多属肝气乘脾。

（3）望舌　舌苔薄白或白腻，脉濡缓多属寒湿之邪困脾伤肠；舌红苔黄腻，脉濡数或滑数，多属感受湿热之邪，肠腑传化失常；舌苔垢浊或厚腻，脉滑大，多属食滞胃肠，脾胃运化失司；舌质淡苔白，脉细弱，多属脾胃虚弱，运化无权；舌苔薄白，脉细弦，多属肝失调达，横逆侮脾；舌淡苔白，脉沉细，多属命门火衰，脾失温养。

3. 闻诊　大便黄褐而臭多属湿热证，嗳腐酸臭多属食滞证，腹中肠鸣多属寒湿证。

4. 切诊、触诊

（1）切脉　泄泻患者常见的脉象有濡缓、濡数或滑数，此多为实证，急性泄泻；细弱、沉细，多属虚证，慢性泄泻。

（2）触诊　腹部痛势急迫拒按，多属实证、急性泄泻；喜温喜按，反复发作多属虚证、慢性泄泻。

（二）辅助检查选择

1. 实验室检查

（1）粪便检查　对腹泻的诊断非常重要，一些腹泻经粪便检查就能做出初步诊断。常用检查有大便隐血试验、涂片查白细胞、红细胞、脂肪滴、寄生虫及虫卵，大便细菌培养。

（2）血液检查　血常规检查及血电解质、血气分析以及血浆叶酸、维生素 B_{12} 浓度和肝肾功能检查有助于慢性腹泻的诊断及鉴别诊断。

（3）小肠吸收功能试验　粪脂测定、右旋木糖吸收试验、维生素 B_1 吸收试验和胆盐吸收试验等有助于了解小肠的吸收功能。

（4）血浆胃肠多肽和介质测定　对于各种胃肠胰神经内分泌肿瘤引起的分泌性腹泻有重要诊断价值，多采用放射免疫法检测。

2. 物理检查

（1）超声检查　可了解有无肝胆胰疾病。

（2）X线检查　包括腹部平片、钡餐、钡灌肠、CT 以及选择性血管造影，有助于观察胃肠道膜的形态、胃肠道肿瘤、胃肠动力等。螺旋 CT 仿真内镜可提高肠道病变的检出率和准确性。

（3）消化道内镜检查　对于消化道的肿瘤、炎症等病变具有重要诊断价值。经内镜逆行性胰胆管造影术（ERCP）有助于胆、胰疾病的诊断。胶囊内镜可提高小肠病变的检出率。小肠镜可观察十二指肠和小肠病变并可取小肠黏膜活检及吸取空肠液做培养。

（三）诊断标准

1. 大便稀薄或如水样，次数增多。可伴腹胀腹痛等症。

2. 急性暴泻起病突然，病程短。可伴有恶寒、发热等症。

3. 慢性久泻起病缓慢，病程较长，反复发作，时轻时重。

4. 饮食不当、受寒凉或情绪变化可诱发。

5. 大便常规可见少许红细胞、白细胞，大便培养致病菌阳性或阴性。

6. 必要时做 X 线钡剂灌肠或纤维肠镜检查。

（四）辨证要点

1. 辨暴泻与久泻　一般而言暴泻者起病急，病程较短，泄泻次数频多，以湿盛为主；久泻者起病较缓，病程较长，泄泻呈间歇性发作，以脾虚多见。

2. 辨虚实　急性暴泻，泻下腹痛，痛势急迫拒按，泻后痛减，多属实证；慢性久泻，病程较长，反复发作，

腹痛不甚，喜温喜按，神疲肢冷，多属虚证。

3. 辨寒热 大便清稀，或完谷不化者，多属寒证；大便色黄褐而臭，泻下急迫，肛门灼热者，多属热证。

4. 辨轻重缓急 泄泻而饮食正常为轻症，泄泻不能食、消瘦或久泻滑脱不禁，神志恍惚者为重症。

三、鉴别诊断

泄泻需与霍乱、痢疾相鉴别。

1. 霍乱 二者均有大便稀薄或伴有腹痛、肠鸣。但霍乱是一种呕吐与泄泻同时并作的病证，其发病特点是起病急，变化快，病情凶险。起病时突然腹痛，继则吐泻交作，亦有少数病例不见腹痛而专为吐泻者。所吐之物均为未消化之食物，气味酸腐热臭；所泻之物多为夹有大便的黄色粪水，或如米泔而不甚臭秽。常伴恶寒、发热。部分病人在吐泻之后，津液耗伤，筋失濡养而发生转筋，腹中绞痛。若吐泻剧烈，则见面色苍白，目眶凹陷，指螺皱瘪，汗出肢冷等阴竭阳亡之危象。而泄泻仅以排便异常为主要表现，类质稀溏，便次频多，其发生有急有缓，伴有腹痛，一般不著，且常与肠鸣同时并见。

2. 痢疾 二者均以大便次数增多，粪质稀薄为临床表现。泄泻以大便次数增多，粪质稀薄，如水样便或完谷不化为主症，没有脓血、里急后重等。痢疾则以腹痛、里急后重、下利赤白脓血为主症。

四、临床治疗——针灸疗法

1. 基本治疗

治法：运脾化湿，理肠止泻。以大肠的背俞穴、募穴及下合穴为主。

主穴：神阙、天枢、大肠俞、上巨虚、阴陵泉。

配穴：寒湿内盛配关元、水分；湿热伤中配内庭、曲池；食滞胃肠配中脘、建里；脾胃虚弱配脾俞、胃俞；肝气乘脾配肝俞、太冲；肾阳虚衰配肾俞、命门、关元。慢性泄泻配脾俞、足三里；久泻虚陷者配百会。有明显精神心理症状配神门、内关；泻下脓血配曲池、合谷、三阴交、内庭。

方义：神阙为局部选穴，用灸法既可温阳散寒除湿，又可清利湿热，为治疗泄泻的要穴；本病病位在肠，故取大肠募穴天枢、背俞穴大肠俞，俞募相配，与大肠下合穴上巨虚合用，调理肠腑而止泻；针对脾虚湿盛之病机，取脾经合穴阴陵泉，健脾化湿。

操作：毫针常规刺法。寒湿内盛、脾胃虚弱可用隔姜灸、温和灸或温针灸；肾阳虚衰可用隔附子饼灸。急性泄泻每日治疗 1～2 次，慢性泄泻每日或隔日治疗 1 次。

2. 其他治疗

（1）穴位敷贴法 五倍子适量研末，食醋调成膏状敷脐（神阙），伤湿止痛膏固定。2～3 日一换，适用于久泻。

（2）穴位注射法 天枢、上巨虚。黄连素注射液或维生素 B_1、维生素 B_{12} 注射液，每穴每次注射 0.5～1mL，每日或隔日 1 次。

（3）外感湿热泄泻 可配合少商、耳尖放血疗法。

第十八节 癃 闭

一、概述

癃闭是以排尿困难，点滴而下，甚至小便闭塞不通为主症的一种病证。"癃"是指小便不利，点滴而下，病势较缓；"闭"是指小便不通，欲溲不下，病势较急。癃与闭虽有区别，但都是指排尿困难，只是程度上的不同，故常合称癃闭。

中医学认为其发生主要与外邪侵袭、瘀浊内停、久病体虚有关。病位在膀胱，与肺、脾、肾、三焦关系密切。基本病机是膀胱气化功能失调。

癃闭可见于西医学的膀胱、尿道、前列腺疾患等所致的排尿困难和尿潴留。

二、临床诊断要领

（一）四诊要点

1. 问诊

（1）诱因与起病缓急 本次发病前是否有情志变化、药物更换、气候变化等因素，或者久病体虚、外力损伤等；问本病是急性发作还是缓慢发生。问诱因有助于判断疾病发生原因，问起病缓急有助于临床鉴别。

（2）既往史　既往是否有中枢或周围神经系统损害的病史；是否有肛肠手术、尿路结石病史等；女性是否有分娩史，男性是否有前列腺增生病史等。问既往史有助于对相关疾病的临床鉴别。

（3）用药史　问既往用药情况，如阿托品、抗抑郁药、抗组胺药等。问用药史以排除药物对疾病的影响。

（4）兼症　问癃闭兼症，如口苦口黏、腰膝酸软、畏寒肢冷、小腹疼痛、胁腹胀满、神疲乏力等。问兼症有助于正确辨证，指导针灸临证选穴。

2. 望诊　望舌：舌红，苔黄腻，为膀胱湿热；舌红，苔黄，为肝郁气滞；舌紫暗或有瘀点，为瘀血阻滞；舌淡，苔白，为脾气虚弱；舌淡，苔白，也可为肾阳亏虚。

3. 切诊　脉数，为膀胱湿热；脉弦，为肝郁气滞；脉涩，为瘀血阻滞；脉细弱，为脾气虚弱；脉沉细无力，为肾阳亏虚。

（二）查体要点

1. 视诊　下腹部膨隆，腹部呼吸运动减弱，一般提示尿潴留；若未见明显膨隆，建议行相关辅助检查以明确病情。

2. 叩诊　膀胱部位叩诊，一般尿潴留情况下叩诊膀胱成浊音改变。

3. 触诊　仰卧屈膝位，可在下腹部触及圆形具有压痛的弹性器官为膀胱；男性直肠指诊检查可有前列腺肥大。

（三）辅助检查选择

1. 膀胱 B 超检查可以准确地测量膀胱内尿量，判断是否有尿潴留，以及有无合并上尿路梗阻情况。

2. 尿流动力学检查，明确有否机械性尿路阻塞。

3. 有尿路阻塞者，通过肛指检查、前列腺 B 超、尿道及膀胱造影 X 线摄片、前列腺癌特异性抗原等检查以明确尿路阻塞的病因，如前列腺肥大、前列腺癌、尿道结石、尿道外伤性狭窄等。

4. 无尿路阻塞的尿潴留者考虑脊髓炎、神经性膀胱，可相应做神经系统检查。

5. 对无尿潴留的癃闭者应考虑肾功能衰竭，可进一步查血肌酐、尿素氮、血常规、血钙、血磷、B 超、X 线摄片查双肾大小，帮助鉴别急性或慢性肾功能衰竭。

（四）诊断标准

1. 小便不利，点滴不畅，或小便闭塞不通，尿道无涩痛，小腹胀满。

2. 多见于老年男性，或产后妇女及手术后患者。

3. 男性直肠指诊检查可有前列腺肥大，或膀胱区叩诊明显浊音。

4. 膀胱镜、B 超、腹部 X 线等检查，有助诊断。

（五）辨证要点

1. 辨虚实　实证当辨湿热、肺热、肝郁、浊瘀之偏盛；虚证当辨脾、肾虚衰之不同，阴阳亏虚之差别。

2. 辨缓急轻重　水蓄膀胱，小便闭塞不通者病急；小便量少，但点滴能出，无水蓄膀胱者病缓。由"癃"转"闭"，为病情加重；由"闭"转"癃"，为病情减轻。

三、鉴别诊断

主要与淋证、水肿等病鉴别。

1. 癃闭与淋证　癃闭与淋证均属膀胱气化不利，故皆有排尿困难、点滴不畅的证候。但癃闭无尿道刺痛，每日尿量少于正常，甚或无尿排出。而淋证则小便频数短涩，滴沥刺痛，欲出未尽，而每日排尿量正常。淋证日久不愈，可发展成癃闭，而癃闭易于感受外邪，常可并发淋证。

2. 癃闭与水肿　癃闭与水肿均可出现小便不利，小便量少。水肿是体内水液潴留，泛滥于肌肤，引起头面、眼睑、四肢浮肿，甚者伴有胸、腹水，并无水蓄膀胱之证候。癃闭是由于肾与膀胱气化功能失调导致小便量少，排尿困难，伴或不伴有浮肿，部分患者还兼有小腹胀满膨隆，小便欲解不能，或点滴而出的水蓄膀胱之证，可资鉴别。

四、临床治疗——针灸疗法

1. 基本治疗

治法：调理膀胱，行气通闭。以膀胱的背俞穴、募穴为主。

主穴：中极、膀胱俞、秩边、三阴交、阴陵泉。

配穴：膀胱湿热配委中、行间；肝郁气滞配蠡沟、太冲；瘀血阻滞配膈俞、血海；脾气虚弱配脾俞、足三里；肾阳亏虚配肾俞、命门。

方义：中极为膀胱的募穴，与膀胱俞相配，属俞募配穴法，可调理膀胱气化功能，通利小便；秩边为膀胱经穴，可疏导膀胱气机；三阴交为足三阴经的交会穴，可调理肝、脾、肾，助膀胱气化；阴陵泉清利下焦湿热、通利小便。

操作：毫针常规刺。针刺中极时针尖向下，使针感能到达会阴并引起小腹收缩、抽动为佳，若膀胱充盈，针刺不可过深，以免伤及膀胱；秩边透向水道。肾阳亏虚、脾气虚弱者可温针灸。

2. 其他治疗

（1）耳针法　取肾、膀胱、肺、脾、三焦、交感、尿道。每次选 3～5 穴，毫针刺，中强刺激。可用埋针法或压丸法。

（2）穴位敷贴法　取神阙穴，用葱白、冰片、田螺或鲜青蒿、甘草、甘遂各适量，混合捣烂后敷于脐部，外用纱布固定，加热敷，或将食盐炒黄待冷放于神阙穴填平，再用 2 根葱白压成 0.3cm 厚的饼置于盐上，艾炷置葱饼上施灸，至温热入腹内、有尿意为止。适用于虚证。

第十章 皮外伤科病证

第一节 落 枕

一、概述

落枕是以晨起后颈项部发生疼痛、僵直、活动受限为主要临床表现的一种病证，又称"失枕""失颈"。轻者数日可自愈，重者疼痛严重迁延数周不愈，长期反复的落枕，可发展为颈椎病。

落枕的发生常与睡眠姿势不正、枕头高低不适、颈部负重过度、寒邪侵袭等因素有关。本病病位在颈项部经筋，与督脉、手足太阳和少阳经密切相关。基本病机是经筋受损，筋络拘急，气血阻滞不通。

落枕相当于西医学各种原因导致的颈部肌肉痉挛。

二、临床诊断要领

（一）四诊要点

1. 问诊

（1）诱因与起病缓急 询问是否因睡眠姿势不当，枕头高低不适，或在颈部负重未有充分准备时，突然使颈部扭转，或颈项部受凉史等诱因造成的。本病以颈部突发疼痛、活动受限为主症，起病急、往往在次日凌晨急性发病，也可突然在颈部扭动后发病，病程较短，多属实证。

（2）疼痛部位 晨起后颈项剧烈疼痛，疼痛可在一侧或两侧，颈部活动时疼痛明显加重，严重时可放射至同侧头部、肩部及上臂。

（3）疼痛性质 颈项部刺痛拒按，痛处固定者，属气血瘀滞；兼见恶风畏寒，得热则舒者，属风寒袭络。

2. 望诊 望舌：舌紫暗或有瘀斑、苔薄白为气滞血瘀，舌淡、苔薄白为风寒袭络。

3. 切诊 切脉：气滞血瘀者脉象多涩或紧，风寒袭络者脉象多浮紧或弦紧。

（二）辅助检查选择

注意是否有颈椎病病史，必要时做颈部 X 线、CT 或 MRI 以排除颈椎病。

（三）诊断标准

1. 一般无外伤史，多因睡眠姿势不良或感受风寒后所致。

2. 急性发病，睡眠后一侧颈部出现疼痛，酸胀，可向上肢或背部放射，活动不利，活动时伤侧疼痛加剧，严重者使头部歪向病侧。

3. 患侧常有颈肌痉挛，胸锁乳突肌、斜方肌、大小菱形肌及肩胛提肌等处压痛，在肌肉紧张处可触及肿块和条索状的改变。

（四）辨证要点

1. 辨经络

（1）督脉、太阳经证 项背部疼痛，低头时加重，项背部压痛明显。

（2）少阳经证 项肩部疼痛，头部歪向患侧，项肩部压痛明显。

2. 辨证候

（1）瘀滞型 晨起颈项疼痛，活动不利，活动时患侧疼痛加剧，头部歪向病侧，局部有明显压痛点，有时可见筋结；舌紫暗，脉弦涩或紧。

（2）风寒型 颈项背部强痛，拘紧麻木，可兼有恶风畏寒、得热则舒、微发热、头痛等表证；舌淡，苔薄白，脉浮紧或弦紧。

三、鉴别诊断

主要与寰枢关节半脱位、颈椎结核、颈椎病鉴别。

1. 寰枢关节半脱位 往往有外伤史和肩部负重史，临床表现为颈项部疼痛，颈椎旋转活动明显受限。可摄颈椎张口位 X 线片协助诊断。

2. 颈椎结核 有结核病史和全身体征，如低热、消瘦、盗汗和疲乏无力等，多发于儿童和青壮年，常需颈椎 X 线正侧位片协助诊断。

3. 颈椎病 反复落枕，起病缓慢，病程长。因颈椎关节不稳定而引起，常伴于椎间隙狭窄，骨质增生。需要颈椎 X 线双斜位片或正位片协助诊断。

四、临床治疗

（一）针灸疗法

1. 基本治疗

治法：调气活血，舒筋通络。以局部阿是穴为主，配合远端取穴。

主穴：天柱、阿是穴、外劳宫。

配穴：督脉、太阳经证配后溪、昆仑；少阳经证配肩井、外关；肩痛配肩髃；背痛配天宗；瘀滞型配膻中、膈俞；风寒型配肺俞、风门，大椎灸法。

方义：天柱、阿是穴可疏导颈项部气血；外劳宫又称落枕穴，是治疗本病的经验穴。局部与远端穴位相配，舒筋通络止痛。

操作：先刺远端穴外劳宫，持续捻转行针，同时嘱患者慢慢活动颈项，一般疼痛可缓解；再针局部腧穴。若有感受风寒史，颈部穴位可加艾灸；若由颈项部过度扭转所致，可点刺出血，加拔罐。

2. 其他治疗

（1）拔罐法　疼痛轻者直接在患侧项背部行闪罐法，顺着肌肉走行进行拔罐。疼痛较重者可先在局部用皮肤针叩刺出血，再拔火罐；可行走罐法。

（2）耳针法　取颈、颈椎、肩、枕、神门。每次选 2～3 穴，毫针刺，中等刺激，持续行针时嘱患者徐徐活动颈项部；或用压丸法。

（二）推拿疗法

1. 治则　活血舒筋，温经通络，解痉止痛。

2. 部位及取穴　颈项部、肩背部；风池、天柱、肩井、肩中俞、颈夹脊、天宗、落枕、阿是穴等穴位。

3. 手法　㨰、按、揉、弹拨、擦、扳等法。

4. 操作

（1）患者取坐位。医师站其身后，先以㨰法、一指禅推法作用于患侧颈项及肩部，反复 3～5 遍，同时配合颈项屈伸和侧屈被动运动；再以拇指按揉法作用于风池、天柱、肩井、肩中俞、天宗、落枕、阿是穴等穴位，每穴 1 分钟。

（2）患者取坐位。医师站其身后，以拿法拿颈项部及风池、颈夹脊、肩井等穴位，同时配合颈项屈伸运动，约 3 分钟。

（3）患者取坐位。医师站其身后，以弹拨法弹拨颈肩痉挛肌肉，以压痛点为重点，约 3 分钟。

（4）患者取坐位。医师站其身后，以掌擦法作用于颈项部及肩背部，以透热为度。

（5）如患者伴有棘突偏歪者可施以颈椎旋转定位扳法整复。

第二节　颈椎病

一、概述

颈椎病是指由于颈椎间盘退行性改变、颈椎骨质增生和颈部损伤等因素引起脊柱内、外平衡失调，刺激或压迫颈神经根、椎动脉、脊髓或交感神经等组织而引起的一组症状复杂、影响广泛的临床综合征，又称颈椎综合征等。

近年来，本病的发病率较高，并有明显的低龄化趋势。长期从事低头伏案工作、枕头高低或卧姿不当、颈部外伤、反复出现落枕等与本病相关。

临床将颈椎病分为颈型、神经根型、椎动脉型、交感神经型和脊髓型。本病属中医学"项痹""眩晕""痿证""头痛"等范畴。

二、临床诊断要领

（一）四诊要点

1. 问诊

（1）诱因 问清与起病相关的慢性劳损或各种急性损伤，如扭挫、跌仆等，均可造成韧带、后关节囊、椎间盘等软组织不同程度的损伤，使纤维环破裂、髓核突出，刺激脊髓、神经、血管出现相应的症状；或者因长期从事低头伏案工作、枕头与睡眠姿势不当、日常生活姿势不良、反复落枕等均可造成颈椎间盘、韧带、后关节囊、颈椎深浅肌肉等软组织不同程度的损伤，引起"筋出槽、骨错缝"而出现相应的症状。

（2）主症 不同类型颈椎病会表现出不同的症状，可以根据患者主要症状判断出颈椎病类型。如仅有颈肩部僵硬、疼痛、活动不利则为颈型颈椎病；如有颈部疼痛合并前臂、手指麻木，则为神经根型颈椎病；如有头痛、眩晕、猝倒、视觉障碍则为椎动脉型颈椎病；如有头晕、心慌、肢体发凉、多汗或少汗、耳鸣等症状，则为交感神经型颈椎病；如出现一侧上下肢或两侧上下肢感觉、运动障碍，则为脊髓型颈椎病。

2. 望诊

（1）望全身 先望全身，观察患者神情烦躁惊恐或平静淡漠，体位自主或受限，对病情轻重缓急做出初步评估。

（2）望舌 舌苔薄白，多属风寒袭络；舌质暗，多属气滞血瘀；舌苔腻或厚腻，多属痰湿互阻；舌体胖大苔少，多属气虚寒凝；舌红少津、苔少，多属肝阳上亢；舌质淡苔薄，多属气血亏虚。

3. 切诊 颈椎病患者的脉象是辨证的重要客观依据，常见的异常脉象有弦、弦紧、弦滑、细弱等。感受风寒湿则弦紧，气滞血瘀脉弦或弦涩或弦紧，痰湿互阻脉弦滑或濡，气虚寒凝脉弦细或弦细无力，肝阳上亢脉弦细，气血亏虚脉细无力。

（二）查体要点

1. 触诊

（1）触压痛 棘突间压痛对颈椎病的定位关系密切，尤其是病变早期，压痛点的位置一般均与受累的椎节相一致，但对后期病例，由于椎间关节周围韧带已硬化或骨化以及骨赘形成，则压痛点反而不明显；或椎旁压痛，沿棘突两侧由上而下、由内及外按顺序进行检查，常见的压痛以颈椎横突及第1、第2颈椎旁为多，基本上沿斜方肌走行。

（2）触肌张力 脊髓型颈椎病可有肌张力增高表现。

2. 叩诊 脊髓型颈椎病叩诊时可见到腱反射亢进。

3. 特殊试验 臂丛神经牵拉试验和分离试验阳性多见于神经根型颈椎病；颈椎间孔挤压试验阳性多见于神经根型颈椎病或颈椎间盘突出症。如巴宾斯基征或霍夫曼征等病理征阳性，则可能是脊髓型颈椎病。

（三）辅助检查选择

临床将颈椎病分为颈型、神经根型、椎动脉型、交感神经型和脊髓型，适当地选用辅助检查明确颈椎病的类型，明确病因，对指导治疗有积极意义。

1. X线检查 有助于识别颈椎生理曲度、棘突位置，是否有增生、椎间隙变窄等。

2. 颈椎CT检查 有助于测量椎管狭窄程度，分辨骨质增生或椎间盘突出压迫部位。

3. 经颅多普勒超声（TCD）检查 有助于识别椎-基底动脉血流速度变化，脑血流量是否有减少等。

4. 颈椎MRI检查 有助于辨别椎间盘髓核或增生的骨赘、黄韧带是否对硬膜囊及脊髓有压迫。亦可辨别神经根受压情况等。

（四）诊断标准

1. 有慢性劳损或外伤史。或有颈椎先天性畸形、颈椎退行性病变。

2. 多发于40岁以上中年人，长期低头工作者或习惯于长时间看电视、录像者，往往呈慢性发病。

3. 颈、肩背疼痛，头痛头晕，颈部板硬，上肢麻木。

4. 颈部活动功能受限，病变颈椎棘突、患侧肩胛骨内上角常有压痛，可摸到条索状硬结，可有上肢肌力减弱和肌肉萎缩，臂丛牵拉试验阳性，颈椎间盘挤压试验阳性。

5. X线正位摄片显示，钩椎关节增生，张口位可有齿状突偏歪，侧位摄片显示颈椎曲度变直、椎间隙变窄，有骨质增生或韧带钙化，斜位摄片可见椎间孔变小。CT及磁共振检查对定性定位诊断有意义。

（五）辨证要点

1. 辨证候 久卧湿地或夜寐露肩而致项强脊痛，肩臂酸楚，颈部活动受限，甚则手臂麻木冷痛，遇寒加重，舌淡苔白，脉弦紧，为风寒痹阻；若在外伤后出现颈项、肩臂疼痛，手指麻木，劳累后加重，项部僵直或肿胀，活动不利，肩胛冈上下窝及肩峰有压痛，舌质紫暗有瘀点，脉涩，为劳伤血瘀；颈项、肩臂疼痛，四肢麻木乏力，头晕耳鸣，腰膝酸软，遗精或月经不调，舌红少苔，脉细弱，为肝肾亏虚。

2. 辨经络 颈项、后枕部头痛，项部僵紧不舒，为督脉、足太阳证；颈项部不舒，压痛明显，头痛可沿前臂尺侧放射，第4～5指麻木，为手太阳经证；颈、肩、上臂的外侧和前臂桡侧发生放射性疼痛、麻木，可伴有拇指、示指和中指麻木，为手阳明经证。

三、鉴别诊断

主要与落枕、颈肩背部肌筋膜炎、肩关节周围炎、胸廓出口综合征、梅尼埃病、脊髓空洞症、脊髓肿瘤鉴别。

1. 落枕 落枕一般为晨起突发颈项强痛，且较为局限，多伴有病变部位的肌肉痉挛，一般无上肢症状。

2. 颈肩背部肌筋膜炎 本病可有颈肩和背部疼痛、僵硬、沉重，颈部活动受限等表现。阴雨、潮湿、风寒、疲劳等因素可使症状加重。晨起较重，活动后好转。病变部位肌肉可发僵、发硬，压之酸痛，可触及条索状结节。抗风湿药物效果明显，影像学检查无异常。

3. 肩关节周围炎 肩关节周围炎以肩局部疼痛为主，上肢主动和被动运动均受限，无上肢放射性疼痛及麻木。

4. 胸廓出口综合征 胸廓出口综合征系指臂丛神经和锁骨下血管在锁骨与第1肋骨间隙中，由于胸廓上口发生异常改变而受到压迫引起的一组临床症候群。有手及上肢酸痛、麻木、乏力，以及肌萎缩等。Adson等试验阳性。但无颈椎旁压痛、活动受限，椎动脉扭转试验（旋颈试验）阴性。

5. 梅尼埃病 梅尼埃病多突然发作，有眩晕、头痛、恶心、呕吐、耳鸣、面色苍白、出汗、水平性眼球震颤、听力减退等症状。轻者感到四周景物和自身频频旋转或摇晃欲倒，严重者可以猝倒。发作时多喜闭目卧床且怕光。本病的发作一般与体位、颈部活动无关。

6. 脊髓空洞症 脊髓空洞症是一种多发于颈胸段的慢性脊髓病，可有颈、肩、上肢和上胸部疼痛、麻木或寒冷、蚁行或刺痒等感觉，有时疼痛剧烈，呈灼痛或钻痛性质。发病年龄多为20～30岁。有脊髓节段型的分离性的感觉障碍。可见鹰爪状手。MRI检查有助诊断。

7. 脊髓肿瘤 脊髓肿瘤常为脊髓外硬膜下肿瘤，其次为硬膜外肿瘤，可有颈、肩、枕、臂、手部疼痛和麻木，疼痛较剧，呈针刺样或刀割样，并呈进行性加剧，夜间加重。X线片可见压迫平面以下椎间孔加大，椎体或椎弓破坏。MRI检查可明确肿瘤的位置及大小。

四、临床治疗

（一）针灸疗法

1. 基本治疗

治法：舒筋骨，通经络。以局部穴位及手足太阳经穴为主。

主穴：颈夹脊、阿是穴、天柱、后溪、申脉。

配穴：督脉、足太阳经证配风府、昆仑；手太阳经证配小海、少泽；手阳明经证配肩髃、曲池、合谷。风寒痹阻配风门、大椎；劳伤血瘀配膈俞、合谷；肝肾亏虚配肝俞、肾俞。头晕头痛配百会、风池；恶心、呕吐配中脘、内关；耳鸣、耳聋配听宫、外关。

方义：颈夹脊、阿是穴、天柱为局部选穴，可疏调颈部气血，舒筋骨，通经络；后溪、申脉分属手足太阳经，且为八脉交会穴，后溪通督脉，申脉通阳跷脉，两穴上下相配，功在疏导颈项、肩胛部气血。

操作：毫针泻法或平补平泻法。颈夹脊针刺时强调针感传至患侧肩背、前臂。

2. 其他治疗

（1）穴位注射法 取阿是穴。用利多卡因，或维生素B$_{12}$注射液、当归注射液，每次每穴注射1mL。

（2）刺络拔罐法 取大椎、颈夹脊、天柱、肩井、阿是穴。皮肤针叩刺使皮肤发红并有少量出血，然后加拔火罐。

（二）推拿疗法

1. 治则 舒筋活血，解痉止痛，理筋整复。

2. 部位及取穴 枕后部、颈肩背部、肩胛骨内缘；风池、风府、颈夹脊、大椎、肩井、天宗、阿是穴等穴位。

3.手法 一指禅推法、擦法、拿法、揉法、按法、拔伸法、扳法等法。

4.操作

（1）患者取坐位。医师站其身后，以擦法和一指禅推法作用于患者颈部、肩部、上背部肌肉，约5分钟；随后，医师一手扶患者前额部，一手拿揉颈项部，重点拿揉肌肉痉挛处，并可配合颈项部屈伸运动，反复3～5遍。

（2）患者取坐位。医师站其身后，用拇指按揉法作用于颈部、肩背部及肩胛骨内缘痛点，反复3～5遍；再用拇指按风池、风府、颈夹脊、大椎、肩井、天宗、阿是穴等穴位，每穴1分钟。

（3）患者取坐位。医师站其身后，对棘突偏歪者进行颈椎旋转扳法，对椎动脉型及脊髓型颈椎病患者慎用或禁用扳法。

5.辨证加减

（1）辨病理分型 颈型以局部手法理筋正骨为主；神经根型可配合上肢循神经根放射部位手法刺激、颈椎拔伸牵引手法；椎动脉、交感神经型可配合头面部、侧颈部手法；脊髓型主要以四肢手法为主。

（2）辨体质虚实 体格壮实者手法可用中等以上力度，治疗时间稍长；筋骨柔弱者手法以轻柔为度，时间稍短，切忌粗暴手法，否则极易出现手法副作用，造成患者病情缠绵不愈。

（3）辨脏腑、气血功能的偏颇 根据症状、舌象、脉象来辨证脏腑、气血功能的偏颇情况，结合症状的主要部位，选择手法治疗的主要经络、穴位。

（4）辨肌肉、筋膜及骨骼关节的功能 辨颈椎周围肌肉群，比如稳定肌与动力肌、主动肌与协同肌、拮抗肌的功能协调关系，以及全身筋膜系统和各部位骨骼关节力学功能状态对颈椎的影响，力求手法治疗能超越对症处理的层次，达到治病求本的目的。

（三）康复疗法

1.康复评定

（1）中医康复评定

① 风寒袭络证：上肢窜痛麻木，以痛为主，颈项部僵硬，活动不利，疼痛，惧怕风寒，舌淡苔薄白，脉弦紧。此型多见于急性发作期。

② 气滞血瘀证：颈肩部、上肢疼痛，痛处固定，可伴有麻木，舌质暗，脉弦或弦涩或弦紧。

③ 痰湿互阻证：颈肩臂痛，上肢麻木，头重头晕，四肢倦怠，乏力，呕恶痰涎，纳差，舌苔腻或厚腻，脉弦滑或濡。

④ 气虚寒凝证：上肢麻木疼痛，以麻木为主，怕冷，四肢欠温，疲乏无力，舌体胖大，苔白，脉弦细或弦细无力。

⑤ 肝阳上亢证：上肢麻木，头痛眩晕，耳鸣，眼干目涩，失眠多梦，夜寐不安，舌红少津，苔少，脉弦细。

⑥ 气血亏虚证：上肢麻木，头晕目眩，耳鸣，心悸气短，四肢乏力，肌肤蠕动，舌质淡，苔薄，脉细无力。

（2）现代康复评定方法

① 疼痛评定：常用视觉模拟评分法（VAS）、数字疼痛评分法、麦吉尔（McGill）疼痛调查表进行评定。

② 颈椎活动度评定

a.屈曲：颈椎主动屈曲时，下颌与前胸距离如大于两指宽则为活动受限。

b.伸展：颈椎主动伸展时，面部与天花板接近于平行。

c.侧屈：颈椎主动侧屈的正常范围约45°。

d.旋转：颈椎主动旋转的正常范围约70°。

③ 肌力评定

a.徒手肌力评定法（MMT）：对易受累的上肢肌肉进行肌力评定，并与健侧对照。主要评定的肌肉包括冈上肌、三角肌、胸大肌、肱二头肌、肱三头肌、伸腕肌及骨间肌。

b.握力计测定：反映屈指肌力，正常的屈指肌力约为体重的50%。

2.康复治疗

（1）中医康复治疗方法

① 针灸疗法：详见针灸疗法部分。

② 推拿疗法：详见推拿疗法部分。

③ 中药疗法

a. 风寒袭络证：治以祛风散寒、通络止痛，方用桂枝附子汤加葛根、鸡血藤、木瓜等。

b. 气滞血瘀证：治以行气活血、通络止痛，方用活血止痛汤加减。

c. 痰湿互阻证：治以化痰利湿、通络止痛，方用温胆汤加片姜黄、木通、桑枝。

d. 气虚寒凝证：治以温阳益气、通络止痛，方用黄芪桂枝五物汤加细辛、附子等。

e. 肝阳上亢证：治以平肝潜阳、通络止痛，方用天麻钩藤饮加络石藤、路路通等。

f. 气血亏虚证：治以益气养血、通络止痛，方用归脾汤加熟地黄、木瓜、威灵仙等。

④ 传统运动疗法：可练习太极拳、八段锦、易筋经、五禽戏等功法，每次 20 ～ 30 分钟，每日 1 ～ 2 次，根据患者身体状况调整运动量。

（2）现代康复治疗方法

① 牵引疗法：此法对脊髓型颈椎病需慎用或不用，治疗椎动脉型和交感神经型颈椎病时应密切观察，如有不适应立即停用。

a. 牵引方法：采用枕颌带牵引法，轻症患者采用间歇性牵引，重症患者可持续牵引。

b. 牵引参数设置：牵引时间为 10 ～ 30 分钟；牵引角度目前尚未统一，多认为颈椎前倾 10°～ 20°较合适；牵引重量一般为 6 ～ 15kg，根据牵引时间和患者体质状况适当调整。

② 颈椎制动：急性发作期患者可适当采用围领或颈托固定制动，有利于减轻组织水肿，一般固定于颈椎中立位，时间 1 ～ 2 周，症状缓解后及时除去围领或颈托，并加强颈部肌力训练。

③ 物理因子疗法：可应用直流电离子导入、低频电治疗、中频电治疗、高频电治疗、石蜡疗法、磁疗、超声波治疗、红外线照射、偏振光照射、泥疗等。

④ 注射疗法：选用局部痛点注射、穴位注射、颈段硬膜外阻滞、星状神经节阻滞等疗法。

⑤ 关节松动术：主要手法有拔伸牵引、旋转、松动棘突和横突等。

第三节　腰椎间盘突出症

一、概述

腰椎间盘突出症又称为"腰椎间盘纤维环破裂症"，是临床常见的腰腿痛疾病之一。是由于腰椎间盘的退变与损伤，导致脊柱内外力学平衡失调，使纤维环部分或全部破裂，连同髓核一并向外突出，压迫腰脊神经根而引起腰腿痛等一系列神经症状。本病多见于男性体力劳动者，且以 20 ～ 40 岁居多。由于下腰部负重大、活动多，腰椎间盘突出症多发于第 4 ～ 5 腰椎及第 5 腰椎与第 1 骶椎之间的椎间盘。本病是临床的常见病、多发病，对健康危害很大，常常严重影响患者的生活与工作，甚至使其丧失劳动能力。本病属中医学"痹症""腰痛"范畴。

二、临床诊断要领

（一）四诊要点

1. 问诊

（1）起病诱因　如剧烈咳嗽、便秘时用力排便等引起腹压增高，或因突然负重，在未有充分准备时，突然使腰部负荷增加，均可引起髓核突出，导致相应症状；或因为腰部外伤，波及纤维环、软骨板等结构，而促使已经发生退变的髓核突出；或因为职业因素，长期处于前倾坐位和颠簸状态；或长期过度负重和弯腰，造成的慢性起病。

（2）疼痛部位　辨别疼痛部位，有助于鉴别突出节段。骶髂部、髂部、大腿前内侧、小腿前侧疼痛多为 L3 ～ L4 椎间盘突出；骶髂部、髋部、大腿和小腿后外侧疼痛多为 L4 ～ L5 椎间盘突出；骶髂部、髋部、大腿和小腿足跟和足外侧疼痛多为 L5 ～ S1 椎间盘突出。

2. 望诊　舌质淡红或暗淡或胖，苔薄白或白腻为风寒湿痹阻；舌质淡胖嫩，苔白滑为肾阳虚衰；舌质紫暗，边有瘀斑，苔薄白或薄黄为气滞血瘀；舌红少津为肝肾阴虚证。

3. 切诊　风寒湿痹阻证脉象多弦紧、弦缓或沉紧，肾阳虚衰脉象多沉弦无力，气滞血瘀脉象多涩或弦数，肝肾阴虚证脉弦细数。

（二）查体要点

1. 视诊　脊柱外形：腰肌紧张、痉挛，腰椎生理前凸减少、消失，或后凸畸形，不同程度的脊柱侧弯。为躲离突出物对神经根的压迫，突出物压迫神经根内下方时（腋下型），脊柱向患侧弯曲；突出物压迫神经根外上方时（肩上型），则脊柱向健侧弯曲。

2. 触诊 触诊时突出的椎间隙棘突旁有压痛和叩击痛，并沿患侧的大腿后侧向下放射至小腿外侧、足跟部或足背外侧。沿坐骨神经走行有压痛。

3. 叩诊 叩诊时可检查到腱反射减弱或消失，若L4神经根受压，引起膝反射减弱或消失；S1神经根受压，引起跟腱反射减弱或消失。

4. 特殊试验 直腿抬高试验阳性，加强试验阳性；屈颈试验阳性（头颈部被动前屈，使硬脊膜囊向头侧移动，牵张作用使神经根受压加剧，而引起受累的神经痛）；仰卧挺腹试验与颈静脉压迫试验阳性（压迫患者的颈内静脉，使其脑脊液回流暂时受阻，硬脊膜膨胀，神经根与突出的椎间盘产生挤压，而引起腰腿痛）；股神经牵拉试验阳性（为上腰椎间盘突出的体征）。

（三）辅助检查选择

1. X线摄片检查 正位片可显示腰椎侧凸，椎间隙变窄或左右不等，患侧间隙较宽。侧位片显示腰椎前凸消失，甚至反张后凸，椎间隙前后等宽或前窄后宽，椎体可见许莫氏结节，或有椎体缘唇样增生等退行性改变。X线平片的显示必须与临床的体征定位相符合才有意义，以排除骨病引起的腰骶神经痛，如结核、肿瘤等。

2. 脊髓造影检查 椎间盘造影能显示椎间盘突出的具体情况；蛛网膜下腔造影可观察蛛网膜下腔充盈情况，能较准确地反映硬脊膜受压程度和受压部位，以及椎间盘突出部位和程度；硬膜外造影可描绘硬脊膜外腔轮廓和神经根的走向，反映神经根受压的状况。

3. CT、MRI检查 可清晰地显示出椎管形态、髓核突出的解剖位置和硬膜囊、神经根受压的情况，必要时可加以造影。CT、MRI检查可明确临床诊断。

（四）诊断标准

1. 有腰部外伤、慢性劳损或受寒湿史。大部分患者在发病前有慢性腰痛史。
2. 常发于青壮年。
3. 腰痛向臀部及下肢放射，腹压增加（如咳嗽、喷嚏）时疼痛加重。
4. 脊柱侧弯、腰生理弧度消失，病变部位椎旁有压痛，并向下肢放射，腰活动受限。
5. 下肢受累神经支配区有感觉过敏或迟钝，病程长者可出现肌肉萎缩。直腿抬高或加强试验阳性，膝、跟腱反射减弱或消失，指背伸力减弱。
6. X线摄片检查：脊柱侧弯，腰生理前凸消失，病变椎间盘可能变窄，相邻边缘骨赘增生。CT检查可显示椎间盘突出的部位及程度。

（五）辨证要点

1. 辨虚实 腰椎间盘突出症大致可分为虚实两类，虚证多由禀赋虚弱、劳累太过，或年老体衰肾气虚损，筋骨无以濡养而致；实证多由于久居湿地、冒雨涉水所致寒湿痹阻；跌仆闪挫，强力负重，或体位不正，腰部用力不当，或反复多次慢性劳损损伤筋骨及经脉气血，气血阻滞不通，瘀血内停而致。

2. 辨脉象 脉弦紧、弦缓或沉紧为寒湿痹阻；脉沉弦无力为肾阳衰惫；脉涩或弦数为瘀血阻络。

3. 辨经络 腰部正中疼痛病属督脉，脊柱两侧及下肢后侧疼痛病属足太阳膀胱经，下肢外侧疼痛病属足少阳胆经。

三、鉴别诊断

主要与梨状肌综合征、慢性腰部劳损、急性腰扭伤、退行性脊柱炎相鉴别。

1. 梨状肌综合征 梨状肌综合征病人多为青壮年，疼痛局限在坐骨结节和梨状肌部，疼痛沿坐骨神经反射并出现行走困难，并且在梨状肌的解剖部位可以触及梭形、腊肠状的块状物。查体时，臀部"环跳穴"处压痛，髋关节屈髋位抗阻力外旋和髋关节极度内旋时可诱发疼痛，直腿抬高在60°内疼痛显著，超过60°疼痛反而减轻。

2. 慢性腰部劳损 本病可由急性腰扭伤后未经及时合理治疗或长期积累性腰部组织损伤引起。常表现为腰骶部酸痛或钝痛，劳累后疼痛加重，休息、改变体位及局部捶打按摩后症状减轻，不能坚持弯腰工作，疼痛严重时可牵掣臀部及大腿后侧。腰骶部竖脊肌附着点处是最常见的压痛点，椎旁、棘间及第3腰椎横突深压痛，臀肌起点及臀部可有压痛点。直腿抬高试验无放射痛。

3. 急性腰扭伤　本病有明显的外伤史，病程短，局部压痛明显，痛点进行局部封闭后可使疼痛明显减轻或消失。一般无放射性坐骨神经痛症状，无肢体感觉异常，无腱反射异常。直腿抬高试验可为阳性，但加强试验阴性。

4. 退行性脊柱炎　本病发病年龄大，病程短，腰腿痛受寒湿、劳累加重，疼痛不受体位改变的影响，压痛点广泛，直腿抬高试验阴性，腱反射无异常。X 线检查可见椎间隙变窄，椎体前后缘有明显的骨质增生。

四、临床治疗

（一）针灸疗法

1. 基本治疗

治法：舒筋活络，通经止痛。以局部阿是穴及足太阳经穴为主。

主穴：肾俞、大肠俞、阿是穴、委中。

配穴：督脉证配命门、后溪；足太阳经证配昆仑。寒湿腰痛配腰阳关；瘀血腰痛配膈俞；肾虚腰痛配志室、太溪。腰骶疼痛配次髎、腰俞；腰眼部疼痛明显配腰眼。

方义："腰为肾之府"，肾俞可益肾壮腰；大肠俞、阿是穴属近部选穴，可疏调局部筋脉气血，通经止痛；"腰背委中求"，取委中可疏利膀胱经气，祛除经络之瘀滞。

操作：寒湿证加灸法；瘀血证局部加拔火罐，委中刺络放血。

2. 其他治疗

（1）皮肤针法　腰痛疼痛部位。皮肤针叩刺出血，加拔火罐。适用于寒湿腰痛和瘀血腰痛。

（2）针刀疗法　腰部痛点。行针刀治疗，每周 1 次。适用于第三腰椎横突综合征。

（3）穴位注射法　腰部痛点。地塞米松 5mL 和利多卡因 2mL 混合液，消毒后刺入痛点，无回血后推药液，每点注射 0.5 ～ 1mL。

（二）推拿疗法

1. 治则　疏经通络，解痉止痛，行气活血，理筋整复。

2. 部位及取穴　背腰部、下肢部；肾俞、大肠俞、腰阳关、环跳、承扶、殷门委中、承山、昆仑穴等穴位。

3. 手法　滚、按、揉、拔伸、弹拨、扳、擦、运动关节等法。

4. 操作

（1）患者取俯卧位。医师站于一侧，先以滚法在脊柱两侧膀胱经施术 3 ～ 5 分钟，以腰部为重点；然后再以滚法在患侧臀部及下肢后外侧部施术，3 ～ 5 分钟。

（2）患者取俯卧位。医师站于一侧，分别以按揉、弹拨等法在患侧腰臀部及下肢后外侧施术 5 ～ 7 分钟，以改善肌肉紧张痉挛状态。

（3）患者取俯卧位。医师站于一侧，以拇指或肘尖点压腰阳关、肾俞、居髎、环跳、承扶、委中、阿是穴等穴位；横擦腰骶部，以透热为度。

（4）患者取俯卧位。医师站于一侧，在助手配合拔伸牵引的情况下，以拇指顶推或肘尖按压患处，使椎间隙增宽，增加盘外压力，降低盘内压力，促使突出的髓核回纳，减轻突出物对神经根的压迫，并且增强腰部肌肉组织的痛阈。

（5）患者取侧卧位。医师站于一侧，施腰部斜扳法，左右各一次，以调整关节紊乱，松解粘连，改变突出物与神经根的位置。然后再嘱患者仰卧位，强制直腿抬高以牵拉坐骨神经与腘绳肌，可起到松解粘连的作用，并可使脊椎后部和后纵韧带受到牵拉，增加椎间盘外周的压力，相对减轻了盘内的压力，从而迫使髓核变位或复位。

（三）康复疗法

1. 康复评定

（1）中医康复评定

① 气滞血瘀证：多有外伤病史，腰腿疼痛剧烈，痛有定处，拒按，活动受限，步履艰难，舌质紫暗，边有瘀斑，苔薄白或薄黄。

② 风寒湿痹阻证：曾感受风、寒、湿邪，疼痛或为冷痛，或痹痛重着，或痛处游走不定，舌质淡红或暗淡或胖，苔薄白或白腻，脉弦紧或弦细。

③ 肾阳虚衰证：腰腿痛缠绵日久，发凉、怕冷，少气懒言，舌质淡胖嫩，苔白滑，脉沉弦无力。

④ 肝肾阴虚证：腰腿酸痛缠绵，形体瘦削，心烦失眠，手足心热，面色潮红，舌红少津，脉弦细数。

（2）现代康复评定

① 疼痛评定：常用视觉模拟评分法（VAS）进行评定。

② 腰椎活动度评定（ROM）。

③ 其他还包括 JOA（Japanese Orthopaedic Association）下腰痛评价表、改良中文版 Oswestry 腰痛评估表和 JOA 下腰痛疾患疗效评定。

2. 康复治疗

（1）中医康复治疗方法

① 针灸疗法：详见针灸疗法部分。

② 推拿疗法：详见推拿疗法部分。

③ 中药疗法

a. 中药内服

气滞血瘀证：治以行气活血、通络止痛，方用复原活血汤加减。

风寒湿痹阻证：治以祛风除湿，蠲痹止痛，方用独活寄生汤加减。

肾阳虚衰证：治以温补肾阳，温阳通痹，方用温肾壮阳方加减。

肝肾阴虚证：治以滋阴补肾，强筋壮骨，方用养阴通络方加减。

b. 中药外用：局部应用中草药进行熏洗、热敷可以起到活血化瘀、疏通经络之功，可促进局部血液循环和组织水肿充血消退。

④ 传统运动疗法：传统运动疗法包括气功、太极拳和八段锦。

a. 气功：除可练习一般的强壮功、松静功、内养功外，还可选练放松功，即先取仰卧式，继练健侧卧式，再练仰卧蹬脚式。

b. 太极拳、八段锦：均可使腰腿的筋骨得到缓和而充分的活动。也可着重练腰背功，如按摩腰眼、风摆荷叶、转腰推碑、掌插华山、双手攀足、白马分鬃、凤凰顺翅等。

⑤ 饮食疗法：可食用祛瘀生新汤、当归生姜羊肉汤、栗子大枣炖鹌鹑、杜仲炖猪腰等进行调养。

（2）现代康复治疗方法

① 运动疗法：包括背伸锻炼、拱桥、直腿抬高法、晃腰及双手攀足。患者俯卧，双下肢伸直，两手放在身体两侧，双腿固定，抬头时上身躯体向后背伸，每日 3 组，每组做 20～50 次。经过一段时间的锻炼，适应后，改为抬头后伸及双下肢直腿后伸，同时腰部尽量背伸，每日 5～10 组，每组 50～100 次，以锻炼腰背部肌肉力量，对腰痛后遗症的防治起着重要作用，最好在发病早期就开始锻炼。拱桥时患者取卧位，以腰作为支撑点，两腿半屈膝呈 90°，脚掌放在床上，以头后部及双肘支持上半身，双脚支持下半身，成半拱桥形，当挺起躯干架桥时，膝部稍向两旁分开，速度由慢而快，每日 3～5 组，每组 10～20 次，身体适应后可加至每日 10～20 组，每组 30～50 次，以锻炼腰、背、腹部肌肉力量，解除劳损，治疗损伤所致的腰背痛。

② 物理因子疗法：可做矿泉浴，水温 37～42℃为宜，每次 10～20 分钟，每日 1 次。此外局部热疗、泥疗、热沙疗法、磁疗等均可酌情使用。

第四节　腰　痛

一、概述

腰痛是以自觉腰部疼痛为主症的病证，又称"腰脊痛"。

腰痛的发生常与感受外邪、跌仆损伤、年老体衰、劳欲过度等因素有关。腰为肾之府，肾经贯脊属肾，膀胱经夹脊络肾，督脉并于脊里，故本病与肾及足太阳膀胱经、督脉等关系密切。基本病机是经络气血阻滞，或精血亏虚，经络失于温煦、濡养。内伤多责之禀赋不足，肾亏腰府失养；外感为风、寒、湿、热诸邪痹阻经脉，或劳力扭伤，气滞血瘀，经脉不通而致腰痛。

西医学的腰肌劳损、棘间韧带损伤、腰肌纤维炎、强直性脊柱炎、腰椎骨质增生、腰椎间盘病变等腰部病变以及某些内脏疾病，凡以腰痛为主要症状者，可参考本节辨证论治。如因妇科疾患引起的腰痛，不属本节讨论范围。

二、临床诊断要领

（一）四诊要点

1. 问诊

（1）腰痛部位　辨别腰痛的部位，有助于鉴别所属经脉。疼痛位于腰脊中线部，并有明显压痛，为督脉证；疼痛位于腰脊两侧，并有明显压痛，为足太阳经证。

（2）腰痛特点　问腰痛起病缓急及拒按还是喜按，有助于判断病证的虚实；问腰痛属于冷痛、重痛、热痛、刺痛还是酸痛等，有助于判断病邪的性质。

2. 望诊　舌质淡，舌苔白腻，为寒湿腰痛；舌红，苔黄腻，为湿热腰痛；舌质淡胖嫩，苔白滑，为肾虚腰痛；舌质紫暗，边有瘀斑，苔薄白或薄黄为瘀血腰痛。

3. 切诊　寒湿腰痛脉象多弦紧、弦缓或沉紧；湿热腰痛脉象多濡数或弦数；肾虚腰痛脉象多沉弦无力；瘀血腰痛脉象多涩或弦细。

（二）查体要点

1. 视诊

（1）望脊柱外形　多数慢性腰痛患者有不同程度的腰部脊柱生理曲度减小或消失，甚至后弓；腰部活动受限，尤其以患侧旋转、侧屈为甚。

（2）望肌肉　脊柱侧弯造成长期腰痛的患者，可出现脊柱侧凸，双侧肌肉失衡，呈不同程度的拘挛状态；腰椎间盘突出造成腰痛的患者，可因受压神经根缺血缺氧变性而出现相应部位的神经麻痹、肌萎缩。

2. 触诊　肾虚腰痛者多在肾俞穴处触及凹陷；寒湿腰痛者多在腰骶部触及皮温较凉；湿热腰痛者多在疼痛局部触及皮温较热。腰椎间盘突出造成的腰痛者，可出现与病变间隙相平的脊柱旁压痛伴放射痛。

3. 叩诊　腰椎间盘突出造成的腰痛者，叩击病变间隙及脊柱旁可引出叩击痛或下肢放射痛。

（三）辅助检查选择

1. 腰痛是一种多病因疾病，进行血常规、抗溶血性链球菌"O"、红细胞沉降率、类风湿因子等检查，有助于风湿和类风湿等疾病的诊断。

2. 拍摄腰椎、骶髂关节 X 线或 CT 片有助于腰椎病变的诊断。

3. 部分内脏疾病也可引起腰痛，血、尿检查和泌尿系统影像学检查，有助于泌尿系统疾病的诊断。

4. 妇科检查可排除妇科疾病引起的腰痛。

5. 肌电图检查有助于鉴别病变是神经源性或是肌源性腰痛。

（四）诊断标准

以腰部疼痛为主症的病症包括棘上韧带损伤、腰椎椎管狭窄症、急性腰扭伤、腰肌劳损、第三腰椎横突综合征、腰椎间盘突出症等，其中急性腰扭伤、腰肌劳损、第三腰椎横突综合征、腰椎间盘突出症等病症诊断标准参见相应章节。

1. 棘上韧带损伤的诊断依据

（1）急性损伤常在弯腰负重时伸腰后突然发病，慢性损伤者有长期弯腰劳损史。

（2）多发生于中年以上患者，以下腰段损伤多见。

（3）腰部疼痛，活动受限，弯腰及劳累后症状加重，腰部局限性压痛，压痛点常固定在 1 ～ 2 个棘突上，或伴有下肢反射性疼痛。

2. 腰椎椎管狭窄症的诊断依据

（1）有慢性腰痛史，部分病人有外伤史。

（2）多发生于 40 岁以上的体力劳动者。

（3）长期反复的腰腿痛和间歇性跛行，腰痛在前屈时减轻，在后伸时加重，腿痛多为双侧，可交替出现，站立和行走时出现腰腿痛或麻木无力，疼痛和跛行逐渐加重，休息后好转。严重者可引起尿频或排尿困难。

（4）下肢肌萎缩，腱反射减弱、腰过伸试验阳性。

（5）腰椎影像学检查有助于诊断。

（五）辨证要点

1. 辨虚实　腰痛大致可分为虚实两类，虚证多由禀赋虚弱、劳累太过，或年老体衰肾气虚损，筋骨无以濡养而致。实证多由于久居湿地、冒雨涉水所致寒湿或湿热腰痛；跌仆闪挫，强力负重，或体位不正，腰部用力不当，或反复多次慢性劳损损伤筋骨及经脉气血，气血阻滞不通，瘀血内停而致。

2. 辨脉象 脉弦紧、弦缓或沉紧为寒湿腰痛；脉濡数或弦数多为湿热腰痛；脉沉弦无力为肾虚腰痛；脉涩或弦细为瘀血阻络。

3. 辨经络 疼痛位于腰脊中线部，并有明显压痛，为督脉证；疼痛位于腰脊两侧，并有明显压痛，为足太阳经证。

三、鉴别诊断

1. 腰痛与背痛、尻痛、胯痛 腰痛是指腰背及其两侧部位的疼痛，背痛为背膂以上部位疼痛，尻痛是尻骶部位的疼痛，胯痛是指尻尾以下及两侧胯部的疼痛，疼痛的部位不同，应予区别。

2. 腰痛与肾痹 腰痛是以腰部疼痛为主；肾痹是指腰背强直弯曲，不能屈伸，行动困难而言，多由骨痹日久发展而成。

四、临床治疗——针灸疗法

1. 基本治疗

治法：舒筋通络，行气活血，通经止痛。

主穴：肾俞、大肠俞、阿是穴、委中。

配穴：督脉证配命门、后溪；足太阳经证配昆仑。寒湿腰痛配腰阳关；瘀血腰痛配膈俞；肾虚腰痛配志室、太溪。腰骶疼痛配次髎、腰俞；腰眼部疼痛明显配腰眼。

方义："腰为肾之府"，肾俞可益肾壮腰；大肠俞、阿是穴属近部选穴，可疏调局部筋脉气血，通经止痛；"腰背委中求"，取委中可疏利膀胱经气，祛除经络之瘀滞。

操作：寒湿证加灸法；瘀血证局部加拔火罐，委中刺络放血。

2. 其他治疗

（1）**耳针法** 取患侧腰骶椎、肾、神门。每次选用 2 ～ 3 穴，毫针刺法，或埋针法、压丸法。

（2）**拔罐法** 取肾俞、大肠俞、局部阿是穴，每周 1 ～ 2 次。

（3）**皮肤针法** 腰部疼痛部位。皮肤针叩刺出血，加拔火罐，适用于寒湿腰痛和瘀血腰痛。

（4）**针刀疗法** 腰部痛点。行针刀治疗，每周 1 次。适用于第三腰椎横突综合征。

（5）**穴位注射法** 腰部痛点。地塞米松 5mL 和利多卡因 2mL 混合液，消毒后刺入痛点，无回血后推药液，每点注射 0.5 ～ 1mL。

第五节　漏肩风

一、概述

漏肩风是以肩部疼痛，痛处固定，活动受限为主症的病证。因本病多发于 50 岁左右的成人，故俗称"五十肩"。后期常出现肩关节的粘连，活动明显受限，又称"肩凝症""冻结肩"等。

漏肩风的发生常与体虚、劳损及风寒侵袭肩部等因素有关。本病病位在肩部筋肉，与手三阳、手太阴经密切相关。基本病机是肩部经络不通或筋肉失于气血温煦和濡养。无论是感受风寒，气血痹阻，或劳作过度，外伤损及筋脉，还是年老气血不足，筋骨失养，皆可导致本病。

西医学中，漏肩风相当于肩关节周围炎，是指肩关节囊及周围滑囊、韧带、肌腱等软组织损伤、退变而引起的一种慢性无菌性炎症。早期以疼痛为主，后期以功能障碍为主。

二、临床诊断要领

（一）四诊要点

1. 问诊

（1）**疼痛部位** 辨别疼痛部位，有助于鉴别所属经脉。以肩前区疼痛为主，后伸疼痛加剧，为手阳明经证；以肩外侧疼痛为主，外展疼痛加剧，为手少阳经证；以肩后侧疼痛为主，肩内收时疼痛加剧，为手太阳经证；以肩前近腋部疼痛为主且压痛明显，为手太阴经证。

（2）**疼痛特点** 问疼痛喜按还是拒按，有助于判断虚实；问疼痛属于刺痛、酸痛、重痛、串痛、寒痛还是热痛等，有助于判断病邪的性质。

（3）疼痛变化的因素　问疼痛遇风寒痛增、得温痛缓，还是劳累后加重，或者夜间为甚，有助于鉴别本病的中医证候。

2. **望诊**　风寒湿型多见舌质淡，苔薄白或腻；瘀滞型多见舌质暗或有瘀斑，舌苔白或薄黄；气血虚型多见舌质淡，苔少或白。

3. **切诊**　风寒湿型多见脉弦滑或弦紧，瘀滞型多见脉弦或细涩，气血虚型多见脉细弱或沉。

（二）查体要点

1. **视诊**　可见患者肩关节外展、外旋、后伸功能受限，出现明显的"扛肩"现象，如不能穿衣、梳头等。

2. **触诊**　患者肩部压痛广泛，但以肩峰下滑囊、结节间沟、喙突、大结节等处为甚。一手触摸肩胛下角，一手将患肩外展，感到肩胛骨随之向外转动，说明患者肩关节已有粘连。对于久病的患者，肩外、前、后侧可有广泛压痛而无局限性压痛点。

（三）辅助检查选择

1. 本病为软组织病变，肩关节X线检查多为阴性，有时可见骨质疏松、冈上肌肌腱钙化或大结节处有密度增高的阴影。X线检查有助于本病的鉴别诊断。

2. 实验室检查如抗溶血性链球菌"O"、红细胞沉降率、类风湿因子等，有助于西医相关疾病的诊断与鉴别诊断。

（四）诊断标准

1. 慢性劳损，外伤筋骨，气血不足复感受风寒湿邪所致。

2. 好发年龄在50岁左右，女性发病率高于男性，右肩多于左肩，多见于体力劳动者，多为慢性发病。

3. 肩周疼痛，以夜间为甚，常因天气变化及劳累而诱发，肩关节活动功能障碍。

4. 肩部肌肉萎缩，肩前、后、外侧均有压痛，外展功能受限明显，出现典型的"扛肩"现象。

5. X线检查多为阴性，病程久者可见骨质疏松。

（五）辨证要点

1. **辨主症**　肩部疼痛、酸重，呈静止痛，有时可向颈部和整个上肢放射，常因感受风寒、天气变化及劳累而诱发或加重，日轻夜重，肩前、后及外侧均有压痛；主动和被动外展、后伸、上举等功能明显受限，病变早期以肩部疼痛为主。后期以肩关节活动受限为主。病情迁延日久，可出现肩部肌肉萎缩。

2. **辨经络**　以肩前区疼痛为主，后伸疼痛加剧，为手阳明经证；以肩外侧疼痛为主，外展疼痛加剧，为手少阳经证；以肩后侧疼痛为主，肩内收时疼痛加剧，为手太阳经证；以肩前近腋部疼痛为主且压痛明显，为手太阴经证。

3. **辨证候**　有明显感受风寒湿邪病史，肩部串痛，遇风寒痛增，得温痛缓，畏风恶寒，或肩部有沉重感，为风寒湿型；肩部有外伤或劳作过度史，肩部肿胀，疼痛拒按，以夜间为甚，为瘀滞型；肩部酸痛，劳累后疼痛加重，伴头晕目眩，气短懒言，心悸失眠，四肢乏力，为气血虚型。

三、鉴别诊断

主要与肩峰下撞击综合征、肩袖损伤、肱二头肌长头腱鞘炎相鉴别。

1. **肩峰下撞击综合征**　肩峰下撞击综合征患者常有肩前方慢性钝痛，在上举或外展活动时症状加重，患臂出现60°～120°疼痛弧，且因疼痛或肌腱断裂导致肌力减弱。查体可见撞击试验阳性。X线检查可见肱骨大结节骨赘形成、钩状肩峰、肩峰下面致密变或有骨赘形成、肩锁关节退变、肩峰与肱骨头间距缩小等现象。

2. **肩袖损伤**　疼痛多位于肩关节前外侧，当肩关节前屈和外展时疼痛加剧。少数外伤患者常自觉有撕裂声响、局部肿胀并有皮下出血，伤后局部疼痛始于肩峰处，后向三角肌止点放散，大结节与肩峰间压痛明显，患者不能主动外展肩关节。查体可见大结节与肩峰间压痛明显，肩袖裂口经过肩峰下时还可出现弹响。肩袖部分撕裂者肩关节外展时会出现60°～120°疼痛弧；完全撕裂者，肩关节外展明显受限。肩袖损伤患者也常伴有肌肉萎缩和关节活动异常。疼痛弧、冈上肌试验、上臂下垂试验、肩峰撞击试验等可帮助明确诊断。

3. **肱二头肌长头腱鞘炎**　表现为肩关节前部疼痛并可向上臂前外侧放射，且在肩部活动后加重，休息后好转。在肱二头肌长头腱鞘炎早期时，患者的肩关节活动尚不会明显受限，但外展、后伸和旋转时疼痛。症状逐渐加重后，患者的肩关节活动受限，肱骨结节间沟处压痛明显，查体可见Yergason征为阳性。

四、临床治疗

（一）针灸疗法

1. 基本治疗

治法：通经活络，舒筋止痛。以局部穴位为主，配合循经远端取穴。

主穴：肩前、肩髃、肩髎、肩贞、阿是穴、曲池、阳陵泉。

配穴：手阳明经证配合谷；手少阳经证配外关；手太阳经证配后溪；手太阴经证配列缺。

方义：肩髃、肩髎、肩贞，分别为手阳明、手少阳、手太阳经穴，加奇穴肩前和阿是穴，均为局部选穴，配远端曲池、阳陵泉，远近配穴，可疏通肩部经络气血，行气活血而止痛。

操作：先刺远端穴，行针后鼓励患者运动肩关节；肩部穴位要求有强烈的针感，可加灸法、电针治疗。

2. 其他治疗

（1）火针法　阿是穴。常规消毒后，将火针置酒精灯上烧红，迅速点刺阿是穴 2～3 次，出针后用干棉球轻轻揉按针眼。疼痛剧烈可每日治疗 1 次，慢性疼痛可 3～5 日治疗 1 次。

（2）刺络拔罐法　阿是穴。皮肤针叩刺使少量出血，加拔罐。

（3）穴位注射法　阿是穴。用利多卡因，或维生素 B_{12} 注射液，或当归注射液，每穴注射 1mL，隔日 1 次。

（4）针刀疗法　阿是穴。选用 4 号针刀在各穴位点刺，常规针刀松解，每周 1 次。

（二）推拿疗法

1. 治疗原则　温经活血，通络止痛，松解粘连，滑利关节。

2. 取穴及部位　肩井、肩髃、肩前、肩贞、天宗、秉风、曲池、手三里、合谷等穴位；肩臂周围。

3. 手法　擦、揉、拿、点、弹拨、摇、搓、抖、推、扳等。

4. 操作

（1）患者取坐位。医师站于患侧，以一手托住患者上臂使其微外展，另一手施擦法及揉法于肩臂部，重点在肩前部、三角肌部及肩后部等压痛明显处，同时配合患肢的被动外展、旋外和旋内活动，并拿捏上臂部，约 5 分钟，以温通经络。

（2）患者取坐位。医师站于患侧，以点按、弹拨法依次点压、弹拨肩井、肩髃、肩前、肩贞、天宗、秉风等穴位，约 5 分钟，以酸胀为度。

（3）患者取坐位。医师站于患侧，对有粘连部位或痛点视患者的疼痛耐受能力酌情施弹拨法，以解痉止痛，剥离粘连。

（4）患者坐位。医师站于患侧，一手扶住患肩，另一手握住其腕部或托住肘部，以肩关节为轴心做环转摇动，幅度由小到大，反复 10 次；然后做肩关节内收、外展、后伸及内旋的扳动各 3 次。医师施拿捏法于肩部周围，约 2 分钟，然后握住患者腕部，将患肢慢慢提起，使其上举，并同时做牵拉提抖，反复 10 次。

（5）患者坐位。医师站于患侧，以搓法从肩部到前臂，反复上下搓动 3 遍，并牵抖患肢半分钟，自肩部沿上臂外侧向下掌根推 2 次，结束治疗。

第六节　扭　伤

一、概述

扭伤是指四肢关节或躯体的软组织损伤，临床表现为局部肿胀疼痛，关节活动障碍等。

本病多发于腰、踝、膝、腕、肘、髋等部位。多因剧烈运动或负重不当、跌仆闪挫、牵拉以及过度扭转等原因引起筋脉及关节损伤，气血壅滞于局部，经气运行受阻所致。病位在经筋。基本病机是筋脉及关节韧带损伤，经络不通，气血壅滞，经气受阻。

二、临床诊断要领

（一）四诊要点

1. 问诊

（1）病程　问病程长短有助于明确诊断，可以分为急性扭伤和慢性扭伤。

（2）扭伤部位　辨别疼痛部位，有助于鉴别所属经脉。例如急性腰扭伤，病位在腰部经筋，依据经脉循行，故痛在腰部正中，病属督脉；痛在脊旁一侧或两侧的足太阳循行线上，病属足太阳。再如急性踝关节扭伤，病位在踝部经络，肿胀、疼痛在外踝下方者为足太阳经筋病证；在外踝前下方者为足少阳经筋病证；在内踝下方者为足少阴经筋病证；在内踝前下方者为足太阴经筋病证。

2. 望诊

（1）望扭伤部位　扭伤处肌肤或青或紫，或可见瘀斑，某些部位可见肿胀硬结。急性扭伤时，瘀血症状明显，皮下可见瘀斑、瘀点等，活动受限。慢性扭伤可见肤色青紫，关节活动受限，部分患者会有肿痛或硬结。

（2）望舌　气滞血瘀证多见舌暗红或有瘀点，湿热内蕴证多见舌苔黄腻，筋脉失养证多见舌淡、苔薄。

3. 切诊　气滞血瘀证多见脉弦紧，湿热内蕴证多见脉濡数，筋脉失养证多见脉弦细。

（二）辅助检查选择

1. 病变相关部位的骨关节 X 线和 CT 等影像学检查常有助于明确本病的诊断，并了解扭伤的病变部位与损伤程度。如踝关节扭伤需拍 X 线明确是否有骨折。

2. 实验室检查如抗溶血性链球菌"O"、红细胞沉降率、C 反应蛋白、类风湿因子等，有助于鉴别风湿和类风湿的诊断；拍摄局部 X 线或 CT 片有助于骨关节病变的诊断；部分影像学检查也有助于西医相关疾病的诊断与鉴别诊断。

（三）诊断标准

1. 急性扭伤，病程较短，轻微活动即可引起疼痛加重，扭伤部位肿胀、压痛明显，活动受限。

2. 慢性扭伤，病程较长，过往有损伤史，疼痛多为隐痛、酸痛，常因体位不当、劳累过度等加重。

3. 本病的扭伤部位，常有损伤病史。

（四）辨证要点

1. 主症　扭伤部位因瘀阻而肿胀疼痛，伤处可伴有皮下瘀斑，或青或紫，不同的部位根据其损伤程度有不同程度的活动障碍。

2. 辨证

（1）腰扭伤

① 气滞血瘀证：闪挫及强力负重后，腰部剧烈疼痛，腰肌痉挛，腰部不能挺直，俯仰屈伸转侧困难。舌暗红或有瘀点，苔薄，脉弦紧。

② 湿热内蕴证：劳动时姿势不当或扭闪后腰部板滞疼痛，有灼热感，可伴腹部胀痛，大便秘结，尿黄赤。舌苔黄腻，脉濡数。

（2）踝扭伤

① 气滞血瘀证：损伤早期，踝关节疼痛，活动时加剧，局部明显肿胀及皮下瘀斑，关节活动受限。舌暗红或有瘀点，脉弦。

② 筋脉失养证：损伤后期，关节持续隐痛，轻度肿胀，或可触及硬结，步行欠力。舌淡，苔薄，脉弦细。

三、鉴别诊断

扭伤常与骨折、关节脱位、韧带撕裂等疾病相鉴别。以上病症均可出现关节疼痛、肿胀等，但其疼痛的部位、性质以及其发病时的伴随症状，都会有明显的区别。腰部扭伤还可与脊椎结核、肿瘤等相鉴别，具体应以影像学等辅助检查为依据。

四、临床治疗——针灸疗法

1. 基本治疗

治法：祛瘀消肿，舒筋通络。取扭伤局部腧穴为主。

主穴：阿是穴、局部腧穴。

腰部为阿是穴、大肠俞、腰痛点、委中。颈部为阿是穴、风池、绝骨、后溪。肩部为阿是穴、肩髃、肩髎、肩贞。肘部为阿是穴、曲池、小海、天井。腕部为阿是穴、阳溪、阳池、阳谷。髋部为阿是穴、环跳、秩边、居髎。膝部为阿是穴、膝眼、膝阳关、梁丘。踝部为阿是穴、申脉、解溪、丘墟。

配穴：①根据病位配合循经远端取穴。急性腰扭伤：督脉病证配水沟或后溪；足太阳经筋病证配昆仑或后溪；手阳明经筋病证配手三里或三间。②根据病位在其上下循经邻近取穴，如膝内侧扭伤，病在足太阴脾经，可在扭伤部位其上取血海，其下取阴陵泉。③根据手足同名经配穴法进行上下配穴。方法：踝关节与腕关节对应、膝关节与肘关节对应、髋关节与肩关节对应。例如，踝关节外侧昆仑穴、申脉穴处扭伤，病在足太阳经，可在对侧腕关节手太阳经养老穴、阳谷穴处寻找最明显的压痛的穴位针刺；再如，膝关节内上方扭伤，病在足太阴经，可在对侧手太阴经尺泽穴处寻找最明显的压痛点针刺；以此类推。

方义：扭伤多为关节伤筋，属经筋病，"在筋守筋"，局部腧穴，可疏通经络，宣散壅滞，并配合循经远部取穴，加强疏导本经气血的作用，达到"通则不痛"的效果。

操作：毫针泻法。陈旧性损伤可用温针灸。急性扭伤者，常采用阻力针法，具有针入痛止之效。

2. 其他治疗

（1）刺络拔罐法　取阿是穴，以皮肤针叩刺疼痛肿胀局部，以微渗血为度，加拔火罐。

（2）耳针法　取对应部位的敏感点、神门，中强度刺激，或用埋针法、压丸法。

第七节　蛇串疮

一、概述

蛇串疮是以皮肤突发簇集状疱疹，呈带状分布，并伴强烈痛感为主症的病证。因其疱疹常累如串珠，分布于腰、胁部，状如蛇形，名"蛇串疮"，又称为"蛇丹""缠腰火丹"等。

蛇串疮的发生常与情志不畅、过食辛辣厚味、感受火热时毒等因素有关。本病病位在皮部，主要与肝、脾相关。基本病机是火毒湿热蕴蒸于肌肤、经络。

本病相当于西医学的带状疱疹，是由水痘-带状疱疹病毒所致的急性疱疹性皮肤病。

二、临床诊断要领

（一）四诊要点

1. 问诊

（1）诱因　发病前是否有特殊诱因，如感染性疾病、肿瘤、外伤、过度疲劳、女性是否月经期等，询问诱因有助于明确诊断及辅助制定治疗方案。

（2）病史　是否有水痘病史，皮疹发生前是否有乏力、低热、纳差等症状。询问病史有助于明确诊断及制定诊疗方案。

（3）皮损　皮损是否疼痛明显，是否呈带状分布，是否不过身体中线。询问皮损情况有助于明确诊断及制定针灸治疗方案。

（4）兼症　发病同时伴发症状，如口苦咽干、烦躁易怒或脘腹痞闷等。问兼症有助于做出正确的辨证诊断，指导针灸临证选穴。

2. 望诊

（1）望皮损　皮损色鲜红，水疱饱满，疱壁紧张，为肝经火毒；皮损色淡红，疱壁松弛，常有糜烂渗出液，起黄白水疱，为脾经湿热；皮疹消失后皮肤色暗，为瘀血阻络。

（2）望舌　舌红，苔黄，为肝经火毒；舌淡红，苔黄腻，为脾经湿热；舌紫暗，苔薄白，为瘀血阻络。

3. 切诊　脉弦滑数，为肝经火毒；脉滑数，为脾经湿热；脉弦细，为瘀血阻络。

（二）辅助检查选择

本病血常规一般正常。疱底刮取物涂片找到多核巨细胞和核内包涵体、疱液或脑脊液分离到病毒有助于诊断。

（三）诊断标准

1. 皮损多为绿豆大小的水疱，簇集成群，疱壁较紧张，基底色红，常单侧分布，排列成带状。严重者，皮损可表现为出血性，或可见坏疽性损害。皮损发于头面部者，病情往往较重。

2. 皮疹出现前，常先有皮肤刺痛或灼热感，可伴有周身轻度不适、发热。

3. 自觉疼痛明显，可有难以忍受的剧痛或皮疹消退后遗疼痛。

（四）辨证要点

1. **主症**　初起时患部皮肤灼热刺痛、发红，继则出现簇集性粟粒大小丘状疱疹，多呈带状排列，多发生于身体一侧，以腰、胁部最为常见。

2.**辨证** 皮损色鲜红，灼热疼痛，水疱饱满，疱壁紧张，口苦咽干，烦躁易怒，苔黄，脉弦滑数，为肝经火毒；皮损色淡红，疱壁松弛，常有糜烂渗出液，起黄白水疱，脘腹痞闷，苔黄腻，脉滑数，为脾经湿热；皮疹消退后遗留顽固性疼痛，皮肤色暗，为瘀血阻络。

三、鉴别诊断

本病主要与热疮、漆疮等相鉴别。

1.**热疮** 多发于皮肤黏膜交界处，粟粒到绿豆大小的水疱，疱壁薄，易破裂，常聚集一处，1周左右痊愈，但易复发，必要时可做病原学检查。

2.**漆疮（膏药风）** 发病前有明确的接触史，皮疹发生在接触部位，与神经分布无关。无疼痛，自觉灼热、瘙痒。

四、临床治疗——针灸疗法

1.基本治疗

治法：泻火解毒，通络止痛。以局部阿是穴、病变相应节段夹脊穴及手足少阳经穴为主。

主穴：阿是穴、夹脊穴、支沟、阳陵泉、行间。

配穴：肝经火毒配侠溪、太冲；脾经湿热配阴陵泉、血海；瘀血阻络配合谷、血海。便秘配天枢；心烦配神门。

方义：皮损局部围刺及刺络拔罐，可活血通络、祛瘀泻毒；相应节段夹脊穴调畅患部气血；支沟、阳陵泉清泻少阳之邪热；行间为足厥阴肝经荥穴，具有疏肝泻热之功。诸穴合用，清热泻火，通络止痛。

操作：皮损局部围刺、浅刺，在疱疹带的头、尾各刺一针，两旁则根据疱疹带的大小选取数点，向疱疹中央沿皮平刺。或用三棱针点刺疱疹及周围，点刺后加拔火罐，令每罐出血3～5mL。夹脊穴向脊柱方向斜刺1.5寸，行捻转泻法，可用电针。

2.其他治疗

（1）火针法 以碘伏消毒，在疱疹起止的两端及中间选定治疗部位，根据疱疹簇的大小确定所刺针数，以簇中疱疹数量的1/3～1/2为宜。进针深度以针尖刺破疱疹，达到其底部为度。对于较大的脓疱或血疱即直径＞0.5cm者，用粗火针点刺。刺后加拔火罐。患者就诊前3天每日治疗1次，之后隔日1次。适用于疱疹期。

（2）艾灸法 取疱疹患处阿是穴。用艾条回旋灸，以热引热，外透毒邪。每个部位施灸3～5分钟。或用铺棉灸，将药棉撕成薄薄的一片，面积同疱疹大小，覆盖疱疹，从一边点燃。注意棉花片要足够薄，不要灼伤局部皮肤。

（3）灯火灸 用灯心草蘸麻油，点燃后对准水疱中央点灼，发出清脆"啪"声即可。水疱破处可涂碘伏消毒。

第八节 湿 疹

一、概述

湿疹是以皮肤呈丘疹、疱疹、渗出、肥厚等多形性损害，并反复发作为临床表现的疾病。

本病属中医学"湿疮"范畴，其发生内因主要与体质、情志、脏腑功能失调有关。外因主要与风、湿、热邪及饮食不当有关。湿邪是主要因素，湿性黏腻、重浊，故病多迁延。本病病位在皮肤。基本病机是湿热相搏，化燥生风，皮肤受损。

西医学认为本病是由多种内外因素引起的一种具有明显渗出倾向的炎症性皮肤病，明显瘙痒，容易复发，严重影响患者的生活质量。湿疹的病因尚不明确，目前多认为是机体内部因素，如免疫功能异常、皮肤屏障功能障碍等基础上，由多种内外因素综合作用的结果。

二、临床诊断要领

（一）四诊要点

1.问诊

（1）病史 问发病缓急，有助于明确湿疹诊断及湿疹所处分期。如发病急，病程短，多为湿热浸淫；发病较缓，多为脾虚湿蕴；病情迁延反复，多为血虚风燥。

（2）诱因　发病前是否有特殊诱因，如明确接触史或可能过敏原，存在精神紧张、压力过大等情况，有发热等感染情况，曾服用一些特殊药物。询问诱因有利于鉴别诊断其他皮肤病及辅助制定治疗方案。

（3）皮损　皮损部位是否有渗出或渗出倾向，是否瘙痒为主，是否左右对称分布。询问皮损情况有助于明确诊断及制定针灸治疗方案。

（4）兼症　发病同时伴发症状，如心烦易怒、身热口渴，或纳少神疲、腹胀便溏或头昏乏力、口干不欲饮等。问兼症有助于做出正确的辨证诊断。如伴身热口渴，大便秘结，小便短赤，为湿热浸淫；身倦神疲，胸闷纳呆，大便或溏，为脾虚湿蕴；头昏乏力，舌淡苔白，脉细，为血虚风燥。

2.望诊

（1）望皮损　局部皮损初起，皮肤焮红潮热，为湿热浸淫；皮肤轻度潮红，渗液浸淫，糜烂，为脾虚湿蕴；皮肤粗糙脱屑、开裂，为血虚风燥。

（2）望舌　舌红，苔黄腻，多为湿热浸淫；舌淡胖有齿痕，苔白腻，多为脾虚湿蕴；舌淡，苔白，多为血虚风燥。

3.切诊　脉滑数，多为湿热浸淫；脉濡缓，多为脾虚湿蕴；脉弦细，多为血虚风燥。

（二）辅助检查选择

湿疹的诊断主要根据临床表现，结合必要的实验室检查或组织病理学检查。

1.血常规检查　检测嗜酸粒细胞、血清嗜酸性阳离子蛋白、血清 IgE 增高等，主要用于辅助诊断湿疹类变态反应性疾病。

2.变应原检查及斑贴试验　用于明确可能过敏原及鉴别接触性皮炎。

3.真菌检查、局部细菌培养及疥虫检查　用于明确浅部真菌感染、继发细菌感染情况及疥疮的发生。

4.血清免疫球蛋白检查　可帮助鉴别有湿疹皮炎皮损的先天性疾病。

5.局部皮损组织病理学检查　可帮助进一步明确诊断。

（三）诊断标准

1.急性湿疹

（1）皮损呈多形性，如潮红、丘疹、水疱、糜烂、渗出、痂皮、脱屑，常数种形态同时存在。

（2）起病急，自觉灼热，剧烈瘙痒。

（3）皮损常对称分布，以头、面、四肢远端、阴囊等处多见。可泛发全身。

（4）可发展成亚急性或慢性湿疮，时轻时重，反复不愈。

2.亚急性湿疹　皮损渗出较少，以丘疹、丘疱疹、结痂、鳞屑为主。有轻度糜烂面，颜色较暗红。亦可见轻度浸润，剧烈瘙痒。

3.慢性湿疹　多局限于某一部位，境界清楚，有明显的肥厚浸润，表面粗糙，或呈苔藓样变，颜色褐红或褐色，常伴有丘疱疹、痂皮、抓痕。倾向湿润变化，常反复发作，时轻时重，有阵发性瘙痒。

（四）辨证要点

1.主症　皮损呈对称性、多形性、瘙痒显著、反复发作。急性期多见红斑、丘疹、水疱、渗出、糜烂、结痂等；慢性期多见皮肤呈褐红色、浸润、肥厚、粗糙、皲裂、苔藓样改变等。

2.辨证　发病急，病程短，局部皮损初起，皮肤焮红潮热，身热口渴，大便秘结，小便短赤，舌质红，舌苔黄腻，脉滑数，为湿热浸淫；发病较缓，皮肤轻度潮红，渗液浸淫，糜烂，身倦神疲，胸闷纳呆，大便或溏，舌质淡红，苔白腻或淡黄腻，脉濡，为脾虚湿蕴；病情迁延反复，皮肤粗糙脱屑、开裂，头昏乏力，舌淡苔白，脉细，为血虚风燥。

三、鉴别诊断

本病主要与接触性皮炎、神经性皮炎相鉴别。

1.接触性皮炎　接触性皮炎局部皮损表现与急性湿疹有相似之处。但皮疹主要发生在接触部位，有明确的接触史，变现为边界清楚的红斑、丘疹、丘疱疹，严重时可出现水疱或大疱，一般病程较短。而湿疹皮损边界不清晰，发病部位可发于任何部位，病程较长且易反复，故不难鉴别。

2.神经性皮炎　神经性皮炎皮损与慢性湿疹有相似之处，都有皮肤肥厚、苔藓样改变等表现。但神经性皮炎慢性起病，无急性发作病史，多发生在颈项、肘膝关节伸侧、腰骶部等处，结合湿疹皮疹特点可以进行鉴别。

四、临床治疗——针灸疗法

1. 基本治疗

治法：清热利湿。以手阳明、足太阴经穴为主。

主穴：曲池、阴陵泉、血海、阿是穴、风市。

配穴：湿热浸淫配合谷、内庭；脾虚湿蕴配足三里、脾俞；血虚风燥配膈俞、三阴交。阴囊湿疹配箕门、曲泉、蠡沟；肛门湿疹配长强；肘、膝窝湿疹配尺泽、委中；面部湿疹配风池、颧髎。

方义：曲池清泻阳明热邪；阴陵泉清化湿浊；血海活血祛风；患部阿是穴用毫针围刺可疏调局部经络之气，配合风市以祛风止痒。

操作：患部阿是穴用毫针围刺。

2. 其他治疗

（1）穴位注射法　取曲池、肺俞、大椎、血海、足三里。用苦参注射液或板蓝根注射液、当归注射液，每日 1 次，每次选两穴，每穴注射 2mL。

（2）皮肤针法　叩刺大椎、大杼至白环俞。每日 1 次，叩刺强度中等，至皮肤潮红为度。

第九节　神经性皮炎

一、概述

神经性皮炎是以皮肤肥厚变硬、皮沟加深、苔藓样改变和阵发性剧烈瘙痒为特征的皮肤病，是皮肤神经功能失调所致，又称慢性单纯性苔藓。病变范围多局限，少有全身发病，多见于成年人。精神因素被认为是主要的诱因，情绪紧张、焦虑都可促使皮损发生或复发。

神经性皮炎属于中医学"牛皮癣""顽癣""摄领疮"范畴。其发生多与情志不遂、风热侵袭、过食辛辣等因素有关。病位在肌肤腠理络脉，与肺、肝关系密切。基本病机是风热外袭或郁火外窜肌肤，化燥生风。

西医认为神经精神功能障碍、硬领机械性摩擦、日光照射、长期消化不良或便秘、内分泌紊乱、酒精中毒、感染性病灶的致敏等因素可促发本病。

二、临床诊断要领

（一）四诊要点

1. 问诊

（1）诱因　本病发病前是否有特殊诱因，精神紧张、焦虑、抑郁等情绪异常；是否有长期饮酒、食辛辣食物、长期消化不良、衣物反复摩擦等表现。询问发病诱因有助于明确诊断，辅助制定治疗及调护方案。如食辛辣食物后加重，为风热侵袭；因情志不畅而诱发或加重，为肝郁化火。

（2）病史　询问发病缓急、皮损是否周期性加重等。询问病史有助于明确诊断及制定诊疗方案。如发病初期多为风热侵袭；久病多为血虚风燥。

（3）皮损　询问皮损是否有皮肤增厚、皮纹变粗，是否瘙痒明显、搔抓后瘙痒加重等。询问皮损情况有助于明确诊断及制定针灸治疗方案。如皮肤增厚，干燥粗糙，阵发性剧痒、搔抓后瘙痒加重，为久病血虚风燥。

（4）兼症　问皮疹发病同时伴发症状，如口苦咽干、心烦易怒，失眠多梦、头晕目眩或心悸怔忡、气短乏力等。问兼症有助于做出正确的辨证诊断，指导针灸辨证选穴。

2. 望诊

（1）望皮损　皮肤瘙痒，丘疹成正常肤色或红色为发病初期；皮肤增厚，干燥粗糙，色素沉着为久病。

（2）望舌　舌淡红，苔薄黄，为风热侵袭；舌红，为肝郁化火；舌淡，苔薄，为血虚风燥。

3. 切诊　脉濡或浮数，为风热侵袭；脉弦，为肝郁化火；脉细，为血虚风燥。

（二）辅助检查选择

本病可取局部皮损进行组织病理检查。组织病理可见角化过度，棘层肥厚，表皮突延长，细胞内及细胞间水肿，基层较多色素颗粒。真皮浅层高度水肿，血管及淋巴管水肿、扩张，血管周围有淋巴细胞、白细胞、浆细胞及肥大细胞，少见胶原纤维和张力纤维肿胀。

（三）诊断标准

1. 皮损如牛项之皮，顽硬且坚，抓之如枯木，瘙痒剧烈。

2. 好发于颈项部，其次发于眼睑、四肢伸侧及腰背、骶、髋等部位，呈对称分布，或呈线状排列。亦可泛发于全身。

3. 多见于情志不遂，夜寐欠安之成年人。病程较长。

4. 组织病理检查示表皮角化过度，棘层肥厚，表皮突延长，可伴有轻度海绵形成。真皮部毛细血管增生，血管周围有淋巴细胞浸润。或可见真皮纤维母细胞增生，呈纤维化。

（四）辨证要点

1. **主症**　初起时局部皮肤阵发性瘙痒；随后皮肤出现粟米至米粒大小、扁平有光泽的淡红色皮疹，密集成群；日久皮损融合成片，皮肤增厚、粗糙，搔抓后有脱屑，阵发性剧痒。

2. **辨证**　发病初期，皮肤瘙痒，丘疹成正常肤色或红色，食辛辣食物后加重，舌淡红，苔薄黄，脉濡或浮数，为风热侵袭；因情志不畅而诱发或加重，舌红，脉弦，为肝郁化火；久病皮肤增厚，干燥粗糙，色素沉着，舌淡，苔薄，脉细，为血虚风燥。

三、鉴别诊断

本病主要与慢性湿疹、特应性皮炎、扁平苔藓、局限性皮肤淀粉样变相鉴别。

1. **慢性湿疹**　皮损为暗红色肥厚斑片，搔抓刺激后有渗出倾向，或曾有发生红丘疹、小水疱、渗出等急性、亚急性湿疹病史。其中有渗出倾向是主要鉴别点。

2. **特应性皮炎**　青年人及成人期特应性皮炎常呈范发的多数和苔藓样斑片，类似播散性慢性单纯性苔藓。特应性皮炎为遗传过敏性疾病。患者及其家族中常有哮喘、过敏性皮炎或荨麻疹等病史。患者幼儿期常有婴儿湿疹史，血清中IgE及血中嗜酸性粒细胞常增高。

3. **扁平苔藓**　可发于全身各处，可伴发黏膜损害，皮损为紫红色，多角形扁平丘疹，有Wickham纹。组织病理变化有其特异性。

4. **局限性皮肤淀粉样变**　皮损多发于小腿伸侧及肩背部，为高粱米大小的圆顶丘疹，质地坚实，密集成片，皮损组织病理变化有诊断意义。

四、临床治疗——针灸疗法

1. 基本治疗

治法：疏风止痒，清热润燥。以病变局部阿是穴及手阳明、足太阴经穴为主。

主穴：阿是穴、曲池、血海、膈俞。

配穴：风热侵袭配外关、风池；肝郁化火配肝俞、行间；血虚风燥配肝俞、足三里、三阴交。

方义：阿是穴，既可宣散局部的风热郁火，又能疏通患部的经络气血，使患部肌肤得以濡养；曲池祛风清热止痒；血海、膈俞调和营血，祛风止痒。

操作：患部阿是穴围刺。并可艾灸，局部选用铺棉灸或隔姜灸均可。

2. 其他治疗

（1）**皮肤针法**　取患部阿是穴。皮肤针由外向内螺旋式叩刺，以少量出血为度，每3日治疗1次。同时可配合拔罐或艾条灸。

（2）**耳针法**　取肺、肝、神门、相应病变位置。毫针刺法或压丸法。

第十节　第三腰椎横突综合征

一、概述

第三腰椎横突综合征是指第三腰椎横突及其周围软组织的急慢性损伤、劳损，使第三腰椎横突处发生无菌性炎症、粘连、变性和增厚，刺激附近的腰脊神经而引起腰臀部疼痛的综合症候群，又称"腰三横突周围炎"或"腰三横突滑囊炎"。本病以第三腰椎横突处明显压痛为主要特征，多发生在青壮年体力劳动者。

中医学认为第三腰椎横突综合征的发生主要为感受风寒邪侵，风寒侵袭腰部经脉，致使经脉痹阻；或长期负重过度劳累或突然扭挫、跌仆外伤，致使腰部经脉气血瘀阻，经络不畅；或年老体弱，久病体虚或禀赋不足，肝血亏虚，肾精亏少，腰部失养。总之，中医学认为风寒阻络或跌仆扭挫、负重过劳为第三腰椎横突综合征发生的诱发因素，经脉受阻、气血运行不畅是疼痛出现的病机；属中医"筋伤""腰痛"范畴。

二、临床诊断要领

（一）四诊要点

1. 问诊

（1）诱因与起病缓急　因腰部突然前屈或侧屈时，由于外力作用，使附着于第三腰椎横突上的肌肉、筋膜超过其承受力量，而致损伤，多属实证。因长期从事弯腰工作，由于动作的不协调，腰背部肌肉收缩而使肥大的第三腰椎横突周围的软组织被牵拉，附于横突上的深筋膜被撕裂而造成损伤，或因为腰部肌肉上下滑动于第三腰椎横突形成保护性滑囊，在同侧或对侧肌肉牵拉作用力与反作用力影响下形成损伤，多属虚证。

（2）疼痛性质　腰痛日久，酸软无力，喜按喜揉，为肾虚；腰痛如刺，痛处固定，拒按，为血瘀；腰部冷痛，转侧俯仰不利，遇寒痛增，得温痛缓，为风寒。

（3）疼痛部位　一般为一侧慢性腰痛，晨起或弯腰疼痛加重，久坐直起困难，有时可向下肢放射至膝部。

2. 望诊　气滞血瘀者多舌暗红，风寒阻络者多舌质淡苔白滑，肝肾亏虚者多舌质红。

3. 切诊　气滞血瘀者多脉弦紧，风寒阻络者多脉沉紧，肝肾亏虚者多脉弦细数。

（二）查体要点

1. 视诊　患者可能有不同程度的腰部脊柱侧弯、生理前凸减小；腰部活动受限，腰部俯仰转侧活动受限，尤以健侧侧屈和旋转时为甚。

2. 触诊　在第三腰椎横突外缘，相当于第三腰椎棘突旁4cm处，可触及明显压痛及局限性肌紧张或肌痉挛。按压时，可刺激第三腰神经分支而引起大腿及膝部的放射痛。第三腰椎横突局部可触及条索状或结节状物，并有弹响感。

（三）辅助检查选择

X线检查一般无异常发现，少数患者可见第三腰椎横突较长或肥大改变，有时横突左右不对称，生理前凸减小或消失。

（四）诊断标准

1. 有突然弯腰扭伤，长期慢性劳损或腰部受凉史。

2. 多见于从事体力劳动的青壮年。

3. 一侧慢性腰痛，晨起或弯腰疼痛加重，久坐直起困难，有时可向下肢放射至膝部。

4. 第三腰椎横突处压痛明显，并可触及条索状硬结。

5. X线摄片可示有第三腰椎横突过长或左右不对称。

（五）辨证要点

1. 辨虚实　虚证多由长期劳累、禀赋虚弱，或年老体衰肝肾亏虚，气血难以濡养筋骨而致。实证多由于腰部感受风寒邪侵，风寒阻络，经络痹阻不畅；跌仆闪挫，长期或突然腰部强力负重，或体位不正，腰部用力不当，或反复多次慢性劳损损伤筋骨及经脉气血，气血阻滞不通，瘀血内停而致。

2. 辨舌脉　气滞血瘀者多舌暗红，脉弦紧；风寒阻络者多舌质淡，苔白滑，脉沉紧；肝肾亏虚者多舌质红，脉弦细数。

3. 辨经络　如足太阳脉令人腰痛，疼痛位于腰脊两侧，并有明显压痛；督脉令人腰痛，疼痛位于腰脊中线部，并有明显压痛。

三、鉴别诊断

主要与慢性腰肌劳损、梨状肌综合征、腰椎间盘突出症鉴别。

1. 慢性腰肌劳损　由急性腰扭伤后未经及时合理治疗或长期积累性腰部组织损伤引起。压痛范围广泛。常表现为腰骶部酸痛或钝痛，劳累后疼痛加重，休息、改变体位及局部捶打按摩后症状减轻，不能坚持弯腰工作，疼痛严重时可牵掣臀部及大腿后侧。而第三腰椎横突综合征压痛比较局限。

2. 梨状肌综合征　病人多为青壮年，疼痛从臀部开始，局限在坐骨结节和梨状肌部，可沿坐骨神经分布区域出现下肢放射痛并出现行走困难，并且在梨状肌的解剖部位可以触及梭形、腊肠状的块状物。梨状肌紧张试

验阳性，直腿抬高在 60°内疼痛显著，超过 60°疼痛反而减轻。

3. 腰椎间盘突出症 腰痛伴一侧下肢放射痛，呈阵发性加剧。腰部活动受限，尤以屈伸为甚。脊柱侧弯，直腿抬高及加强试验均为阳性，压痛点在腰椎棘突旁或腰骶部，且有叩击放射痛。CT、MRI 检查可见髓核突出。

四、临床治疗——推拿疗法

1. 治疗原则 舒筋通络，解痉止痛，活血化瘀。

2. 取穴及部位 阿是穴、大肠俞、肾俞、风市、环跳、委中、足三里、阳陵泉等穴位；腰臀部、同侧内收肌部。

3. 手法 按、揉、㨰、弹拨、擦等手法。

4. 操作

（1）患者俯卧位。医师站于一侧，以按揉法和㨰法分别作用于患侧臀部及大腿后外侧、小腿外侧 3～5 遍，配合点按环跳、风市、委中、足三里、阳陵泉等穴位。患者仰卧位。医师站于一侧，以手掌按揉大腿内收肌，结合"4"字形被动运动，在内收肌部位施以㨰法。

（2）患者俯卧位。医师站于一侧，先在第三腰椎横突周围施以柔和的㨰、按、揉等手法，3～5 分钟，配合点按肾俞、大肠俞穴，以酸胀为度。随后做与条索状硬结垂直方向的弹拨数次，手法要由轻到重，由浅入深，要柔和深透，并配合揉法进行操作。

（3）患者俯卧位。医师站于一侧，沿腰部两侧膀胱经施㨰法、揉法 3～5 分钟；配合腰部后伸等被动运动数次；最后以小鱼际擦法直擦背部两侧竖脊肌，以透热为度。

第十一节　肱骨外上髁炎

一、概述

肱骨外上髁炎是指由于急、慢性损伤而致的肱骨外上髁周围软组织的无菌性炎症，以肘关节外侧疼痛、旋前功能受限为主要临床表现的疾病，又称肱骨外上髁综合征、肱桡关节外侧滑囊炎、肱骨外上髁骨膜炎。因网球运动员好发本病，故也称为"网球肘"。

中医学认为肱骨外上髁炎的发生主要与患者体质虚弱、气血亏虚、血不荣筋、肌肉失却温煦、筋骨失于濡养有一定的关系。本病多见于中年人，属中医"筋伤"范畴。

二、临床诊断要领

（一）四诊要点

1. 问诊

（1）诱因与起病缓急　因长期从事特殊工种或职业，如砖瓦工、网球运动员者，长期劳累，伸腕肌起点反复受到牵拉刺激，引起部分撕裂和慢性炎症，进而在损伤肌腱附近发生粘连，以致纤维变性而引起本病，出现外上髁骨膜炎、滑膜炎、环状韧带创伤。有肘部损伤病史者，起病缓慢，多为虚证；因急性扭伤或拉伤诱发本病并不多见，多为实证。

（2）疼痛性质　肘部酸痛麻木，遇寒加重，得温痛缓，多属风寒；肘外侧疼痛，有热感，局部压痛明显，活动后疼痛减轻，属湿热；起病时间较长，肘部酸痛反复发作，提物无力，肘外侧压痛，喜按喜揉，属气血亏虚。

（3）疼痛部位　疼痛以肘关节外侧，肱骨外上髁处局限性酸痛为主。其疼痛在旋转、背伸、提拉、端、推等动作时更为剧烈，如拧衣、扫地、端茶壶、倒水等，同时沿伸腕肌向下放射。

（4）功能受限　多起病缓慢。轻者症状时隐时现，有的经数日或数月后自愈；重者可反复发作，疼痛为持续性，前臂旋转及握物无力，局部可呈肿胀。

2. 望诊　风寒阻络多舌苔薄白或白滑，湿热内蕴多舌苔黄腻，气血亏虚多舌淡苔白。

3. 切诊　风寒阻络多弦紧或浮紧，湿热内蕴多濡数，气血亏虚多沉细。

（二）查体要点

1. 视诊　肘关节局部肿胀不明显，肘关节活动不受限。

2. 触诊　肘关节外侧有明显压痛点，以肱骨外上髁处压痛为明显。压痛以肱骨外上髁处、环状韧带或肱桡关节间隙处明显，以及沿伸腕肌行走方向的广泛压痛。

3. **特殊试验** 前臂伸肌群紧张试验阳性，伸肌群抗阻试验阳性。Mill 征阳性。

（三）辅助检查选择

X 线检查一般无异常，部分可见肱骨外上髁粗糙或钙化阴影。

（四）诊断标准

1. 多见于特殊工种或职业，如砖瓦工、网球运动员或有肘部损伤病史者。

2. 活动时肘关节外侧疼痛，疼痛呈持续渐进性发展。做拧衣服、扫地、端壶倒水等动作时疼痛加重，常因疼痛而致前臂无力，握力减弱，甚至持物落地，休息时疼痛明显减轻或消失。

3. 活动时肘关节外侧压痛，以肱骨外上髁处压痛为明显，沿伸腕肌行走方向广泛压痛。前臂伸肌群紧张试验阳性，伸肌群抗阻试验阳性。

（五）辨证要点

1. **辨主症** 肘关节活动时疼痛，有时可向前臂、腕部和上臂放射，局部肿胀不明显，有明显而固定的压痛点，肘关节活动不受限。

2. **辨虚实** 虚证多由禀赋虚弱、长期从事特殊工种或职业，长期劳累，或年老体衰气血亏虚，筋骨无以濡养而致。实证多由于感受风寒邪侵所致风寒阻络。或由气候潮湿，涉水淋雨，伤于雾露，水中作业，久居湿地，湿邪侵袭人体，阻滞气机，与热邪相合，湿热交困，热因湿阻而难解，致湿热内蕴。

3. **辨舌脉** 风寒阻络者舌苔薄白或白滑，脉弦紧或浮紧；湿热内蕴者舌苔黄腻，脉濡数；气血亏虚者舌淡苔白，脉沉细。

4. **辨经络** 如手阳明之筋，上结于肘外，其病当所过者，支痛及转筋，多肘关节外上方（肱骨外上髁周围）有明显的压痛。

三、鉴别诊断

主要与肘关节外伤性骨化性肌炎、肱骨内上髁炎、肱桡滑膜囊炎鉴别。

1. **肘关节外伤性骨化性肌炎** 以肘关节活动障碍为主要症状，X 线检查可见肌间隙有钙化阴影。

2. **肱骨内上髁炎** 疼痛部位在内上髁部，疼痛位置明显不同，同时前臂屈肌紧张试验阳性故可鉴别。

3. **肱桡滑膜囊炎** 除局部压痛外，肘部旋前、旋后均受限，其疼痛点比肱骨外上髁炎略高，压痛比肱骨外上髁炎微轻，穿刺可吸出积液。

四、临床治疗——推拿疗法

1. **治疗原则** 行气活血，通络止痛，理筋解痉。

2. **取穴及部位** 阿是穴、尺泽、曲池、手三里、外关、合谷等穴位；前臂桡、背侧。

3. **手法** 滚、点、按、揉、拿、弹拨、擦法等手法。

4. **操作**

（1）患者取坐位或仰卧位。医师站或坐于患侧，以轻柔的滚法从肘部沿前臂背侧治疗，往返 10 次。

（2）患者取坐位或仰卧位。医师站或坐于患侧，以拇指点揉曲池、手三里、尺泽、少海等穴位，约 2 分钟，以酸胀为度；同时配合拿法沿伸腕肌往返提拿 10 次。

（3）患者取坐位或仰卧位。医师站或坐于患侧，医师一手持腕，使患肢前臂旋后位，另一手用屈曲的拇指端压于肱骨外上髁前方，其余四指放于肘关节内侧；一手逐渐屈曲肘关节至最大限度，另一手拇指用力按压肱骨外上髁的前方，然后再伸直肘关节；同时医师拇指推至患肢桡骨头之前上面，沿桡骨头前外缘自后弹拨伸腕肌起点，或将前臂旋前位，放置桌上，肘下垫物，医师以拇指向外方紧推邻近桡侧腕长、短伸肌，反复 10 次，弹拨范围可上下移动。

（4）患者取坐位或仰卧位。医师站或坐于患侧，以掌擦法自肘外侧沿伸腕肌治疗 2 分钟，以透热为度。

第十二节　膝骨关节炎

一、概述

膝骨关节炎是指膝关节的退行性改变和慢性积累性关节磨损造成的一种以关节软骨的变性、破坏及骨质增生为主要病理特征的慢性关节病，临床以关节疼痛、变形和活动受限为特点，又称退行性关节炎、老年性关节炎等。膝骨关节炎是最常见的骨关节炎。

中医学认为肾主骨、肝主筋，人至中年以后，肝肾逐渐亏虚，骨与关节失养，造成膝关节局部劳损瘀阻，复感风寒湿等外邪，在膝关节周围形成寒凝、痰阻、瘀滞，不通则痛、不荣则痛。因此，肝肾亏虚是本病的基本病机，风、寒、湿等外邪侵袭及跌仆扭伤为诱发因素，血瘀、痰浊同为致病因素。本病属中医"骨痹"范畴。本病发病年龄多在 50 岁以上，女性多于男性。

二、临床诊断要领

（一）四诊要点

1. 问诊

（1）诱因与起病缓急　膝关节活动时疼痛，初起时，疼痛为发作性，后为持续性，劳累和夜间疼痛较重，上下楼梯时明显。

（2）疼痛性质　痛无定处为行痹；疼痛剧烈，痛有定处，遇寒痛剧为痛痹；疼痛重着，或肿胀麻木为着痹；红肿热痛为热痹。

（3）关节活动受限　跑、跳、跪、蹲均受不同程度地限制；关节活动时可有摩擦或弹响音，部分患者关节肿胀。

2. 望诊　肾虚髓亏者多舌淡红、苔薄白；阳虚寒凝者多舌淡，苔白；瘀血阻滞者多舌紫暗。

3. 闻诊　部分患者膝关节活动时可有摩擦或弹响音。

4. 切诊　肾虚髓亏者多脉细；阳虚寒凝者多脉沉细缓；瘀血阻滞者多脉沉或细涩。

（二）查体要点

1. 视诊

（1）望步态　患者膝关节活动受限，跑、跳、跪、蹲均受不同程度的限制。

（2）望局部　部分患者可出现关节肿胀，关节骨性突起和肥大。后期可以出现关节畸形及肌肉萎缩。

2. 触诊　膝关节周围有明显压痛。关节活动度减小及膝关节周围肌肉肌力的减弱。

3. 听诊　可有膝关节摩擦或弹响音。

4. 动诊　主要表现为膝关节屈伸功能活动不同程度受限。

5. 量诊　后期可以出现膝关节周围肌肉萎缩，表现为大腿周径变小。

（三）辅助检查选择

1. X 线检查可见股、胫骨内外髁增生，胫骨髁间突变尖，关节间隙变窄，髌骨边缘骨质增生等。

2. 血与尿常规检查、血沉检查、抗链球菌溶血素"O"及类风湿因子检查均无异常。

（四）诊断标准

1. 近 1 个月内反复的膝关节疼痛。

2. X 线片（站立位或负重位）示关节间隙变窄，软骨下骨质硬化和（或）囊性变，关节边缘骨赘形成。

3. 年龄≥50 岁。

4. 晨僵≤30min。

5. 活动时有骨摩擦音（感）。

满足诊断标准 1 及 2、3、4、5 条中的任意 2 条可诊断为膝骨关节炎。

（五）辨证要点

1. 辨膝痹　痛无定处，舌质淡，苔薄白，脉浮者，为行痹；疼痛剧烈，痛有定处，遇寒痛剧，苔薄白，脉弦紧者，为痛痹；疼痛重着，或肿胀麻木，苔白腻，脉濡缓者，为着痹；红肿热痛，舌红苔黄，脉滑数者，为热痹。

2. 辨经络　膝关节内侧疼痛多为足三阴经脉与经筋所主，膝关节外侧疼痛多为足少阳经脉与经筋所主，膝关节前侧疼痛多为足阳明经脉与经筋所主，膝关节后侧疼痛多为足太阳经脉与经筋所主。

3. 辨证候

① 肾虚髓亏：关节隐隐作痛，腰膝酸软，腰腿不利，俯仰转侧不利。伴有头晕，耳鸣，耳聋，目眩。舌

淡红、苔薄白，脉细。

②阳虚寒凝：肢体关节疼痛，重著，屈伸不利，天气变化加重，昼轻夜重，遇寒痛增，得热稍减。舌淡，苔白，脉沉细缓。

③瘀血阻滞：关节刺痛，痛处固定，关节畸形，活动不利，或腰弯背驼，面色晦暗。唇舌紫暗，脉沉或细涩。

三、鉴别诊断

主要与化脓性膝骨关节炎、半月板损伤、膝关节结核鉴别。

1. 化脓性膝骨关节炎　膝部皮温改变明显，局部红肿疼痛及关节活动受限症状较本病为重，多伴有高热，白细胞计数及中性粒细胞增高明显，血沉加快。早期X线可无明显变化，后期可见骨质破坏，关节间隙变窄或消失。

2. 半月板损伤　疼痛主要位于关节间隙，旋转运动可使疼痛加重，其弹响比髌骨软骨软化的摩擦音更响亮，其关节为真性绞锁，引起的痛苦及恐惧感均比假性绞锁重。

3. 膝关节结核　一般起病缓慢，病史较长，多有低热、盗汗等全身结核中毒症状。X线检查可见关节间隙变窄，骨质破坏。

四、临床治疗——推拿疗法

1. 治疗原则　疏经通络，活血化瘀，松解粘连，滑利关节。

2. 取穴及部位　鹤顶、内外膝眼、阳陵泉、血海、梁丘、伏兔、委中、承山、风市等穴位；膝关节周围。

3. 手法　摖、点、揉、按、弹拨、拿、擦、摇法等。

4. 操作

（1）患者取仰卧位。医师站于一侧，以揉法作用于大腿股四头肌，重点在髌骨上部操作，约5分钟；点揉鹤顶、内外膝眼、阳陵泉、血海、梁丘、伏兔、风市等穴位，约3分钟。

（2）患者取俯卧位。医师站于一侧，以摖法作用于大腿后侧、腘窝及小腿后侧，约3分钟，拿委中、承山穴数次。

（3）患者仰卧位。医师站于一侧，以按揉与弹拨法交替作用在髌韧带、内外侧副韧带，重点在鹤顶、内外膝眼、阳陵泉、血海、梁丘等穴周围进行治疗，约3分钟。提拿髌骨数次。以掌擦法擦患膝周围，透热为度。

（4）患者仰卧位，屈髋屈膝。医师站于一侧，一手扶按患膝髌骨，另一手握持小腿远端，做屈膝摇法，配合膝关节的屈伸、旋转等被动活动数次。

第十三节　踝关节扭伤

一、概述

踝关节扭伤，多是由于行走时不慎踏在不平的路面上或腾空后足跖屈落地，足部受力不均，而致踝关节过度内翻或外翻而造成踝关节软组织损伤，引起局部肿胀、疼痛和功能障碍的一种病症。踝关节扭伤包括踝部韧带、肌腱、关节囊等软组织的损伤，但主要是指韧带的损伤。根据踝部扭伤时足所处位置的不同，可以分为内翻扭伤和外翻扭伤两种，其中尤以距跖内翻位扭伤最多见。内翻位扭伤多造成踝部外侧的距腓前韧带和跟腓韧带损伤，距腓后韧带损伤则少见。外翻位扭伤多损伤踝部内侧的三角韧带，但由于三角韧带较坚韧，一般不易造成韧带的损伤而常发生内踝的撕脱骨折。本病任何年龄均可发病，尤以青壮年更为多见。

中医学认为，本病属中医"筋伤""踝缝伤筋"范畴。本病多因剧烈运动或负重不当、跌仆闪扭、牵拉以及过度扭转造成足踝部经筋扭挫、气血壅滞于局部、经气运行受阻所致。

二、临床诊断要领

（一）四诊要点

1. 问诊

（1）诱因与起病缓急　患者常有明确的踝部内翻或外翻扭伤史，急性起病。

（2）疼痛部位　内翻扭伤时，一般是外侧副韧带损伤，疼痛肿胀部位主要集中在外踝前下方；外翻扭伤时，一般是内侧副韧带损伤，肿胀疼痛部位主要集中在内踝前下方。

（3）功能障碍　踝关节局部疼痛、步行困难，踝关节活动受限，甚则跛行。

2. 望诊　气滞血瘀证多舌质红，边有瘀点；筋脉失养证多舌质淡，苔薄。

3. 切诊　气滞血瘀证多脉弦，筋脉失养证多脉弦细。

（二）查体要点

1. 视诊

（1）望步态　患者踝部疼痛，常有步行困难、跛行等，走路时患足不能用力着地。踝关节活动受限，以内、外翻活动及行走时疼痛明显。

（2）望局部　局部肿胀甚则整个踝关节均肿胀。损伤后局部血管破裂，可见皮下瘀血明显，在受伤后2～3天，皮下瘀血青紫更为明显。

2. 触诊　内翻扭伤时，压痛主要集中在外踝前下方；外翻扭伤时，压痛主要集中在内踝前下方。

（三）辅助检查选择

X线检查未见骨折、脱位等。被动足内翻或外翻位应力位片，可见距骨倾斜的角度增大，甚至可见移位现象。

（四）诊断标准

1. 有明确的踝部外伤史。

2. 损伤后踝关节即出现疼痛，局部肿胀，皮下瘀斑，伴跛行。

3. 局部压痛明显，若内翻扭伤者，将足做内翻动作时，外踝前下方剧痛；若外翻扭伤者，将足做外翻动作时，内踝前下方剧痛。

4. X线摄片检查未见骨折。

（五）辨证要点

1. 辨病期　新伤者，有新伤史，疼痛剧烈、局部肿胀明显，关节活动功能障碍明显。陈旧伤者，有扭伤病史，疼痛渐不明显，肤色青紫，关节活动受限；部分患者仍有明显肿痛或硬结如块。

2. 辨经络　其病当所过者。如足太阳经筋起始于足小趾，上结于外踝；足少阳之筋，起于小指次指，上结外踝；足太阴之筋，起于大指之端内侧，上结于内踝；足少阴之筋，起于小指之下，并足太阴之筋，邪走内踝之下；足厥阴之筋，起于大指之上，上结入内踝之前。

3. 辨兼症　新伤疼痛肿胀，活动不利者，为气滞血瘀；若为陈伤，遇天气变化反复发作者，为寒湿侵袭、瘀血阻络、筋脉失养。

三、鉴别诊断

主要与踝部骨折、第五跖骨基底骨折鉴别。

1. 踝部骨折　两者都有踝部扭伤史。踝部骨折局部肿胀严重，疼痛剧烈，压痛可能位于内踝、外踝、内踝尖、外踝尖，有时可触及异常活动或骨擦音。X线片检查可确诊。

2. 第五跖骨基底骨折　两者都有踝部扭伤史。第5跖骨基底骨折疼痛及压痛部位在第5跖骨基底部。X线片检查可确诊。

四、临床治疗——推拿疗法

1. 治疗原则　疏经通络，活血散瘀。

2. 取穴及部位　阳陵泉、丘墟、绝骨、然谷、照海、申脉等穴位；踝关节周围。

3. 手法　按、揉、一指禅推、拔伸、摇、擦法等。

4. 操作

（1）患者取仰卧位。医师站于患侧，以拇指按揉法作用于踝部，先从患部到周围，接着自外踝经小腿外侧至阳陵泉穴，按揉3遍，重点在阳陵泉、丘墟、绝骨、然谷、照海、申脉等穴位，以酸胀为度；再以一指禅推法作用于痛处，从局部向周围扩展，约3分钟。

（2）患者取仰卧位。医师站其足侧，拔伸踝关节数次，并做小幅度内外旋动；继而做踝关节摇法数次；以小鱼际擦法擦足背部，并经踝至小腿，以温热为度。

第十四节　颞下颌关节紊乱症

一、概述

颞下颌关节紊乱症是以颞下颌关节在咀嚼运动时疼痛、开口或闭口时发生杂音或弹响、张口度受限制为主要表现的综合症候群。多发生于 20～40 岁的青壮年，常为单侧发病。中医学又称为"颌痛""颊痛""口噤不开"等。

中医认为肝肾不足，气血虚弱，则经筋失养，关节不利，易受损伤；或因咀嚼硬物过劳伤筋，加之感受风寒，使经气凝滞而成本病。

西医学认为本病发病可能与关节损伤或运动过度，使关节周围肌肉过度疲劳，产生水肿，日久则形成瘢痕；或关节周围肌肉过度兴奋或抑制；或牙齿咬合功能的紊乱，反射性引起颞颌关节周围肌肉痉挛，致颞颌关节功能紊乱有关。

二、临床诊断要领

（一）四诊要点

1. 问诊

（1）诱因　是否存在外伤史、慢性病史。

（2）疼痛　有单侧或双侧颞颊部疼痛，以酸痛为主，咀嚼活动、张口刷牙时加重。且疼痛有时可放射至眼眶、颊、额、枕、颈、肩等处。

（3）张口困难　张口动作受限，不敢大笑、打哈欠及咬较硬食物，严重者甚至牙关紧闭。

2. 望诊　寒湿痹阻者，舌质淡，苔薄白或白腻；肾阳虚衰者，舌质淡胖嫩，苔白滑；瘀血阻络者，舌质紫暗，边有瘀斑，苔薄白或薄黄。

3. 切诊　寒湿痹阻者，脉象多弦紧、弦缓或沉紧；肾阳虚衰者，脉象多沉弦无力；瘀血阻络者，脉象多涩或弦数。

（二）查体要点

1. 视诊　开口度过小，开口时下颌偏斜或歪曲。病程较长时，可出现面部外形不对称。

2. 触诊　颞颌部周围触之疼痛，以酸痛为主。

3. 听诊　颞颌部关节弹响或杂音，可为单声清脆音或多声杂音。

（三）辅助检查选择

1. X 线平片　关节薛氏位和髁状突经咽侧位 X 线平片可发现有关节间隙改变和骨质改变，如硬化、骨破坏和增生、囊样变等，对比开口和闭口两个不同状态时髁状突的位置，可以了解关节的运动状态。

2. 关节造影　可发现关节盘移位、穿孔以及软骨面的变化。

3. 核磁共振　可以发现关节盘、肌肉等软组织的变化。

（四）诊断标准

1. 大多慢性起病，偶有外伤史。

2. 疼痛。有单侧或双侧颞颌部疼痛，以酸痛为主，咀嚼活动、张口刷牙时加重。疼痛有时可放射到眼眶、颊、额、枕、颈、肩等处。

3. 张口受限。患者不能做出张口动作，不敢大笑、打呵欠及咬较硬食物，严重者甚至牙关紧闭。

4. 部分患者可出现传导性耳鸣、耳聋、耳痛、眼胀畏光、眩晕、头痛、心悸，以及放射性疼痛，病程较长时，可出现面部外形不对称。

5. X 线检查示下颌关节一般无明显变化，但可排除颞颌关节部的骨折、脱位等病变。

（五）辨证要点

1. 辨虚实　新病，疼痛剧烈，口噤难开，为实证；久病，反复发作，以酸痛为主，为虚证。

2. 辨功能障碍　张口动作受限，不敢大笑、打哈欠及咬较硬食物，为功能障碍轻症；口噤难开，牙关紧闭，进食困难，为功能障碍重症。

三、鉴别诊断

主要与颌面部肿瘤、颞下颌关节脱位等疾病鉴别。

1. 颌面部肿瘤　颌面深部肿瘤也有开口困难或牙关紧闭，若有开口困难，特别是同时伴发脑神经症状或其他症状者，应考虑是否存在颌面深部肿瘤。行颌面部 CT 可鉴别。

2. 颞下颌关节脱位　颞下颌关节脱位者可见口半开不能闭合，咬食不便，流涎等症状。双侧脱位者可见下颌骨下垂、向前突出；单侧脱位者可见口角㖞斜，下颌骨向健侧倾斜，X 线摄片可见骨组织位置改变。

四、临床治疗——推拿疗法

1. 治则　舒筋活络，理筋整复。

2. 部位及取穴　颞颌关节、面颊部；颊车、下关、翳风、合谷等穴位。

3. 手法　按揉法、挤压法、一指禅推法、擦法等。

4. 操作

（1）松筋　患者正坐或仰卧位，先用指按揉法在面颊部进行缓和轻柔地操作约 2 分钟，以舒松颞颌关节周围肌肉，再用轻快柔和的一指禅推法在颊车、下关、翳风、颊车穴治疗，点揉合谷穴，约 3 分钟。

（2）整复　医师两手拇指按住患者两侧颊车，两手的其余四指扣托住下颌骨的下缘。然后两拇指按揉颊车，两手同时轻微地活动下颌。如有半脱位者，患者常可感到有轻微的弹跳感。下颌骨向健侧偏歪，咬合关系异常者，则让患者正位。医师站其身后，一手掌大鱼际按在患侧颞部和髁状突处，另一手掌按在健侧下颌部，令患者做张口和闭合运动，同时医师两手相对用力挤按，调整其咬合关系。

（3）理筋　在患侧颞颌部用大鱼际擦法，以热为度。

五、随诊要领

1. 问诊要点　重点询问治疗后症状变化，主要包括疼痛、关节活动的变化，有无出现新的症状；问清治疗后是否不适；问清患者经初治后对下一步治疗的期待与意愿。

2. 查体要点　重点检查疼痛、张口受限的变化。

3. 治疗决策　随访结果提示病情渐恢复者，维持原有治疗。病情改善不明显或有些证候更加突出者，综合评估病情以决定是否需要收入院进一步诊治。如有骨性改变，疗效欠佳者，需要矫正咬合关系，应转入口腔专科检查治疗，必要时应考虑外科手术治疗。

六、预防与生活调护

1. 嘱咐患者平素饮食应忌食生冷、坚硬食物，纠正不良的咀嚼习惯，避免单侧咀嚼及过度张口。
2. 注意颜面部保暖，防止寒邪侵袭。

七、预后评估

颞下颌关节紊乱症是口腔颌面部的常见疾病，发病机制尚未完全明了。本症的主要临床表现为关节区疼痛、运动时关节弹响、下颌运动障碍等，多数属关节功能失调，预后良好；但极少数病例也可发生器质性改变，应当及时就医。

第十五节　桡骨小头半脱位

一、概述

桡骨小头的关节囊松弛，当肘关节在伸直位时突然受到牵拉，肱桡关节间隙加大，关节内负压骤增，关节囊和环状韧带被吸入肱桡关节间隙，桡骨头被环状韧带卡住，不能回归原位，从而形成桡骨小头半脱位。故也称之为牵拉肘、肘错环、肘脱环。

本病是婴幼儿常见的肘部损伤之一，其中 2～3 岁发病率最高。幼儿桡骨小头发育尚不健全，穿衣或跌倒后，患儿前臂于旋前位被人用力向上提拉，即可造成桡骨小头半脱位。

二、临床诊断要领

（一）四诊要点

1. 问诊

（1）诱因与起病缓急　常见于 4 岁以下小儿，有被提拉手臂等外伤史。

（2）患儿表现　患儿可因疼痛啼哭，并拒绝使用患肢与他人接触。

2. 望诊　舌质如常。

3. 切诊　脉象如常。

（二）查体要点

1. 视诊　望局部：肘关节无肿或轻度肿胀，前臂旋前位，肘关节半屈曲，旋后活动受限，上肢不能上举。

2. 触诊　被动牵拉前臂或曲肘可出现疼痛。桡骨头处仅有压痛。

（三）辅助检查选择

X 线检查无明显异常。

（四）诊断标准

1. 有外伤史。

2. 常见于 4 岁以下小儿，有被提拉手臂史。

3. 肘关节无肿或轻度肿胀，前臂旋前位，肘关节半屈曲，旋后活动受限，桡骨小头压痛，上肢不能上举。

（五）辨证要点

1. 新发桡骨小头半脱位　患儿肘部被突然牵拉后，哭闹不止，拒绝伤肢的活动和使用，桡骨头侧压痛明显。苔脉如常。

2. 习惯性桡骨小头半脱位　同一肘部有过反复的牵拉及桡骨小头半脱位病史，患儿不甚哭闹。唯伤肢不愿抬举。苔脉如常。

三、鉴别诊断

本病应与肱骨髁上无移位骨折鉴别。肱骨髁上无移位骨折，多有跌打外伤史，局部有不同程度的肿胀，压痛点在肱骨髁上部位，拍肘关节 X 线正侧位片可鉴别。

四、危急状态辨识

本病治疗前应明确诊断，因骨折所致的肘关节疼痛，应转专科就诊。

五、临床治疗——推拿疗法

1. 治疗原则　理筋整复，舒筋通络。

2. 取穴及部位　肘关节、桡骨小头周围。

3. 手法　捏、拿、拔伸、扳法。

4. 操作

（1）家长抱患儿于坐位，并固定其伤肢上臂。

（2）医师于患侧的肘关节上下施用捏拿法往返 3 ~ 5 分钟，用力宜轻柔。

（3）牵引旋臂屈压法：医师立其对面，一手握患儿伤肢肘部，拇指压住桡骨小头外侧稍前方，另一手握伤肢腕部，稍用力牵引前臂并将其外旋、过伸，同时握肘之拇指向内后方轻压桡骨小头，握腕的手将肘关节屈曲至最大限度，内旋前臂，伸直肘关节，半脱位即可整复。

（4）再于患侧的肘关节上下施用捏拿法往返 3 ~ 5 分钟。

六、随诊要领

1. 问诊要点　患儿症状改善情况，如关节活动度、肘部肿胀等。患儿平时调护，是否仍有上肢牵拉的活动。

2. 查体要点　患儿肘部压痛有无好转。患儿是否仍出现桡骨小头半脱位。

3. 治疗决策　复位后，一般不需固定。

七、预防与生活调护

1. 整复手法应轻缓柔和，牵引力不可过大过猛。
2. 可嘱家长在 3 日内避免牵拉患儿伤肢，以防止复发。

八、预后评估

由于患儿桡骨小头尚未发育完全，易发生桡骨小头半脱位。若调护不当，用力牵拉患肢，易发生再脱位或形成习惯性脱位。6 岁以后儿童，因桡骨小头发育，不易发生半脱位。

第十六节　项背肌筋膜炎

一、概述

项背肌筋膜炎又称项背纤维织炎或肌肉风湿症，一般是指项背部筋膜、肌肉、肌腱和韧带等软组织的无菌性炎症，引起项背部疼痛、僵硬、运动受限及软弱无力等症状。常累及斜方肌、菱形肌和肩胛提肌等。

中医认为本病主要病机以本虚标实为主，多由气血不足，肝肾亏虚，加以久卧湿地、贪凉，或劳累后复感风寒湿邪，经脉闭阻不通，属中医痹症范畴。

西医学认为本病与轻微外伤、劳累等有关。项背部急性损伤后，使肌筋膜组织产生无菌性炎症、水肿、粘连、变性，逐渐纤维化，形成瘢痕。长期的慢性劳损，如伏案低头作业，使肌肉长时间过度紧张、痉挛，逐渐产生变性、肥厚，形成纤维小结。肌筋膜组织的这些病变，会刺激其间的感觉神经而引起广泛的疼痛。

二、临床诊断要领

（一）四诊要点

1. 问诊

（1）诱因　多见于中年以上，有长期不良体姿，或外伤，或劳累，或受寒病史。

（2）疼痛　①部位：多集中于项背部。性质：酸痛不适，或酸胀沉重感、麻木感。②程度：一般都可以忍受，少有刺痛。③时间：时间长短不一。④加重与缓解因素：受寒、单一姿势、阴雨天气加重；得热则疼痛减轻。

2. 望诊　受风寒湿邪者多舌淡苔白，气血凝滞者多舌暗苔少，气血亏虚者多舌淡苔少。

3. 切诊　受风寒湿邪者多脉弦紧，气血凝滞者多脉涩，气血亏虚者多脉细弱。

（二）查体要点

触诊：项背部及肩胛内缘有固定或广泛压痛，皮下可触及变性的肌筋膜及纤维小结，并可触及筋膜摩擦音。

（三）辅助检查选择

X 线检查：一般无阳性体征。偶可见项韧带钙化或项背肌筋膜增厚，颈椎生理弧度轻度变直等。

（四）诊断标准

1. 可有外伤后治疗不当、劳损或外感风寒等病史。
2. 好发于两肩胛之间，尤以体力劳动者及伏案工作者多见。
3. 项背部酸痛，肌肉僵硬发板，有沉重感，疼痛常与天气变化有关，阴雨天及劳累后可使症状加重。
4. 项背部有固定压痛点或压痛较为广泛。背部肌肉僵硬，沿骶棘肌行走方向常可触到条索状的改变，腰背功能活动大多正常。X 线摄片检查无阳性征。

（五）辨证要点

1. 辨邪气的偏盛　疼痛游走不定者为行痹，属风邪盛；痛势较甚，痛有定处，遇寒加重者为痛痹，属寒邪盛；酸痛、重着者为着痹，属湿邪盛。

2. 辨虚实　病情新发，风、寒、湿等邪明显者为实证；病程日久，耗伤气血，损及脏腑，气血亏虚为虚证。

三、鉴别诊断

主要与颈型颈椎病、肩周炎、项韧带炎鉴别。

1. 颈型颈椎病　多有"落枕"频繁发作，颈部疲劳感，项背部肌肉酸痛或牵拉痛。患者颈部前屈、旋转等活动幅度明显减小。X线平片有骨质增生或颈椎生理曲度的改变。

2. 肩周炎 以疼痛与肩关节功能障碍为主，且疼痛与压痛点多限于肩关节周围。

3. 项韧带炎 与颈肩肌筋膜炎很相似，但它疼痛及压痛局限于颈椎棘突部，低头时疼痛加重。

四、临床治疗——推拿疗法

1. 治疗原则 舒筋通络，行气活血，解痉止痛。

2. 部位及取穴 项背部；风池、风府、天柱、肩井、肩中俞、天宗、风门、肺俞、心俞、膈俞等穴位。

3. 手法 一指禅推法、按揉法、拿法、弹拨、叩击、擦法等。

4. 操作

（1）患者坐位，医者站于患者背后，先用一指禅推法推颈项督脉及膀胱经，从上至下3～5遍，拿揉项部肌筋2～3分钟，然后再项背部肌肉，并配合颈项屈伸及旋转运动。

（2）先用拇指点压、按揉风府、风池、肩井、风门、肺俞、心俞等穴及痛点，以酸胀感为度。然后施拇指弹拨手法，于肌痉挛处或痛点，每处弹拨3～5次，力达病所。

（3）先活动颈椎，颈椎屈伸、左右侧屈及旋转等运动，使关节滑利。然后采用颈胸椎微调手法，如斜扳、侧扳及胸椎对抗拉法和旋转扳法，力度要求轻巧灵活，无任何不适感，从而达到理筋整复的目的。

（4）按揉项背部，重点在斜方肌和菱形肌，反复3～5遍，然后拿揉斜方肌，提拿肩井2～3分钟，最后用小鱼际或空拳拳眼轻轻叩击项背部，直擦督脉和膀胱经，结束治疗。

第十七节　胸椎后关节紊乱

一、概述

胸椎后关节紊乱，即胸椎关节突关节紊乱，是指胸椎因急性损伤、慢性劳损、姿势变换不当，致使胸椎后关节部分损伤或解剖关系发生病理性改变、不能自行复位，出现以局部疼痛、活动受限为主症的疾病。

中医认为，其病位在脊椎，病机为本虚标实，与外伤、劳损、风寒湿邪侵袭密切相关。本虚为气血阴阳亏虚，经脉筋膜失于濡养而不荣则痛；标实乃寒湿、痰凝、血瘀、气滞等为患致使筋拘节错，行动牵掣，气血受阻。本病属于中医学"骨错缝""筋出槽"范畴。

胸椎后关节紊乱是临床常见病、多发病，好发于第3～7胸椎节段，多见于青壮年，女性多于男性。

二、临床诊断要领

（一）四诊要点

1. 问诊

（1）诱因　有无外伤史或长期不良姿势史（骤然上举、转侧，长期伏案、扭身等），有无胸椎间盘退变、椎间隙变窄、胸椎后关节囊松弛等慢性劳损病史，有无外伤后未经治疗、感受风寒湿邪病史。

（2）疼痛性质　痛处固定，或胀痛不适，或痛如锥刺，活动不利，甚至不能转侧，痛处拒按，多为气滞血瘀；冷痛重着，转侧不利，遇阴雨天或感风寒后加剧，痛处喜温喜按，多为风寒湿痹。

（3）疼痛程度　一般以错位节段局部疼痛为主，重者牵掣颈肩背作痛，且感季肋部疼痛不适，伴胸闷、胸部压迫堵塞感及相关区域感觉和运动功能障碍。部分患者可出现脊柱水平面有关的脏腑反射性疼痛和肋间神经痛。

（4）疼痛部位　辨别疼痛部位，有助于鉴别错缝胸椎节段。

2. 望诊 气滞血瘀证多舌质暗青或有瘀斑；风寒湿痹多舌淡，苔薄白或白腻。

3. 切诊 气滞血瘀证脉多弦涩；风寒湿痹脉沉紧或沉迟。

（二）查体要点

1. 视诊 脊柱外形：棘突常偏离脊柱中轴线，后凸隆起或凹陷等。

2. 触诊 病变节段的棘突有明显压痛，棘旁软组织可有不同范围和程度的紧张甚至痉挛，触之常有条索样物体感，压之常有疼痛感。

3. 叩诊 错位节段的棘突有明显叩击痛。

4. 动诊 挺胸及颈部后伸常有不同程度受限。

（三）辅助检查选择

由于胸椎后关节错位是解剖位置上的细微变化，故 X 线摄片常不易显示，部分患者有脊柱侧弯、患椎棘突偏歪的改变。X 线、CT 检查首先应排除脊柱结核、肿瘤、骨折等病。

（四）诊断标准

1. 有外伤史或长期不良姿势史。

2. 错位节段的棘突有明显压痛、叩击痛或偏歪。棘旁软组织可有不同范围和程度的紧张甚至痉挛，触之常有条索样物体感，压之常有疼痛感。

3. 挺胸伸颈试验阳性，患者端坐位，令其做最大限度的挺胸及头颈部后伸动作，若出现背痛或胸肋痛加重，或者抬头伸颈受限即为阳性。

4. X 线、CT 检查首先应排除脊柱结核、肿瘤、骨折等病。由于胸椎后关节错位是解剖位置上的细微变化，故 X 线摄片常不易显示，部分患者有脊柱侧弯、患椎棘突偏歪的改变。

（五）辨证要点

1. **辨急慢** ①急性：一般有外伤史，疼痛难忍，活动受限，不能向患侧卧。②慢性：急性扭伤治疗不当，转为慢性或多有受寒、劳损而无明显外伤史，表现为一侧或双侧脊椎旁疼痛，但多为一侧较重，遇寒或劳累疼痛加剧。

2. **辨部位** 主要根据触诊如压痛、棘突偏歪等，以及相应脊神经支配区域组织的感觉和运动功能变化来确定发病部位。

三、鉴别诊断

主要与强直性脊柱炎、脊柱肿瘤、急性胆囊炎、肋间神经痛鉴别。

1. **强直性脊柱炎** 早期反复发作性下腰部疼痛、僵硬。累及胸椎时胸椎明显后凸，胸廓扁平。实验室检查 HLA-B27 阳性，血沉增快。晚期 X 线检查脊柱可见"竹节样"改变。

2. **脊柱肿瘤** 症状呈进行性加重，夜间尤甚。X 线检查可见椎体破坏，CT 或 MRI 检查对本病有确诊意义。

3. **急性胆囊炎** 患者常首先出现右上腹痛，向右肩部放射，疼痛呈持续性，阵发性加剧，可伴随恶心、呕吐。查体墨菲征阳性。血常规提示白细胞计数增高，B 超或 CT 可见胆囊壁水肿。

4. **肋间神经痛** 疼痛沿肋间神经分布区出现，疼痛多为针刺样、刀割样，疼痛多为走窜，时发时止。

四、临床治疗——推拿疗法

1. **治则** 舒筋通络，行气活血，理筋整复。

2. **部位及取穴** 错位棘突部位及周围软组织，以阿是穴为主。膀胱经第 1、2 侧线及华佗夹脊穴等穴位。

3. **手法** 㨰、按、揉、点、弹拨、扳、擦等法。

4. **操作**

（1）患者俯卧，医者立于一侧，采用㨰、按、揉等手法在患者胸背部交替操作，以错位棘突部位及周围软组织为重点，时间约 5 分钟。

（2）患者俯卧，医者立于一侧，在患者脊柱两侧竖脊肌上进行弹拨，方向与肌腹垂直，由上而下，并点按揉压痛点，以患者忍受为度，时间约 5 分钟。

（3）患者坐位。医者立于其身后，令患者双手交叉扣置于颈项部，医者双手从患者腋下伸入其上臂之前、前臂之后，并握住其前臂下段，用一侧膝盖顶住患部脊柱，同时膝盖稍微用力向前顶推，若听到"咔嗒"声响，表示复位成功。最后局部擦法以透热为度。

五、随诊要领

1. **问诊要点** 重点询问治疗后症状变化和临床疗效，包括疼痛缓解情况，胸椎伸屈、旋转、侧屈功能情况，以及病情对工作、睡眠的影响。

2. **查体要点** 重点检查以往的阳性体征的变化，重点检查压痛点变化。

3. **治疗决策** 随访结果提示病情渐恢复、临床疗效好者，嘱平时注意休息，避免劳累，改善体质。病情改善不明显或有些证候更加突出者，综合评估病情以决定是否需要采取综合治疗措施，或收住院进一步诊治。

六、预防与生活调护

1. 关心患者，耐心对患者进行健康宣教，帮助纠正不良姿势。
2. 症状缓解或消失后，需适当休息，避免劳累，以稳定治疗效果。
3. 局部注意防寒保暖，避免风寒湿邪侵袭经络而加重病情。
4. 适当进行功能锻炼，逐渐加强胸背部肌肉力量，增强保护机制。

七、预后评估

本病经治疗后，预后良好，但要注意防寒保暖、避免疲劳、纠正不良姿势，以防复发。

第十八节　急性腰扭伤

一、概述

急性腰扭伤是指腰骶、骶髂及腰背两侧的肌肉、筋膜、韧带、关节囊，以及滑膜等软组织的急性损伤，从而引起腰部疼痛及活动功能障碍的一种病证，俗称"闪腰""岔气"。

本病是腰痛疾病中常见的一种。多发于青壮年体力劳动者、长期从事弯腰作业和平时缺乏锻炼肌肉不发达的人群，男性较女性为多。本病属中医"腰痛"范畴。

二、临床诊断要领

（一）四诊要点

1. 问诊

（1）诱因与起病缓急　因负重时用力过度，或体位、姿势不当，或强力扭转、牵拉，致腰部肌肉、筋膜、韧带等损伤造成的急性起病，多属实证。

（2）疼痛性质　腰部出现剧烈疼痛，腰部刺痛拒按，痛处固定者，属气滞血瘀。

（3）疼痛部位　疼痛位于腰部一侧或两侧，为伤及足太阳膀胱经；疼痛位于腰部正中，为伤及督脉。

2. 望诊　痛苦面容，腰部拘急，活动受限，转侧不利。

3. 切诊　气滞血瘀脉象多弦紧。

（二）查体要点

1. 视诊　望脊柱外形：脊柱呈强直位，腰部僵硬，腰肌紧张；多数患者身体多向患侧倾斜，且用手支撑腰部慢行。

2. 触诊　腰肌及筋膜损伤时，在棘突旁竖脊肌处、腰椎横突或髂嵴后部有压痛；棘上、棘间韧带损伤时，压痛多在棘突上或棘突间；髂腰韧带损伤时，压痛点在髂嵴部与第5腰椎间三角区；椎间小关节损伤时，棘突两侧较深处有压痛；腰肌和臀肌痉挛时，一侧腰骶部的骶棘肌，有明显压痛点。

（三）辅助检查选择

X线检查可见腰椎侧弯、生理弧度消失。可排除骨折、脱位、肿瘤、结核等病变。

（四）诊断标准

1. 有腰部扭伤史，多见于青壮年。
2. 腰部一侧或两侧剧烈疼痛，活动受限，不能翻身、坐立和行走，常保持一定强迫姿势，以减少疼痛。
3. 腰肌和臀肌痉挛，或可触及条索状硬物，损伤部位有明显压痛点，脊柱生理弧度改变。

（五）辨证要点

1. 辨虚实　急性腰扭伤多为实证。由于跌仆闪挫，强力负重，或体位不正，腰部用力不当损伤筋骨及经脉气血，气血阻滞不通，瘀血内停而致。

2. 辨脉象　气滞血瘀证多舌暗红或有瘀点，苔薄，脉弦紧。

3. 辨经络　腰脊为督脉和足太阳经脉所过，经筋所循。疼痛位于腰部一侧或两侧，为伤及足太阳膀胱经；疼痛位于腰部正中，为伤及督脉。

三、鉴别诊断

主要与腰椎间盘突出症、棘上韧带断裂、椎体压缩性骨折鉴别。

1. 腰椎间盘突出症　多因急性损伤诱发或加重，腰痛伴一侧或双侧下肢放射性疼痛、麻木。直腿抬高试验及加强试验阳性。CT、MRI 可见髓核突出。

2. 棘上韧带断裂　腰背部受直接暴力，棘突上有明显压痛。重者可合并椎体骨折、棘间韧带和棘突损伤。X 线检查可资鉴别。

3. 椎体压缩性骨折　多有明显暴力受伤史，伤后疼痛剧烈，大便困难，腹胀气。X 线检查可资鉴别。

四、危急状态辨识

本病治疗前应明确诊断，因腰椎间盘突出症、棘上韧带断裂、椎体压缩性骨折、脊柱结核、肿瘤所致的腰部疼痛，应采取相应治疗措施，或转专科就诊。

五、临床治疗

（一）针灸疗法

1. 基本治疗

治法：行气止痛，舒筋活血。以局部穴及上肢奇穴为主。

主穴：腰痛点、阿是穴、委中、后溪。

配穴：督脉证配水沟；足太阳经证配昆仑。

方义：局部阿是穴可祛瘀通络，舒筋活血；远端选手背腰痛点，为经验用穴；委中为足太阳膀胱经穴，可疏调腰背部膀胱经之气血；后溪为手太阳小肠经输穴，手、足太阳同名经脉气相通，后溪穴又为八脉交会穴之一，通督脉，故针刺该穴可行气血而通经络，使受伤组织功能恢复正常。

操作：首先选奇穴腰痛点和后溪穴，行较强的捻转提插泻法 1 ～ 3 分钟，同时嘱患者慢慢活动腰部；再让患者俯卧位，在腰骶部寻找压痛点，施以毫针泻法，并拔火罐。

2. 其他治疗

（1）刺络拔罐法　阿是穴。皮肤针重叩至微出血，或三棱针点刺出血，加拔火罐。

（2）艾灸法　阿是穴、肾俞、次髎。用艾条悬灸或隔姜灸，灸至皮肤潮红为度，每次 15 ～ 20 分钟，常在扭伤后 24 小时以后施灸。适用于素体虚弱的患者。

（3）电针法　委中、腰阳关、大肠俞、腰痛点、阿是穴。每次选穴 2 对，针刺得气后，用低频电刺激 10 ～ 20 分钟，强度以患者舒适为度，每日 1 次。

（二）推拿疗法

1. 治则　疏经通络，解痉止痛，理筋调整。

2. 部位及取穴　背腰部、下肢部；腰背夹脊穴、肾俞、大肠俞、命门、腰阳关、环跳、委中、承山等穴位。

3. 手法　按、揉、拿、擦、点、弹拨、扳、擦等法。

4. 操作

（1）患者俯卧位。医师站于一侧，先以按揉法在腰椎两侧骶棘肌上下往返施术 3 ～ 5 分钟；然后以两手拇指与其余四指对称用力，轻柔地拿揉腰背夹脊穴、肾俞、气海俞、命门、腰阳关、大肠俞等穴位，每穴半分钟，以酸胀为度；再以擦法沿腰脊柱两侧夹脊穴上下往返施术 3 ～ 5 遍；如有臀部及下肢的酸胀疼麻者，亦施以法，并配合腰部后伸被动运动数次。

（2）患者俯卧位。医师站于一侧，以双手拇指点按肾俞、大肠俞等背俞穴及压痛点，每穴 1 分钟；然后在痛点或肌痉挛处施弹拨法，每处 2 ～ 3 次。

（3）调整复位

① 后伸扳腰法：患者取俯卧位。医师站于一侧，以双手叠掌置于腰段，自上而下按压腰脊柱 3 ～ 5 遍，重点按压腰骶部，力量要适度，不可暴力；然后用后伸扳腰法，先扳健侧，再扳患侧，各 3 ～ 5 次，幅度不要太大，用力要轻柔。

② 腰椎斜扳法：患者侧卧位。患侧下肢在上，屈膝屈髋，健侧在下，自然伸直，全身放松。医师与患者面对而立，一手扶按肩部，另一手扶按屈膝屈髋下肢的髂部；两手轻用力做相反方向的摇摆，使腰脊牵拉，关节放松，然后两手用力推扳至极限时，扶按髂部的一手再施以快速灵巧的扳动，常可听见"咔嗒"声，但不强

求"咔嗒"声。此法可调整腰椎后关节紊乱，使错位的关节复位，嵌顿的滑膜回纳。

③ 屈膝屈髋摇腰法：患者取仰卧位。医师站于一侧，将患者双下肢屈膝屈髋，一手扶按双膝，另一手扶按双足踝部，做顺、逆时针方向摇转腰骶部，再向腹部推压各 3～5 次。最后分别牵抖双下肢数次。

（4）患者俯卧位。医师站于一侧，以掌根着力，在患者腰骶部施揉按手法，从上至下，先健侧后患侧，边揉按边移动，反复 3～5 次；然后以小鱼际擦法直擦腰部两侧膀胱经，横擦腰骶部，以透热为度。必要时配合局部湿热敷，以达到疏经通络、散瘀活血的目的。

六、随诊要领

1. 问诊要点　详细询问疼痛是否减轻，腰部活动是否改善。
2. 查体要点　重点检查压痛是否减轻，腰部各向活动改善情况。
3. 治疗决策　急性期应卧床休息。压痛点明显者可用痛点封闭，并辅以物理治疗。也可局部敷贴活血、散瘀、止痛膏药。症状减轻后，逐渐开始腰背肌锻炼。

七、预防与生活调护

1. 急性腰扭伤应积极治疗，治疗要及时、彻底，以免转为慢性劳损。
2. 治疗期间，宜卧硬板床，制动 3～5 天，以利损伤组织的修复。
3. 在手法治疗中，应根据患者的具体情况，选择适宜的手法，避免加重损伤或造成新的损伤。
4. 注意局部保暖，病情缓解后，逐步加强腰背肌肉锻炼。

八、预后评估

此病若治疗及时，方法运用恰当，治疗效果极佳。轻者或初次发作，一般 1～2 次即可痊愈；病情较重或反复发作者，一般 5 次左右也可收到明显效果。

第十九节　腰肌劳损

一、概述

腰肌劳损主要是指腰背部肌肉、筋膜以及韧带等软组织的慢性损伤，导致局部无菌性炎症，从而引起腰臀部一侧或两侧的弥漫性疼痛，又称"功能性腰痛""腰背肌筋膜炎"等。本病在慢性腰腿痛中占有相当大的比重，常与职业和工作环境关系密切，外伤史可不明显，多见于青壮年。本病属中医"腰痛"范畴。

二、临床诊断要领

（一）四诊要点

1. 问诊

（1）诱因与起病缓急　腰背部肌肉、筋膜以及韧带等软组织的反复慢性损伤所致，多属虚证或虚实夹杂证。

（2）疼痛性质　长期反复发作的腰背部酸痛或呈钝性胀痛，腰部冷痛重着为寒湿型；痛而有热感为湿热型；腰部酸痛乏力，喜按喜揉为肾虚型；腰痛如刺，痛有定处为瘀血型。

（3）疼痛部位　辨别疼痛部位，疼痛以腰部一侧多见；近半数患者有牵涉痛，出现的部分为臀部、腹股沟或大腿后部等处。

2. 望诊　寒湿型舌苔白腻；湿热型舌苔黄腻；肾虚型偏阳虚舌质淡，偏阴虚舌红少苔；瘀血型舌质紫暗。
3. 切诊　寒湿型脉象多沉；湿热型脉象濡数；肾阳虚型脉象沉细，肾阴虚型脉象弦细数；瘀血型脉象多弦。

（二）查体要点

1. 视诊　望脊柱外形：脊柱外观多正常，腰部活动一般无明显影响。急性发作时可有腰部活动受限、脊柱侧弯等改变。
2. 触诊　腰部肌肉紧张痉挛，或有硬结及肥厚感。腰部压痛广泛，压痛点常在一侧或两侧骶棘肌、髂骨嵴后部或骶骨嵴后部或骶骨背面及横突处。

（三）辅助检查选择

X 线检查一般无明显异常。部分患者有脊柱生理弧度改变，腰椎滑脱，骨质增生等；可发现先天性畸形或解剖结构缺陷，常见的有第 5 腰椎骶化、第 1 骶椎腰化、隐性脊柱裂等。

（四）诊断标准

1. 有长期腰痛史，反复发作。
2. 一侧或两侧腰骶部酸痛不适。时轻时重，缠绵不愈。劳累后加重，休息后减轻。
3. 一侧或两侧骶棘肌轻度压痛，腰腿活动一般无明显障碍。

（五）辨证要点

1. **辨虚实** 腰部酸痛乏力，喜按喜揉为肾虚型；腰痛如刺，痛有定处为瘀血型。
2. **辨寒热** 腰部冷痛重着为寒湿型，痛而有热感为湿热型。
3. **辨经络** 疼痛位于腰部一侧或两侧，为足太阳膀胱经受累；疼痛位于腰部正中，为督脉受累。

三、鉴别诊断

主要与退行性脊柱炎、腰椎结核、腰椎间盘突出症鉴别。

1. **退行性脊柱炎** 退行性脊柱炎的腰痛主要表现为休息痛，即夜间、清晨腰痛明显，起床活动后腰痛减轻。脊柱后伸功能稍差。X 线检查可见腰椎骨钙质沉着和椎体边缘增生骨赘。

2. **腰椎结核** 腰椎结核有低热、盗汗、消瘦等全身症状。血沉加快。X 线检查可见腰椎骨质破坏或椎旁脓肿。

3. **腰椎间盘突出症** 腰椎间盘突出症有典型的腰痛伴下肢放射痛，腰部活动受限，脊柱侧弯和腱反射异常，皮肤感觉障碍等神经根受压症状。CT、MRI 可见髓核突出。

四、临床治疗——推拿疗法

1. **治则** 舒筋通络，行气活血，解痉止痛。
2. **部位及取穴** 腰臀部；肾俞、腰阳关、大肠俞、关元俞、八髎、秩边、委中、承山等穴位。
3. **手法** 擦、按、揉、点、弹拨、擦、运动关节等法。
4. **操作**

（1）患者取俯卧位。医师站于一侧，先以擦法沿两侧膀胱经上下往返施术 5～6 遍，用力由轻到重；然后以双手拇指按揉肾俞、腰阳关、大肠俞、八髎等穴位，以酸胀为度，并以掌根在痛点周围按揉 1～2 分钟。

（2）患者取俯卧位。医师站于一侧，先以揉法在腰臀及大腿后外侧依次施术，并点按秩边、委中、承山等穴位，约 5 分钟。

（3）患者取俯卧位。医师站于一侧，以弹拨、点压等法施术于痛点及肌痉挛处，反复 3～5 遍。

（4）患者取俯卧位。医师站于一侧，以小鱼际擦法直擦腰背两侧膀胱经，横擦腰骶部，以透热为度。然后患者取侧卧位。医师面向患者站立，施腰部斜扳法，左右各 1 次，再取仰卧位，做屈髋屈膝被动运动数次，以调整腰椎后关节，解除肌肉痉挛。

第二十节 退行性脊柱炎

一、概述

退行性脊柱炎，又称"退行性骨关节炎""增生性脊柱炎""脊椎骨关节炎""老年性脊柱炎"，是指随着年龄增长，椎间盘退变、椎体边缘骨质增生和小关节增大形成的一种脊柱骨关节病变。

中医认为，本病的发生与年龄及气血盛衰、筋骨强弱有关，是内外因作用的结果。内因是人过中年，肝肾亏虚，筋失濡养，筋骨懈怠；外因是感受风寒湿邪，侵袭脊椎骨节，或积劳成伤，气血凝滞，遇劳即发，疼痛缠绵。本病属于中医"骨痹""骨痿"范畴。

本病起病缓慢，病程长，症状迁延，多见于中老年人及负重劳作人员，男性多于女性，近年来有年轻化趋势。

二、临床诊断要领

（一）四诊要点

1. 问诊

（1）**诱因** 有无长期从事弯腰劳作和负重史，有无外伤史，有无椎间盘结构改变、椎管管径改变、关节突关节退变等基础病病史，有无外伤后未经治疗及受风寒湿邪病史。

（2）疼痛性质　腰部冷痛重着，转侧不利，为寒湿；疼痛、重着而热则为湿热；痛如刺，痛有定处，为血瘀；隐隐作痛，喜温喜按，为肾虚髓亏。

（3）疼痛程度　脊柱酸痛不适，僵硬板滞，不耐久坐、久站，晨起症状较重，活动后减轻，但过度活动或劳累后加重。

2. **望诊**　肾虚髓亏者多舌淡红、苔薄白，阳虚寒凝者多舌淡苔白，瘀血阻滞者多唇舌紫暗。

3. **切诊**　肾虚髓亏者多脉细，阳虚寒凝者多脉沉细缓，瘀血阻滞者多脉沉或细涩。

（二）查体要点

1. **视诊**　脊柱外观：腰椎弧度改变，生理前凸减小或消失或者反弓，明显者可见圆背。腰部僵硬板滞呈"板状腰"。

2. **触诊**　双侧骶棘肌紧张，有局限性压痛。

3. **叩诊**　脊柱可有局限性叩击痛。

4. **动诊**　急性发作时可有脊柱屈伸等功能活动受限。

（三）辅助检查选择

1. **X线检查**　可显示腰椎不稳、椎体边缘骨质增生、小关节骨质增生，严重时有唇样改变或骨桥形成；椎间隙变窄或不规则关节突模糊不清。

2. **CT、MRI检查**　可观察椎管及根管状态，以及关节突关节增生、椎间盘突出等。

（四）诊断标准

1. 初起多见腰腿、腰脊、膝关节等隐隐作痛，屈伸、俯仰、转侧不利，轻微活动稍缓解，气候变化加重，反复缠绵不愈。

2. 起病隐袭，发病缓慢，多见于中老年。

3. 局部关节可轻度肿胀，活动时关节常有喀嗒声或摩擦声。严重者可见肌肉萎缩。关节畸形，腰弯背驼。

4. X线摄片检查：骨质疏松，关节面不规则，关节间隙狭窄，软骨下骨质硬化，以及边缘唇样改变，骨赘形成。

5. 查血沉、抗链球菌溶血素"O"、C反应蛋白、类风湿因子等以与其他疾病相鉴别。

（五）辨证要点

1. **辨虚实**　虚证多由禀赋虚弱、劳累太过，或年老体衰肾气虚损，气血衰弱，筋骨无以濡养而致。实证多由于久居湿地、冒雨涉水所致寒湿痹阻；或湿热侵袭，湿热阻络；或弯腰劳作、负重致积劳成伤，瘀血阻滞。

2. **辨舌脉**　肾虚髓亏证舌淡红、苔薄白，脉细；阳虚寒凝证舌淡苔白，脉沉细缓；瘀血阻滞证唇舌紫暗，脉沉或细涩。

三、鉴别诊断

主要与强直性脊柱炎、腰椎间盘突出症、脊柱结核鉴别。

1. **强直性脊柱炎**　多见于男性青年，脊柱强直出现较早，在前屈、侧弯、后仰三个方向受限。X线检查提示侵犯骶髂关节，椎体轮廓模糊，呈"竹节样"改变，小关节间隙模糊，骶髂关节密度增高，实验室检查提示活动期血沉增快，抗链球菌溶血素"O"增高，HLA-B27多为阳性。

2. **腰椎间盘突出症**　有典型的腰痛伴下肢放射痛，腰部活动受限，脊柱侧弯和腱反射异常，皮肤感觉障碍等神经根受压症状。CT、MRI可见髓核突出。

3. **脊柱结核**　有低热、盗汗、消瘦等全身症状。血沉加快。X线检查可见脊柱骨质破坏或椎旁脓肿。

四、临床治疗——推拿疗法

1. **治则**　舒筋通络，行气活血，解痉止痛。

2. **部位及取穴**　脊柱及两侧膀胱经；夹脊穴、命门、腰阳关、气海俞、大肠俞、关元俞、八髎、委中等穴位。

3. **手法**　揉、擦、按、点、弹拨、扳、擦等法。

4. **操作**

（1）患者俯卧位。医者用掌揉法沿督脉上、下往返操作5～8遍；再用擦法在两侧膀胱经上下往返操作，

（2）患者俯卧位。用拇指点按命门、腰阳关、气海俞、大肠俞、关元俞、委中等穴，时间约 3 分钟。腰骶部用法、按揉法操作，使手法作用于腰骶角，使局部有酸胀感，时间约 5 分钟。对下肢牵涉痛者，用法、按揉法沿牵涉区操作，时间约 3 分钟。

（3）患者俯卧位。用拇指按揉华佗夹脊穴配合拨、揉法交替操作，使手法作用力作用于关节突关节，时间约 5 分钟。

（4）整复关节。腰部后伸扳法、腰椎斜扳法操作，以整复关节突关节、纠正紊乱。

（5）腰骶部涂上介质，沿督脉及脊柱两侧夹脊用掌擦法直擦，腰骶部用小鱼际擦法横擦治疗，透热为度。

第二十一节　腕管综合征

一、概述

腕管综合征是指由于正中神经在腕管内受到压迫而引起的手指麻木、疼痛等症状的疾病，是周围神经卡压综合征中最常见的一种。

中医学认为，本病可因跌仆、闪挫或牵伸过度，损伤腕部筋络，气血瘀滞于腕，致使经筋拘挛而痛急；或伤经络，血瘀内积，气血逆乱，而走窜麻痛；或寒湿淫筋，气滞血瘀，阻塞经络，筋肌失荣而麻木，废痿失用。属于中医学"筋伤"范畴。

本病好发于 40～60 岁中年女性。

二、临床诊断要领

（一）四诊要点

1. 问诊

（1）诱因　有无腕部外伤史，包括骨折、脱位、扭伤、挫伤等；或者慢性劳损史，如打字员、乐器演奏员、编织艺人等职业反复屈伸腕指活动。

（2）运动障碍　早期可伴有握力减弱和活动受限，晚期拇指外展及对掌无力。

（3）感觉异常　早期主要为正中神经受压症状，患手拇、示、中指及无名指桡侧半手指麻木、疼痛，腕关节反复屈曲和伸展活动时症状加重，夜间加重可有麻醒史，醒后甩手或搓手后好转。腕部不适偶尔可向前臂、肘部，甚至肩部放射。

2. 望诊

（1）望形　晚期患手大鱼际萎缩。

（2）望舌　寒湿痹阻者多舌质淡，苔薄白或白腻；瘀血阻络者多舌质紫暗，边有瘀斑，苔薄白或薄黄。

3. 切诊　寒湿痹阻脉象多弦紧、弦缓或沉紧，瘀血阻络脉象多涩或弦数。

（二）查体要点

1. 视诊　拇指外展、对掌功能受限。

2. 触诊　患手拇、示、中指感觉过敏或迟钝；大鱼际萎缩，拇指展肌肌力减退。腕管内有炎症或肿块者，局部隆起、有压痛或可扪及包块边缘。

3. 特殊试验　叩击试验阳性，屈腕试验阳性，止血带试验阳性。

（三）辅助检查选择

1. 腕部 X 线检查　可以明确一些病因，如腕部陈旧性骨折、骨质增生及关节脱位等。

2. 肌电图检查　可明确神经损伤定位及性质。

（四）诊断标准

1. 腕部有外伤史或劳损史。

2. 感觉障碍，多数患者桡侧三个半手指痛觉减退，指端感觉消失。

3. 运动障碍，大鱼际肌萎缩，拇指外展、对掌功能受限。

4. 叩击试验阳性，屈腕试验阳性，止血带试验阳性。

5. 肌电图或 X 线检查有助于明确诊断。

（五）辨证要点

1. 辨病因　可因跌仆、闪挫或牵伸过度，损伤腕部筋络，气血瘀滞于腕，致使经筋拘挛而痛急；或伤经络，血瘀内积，气血逆乱，而走窜麻痛；或寒湿淫筋，气滞血瘀，阻塞经络，筋肌失荣而麻木，废痿失用。

2. 辨舌脉　寒湿痹阻者多舌质淡，苔薄白或白腻，脉弦紧、弦缓或沉紧；瘀血阻络者多舌质紫暗，边有瘀斑，苔薄白或薄黄，脉涩或弦数。

三、鉴别诊断

主要与颈椎病、多发性神经炎鉴别。

1. 颈椎病　神经根型颈椎病亦可出现手部桡侧的麻木、疼痛、感觉减退，但不出现大鱼际萎缩，也无夜间麻醒史，可伴有颈部不适。颈椎 X 线及肌电图检查有助于两者的鉴别。

2. 多发性神经炎　症状常为双侧性，且不局限于正中神经，尺、桡神经均受累，呈手套样感觉减退。

四、临床治疗——推拿疗法

1. 治疗原则　舒筋通络，活血化瘀。

2. 取穴及部位　前臂、腕部；曲泽、鱼际、阳池、阳溪、大陵、合谷、内关、劳宫、列缺、外关、阿是穴等穴位。

3. 手法　一指禅推、点、揉、拔伸、摇、擦法等。

4. 操作

（1）患者正坐伸手，腕背部垫枕，掌心朝上置放桌上。医师坐于同侧，以一指禅推法在前臂至手腕沿手厥阴心包经往返治疗，反复 3～4 遍，在腕管及大鱼际处应重点治疗，手法应先轻，然后逐渐加重。在施术中配合以拇指点揉曲泽、内关、大陵、鱼际等穴，约 2 分钟，以局部酸胀为度。

（2）患者正坐，前臂置于旋前位，手背朝上。医师站于患者对面，以双手握患者掌部，一手在桡侧，另一手在尺侧，而拇指平放于腕关节的背侧，以拇指指端按入腕关节背侧间隙内，在拔伸情况下摇晃腕关节，然后，将手腕在拇指按压下背伸至最大限度，随即屈曲，并左右各旋转其手腕 2～3 次；再以摇法摇腕关节及指关节，依次拔伸第 1、2、3、4 指，以发生弹响为佳。

（3）以掌擦法擦腕掌部 1 分钟，以透热为度。

第二十二节　退行性腰椎滑脱症

一、概述

退行性腰椎滑脱症是指由于腰椎退变而引起椎弓完整的腰椎体向前、向后或向侧方的移位而引起一系列临床症状的疾病，又称"假性腰椎滑脱症"。

中医学认为腰为脊之下枢，督脉之要道，藏髓之骨节，藏筋会脉。"肾主骨生髓""肝主筋束骨"，肝肾功能正常则筋骨强健，肝肾亏虚则筋骨失养。每遇腰部闪失、扭挫，腰节受损，致使脊窍错移，气血瘀滞，筋肌挛急而痛，发为本病；属于中医学"腰痛"范畴。

退行性腰椎滑脱症常见于女性，以 45 岁以上者居多。临床上以向前滑脱多见，好发于第 4、5 腰椎。

二、临床诊断要领

（一）四诊要点

1. 问诊

（1）诱因　有无急性外伤史或持续劳损史，如长期工作姿势不当等。

（2）疼痛部位及性质　腰痛，或臀部痛、大腿痛，呈持续性或间歇性钝痛，并向下肢放射，站立、行走负重时疼痛加重，卧床休息则减轻。

（3）伴随症状　有无单侧或双侧小腿皮肤感觉迟钝，肌肉萎缩及间歇性跛行，是否出现会阴部麻木及小便失禁或尿潴留等马尾神经受压症状。

2. 望诊

（1）望脊柱外观　可见腰部前凸、臀部后凸的阶梯状畸形等特殊外形及腰背部板滞，屈伸活动受限。

（2）**望小腿肌肉**　可出现单侧或双侧小腿肌肉萎缩。

（3）**望步态**　跛行步态，可由于马尾神经受压而出现间歇性跛行。

（4）**望舌**　血瘀证舌质暗紫，或有瘀斑；寒湿证舌质淡，苔白或腻；湿热证苔黄腻；肝肾亏虚证偏阳虚者舌质淡，偏阴虚者舌红少苔。

3. **切诊**　血瘀证脉弦紧或涩；寒湿证脉沉紧或濡缓；湿热证脉濡数或弦数；肝肾亏虚偏阳虚者脉沉细，偏阴虚者脉弦细数。

（二）查体要点

1. **视诊**　腰椎活动受限，前屈时疼痛加重。

2. **触诊**　可见腰椎前凸增加，臀部后凸，也可因神经根受压而出现腰椎变直。腰部肌肉紧张，相应的滑脱节段有压痛，有阶梯样凹陷，压痛常位于滑脱处棘突、相应棘间隙，重压腰骶部时可引起下肢坐骨神经痛麻症状。

3. **叩诊**　相应的滑脱节段有叩痛，可有叩击放射痛。

4. **动诊**　可有腰椎各向活动受限，尤以屈伸活动受限明显。

5. **量诊**　病程较长患者可有滑脱相应节段神经支配肌肉萎缩。

6. **特殊试验**　直腿抬高试验及加强试验、坐位屈颈试验、仰卧挺腹试验可为阳性。

（三）辅助检查选择

1. **X线检查**　一般正侧位片即能明确诊断。正位片可观察椎板形态，侧位片可见滑脱程度，斜位片能判断有无椎弓峡部裂。

2. **CT检查**　可见硬膜囊在椎间盘后缘和上方移位椎体后弓之间受压，致椎管狭窄。

（四）诊断标准

1. 有急性外伤史或持续劳损史。

2. 反复发作下腰痛，劳累后加重，休息后减轻。

3. 有坐骨神经痛或马尾神经受压症状。

4. 腰椎前凸增加，甚至腰骶交界处凹陷或呈现横纹，滑脱棘突有压痛，滑脱节段可触及"台阶感"。

5. X线检查。一般正侧位片即能明确诊断。正位片可见椎板形态，侧位片可见滑脱程度，斜位片能判断有无椎弓峡部裂。CT检查可见硬膜囊在椎间盘后缘和上方移位椎体后弓之间受压，致椎管狭窄，黄韧带肥厚。

6. 根据椎体滑脱的程度可分为五度，即将滑脱腰椎下一椎体的上平面纵分为4等份，以滑脱椎体在此平面上移动的距离来评定滑脱的程度，每滑动1等份为一度，以此类推。

（五）辨证要点

1. **辨虚实**　虚证多由禀赋虚弱、劳累太过，或年老体衰肾气虚损，筋骨无以濡养而致。实证多由于久居湿地、冒雨涉水所致风寒湿阻或湿热痹阻；跌仆闪挫，强力负重，或体位不正，腰部用力不当，或反复多次慢性劳损损伤筋骨及经脉气血，气血阻滞不通，瘀血内停而致。

2. **辨舌脉**　血瘀证舌质暗紫，或有瘀斑，脉弦紧或涩；寒湿证舌质淡，苔白或腻，脉沉紧或濡缓；湿热证苔黄腻，脉濡数或弦数；肝肾亏虚证偏阳虚者舌质淡，脉沉细，偏阴虚者舌红少苔，脉弦细数。

3. **辨经络**　腰部正中疼痛病属督脉，脊柱两侧及下肢后侧疼痛病属足太阳膀胱经，下肢外侧疼痛病属足少阳胆经。

三、鉴别诊断

主要与椎弓崩裂性脊柱滑脱、老年型骨质疏松症鉴别。

1. **椎弓崩裂性脊柱滑脱**　又称真性滑脱，是指在椎弓峡部断裂的基础上椎体、椎弓根、上关节突在下位椎体上面向前滑脱。X线检查是诊断此病的主要依据，其斜位片可见椎弓根崩裂，酷似"狗颈"戴上"项链"。其边缘不规则，并伴有硬化。

2. **老年型骨质疏松症**　多见于停经后的老年妇女。患者胸腰段脊柱多呈圆形后突，腰背部持续疼痛，可有放射痛。X线片示脊柱呈广泛性骨质疏松，骨小梁变细、变小，椎体呈"鱼跃"状凹陷性改变。

四、临床治疗——推拿疗法

1. **治疗原则**　补肾强腰，疏通经络，整复滑脱。

2. **取穴及部位** 腰骶部、患肢部；志室、腰眼、肾俞、大肠俞、环跳、委中、承山、阿是穴等。

3. **手法** 滚、揉、点、按、擦、扳法等。

4. **操作**

（1）患者取俯卧位。医师站于一侧，先在其腰臀部及患处施滚法5分钟；继以按揉法在腰部两侧棘旁及肾俞穴操作5分钟。

（2）患者取俯卧位。医师站于一侧，点按志室、腰眼、肾俞、大肠俞、环跳、委中、承山穴及阿是穴3～5分钟；再以小鱼际擦法横擦腰骶部，以透热为度。

（3）整复滑脱

① 腰椎微调手法：患者取俯卧位。医师站于一侧，两手掌前后交叉，掌跟分别置于向前滑脱之腰椎的上下椎体的棘点上（或一侧掌根置于向后滑脱之腰椎的棘点上），先以缓慢渐增的力将上下椎纵向牵开，以紧张腰椎周围韧带，当上下椎间隙拉开，患者腰腿痛减轻时，手掌适时向下推冲腰椎棘突，以矫正滑脱椎体的前或后位移。

② 屈膝屈髋垫枕复位法：患者仰卧位，屈膝屈髋。医师将两只枕头叠放在一起，对折后压住开口一头，助手抬起患者臀部，使枕头呈30°楔形垫入患者臀部下方，并以手顶住枕头，医师站于床端，双手向前、向下按压患者膝部1分钟，之后嘱患者在屈膝屈髋抱膝位留枕仰卧20～30分钟。

③ 腰椎斜扳复位法：患者侧卧位。医师与患者相对而立，一手按住侧卧上方屈膝屈髋下肢的髋骼后上棘，一手推按患者侧卧上位同侧肩部，两手相对逐渐用力，在患者腰椎旋转至最大生理角度时，再给予一快速冲力，时常可闻及"咔嗒"声，本法主要纠正侧方滑脱。

第二十三节　梨状肌综合征

一、概述

梨状肌综合征是指由于间接外力作用，使梨状肌受到过度牵拉而致损伤，引起局部充血、水肿、肌束痉挛，刺激或压迫坐骨神经，导致相应的临床症状，称梨状肌综合征。

骶尻部为足少阳经筋所络，凡闪、扭、蹲起、跨越等损伤，或受风寒湿邪侵袭，日久而致气血瘀滞，经气不通，经筋失于条达，出现循足少阳经筋的挛急疼痛。若累及足太阳经筋则出现循足太阳经筋的腿痛。

在我国本病好发于青壮年，男性多于女性。

二、临床诊断要领

（一）四诊要点

1. 问诊

（1）病史　问有无髋部闪扭或蹲位负重起立损伤史，或臀部受凉史。

（2）疼痛性质　患者臀部深层疼痛，呈牵拉样、刀割样或蹦跳样疼痛，且有紧缩感。

（3）伴随症状　患者自觉下肢短缩，多数患者可出现沿坐骨神经分布区域的放射痛。偶有小腿外侧麻木，会阴部下坠不适。

2. 望诊

（1）望形态　患侧下肢不能伸直，步履跛行，或呈鸭步移行。髋关节外展、外旋活动受限。

（2）望臀部肌肉　日久可出现臀部肌肉松弛、无力，重者可出现萎缩。

（3）望舌　气滞血瘀者多舌暗红苔黄，风寒湿阻者多舌淡苔白腻，湿热蕴蒸者多舌质红苔黄腻，肝肾亏虚者多舌质淡或红。

3. 闻诊　疼痛剧烈者多呻吟不止。

4. 切诊　气滞血瘀患者脉象多弦，风寒湿阻患者脉象多濡缓，湿热蕴蒸患者脉象多滑数，肝肾亏虚患者脉象多弦细数。

（二）查体要点

1. 视诊　步履跛行，或呈鸭步移行。

2. 触诊　沿梨状肌体表投影区深层有明显压痛，可有放射痛；触诊梨状肌体表投影处可触及条索样痉挛或弥漫性肿胀的肌束隆起，重者可出现萎缩。

3.特殊试验　患侧下肢直腿抬高在 60°以前疼痛明显，超过 60°时疼痛反而减轻；梨状肌紧张试验阳性。

（三）辅助检查选择

X 线检查可排除髋关节骨性病变。

（四）诊断标准

1.有外伤或受凉史。

2.常发生于中老年人。

3.臀部疼痛，严重者患侧臀部呈持续性"刀割样"或"烧灼样"剧痛，多数伴有下肢放射痛、跛行或不能行走。

4.臀部梨状肌部位压痛明显，并可触及条索状硬结，直腿抬高在 60°以内疼痛明显，超过 60°后疼痛减轻，梨状肌紧张试验阳性。

（五）辨证要点

1.辨虚实　虚证多由禀赋虚弱、劳累太过，或年老体衰肾气虚损，筋骨无以濡养而致。实证多由闪、扭、蹲起、跨越等损伤，或受风寒湿邪侵袭，日久气血瘀滞而致。

2.辨舌脉　气滞血瘀者多舌暗红苔黄，脉弦；风寒湿阻者多舌淡苔白腻，脉濡缓；湿热蕴蒸者多舌质红苔黄腻，脉滑数；肝肾亏虚者多舌质淡或红，脉弦细数。

3.辨经络　下肢外侧疼痛病属足少阳胆经，若累及足太阳膀胱经则出现下肢后侧挛急疼痛。

三、鉴别诊断

主要与腰椎间盘突出症、臀上皮神经损伤鉴别。

1.腰椎间盘突出症　多发于 20～40 岁的青壮年，以下腰部疼痛伴一侧下肢放射性疼痛、麻木为主要特点。椎间盘突出相应的椎旁有明显压痛并伴有下肢放射性痛、麻，直腿抬高试验阳性。CT、MRI 检查可明确诊断。

2.臀上皮神经损伤　以一侧臀部及大腿后外侧疼痛为主，一般痛不过膝，在髂嵴中点下方 2cm 处有一压痛明显的条索状物，梨状肌紧张试验阴性。

四、临床治疗——推拿疗法

1.**治疗原则**　舒筋活血，通络止痛。

2.**取穴及部位**　梨状肌体表投影区及下肢后外侧等；环跳、承扶、秩边、风市、阳陵泉、委中、承山等穴。

3.**手法**　㨰、按、揉、点压、弹拨、擦法及被动运动。

4.**操作**

（1）患者俯卧位，医者站于患侧。先用柔和而深沉的㨰法在梨状肌体表投影区域反复施术 3～5 分钟，然后施掌按揉法于患处 2～3 分钟，再在患侧大腿后外侧施㨰法和拿揉法。

（2）接上势，医者用拇指于梨状肌肌腹呈垂直方向施弹拨法 10 余次，并点按环跳、承扶、阳陵泉、委中、承山等穴，以酸胀为度。

（3）接上势，医者施掌推法或深按压法，顺肌纤维方向反复推压 5～8 次，力达深层，再以肘尖深压梨状肌 2～3 分钟。

（4）接上势，医者一手按压髋臀部，一手托扶患侧下肢，做患髋后伸、外展及外旋等被动运动，反复数次，最后在梨状肌体表投影区施擦法，以透热为度。

第二十四节　跟痛症

一、概述

跟痛症是指跟骨结节周围软组织急、慢性损伤导致足跟底部疼痛及行走困难为主要临床表现的病症，又称足跟痛，常伴有跟骨结节前缘骨刺形成。

中医学认为足底为足太阳经筋所结，足跟部为肾经之所主，足少阴肾经起于足小趾，斜走足心，至内踝后，下入足跟。阳跷脉、阴跷脉均起于足跟，各主人体左右之阴阳。因足底着力不当，跟骨受损，牵掣经筋，气血瘀滞，筋挛黏结故痛甚，行走不便。或年老体衰，肝肾亏虚，肝主筋，肾主骨，久虚入骨，以致骨赘形成而为骨痹。跟痛症属于中医学"筋伤"范畴。在我国本病多见于中老年人，尤其形体肥胖的妇女易患此病。

二、临床诊断要领

（一）四诊要点

1. 问诊

（1）病史　问患者有无慢性进行性足跟痛病史或急性跟底损伤史。

（2）疼痛性质　跟底部疼痛，初起时仅为跟底酸胀痛，逐渐发展为疼痛明显。晨起站立或行走过久后疼痛加重，休息后症状能减轻，疼痛部位较局限，可伴有足底麻胀和疲劳感。

（3）疼痛部位　辨别疼痛部位，有助于鉴别疾病；跟骨结节前内侧压痛多为跟骨骨刺或跖腱膜炎；跟骨结节下方正中或偏后缘压痛多为跟骨脂肪垫变性；足跟后上方压痛多为跟腱炎、跟骨皮下滑囊炎。

2. 望诊

（1）望形态　首先望患者体型，本病好发于肥胖者；患者站立、行走、跑、跳时，足跟不敢着地，呈跐足尖跛行。

（2）望足　足底部肿胀，局部皮肤增厚，少数患者肿胀不明显。

（3）望舌　肝肾亏虚者多舌红或淡；瘀血阻滞者多舌质紫暗，边有瘀斑。

3. 闻诊　疼痛剧烈者多呻吟不止。

4. 切诊　肝肾亏虚者脉多弦细数，瘀血阻滞者脉涩或弦数。

（二）查体要点

1. 视诊　站立、行走、跑、跳时，足跟不敢着地，呈跐足尖跛行。

2. 触诊　足底部肿胀，局部皮肤增厚，少数患者肿胀不明显。足跟部有明显压痛点，背伸时或用力按压足跟中央可使疼痛加重。

（三）辅助检查选择

X线检查：常见足跟后部及底部软组织阴影增厚，有时可见足骨疏松、骨膜增厚及跟骨基底结节部有粗糙刺状突或骨质增生。可排除跟骨器质性病变。

（四）诊断标准

1. 足部在不负重一段时间后，重新负重时，足跟部出现隐痛。

2. 早晨醒后或休息一段时间后，行走的前几步，足跟部疼痛最为明显。

3. 疼痛非常严重者可出现避痛步态。

4. 活动增加，如行走或跑步后，足跟部疼痛减轻，但在晚间足跟部疼痛会加重。

5. 患者在近期内运动量发生改变，例如，行走或者跑步距离的增加；或因工作变动而需要长时间站立或行走。

6. 初起时足跟前内侧局部锐痛，感觉异常并不常见。

（五）辨证要点

1. 辨虚实　跟痛症大致可分为虚实两类，虚证多由老年体弱或久病卧床，肾气虚衰，筋骨无以濡养而致。实证多由足底着力不当，或用力过度，牵掣经筋损伤，气血瘀滞，筋拘黏结而致。

2. 辨舌脉　肝肾亏虚者多舌红或淡，脉弦细数；瘀血阻滞者多舌质紫暗，边有瘀斑，脉涩或弦数。

三、鉴别诊断

主要与跟骨骨髓炎、跟骨结核鉴别。

1. 跟骨骨髓炎　跟骨骨髓炎虽有跟痛症状，但局部可有明显的红肿热痛等急性感染的征象，严重者伴有高热等全身症状。血常规和X线检查可明确诊断。

2. 跟骨结核　本病多发于青少年，局部微热，肿痛范围大，全身情况差，常伴低热盗汗、疲乏无力、食欲不振等。化验及X线检查可鉴别。

四、临床治疗——推拿疗法

1. 治疗原则　活血止痛，舒筋通络，松筋整理。

2. 取穴及部位　跟骨周围；三阴交、金门、然谷、太冲、照海、昆仑、申脉、涌泉等穴位。

3. 手法 点、按、揉、拿、弹拨、摇、擦法等。

4. 操作

（1）患者取仰卧位。医师站其患侧，点按三阴交、金门、然谷、太冲、照海、昆仑、申脉、涌泉等穴位，以及足跟部，每处半分钟；以掌跟或握拳叩击痛点，连续数十次。

（2）患者取俯卧位。医师站其患侧，从小腿腓肠肌起，至跟骨基底部施按揉、拿法，上下反复操作5分钟；横行足趾方向弹拨足底跖筋膜1分钟。

（3）患者取仰卧位。医师站其足侧，轻摇踝关节，屈伸踝关节，反复数十次；以小鱼际擦法沿跖筋膜走行方向擦足跟部及涌泉穴，均以透热为度。

第二十五节　骨折术后

一、概述

骨的完整性或连续性遭到破坏称为骨折。造成骨折的原因主要有两种，即外力作用和骨骼疾病引起骨质破坏。外力作用又分为直接暴力、间接暴力、筋肉牵拉、疲劳骨折等；骨骼疾病导致骨折常见于骨质疏松症、脆骨病、骨结核、佝偻病、骨软化症、甲状旁腺功能亢进、骨髓炎、骨囊肿、原发骨肿瘤及恶性肿瘤骨转移等，遭受轻微外力即可导致骨折，称为病理性骨折。

二、临床诊断要领

（一）四诊要点

1. 问诊

（1）当时受伤情况　包括暴力的形式、大小、方向、作用部位等；伤后的处理情况，如患肢处理、制动、搬运情况；对开放性骨折还应问清伤口包扎或缝合情况；陈旧性骨折应询问伤后复位、固定情况。

（2）疼痛　疼痛起始日期、部位、性质、程度。疼痛是剧痛、酸痛还是麻木；疼痛是持续性还是间歇性；麻木的范围是在扩大还是缩小；痛点固定不移或游走，有无放射痛，放射到何处；服止痛药后能否减轻；各种不同的动作（负重、咳嗽、打喷嚏等）对疼痛有无影响；与气候变化有无关系；劳累、休息及昼夜对疼痛程度有无影响等。

2. 望诊　损伤后因气滞血凝，多伴有肿胀、瘀斑，故需要观察其肿胀、瘀斑的程度及色泽的变化。肿胀较重而肤色青紫者，为新伤；肿胀较轻而青紫带黄者多为陈伤。同时需要观察肢体外形有无肌肉萎缩、挛缩、畸形。

（二）查体要点

1. 触诊　根据局部皮肤冷热的程度，可以辨别是热证或是寒证，并可了解患肢血运情况。热肿一般表示新伤或局部积瘀化热、感染；冷肿表示寒性疾患；伤肢远端冰凉、麻木，动脉搏动减弱或消失，则表示血运障碍。

2. 量诊　测量各关节主动活动和被动活动的角度。可用特制的量角器来测量关节活动范围，并以角度记录其屈伸旋转的度数，与健侧进行对比，如小于健侧，多属关节活动功能障碍。测量肢体周径，在两肢体相应的同一水平测量，测量肿胀时取最肿处，测量肌萎缩时取肌腹部，可了解其肿胀程度或有无肌肉萎缩。

（三）辅助检查选择

1. X线检查　是诊断骨折的重要手段，可了解骨折的部位、范围、性质、程度和与周围软组织的关系，为治疗提供参考。指导骨折的整复、牵引、固定，观察治疗效果和病变的发展及预后的判断等。

2. CT扫描　从横断面图像观察脊柱、骨盆、四肢关节较复杂的解剖部位和骨折情况。

3. 磁共振检查（MRI）　主要可检查骨折附近的软组织及韧带的损伤，半月板及椎间盘的损伤等。

4. 脊髓造影术　可确定脊柱骨折对椎管的影响范围和程度。

5. 放射性核素检查　可发现隐性骨损伤，特别是X线检查易造成漏诊的手、足、颅骨、肋骨等骨折。

（四）诊断标准

1. 骨折的临床愈合标准

（1）局部无压痛，无纵向叩击痛。

（2）局部无异常活动。

（3）X线片显示骨折线模糊，有连续性骨痂通过骨折线。

（4）功能测定：在解除外固定情况下，上肢能平举1kg达1分钟，下肢能连续徒手步行3分钟，并不少于30步。

（5）连续观察2周骨折处不变形，则观察的第一天即为临床愈合日期。

（2）（4）两项的测定必须慎重，以不发生变形或再骨折为原则。

2. 骨折的骨性愈合标准

（1）具备临床愈合标准的条件。

（2）X线片显示骨小梁通过骨折线。

（五）辨证要点

1. 辨病因　骨折的病因有外因和内因，外因主要有直接暴力（骨折发生在外来暴力直接作用的部位，如打伤、压伤、枪伤、炸伤及撞击伤等）、间接暴力（骨折发生在远离于外来暴力作用的部位，包括传达暴力、扭转暴力等）、筋肉牵拉力（由于筋肉急骤地收缩和牵拉可发生骨折）、累积性力（骨骼长期反复受到震动或形变，外力的积累，可造成骨折）；内因包括年龄和健康状况、骨的解剖位置和结构状况、骨骼病变。

2. 辨分期　骨折后2～3周一般属于血肿机化期，4～8周属于原始骨痂形成期，8～12周属于骨痂改造塑形期。

三、鉴别诊断

诊断明确，无需鉴别。

四、危急状态辨识

1. 下肢静脉血栓　多见于骨盆骨折或下肢骨折术后，长期缺乏主动及被动运动，血液处于高凝状态，引起血栓形成；主要症状为下肢肿胀、疼痛、麻木；其中深静脉血栓脱落容易引起肺栓塞，危及生命。

2. 缺血性肌挛缩　是严重的骨折晚期并发症，是骨筋膜室综合征的严重后果，由于上肢、下肢的血液供应不足或包扎过紧超过一定时限，肢体肌群缺血而坏死，终致机化，形成瘢痕组织，逐渐挛缩而形成特有畸形。预防措施主要是尽早恢复肢体血运，避免石膏夹板固定过紧。

五、临床治疗

（一）针灸疗法

包括毫针刺法和艾灸疗法，可以疏经通络、温经散寒、行气活血、消肿止痛、减轻拘挛。在骨折术后各个阶段，均可根据骨折部位选择可以进行针刺的穴位，在远离内固定处亦可运用电针，能够缓解疼痛、减轻肿胀；亦可选择合适的穴位用艾条进行雀啄灸或回旋灸。

（二）推拿疗法

骨折术后运用适当的推拿疗法可以松节粘连、减轻拘挛、缓解疼痛、改善关节活动度等。在骨折术后早期可以使用摩擦类手法的抹法，手法宜轻柔，顺经络方向或沿淋巴回流方向，可以缓解肢体肿胀。在骨折术后中后期可以选择运用推法、揉法、振动法、抖法、按法、拿法、弹拨等手法松解粘连、减轻拘挛、缓解疼痛，并可运用运动关节类手法的摇法、扳法、拔伸法等松节关节粘连、改善关节活动度。在对关节功能障碍进行推拿治疗时，应先运用适当手法对软组织进行松解，然后运用运动关节类手法对关节粘连进行松解。推拿疗法切忌粗暴，在确定骨折内固定稳定牢固、骨质状况良好时运用运动关节类手法，必要时应当和手术医师进行沟通。

（三）康复疗法

1. 康复评定

（1）中医康复评定

① 初期：由于筋骨脉络损伤，血离经脉，瘀积不散，气血凝滞，经络受阻，受损肢体或部位肿胀明显，伴有疼痛。舌质淡或暗或有瘀斑，脉弦或紧。如损伤较重，瘀血较多，应防其瘀血流注脏腑而出现昏沉不醒等症。

② 中期：肿胀逐渐消退，疼痛亦明显减轻，但瘀肿未尽，骨折尚未连接，或有骨折部位及临近部位关节功能障碍。舌质淡苔薄白，脉弦或脉象平和。

③ 后期：骨折处已有骨痂生长，疼痛和肿胀明显减轻或消失，骨折局部压痛亦减轻，或有骨折部位及临近部位关节功能障碍。舌质淡苔薄白，脉弦细或脉象平和。

（2）现代康复评定

① 疼痛评定：常用疼痛评定方法有视觉模拟评分法（VAS）、数字疼痛评分法、麦吉尔（McGill）疼痛调查表等。

② 肌力评定：常用徒手肌力检查法进行，也可以借助特殊器械进行肌群的等张肌力评定和等速肌力评定，如等速肌力测试仪等。

③ 关节活动度：用于判断骨折术后关节功能障碍程度及康复治疗后关节功能的恢复情况。测量工具有关节角度尺（量角器）、电子角度仪、皮尺等，最常用的是关节角度尺。

④ 肢体长度测量：可以发现骨折后畸形愈合导致的肢体不等长。测量时应使两侧肢体处于对称位置，利用骨性标志测量并两侧比较。

上肢长度：自肩峰至桡骨茎突。

上臂长度：自肩峰至肱骨外上髁。

前臂长度：自肱骨外上髁至桡骨茎突，或自尺骨鹰嘴至尺骨茎突。

下肢长度：自髂前上棘经髌骨中线至内踝下缘。

大腿长度：自髂前上棘至髌骨上缘，或股骨大转子至膝关节外侧间隙。

小腿长度：自腓骨头顶点至外踝下缘，或膝关节内侧间隙至内踝下缘。

⑤ 肢体周径测量：可以发现有无肌肉萎缩或肢体肿胀。通常测量肌肉萎缩时取肌腹部，测量肿胀时取最肿处，一般测量以下周径，并于健侧对比。

大腿周径：髌骨上缘 10cm 处。

小腿周径：髌骨下缘 10cm 处。

上臂周经：肩峰下 15cm 处。

前臂周径：尺骨鹰嘴下 10cm 处。

⑥ 感觉功能评定：包括浅感觉和深感觉。检查时应先检查健侧，再检查患侧，如果是脊柱骨折脊髓损伤患者，则按照美国脊髓损伤协会（ASIA）1992 年制定的脊髓损伤评定标准检查 28 对皮区关键点。

⑦ 骨折愈合评定：判断骨折愈合情况对康复治疗极其重要，骨折康复治疗最重要的是肌力训练、关节活动度训练，以及下地负重训练的时间、强度及方法等，这些均与骨折愈合情况密切相关。

a. 骨折临床愈合标准：骨折局部无压痛及纵向叩击痛；局部无反常活动；X 线片显示有连续性骨痂通过骨折线；外固定拆除后上肢能平举 1kg 重物 ≥ 1 分钟，下肢不扶拐平地连续行走 ≥ 3 分钟，并不少于 30 步；连续观察 2 周骨折处不变形。

b. 骨折愈合标准：具备临床愈合标准的条件；X 线片显示骨小梁通过骨折线。

⑧ 步态分析：下肢骨折有步态异常者应进行步态分析，为步态训练提供依据。评测患者的一般步态，如步幅、步频、步宽及行走时的站立相和摆动相步态等。

⑨ 神经肌肉电生理检查：主要有肌电图检查、神经传导速度测定、诱发电位检查。

⑩ 日常生活活动能力评定：一般采用 Barthel 指数、功能独立性测量（FIM）等。

2. 康复治疗

（1）中医康复治疗方法

① 针灸疗法：详见针灸疗法部分。

② 推拿疗法：详见推拿疗法部分。

③ 中药疗法

a. 中药外用

初期：以活血化瘀、消肿止痛的药膏为主，如消瘀止痛药膏、清营退肿膏、双柏散、定痛膏、紫荆皮散。红肿热痛时可外敷清营退肿膏。

中期：以接骨续筋类药膏为主，如接骨续筋药膏、外敷接骨散、驳骨散、碎骨丹等。

后期：骨折已接续，可用舒筋活络类膏药外贴，如万应膏、损伤风湿膏、金不换膏、跌打膏、伸筋散等。

骨折后期，关节附近的骨折，为防止关节强直、筋脉拘挛，可外用熏洗、熨药及伤药水揉擦，配合练功活动，达到活血散瘀、舒筋活络、迅速恢复功能的目的。常用的熏洗及熨药方有海桐皮汤、骨科外洗一方、骨科外洗二方、舒筋活血洗方、下肢损伤洗方等，常用的伤药水有伤筋药水、活血酒等。

b. 中药内服

初期：治以活血化瘀、消肿止痛为主，可选用活血止痛汤、和营止痛汤、新伤续断汤、复原活血汤、八厘散等。如有伤口者吞服玉真散。如损伤较重、瘀血较多，应防其瘀血流注脏腑而出现昏沉不醒等症，可用大成汤通利之。

中期：治以接骨续筋为主，可选用新伤续断汤、续骨活血汤、桃红四物汤、接骨丹等。常用接骨药有自然铜、血竭、土鳖虫、骨碎补、续断等。

后期：治以壮筋骨、养气血、补肝肾为主，可选用壮筋养血汤、生血补髓汤、六味地黄汤、八珍汤、健步虎潜丸等。骨折后期应适当注意补益脾胃，可用健脾养胃汤、补中益气汤、归脾汤加减。

炎症期：此期的治疗重点是促进炎性物质吸收，减轻肿胀，缓解疼痛；未受累关节及健侧的主动运动，以促进血液循环，防治肌肉萎缩及关节粘连。卧位时适当抬高患肢，以减轻肢体肿胀。

④ 传统运动疗法：太极拳、八段锦、五禽戏等传统功法在骨折术后肢体能够完全负重时适当选择，能够增加肌力、强化本体感觉和平衡协调功能。

（2）现代康复治疗方法

① 炎症期：治疗重点是促进炎性渗出物的吸收，减轻肿胀，缓解疼痛；未受累关节及健肢的主动运动，以促进血液循环，防止肌肉萎缩及关节粘连。卧位时适当抬高患肢，以减轻肢体肿胀。

a. 运动疗法：患者骨折术后生命体征稳定，一般状态良好，即可开始运动治疗。随着骨折固定技术及稳定性的提高，给早期康复提供了良好条件。

等长收缩：在患肢无痛情况下进行骨折邻近关节肌肉的等长收缩，如股骨骨折、胫骨骨折后股四头肌的等长收缩，保持 10 秒，放松 5 秒，每日 2 ～ 3 次，每次 10 ～ 15 分钟。

持续被动运动：肢体骨折术后根据患者骨折情况可以马上开始进行，利用上下肢 CPM 机（关节恢复器）进行关节的被动屈伸，最初在患者无痛范围内进行，以后根据患者耐受程度每日增加 5°～ 10°，每次 1 小时，每日 2 次，以维持关节活动度。

患侧非固定关节的主动和被动活动：幅度要尽量达到正常，每日 1 ～ 2 次，每次 10 ～ 15 分钟。

健侧的主动活动：各关节的屈伸、内收、外展、内翻、外翻及旋转等，并适当进行抗阻训练。

呼吸训练：卧床休息时抬高患肢，做呼吸操训练，亦可以借助呼吸器进行呼吸肌的训练。

b. 物理因子治疗

电疗及热疗：应在术后 48 小时出血渗出停止后进行。

冰敷：术后即可在损伤局部进行，应用厚毛巾包裹冰袋，每次 10 ～ 15 分钟，肿胀明显时每日 6 ～ 8 次，以减少渗出，减轻肿胀。

蜡疗：如骨折部位没有石膏或其他外固定及手术切口，可以应用蜡疗，每日 1 ～ 2 次，每次 20 ～ 30 分钟。

光疗：可以红外线或紫外线局部照射，每次 20 ～ 30 分钟，每日 1 次。

高频电疗：如骨折部位没有金属内固定，可以应用无热量或微热量短波或超短波治疗，每次 10 ～ 15 分钟，每日 1 次。

② 软骨痂期：治疗重点是促进血液循环及骨痂形成，防治肌肉萎缩及关节粘连。

a. 运动疗法：继续上述运动治疗并在患肢无痛及身体状况允许、骨折固定牢靠的情况下适当增加频率和强度，开始开链等张肌力训练。在骨折固定牢靠的情况下，开始受累关节的主动及被动关节活动度训练，进行关节松动训练。

上肢骨折应尽早下地完全负重活动，下肢骨折在骨折固定牢靠的情况下，戴支具、扶拐开始部分负重下床活动，或使用减重训练架尽早地下地活动，患肢可从负重 1/4 体重开始，逐渐过渡到 1/2 负重、3/4 负重、全负重，并进行日常生活活动能力训练。

b. 物理治疗：继续上述治疗。在被动关节活动度训练前可先进行蜡疗，每次 30 分钟。

冰敷：在关节活动治疗结束后进行，每次 10 ～ 15 分钟。

直流电钙、磷离子导入：在骨折部位电极对置，电流量以患者能耐受的最大限度为宜，每日 1 次，每次 20 分钟。

磁疗：骨折局部 0.02 ～ 0.03T 低强度，每日 1 次，每次 15 ～ 20 分钟。

③ 硬骨痂期：治疗的重点是促进骨痂生长及硬化，增加肌力及关节活动度。

a.运动疗法：继续上述治疗，增加频率和强度，进行开链及闭链训练；加强关节的主动及被动关节活动度训练，进行关节松动治疗。下肢骨折可以用功率自行车进行关节活动度及力量训练，上肢骨折下地活动可借助多关节功能训练器进行关节活动度和力量训练，下肢骨折扶拐或使用行走减重训练架进行渐进性下地负重训练，从体重的 10%～20% 开始，每周增加 5～10kg。本体感觉、平衡及协调性训练：从部分负重到完全负重渐进性进行本体感觉、平衡训练。平衡板站立，每次 10～15 分钟，每天 2 次；单腿站立训练，每次 15～20 分钟，每天 2 次，从用肋木到不用肋木。有条件可以在平衡训练仪上进行平衡训练。

b.物理治疗：根据情况选用上述治疗，关节松动治疗前后分别选择蜡疗和冰敷。

超声波疗法：接触移动法，0.8～1.2W/cm²，每次 10 分钟，每日 1 次。以促进骨折愈合，软化瘢痕，松解关节粘连。

④ 骨痂改建塑形期：此期骨折部位的强度较高，康复治疗要增加强度，促使患肢功能尽快地恢复正常，减少肢体的残疾。

a.运动疗法：继续增加上述治疗的频率和强度，加强关节的主动及被动关节活动度训练，进行关节松动治疗，闭链训练至恢复关节的正常活动度。下肢骨折扶拐或使用减重训练架渐进性地负重训练直到完全负重。单腿能完全负重站立时方能弃拐。等张抗阻肌力训练，阻力从 10 次最大重复量的 40% 开始逐渐增加，每组重复 20～30 次，间隔 1 分钟，共 3 组，每日 2 次。加强平衡及协调性训练，视情况以散步、快走、慢跑、快跑及加速跑进行耐力及速度训练。日常生活活动能力训练至生活自理，重返工作岗位，恢复体育运动能力。

b.物理治疗：根据情况选用上述治疗，关节松动治疗前后分别选择蜡疗和冰敷。

六、随诊要领

1. **问诊要点** 重点询问康复治疗后，骨折处功能障碍恢复的情况；日常生活中不同的动作（负重、咳嗽、打喷嚏等）对疼痛的影响。

2. **查体要点** 重点对肌力、肌张力、关节活动度、骨折愈合情况进行检查。

3. **治疗决策** 根据随访结果决定下一步治疗方案，如患者康复较好，可维持原有治疗方案，门诊随诊，定期复查影像。如骨折愈合缓慢，肌力改善及关节活动度改善不明显，可以综合评估病情，再次收住入院进一步综合治疗。

七、预防与生活调护

1. 钙和磷是人体骨骼的重要组成元素，建议病人多吃含钙和磷比较丰富的食物，有助于骨折的愈合。

2. 做好骨折病人康复宣教，尽早进行康复治疗，避免病人"静养"等观念误区；积极防治坠积性肺炎、压疮、尿路感染等并发症。

3. 功能锻炼需要贯穿骨折术后整个康复过程，在骨折术后肢体能够完全负重时，适当选择太极拳、八段锦、五禽戏等传统功法锻炼，能够增加肌力、强化本体感觉和平衡协调功能。

4. 积极治疗骨质疏松症、骨结核等原发病；在浴室、雨雪天湿滑的地方，可着防滑鞋，防止跌倒；有头晕病史患者，在由坐位到站立等改变体位时，需慢慢适应。

八、预后评估

骨折术后的预后与患者年龄和既往健康状况密切相关，小儿愈合最快，成人次之，老年人最慢；伴有慢性消耗性疾病，如糖尿病、重度营养不良、钙代谢障碍、骨软化症、恶性肿瘤或骨折后有严重并发症者，则骨折愈合迟缓。

第二十六节 颅脑损伤

一、概述

颅脑损伤是指头部受到外力冲击（交通事故、跌伤、打击等），损伤头皮、颅骨、硬脑膜、脑组织后，出现的短暂性或持续性的一系列病变。按损伤发生的时间和类型可分为原发性颅脑损伤和继发性颅脑损伤。按颅腔内容物是否与外界交通分为闭合性颅脑损伤和开放性颅脑损伤。

中医理论中没有与颅脑损伤相对应的病名，多属于"头部内伤"等范畴。本病病因主要是外伤导致的痰、瘀、热邪，病位在脑，病机为外伤损伤元神之府，脏腑功能失调，气血亏虚，痰瘀阻络，为虚实夹杂之证。

二、临床诊断要领

（一）四诊要点

1.问诊　颅脑损伤患者需仔细询问其发病时受伤的情况，目前有无头晕、头痛以及头痛的部位、性质，还需询问既往病史、饮食、二便情况。

2.望诊　颅脑损伤的望诊包括望神志、望面色、望舌、望瞳孔，此外还需观察有无自发睁眼、颅骨及皮肤有无缺损等内容。

3.闻诊　颅脑损伤急性期时常伴有躁扰不宁、胡言乱语，病情稳定后通过与患者对话了解其自发言语情况。患者气粗、喉中痰鸣为痰瘀蒙窍证或痰热蒙窍证，多属实证；若气短声低为气血亏虚证，多属虚证。

4.切诊　颅脑损伤急性期，如脉象弦滑数多为痰瘀、痰热蒙蔽清窍之证，如脉虚数、细微则为元神暴脱之证。慢性期时，脉弦滑属痰浊阻滞证，脉弦涩属瘀阻脑络证，脉虚细属气血亏虚证。

（二）辅助检查选择

1.头CT及MRI检查　可诊断有无颅内损伤，包括脑挫裂伤、颅内血肿，并判定血肿的位置和大小。

2.脑脊液检查　行腰穿抽取脑脊液检查，判断脑脊液中有无红细胞。

（三）诊断标准

1.有头部外伤或间接外伤史。

2.伤后出现神志昏迷，烦躁不宁，头晕头痛，恶心呕吐等症。

3.结合病史和体检情况、CT、磁共振检查可确定损伤部位及程度。

（四）辨证要点

1.辨病理因素　属痰、瘀、热邪。

2.辨病证虚实　患者气粗、喉中痰鸣，脉弦滑数，为痰瘀蒙窍证或痰热蒙窍证，属实证；若气短声低，脉虚数或细微，为气血亏虚证，属虚证。

三、鉴别诊断

颅脑损伤应与脑卒中相鉴别，可根据外伤病史及颅脑CT等辅助检查加以鉴别。

四、危急状态辨识

颅脑损伤后如果患者出现病情逐渐加重或昏迷，应考虑颅内血肿的可能，包括硬脑膜外血肿和硬脑膜下血肿，这是颅脑损伤最常见和最严重的继发病变；脑干损伤后会有持续数日至数月的昏迷，如累及延髓则呼吸功能紊乱，血压下降，心脏骤停。外伤后癫痫也是严重的并发症，以局限性发作为主，也可呈大发作。颅脑损伤严重者可见颅底骨折，颅前窝骨折症见口鼻出血、脑脊液漏、颅内积气，颅中窝骨折症见耳出血及脑脊液耳漏；后颅窝骨折症见乳突、枕后皮下及咽后黏膜下瘀血，脑脊液耳漏。

五、临床治疗——康复疗法

（一）康复评定

1.中医辨证　颅脑损伤急性期辨证分为痰瘀蒙窍证、痰热蒙窍证和阴阳离决、元神暴脱证；恢复可辨证分为痰浊阻滞证、瘀阻脑络证和气血亏虚证。

2.现代康复评定

（1）脑损害严重程度评定　尚未清醒者可采用格拉斯哥昏迷量表（Glasgow coma scale，GCS）评定，清醒后采用盖尔维斯顿定向力及记忆遗忘检查（PTA）。

（2）功能及预后评定　Glasgow结局量表（GOS）、残疾分级量表评定。

（3）感觉、知觉功能评定。

（4）认知障碍评定　认知功能分级（RLA）、简易的精神状态测定量表（MMSE）、Loewenstein认知障碍成套测验评定法（LOTCA）、记忆能力评估。

（5）心理评定　采用汉密尔顿抑郁评定量表和抑郁自评量表、汉密尔顿焦虑评定量表和焦虑自评量表评定。

（6）运动功能评定　参考中风康复中的运动功能评定。

（7）言语功能评定　参考中风康复中的言语功能评定。

（8）日常生活活动能力评定　参考中风康复中的日常生活活动能力评定。

（二）康复原则

颅脑损伤急性期的康复治疗主要以祛瘀通络为主，兼顾正气，病情危重者以手术治疗为主，中医治疗起辅助作用。日久兼以祛瘀化痰通络。

（三）康复治疗方法

1.现代康复治疗方法

（1）运动疗法。

（2）作业治疗。

（3）认知功能训练。

（4）心理疗法。

2.中医康复治疗方法

（1）针灸疗法

① 毫针刺法

a.急性期

治法：采用"醒脑开窍"法。

选穴：印堂、上星、百会、双侧内关、患侧三阴交。

操作：先刺印堂穴，刺入皮下后使针直立，采用轻雀啄手法，以流泪或眼球湿润为度；继由上星穴刺入，沿皮至百会穴，施以小幅度、高频率捻转补法；内关穴直刺0.5寸，采用捻转提插泻法，施手法1分钟；三阴交沿胫骨内缘与皮肤呈45°角斜刺，进针1～1.5寸，行提插补法，令针感传至足趾。

b.恢复期

ⅰ.头针

治法：采用标准头针或于氏头针。

操作：采用长时间留针、间断行针法。选用1～1.5寸的28～30号毫针，常规进针法至帽状腱膜下，针后捻转200次/分，每针持续1分钟，留针期间行肢体功能训练，先间隔30分钟捻转1次，重复2次后间隔2小时捻转1次，直至出针。

ⅱ.体针

选穴：上肢为手三里、外关、天井、臑会、肩髃、臂臑。下肢为阳陵泉、悬钟、解溪、丘墟、承扶、委中、风市、膝阳关。

操作：以1.5～2寸的28号针进行常规针刺，得气后接脉冲针灸治疗仪，痉挛期采用疏密波，强度以患者能耐受为度，每次20分钟，每日1次。

c.兼症

ⅰ.语言功能障碍

选穴：哑门，通里，头针言语一、二、三区。舌体运转不灵加金津、玉液、廉泉。

操作：用1.5寸针，针刺廉泉穴，向下颌方向缓慢刺入0.5～1寸；用1寸针刺通里穴，直刺0.5寸；头针言语区平刺0.5～0.8寸，行针留针方法同前面头针刺法。

ⅱ.吞咽功能障碍

选穴：上廉泉。

操作：用2寸30号针，由上廉泉向舌根部透刺1.2～1.5寸，以患者舌根部出现酸胀感为度，再体针分别向金津、玉液方向斜刺1.2～1.5寸，得气后不留针。

此外，假性球麻痹的患者，可采用项针及舌三针治疗，取双侧风池、天突、人迎、廉泉、舌三针、头针运动区中下1/3。

ⅲ.认知功能障碍

选穴：百会、四神聪、神庭、智三针。

操作：进针0.8～1寸，捻转得气后留针30分钟，每隔10分钟行针1次。

② 艾灸疗法：通过灸火的热力和药物的作用达到温通气血、扶正祛邪的作用，可随证取穴进行治疗。

a. 半身不遂

取穴：上肢取肩髃、曲池、合谷、外关；下肢取环跳、阳陵泉、足三里、解溪、昆仑。伴有言语不利取哑门、廉泉、通里。

操作：温和灸每次选用 4～6 个穴位，每穴灸 15～20 分钟，每日 1 次。直接灸每次选用 3～6 个穴位，每穴灸 5～7 壮，艾炷如麦粒或黄豆大，每日灸 1 次。

b. 口眼㖞斜

取穴：地仓、颊车、合谷、内庭、阳白、昆仑、养老。

操作：温和灸每次选用 4～5 个穴位，每穴灸 20～30 分钟。直接灸每次选用 3～6 个穴位，每穴灸 5～7 壮，艾炷如麦粒或黄豆大，每日灸 1 次。温针灸每次选用 3～6 个穴位，每穴灸 15～30 分钟，每日灸 1 次。

c. 排尿不畅

取穴：三焦俞、阴陵泉、三阴交、小肠俞、水道、太冲。

操作：雀啄灸每次选用 3～5 个穴位，每穴灸 10～20 分钟，每日灸 1～2 次。艾炷灸每次选用 2～4 个穴位，每穴灸 5～10 壮，每日灸 1～2 次。温针灸每次选用 2～5 个穴位，每穴每次灸 10～15 分钟。

d. 便秘：因卧床时间较长，胃肠蠕动慢，极易导致中风患者发生便秘。

取穴：脾俞、胃俞、大肠俞、三阴交、足三里、天枢、支沟。

操作：艾条温和灸每次选用 4～6 个穴位，每穴灸 10～15 分钟，每日灸 1 次。隔蒜灸每次选用 3～5 个穴位，每穴用中、小艾炷灸 3～5 壮，每日灸 1 次。

（2）推拿疗法

颅脑损伤后采用中医推拿治疗可以减轻肌肉萎缩，改善肌肉痉挛，防止关节僵硬挛缩，或者使已经挛缩的关节得到松解。

① 头部：可做前额分推、枕后分推法。百会、风池、印堂做穴位点按。

② 体部：首先叩击法或拍法，若伴有肢体肿胀，可用法治疗。

（3）中药疗法　急性期待病情稳定后，痰瘀蒙窍证可用苏合香丸治疗；痰热蒙窍证可用安宫牛黄丸治疗；阴阳离决，元神暴脱证用参附汤加减。慢性期患者，痰浊阻滞证可用半夏白术天麻汤加减；瘀阻脑络证可用通窍活血汤加减；气血亏虚证可用十全大补汤加减。

（4）穴位注射疗法　可选用当归注射液、川芎嗪注射液，选择肢体或头部穴位进行穴位注射。

（5）传统运动疗法

① 气功：气功可练习保健功，早期以静为主，如坐功、卧功；恢复期应动静结合，以动功为主，如养气功。后遗症期有头痛、头晕、失眠、腰膝酸软、耳鸣等症者，可擦涌泉穴，有宁神、明目的作用。

② 太极拳：太极拳可以调畅气机，调和阴阳，宁神定志，降逆潜阳，可用于颅脑损伤后遗症伴有自主神经功能紊乱症的患者。每日坚持练习 1 小时，过程中要特别注意放松和入静，若长期坚持则有利于患者康复。

六、随诊要领

（一）门诊患者

对确诊的颅脑损伤的患者，如病情较重，应建议患者在急诊或重症病房紧急处理。病情稳定的恢复期患者则根据患者具体病情决定进行门诊针灸推拿治疗或按照康复科入院标准收入院治疗。

（二）出院后复诊

经住院治疗的颅脑损伤患者，出院时大多留有一定程度的后遗症，如肢瘫、感觉异常、认知障碍、言语及吞咽障碍、二便障碍等。因此，出院后应继续行社区康复或家庭治疗。

1. 复诊应对

（1）问诊要点　重点询问出院后患者各种功能障碍的改善情况和常用药的服用情况。

（2）查体要点　重点对遗留的各项功能障碍进行评估，以指导下一步的康复治疗。

2. 治疗决策　出院后经康复治疗患者病情好转，复诊后综合评估各种功能障碍及生活自理能力基本恢复，精神心理状态良好者，可以停止康复治疗。对仍遗留有运动、感觉、言语吞咽障碍的患者，应结合评估情况制定下一步的康复计划，继续门诊随诊，加强人文关怀。

七、预防与生活调护

1. 做好康复宣教，普及颅脑损伤的康复常识，指导家庭康复。
2. 长期卧床的患者需做好压疮、深静脉血栓、关节挛缩等并发症的预防。
3. 针刺前做好解释工作，避免晕针；推拿及康复治疗时要动作柔和缓慢，避免肢体损伤。
4. 加强心理支持。
5. 有条件者可在家中进行环境改造，方便患者独立完成日常生活活动。

八、预后评估

1. 大部分神经恢复发生在急性脑损伤后的前6个月内。身体运动功能的恢复较快，常出现在伤后3个月内。
2. 伤前存在脑外伤和神经功能缺损、认识和行为异常，则减慢恢复过程，影响预后。
3. 神经电生理检查，如EEG可起到预后评估作用。若躯体感觉诱发电位（SEP）的中枢传导时间（CCT）延长超过2.5SD（标准差）为病理性，SEP可在麻醉或肌松药使用时进行检测，预后差者评估价值较高。
4. **影像学评估**　头CT可从颅内血肿厚度、出血量、出血部位、中线移位距离和蛛网膜下腔出血情况进行分析；磁共振波谱分析也可为颅脑外伤的预后判断提供帮助。
5. **其他**　采用血液生化指标、颅内压监测进行预后评估。

第二十七节　脊髓损伤

一、概述

脊髓损伤是由于各种致病原因引起的脊髓结构、功能的损害，造成损伤水平以下的运动、感觉、括约肌和自主神经功能障碍。脊髓损伤原因，可分为外伤性脊髓损伤和非外伤性脊髓损伤两大类。外伤是造成脊髓损伤的主要原因，包括过伸性损伤、开放性损伤、挥鞭性损伤等。非外伤性脊髓损伤主要由感染性、血管性、退行性、肿瘤等原因所致。本节主要介绍外伤性脊髓损伤的康复，对于非外伤性脊髓功能障碍问题可参考本节内容进行。

本病属于中医学"痿证""瘫痪""痿躄""体惰"等范畴，病位在督脉，与肝、脾、肾经关系密切，病机主要是督脉、肾经等经脉受损，导致脏腑、气血功能失常出现临床症状。

二、临床诊断要领

（一）四诊要点

1. **问诊**　脊髓损伤患者需仔细询问其症状及起病情况，包括致病因素、外伤或发病时间，有无院前急救、手术史，受伤时的原因和体位、受伤后的感觉及运动障碍的范围、性质或类型。
2. **望诊**　脊髓损伤的望诊包括望神色、姿态、肢体功能、大小便等内容，通过望诊以初步评估损伤的部位、性质和轻重。
3. **切诊**　脊髓损伤患者脉象是辨证的重要客观依据，常见的异常脉象有涩、沉细、细数等。瘀血阻络证多见脉涩，脾肾阳虚证脉见沉细或沉弱，肝肾阴虚证可见脉细或沉细数。

（二）辅助检查选择

1. **X线片检查**　基本可确定骨折、脱位部位及类型。
2. **CT检查**　可显示骨性结构破坏的程度，判定移位骨折块侵犯椎管程度，发现突入椎管的骨块或椎间盘情况，以及脊髓或神经根受压的部位及水平。
3. **MRI检查**　对判定脊髓损伤状况极有价值，MRI可显示脊髓损伤早期的水肿、出血，并可显示脊髓损伤的各种病理变化，脊髓受压、脊髓横断、脊髓不完全性损伤、脊髓萎缩或囊性变等。
4. **电生理检查**　可确定损伤程度。完全性脊髓损伤时体感诱发电位（SEP）无诱发电位波形出现；不完全损伤时，则可出现诱发电位，但波幅降低和（或）潜伏期延长。
5. **其他**　椎管造影、脑脊液检查、尿常规、中段尿培养及药物敏感、膀胱压力与容量、尿动力学、残余尿量、下肢血管超声、泌尿系超声等。

（三）诊断标准

1. 有明确的头颈部过度屈、伸的外伤史，或有高处坠落、脊柱直接外伤史。

2. 颈部或腰部活动受限，局部棘突压痛、畸形。

3. 有不同程度的颈、胸、腰神经根或脊髓损伤的表现。

4. X 线片可有椎体骨折或脱位。

5. CT 和 MRI 可发现相应脊髓病变或损伤表现。

（四）辨证要点

1. 辨虚实　凡起病急，发展较快，肢体力弱，或拘急麻木，肌肉萎缩尚不明显，属实证；而起病缓慢，渐进加重，病程长，肢体弛缓，肌肉萎缩明显者，多属虚证。

2. 辨轻重　脊髓损伤有完全性和不完全性之分。完全性损伤是指脊髓损伤平面以下的最低骶段（S4～S5）的感觉、运动功能完全消失，此类患者预后较差，康复难度大。不完全性损伤是指脊髓损伤平面以下包括最低位的骶段保留部分感觉和运动功能，因脊髓损伤平面未发生完全性的横贯性损害，临床上有不同程度恢复的可能。

3. 辨脊髓损伤部位　由于损伤的部位不同，瘫痪的平面及临床表现也不一致。一般来说损伤部位越高，损伤平面以下的保留的运动、感觉功能越少，恢复得较慢。颈段脊髓神经组织受损，常造成四肢躯体的运动、感觉功能障碍，称四肢瘫，一般表现为上肢、躯干、下肢及盆腔器官的功能损害或丧失；胸段以下（包括胸段、腰段或骶段）脊髓损伤，常造成躯干、下肢的运动、感觉功能障碍，而上肢未累及，称截瘫。

三、鉴别诊断

外伤性脊髓损伤应与脑外伤、脊髓出血性疾患、癔症性瘫痪相鉴别。

1. 脑外伤　有头部外伤史，一般均伴随意识障碍和头痛、头晕、喷射样呕吐等颅内压增高的表现。应注意询问受伤经过和伤后意识状况，并仔细进行颅神经检查，CT 及 MRI 常有助于明确诊断。

2. 脊髓出血性疾患　可为脊髓内出血、硬膜下或硬膜外出血等。多有根性疼痛，运动及感觉障碍范围随解剖部位有所不同，膀胱直肠括约肌障碍也属常见。病人无或只有轻度脊柱损伤，而脊髓损伤累及节段多，进行性加重是其临床特点。

3. 癔症性瘫痪　偶见。正常生理反射存在、浅反射活跃或亢进，病理反射阴性为此症的特征之一，须在认真除外其他器质性病损的前提下慎重诊断。

四、危急状态辨识

脊髓损伤若表现四肢瘫痪、膈肌或肋间肌麻痹、呼吸困难，甚或高热、心率慢、血压低、神昏等，则为病情危重，应紧急抢救。此外，T6 及以上的脊髓损伤患者若见突然大量出汗、面色潮红、头痛、血压升高、相对缓脉等，则病情危急，为自主反射亢进，应停止任何活动，找出致病因素并尽快处理。

五、临床治疗——康复疗法

（一）康复评定

在进行康复训练之前，康复评定是重要的环节。脊髓损伤患者的情况不是千篇一律的，尤其不完全性损伤更是各不相同，医生需要根据评定确定患者的神经损伤平面，由此判断损伤的程度，哪些肌肉是可训练的，哪些肌肉无训练价值，针对每一个患者不同的表现来制定康复训练计划，以期达到最好的康复效果。

1. 中医辨证

（1）瘀血阻络证　双下肢或四肢痿废无力，肢体麻木或刺痛，脊背处常见疼痛如刺，痛处固定，唇甲紫绀，肌肤甲错，大便秘结或失禁，小便失禁或癃闭，舌质暗有瘀斑，苔薄白或白腻，脉涩。

（2）脾肾阳虚证　双下肢或四肢痿废无力，肢体麻木或刺痛，面浮不华，神疲乏力，畏寒肢冷或肢肿，腰膝酸软，食少纳呆，腹胀便溏，腹中冷痛，小便不利或见小便频数，余沥未尽，或夜尿频，舌质淡胖而有齿痕，苔白滑或薄白，脉沉细或沉弱。

（3）肝肾阴虚证　双下肢或四肢痿废无力，肢体麻木或刺痛，肌肉萎缩，腰脊酸软，心烦口干，寐少，或伴眩晕、耳鸣、月经不调或遗精早泄，舌红少苔，脉沉细数。

2. 现代康复评定

（1）感觉功能评定　检查身体左右侧各 28 个皮节（C2 至 S4～S5）的关键点，每个关键点要检查两种感觉，即轻触觉和针刺觉。

（2）运动功能评定　通过检查 10 对肌节（C5～T1 及 L2～S1）对应的肌肉完成。

（3）神经损伤平面评定　神经损伤水平是指保留身体双侧正常运动和感觉功能的最尾端的脊髓节段水平。损伤平面是通过检查运动的关键肌和感觉关键点来确定。感觉和运动平面可不一致，左右可不同，神经损伤平面的综合判断主要以运动损伤平面为依据，但 T2～L1 节段运动损伤平面难以确定，主要以感觉损伤平面来确定。

（4）损伤程度评定　根据 ASIA 修订的脊髓损伤神经功能分级标准，可做出损伤是否完全性的评定。

（5）脊髓休克评定　球（海绵体）- 肛门反射是判断脊髓休克是否结束的指征之一，此反射的消失为休克期，反射的再出现提示脊髓休克结束。但需注意的是正常人有 15%～30% 不出现该反射，圆锥损伤时也不出现该反射。脊髓休克结束的另一指征是损伤水平以下出现任何感觉运动或肌肉张力升高和痉挛。

（6）痉挛评定　采用改良的 Ashworth 量表评定。

（7）日常生活活动能力评定　采用改良 Barthel 指数或四肢瘫功能指数进行评价。

（8）其他功能的评定　神经源膀胱与神经源直肠的评定、心肺功能的评定、性功能障碍的评定及心理障碍评定。

（二）康复原则和目标

1.康复原则　抢救患者生命，预防及减轻脊髓功能的丧失，预防及治疗并发症，综合应用各种康复治疗方法恢复或代偿残存功能，使患者尽早重新开始自理的、创造性的生活，重返社会。

2.康复目标　按照脊髓损伤不同阶段的特点，进行分期康复治疗。

（1）急性期　预防和及时处理并发症，如呼吸道感染、泌尿系感染、压疮、深静脉血栓等；维持关节活动度和瘫痪肌肉的正常长度，并对残存肌力或受损平面以上的肢体进行肌力和耐力训练；防止废用综合征（制动综合征），如预防肌肉萎缩、骨质疏松、关节挛缩等。从而为过渡到恢复期的康复治疗创造条件。

（2）恢复期　恢复以坐为主的功能性活动，改善垫上移动和转移能力，进一步提高肌力并保持肌肉软组织的功能，管理好大小便，尽可能使患者获得独立生活活动能力。

（三）康复治疗方法

1.现代康复治疗方法

（1）急性期　以床边训练方式为主。

① 正确的体位摆放，患者卧床时应注意保持肢体处于良好的功能位置，以利于维持骨折部位的正常排列、预防压疮、关节挛缩和肌肉痉挛。四肢瘫患者配戴手部矫形器，使腕、手保持手功能位。

② 翻身：对卧床患者应定时变换体位，一般每 2 小时翻身一次，以防压疮形成。

③ 呼吸功能及排痰训练：进行深呼吸、咳嗽、咳痰能力以及体位排痰训练等，以预防及治疗呼吸系统并发症，促进呼吸功能。

④ 关节被动运动：在患者受伤入院的第一天就应对瘫痪肢体进行关节被动运动训练，1～2 次 / 天，尽可能在各轴向生理活动范围内进行，防止关节挛缩和畸形的发生。

⑤ 早期坐起训练：对脊髓损伤后脊柱稳定性良好者应早期（伤后 / 术后 1 周左右）开始坐位训练，每日 2 次，每次 30 分钟～2 小时。坐位训练时应同时进行支撑动作练习，可支撑在床上或木块上，帮助建立血管反射，减轻臀部的压力，增加上肢肌力，条件许可者也可以开始进行坐位和轮椅方面的训练。

⑥ 起立床站立训练：患者经过坐起训练后无不良反应即可考虑进行起立床站立训练。训练时应保持脊柱的稳定性，佩带腰围训练起立和站立活动。

⑦ 物理因子治疗：功能性电刺激使肢体产生功能性活动，蜡疗、超短波、紫外线等物理因子治疗可减轻损伤部位的炎症反应、改善神经功能。

（2）恢复期的治疗　除了急性期的训练内容外，还要依据患者的病情进行肌力训练、垫上训练、坐位训练、轮椅训练、转移训练、站立训练、步行训练、二便功能训练、文体训练、日常生活活动能力的训练及矫形器的使用等，加强患者残存和已有的功能。同时要根据患者的心理变化规律，进行有针对性的心理康复及职业康复。

2.中医康复方法

（1）针灸治疗　针灸治疗脊髓损伤疗效满意，尤其对肢体运动、二便等功能的康复具有促进作用。根据脊髓损伤的病证特点采取"治督"与"治痿独取阳明"相结合，并随症配穴。

① 基本治疗

治法：舒筋通络，益肾充髓。

主穴：取损伤平面上下 1～2 个棘突的督脉穴及其夹脊穴、环跳、阳陵泉、足三里、三阴交、悬钟、昆仑。

配穴：上肢瘫者加取肩髃、曲池、手三里、外关、合谷，排尿障碍者加气海、中极、关元、肾俞、次髎、膀胱俞等，排便障碍者加天枢、支沟、照海等。

操作：毫针常规针刺，针刺督脉穴时应注意深度，避免造成脊髓新的损伤。

② 其他治疗

a. 头针法：取顶颞前斜线、顶旁1线、顶旁2线。采用留针间断行针法，常规消毒后，针与头皮呈30°斜刺，快速刺入头皮下推进至帽状腱膜下层，进针后捻转，200次/分钟，每根针捻转1分钟，留针30分钟或数小时，期间捻转2～3次，直至针出。可在留针期间进行肢体的功能训练。注意头部有外伤者暂不选用该疗法或避开局部伤口进行。

b. 艾灸疗法：采用艾灸盒疗法，将艾灸剪成小段放入艾灸盒，放在腹部、腰骶部的任脉、督脉、膀胱经的穴位上进行熏灸。尤其对脊髓损伤造成神经源性膀胱效果明显。

（2）推拿治疗

① 治则：舒筋通络，行气活血。

② 部位及取穴：以督脉及背部膀胱经穴为主。

③ 手法：滚法、按法、揉法、一指禅推法、提捏法、摇法，配合关节的被动运动。

④ 操作

a. 背脊部手法治疗：沿督脉和两条足太阳膀胱经从上至下揉按患者脊背部，反复操作3～5遍。然后点揉督脉、两侧相应的夹脊穴和足太阳膀胱经腧穴6～8分钟。最后采用滚法，以补法为主。

b. 四肢手法治疗：软瘫时采用指针点按手、足三阳经，配合四肢关节摇法。硬瘫时采用提捏、点按等手法按摩手、足三阳经；配合四肢关节摇法。

（3）中药疗法　中药疗法对促进机体康复具有显著作用，临床上根据不同证型，以调理脏腑，促进机体整体康复。瘀血阻络证治以活血化瘀、通络理气，方选桃红四物汤加减；脾肾阳虚证治以健脾益气、补肾通督，方选茯苓白术散合肾气丸加减；肝肾亏虚治以滋养肝肾、养阴填精，方选六味地黄丸加减。因本病病程长，除以上三型外临床多有变证，可根据具体病情辨证施治。除内服法外，还可以采用外治法进行中药理疗，如选用酒醋疗法、煎药洗烫、热敷、热熨（外洗方可由防风、桂枝、红花、木鳖子、伸筋草、川乌、草乌、透骨草等药物组成，加白酒与水同煎）等，达到疏通经脉气血，濡养患肢肌肉的目的。

（4）传统运动疗法　在脊髓损伤后的卧床阶段可进行床上锻炼，以上肢和和腰部锻炼为主，运动量由小到大，由弱到强。上肢可反复练习云手、倒卷肱等动作。还可结合气功康复，如真气运行法、内养功等。

六、随诊要领

（一）门诊患者

对确诊的脊髓损伤患者，无论病情轻重，均应收入院治疗。

（二）出院后复诊

经住院治疗的脊髓损伤患者，出院时大多留有一定程度的后遗症，如肢体无力、感觉异常，大小便异常等，因此，出院后的继续康复具有十分重要的意义。

1. 复诊应对

（1）问诊重点　询问出院后患者各种功能障碍的改善情况，是否出现并发症，轮椅使用、家庭环境改造及服药情况等。

（2）查体要领　重点对遗留的功能障碍、日常生活活动能力、职业恢复、生活质量等进行评估，以指导下一步的康复治疗。

2. 治疗决策　出院后经康复治疗患者病情好转，复诊后综合评估各种功能障碍及生活自理能力基本恢复，可以停止康复治疗，对仍遗留有运动、感觉、二便功能障碍的患者，应结合评估情况制定下一步的康复计划，继续门诊随诊，加强人文关怀。

七、预防与生活调护

1. 给患者提供充足的营养，多吃蔬菜、水果，预防便秘。

2. 做好康复宣教，普及康复常识，教育患者主动参与康复训练，劳逸结合。

3. 指导患者及家属掌握自我护理知识和技巧，预防压疮、感染。

4. 组织集体活动，将病情相似的患者组织到一起接受康复治疗并相互交流，互相支持，恢复和培养社会交往能力。

5. 注意患者的心理波动和心理障碍，做好心理疏导，稳定情绪，建立战胜疾病的信心。

八、预后评估

不完全性脊髓损伤患者，变异很大，常不易定出统一的预测标准。但对于完全脊髓损伤的患者，可根据不同的损伤平面预测其功能恢复情况。预后与损伤部位、病性严重程度、并发症以及社会、家庭的支持程度等有关。

1. 伤后早期损伤平面以下的肌肉就有肌力存在，则提示将来可获得可抗重力且有实际功能的肌肉力量。不完全性损伤患者较完全性损伤患者预后好。

2. 合并异位骨化及有关的软组织、脑外伤等并发症，预后较差。

3. 患者如能得到足够的家庭、朋友、同事的支持及社会的帮助，预后较好。

4. 影响脊髓损伤患者预后的因素还包括：康复介入是否及时与正确、患者年龄、智力、身体状况、近期损伤情况、术后脊柱器械的应用、患者的主动性以及环境因素等。

第十一章　妇科病证

第一节　月经不调

一、概述

月经不调是以月经的周期及经期、经色、经质、经量异常为主症的病证。本病主要包括月经先期（经早）、月经后期（延迟）、月经先后无定期（经乱）。其发生常与感受寒邪、饮食伤脾或情志不畅等因素有关。病位在胞宫，与冲、任二脉及肾、脾、肝三脏关系密切。基本病机是冲任失调，脏腑功能失常，气血不和。

本病多见于西医学的排卵型功能失调性子宫出血、盆腔炎性疾病等。

二、临床诊断要领

（一）四诊要点

1.问诊

（1）月经史　重点详细询问月经情况，包括初潮年龄、月经周期、经期、经量、经色、经质、气味，末次月经日期，伴随月经周期出现的症状。

（2）诱因　尤其是涉及性与生殖方面的病史，问诱因利于分析月经不调的发病机制。

（3）既往史　了解与现病史有关的既往病史，尤其是妇科疾病、内分泌疾病、结核病、血液病、高血压、肝病、阑尾炎等，以及腹部、子宫、宫颈、会阴等部位的手术史及药物过敏史。

（4）带下　主要了解带下的量、色、质、气味和伴随症状，如阴痒、阴肿、阴疮、阴道干涩等。若带下量多，需询问量多出现时间，若在月经前或月经中期或妊娠期出现带下量多，而色质无异常，无臭味，此为生理性带下。

（5）婚姻和性生活情况、孕育史等　包括婚育年龄、婚次、孕次及妊娠结局；末次妊娠的时间和结局；孕期有无妊娠病；产后出血多少，恶露量、色、质、气味和哺乳情况等。若有生殖障碍者，需了解配偶年龄，是否近亲，夫妇是否同居等。此外，还需了解避孕或绝育措施及使用情况。

（6）兼症　还需询问其全身症状，如寒热、头痛、胸腹、饮食、汗、口味、睡眠、二便等。

2.望诊

（1）月经先期　舌红为热证，苔黄多为实热，苔少多为虚热；舌淡多为气虚。

（2）月经后期　舌暗或胖，苔薄白，为实寒；舌淡苔白，为虚寒。

（3）月经先后无定期　苔薄为肝郁；舌淡，苔白，为肾虚或脾虚。

3.闻诊　语声响亮有力且多言躁动多属实热证；言语无力而多言躁动属虚热证；少气懒言，声音低微多属气虚、脾虚、肾虚证；少言沉静多属虚证、寒证；急躁易怒，善太息，属肝郁证。

4.切诊

（1）月经先期　实热证多见脉数，虚热证多见脉细数，气虚证多见脉细弱。

（2）月经后期　实寒证多见脉沉紧或弦滑，虚寒证多见脉沉迟。

（3）月经先后无定期　肝郁证多见脉弦，肾虚证多见脉沉细弱，脾虚证多见脉缓。

（二）辅助检查选择

1.HCG测定　月经后期的需排除妊娠。

2.卵巢功能　内分泌激素测定，BBT测定、阴道细胞学、宫颈黏液结晶。

3.B超检查　了解子宫、卵巢发育和病变。

（三）诊断标准

1.月经先期　月经周期提前7日以上，甚至半月余一行，连续2次以上。

2.月经后期　月经周期超过35日，连续2个月经周期以上，妇科检查，B超或气腹造影，以排除子宫及卵巢器质性疾病。

　　3. 月经先后无定期　月经周期或前或后，均逾 7 日以上，并连续 2 个月经周期以上，妇科检查及 B 超等排除器质性病变。

　　（四）辨证要点

　　1. 月经先期　主症：月经周期提前 7 日以上，甚至 10 余日一行，经期正常，连续 2 个月经周期以上。

　　月经先期的辨证重在观察月经量、色、质的变化，并结合全身证候及舌脉，辨其虚、实、热。一般而言，兼见月经量多，色红或紫，质黏有块，伴面红口干，心胸烦热，小便短赤，大便干燥，舌红，苔黄，脉数，为实热；月经量少或量多，色红质稠，两颧潮红，手足心热，舌红，苔少，脉细数，为虚热；月经量少或量多，色淡质稀，神疲肢倦，心悸气短，纳少便溏，舌淡，脉细弱，为气虚。

　　2. 月经后期　主症：月经周期推迟 7 日以上，甚至 3 ～ 5 月一潮，经期正常，连续 2 个月经周期以上。

　　月经后期的辨证重在观察月经量、色、质的变化，并结合全身证候及舌脉，辨其虚、实、寒。一般而言，兼见月经量少，色淡或暗有血块，小腹冷痛或胀痛，舌暗或胖，苔薄白，脉沉紧或弦滑，为实寒；月经量少，色淡而质稀，腰酸乏力，小腹隐痛，舌淡苔白，脉沉迟，为虚寒。

　　3. 月经先后无定期　主症：月经周期或提前或错后 1 ～ 2 周，经期正常，并连续 2 个月经周期以上。

　　月经先后无定期的辨证需着重观察月经量、色、质的变化，并结合全身证候及舌脉，辨其虚、实及脏腑。一般而言，兼见经量或多或少，色暗有块，胸胁、乳房、小腹作胀，喜太息，苔薄，脉弦者，为肝郁；经量少，色淡质稀，腰骶酸痛，舌淡，苔白，脉沉细弱者，为肾虚；经量多，色淡质稀，神疲乏力，纳少腹胀，舌淡，苔白，脉缓者，为脾虚。

三、鉴别诊断

　　1. 月经先期与经间期出血　后者发生在两次月经之间，出血量较月经量少，持续数小时至 2 ～ 7 天自行停止，或为带下中夹有血丝。基础体温和月经来潮 12 小时内诊断性刮宫有助于鉴别。

　　2. 月经后期与早孕、胎漏、异位妊娠　早孕是育龄期妇女月经过期未潮，尿或血 HCG 阳性，B 超可见孕囊；胎漏是在怀孕情况下出现阴道少量出血，尿或血 HCG 阳性，B 超可见孕囊；异位妊娠是月经逾期后又见阴道出血，或突然出现一侧下腹部撕裂样剧痛，结合查 HCG 与 B 超有助于鉴别。

　　3. 月经先后无定期与崩漏　后者表现为阴道出血完全没有周期，并同时出现经期和经量的异常，雌激素、孕激素及垂体激素异常，基础体温单相，子宫内膜刮诊可帮助诊断。

四、临床治疗——针灸疗法

　　1. 基本治疗

　　（1）月经先期

　　治法：理气调血，固摄冲任。以任脉及足太阴经穴为主。

　　主穴：关元、血海、三阴交、地机。

　　配穴：实热证配曲池、太冲；虚热证配太溪；气虚证配足三里、气海、脾俞。月经过多配隐白。

　　方义：关元为任脉穴，当足三阴、任脉之会，乃调理冲任的要穴；血海、三阴交为足太阴脾经穴，地机为足太阴脾经郄穴，均为妇科调经要穴。

　　操作：气虚者针后加灸或用温针灸。配穴中隐白用灸法。

　　（2）月经后期

　　治法：益气和血，调畅冲任。以任脉及足太阴经穴为主。

　　主穴：气海、三阴交、归来。

　　配穴：实寒证配天枢、神阙、子宫；虚寒证配命门、关元。

　　方义：气海可益气和血，温灸更可温经散寒；三阴交为足三阴经交会穴，可调补肝、脾、肾，配归来和血调经。

　　操作：常规针刺，配穴按虚补实泻法操作，可用灸法或温针灸。神阙用灸法。

　　（3）月经先后无定期

　　治法：调补肝肾，调理冲任。以任脉及足太阴经穴为主。

　　主穴：关元、三阴交、肝俞。

　　配穴：肝郁配期门、太冲；肾虚配肾俞、太溪；脾虚配脾俞、足三里。胸胁胀痛配膻中、内关。

方义：关元补肾培元，通调冲任；三阴交为足三阴经交会穴，能补脾胃、益肝肾、调气血；肝俞乃肝之背俞穴，有疏肝理气之作用。三穴共用可调理经血。

操作：常规针刺，虚证可加灸。

2. 其他治疗

（1）耳针法　子宫、内分泌、卵巢、皮质下、肾、肝、脾。每次选 2～4 穴，毫针刺用中等刺激，或用压丸法或埋针法。

（2）皮肤针法　选背腰部夹脊穴或背俞穴，下腹部任脉、肾经、脾经、胃经，下肢足三阴经。用皮肤针叩刺，至局部皮肤潮红，隔日 1 次。

（3）穴位注射法　选三阴交、血海、阴陵泉、足三里、气海、关元。每次选 2～3 穴，用 5% 当归注射液或 10% 丹参注射液，每穴注入药液 0.5mL，隔日 1 次。

（4）头针法　取双侧生殖区，用毫针刺，间歇运针，留针 30 分钟，隔日 1 次。

第二节　经　闭

一、概述

经闭是指女子年过 18 周岁而月经尚未来潮，或经行又复中断 3 个周期以上的病证（妊娠或哺乳期除外）。其发生常与禀赋不足、七情所伤、感受寒邪、房事不节、过度节食、产育或失血过多等因素有关。本病病位主要在胞宫，与肝、肾、脾、胃有关。基本病机是血海空虚或脉道不通，前者为"血枯经闭"，后者为"血滞经闭"。

西医学中，经闭多见于下丘脑、垂体、卵巢、子宫等功能失调，或甲状腺、肾上腺等疾病中，消耗性疾病、过度节食导致的营养不良也会引起闭经。

二、临床诊断要领

（一）四诊要点

1. 问诊

（1）诱因　发生经闭前是否存在紧张、过度精神刺激，压力过大，家庭纠纷，睡眠规律改变，旅游以及疲劳过度等突发事件、残留效应。问诱因利于分析经闭的发病机制。

（2）既往史　是否存在月经初潮延迟及月经后期病史；或反复刮宫史、产后出血史、结核病史，是否有不当节食减肥史，是否有环境改变、疾病影响、放化疗及妇科手术史等。问既往史有助于了解患者基础状况以协助诊断。

（3）用药史　问既往用药情况，如避孕药、镇静药、抗抑郁药、激素类等。问用药史以排除是否存在用药对经闭的影响。

（4）经闭类型　问患者为年过 18 周岁而月经尚未来潮，或经行又复中断 3 个周期以上。前者应询问患者素来体格和营养状况，后者需问患者月经初潮的年龄、月经周期的天数、月经持续的天数，经量、经色、经质有无异常等。问清经闭的类型有助于指导临床治疗。

（5）兼症　问有无厌食、恶心，有无周期性下腹疼痛，有无体重改变（肥胖或消瘦），有无婚久不孕、痤疮、多毛、头痛、复视、溢乳、烘热汗出、烦躁、失眠、阴道干涩、毛发脱落、畏寒肢冷、性欲减退等症状。问兼症有助于做出正确的辨证诊断，指导针灸临证选穴。

2. 望诊　舌红，苔少，多为肝肾不足；舌淡，苔薄白，多为气血亏虚；舌质紫暗或有瘀斑，多为气滞血瘀；苔白多为寒凝胞宫；苔腻多为痰湿阻滞。

3. 闻诊　语声低微，少气懒言，为虚证、寒证；言语狂躁，或时而太息为气滞血瘀证；语声重浊多为痰湿阻滞证。

4. 切诊　肝肾不足证多见脉弦细，气血亏虚证多见脉沉缓，气滞血瘀证多见脉沉弦，寒凝胞宫证多见脉沉迟，痰湿阻滞证多见脉滑。

（二）辅助检查选择

1. 全身检查　注意观察患者体质和精神状态，形态特征和营养状况，全身毛发分布和身高、体重，女性第二性征发育情况等。

2. 妇科检查　了解内外生殖器官发育情况，有无缺失、畸形、肿块或萎缩。先天发育不良、原发性闭经者，尤需注意外阴发育情况，有无处女膜闭锁及阴道病变，可查及子宫偏小、畸形等；子宫过早萎缩，多见于下丘脑、垂体病变或卵巢早衰；同时应注意有无处女膜闭锁及阴道、卵巢等病变。

3. 辅助检查 ①血清激素，如卵巢激素（E_2、P、T）、促性腺激素（FSH、LH）、催乳素（PRL）及甲状腺、肾上腺功能测定，对于诊断下丘脑 - 垂体 - 卵巢性腺轴功能失调性闭经具有意义。②基础体温（BBT）测定、宫颈黏液结晶和阴道脱落细胞检查，有助于诊断卵巢性闭经。③超声及影像学检查、B 超检查，可了解子宫、卵巢大小及卵泡发育、内膜厚薄等情况；子宫输卵管碘油造影可间接了解内生殖器情况及其病变；必要时可行 CT、MRI 检查。④诊断性刮宫手术，或宫腔镜、腹腔镜检查等，均可协助判断闭经的原因。

（三）诊断标准

1. 年逾 18 周岁女子，月经尚未初潮者，属原发性闭经。
2. 女子已行经而又中断 3 个月以上者，属继发性闭经。
3. 须与妊娠期、哺乳期、绝经期等生理性停经相鉴别。

（四）辨证要点

主症：女子年逾 18 周岁尚未初潮或行经又复中断 3 个月经周期以上。

本病应根据病因病机、诊断要点，结合鉴别诊断与四诊辨别证候虚实。主要分为血枯经闭和血滞经闭两大类。血枯经闭兼见头晕耳鸣，腰膝酸软，口干咽燥，五心烦热，潮热盗汗，舌红，苔少，脉弦细，为肝肾不足；头晕目眩，心悸气短，神疲肢倦，食欲不振，舌淡，苔薄白，脉沉缓，为气血亏虚。血滞经闭兼见情志抑郁，或烦躁易怒，胸胁胀满，小腹胀痛拒按，舌质紫暗或有瘀斑，脉沉弦，为气滞血瘀；小腹冷痛，形寒肢冷，喜温暖，苔白，脉沉迟，为寒凝胞宫；形体肥胖，胸胁满闷，神疲倦怠，白带量多，苔腻，脉滑，为痰湿阻滞。

三、鉴别诊断

1. 生理性经闭　妊娠期、哺乳期月经停闭多属于生理性经闭。年龄在 12 ~ 16 岁的女性，月经初潮 1 年内发生月经停闭，或 44 ~ 54 岁之间的妇女出现月经停闭，无其他不适症状，可不作经闭论。

2. 经闭的鉴别诊断　经闭涵盖了许多西医妇科疾病，如多囊卵巢综合征、卵巢早衰、闭经泌乳综合征、席汉综合征等，临床治疗前需根据病史、症状体征和辅助检查加以鉴别，明确诊断。

四、临床治疗——针灸疗法

1. 基本治疗

（1）血枯经闭

治法：调补冲任，养血通经。以任脉及足阳明，足太阴经穴为主。

主穴：关元、足三里、归来。

配穴：肝肾不足配太溪、肝俞；气血亏虚配气海、脾俞。

方义：关元为任脉与足三阴经交会穴，可补下焦真元而化生精血；足三里为足阳明胃经合穴，健脾胃而化生气血；归来位于下腹部，具有活血调经作用，为治疗经闭的效穴。

操作：毫针补法，可灸。

（2）血滞经闭

治法：通调冲任，活血通经。以任脉及足太阴、手阳明经穴为主。

主穴：中极、血海、三阴交、合谷。

配穴：气滞血瘀配膈俞、太冲；寒凝胞宫配子宫、命门、神阙；痰湿阻滞配阴陵泉、丰隆。

方义：中极为任脉穴，能通调冲任，疏通下焦；血海、合谷、三阴交活血通经，三穴活血化瘀作用明显，同用可以使气血、冲任调和，经闭可通。

操作：毫针泻法。

2. 其他治疗

（1）穴位注射法　取气海、关元、中极、膈俞、血海。用维生素 B_1 或黄芪、当归等注射液，每穴可注射药液 2mL，隔日 1 次。

（2）耳针法　取内分泌、内生殖器、皮质下、肝、肾、脾。每次选 2 ~ 4 穴，毫针刺用中等刺激，也可用压丸或埋针法。

（3）皮肤针法　在腰骶部相应背俞穴及夹脊穴，下腹部任脉，肾经、胃经，脾经、带脉等。用皮肤针从上而下，用轻刺激或中等刺激，循经相隔1cm叩刺一处，反复叩刺3遍，隔日1次。

第三节　痛　经

一、概述

痛经又称"经行腹痛"，是指经期或行经前后出现的周期性小腹疼痛。以青年女性较为多见。临床表现为经期或行经前后小腹疼痛，随着月经周期而发作。疼痛可放射到胁肋、乳房、腰骶部、股内侧、阴道或肛门等处。一般于经期来潮前数小时即已感到疼痛，成为月经来潮之先兆。重者疼痛难忍，面青肢冷，呕吐汗出，周身无力，甚至晕厥。

痛经的发生与冲、任二脉以及胞宫的周期生理变化密切相关，与肝、肾二脏也有关联。如若经期前后冲任二脉气血不和，脉络受阻，导致胞宫的气血运行不畅，"不通则痛"；或胞宫失于濡养，"不荣则痛"。此外，情志不调、肝气郁结、血行受阻；寒湿之邪客于胞宫，气血运行不畅；气血虚弱，肝肾不足均可使胞脉不通、胞宫失养而引起痛经。西医学将其分为原发性和继发性两种。原发性系指生殖器官无明显异常者；后者多继发于生殖器官的某些器质性病变，如子宫内膜异位症、子宫腺肌病、慢性盆腔炎、子宫肌瘤等。

二、临床诊断要领

（一）四诊要点

1. 问诊

（1）诱因　痛经发生之前是否有进食冷饮之类，是否有剧烈情绪波动，是否有大量运动，是否有作息不规律等。问诱因利于分析痛经的发病机制。

（2）既往史　问既往经期是否有痛经情况，疼痛的性质，疼痛持续的时间，什么情况时缓解，什么情况时加重，疼痛有无逐渐加重等。问是否存在神经系统疾病、心血管疾病、消化系统疾病、内分泌系统疾病等，是否存在精神障碍。问既往史有助于分析患者既往基础状况对现在痛经的影响。

（3）用药史　问既往用药情况，如抗抑郁药、中枢兴奋药等。问用药史以排除是否存在用药对痛经的影响。

（4）疼痛情况　问患者疼痛发生于经期、经前期、经后期的哪一时期。问疼痛情况利于综合分析痛经的病因病机，指导治疗。

（5）疼痛的类型　问患者小腹是刺痛，还是胀痛，还是隐隐作痛等。问痛经的类型有助于指导临床治疗。

（6）兼症　问患者痛经时是否伴头晕、耳鸣、心悸等。问兼症有助于做出正确的辨证诊断，指导中医临证用药。

2. 望诊　苔白多为寒凝；舌有瘀斑、瘀点，多为血瘀；舌淡多为气血虚或肾气虚。

3. 闻诊　痛经实证多表现为言语急迫，呼痛难忍；痛经虚证多表现为言语细微，低哑少言。

4. 切诊　气滞血瘀证多见脉涩，寒凝血瘀证多见脉紧，气血虚弱证多见脉细，肾气虚证多见脉沉细。

（二）辅助检查选择

1. 超声检查、腹腔镜、子宫输卵管碘油造影、宫腔镜检查有助于明确痛经的原因。

2. 血液检查如血常规等，有助于诊断盆腔炎性疾病。

（三）诊断标准

1. 经期或经行前后小腹疼痛，痛及腰骶，甚则昏厥。呈周期性发作。

2. 好发于青年未婚女子。

3. 排除盆腔器质性疾病所致腹痛。

（四）辨证要点

主症：经期或行经前后出现周期性小腹疼痛。疼痛剧烈，拒按，经色紫红或紫黑，有血块，血块下后疼痛缓解者为实证；疼痛绵绵，柔软喜按，月经色淡、量少者为虚证。

一般而言，本病实证居多，虚证较少，亦有证情复杂，实中有虚，虚中有实，虚实夹杂者，需知常达变。临证需结合月经期、量、色、质，伴随症状，舌、脉等综合分析。兼见胀痛或刺痛为主，伴胸胁乳房胀痛，经行不畅，紫暗有块，舌有瘀斑、瘀点，脉涩，为气滞血瘀；冷痛为主，得热痛减，经量少，色暗，苔白，脉紧，为寒凝血瘀；腹痛下坠，经色淡，头晕，心悸，舌淡，脉细，为气血虚弱；绵绵作痛，腰酸，耳鸣，月经量少质稀，舌淡，脉沉细，为肾气亏损。

三、鉴别诊断

痛经应与异位妊娠、宫内妊娠流产、黄体破裂、卵巢囊肿蒂扭转、急性阑尾炎等疾病鉴别。

1. 痛经与异位妊娠、宫内妊娠流产 三者都以腹痛为表现，但异位妊娠表现为月经量突然减少，且多表现为一侧下腹撕裂样剧痛，查血HCG阳性，B超提示宫内无妊娠囊，宫旁有包块；宫内妊娠流产有停经史，疼痛表现为小腹坠痛，伴随阴道少量流血，查血HCG阳性，B超提示宫内有妊娠囊。

2. 痛经与黄体破裂、卵巢囊肿蒂扭转 三者同样以下腹痛为主要表现，黄体破裂一般在排卵后期，下腹一侧突发疼痛，查血HCG阴性；卵巢囊肿蒂扭转既往一般有卵巢囊肿，以体位改变时下腹一侧突发剧烈疼痛为主要表现，查血HCG阴性，B超提示附件有包块。

3. 痛经与急性阑尾炎 后者急性起病，主要表现为上腹转至右下腹持续性疼痛，伴恶心呕吐，查体见右下腹压痛、反跳痛、肌紧张，B超有助于鉴别诊断。

四、临床治疗

（一）针灸疗法

1. 基本治疗

治法：调理冲任，温经止痛。取任脉及足太阴经穴为主。

主穴：中极、三阴交、地机、十七椎、次髎。

配穴：气滞血瘀配太冲、血海；寒凝血瘀配关元、归来；气血虚弱配气海、血海；肾气亏损配肾俞、太溪。

方义：中极为任脉穴，与足三阴经交会，可活血化瘀，通络止痛；三阴交为足三阴经的交会穴，可调理肝、脾、肾；地机为足太阴脾经郄穴，足太阴经循于少腹部，阴经郄穴治血证，可调血通经止痛；十七椎、次髎是治疗痛经的经验效穴，单用即效。

操作：针刺中极，宜用连续捻转手法，使针感向下传导。寒凝血瘀、气血虚弱、肾气亏损，宜加灸法。疼痛发作时可用电针。发作期每日治疗1～2次，非发作期可每日或隔日治疗1次。

2. 其他治疗

（1）穴位贴敷法 取神阙穴。用吴茱萸、白芍、延胡索各30g，艾叶、乳香、没药各15g，冰片6g。研细末，每用5～10g，用白酒调成膏状贴敷。

（2）皮肤针法 叩刺腰骶部夹脊和下腹部相关腧穴。中度刺激，以皮肤潮红为度。

（3）耳针法 取内分泌、内生殖器、肝、肾、皮质下、神门。每次选3～5穴，毫针中度刺激，留针15～30分钟；也可行埋针、药丸贴压法。

（4）穴位注射法 取归来、足三里、三阴交、地机。每次选1～2穴，用黄芪注射液，或当归注射液、丹参注射液，常规穴位注射。

（5）隔物灸法 寒湿凝滞型痛经可用隔姜灸关元、神阙穴，在月经来潮前3～5日开始治疗，每次施灸6～9壮。

（二）推拿疗法

1. 治则 以"通调气血"为主。如因虚而致痛经者，以补为通；因气郁而致血滞者，以行气为主，佐以活血；因寒湿凝滞而引起瘀滞不通者，以温经化瘀为主。

2. 部位及穴位 气海、关元、章门、期门、足三里、肾俞、八髎、肝俞、膈俞、脾俞、胃俞等穴位。

3. 手法 一指禅推、摩、擦、按、揉、擦等法。

4. 操作

（1）患者仰卧位。医师以掌摩法顺时针方向摩小腹部5分钟。

（2）一指禅推气海、关元穴，每穴约2分钟。

（3）患者俯卧位。医师以擦法作用于腰部脊柱两旁及骶部5分钟。

（4）按揉肾俞、八髎穴，每穴1～2分钟。

（5）掌擦法横擦八髎穴，使之有温热感。

第四节　绝经前后诸证

一、概述

绝经前后诸证是指以绝经期前后出现月经停止或者月经紊乱、忧郁或烦躁易怒、情绪不定、潮热汗出、心悸失眠、头晕耳鸣等一系列症状为主要表现的病证。绝经前后诸证的发生常与先天禀赋、情志所伤、劳逸失度、经孕产乳所伤等因素有关。本病病位主要在肾，与肝、脾、心关系密切。基本病机是肾精不足，冲任亏虚。

西医学中，围绝经期综合征、双侧卵巢手术切除或放疗后双侧卵巢功能衰竭也可出现类似症状。

二、临床诊断要领

（一）四诊要点

1. 问诊

（1）现病史　围绝经期是否出现诸如眩晕、心悸、水肿、潮热、盗汗以及月经周期紊乱等相关症状。

（2）既往史　问发病前有无工作、生活的特殊改变，有无精神创伤史及双侧卵巢切除手术或放射治疗史。

（3）月经史　问月经情况与相关症状的关系，月经量、色、质及时间，绝经年龄与该病发生症状的时间关系。

（4）生育史、用药史等与经带胎产等相关事项。

2. 望诊　舌红，苔少，多为肾阴虚证；舌淡，苔白滑，多为肾阳虚证；舌淡，苔薄，多为肾阴阳俱虚证；舌红，苔少，也可为心肾不交证。

3. 闻诊　心烦易怒多见于肾阴虚证；言语细微，少气懒言多见于肾阳虚证；言语无力兼易怒者多见于肾阴阳俱虚证；喜怒无常，语言错乱多见于心肾不交证。

4. 切诊　肾阴虚证多见脉细数；肾阳虚证多见脉沉细；肾阴阳俱虚证多见脉沉弱；心肾不交证多见脉细数。

（二）辅助检查选择

1. 妇科检查　子宫大小正常或偏小，可见阴道分泌物减少。

2. 辅助检查　血清 FSH 和 E_2 值测定或行血清 AMH 检查以了解卵巢功能。

（三）诊断标准

1. 发病年龄一般在 45～55 周岁绝经前后。

2. 见有月经紊乱、潮热面红、烘热汗出、情绪激动、情志异常、皮肤感觉异常等症。

（四）辨证要点

1. 主症　绝经前后出现月经紊乱、情绪不宁、潮热汗出、心悸等症状。

2. 辨证　兼见头晕耳鸣，烘热汗出，五心烦热，口燥咽干，舌红、苔少、脉细数者，为肾阴虚；腹冷阴坠，头晕耳鸣，形寒肢冷，腰酸尿频，舌淡，苔白滑，脉沉细者，为肾阳虚；头晕心烦，潮热汗出，腰酸神疲，肢冷尿长，乍寒乍热，舌淡，苔薄，脉沉弱者，为肾阴阳俱虚；心烦失眠，头晕健忘，情志失常，舌红，苔少，脉细数者，为心肾不交。

三、鉴别诊断

1. 绝经前后诸证的临床表现可与某些内科病，如眩晕、心悸、水肿等相类似，临证时应注意鉴别，主要是通过有无其他脏腑病变可区别。

2. 癥瘕　绝经前后的年龄为癥瘕好发期，如出现月经过多或经断复来，或有下腹疼痛，浮肿，或带下五色，气味臭秽，或身体骤然明显消瘦等症状者，应详加诊察，必要时结合西医学辅助检查，明确诊断，以免贻误病情。

四、临床治疗——针灸疗法

1. 基本治疗

治法：补益肾精，调理冲任。取任脉穴及肾的背俞穴、原穴为主。

主穴：关元、三阴交、肾俞、太溪。

配穴：肾阴虚配照海；肾阳虚配命门；肾阴阳俱虚配照海、命门；心肾不交配少海、然谷。

方义：本病基本病机是肾精亏虚，肾的阴阳平衡失调，故取肾之背俞穴肾俞、原穴太溪，补益肾之精气以治其本；关元为任脉与足三阴经交会穴，可益肾元、调冲任；三阴交为足三阴经交会穴，可健脾、疏肝、益肾，理气开郁，调补冲任。

操作：毫针常规刺，补法或平补平泻。肾阳虚，可加灸。

2. 其他治疗

（1）耳针法　取皮质下、内分泌、内生殖器、肾、神门、交感。每次选用 2～3 穴，毫针刺法、埋针法或压丸法。

（2）腹针疗法　取中脘、下脘、气海、关元、气穴、滑肉门、大横等穴，重在滋养脾肾，交通心肾，再针对具体症状取相对应部位浅刺。

第五节　不孕症

一、概述

女子未避孕，性生活正常，与配偶同居 1 年而未孕者，称为不孕症。从未妊娠者为原发性不孕，《备急千金要方》称为"全不产"；曾有过妊娠者继而未避孕 1 年以上未孕者为继发性不孕，《备急千金要方》称为"断绪"。

本病在西医学亦称之为不孕症，其发生受许多因素影响，西医学认为其发病原因主要与排卵功能障碍、盆腔炎症、盆腔肿瘤和生殖器官畸形等疾病有关。

二、临床诊断要领

（一）四诊要点

1. 问诊

（1）现病史　询问患者与配偶同居时间；询问近期辅助检查，治疗经过。

（2）既往史　既往有无结核等特殊感染病史、性传播疾病史，以及治疗情况。

（3）月经史　初潮年龄、月经周期、经期、经量变化，及是否伴发痛经及其发生的时间和严重程度。

（4）婚姻及个人史　婚姻及性生活状况、配偶健康状况、避孕方法、孕产史及有无并发症；吸烟、酗酒、成瘾性药物、吸毒史、职业以及特殊环境、毒物接触史，有无出生缺陷及流产史。

（5）兼症　问不孕症同时伴发症状，如月经不调，性欲冷漠，小便清长，经来腹痛，经行不畅，乳房胀痛，烦躁易怒，胸胁胀满等。问兼症有助于做出正确的辨证诊断，指导中医临证用药。

2. 望诊　舌淡，苔白，多为肾虚宫寒；舌质正常或暗红，苔薄白，多为肝气郁结；舌淡胖，苔白腻，多为痰湿阻滞；舌质紫暗或有瘀斑，苔薄白，多为瘀滞胞宫。

3. 闻诊　低声懒言，言语细微多见于肾虚宫寒证；急躁易怒，或抑郁寡言多见于肝气郁结证；语声重浊多见于痰湿阻滞证；言语狂躁多见于瘀滞胞宫证。

4. 切诊　肾虚宫寒证脉象多见沉细或沉迟，肝气郁结证多见脉弦，痰湿阻滞证多见脉滑，瘀滞胞宫证多见脉弦或细涩。

（二）辅助检查选择

1. 卵巢功能检查　了解排卵及黄体功能状态，包括基础体温测定、B超监测排卵、子宫颈黏液结晶检查、子宫内膜活检、血清生殖内分泌激素测定等。

2. 输卵管通畅试验　常用子宫输卵管碘液造影术、子宫输卵管超声造影术及核磁共振子宫输卵管影像术。

3. 免疫因素检查　包括生殖相关抗体，如抗精子抗体、抗子宫内膜抗体等。

4. 宫腔镜检查　了解宫腔情况，诊断宫腔粘连、黏膜下肌瘤、内膜息肉、子宫畸形等。

5. 腹腔镜检查　用于盆腔情况的诊断，直接观察子宫、输卵管、卵巢有无病变或粘连，直视下可行输卵管亚甲蓝通液，了解输卵管通畅度，且检查与治疗可同时进行。

（三）诊断标准

1. 育龄妇女结婚 1 年以上，夫妇同居，配偶生殖功能正常，不避孕而未能受孕者，为原发不孕。曾有孕产史，继有间隔 1 年以上，不避孕而未怀孕者，称为继发不孕。

2. 排除生殖系统的先天性生理缺陷和畸形。

（四）辨证要点

1. 主症 育龄妇女婚后 1 年，配偶生殖功能正常，未避孕而未怀孕。

2. 兼症 兼见月经后期，量少色淡，面色晦暗，性欲淡漠，小便清长，大便不实，舌淡，苔白，脉沉细或沉迟，为肾虚宫寒；多年不孕，经期先后不定，经来腹痛，行而不畅，量少色暗有块，经前乳房胀痛，精神抑郁，烦躁易怒，舌质正常或暗红，苔薄白，脉弦，为肝气郁结；形体肥胖，月经后期，甚或闭经，带下量多，色白黏稠，头晕心悸，胸闷泛恶，舌淡胖，苔白腻，脉滑，为痰湿阻滞；月经后期，经行腹痛，经量多少不一，经色紫暗，有血块，块下痛减，舌质紫暗或有瘀斑，苔薄白，脉弦或细涩，为瘀滞胞宫。

三、鉴别诊断

本病诊断较为明确，其鉴别诊断与其他疾病不同，由于涉及的病因十分复杂，故凡涉及可能影响整个生殖及性腺 - 内分泌轴的各种疾患，都与本病有关，明确诊断这些疾患可为诊断本病提供依据。

四、临床治疗——针灸疗法

1. 基本治疗

治法：调理冲任，益肾助孕。以任脉穴及肾的背俞穴、原穴为主。

主穴：关元、肾俞、太溪、次髎、三阴交。

配穴：肾虚宫寒配命门；肝气郁结配太冲、期门；痰湿阻滞配阴陵泉、丰隆；瘀滞胞宫配血海、膈俞。

方义：关元为任脉穴，与肾俞及肾之原穴太溪配用可益肾固本，调理冲任；次髎位于骶部，临近胞宫，能行瘀通络，调经助孕；三阴交为足三阴经交会穴，可健脾化湿，补益肝肾，调理冲任。

操作：毫针虚补实泻法。肾虚者可加用灸法。

2. 其他治疗

（1）耳针法 取内分泌、内生殖器、皮质下、肾、子宫、卵巢。每次取 2～4 穴，毫针刺或用埋针法、压丸法，双耳交替使用。

（2）穴位埋线法 取三阴交穴，按埋线法常规操作，每月 1 次。

（3）腹针疗法 取中脘、下脘、气海、关元穴深刺，双天枢、气穴中刺，针刺后留针 30 分钟，期间可加腹部艾灸，月经周期第 5 日开始，每日 1 次，连续治疗 10 日为一疗程。

第十二章　儿科病证

第一节　遗　尿

一、概述

遗尿又称"尿床"，是指年满 5 周岁及以上的小儿睡眠中小便自遗、醒后方觉的一种病证。偶因疲劳或睡前多饮而遗尿者，不作病态。

中医学认为其发生常与禀赋不足、久病体虚、习惯不良等因素有关。本病病位在膀胱，与任脉及肾、肺、脾、肝关系密切。基本病机是膀胱和肾的气化功能失调，膀胱约束无权。

西医学中，遗尿多见于神经发育尚未成熟，大脑皮质或皮质下中枢功能失调者，也可见于泌尿系统异常、感染、隐性脊柱裂等疾病。

二、临床诊断要领

（一）四诊要点

1.问诊

（1）遗尿特点　尿床频数、遗尿量、睡眠觉醒状况，白天排尿状态（有无尿频、尿急、尿失禁等情况）、有无 6 个月以上不尿床期等。

（2）个人史　生活习惯、大便情况、食欲、脾气性格、学习情况。

（3）既往史　平素体质、有无伴发疾病等。

2.望诊　神疲乏力，面色苍白，舌淡，苔薄白，多为肾气不足；少气懒言，精神不振，舌淡，苔薄，多为脾肺气虚；面赤唇红，舌红，苔黄，多为肝经郁热。

3.闻诊　肾气不足者小便味淡；肝经郁热者小便气味多腥臊；脾肺气虚者少气懒言，声音低弱。

4.切诊　肾气不足脉多沉细无力，脾肺气虚脉多细无力，肝经郁热脉多弦滑数。

（二）查体要点

1.视诊　检视外生殖器是否存在包皮过长、包茎、尿道下裂等情况，观察是否存在脊柱畸形、多毛和臀裂倾斜等异常。

2.触诊　腹部触诊有利于发现直肠包块和巨大膀胱。

（三）辅助检查选择

1.尿常规、尿细菌培养　检查有无糖尿、蛋白尿及尿路感染。

2.腰骶部 X 线摄片　显示隐性脊柱裂，并确定隐性脊柱裂部位及范围。

3.膀胱 B 超、泌尿道造影　可见泌尿系统畸形。

4.尿动力学检查　继发性遗尿或治疗 1 年以上无效时可进行尿动力学检查，以明确是否存在下尿路功能障碍。

（四）诊断标准

1.睡眠较深，不易唤醒，每夜或隔几天发生尿床，甚则一夜尿床数次。

2.发病年龄在 5 周岁以上。

3.小便常规及尿培养多无异常发现。

4.X 线摄片检查，部分患儿可发现有隐性脊柱裂，泌尿系 X 线造影可见其结构异常。

（五）辨证要点

1.主症　睡中小便自遗，醒后方觉，数夜或每夜一次，甚至一夜数次。

2. 辨证 神疲乏力，面色苍白，肢凉怕冷，白天小便亦多，舌淡，苔薄白，脉沉细无力，为肾气不足；疲劳后遗尿加重，少气懒言，食欲不振，大便溏薄，自汗出，舌淡，苔薄，脉细无力，为脾肺气虚；尿量少色黄味臊，性情急躁，面赤唇红，或夜间龂齿，舌红，苔黄，脉弦滑数，为肝经郁热。

三、鉴别诊断

热淋：尿频急、疼痛，白天清醒时小便也急迫难耐而尿出。尿常规检查有白细胞，中段尿培养有细菌生长。

四、临床治疗

（一）针灸疗法

1. 基本治疗

治法：调理膀胱，温肾健脾。

主穴：关元、中极、膀胱俞、肾俞、三阴交。

配穴：肾气不足配命门、太溪；脾肺气虚配肺俞、气海、足三里；肝经郁热配蠡沟、太冲。夜梦多配百会、神门。

方义：关元为任脉与足三阴经交会穴，配肾俞可培补元气，固摄下元；中极、膀胱俞合用为膀胱之俞募配穴，可振奋膀胱气化功能；三阴交为足三阴经交会穴，可通调肝、脾、肾三经经气，健脾益气，益肾固本而止遗尿。

操作：毫针补法，多灸。下腹部穴位针尖向下斜刺，以针感达到前阴部为佳。

2. 其他治疗

（1）耳针法　取肾、膀胱、皮质下、内分泌、尿道、脑点。每次取 2～4 穴，毫针刺。可用埋针法、压丸法。

（2）皮肤针法　取夹脊穴、气海、关元、中极、膀胱俞、八髎、肾俞、脾俞。叩刺至局部皮肤潮红，也可叩刺后加拔火罐。

（3）穴位注射法　取肾俞、次髎、膀胱俞、三阴交。用 1% 普鲁卡因注射液，每穴注射 1mL，四穴交替使用，每日 1 次。

（二）推拿疗法

1. 治疗原则　温肾固涩，益气固涩，清肝泄热。

2. 取穴及部位　腰骶部，肾经、脾经、肺经、心经、肝经、三关、外劳宫、二人上马、百会、三阴交、足三里、涌泉、丹田、中极、膀胱俞、肾俞等穴位。

3. 手法　推、按、揉、擦等。

4. 辨证操作

（1）肾气不足证

治则：温肾固涩。

处方：补肾经、推三关、揉外劳、按揉百会、揉丹田、按揉肾俞、擦腰骶部、按揉三阴交。

（2）脾肺气虚证

治则：益气固涩。

处方：补脾经、补肺经、揉外劳宫、按揉百会、揉中极、按揉足三里、按揉膀胱俞。

（3）肝经郁热证

治则：清肝泄热。

处方：泻肝经、泻心经、补脾经、揉二马、揉三阴交、揉涌泉。

第二节　腹　泻

一、概述

腹泻是以大便次数增多，粪便稀薄，甚至如水样便为主症，是小儿常见疾病之一。尤以 2 岁以下婴幼儿为常见。本病一年四季皆可发生，尤以夏、秋季节为甚。

二、临床诊断要领

（一）四诊要点

1. 问诊

（1）诱因　感受外邪、内伤乳食、饮食不洁、脾胃虚弱等诱因或病史可引起本病。

（2）病程　起病时间、持续时间、频次。

（3）排泄物　排泄物的量、质、色、味等。

（4）兼症　是否伴有腹胀、腹痛、呕吐等消化系统相关症状，以及口干、四肢发冷等全身症状。

2. 望诊

（1）望面　伴有神疲乏力，或发热烦闹，多为湿热泻；伴有面色萎黄、神疲倦怠，多为脾虚泻；伴有面色苍白、精神萎靡、睡时露睛，多为脾肾阳虚泻；伴有目眶及囟门凹陷、皮肤干燥或枯瘪、啼哭无泪，常为小儿泄泻变证之气阴两伤。

（2）望形　脘腹胀满，便前腹痛，泻后痛减，腹痛拒按，多为伤食泻；形体清瘦，神疲倦怠，多为脾虚泻；见脱肛，形寒肢冷，多为脾肾阳虚泻。

（3）望二便　大便稀溏，夹有乳凝块或食物残渣，气味酸臭，或如败卵多为伤食泻便清稀，夹有泡沫，臭气不甚，多为风寒泻；大便水样，或如蛋花汤样，泻下急迫，量多次频，气味秽臭，或见少许黏液，小便短黄，多为湿热泻；大便稀溏，色淡不臭，多为脾虚泻；久泄不止，大便清稀，澄澈清冷，完谷不化，多为脾肾阳虚泻；泻下过度，质稀如水易引发小儿泄泻变证。

（4）望舌　伤食泻者多舌苔厚腻；风寒泻者多舌质淡，苔薄白；湿热泻者多舌质红，苔腻；寒湿泻者多舌苔白腻；脾虚泻者多舌质偏淡，苔薄腻；脾肾阳虚泻者多舌淡薄白。

3. 切诊　伤食泻者与风寒泻者，脉滑有力；湿热泻者，脉数；寒湿泻者，脉濡；脾虚泻者，脉弱无力；脾肾阳虚泻者，脉细无力。

（二）查体要点

1. 视诊　精神萎靡，严重者可出现皮肤干瘪，囟门凹陷，目珠下陷，口唇樱红，呼吸深长，腹胀。

2. 触诊　腹软，一般无压痛与反跳痛。

（三）辅助检查选择

1. 大便镜检可有脂肪球，少量红白细胞。

2. 大便病原体检查可有致病性大肠杆菌等生长，或分离轮状病毒等。

3. 重症腹泻有酸碱平衡失调及电解质紊乱。

（四）诊断标准

1. 大便次数增多，每日 3～5 次，多达 10 次以上，呈淡黄色，如蛋花汤样，或色褐而臭，可有少量黏液。或伴有恶心、呕吐、腹痛、发热、口渴等症。

2. 有乳食不节，饮食不洁或感受时邪的病史。

3. 重者腹泻及呕吐较严重者，可见小便短少、体温升高、烦渴神萎、皮肤干瘪、囟门凹陷、目珠下陷、啼哭无泪、口唇樱红、呼吸深长、腹胀等症。

4. 大便镜检可有脂肪球，少量红白细胞。

5. 大便病原体检查可有致病性大肠杆菌等生长，或分离轮状病毒等。

6. 重症腹泻有脱水、酸碱平衡失调及电解质紊乱。

（五）辨证要点

1. 辨虚实　暴泻多属实，久泻多属虚或虚中夹实。

2. 辨证候

（1）伤食泻　大便酸臭，或如败卵，腹部胀满，口臭纳呆，泻前腹痛哭闹，多伴恶心呕吐。舌苔厚腻，脉滑有力。

（2）风寒泻　大便色淡，带有泡沫，无明显臭气，腹痛肠鸣。或伴鼻塞，流涕，身热。舌质淡，苔薄白，脉滑有力。

（3）湿热泻　泻如水样，每日数次或数十次，色褐而臭，可有黏液，肛门灼热，小便短赤，发热口渴。舌质红，苔黄腻，脉数。

（4）寒湿泻　大便每日数次或十数次，色较淡，可伴有少量黏液，无臭气，精神不振，不渴或渴不欲饮，腹满。舌苔白腻，脉濡。

（5）脾虚泻　久泻不止，或反复发作，大便稀薄，或呈水样，带有奶瓣或不消化食物残渣，神疲纳呆，面色少华。舌质偏淡，苔薄腻，脉弱无力。

（6）脾肾阳虚泻　大便稀溏，完谷不化，形体消瘦，或面目虚浮，四肢欠温。淡苔白，脉细无力。

3. 辨变证　起于泻下不止，精神萎靡，皮肤干燥，为气阴两伤证，属重症；精神萎靡，尿少或无，四肢厥冷，脉细欲绝，为阴竭阳脱证，属危证。

三、鉴别诊断

痢疾：临床表现为腹痛、腹泻、里急后重、排脓血便，伴全身中毒等症状。婴儿对感染反应不强，起病较缓，大便最初多呈消化不良样稀便，病程易迁延。3 岁以上患儿起病急，以发热、腹泻、腹痛为主要症状，可发生惊厥、呕吐。志贺菌或福氏志贺菌感染者病情较重，易出现中毒型痢疾，多见于 3 ～ 7 岁儿童。人工喂养儿体质较弱，易出现并发症。

四、临床治疗——推拿疗法

1. 治疗原则　调和脾胃，和中止泻。

2. 取穴及部位　五经穴、三关、大肠、外劳宫、脐、足三里、七节骨、龟尾、天枢、中脘等穴位。

3. 手法　推、按、揉、拿、运、摩、捏脊等。

4. 辨证操作

（1）寒湿泻

治则：温中散寒，化湿止泻。

治法：补脾经、推三关、补大肠、揉外劳宫、揉脐、按揉足三里、推上七节骨、揉龟尾。腹痛、肠鸣重者加揉一窝风、拿肚角；体虚加捏脊；惊惕不安者加清肝经、掐揉五指节。

（2）湿热泻

治则：清热利湿，调中止泻。

治法：清脾胃、清大肠、清小肠、退六腑、揉天枢、揉龟尾。

（3）伤食泻

治则：消食导滞，和中助运。

治法：补脾经、清大肠、揉板门、运内八卦、揉中脘、摩腹、揉天枢、揉龟尾。

（4）脾虚泻

治则：健脾益气，温阳止泻。

治法：补脾经、补大肠、推三关、摩腹、揉脐、推上七节骨、揉龟尾、捏脊。肾阳虚者加补肾经、揉外劳宫；腹胀加运内八卦；久泻不止者加按揉百会以升阳止泻。

第三节　小儿肌性斜颈

一、概述

小儿肌性斜颈是指婴儿出生后数日时发现一侧颈部肿块，头偏向患侧、前倾，颜面旋向健侧及颈部活动受限为特征的一种常见小儿疾病，又称先天性斜颈、原发性斜颈。临床上，斜颈除极个别视力障碍的代偿姿势性斜颈，脊柱畸形引起的骨性斜颈和颈部肌麻痹导致的神经性者外，一般系指一侧胸锁乳突肌痉挛造成的肌性斜颈。

本病的病因尚未完全明了，但与损伤有关。如分娩时一侧胸锁乳突肌因受产道或产钳挤压伤出血，血肿机化形成挛缩；或分娩时胎儿头位不正，阻碍一侧胸锁乳突肌血运供应，使该肌缺血性改变而致；或由于胎儿在子宫内头部向一侧偏斜所致。

二、临床诊断要领

（一）四诊要点

1. 问诊

（1）诱因　询问患儿家属，判断是否有存在先天不足、胎位不正等诱因。

（2）病史　是否存在胎中损伤、孕妇不慎跌仆闪挫或久坐侧卧。

（3）产伤　是否存在分娩时造成的颈部损伤或颈部过度受力。

2. 望诊

（1）望肿块　是否存在肿块，若有颈部肿块，多在患侧胸锁乳突肌。

（2）望颜面　患儿头倾斜向患侧，颜面转向健侧。头部面部可产生继发性畸形，患侧颜面部较健侧颜面部小。

（二）查体要点

1. 视诊　患侧颜面小于正常颜面，头部畸形，下颌指向健侧，头部活动功能受限。

2. 触诊　部分患儿患侧胸锁乳突肌的中下段可触及肿块，且肿块大小不一，质地坚硬，形状不一，有卵圆形，也有条索状。部分患儿患侧胸锁乳突肌轻度痉挛，无肿块。

（三）辅助检查选择

1. 颈部彩超　可示胸锁乳突肌内纹理紊乱，伴团块样低回声区。

2. X 线　排除骨性斜颈等脊柱骨骼的问题。

（四）诊断标准

1. 刚出生和出生后数月内发现头颈倾斜。

2. 患侧胸锁乳突肌触及硬结物。

3. 患儿颈项活动障碍，尤以向患侧旋转及向健侧侧屈受限明显。

4. 排除其他可引起斜颈的疾病。

（五）辨证要点

1. 辨病因　患儿曾在宫内姿势不正，血运受阻，肌纤维水肿坏死而纤维增生，引起肌肉痉挛。或部分患儿有家族史，家族遗传致斜颈，此类多伴其他畸形。或胎儿在宫内或经产道分娩时，头颈的屈曲转动导致胸锁乳突肌受伤，或胸锁乳突肌处动脉受压缺血引发间室综合征后遗症。或胸锁乳突肌先天性发育不良，发育紊乱。

2. 辨分型　①肿块型：肿块位于患侧胸锁乳突肌的中下段，且肿块大小不一，质地坚硬，形状不一，有卵圆形，也有条索状。患侧颜面小于正常颜面，头部畸形，下颌指向健侧。②非肿块型：患侧胸锁乳突肌轻度痉挛，无肿块，头部畸形，下颌指向健侧，患侧颜面小于正常颜面，头部活动功能受限。

三、鉴别诊断

与骨性斜颈、斜视、寰枢关节半脱位相鉴别。

1. 骨性斜颈　是因颈椎"半椎体"畸形而引起斜颈，此为脊柱畸形引起。由颈椎正位 X 线片鉴别。

2. 斜视　患儿视物时必须采取斜颈姿势以避免复视，胸锁乳突肌无挛缩，斜颈可自动或被动矫正。

3. 寰枢关节半脱位　一般均有外力作用于头颈部史，可有上颈部疼痛，颈部僵硬，转动不灵，头偏斜。轻者可无神经系统症状及体征；较严重者可出现脊髓受压的症状和体征。颈椎张口位片及侧位片可见齿状突向一侧偏移或倾斜；MRI 检查可检出脊髓受压情况。

四、临床治疗——推拿疗法

1. 治疗原则　舒筋活血，软坚散结。纠正头歪畸形，改善和恢复颈椎活动功能。

2. 取穴及部位　颈部，胸锁乳突肌。

3. 手法　推、揉、捏、拿、扳等手法。

4. 操作

（1）患儿取坐位或仰卧位，医师于患侧的胸锁乳突肌施用推揉法，可用拇指罗纹面揉，或示、中、无名指罗纹面揉之 5～6 分钟。

（2）捏拿患侧胸锁乳突肌往返 3 ～ 5 分钟，用力宜轻柔。

（3）牵拉扳颈法：医师一手扶住患侧肩部，另一手扶住患儿头顶，使患儿头部渐渐向健侧肩部牵拉倾斜，逐渐拉长患侧胸锁乳突肌，幅度由小渐大，在生理范围内反复进行数次。

（4）再于患侧胸锁乳突肌施术推揉法 3 ～ 5 分钟。

（5）最后配合轻拿肩井 3 ～ 5 次结束。

第四节　小儿脑瘫

一、概述

小儿脑瘫是指患儿在出生前后或出生时，由于各种原因引起脑神经系统损伤，出现非进行性、持续的运动障碍和姿势异常，并伴有多种脑部症状的疾病。属中医"五迟""五软""痿症"范畴。

二、临床诊断要领

（一）四诊要点

1.问诊 询问出生前、围生期、出生后可能存在导致小儿脑损伤的病史。

（1）出生前　主要有胚胎脑发育不全，孕母早期严重营养缺乏、创伤、感染、出血、缺氧、妊娠高血压综合征、糖尿病等。

（2）围生期　主要有胎膜早破、羊水堵塞、脐带绕颈等所致的窒息；或核黄疸、早产、产程过长、产钳所伤、低出生体重儿等。

（3）出生后　主要有新生儿时期的各种重症感染、窒息、外伤等。

2.望诊

（1）望形　动态和静态，以及俯卧位、仰卧位、坐位和立位时的姿势异常。

（2）望运动模式　运动时出现运动模式的异常。

（二）查体要点

1.视诊 坐卧位姿势异常，运动模式异常。抬头、翻身、坐、爬、站和走等大运动功能和精细运动功能障碍，或显著发育落后。

2.生理反射及病理反射 可通过检查腱反射、静止性肌张力、姿势性肌张力和运动性肌张力来检查肌张力，大多数脑瘫患儿的肌力是降低的，痉挛型脑瘫肌张力增高。原始反射延缓消失和立直反射（如保护性伸展反射）及平衡反应的延迟出现或不出现，可有病理反射阳性。

（三）辅助检查选择

1.头颅影像学检查，如磁共振（MRI）、CT 和 B 超，是脑瘫诊断有力的支持，MRI 在病因学诊断上优于 CT。部分患儿的影像学检查可能发现脑损伤。

2.脑干听、视觉诱发电位可以帮助检查听觉、视觉损害情况。

（四）诊断标准

1.中枢性运动障碍持续存在 婴幼儿脑发育早期（不成熟期）发生抬头、翻身、坐、爬、站和走等大运动功能和精细运动功能障碍，或显著发育落后。功能障碍是持久性、非进行性，但并非一成不变，轻症可逐渐缓解，重症可逐渐加重，最后可致肌肉、关节的继发性损伤。

2.运动和姿势发育异常 包括动态和静态，以及俯卧位、仰卧位、坐位和立位时的姿势异常，应根据不同年龄段的姿势发育而判断。运动时出现运动模式的异常。

3.反射发育异常 主要表现有原始反射延缓消失和立直反射（如保护性伸展反射）及平衡反应的延迟出现或不出现，可有病理反射阳性。

4.肌张力及肌力异常

5.有引起脑瘫的病因学依据

6.可有头颅影像学佐证

其中 1 ～ 4 条是必备条件，第 5 和第 6 条作为参考条件帮助寻找病因。

（五）辨证要点

1. 辨主症 智力低下，发育迟缓，四肢运动障碍。

2. 辨兼症 筋骨痿弱，发育迟缓，站立、行走或长齿迟缓，目无神采，面色不华，疲倦喜卧，舌质淡嫩，脉细弱，为肝肾不足；语言发育迟缓，流涎不禁，食少，便溏，舌淡，苔白，脉细弱，为心脾两虚；失语，痴呆，手足软而不用，肢体麻木，舌淡紫或边有瘀点，苔黄腻，脉弦滑或涩，为痰瘀阻络。

3. 辨分型

（1）痉挛型 最常见，占全部病例的50%～60%，表现为上肢肘、腕关节屈曲，拇指内收，手紧握呈拳状。下肢内收交叉呈剪刀腿和尖足。

（2）手足徐动型 除手足徐动外，也可表现为扭转痉挛或其他锥体外系受累症状。

（3）肌张力低下型 瘫痪肢体松软，但腱反射存在，本型常为脑瘫的暂时阶段，以后大多转为痉挛型或手足徐动型。

（4）强直型 全身肌张力显著增高、僵硬，锥体外系受损症状。

（5）共济失调型 小脑共济失调。

（6）震颤型 多为锥体外系相关的静止性震颤。

三、鉴别诊断

本病应与进行性肌营养不良相鉴别。后者是一组原发于肌肉的遗传性疾病，大多有家族史。临床以缓慢进行性加重的对称性肌无力、肌肉萎缩为特征。个别类型可有心肌受累。不同类型往往表现为不同的发病年龄、临床特征和病肌分布。但多见于儿童和青少年。可见"翼状肩胛""游离肩""小腿肌肉假性肥大""Gowers 征"等特征性表现。以其进行性症状加重、发病年龄、临床特征及家族史可与本病鉴别。

四、临床治疗——推拿疗法

1. 治疗原则 补益肝肾，舒筋通络。

2. 取穴及部位 印堂、百会、风池、风府、哑门、肩井、肩髃、肩贞、极泉、臂臑、手三里、内关、外关、合谷、梁丘、足三里、承山、昆仑、太溪、解溪、关元、气海、心俞、肝俞、脾俞、肾俞等。

3. 手法 推、拿、按、摩、揉、捏、擦、摇等手法。

4. 操作

（1）患儿仰卧或家长抱于怀里。先在头部开天门、分推前额，按揉印堂、百会、风池、风府、哑门，扫散头部运动区。

（2）体位同上。一手握住肢体的远端，一手拿捏患侧肢体肌肉，上下往返3～5遍；按揉肩井、肩髃、肩贞、极泉、臂臑、手三里、内关、外关、合谷、梁丘、足三里、昆仑、太溪、解溪等。摇肩、肘、腕、髋、膝、踝关节3～5次，重点在踝关节做背伸、跖屈数次，使之尽量背伸，以预防足下垂。

（3）患儿俯卧位。按揉背部两侧俞穴，重点按揉心俞、肝俞、脾俞、肾俞、关元俞，推膀胱经、督脉3～5遍，擦肾俞、命门、八髎，以发热为佳；接着按揉环跳、风市、委中、承山、昆仑、太溪等穴位。

（4）随证加减。肝肾不足，重点按揉肝俞、肾俞，加按揉太溪、太冲穴。脾肾两亏，重点按揉脾俞、肾俞，加按揉太溪、三阴交，摩中脘3分钟，按揉足三里穴。气血两虚，重点按揉心俞、肝俞、脾俞，加按揉足三里、血海，摩关元、气海穴3分钟。

第五节　感　冒

一、概述

感冒是指因感受风、寒、暑、湿、燥、火及疫疠之气等外邪引起的一种常见的肺系疾病，以鼻塞、流涕、喷嚏、咳嗽、发热、咽痛为主要特征。本病一年四季均可发生，以气候骤变及冬春二季发病率较高。

感冒可分为四时感冒和时行感冒两类，四时感冒由于感受六淫之邪而发病，一般无传染性，临床症状较轻；时行感冒由于感受时行疫疠之气而发，具有传染性，临床症状较重。婴幼儿脏腑娇嫩，肺、脾常不足，肝常有余，故患病后，易出现夹痰、夹滞、夹惊等兼证。相当于西医学的"上呼吸道感染"。

二、临床诊断要领

（一）四诊要点

1. 问诊

（1）问诱因　气候变化、受凉、久病、素体虚弱、时行感冒均是本病诱因。

（2）问发热　本病患儿一般都有发热症状。

（3）问汗　发热、无汗、头痛多为风寒；发热、恶风、有汗或少汗、头痛多为风热；发热、无汗或汗出热不解多为暑邪；高热寒战、无汗或汗出热不解多为时邪感冒。

2. 望诊

（1）望鼻涕　小儿感冒多见鼻塞流涕，若流清涕者多为风寒；若流浊涕者多为风热。

（2）望面　面色可见腮红或单眼皮变双眼皮、形态疲倦，多为发热或发热先兆。

（3）望咽部　时行感冒可见咽部充血。

（4）望舌　风寒束表者多舌淡红、苔薄白；风热犯表者多舌质红、苔薄黄；暑湿袭表者多舌质红、苔黄腻；时邪感冒者多舌质红或红绛、苔黄燥或黄腻。

3. 切诊

（1）切脉　风寒束表者，脉浮紧；风热犯表者，脉浮数；暑湿袭表者，脉数。

（2）切肌肤　手足心热、肚腹热多为外感夹食滞；额头不甚热而颈项热者多为发热前兆。

（二）查体要点

1. 视诊　精神欠佳，部分患儿可见咽部充血，腭咽弓、腭垂、软腭等处直径为 2～4mm 数量不等的疱疹，或滤泡性眼结膜炎。

2. 触诊　体温升高，部分患儿可有颈部、耳后淋巴结肿大。

（三）辅助检查选择

1. 血常规检查　病毒感染时白细胞总数一般正常或降低，淋巴细胞相对增加；细菌感染时，一般白细胞总数增高，且以中性粒细胞为主。

2. 病原学检查　呼吸道标本或血液标本实时荧光 RT-PCR 检测或进行病毒基因测序。

3. 胸部影像学　一般无需做此检查，但若病程 1 周以上或有出现呼吸困难者可做此检查。如果是时疫感冒，如新型冠状病毒，早期呈现多发小斑片影及间质改变，以肺外带明显。进而发展为双肺多发磨玻璃影、浸润影，严重者可出现肺实变，胸腔积液少见。

（四）诊断标准

1. 以发热恶寒，鼻塞流涕，喷嚏等症为主，多兼咳嗽，可伴呕吐，腹泻或高热惊厥。

2. 四时均有，多见于冬春，常因气候骤变而发病。

3. 白细胞总数正常或减少，中性粒细胞减少，淋巴细胞相对增加，单核细胞增加。

（五）辨证要点

1. 辨证候

（1）风寒束表　发热轻，恶寒重，无汗，鼻塞流涕，喷嚏咳嗽。年长儿可诉肢体疼痛，头痛。舌苔薄白，脉浮紧。

（2）风热犯表　发热重，恶寒轻，有汗或无汗，头痛，鼻塞流稠涕，咳嗽，咽红。或目赤流泪，烦热口渴。舌质红少津，苔薄黄，脉浮数。

（3）暑湿袭表　高热不退，或身热不扬，汗出不畅，头痛，倦怠，泛恶，鼻塞流涕，咳嗽。舌尖红，苔白腻，脉数。

2. 辨兼症

（1）夹痰　兼有咳嗽，咳声重浊，喉中痰鸣。舌苔白腻，脉浮滑。

（2）夹食　兼有腹胀，不思乳食，或伴呕吐，口中气秽，大便溏臭或秘结。舌苔垢或黄厚，脉滑。

（3）夹惊　兼见惊惕惊叫，甚至惊厥。舌尖红，脉弦数。

三、鉴别诊断

当与麻疹、水痘、流行性乙型脑炎、急性咽喉炎相鉴别。

1. 麻疹 是以感受麻疹时邪（麻疹病毒）引起的急性出疹性传染病，临床以发热恶寒、咳嗽咽痛、鼻塞流涕，泪水汪汪，口腔两颊近臼齿处可见麻疹黏膜斑，周身皮肤按序发麻粒样大小的红色斑丘疹，皮疹消退时皮肤有糠麸样脱屑或色素沉着斑等为特征。

2. 水痘 是以水痘-带状疱疹病毒引起的一种传染性疾病。以发热，皮肤黏膜分批出现瘙痒性皮疹，丘疹，疱疹、结痂同时存在为主要特征。

3. 流行性乙型脑炎 是感染乙型脑炎病毒引起的以高热、抽搐、昏迷为表现的一种传染性疾病。初起持续发热无汗，头痛呕吐，嗜睡或烦躁不安。血象、脑脊液检查、补体结合试验、神经系统检查可鉴别。

4. 急性咽喉炎 本病初起仅表现为发热、微咳，当患儿哭闹时可闻及声音嘶哑，病情较重可闻及犬吠样咳嗽及吸气性喉鸣。

四、临床治疗——推拿疗法

1. 治疗原则 疏风解表。风寒感冒宜辛温解表，风热感冒宜辛凉解表，暑邪感冒宜清暑解表，时邪感冒宜清热解毒；夹痰者兼化痰止咳，夹滞者兼消食导滞，夹惊者兼清热镇惊。

2. 取穴及部位 天门、坎宫、三关、六腑、天河水、肺经、大肠、二扇门、太阳、迎香、耳后高骨、风池、肩井、合谷、膻中、脊柱、肺俞等。

3. 手法 推、拿、按、揉、运、摩、擦、捏脊等。

4. 操作

（1）患儿取仰卧位。开天门30次，推坎宫30次，揉太阳100次；清肺经100次，清大肠100次。

（2）患儿取俯卧位。先用摩法轻摩患儿脊柱，自上而下3～5遍，再用示、中二指指腹直推脊柱100次。

5. 辨证加减

（1）风寒感冒 在基本处方基础上加具有辛温解表作用的操作法。如揉迎香50次，揉耳后高骨100次；拿风池10次，拿肩井5次，拿合谷10次；推三关100次，揉外劳宫50次；掐二扇门5次，揉二扇门100次；揉膻中100次，揉乳根及乳旁50次，擦膻中，以热为度。

（2）风热感冒 将基本处方中的揉太阳100次改为运太阳50次，再加上具有辛凉解表作用的操作法。如运耳后高骨50次；分推迎香50次，揉风池100次；按风门10次，分推肺俞100次；分推膻中50次。

（3）暑邪感冒 在基本处方的基础上加具有健脾益气、清暑解表作用的操作法。如补脾经300次，揉板门100次，顺运内八卦100次；揉膻中100次，推下中脘100次，揉脐及天枢100次；捏脊3～5遍，按揉风门、肺俞、脾俞、胃俞，每穴约半分钟。

（4）时邪感冒 在基本处方基础上加具有清热解毒作用的操作法。如揉板门100次，清胃经300次，清心经100次，清肝经100次；清天河水200次，退六腑100次；按弦走搓摩50次；揉龟尾100次，推下七节骨300次。

兼症夹痰加揉天突、丰隆，夹食加揉中脘、摩腹、清大肠、按揉足三里；夹惊加掐捣小天心、清肝经、掐老龙、掐五指节、掐威灵与精宁。

第六节 便 秘

一、概述

便秘是指排便间隔时间延长，大便干结难解，常常数日一行，或欲大便而坚涩不畅的一种病证。其发生常与饮食不节、情志失调、素体虚弱等因素有关。

本病病位在大肠，与脾、胃、肺、肝、肾等脏腑有关。基本病机是脏腑功能失调，肠腑壅塞不通或肠失滋润，大肠传导不利。

二、临床诊断要领

（一）四诊要点

1. 问诊

（1）诱因 喂养失当、饮食不节、素体虚弱等是本病的诱因。

（2）**病程**　起病时间及持续时间。

（3）**缓急**　病情的严重程度和病势的缓急。

（4）**兼症**　是否伴随呕吐、腹胀腹痛，或与腹泻交替等。

2. 望诊

（1）**望面色**　口干、口臭，面色较红多为肠道实热；大便不畅，欲解不得，嗳气频作多为肠道气滞；面色㿠白，神疲气怯多为脾虚气弱；面色萎黄无华多为脾肾阳虚；神疲纳差，口干少津多为阴虚肠燥。

（2）**望形**　腹部胀满，按之作痛多为肠道实热；少腹作胀，胸胁胀满多为肠道气滞。

（3）**望二便**　大便干结如栗多为脾虚气弱；大便秘结，小便清长多为脾肾阳虚；大便干结，状如羊屎多为阴虚肠燥。

（4）**望舌**　肠道实热者多舌苔黄燥；肠道气滞者多舌苔白；脾虚气弱者多舌淡，苔薄白；脾肾阳虚者多舌质淡，苔白润；阴虚肠燥者多舌红，苔少。

3. 切诊　肠道实热脉见滑实；肠道气滞脉见细弦；脾虚气弱多为脉弱；脾肾阳虚脉多沉迟；阴虚肠燥脉则细小数。

（二）查体要点

1. 视诊　面色㿠白或萎黄，精神不佳，腹部胀满。

2. 触诊

（1）一般腹软，腹部可有轻压痛、触痛。但一般无反跳痛。

（2）对疑有肛直肠疾病的便秘患儿，必要时可行肛门直肠指检，注意有无肿块和括约肌功能异常。

（三）辅助检查选择

1. 粪常规检验　有无红细胞和白细胞、细菌敏感试验、潜血试验（OB）以及查虫卵等。

2. 粪便培育　判断是否以大肠杆菌为主，检查粪便中的致病菌。

3. 腹部平片　显示肠腔扩张及粪便存留和气液平面，可确定是否有器质性病变。

（四）诊断标准

1. 排便时间延长，2天以上一次，粪便干燥坚硬。

2. 重者大便艰难，干燥如栗，可伴少腹胀急、神倦乏力、胃纳减退等症。

3. 排除肠道器质性疾病。

（五）辨证要点

1. 辨虚实　实证多为乳食积滞、燥热内结和气机郁滞所致。一般病程短，病情轻浅。粪质多干燥坚硬，常腹胀拒按。食积者伴有不思乳食，或恶心呕吐；气滞常嗳气频作。虚证多因气虚血亏，失于濡润，传导无力。一般体质弱，病程长，病情顽固。粪质不甚干结，但欲便不出或便出不畅，常腹胀喜按。

2. 辨寒热　热证者多有面赤身热、口干、尿黄、腹胀满而痛、得温反甚、舌红苔黄等实热兼症；寒证者则常见面色青白、四肢不温、喜热恶寒、小便清长、舌淡苔白之寒象。

三、鉴别诊断

1. 肠套叠　多发于婴幼儿，特别是2岁以下的儿童。典型表现为腹痛、呕吐、便血及腹部包块。钡剂灌肠X线检查可见空气或钡剂在套叠处受阻，阻端钡剂呈"杯口状"，甚至呈"弹簧"状阴影。

2. 肠梗阻　典型症状为痛、吐、胀、闭和腹部体征。实验室检查包括血、尿常规，血气分析。X线检查常用立体腹部透视或平片。肠梗阻发生4～6小时，肠内气体增多。立位X线腹部透视或平片可见多数气液平面。空肠黏膜环状皱襞可显示"鱼骨刺"状。而回肠黏膜无此征象。结肠显示有结肠袋形。

四、临床治疗——推拿疗法

1. 治疗原则　补虚泻实，理肠通便。

2. 取穴及部位　脾经、三关、上马、大肠、六腑、内八卦、膊阳池、足三里、七节骨、天枢、腹、胁肋、脊柱、脾俞、肾俞。

3. 手法　推、按、揉、摩、搓、运、捏脊等。

4. 操作

（1）实秘

治则：顺气行滞，清热通便。

处方：清大肠、退六腑、运内八卦、按揉膊阳池、按揉足三里、推下七节骨、揉天枢、摩腹、搓摩胁肋。

（2）虚秘

治则：益气养血，滋阴润燥。

处方：补脾经、清大肠、运水入土、推三关、揉上马、按揉膊阳池、按揉足三里、捏脊、按揉脾俞、按揉肾俞。

第七节　夜　啼

一、概述

夜啼是指 1 岁以内的哺乳婴儿，因寒、热、受惊等而致的夜间定时啼哭，甚则可通宵达旦的疾病。

婴儿素禀虚弱，脾常不足，至夜阴盛，脾为阴中之阴，若护理略有失意，寒邪内侵，脾寒乃生。夜属阴，阴胜脾寒愈盛，寒邪凝滞，气机不通，故入夜腹痛而啼。乳母平日恣食辛辣肥甘，或焦燥炙煿动火之食物，或贪服性热之药，火伏热郁，积热上炎。心主火属阳，阳为人生之正气，至夜则阴盛而阳衰，阳衰则无力与邪热相搏，正不胜邪，则邪热乘心，心属火恶热而致夜间烦躁啼哭。小儿神气不足，心气怯弱，如有目触异物，耳闻异声，使心神不宁，神志不安，常在梦中哭而作惊，故在夜间惊啼不寐。婴儿乳食不节，内伤脾胃，"胃不和则卧不安"，因脾胃运化失司，乳食积滞，入夜而啼。

二、临床诊断要领

（一）四诊要点

1. 问诊

（1）诱因　乳食积滞、惊骇恐惧、心热、脾虚寒等是本病诱因。

（2）兼症　有无皮疹、过敏，是否伴方颅、汗出较多，有无身热等。

（3）生活史　患儿的饮食情况、衣着情况等。

2. 望诊

（1）望面色　面色青白，唇色淡多为脾阳亏虚；哭时面赤唇红，烦躁不安，身暖多汗多为心经积热；面色青灰多为惊恐伤神。

（2）望小儿指纹　指纹淡红多为脾阳亏虚；指纹红紫多为心经积热；指纹青紫多为惊恐伤神。

（3）望二便　小溲清长，便溏多为脾阳亏虚；大便秘结，小溲短赤多为心经积热。

（4）望舌　脾阳亏虚者多舌色淡，苔薄白；心经积热者多舌尖红，苔黄；惊恐伤神者一般舌苔正常。

3. 闻诊　哭声低微多为脾阳亏虚；哭声较响，见灯火则啼哭更剧多为心经积热；哭声尖锐，如见异物状多为惊恐伤神。

（二）查体要点

无特殊。

（三）辅助检查选择

无特殊。

（四）诊断标准

1. 入夜定时（多在子时左右）啼哭不止，轻重表现不一，但白天安静。

2. 多无发热、呕吐、泄泻、口疮、疔肿、外伤等表现。

（五）辨证要点

1. 辨虚实　哭声微弱，时哭时止，四肢不温，便溏，面色㿠白者属虚寒；哭声响亮，啼哭不止，身腹温暖，便秘尿赤者属实热；惊惕不安，面色青灰，紧偎母怀，大便色青，面色时白时青者属惊啼；夜间阵发啼哭，脘腹胀满，呕吐乳块，大便酸臭者属乳食积滞。

2. 辨轻重　小儿夜间啼哭，白天入睡，哭时声调一致，又无其他病证，此等夜啼病情轻，可按脾寒、心热、惊恐、肝旺辨证。若分娩时有损伤，哭声尖厉、持久、嘶哑或哭声无力，昼夜无明显差异，多属严重病变的早期反应，病情较重。

三、鉴别诊断

与生理性哭闹和病理性哭闹相鉴别。

1. 生理性哭闹　啼哭是新生儿及婴儿一种本能的反应，哭声响亮有力，多为生理性；哭声微弱常为异常病理反应。婴儿哭闹首先考虑是否由于奶量不足而致饥饿、需要排尿或排便、外界环境过冷或过热、体位不适等生理需求或外界刺激引起，如这些因素均已改善纠正后，仍哭闹不止，需详细检查有无病理现象出现。有的婴儿夜间哭闹而白天睡眠时间较长，日夜生活规律颠倒，需要纠正其生活规律。

2. 病理性哭闹

（1）中枢神经系统疾病　新生儿囟门未闭，颅脑疾病引起颅内压增高时，可以表现出高调尖声的哭叫。

（2）腹痛　可因肠痉挛、肠套叠、肠梗阻等引起阵发的哭闹尖叫，常伴有面色苍白、恶心呕吐、腹泻或便秘等，急腹症还常伴有腹部阳性体征，如腹胀、肠型、压痛、肿块等表现。

（3）感染　各种感染可引起婴儿烦躁、哭闹，注意检查有无红、肿、热、痛的感染灶。

（4）损伤　如见婴儿剧烈哭闹，需考虑是否存在关节脱臼、骨折等情况。

四、临床治疗——推拿疗法

1. 治疗原则　温中健脾，清心导赤，镇静安神，消食导滞。

2. 取穴及部位　脾经、肝经、大肠、心经、小肠、三关、天河水、总筋、内劳宫、小天心、五指节、攒竹、腹、中脘、天枢、脐、七节骨等。

3. 手法　推、揉、摩、运等。

4. 辨证操作

（1）脾虚寒

治则：温中健脾。

处方：补脾经、推三关、摩腹、揉中脘。

（2）心经积热

治则：清热导赤。

处方：清心经、清小肠、清天河水、揉总筋、揉内劳宫。

（3）惊骇恐惧

治则：镇惊安神。

处方：推攒竹、清肝经、揉小天心、揉五指节。

（4）乳食积滞

治则：消食导滞。

处方：清补脾经（先清后补）、清大肠、摩腹、揉中脘、揉天枢、揉脐、推下七节骨。

第八节　咳　嗽

一、概述

有声无痰为咳，有痰无声为嗽，有声有痰为咳嗽，这里指以咳嗽为主要症状的一种儿科常见肺系病证。咳嗽的目的是排出气管及支气管内的分泌物或异物。本病一年四季均可发生，其中以冬春二季发病率较高。《幼幼集成·咳嗽证治》指出："凡有声无痰谓之咳，肺气伤也；无声有痰谓之嗽，脾湿动也；有声有痰谓之咳嗽，初伤于肺，继动脾湿也。"即所谓"咳嗽不止于肺，而不离乎肺"。

二、临床诊断要领

（一）四诊要点

1. 问诊

（1）主症　明确咳嗽是主要症状还是次要症状。

（2）咳嗽的具体症状是干咳还是有痰咳；咳嗽主要发生时间，诱发因素，使其恶化和缓解的因素。

（3）痰液的颜色、量、气味、痰液的黏稠性及是否含有血液。

（4）咳嗽是否与喂养有关。婴幼儿阶段，胃食管反流或咽下综合征也可以发生咳嗽。

2. 望诊

（1）望神色　若孩子面色苍白、形体虚弱，多为气虚咳嗽；若出现鼻翼扇动，呼吸频急促，多为痰热壅肺或痰湿蕴肺。

（2）望指纹　适用3岁以下小儿。纹色鲜红多属风寒，紫红多主热证，淡白多属脾虚。

（3）望舌　舌苔薄白多为风寒；舌尖红，苔薄白或微黄多为风热；舌质红，苔黄腻多为痰热；舌苔白腻多为痰湿；舌红苔少多为肺阴亏虚；舌淡嫩，苔薄多为肺气虚。

3. 闻诊　咳声：咳嗽声重，气急多为风寒咳嗽；咳嗽气粗，咳声嘶哑多为风热咳嗽；干咳少痰，连声作呛多为风燥咳嗽；咳嗽气粗，或喉中有痰声，或咳痰喉中有痰声多为痰热咳嗽；咳呛气逆阵作常为肝火犯肺所致咳嗽；咳声重浊多为痰湿咳嗽；咳久痰少，干咳，咳声短促多为肺阴亏虚所致咳嗽；病久咳声低微，咳而伴喘多为气虚咳嗽。

4. 切诊　切脉：外感咳嗽以风寒、风热、风燥之邪为主，脉象均浮，风寒者脉浮紧，风热者脉浮数，风燥者脉浮数或细数。而内伤咳嗽中，痰热壅肺脉见滑数，痰湿蕴肺脉滑，肺阴亏虚脉见细数，肺气亏虚为脉无力。

（二）查体要点

肺部听诊：常表现为两肺呼吸音粗糙，或有少量的散在的干啰音或湿啰音。

（三）辅助检查选择

1. 血常规检查　咳嗽急性期时，白细胞总数和中性粒细胞一般均较正常增高。

2. 病原学检查　呼吸道标本或血液标本实时荧光RT-PCR检测或进行病毒基因测序。

3. 胸部影像学　一般无需做此检查，但若病程1周以上或有出现呼吸困难者可做此检查。一般咳嗽无异常，或有轻度肺纹理增粗，如果是由时疫病毒引起的，如新型冠状病毒，早期呈现多发小斑片影及间质改变，以肺外带明显。进而发展为双肺多发磨玻璃影、浸润影，严重者可出现肺实变，胸腔积液少见。

（四）诊断标准

1. 咳嗽为主要症状，多继发于感冒之后，常因气候变化而发作。

2. 好发于冬春季节。

3. 肺部听诊示两肺呼吸音粗糙，或有少量的散在的干啰音或湿啰音。

4. X线摄片或透视检查，示肺纹理增粗。

（五）辨证要点

1. 辨外感与内伤　外感咳嗽，常起病急，病程较短，兼发热、头痛、鼻塞、流涕、苔薄、脉浮等表证。内伤咳嗽，发病多缓，病程较长，为久咳，干咳少痰或咳嗽痰多，兼见食欲不振、神疲乏力等全身症候。

2. 辨寒热　寒咳多见怕冷、痰稀白、舌质淡、脉紧等；热咳多见发热、痰黄、大便秘结、舌质红、苔黄、脉数等。

3. 辨咳声　咳声重浊多属风寒或夹湿；咳声粗亢多属风热；咳声嘶哑多属燥热；咳而喉痒，多兼风邪。

4. 辨痰液　白稀属寒痰；黄稠属热痰；白黏，量多，易咳出属湿痰；白黏，量少，难咳出属燥痰；痰夹泡沫属风痰；白稀夹泡沫属风寒；黄黏夹泡沫属风热；痰稠结块为老痰；干咳无痰属燥火。

三、鉴别诊断

主要与原发性肺结核、百日咳鉴别。

1. 原发性肺结核　以低热、咳嗽、盗汗为主要症状，多有结核病接触史，结核菌素试验≥20mm，胸部X线检查提示，活动性原发性肺结核改变。

2. 百日咳　是一种由百日咳杆菌引起的急性呼吸道传染病，以咳嗽逐渐加重，呈典型的阵发性、痉挛性咳嗽，咳嗽终末出现深长的鸡鸣样吸气性吼声为特征，因病程较长，可迁延2～3个月，故有百日咳之称。病原学及血清学检查可鉴别。

四、危急状态辨识

1. 出现呼吸困难，呼吸频率、节律、深度加重等危重情况，应立即转科治疗。

2. 出现"三凹征"，指吸气时胸骨上窝、锁骨上窝、肋间隙出现明显凹陷，是由于上部气道部分梗阻所致吸气性呼吸困难。常见于气管异物、喉水肿、白喉等。当伴随出现发绀、双肺湿啰音和心率加快时，提示左心衰竭。

上述情况发生应立即急会诊并转科治疗。

五、临床治疗——推拿疗法

1. **治疗原则** 宣肺止咳。风寒咳嗽辅以祛风散寒，宣肺化痰止咳；风热咳嗽佐以疏风解表，清热止咳；内伤咳嗽则宜健脾益肺，化痰止咳。

2. **取穴及部位** 肺经、内八卦、天突、乳根、乳旁、膻中、风门、肺俞、脊柱等。

3. **手法** 运、按、揉、推、拿、摩等手法。

4. **操作**

（1）患儿取仰卧位，清肺经100次，顺运内八卦100次；按揉天突50次，双指揉乳根及乳旁50次，揉膻中100次。

（2）患儿取俯卧位，双指揉双侧风门100次，揉双侧肺俞100次；轻摩脊柱，从上而下3～5遍。

5. **辨证加减**

（1）风寒咳嗽 在基本处方基础上加具有祛风散寒作用的操作法。如开天门50次，推坎宫50次，揉太阳100次；拿风池5次，拿肩井10次，拿合谷5次；掐二扇门5次，揉二扇门100次；推三关100次，揉外劳宫50次。

（2）风热咳嗽 将基本处方中的揉膻中100次改为分推膻中50次，再加上具有疏风解表、宣肺清热作用的操作法。如开天门50次，推坎宫30次，运太阳50次，运耳后高骨50次；分推迎香50次，清天河水100次，推五经50次；推脊柱100次，分推肺俞100次。

（3）痰热咳嗽 将基本处方中的揉双侧肺俞100次改为分推肺俞100次，再加具有清热化痰作用的操作法。如清胃经100次，清大肠200次；清天河水100次，退六腑300次，揉掌小横纹100次；开璇玑50次，按弦走搓摩50次；揉龟尾100次，推下七节骨100次。

（4）痰湿咳嗽 在基本处方基础上加具有燥湿化痰作用的操作法。如补脾经300次，揉板门100次，清胃经100次；摩中脘2分钟，按弦走搓摩50次，揉脐及天枢100次；按揉足三里、丰隆，每穴约半分钟。

（5）阴虚燥咳 将基本处方中的清肺经100次改为补肺经300次，再加具有养阴清热作用的操作法。如补肾经100次，揉肾顶100次，揉二人上马100次，推小横纹100次；清天河水100次，运内劳宫30次；推涌泉100次；捏脊3～5遍，按揉肺俞、脾俞、肾俞，每穴约半分钟。

（6）脾肺气虚 将基本处方中的清肺经100次改为补肺经200次，再加具有健脾益气作用的操作法。如补脾经300次，揉板门100次；推三关100次，揉外劳宫50次；捏脊3～5遍，按揉肺俞、脾俞、足三里，每穴约半分钟。伴干啰音者加推小横纹100次；伴湿啰音者揉掌小横纹100次，刮大椎以局部皮肤轻度充血为度。

第九节 厌 食

一、概述

厌食是指小儿较长时期见食不贪，食欲下降，食量减少，甚至拒食的一种儿科常见病证。本病以1～6岁小儿多见。

多因喂养不当，饮食不节，或久病伤脾，或先天禀赋不足，脾失健运，胃失受纳，或致肝失调达，乘脾犯胃而致。病位主要责之于脾和胃。

二、临床诊断要领

（一）四诊要点

1. **问诊**

（1）主症 以不思饮食为主要表现。

（2）**病史**　有喂养不当史，如进食无定时定量，过食生冷、甘甜厚味、零食或偏食等。

（3）**二便**　脾胃不和者，大便偏干；脾胃气虚者，大便多不成形；脾胃阴虚者，便干溲赤；肝旺脾虚者，便溏溲少。

2. 望诊

（1）**望面**　面色少华，精神尚好。

（2）**望形**　形体偏瘦。

（3）**望舌**　脾胃气虚者，舌质淡苔薄白；脾胃阴虚者，舌质红，苔净或花剥；肝旺脾虚者，舌光苔净。

3. 切诊　脾胃气虚者，脉无力；脾胃阴虚者，脉细无力；肝旺脾虚者，脉细弦。

（二）查体要点

1. 视诊　面色少华，形体偏瘦，精神尚可。

2. 触诊　皮肤稍干燥。腹软，无明显压痛或脐周轻压痛。

（三）辅助检查选择

微量元素检查，常伴有铁缺乏、锌缺乏。

（四）诊断标准

1. 长期食欲不振，而无其他疾病者。

2. 面色少华，形体偏瘦，但精神尚好，无腹膨。

3. 有喂养不当史，如进食无定时定量，过食生冷、甘甜厚味、零食，或偏食等。

（五）辨证要点

1. 辨病史　喂养不当病史，如进食无定时定量，过食生冷、甘甜之物，过吃零食及嗜食、偏食等饮食习惯。或先天不足、病后失养及情志失调等病史。

2. 辨证候　厌食或拒食，面色少华，精神尚可，大便偏干，苔、脉无特殊改变，为脾胃不和。厌食或拒食，面色萎黄，精神稍差，肌肉松软，或形体消瘦，大便多不成形，或夹不消化食物，舌质淡，苔薄白，脉无力，为脾胃气虚。厌食或拒食，面色萎黄，形瘦，口干食少饮多，甚则每食必饮，烦热不安，便干溲赤，舌质红，苔净或花剥，脉细无力，为脾胃阴虚。厌食或拒食，性躁易怒，好动多啼，咬齿磨牙，便溏溲少，舌光苔净，脉细弦，为肝旺脾虚。

三、鉴别诊断

主要与疰夏相鉴别。

1. 疰夏　为夏季季节性疾病，临床表现除食欲不振外，还可见精神倦怠、心烦少寐、多汗，或有低热等外感热病的临床症状。常是因素体虚弱、复感暑热之气引起。一般夏季过后，病情可自愈，部分患者可出现逢暑必发的周期性特点。

2. 其他　其他躯体疾病或精神疾病引起的厌食，伴明显的原发病症状。

四、临床治疗——推拿疗法

1. 治疗原则　以和为贵，以运为健，开胃运脾为基本法则。脾胃不和者，当以运脾开胃为主法。脾胃气虚者，宜健脾益气。脾胃阴虚者，滋阴养胃。

2. 取穴及部位　五经穴、板门、腹、脐、天枢、足三里、脊柱、脾俞、胃俞等。

3. 手法　推、摩、按、揉、运、捏脊等。

4. 操作

（1）患儿取仰卧位。揉板门100次，补脾经300次，清胃经300次；摩腹3分钟，揉脐及天枢100次；按揉足三里100次。

（2）患儿取俯卧位。捏脊3～5遍；按揉脾俞、胃俞，每穴约半分钟。

5. 辨证加减

（1）**脾胃不和**　在基本处方基础上加具有运脾开胃作用的操作法。如运内八卦100次，掐四横纹各5次；摩中脘2分钟，逆时针方向摩腹3分钟，分腹阴阳100次。

（2）**脾胃气虚**　在基本处方基础上加具有健脾益气作用的操作法。如补大肠 100 次，推三关 100 次，揉外劳宫 50 次；揉中脘 100 次，顺时针方向摩腹 3 分钟，揉气海及关元 100 次；揉龟尾 100 次，推上七节骨 100 次。

（3）**脾胃阴虚**　在基本处方基础上加具有滋养胃阴作用的操作法。如清肝经 100 次，揉外劳宫 100 次，揉二人上马 100 次；揉中脘 100 次，顺时针方向摩腹 3 分钟，揉丹田 100 次；按揉血海、三阴交，每穴约半分钟。

第十节　疳　证

一、概述

疳证是由喂养不当或多种疾病影响，导致脾胃受损，气液耗伤，不能濡养脏腑、经脉、筋骨、肌肤而形成的一种慢性消耗性疾病，临床以形体消瘦，面色无华，毛发干枯，精神萎靡或烦躁，饮食异常，大便不调为特征。本病发病无明显季节性，各年龄段均可罹患，多见于 5 岁以下小儿。

多由饮食不节、喂养不当，感染虫证及某些慢性疾病如久病吐泻，先天不足等病因导致脾胃运化腐熟功能失调，气血精微化源不足，机体脏腑失于濡养，形体羸瘦。疳证的主要病变部位在脾胃，其病机变化为脾胃受损，津液消亡。

二、临床诊断要领

（一）四诊要点

1. 问诊

（1）病史　一般有挑食、厌食病史。

（2）二便　早期大便干稀不调。

（3）情志　常急躁易怒。

2. 望诊

（1）望面色　面色青黄，可见山根青筋。

（2）望形体　形体消瘦。

（3）望毛发　毛发稀疏枯黄。

（4）望舌　舌苔腻，多见于本病之初期；舌质偏淡，苔淡黄而腻，多见于本病之中期；舌淡或光红少津，多见于本病之晚期。

3. 闻诊　声低无力。

4. 切诊　切脉：3 岁以上可见脉象虚弱无力。脉细滑，多见于本病之初期；脉濡细而滑，多见于本病之中期；脉弱，多见于本病之晚期。

（二）查体要点

1. 视诊　形体消瘦，面色不华，精神不振，毛发稀疏枯黄，严重者干枯羸瘦。或见揉眉挖鼻，吮指磨牙。

2. 触诊　四肢肌肉瘦削，松软弹性差，皮肤干燥。

（三）辅助检查选择

1. 血常规　贫血者，血红蛋白及红细胞减少。出现肢体浮肿，属于营养性水肿者，血清总蛋白大多在 45g/L 以下，血清白蛋白在 20g/L 以下。

2. 粪常规　因蛔虫引起者，谓之"蛔疳"，大便镜检可查见蛔虫卵。

（四）诊断标准

1. 饮食异常，大便干稀不调，或脘腹膨胀等明显脾胃功能失调者。

2. 形体消瘦，体重低于正常平均值的 15%～40%，面色不华，毛发稀疏枯黄，严重者干枯羸瘦。

3. 兼有精神不振，或好发脾气，烦躁易怒，或喜揉眉擦眼，或吮指磨牙等症。

4. 有喂养不当或病后饮食失调及长期消瘦史。

5. 因蛔虫引起者，谓之"蛔疳"，大便镜检可查见蛔虫卵。

6. 贫血者，血红蛋白及红细胞减少。

7. 出现肢体浮肿，属于营养性水肿者，血清总蛋白量大多在 45g/L 以下，血清白蛋白在 20g/L 以下。

（五）辨证要点

（1）**辨虚实**　初起面黄发疏，食欲欠佳，形体略瘦，大便不调，精神如常者，属脾胃失和，病情轻浅之虚证轻证。病情进展，见形体明显消瘦，肚腹膨隆，烦躁多啼，夜卧不宁，善食易饥或嗜食异物者，属脾虚夹积，病情较重之虚实夹杂证。若病程久延失治，而见形体极度消瘦，貌似老人，不思饮食，腹凹如舟，精神萎靡者，属脾胃衰败，津液消亡之虚证、重证。

（2）**辨病程**　根据病程发展，病情由轻到重，分为疳气、疳积、干疳三种主要证候。疳气：形体略见消瘦，面色稍萎黄，食欲不振，或食多便多，大便干稀不调，精神不振，好发脾气。舌苔腻，脉细滑。多见于本病之初期。疳积：形体消瘦明显，脘腹胀大，甚则青筋暴露，面色萎黄，毛发稀疏易落，烦躁。或见揉眉挖鼻，吮指磨牙，食欲减退。或善食易饥、大便下虫。或嗜食生米、泥土等异物。舌质偏淡，苔淡黄而腻，脉濡细而滑。多见于本病之中期。干疳：极度消瘦，皮包骨头，呈老人貌，皮肤干枯有皱纹，精神萎靡，啼哭无力，无泪。或可见肢体浮肿。或见紫癜、鼻衄、齿衄等。舌淡或光红少津，脉弱。多见于本病之晚期。

（3）**辨兼证**　兼证常在干疳或疳积重证节段出现，因累及脏腑不同、症状有别。脾病及心则口舌生疮；脾病及肝则目生云翳，干涩夜盲；脾阳虚衰，水湿泛溢则肌肤水肿。

三、鉴别诊断

当与厌食、积滞相鉴别。

1. **厌食**　以长期食欲不振，厌恶进食，食量明显少于同龄正常儿童为特征，无明显消瘦，精神尚好，病在脾胃，不涉及他脏，一般预后良好。

2. **积滞**　以不思乳食、食而不化，脘腹胀满，嗳气酸腐，大便不调为特征，与疳证以形体消瘦为特征有明显区别。但两者也有密切关系，若积久不消，影响水谷精微化生，致形体日渐消瘦，积滞日久可致疳病。

四、危急状态辨识

本病治疗前应明确诊断，病情逐步进展或出现电解质紊乱等应及时转专科诊疗。

五、临床治疗——推拿疗法

1. **治疗原则**　健脾和胃。根据疾病发展的不同阶段，则有疳气以和为主，疳积以消为主，或消补兼施，以及干疳以补为要的具体治法。

2. **取穴及部位**　五经穴、板门、四横纹、腹、足三里、脊柱、脾俞、胃俞、肝俞、肾俞、胆俞等。

3. **手法**　推、摩、按、揉、掐、捣、运、捏脊等。

4. **操作**

（1）患儿仰卧位。补脾经 100 次，揉板门 100 次，掐四横纹各 5 次；摩腹 3 分钟，按揉足三里 100 次。

（2）患儿俯卧位。捏脊 3～5 遍，按揉脾俞、胃俞，每穴约半分钟。

5. **辨证加减**

（1）**疳气**　在基本处方基础上加具有和中理气作用的操作法。如清胃经 100 次，运内八卦 100 次；揉中脘 100 次，逆时针方向摩腹 3 分钟，按弦走搓摩 50 次；揉龟尾 100 次，推下七节骨 100 次。

（2）**疳积**　在基本处方基础上加具有消食化滞作用的操作法。如清胃经 300 次，清大肠 100 次，清心经 100 次，清肝经 100 次，揉小天心 50 次；开璇玑 50 次，分腹阴阳 100 次；揉龟尾 300 次，推下七节骨 100 次。

（3）**干疳**　在基本处方基础上将补脾经 100 次调整为补脾经 500 次，再加具有补益脾肾作用的操作法。如补肾经 300 次，揉肾顶 100 次，推三关 100 次，揉外劳宫 100 次；摩中脘 2 分钟，顺时针方向轻摩腹 3 分钟，振法施于腹部 1 分钟；按揉肺俞、心俞、肝俞、肾俞、大肠俞，每穴约半分钟；按揉血海、三阴交，每穴约半分钟。

第十三章 五官科病证

第一节 近 视

一、概述

近视是以视近物清晰，视远物模糊为临床特征的眼病，古称"能近怯远症"。

近视的发生常与禀赋不足、劳心伤神和不良用眼习惯有关。本病病位在眼，肝经连目系，心经系目系，肾为先天之本，脾为生化之源，故本病与心、肝、脾、肾关系密切。多因先天禀赋不足，后天发育不良，劳心伤神，心阳耗损，使心、肝、脾、肾气血亏虚，加之用眼不当而致。基本病机是目络瘀阻，目失所养。

本病即西医学近视眼，为眼科屈光不正疾病之一。

二、临床诊断要领

（一）四诊要点

1. 问诊

（1）诱因 视物不清发生的诱因，有无先天因素，用眼卫生习惯，不良的看书姿势和用眼注视的时间长短，有助于分析真性近视还是假性近视。

（2）主症 视物不清出现的时间，视近距离模糊还是远距离模糊，在什么时候加重或减轻，经休息后或眼保健操后是否可以缓解。

（3）兼症 初期常有远距离视力波动，注视远处物体时眯眼。由于看近时不用或少用调节，所以易引起外隐视或外斜视。近视度数较高者，还常伴有夜间视力差、飞蚊症、眼前漂浮物或闪光感等，并可发生不同程度的眼底改变或眼球突出。此外，是否兼有头昏耳鸣、夜寐多梦、腰膝酸软；或失眠健忘、心中悸动、纳呆便溏等症状。

（4）诊治经过 问既往是否就诊、考虑疾病、治疗经过及治疗效果。明确近视的程度，评估针灸治疗的预后。

（5）个人习惯 阅读和书写时的姿势，学习和工作环境的照明，有无眩光、闪烁或反光，是否在行走、坐车或躺卧时阅读；是否在阳光直射或暗光下阅读或写字；是否定期检查视力，积极治疗；是否参加体育锻炼和户外活动；患者的营养、体质、睡眠时间和电子产品的使用等；有助于视力恢复，或延缓近视度数加重的习惯。

（6）既往史 是否存在眼科疾病、神经系统疾病、免疫系统疾病等，考虑是否存在其他疾病影响视力变化。

（7）家族史 是否存有家族近视。父母近视的青少年发生近视的风险明显增大，且与父母近视度数呈正相关。

2. 望诊

（1）望神色 如精神疲惫，面色㿠白，目视疲劳，双目喜闭，多为心脾两虚。如面色正常，双目干涩，多为肝肾亏虚。

（2）望舌 舌淡苔薄白，多为心脾两虚；舌淡少苔，多为肝肾亏虚。

3. 切诊 心脾两虚者脉细弱，肝肾亏虚者脉细尺弱。

（二）查体要点

1.眼球位置。检查眼球位置，近视严重或长久视力得不到矫正者，可见一只眼偏向外侧，成为单眼外斜视。

2.高度近视眼，常表现为眼球较突出，前房较深，瞳孔大而反射较迟钝。

（三）辅助检查选择

1.**视力检查** 包括裸眼视力和矫正视力检查。

2.**睫状肌麻痹验光检查** 即通常所说的散瞳验光，是国际公认的诊断近视的金标准。

3.**眼底检查** 低度近视者眼底变化不明显。高度近视者可发生不同程度的眼底退行性改变，如豹纹状眼底，近视弧形斑，黄斑变性、出血、富克斯（Fuchs）斑，巩膜后葡萄肿，并易发生视网膜裂孔和视网膜脱离。

4. 眼压测定　正常眼压范围在 10 ～ 21mmHg，若眼压超过 21mmHg，或双眼压差值大于 5mmHg，或 24 小时眼压差值超过 8mmHg，则为病理性眼压升高。

5. 其他　还可采用角膜地图仪、角膜测厚仪、裂隙灯等检查角膜、屈光间质、角膜厚度和曲率半径等。

（四）诊断标准

1. 近视力正常，远视力低于 1.0，但能用凹球透镜矫正。小于 −3D 为轻度近视，−3D ～ −6D 为中度近视，−6D 以上为高度近视。

2. 青少年远视力在短期内下降，休息后视力又有提高，使用阿托品麻痹睫状肌后，检影近视度数消失或小于 0.5D，为假性近视。

3. 眼底检查。中度以上轴性近视，视神经乳头颞侧出现弧形斑，高度近视眼底易发生退行性变性、黄斑出血、萎缩斑等。

（五）辨证要点

1. 主症　视近物清楚，视远物模糊，视力减退。

2. 辨证　兼见双目干涩，头昏耳鸣，夜寐多梦，腰膝酸软，舌淡，少苔，脉细尺弱，为肝肾亏虚。目视疲劳，双目喜闭，面白神疲，失眠健忘，纳呆便溏，舌淡，苔薄白，脉细弱，为心脾两虚。

三、鉴别诊断

本病主要与视神经萎缩、青光眼相鉴别。

1. 视神经萎缩　患眼外观无异常而视力显著减退，甚至完全失明为主症，是视网膜神经节细胞轴索广泛损害而出现的萎缩变性，临床以视力功能损害和视神经乳头苍白为主要特征。本病分为原发性和继发性，如视网膜、视神经的炎症、退变、缺血、外伤、遗传等因素，眶内或颅内占位性病变的压迫，其他原因所致的视神经盘水肿、青光眼等，均可能导致视神经萎缩。

2. 青光眼　以视物昏朦，目珠发胀或视物不清，视野缺损为主要临床特征。患者眼内压间断或持续升高，眼球可见不同程度的微胀或凸出，瞳神稍大；视盘凹陷增大是青光眼的常见体征。青光眼一般分为原发性、继发性和先天性三大类。

四、临床治疗

（一）针灸疗法

1. 基本治疗

治法：通经活络明目。取眼区局部穴位为主。

主穴：睛明、承泣、四白、太阳、风池、光明。

配穴：肝肾亏虚配肝俞、肾俞；心脾两虚配心俞、脾俞。

方义：睛明、承泣、四白、太阳穴均位于眼周，可通经活络，益气明目，是治疗眼疾的常用穴；风池为足少阳与阳维之交会穴，内与眼络相连，光明为足少阳胆经络穴，与肝相通，两穴相配，可疏调眼络，养肝明目。

操作：睛明、承泣针刺应注意固定眼球，轻柔进针，不行提插捻转手法，出针时按压针孔片刻；风池注意把握针刺的方向、角度和深度，切忌向上深刺，以免刺入枕骨大孔；光明针尖宜朝上斜刺，使针感向上传导；余穴常规针刺。

2. 其他治疗

（1）**耳针法**　取眼、肝、脾、肾、心、皮质下。每次选用 3 ～ 4 穴，毫针刺法，或埋针法、压丸法。

（2）**皮肤针法**　取眼周穴位及风池。轻度或中度叩刺。

（3）**头针法**　取枕上正中线、枕上旁线。头针常规针刺。

（二）推拿疗法

1. 治疗原则　舒筋通络，调和气血。

2. 部位及穴位　攒竹、睛明、四白、瞳子髎、丝竹空、鱼腰、肝俞等穴位。

3. 手法　一指禅推、按揉法。

4. 操作

（1）患者仰卧位，双目闭拢。医者用示指或拇指先后按揉攒竹、睛明、四白、瞳子髎、丝竹空、鱼腰穴各 200 次。

（2）患者俯卧位。医师在肝俞穴行一指禅推法 3 ～ 5 分钟。

第二节　眼睑下垂

一、概述

眼睑下垂是指上睑提举无力，或不能抬起，以致睑裂变窄，甚至遮盖部分或全部瞳仁，影响视力的一种眼病。古称"睢目""上胞下垂"，严重者称"睑废"。

眼睑下垂的发生常与先天禀赋不足、脾气虚弱、风邪外袭和外伤等因素有关。本病病位在胞睑筋肉，胞睑属脾，"太阳为目上冈"，故本病与脾、足太阳经筋关系密切，可涉及肝、肾。基本病机是气虚不能上提，血虚不能养筋。

西医学中，眼睑下垂多见于重症肌无力眼肌型、动眼神经麻痹、眼外伤等疾病中。

二、临床诊断要领

（一）四诊要点

1. 问诊

（1）诱因　询问眼睑下垂发生的时间，是先天性还是后天获得性所致。先天者自幼罹患，视瞻时需昂首皱额，甚至以手提起眼睑方能视物；属后天者晨起或休息后减轻，午后或劳累后加重，或视一为二、目偏视等。此外，如果为后天获得性，需进一步查明诱因，是机械性损伤、肌源性、神经源性、癔症性，还是全身性疾病，以及诱发加重的可能因素。

（2）主症　问自觉眼睑下垂，影响视瞻症状持续时间，有无减轻或加重的变化，是否受情绪变化的影响。

（3）兼症　兼症可提示引起眼睑下垂的原因，如先天性眼睑下垂者出生后即出现症状，同时兼有眼无力睁开，眉毛高耸，额部皱纹加深，小儿可伴有五迟、五软等。机械性一般由眼睑本身的病变引起，如炎性肿胀或新生物等，使开睑运动障碍。肌源性所致者有外伤史，提上睑肌损伤，进行性眼外肌麻痹有相应症状。动眼神经麻痹者可能伴有其他眼外肌麻痹，如交感神经麻痹有 Horner 综合征。癔症性引起兼有情绪诱因或精神方面的变化。重症肌无力眼肌型具有朝轻暮重的特点，注射新斯的明后可明显好转。不典型的可伴有不同程度神疲乏力、吞咽困难或头晕、恶心、呕吐等。

（4）诊治经过　问既往是否就诊，考虑疾病及可能引起本病的原因，治疗经过及治疗效果。明确眼睑下垂的严重程度和可能的进展趋势，评估针灸治疗的预后。

（5）既往史　是否存在眼科疾病、神经系统疾病、肌源性疾病、免疫系统疾病、精神系统疾病等，考虑是否存在其他疾病影响眼睑下垂。

（6）家族史　是否有家族遗传史或聚集发病。

2. 望诊

（1）望神色　如小儿眼睑下垂，不能抬举，眼无力睁开，眉毛高耸，额部皱纹加深，伴有五迟、五软，为先天性眼睑下垂。面色少华、肢体乏力、消瘦、上睑提举无力，遮掩瞳仁，妨碍视瞻，多为脾虚气弱。面色如常，起病突然，重者目珠转动失灵，或外斜，或其他肌肉麻痹症状，多为风邪袭络。

（2）望舌　如舌淡苔白，多为肝肾不足。如舌淡苔薄，多为脾虚气弱。如舌红苔薄，为风邪袭络。

3. 切诊　肝肾不足或脾虚气弱者脉弱，风邪袭络者脉浮。

（二）查体要点

眼部检查可见两眼自然睁开向前平视时，眼睑遮盖黑眼睛上缘超过 2mm，有不同程度的睑裂变窄，或眼睑遮盖部分瞳神；可见扬眉张口，日久则形成额皮皱起；用拇指紧压眉弓部，让患者向上注视，眼睑抬举困难。

（三）辅助检查选择

用甲基硫酸新斯的明 0.5mg 皮下或肌内注射，15 ～ 30 分钟后见眼睑下垂减轻或消失者，多为重症肌无力眼肌型。

（四）诊断标准

1. 眼睑下垂，两眼自然睁开向前平视时，眼睑遮盖黑睛上缘超过 2mm，甚至遮盖瞳神，影响视觉，紧压眉弓部，眼睑抬举困难。

2. 患者视物时，呈仰头、眉毛高耸、额部皱纹加深等特殊姿势。

3. 单侧眼睑下垂者，可伴有其他眼外肌麻痹，目偏视，视一为二，瞳神散大。

4. 两侧眼睑下垂，朝轻暮重，神疲乏力，劳累后加重。做新斯的明试验阳性者，可能为重症肌无力。

（五）辨证要点

1. **主症**　眼睑下垂，抬举无力，甚至遮盖瞳仁，影响视力。

2. **辨证**　多自幼眼睑下垂，可伴有五迟、五软，舌淡，苔白，脉弱，为肝肾不足。起病较缓，朝轻暮重，休息后减轻，劳累后加重，面色少华、眩晕、纳呆，舌淡苔薄，脉弱，为脾虚气弱。起病突然，重者目珠转动失灵，或外斜，或视一为二，舌淡红，苔薄，脉浮，为风邪袭络。

三、鉴别诊断

眼睑下垂需与眼睑䀮动相鉴别。本病以眼睑下垂，抬举无力，甚至遮盖瞳仁，影响视力为临床特征。眼睑䀮动以眼睑不自主牵拽跳动为临床特征，多为一侧发病，较少两侧同病。在情绪紧张、劳累、久视、睡眠不足的情况下加剧，入睡时消失；无眼睑下垂，睑裂变小，不影响视力。

四、临床治疗——针灸疗法

1. 基本治疗

治法：健脾益气，养血荣筋。取眼区局部穴及背俞穴为主。

主穴：攒竹、丝竹空、阳白、脾俞、肾俞、三阴交。

配穴：肝肾不足配肝俞、太溪；脾虚气弱配百会、足三里；风邪袭络配风门、风池。

方义：本病病在筋肉，"在筋守筋"，故以局部取穴为主。攒竹、丝竹空和阳白均位于眼上方，三穴合用，可通经活络，调和气血，升提眼睑；本病病本多属脾肾不足，且上睑为足太阳经所过之处，取膀胱经之脾俞、肾俞，既符合"经脉所过，主治所及"之理，又可健脾益气，补肾养血，以治其本；三阴交为肝、脾、肾三经的交会穴，可补脾益肾，养血柔筋，调和气血。

操作：攒竹、丝竹空、阳白既可相互透刺，又均可透刺鱼腰穴。余穴常规针刺。

2. 其他治疗

（1）**耳针法**　取眼、脾、肝、胃、肾。每次选用 3～4 穴，毫针刺法，或埋针法、压丸法。

（2）**皮肤针法**　取患侧攒竹、眉冲、阳白、头临泣、目窗、目内眦 - 上眼睑 - 瞳子髎连线。叩刺至局部皮肤潮红。

第三节　牙　痛

一、概述

牙痛是以牙齿疼痛为主症的病证。又称"牙宣""牙槽风"等。

中医学认为其发生常与外感风火邪毒、过食膏粱厚味、体弱过劳等因素有关。本病病位在齿。肾主骨，齿为骨之余，手、足阳明经分别入下齿、上齿，故本病与胃、肾关系密切。基本病机是风火、胃火或虚火上炎，火毒之邪攻于齿龈，发为牙痛。

西医学中，牙痛多见于龋齿、牙髓炎、牙周炎、牙槽或牙周脓肿、冠周炎及牙本质过敏等疾病中。

二、临床诊断要领

（一）四诊要点

1. 问诊

（1）**发病时疼痛的部位**　是上牙痛还是下牙痛，还是两者皆有。

（2）**发病时疼痛的性质**　是隐痛、锐痛、钝痛、跳痛、酸痛还是灼烧样疼痛。

（3）**发病时的伴随症状**　需询问患者是否伴有发热、口臭、口渴、便秘，以及腰膝酸软、手足心热等伴随症状，有助于临床辨证。

（4）发病的诱发因素　牙痛发作或加重是否与以下因素有关，即温度刺激（冷、热），化学刺激（酸、甜饮食），机械刺激（触摸口腔颌面某一部位，即"扳机点"），体位及头位的变化，说话、咀嚼、大张口、吞咽动作、气压变化、精神情绪变化等。

（5）既往史　有无牙齿临近组织的病史，如上颌窦炎、化脓性中耳炎、颞颌关节痛、颌面部肿瘤等；近期是否正在接受牙病治疗。

2. 望诊　望舌：舌质红，苔黄多为阳明火盛之胃火牙痛；舌质红，苔薄，多为风火牙痛；舌质淡，苔薄白，多为肾虚牙痛。

3. 切诊　胃火牙痛多脉象洪大，风火牙痛脉象多浮数，肾虚牙痛多脉细。

（二）查体要点

1. 视诊　查看疼痛侧上下颌牙齿有无龋坏，牙内有无充填物，是否有牙体缺陷，牙龈乳头有无红肿或坏死，牙周有无红肿，面部及口腔内唇颊沟、上腭有无肿胀，张口度是否正常，有无已感染的拔牙创面等。

2. 叩诊　垂直及侧向叩击牙齿时，有无不适或疼痛。

3. 咬诊　正中、前伸及侧方有无早接触，有无咬颌不适或咬颌痛。

4. 扪诊　可疑患牙的根尖部有无肿痛；颞颌关节区有无弹响及压痛；上颌窦前壁有无压痛；颌下淋巴结是否肿大，有无压痛。

（三）辅助检查选择

1. 影像学检查　X线、CT等影像学检查有助于发现牙齿及牙周组织有无龋坏、病变或缺损，邻近周围组织如上颌窦、颌骨有无肿块，颞颌关节有无异常等。

2. 其他检查　在排除牙源性及口腔邻近组织病变等病因后，可根据其病史请相关科室会诊，以确定牙痛是否与心脏、血液或精神等全身疾病有关。

（四）诊断标准

1. 以牙齿疼痛为主要症状。

2. 一般起病较缓，逐渐加重，可有急性起病，后期可见牙齿松动。

3. 口腔检查可出现牙齿龋洞；牙龈红肿疼痛、溢脓；真牙尽牙处齿龈红肿疼痛，甚而致溃后溢脓，张口困难；牙槽骨痛，久则腐溃不愈，或穿腮、排出腐骨；牙龈红肿、溃烂疼痛，或有腐臭脓血溢出等症状。

4. X线可见龋洞、髓石、牙齿缺损，根尖周及牙槽骨组织病变等。

（五）辨证要点

1. 主症　牙齿疼痛。

2. 辨证　牙痛甚烈，兼有口臭、口渴、便秘、脉洪等，为阳明火盛之胃火牙痛；痛甚而龈肿，兼形寒身热，脉浮数等，为风火牙痛；隐隐作痛，时作时止，或齿浮动，口不臭，脉细，为肾虚牙痛。

三、鉴别诊断

本病主要与三叉神经痛、上颌窦炎相鉴别。

1. 三叉神经痛　有难以忍受的阵发性、放射性剧痛，如针刺、刀割、撕裂、电击，常局限于颜面一侧，轻触面部某区"扳机点"可诱发疼痛。温度改变不影响疼痛。夜间入睡后疼痛多无发作。

2. 上颌窦炎　急性上颌窦炎患侧面部有持续性胀痛，重者可有头颈部放射性痛或半侧头痛。午后或久坐后加重，并多有感冒史，上颌窦前壁有压痛，疼痛与温度刺激无关。

四、临床治疗——针灸疗法

1. 基本治疗

治法：祛风泻火，通络止痛。

主穴：颊车、下关、合谷。

配穴：胃火牙痛配内庭、二间；风火牙痛配外关、风池；肾虚牙痛配太溪、行间。

方义：颊车、下关为近部选穴，疏通经气而止痛；合谷为远部取穴，可疏通阳明经气，并兼有祛风作用，可通络止痛，为治疗牙痛之要穴。

操作：主穴用泻法，合谷可左右交叉刺，持续行针 1～3 分钟。配穴太溪用补法，余穴均用泻法。痛甚时可延长留针时间至 1 小时。

2.其他治疗　耳针法：取上颌、下颌、神门、上屏尖、牙痛点。每次取 2～3 穴，毫针刺，强刺激。

第四节　麦粒肿

一、概述

麦粒肿是以眼睑边缘生小硬结，红肿疼痛，形似麦粒，易于溃脓为主要表现的眼病，又名"针眼""土疳"，俗称"偷针眼"。

中医学认为，本病的发生常与外感风热、热毒上攻或脾胃湿热等因素有关。本病病位在眼睑，眼睑属于脾，太阳为目上冈，阳明为目下冈，故本病与足太阳、足阳明及脾胃关系密切。基本病机是热邪结聚于胞睑。

西医学认为本病是指眼睑腺体组织的急性化脓性炎症，即睑腺炎。

二、临床诊断要领

（一）四诊要点

1.问诊

（1）诱因　出现眼睑硬结的诱因，包括用眼卫生习惯，感受风热毒邪，饮食辛辣刺激或肥甘厚腻等。是否有反复发作或麦粒肿多发倾向。

（2）主症　出现眼睑硬结的时间，即发病的过程。本病初起，胞睑微痒痛，近睑弦部皮肤微红肿，继之形成局限性硬结，并有压痛，硬结与皮肤相连；若病变发生于靠外眦部，红肿焮痛较剧。中期以肿痛为主，溃破后红肿渐消。

（3）兼症　患者除眼睑硬结肿痛外，严重者可伴有耳前或颌下淋巴结肿大及压痛，甚至伴有恶寒、发热、头痛；或口渴喜饮，便秘尿赤；或口黏口臭，腹胀便秘等。

（4）诊治经过　问发病以来是否就诊，考虑疾病，治疗经过及治疗效果。明确麦粒肿的部位和严重程度，评估针灸治疗的预后。

（5）个人习惯　是否保持良好的用眼卫生和饮食习惯；是否定期眼科专科检查，积极防治；是否参加体育锻炼和户外活动；患者的营养和体质等，有助于麦粒肿恢复。

（6）既往史　是否存在眼科疾病、神经系统疾病、免疫系统疾病等，考虑是否存在其他疾病对本病的影响。有无家族遗传史等。

2.望诊

（1）望局部　眼睑局部肿胀、微红，可见形似麦粒的硬结，多为麦粒肿初起。红肿局限，硬结软化成脓，可见黄白色脓点，为成脓期。如麦粒肿发于上睑，多为风热外袭。如发于下睑，多为热毒炽盛或脾虚湿热。若病变靠近外眦部，可见患侧白睛红赤，甚至白睛红赤肿胀突出于眼睑。

（2）望神色　如面色正常，神态自如，局部硬结微红肿，多为风热外袭。如面色红，胞睑红肿，硬结较大，有黄白色脓点，多为热毒炽盛。如面色如常，麦粒肿屡发，红肿不甚，或经久难消，多为脾胃湿热。

（3）望舌　舌红，苔薄黄，多为风热外袭。舌红，苔黄或腻，多为热毒炽盛。舌红，苔黄腻，多为脾胃湿热。

3.闻诊　湿热者多闻及口臭。

4.切诊　硬结初起，触之坚硬，微痛；中期触之剧痛，红肿明显；溃破后红肿渐消。风热外袭者脉浮数；热毒炽盛或脾胃湿热者脉数。

（二）查体要点

1.硬结位置　形似麦粒的硬结为单眼还是双眼，单发还是多发，上睑还是下睑，睑内还是睑外。

2.是否成脓　胞睑痒痛，睑弦微肿，按之有小硬结，为麦粒肿初期。睑内面出现黄白色脓点，为成脓期。

（三）辅助检查选择

血常规检查：可见白细胞总数及中性粒细胞比例增高。

（四）诊断标准

1.初起胞睑痒痛，睑弦微肿按之有小硬结，形如麦粒，压痛明显。

2. 局部红肿疼痛加剧，逐渐成脓，起于睑弦者在睫毛根部出现脓点，发于睑内者，睑内面出现脓点，破溃或切开排出脓后，症情随之缓解。

3. 严重针眼，胞睑漫肿，皮色暗红，可伴有恶寒发热，耳前常有臖核，发于外眦部，每易累及白睛浮肿，状如鱼胞。

4. 本病有反复发作和多发倾向。

（五）辨证要点

1. **主症** 眼睑边缘生小硬结，红肿疼痛并渐行扩大；数日后硬结顶端出现黄色脓点，破溃后脓自流出。

2. **辨证** 多发于上睑，麦粒肿初起，痒痛微作，局部硬结微红肿，触痛明显，或伴头痛发热、全身不适，舌红，苔薄黄，脉浮数，为风热外袭。多发于下睑，胞睑红肿，硬结较大，灼热疼痛，有黄白色脓点，口渴喜饮，便秘尿赤，舌红、苔黄或腻，脉数，为热毒炽盛。多发于下睑，麦粒肿屡发，红肿不甚，或经久难消，伴有口黏口臭，腹胀便结，舌红、苔黄腻，脉数，为脾虚湿热。

三、鉴别诊断

目赤肿痛：以目赤肿痛兼羞明、流泪、眵多为特征的眼疾，具有急性起病、症状急剧加重和流行的特点。仔细检查无胞睑硬结及触痛，可以鉴别。

四、临床治疗——针灸疗法

1. 基本治疗

治法：清热解毒，消肿散结。取眼区局部穴及足太阳、足阳明经穴为主。

主穴：攒竹、太阳、厉兑。

配穴：风热外袭加风池、商阳；热毒炽盛加大椎、曲池；脾虚湿热加内庭、阴陵泉。麦粒肿在上睑内眦加睛明；在外眦部加瞳子髎、丝竹空；在两眦之间上睑加鱼腰，下睑加承泣、四白。

方义：攒竹为足太阳经穴，与太阳均位于眼区，长于清泻眼部郁热而散结；厉兑为足阳明经的井穴，用之以清泻阳明炽热，消肿散结。

操作：毫针常规刺，用泻法。攒竹、太阳、厉兑均可用点刺出血；攒竹可透鱼腰、丝竹空。

2. 其他治疗

（1）三棱针法 取肩胛区第1～7胸椎棘突两侧的淡红色疹点或敏感点。用三棱针点刺，挤出黏液或血水；亦可挑断疹点处的皮下纤维组织。

（2）拔罐法 取大椎。三棱针散刺出血后拔罐。

（3）耳针法 取眼、肝、脾、耳尖。毫针刺法，亦可在耳尖、耳背小静脉刺络出血。

第五节　耳鸣、耳聋

一、概述

耳鸣以耳内鸣响，如蝉如潮，妨碍听觉为主症；耳聋以听力不同程度减退或失听为主症，轻者称"重听"。临床上耳鸣、耳聋既可单独出现，亦可先后发生或同时并见。

中医认为，其发生常与外感风邪、肝胆火旺、肾精亏虚等因素有关。本病病位在耳，与肝、胆、肾关系密切。实证多因外感风邪或肝胆郁火循经上扰清窍；虚证多因肾精亏虚，耳窍失养。基本病机是邪扰耳窍或耳窍失养。

耳鸣、耳聋可见于西医学的多种疾病中，包括耳科疾病、脑血管病、高血压病、动脉硬化、贫血等。

二、临床诊断要领

（一）四诊要点

1. 问诊

（1）发病特点 询问本次是何时起病，发病是突然起病还是逐渐进展。

（2）诱因及发作频率 疾病发生前是否有过度疲劳、睡眠不足、压力过大、情绪激动或经历爆震、噪声等诱发因素；耳鸣的发作频率，白天、黑夜有无加重等。

（3）发病部位 耳鸣是双耳鸣、单耳鸣，甚至是否在身体之外；耳聋部位是单侧还是双侧，是否对称。

（4）既往史　既往是否有耳鸣、耳聋病史，既往是否有耳部原发疾病如中耳炎、梅尼埃病、听神经瘤等以及高血压、糖尿病、贫血、变态反应性疾病等慢性全身性疾病，既往是否有头部外伤史等，既往是否有焦虑、抑郁等心理障碍。

（5）用药史　问既往用药情况，有无服用耳毒性药物如氨基糖苷类抗生素、非甾体抗炎药、免疫抑制剂等。

2. 望诊　望舌：舌质红，苔薄白或薄黄，为外感风邪；舌红，苔黄，为肝胆火旺；舌红，苔少，多为肾精亏虚。

3. 切诊　外感风寒脉象浮数，肝胆火旺脉象多弦数，肾精亏虚脉象多细。

（二）辅助检查选择

1. 耳鸣

（1）一般的全身性检查　包括血压、血糖、血脂、血液、肾功能、甲状腺功能等，都应该进行详细的检查，以除外全身其他系统疾病所引起的耳鸣。

（2）听力学检查　纯音听阈测试、声阻抗检测、耳声发射检查、电反应测听等，都应该系统进行。仔细分析这些检查结果，可以对耳鸣的性质和病变部位做出初步的判断，有助于指导进一步的特殊项目检测。

（3）前庭功能检查　有助于对耳鸣的病因做出辅助诊断。

（4）耳鸣的客观测定　主要包括耳鸣响度匹配、掩蔽试验以及残余抑制试验等。

2. 耳聋

（1）听力学检查　纯音听阈测试、阈上功能检查、电反应测听、耳声发射检查等，都是本病诊断与鉴别诊断的主要依据。

（2）前庭功能检查　以前庭功能检查结果评价前庭功能状况，有利于分析病变性质和部位。

（3）影像学检查　包括 X 线片、CT 扫描及 MRI 成像等，可以根据情况而选用，以利不同性质和部位病变的确定。

（三）诊断标准

客观性耳鸣的诊断较容易，而主观性耳鸣的诊断，则需要依据耳科及全身检查结果进行仔细分析，以确定其可能的病变部位。

耳聋按起病的缓急分为暴聋和久聋。

1. 暴聋　是因邪犯耳窍、起病迅速的感音神经性聋，主要指特发性暴聋（突发性聋）。

（1）听力突然下降，1～2 天内听力下降达到高峰，多为单耳发病。或伴耳鸣、眩晕。

（2）常有恼怒、劳累、感寒等诱因。

（3）耳部检查示鼓膜多无明显变化，或有鼓膜混浊。

（4）听力检查呈感音神经性聋。

2. 久聋　是因脏腑亏虚，耳窍失养，或经脉气滞血瘀所致，以长期听力下降为特征的感音神经性聋。包括药物中毒性聋、老年性聋等。

（1）以持续日久的听力下降为主要症状，或伴耳鸣及轻度眩晕。

（2）起病缓慢，耳聋程度逐渐加重。部分患者因暴聋后长期不恢复而成久聋。

（3）常因使用耳毒性药物、年老体衰、营养不良等因素致病。

（4）耳部检查示鼓膜少光泽，或有内陷、增厚、粘连、钙质沉着等表现。

（5）听力检查呈感音神经性聋。

（四）辨证要点

1. 主症　耳鸣、耳聋。

2. 辨证　继发于感冒，猝发耳鸣、耳聋、耳闷胀，伴头痛恶风，发热口干，舌质红，苔薄白或薄黄，脉浮数，为外感风邪；耳鸣、耳聋每于郁怒之后突发或加重，兼有耳胀、耳痛，伴头痛面赤，口苦咽干，心烦易怒，大便秘结，舌红，苔黄，脉弦数，为肝胆火旺；久病耳聋或耳鸣，时作时止，声细调低，按之鸣声减弱，劳累后加剧，伴头晕、腰酸、遗精，舌红，苔少，脉细，为肾精亏虚。

三、鉴别诊断

本病主要与耳胀、耳闭及耳眩晕相鉴别。

1. 耳胀、耳闭　以耳内胀闷不适，或闭气阻塞感为主要症状。伴有听力下降，或有低音调耳鸣，部分患者有耳痛。起病较急，一般病程较短。耳闭多由耳胀迁延不愈而成，亦有缓慢起病者，病程在 2 个月以上。耳部检查：鼓膜有内陷，或行混浊、增厚、粘连，或有充血及鼓室积液表现。咽鼓管不通畅。听力检查呈传导性耳聋。有条件做声阻抗检测，常有鼓室负压等表现。

2. 耳眩晕　以旋转性眩晕为主要症状，目闭难睁伴有耳鸣及轻度耳聋，恶心呕吐，神志清楚。常发病突然，发作时间多为数分钟至数小时，间歇期为数日至数月或更久。发病诱因常有疲劳、思虑过度、情绪波动等。鼓膜检查多无异常表现。发作期有自发性水平性或旋转性眼球震颤，或有偏倒及错指物位等表现。听力检查在发作期有轻度感音神经性聋。有条件时做甘油试验及重振试验，常呈阳性表现。

四、临床治疗——针灸疗法

1. 基本治疗

（1）实证

治法：疏风泻火，通络开窍。

主穴：听会、翳风、中渚、侠溪。

配穴：外感风邪配风池、外关；肝胆火旺配行间、丘墟。

方义：手足少阳经脉均绕行于耳之前后并入耳中，听会属足少阳经，翳风属手少阳经，两穴均居耳周，可疏导少阳经气，主治耳疾；循经远取侠溪、中渚，可通上达下，疏导少阳经气，宣通耳窍。

操作：听会、翳风的针感宜向耳内或耳周传导为佳，余穴常规针刺，泻法。

（2）虚证

治法：补肾填精，养荣耳窍。

主穴：听宫、翳风、太溪、肾俞。

方义：听宫为手太阳经与手、足少阳经之交会穴，气通耳内，具有聪耳启闭之功，为治耳疾要穴，配手少阳经局部的翳风穴，可疏导少阳经气，宣通耳窍。太溪、肾俞能补肾填精，上荣耳窍。诸穴合用，可补肾填精，养荣耳窍。

操作：听宫、翳风的针感宜向耳内或耳周传导为佳；太溪、肾俞针刺补法，肾俞可加灸或用温针灸。

2. 其他治疗

（1）头针法　取两侧颞后线。毫针刺，间歇运针，留针 20 分钟，每日或隔日 1 次。

（2）穴位注射法　取听宫、翳风、完骨等。用甲钴胺注射液，每次两侧各选 1 穴，每穴注射 0.5mL，每日或隔日 1 次。

（3）耳针法　取心、肝、肾、内耳、皮质下。暴聋者，毫针强刺激；一般耳鸣、耳聋用中等刺激量，亦可埋针。

第六节　鼻鼽

一、概述

鼻鼽是指突然和反复发作的以鼻痒、打喷嚏、流清涕、鼻塞等为主要特征的鼻病。呈季节性、阵发性发作，亦可常年发病。

中医学认为鼻鼽的发生常与正气不足、外邪侵袭等因素有关。本病病位在鼻，与肺、脾、肾三脏关系密切。基本病机是脾肾亏虚，肺气不固，邪聚鼻窍。

西医学中，鼻鼽多见于变应性鼻炎、血管运动性鼻炎、嗜酸性粒细胞增多性非变应性鼻炎等疾病中。

二、临床诊断要领

（一）四诊要点

1. 问诊

（1）诱因　本病发生前是否存在季节变化、接触过敏原等，问诱因利于分析本病发生的原因。

（2）既往史　是否具有个人或家族过敏疾病史，问既往史有助于分析患者本病发生时的基础状况。

（3）饮食、用药史　问既往饮食、用药情况，如进食鱼虾、海鲜等食物或其他药物等。问饮食及用药史以排除是否存在饮食、用药对此次发病的影响。

（4）**兼症**　问鼻鼽同时伴发症状，如气短懒言，语声低怯，面色萎黄，四肢倦怠，食少纳呆，形寒肢冷，小便清长，多梦少寐，口干烦热等。问兼症有助于做出正确的辨证诊断，指导针灸辨证选穴。

2. **望诊**　望舌：舌质淡，苔薄白为肺气虚寒；舌淡胖，边有齿痕，苔薄白为脾气虚弱；舌质淡，苔白为肾阳亏虚；舌红苔薄黄为肺肾阴虚。

3. **闻诊**　闻声音：气短懒言，语声低怯，或咳喘无力为肺气虚寒；禀赋不足，若见咳嗽，则为肺肾阴虚。

4. **切诊**　肺气虚寒脉多虚弱；脾气虚弱脉多沉细无力；肾阳亏虚，脉多沉细无力；肺肾阴虚，脉多细数。

（二）查体要点

发作期可见鼻黏膜苍白、灰白或浅蓝色，少数可出现鼻黏膜充血，鼻甲肿大，鼻腔水样分泌物。

（三）辅助检查选择

1. 鼻腔检查可见鼻黏膜苍白、水肿或充血、肿胀。

2. 变应原皮肤试验是确定 IgE 介导的 I 型变态反应的重要手段，主要包括皮肤点刺试验及皮内试验。

（四）诊断标准

1. 以阵发性鼻痒、连续喷嚏、鼻塞、鼻涕清稀量多为主要症状。伴有失嗅、眼痒、咽喉痒等症。

2. 起病迅速。症状一般持续数分钟至数十分钟。间歇期无喷嚏及鼻塞。可并发荨麻疹、哮喘等病。

3. 常因接触花粉、烟尘、化学气体等致敏物质而发病，有时环境温度变化亦可诱发。

4. 鼻腔检查黏膜多为苍白，少数充血，鼻甲肿胀。发作时有较多清稀分泌物。

5. 有条件时做鼻分泌物涂片检查、变应原皮试、血清或鼻分泌物 IgE 检查等，有助明确诊断。

6. 应与伤风鼻塞、鼻窒等鉴别。

（五）辨证要点

1. **主症**　鼻痒，打喷嚏，流清涕，鼻塞。

2. **辨证**　每遇风冷易发，气短懒言，语声低怯，自汗，面色苍白，或咳喘无力，舌质淡，苔薄白，脉虚弱为肺气虚寒；患病日久，鼻塞鼻胀较重，面色萎黄，四肢倦怠，食少纳呆，大便或溏，舌淡胖，边有齿痕，苔薄白，脉弱无力为脾气虚弱；病久体弱，早晚较甚，神疲倦怠，面色苍白，形寒肢冷，小便清长，夜尿频多，舌质淡，苔白，脉沉细无力为肾阳亏虚；禀赋不足，劳倦过度，或见咳嗽，咽痒，多梦少寐，口干烦热，舌红，脉细数多为肺肾阴虚。

三、鉴别诊断

本病主要与伤风鼻塞、鼻窒相鉴别。

1. **伤风鼻塞**　指因感受风邪所致的以鼻塞、流涕为主要特征的急性鼻病。发病前多有受凉或疲劳史。以鼻塞、喷嚏、流清水样或黏液性鼻涕为主要症状。可伴有恶寒、发热、头痛等。鼻腔检查可见鼻黏膜充血，鼻甲肿大，鼻腔内分泌物增多。起病较急，病程较短。易并发耳胀、耳闭、脓耳、鼻渊等病。

2. **鼻窒**　指以长期鼻塞、流涕为特征的慢性鼻病。主要表现为长期持续鼻塞，或间歇性、交替性鼻塞，鼻涕量多。或伴有头昏、记忆力下降、失眠、耳鸣、耳内闭塞感等症。病程较长，疲劳、感寒后症状加重。易并发耳胀、耳闭。鼻腔检查黏膜充血，呈红色或暗红色，鼻黏膜肿胀以下鼻甲为主。

四、临床治疗——针灸疗法

1. **基本治疗**

治法：调补正气，通利鼻窍。

主穴：上迎香、印堂、风门、足三里。

配穴：肺气虚寒配肺俞、气海；脾气虚弱配脾俞、胃俞；肾阳亏虚配肾俞、命门；肺肾阴虚配太溪、三阴交。

方义：上迎香位于鼻旁，穴通鼻气，通利鼻窍之力最强，可治一切鼻病；印堂位于鼻上，为治鼻炎之要穴；风门可宣肺理气，肺开窍于鼻，肺气宣则鼻窍可通；足三里为强壮要穴，可益气固表。

操作：印堂由上向下沿皮直刺至鼻根部，上迎香由下向上鼻翼斜刺近鼻根部，余穴常规针刺。

2. 其他治疗

（1）耳针法　取内分泌、内鼻、肺、脾、肾穴。毫针刺法，或埋针法、压丸法。

（2）穴位注射法　取迎香、合谷、足三里等穴。选用丹参注射液、维生素 B_1 注射液、胎盘注射液等，常规穴位注射。

（3）穴位贴敷法　取大椎、肺俞、膏肓、肾俞、膻中穴。用白芥子 30g，延胡索、甘遂、细辛、丁香、白芷各 10g，研成粉末。上述药末用辣椒水调糊，涂纱布上，撒上适量肉桂粉，贴敷穴位。30～90分钟后去掉，以局部红晕微痛为度。

（4）皮肤针法　取颈椎夹脊 1～4、背部第 1 侧线、前臂部手太阴肺经。叩刺至局部皮肤潮红。

中医（3500）住院医师规范化培训结业理论考核大纲（试行）

大纲一级	大纲二级	大纲三级	大纲四级	掌握程度
公共理论	政策法规	中医药法		掌握
		执业医师法律制度		熟悉
		药品及处方管理办法		熟悉
		医疗机构管理法律制度		了解
		医疗事故与损害法律制度		了解
		卫生法基本理论		了解
		医疗质量管理办法		了解
		突发公共事件应急处理条例		了解
		传染病防治法律制度		了解
	医学伦理学	医疗机构从业人员行为规范		掌握
		医患关系		熟悉
		医学道德		了解
专业理论	中医内科病证	感冒、咳嗽、哮病、喘证、肺胀、胸痹、心悸不寐、心衰病、胃痛、泄泻、胃痞、血证、黄疸、消渴、紫癜、虚劳、髓劳、积聚、内伤发热、水肿、淋证、中风、眩晕、头痛、痹证、蝶疮流注、痿证、中医癌病（肺癌、胃癌、肝癌、胰腺癌）郁证、血浊、呕吐、腹痛、脾心痛、臌胀、关格、厥脱、饮证	病因病机、临床表现、诊断与鉴别诊断辨证论治、预防调护	掌握
		肺痈、肺痨、汗证、瘿病、急劳、尿浊、痫证颤证、肥胖、痴呆、便秘	病因病机、诊断与鉴别诊断辨证论治、预防调护	熟悉
		中医内科学发展中的学术流派，著名医家的学术观点	中医典籍《内经》《伤寒论》《金匮要略》等关于上述病证论述	熟悉
	相关西医内科疾病	慢性阻塞性肺疾病、慢性肺心病、支气管哮喘肺炎、急慢性呼吸衰竭；急慢性心力衰竭、常见心律失常、高血压病（高血压急症）、慢性冠脉病、急性冠脉综合征、血脂异常；慢性胃炎、消化性溃疡、功能性肠病、炎症性肠病、肝硬化（肝性脑病）；原发性肾小球疾病急慢性尿路感染、急慢性肾衰竭；缺铁性贫血再生障碍性贫血、特发性血小板减少性紫癜、过敏性紫癜；甲状腺机能亢进症（Graves病）糖尿病、痛风、类风湿关节炎、系统性红斑狼疮；脑梗死、脑出血、蛛网膜下腔出血、癫痫；原发性支气管肺癌、胃癌、原发性肝癌、胰腺癌、上呼吸道感染、气管-支气管炎、支气管扩张症、胃食管反流病、急性胰腺炎、白血病、白细胞减少与粒细胞缺乏症	病因、发病机制、临床表现诊断与鉴别诊断、西医治疗	掌握
		肺结核、间质性肺炎、急性呼吸窘迫综合征、慢性心脏瓣膜病、病毒性心肌炎、继发性肾病淋巴瘤、甲状腺功能减退症、强直性脊椎炎、干燥综合征、帕金森病、阿尔茨海默病、原发性心肌病、急性心包炎	病因、发病机制、临床表现诊断与鉴别诊断、西医治疗	熟悉
	内科常见急症	急性上消化道出血、休克、脓毒症、急性中毒中暑	临床表现、诊断与鉴别诊断西医抢救措施	掌握
	中医外科病证	疖（含暑疖、疖病）、疔疮（含颜面疔疮、手足疔疮）、痈（颈痈、腋痈、脐痈）、发（含臀痈、手足发背）、丹毒、有头疽、褥疮、窦道、乳痈、乳癖、乳核、乳岩、肉瘿、筋瘤、肉瘤、蛇串疮、疣、癣、湿疮、瘾疹、白疕、白驳风、鳖黑斑、痔疮、肛痈、肛漏、精浊、精癃、不育、臁疮、股肿、脱疽、烧伤、肠痈	病因病机、临床表现、诊断与鉴别诊断、中医治疗	掌握

大纲一级	大纲二级	大纲三级	大纲四级	掌握程度
专业理论	中医外科病证	蝼蛄疖、烂疔、红丝疔、锁喉痈、发颐、流注流痰、走黄与内陷；失荣、气瘿、血瘤、石瘿药毒、猫眼疮、热疮、瓜藤缠、粉刺、白屑风酒齄鼻；锁肛痔、前列腺癌、胆石、破伤风、水疝、冻疮	临床表现、诊断与鉴别诊断中医治疗	熟悉
		中医外科学发展中的学术流派，著名医家的学术观点	《外科正宗》《疡科心得集》《外科全生集》的有关论述	了解
	相关外科疾病	疖、疖病、颜面部疔、手足部化脓性感染、急性化脓性淋巴结炎、蜂窝组织炎、急性淋巴管炎、痈；急性乳腺炎、乳腺增生病、乳腺纤维腺瘤、乳腺癌；甲状腺腺瘤；脂肪瘤、下肢静脉曲张、带状疱疹、疣、癣、湿疹、荨麻疹、银屑病、白癜风、黄褐斑；痔、肛门直肠周围脓肿、肛瘘、前列腺炎、前列腺增生症、男性不育症；下肢慢性溃疡、下肢深静脉血栓形成下肢动脉硬化闭塞症；烧伤、急性阑尾炎	病因、发病机制、临床表现诊断与鉴别诊断、西医治疗	掌握
		头皮穿凿性脓肿、急性淋巴管炎、气性坏疽、口底部蜂窝组织炎、多发性肌肉深部脓肿、化脓性腮腺炎、全身性外科感染、骨与关节结核；单纯性甲状腺肿、甲状腺癌；血管瘤、颈部淋巴结转移癌和原发性恶性肿瘤；药物性皮炎、多形性红斑、单纯疱疹、结节性红斑、痤疮、脂溢性皮炎、酒渣鼻；直肠癌、鞘膜积液前列腺癌；冻伤、破伤风、胆囊结石	临床表现、诊断、鉴别诊断西医治疗	熟悉
	中医妇科病证	月经失调（月经先期、月经后期、月经先后不定期、月经过多、月经过少、经间期出血）、闭经、崩漏、痛经、绝经前后诸证、胎动不安滑胎、阴痒、不孕症	病因病机、临床表现、诊断与鉴别诊断、中西医结合治疗	掌握
		异位妊娠、癥瘕、带下病	诊断、鉴别诊断、中西医结合治疗	熟悉
		产后恶露不尽、产后腹痛、产后发热、缺乳、子宫脱垂、阴疮	发病机制、临床表现、治疗原则	了解
		中医妇科发展中的主要学术流派及著名医家的学术观点	《金匮要略》《妇人大全良方》《傅青主女科》《女科经纶》《女科要旨》以及其他关于上述病证论述	了解
	妇科急症诊疗与处理	宫外孕、黄体破裂、卵巢囊肿蒂扭转	诊断与鉴别诊断	掌握
			紧急处理	熟悉
	相关妇科疾病	子宫肌瘤、前庭大腺炎、阴道炎、宫颈炎、盆腔炎、多囊卵巢综合征、子宫内膜异位症、卵巢囊肿、先兆流产、习惯性流产、妊娠剧吐	临床表现	掌握
			诊断与鉴别诊断	熟悉
			治疗原则	了解
	中医儿科病证	感冒、咳嗽、哮喘、肺炎喘嗽、反复呼吸道感染、厌食、口疮、呕吐、泄泻、腹痛、汗证、遗尿、紫癜、手足口病、奶麻、抽搐症、麻疹痄腮、猩红热	病因病机、诊断与鉴别诊断辨证论治及其他疗法	掌握
		性早熟、疳证、多动症、癫痫、皮肤黏膜淋巴结综合征	诊断与鉴别诊断、辨证论治及其他疗法	熟悉
		中医儿科发展中的主要学术流派及著名医家的学术观点	《小儿药证直诀》《幼科发挥》《幼科铁镜》《幼幼集成》等关于小儿生理病理特点的论述及有关上述病证的条文	了解
	儿科急症诊疗与处理	高热惊厥、哮喘持续状态、脱水、心力衰竭、呼吸衰竭、休克	诊断与鉴别诊断	掌握
			紧急处理	熟悉
	针灸专业理论及知识	经络系统的组成和概况	十二经脉概念、体表分布规律，表里属络关系，与脏腑器官的组织联络、走向与交接规律等；奇经八脉分布与功能	掌握
		十四经脉的循行与主治概要		掌握
		经络的作用		熟悉

大纲一级	大纲二级	大纲三级	大纲四级	掌握程度
专业理论	针灸专业理论及知识	标本、根结、气街、四海	概念与含义	熟悉
		腧穴分类，主治特点、特定穴、腧穴定位法		掌握
		中医典籍有关针灸的论述针	《灵枢》《素问》《难经》《针灸甲乙经》《针灸大成》等相关论述，古代针法（五刺、九刺、十二刺）	了解
	针灸常见病证	痹证、痿证、腰痛、漏肩风、落枕、扭伤、中风、头痛、眩晕、面瘫、面痛、震颤麻痹、不寐、胸痹、感冒、哮喘、胃痛、呃逆、呕吐、便秘、泄泻、癃闭、月经不调、经闭、痛经、绝经前后诸证、不孕症、小儿遗尿、蛇丹、湿疹、神经性皮炎、眼睑下垂、牙痛、近视、针眼（麦粒肿）、耳鸣耳聋、鼻衄	临床表现、诊断、鉴别诊断诊疗常规；针灸科专科检查方法、治疗原则与基本处方其他治疗方法	掌握
		颈椎病、腰椎间盘突出症、急性腰扭伤、腰部慢性劳损、肩关节周围炎、骨性关节炎、类风湿关节炎、风湿性关节炎、肱骨外上髁炎、脑梗死、脑出血后遗症、运动神经元病变、帕金森病、偏头痛、睡眠障碍、高血压、慢性胃炎溃疡性结肠炎、排尿功能障碍、带状疱疹、神经性耳鸣、青光眼、过敏性鼻炎、子宫内膜异位症、胎位不正、小儿脑瘫	临床表现、诊断、鉴别诊断诊疗常规	熟悉
	推拿科常见疾病	颈椎病、腰椎间盘突出症、第三腰椎横突综合征、肩关节周围炎、肱骨外上髁炎、膝骨关节炎、踝关节扭伤、颞颌关节紊乱症；头痛、失眠、中风后遗症、面瘫、胃痛、便秘、虚劳痛经；发热、儿童单纯性肥胖症、感冒、便秘婴幼儿腹泻、夜啼、遗尿、小儿肌性斜颈、桡骨小头半脱位、小儿脑瘫	临床表现、诊断与鉴别诊断推拿治疗及注意事项	掌握
		落枕、项背肌筋膜炎、胸椎后关节紊乱、急性腰扭伤、腰肌劳损、退行性脊柱炎、腕管综合征；咳嗽、厌食、疳证、汗证、眩晕、积乳症近视	临床表现、诊断与鉴别诊断治疗原则及常用手法	熟悉
		退行性腰椎滑脱症、梨状肌综合征、跟痛症	临床表现、诊断与鉴别诊断治疗原则及常用手法	了解
	推拿科特色理论及观点	小儿推拿特定穴定位与主治		熟悉
		筋出槽、骨错缝的基本理论		掌握
		推拿学术发展中的一指禅推拿、法推拿、内功推拿三大学术流派以及经典著作，近、现代著名医家的学术观点及临床应用		了解
	中医康复医学	康复评定	评定内容和目的	掌握
			关节活动度、肌力和肌张力评定	了解
			平衡、协调能力评定	熟悉
			日常生活活动能力和生存质量评定	了解
			言语、认知功能和心肺功能评定	熟悉
		康复治疗技术	常用物理因子疗法、物理治疗的常用徒手技术、作业治疗、传统康复疗法概要	掌握
			言语与吞咽障碍治疗技术、心理疗法、康复工程	熟悉
		常见中医疾病康复	脑卒中、颅脑外伤、脊髓损伤、周围神经损伤、腰椎间盘突出症、颈椎病、骨折术后等疾病的康复	了解

大纲一级	大纲二级	大纲三级	大纲四级	掌握程度
专业理论	中医骨伤疾病	锁骨骨折、肱骨外科颈骨折、尺桡骨双骨折、桡骨远端骨折、掌指骨骨折、股骨颈骨折、股骨粗隆间骨折、髌骨骨折、胫腓骨干双骨折、肋骨骨折、肩关节脱位、脊柱骨折（含伴有截瘫）、落枕、颈椎病、肩周炎、肱骨外上髁炎桡骨茎突腱鞘炎、屈指肌腱腱鞘炎、膝侧韧带损伤、踝部扭伤、跟痛症、急性腰扭伤、腰部慢性劳损、腰椎间盘突出症、腰椎椎管狭窄症股骨头缺血性坏死、膝骨关节炎	病因病机、临床表现、诊断与鉴别诊断、中西医结合治疗	掌握
		肱骨干骨折、肱骨髁上骨折、股骨干骨折、胫骨平台骨折、踝部骨折、跟骨骨折、肘关节脱位、小儿桡骨头半脱位、掌指关节脱位、肱二头肌肌腱炎、腕三角软骨损伤、膝关节创伤性滑膜炎、膝半月板损伤、膝交叉韧带损伤	病因病机、临床表现、诊断与鉴别诊断、中西医结合治疗	熟悉
		孟氏骨折、盖氏骨折、颞颌关节脱位、肩袖损伤、腕三角软骨损伤、髋关节滑膜炎、骨质疏松症、骨关节感染、骨肿瘤	病因病机、临床表现、诊断与鉴别诊断、中西医结合治疗	了解
	中医耳鼻喉科疾病	旋耳疮、耳疖、耳疮、耳胀、脓耳、耳鸣耳聋耳眩晕、鼻疔、鼻疳、鼻窒、鼻鼽、鼻渊、鼻槁、喉痹、乳蛾、喉喑、喉痈、梅核气	病因病机、诊断与鉴别诊断中西医治疗	掌握
	耳鼻喉科急症	鼻衄、急喉风、骨鲠	诊断与鉴别诊断	熟悉
			处理原则	了解
	中医眼科病证	针眼、胞生痰核、睑弦赤烂、椒疮、暴风客热天行赤眼、火疳、聚星障、凝脂翳、瞳神紧小绿风内障、圆翳内障、暴盲	病因病机、临床表现及特异性体征、鉴别诊断、辨证分型、立法方药、外治法及调护	掌握
		眼丹、上胞下垂、粟疮、流泪症、漏睛、漏睛疮异、金疳、胬肉攀睛、天行赤眼暴翳、湿翳混睛障、宿翳、瞳神干缺、青风内障、云雾移睛、视瞻有色、视瞻昏渺、高风内障、青盲、目偏视、近视、远视	病因病机、临床表现、鉴别诊断、辨证分型、立法方药外治法及调护	熟悉
	眼科急症	异物入目、酸碱入目、辐射线伤目、撞击伤目真睛破损、爆炸伤目、动脉栓塞	病因病机、临床表现、处理原则、急救措施	熟悉
			外治方法、辨证立法方药、危害性、预防的重要性	了解
	眼科相关疾病	干眼症、结膜下出血、甲状腺相关性眼病、炎性假瘤、弱视、角膜软化症、药物性眼病	临床表现	掌握
			诊断与鉴别诊断	掌握
			治疗原则	掌握
基本技能	医疗文书的书写	中医内科常规医疗工作中病历、医嘱、处方等医疗文件的书写		掌握
	中医内科常用检查	中医四诊	望诊、问诊、闻诊、切诊	掌握
		体格检查	一般检查、头部检查、颈部检查、胸腹部检查、神经系统检查	掌握
		心电图检查及结果判读	常见心律失常、心房心室肥大、心肌缺血与心肌梗死、电解质紊乱的心电图诊断	熟悉
		X线胸片读片	慢性阻塞性肺疾病、慢性肺心病、自发性气胸、肺部感染、原发性肺癌的X线表现与诊断	掌握
		肺功能报告判读	通气功能障碍、换气功能障碍、小气道功能检查	了解
		专科CT、MRI阅片	脑梗死、脑出血、蛛网膜下腔出血的影像学诊断	熟悉
		动脉血气分析结果判读	常见酸碱失衡的判读及临床意义分析	熟悉

大纲一级	大纲二级	大纲三级	大纲四级	掌握程度
基本技能	常用操作技术	气管内插管术	适用证、临床应用、操作方法、禁忌证、注意事项	掌握
		球囊呼吸器使用	操作方法	掌握
		无创机械通气技术	适用证、临床应用、操作方法、注意事项	了解
		电击除颤术	适用证、临床应用、操作方法、禁忌证、注意事项	掌握
		洗胃术	适用证、临床应用、操作方法、禁忌证、注意事项	熟悉
		心肺脑复苏术	适用证、临床应用、操作方法、注意事项	掌握
		腹腔穿刺术	适应证、禁忌证、操作方法注意事项	掌握
		腰椎穿刺	适用证、禁忌证、临床应用操作方法、注意事项	熟悉
		骨髓穿刺术	适用证、临床应用、操作方法、注意事项	熟悉
		胸腔穿刺术	适应证、禁忌证、临床应用操作方法、注意事项	掌握
		氧疗技术	适用证、临床应用、操作方法、注意事项	掌握
		胃十二指肠置管术	适应证、禁忌证、操作方法注意事项	掌握
		快速血糖测定	适用证、临床应用、注意事项	掌握
		OGTT 试验	适用证、临床应用、注意事项	熟悉
		导尿术	适用证、临床应用、注意事项	了解
	中医外科常用检查方法	中医外科辨脓法	操作方法及注意事项	掌握
		皮肤性病科检查的基本技能	伍德灯检查，玻片压诊法，皮肤划痕试验	掌握
		肛肠科常用的检查方法	肛门视诊、直肠指诊、肛门镜、球头银丝等检查方法，以及常用的检查、治疗体位	掌握
	中医外科操作方法与技术	切开法、烙法、砭镰法、挂线法、拖线法、结扎法、引流法、垫棉法、药筒拔法、熏法、熨法、热烘疗法、溻渍法	操作方法及适应证	掌握
	外科常用技术与操作方法	消毒与无菌技术、术前准备和术后处理	操作方法及注意事项	熟悉
		外科换药	操作方法及适应证	了解
		外科手术基本技术	切开、显露、缝合、结扎、止血	掌握
		外科常用的诊疗操作技术	静脉切开和活组织检查	掌握
		普通外科特殊诊断方法和技术	针吸活检	熟悉
	中医妇科	妇科检查（双合诊、三合诊）	操作方法	掌握
		基础体温、宫颈涂片、盆腔 B 超、CT 检查	意义和指征	熟悉
		妇科技术操作	常用的标本采集	熟悉
			输卵管造影术	了解
			计划生育手术	熟悉
			阴道镜	了解
			腹部手术基本操作	掌握
	中医儿科	中医特色治疗技术	推拿、拔罐、敷贴法	掌握
			吸入法、涂敷法、熏洗法	了解

大纲一级	大纲二级	大纲三级	大纲四级	掌握程度
基本技能	针灸科	常用腧穴的定位	参照规培标准所列穴位	掌握
		常用刺灸法技术与操作方法	毫针刺法、电针、灸法、拔罐法、耳针	掌握
		常用刺灸法技术与操作方法	增：头针、水针、三棱针、小针刀、穴位埋线	熟悉
		常用刺灸法技术与操作方法	微针、火针	了解
		针灸科常用医学影像诊断	脊柱 X 线诊断、头颅、脊椎的 CT 和 MRI	掌握
	推拿科		关节运动功能检测	掌握
			肌张力与肌力检查	掌握
			特殊功能检查	掌握
			神经系统相关检查法	掌握
		脊柱 X 线影像学诊断		熟悉
		脊椎的 CT 和 MRI 影像学诊断		掌握
		推拿科常用的成人手法操作	一指禅推法、滚法、揉法、摩法、擦法、推法、搓法、抹法、按法、点法、拨法、捏法、拿法、捻法、拍法、击法、抖法、振法、摇法、扳法、拔伸法	掌握
		牵引	床边牵引、电脑牵引、三维牵引	掌握
		推拿科常用的小儿手法操作	按法、摩法、捏法、揉法、推法、拿法、搓法、摇法、捣法、擦法、掐法、运法、抖法、振法	熟悉
			黄蜂入洞、运水入土、运土入水、水底捞月、打马过天河、开璇玑、按弦走搓摩、揉脐、龟尾及擦七节骨	了解
	中医骨伤科	骨伤科专科检体技能	四肢关节常用特殊检查及体征	掌握
		骨关节影像学检查阅片	四肢关节 X 线读片	掌握
			常见部位 CT、MRI 阅片	掌握
		中医特色诊疗技术	外用药物使用包扎	掌握
			常见部位骨折、脱位的手法复位，夹板、石膏外固定	掌握
			常见疾病的理筋手法技术	熟悉
		技术操作	常见部位的关节穿刺、局部封闭、腱鞘内注药	熟悉
			常见部位的下肢皮肤牵引	熟悉
			常见部位的骨牵引（股骨髁上牵引、胫骨结节牵引、跟骨牵引等）	了解
			开放骨折的清创、切开复位内固定（钢板、髓内针）	
			简单外伤的清创、闭合伤口	了解
	中医耳鼻喉科	耳鼻咽喉常用检查法	耳廓及耳周、外耳道及鼓膜检查法；外鼻及鼻前庭、鼻腔检查法；喉的外部、口咽部检查法	熟悉
			鼻窦检查法；鼻咽、喉咽检查法	掌握
		纯音听力检查、声导抗	临床意义	熟悉

大纲一级	大纲二级	大纲三级	大纲四级	掌握程度
基本技能	中医耳鼻喉科	技术操作	洗鼻法、雾化吸入、穴位贴敷	掌握
			鼓膜按摩、鸣天鼓	掌握
			外耳道冲洗法、鼓膜穿刺抽液、鼻腔填塞止血	熟悉
	中医眼科	眼科检查（OCT、眼 A/B 超）	意义和指标	熟悉
		技能操作	泪道冲洗、结角膜异物取出术、睑腺炎切开引流、裂隙灯显微镜检查、直接检眼镜电脑验光仪、清创缝合术	熟悉
			视力的测量、眼压的测量	了解